美学区种植

——从设计理念到临床实战

主　审　宿玉成

主　编　刘　峰

副主编　王妙贞

编　者　（以姓氏笔画为序）

王妙贞　师晓蕊　刘　星　刘　峰　刘欣然　刘诗铭

李　祎　余　涛　张　晓　赵　旭　高　巍　詹雅琳

人民卫生出版社

·北京·

主编简介

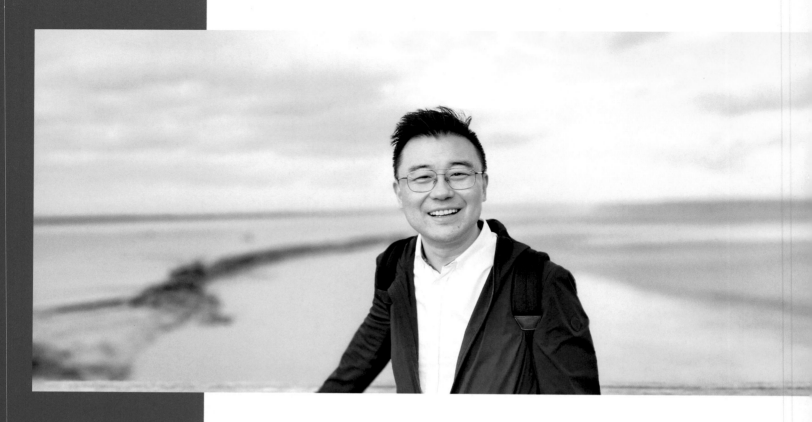

刘　峰

1996 年毕业于北京大学口腔医学院，至今一直在北京大学口腔医院工作

主要从事口腔修复和口腔种植专业的医疗、教学和科研工作

北京大学口腔医院门诊部副主任、门诊部培训中心主任、综合科主任

北京大学口腔医学院教学质量管理委员会委员

北京大学口腔医学院继续教育管理委员会委员

北京大学口腔医学院口腔全科质控小组成员

国内学术兼职

全国卫生产业企业管理协会·数字化口腔产业分会（CSDDI）创会主任委员、
候任会长

国际种植牙医师协会（ICOI）·中国专家委员会副会长

中华口腔医学会·口腔美学专业委员会（CSED）常务委员

中华口腔医学会·口腔修复专业委员会委员

中国整形美容协会·口腔整形美容分会常务委员

《中华口腔医学杂志》等国内学术期刊编委、审稿人

国际学术兼职

欧洲美容牙科学会（ESCD）认证会员、执行委员会委员兼中国区主席

国际数字化牙科学会（DDS）中国区主席

国际计算机牙科学会（ISCD）认证国际培训师

International Journal of Prosthodontics、*International Journal of Computerized Dentistry* 等国际学术期刊编委、审稿人

主编中文专著（16 本）

1. 《口腔数码摄影》，人民卫生出版社，2006 年
2. 《口腔美学修复临床实战》，人民卫生出版社，2007 年
3. 《美从牙开始》，人民军医出版社，2007 年
4. 《美容口腔医学》（第二主编），人民卫生出版社，2010 年
5. 《口腔数码摄影》（第 2 版），人民卫生出版社，2011 年
6. 《纤维桩修复技术》，人民卫生出版社，2012 年
7. 《美学修复牙体预备》，人民卫生出版社，2013 年
8. 《精细印模技术》，人民卫生出版社，2013 年
9. 《美容牙科》（北京市医疗美容主诊医师培训教材），中国医药卫生出版社，2014 年
10. 《明明白白去看牙》，人民卫生出版社，2014 年
11. 《中国口腔牙齿美学病例精选 2015》（执行主编），人民卫生出版社，2015 年
12. 《口腔临床摄影口袋宝典》，人民卫生出版社，2016 年
13. 《口腔数码摄影》（第 3 版），人民卫生出版社，2017 年
14. 《瓷贴面修复技术——从标准到微创无预备》，人民卫生出版社，2017 年
15. 《椅旁数字化修复实战——从入门到精通》，人民卫生出版社，2017 年
16. 《面弓𬌗架应用基本技术》，人民卫生出版社，2018 年

主编英文专著（2 本）

1. *Dental Digital Photography*，PMPH and Springer，2019 年
2. *VENEER: from standard to MI & NO preparation*，Quintessence Publishing，预计 2021 年

主译英文专著（3 本）

1. 《口腔美学比色》（第二主译），人民军医出版社，2008 年
2. 《口腔美学修复策略》，辽宁科学技术出版社，2016 年
3. 《口腔综合审美治疗精要》，辽宁科学技术出版社，2017 年

副主编简介

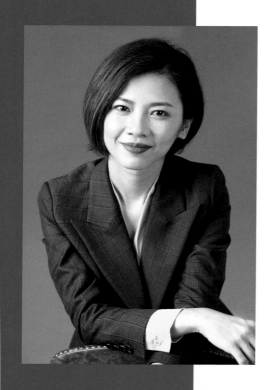

王妙贞

北京大学口腔医学院口腔正颌外科博士

北京大学口腔医院门诊部综合科主治医师

维也纳大学牙科学院口腔种植专业访问学者

国际种植牙医师协会（ICOI）·中国专家委员会理事

全国卫生产业企业管理协会·数字化口腔产业分会（CSDDI）青年委员

欧洲骨整合学会（EAO）会员

欧洲美容牙科学会（ESCD）会员

专业方向为美学区种植外科、数字化种植外科和复杂软硬组织增量手术等。2018 年中国数字化口腔病例展评三等奖。在刘峰美学种植团队系列培训课程中担任种植外科部分的主要讲师。

编者简介
（以姓氏笔画为序）

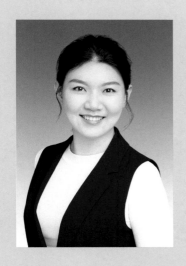

师晓蕊

北京大学口腔医学院口腔修复学博士
北京大学口腔医院门诊部综合科主治医师
中华口腔医学会·口腔美学专业委员会（CSED）青年委员
全国卫生产业企业管理协会·数字化口腔产业分会（CSDDI）委员、学术秘书
维也纳大学牙科学院修复学专业访问学者
欧洲美容牙科学会（ESCD）认证会员

专业方向为总义齿修复、美学修复、数字化修复和多学科联合复杂重建修复等。完成多项国内外专业培训，参与多部临床专著、译著编写。第三届全国优秀口腔美学临床病例展评壁报一等奖、人气奖，欧洲美容牙科学会（ESCD）第 13 届年会壁报三等奖。首届中华口腔医学会·口腔美学专业委员会（CSED）青年讲师。2018 年主编《面弓𬇙架应用基本技术》。

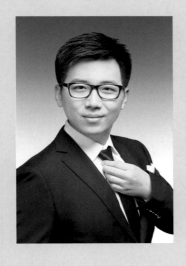

刘　星

北京大学口腔医学院口腔修复学博士
北京大学口腔医院综合科医师
国际计算机牙科学会（ISCD）认证国际培训师
登士柏西诺德金牌讲师
欧洲美容牙科学会（ESCD）会员
国际种植牙医师协会（ICOI）会员

专业方向为口腔数字化诊疗、美学修复和种植修复等。参编《口腔数码摄影》（第 3 版）、《椅旁数字化修复实战——从入门到精通》、《口腔综合审美治疗精要》。在刘峰美学种植团队系列培训课程中担任数字化种植及修复讲师。

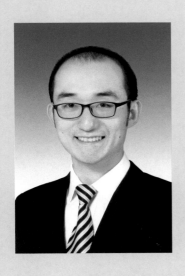

刘欣然

北京大学口腔医学院口腔修复学博士
北京大学口腔医院门诊部综合科主治医师
瑞士日内瓦大学牙医学院访问学者
全国卫生产业企业管理协会·数字化口腔产业分会（CSDDI）青年委员
欧洲骨整合学会（EAO）会员
欧洲美容牙科学会（ESCD）会员

专业方向为美学区直接／间接修复、数字化口腔修复、激光辅助口腔综合治疗。研究方向为美学区软硬组织的色彩表现、种植体上部修复结构的不同材料。

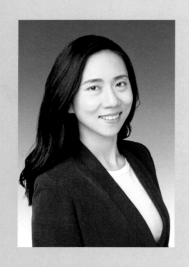

刘诗铭

北京大学口腔医学院口腔修复学博士
北京大学口腔医院门诊部综合科主治医师
瑞士日内瓦大学牙科学院固定修复与生物材料专业访问学者
欧洲美容牙科学会（ESCD）会员

专业方向为功能性咬合重建、微创修复和种植修复等。参与多部临床专著、译著的编写。

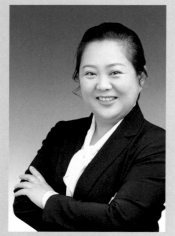

李 祎

北京大学口腔医院门诊部综合科副主任医师
中国整形美容协会·口腔整形美容分会委员
国际计算机牙科学会（ISCD）认证国际培训师

2017年获得ISCD认证培训师。2011年参编《口腔数码摄影》（第2版）和《纤维桩修复技术》，2012年参编《美学修复牙体预备》，2013年参编《精细印模技术》，2016年主编《口腔临床摄影口袋宝典》，2017年主编《口腔数码摄影》（第3版）。2012年获得首届VITA杯医技美学修复大赛全国第二名。在刘峰美学种植团队系列培训课程中担任数码摄影和瓷贴面修复部分讲师和实践操作指导。

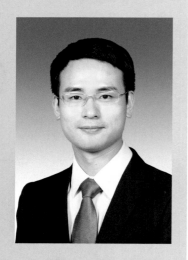

余 涛

北京大学口腔医学院口腔修复学博士
北京大学口腔医院门诊部综合科主治医师
日内瓦大学牙医学院固定修复与生物材料科访问学者

从事数字化口腔医学、口腔种植学和生物材料相关领域研究。发表论文数篇，单篇最高影响因子11.4。国内外多次学术会议操作课程演示及讲解。第二届中国数字化口腔学术研讨会临床病例展评壁报二等奖。参编《椅旁数字化修复实战——从入门到精通》和《口腔数码摄影》（第2版）。

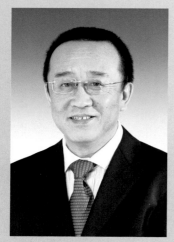

张 晓

北京大学口腔医学院口腔颌面外科博士
中国科学院自动化研究所模式识别国家重点实验室博士后
北京大学口腔医院门诊部颌面外科主任医师
北京市口腔种植专业委员会委员

曾赴法兰克福大学口腔种植中心和瑞士伯尔尼ITI口腔种植中心进修培训。专业方向为种植外科、正颌外科及颌面外科等。主要研究领域为计算机技术在颌面外科中的应用和现代种植外科技术应用研究。承担完成北京市科委即刻负重种植覆盖义齿的应用研究科研课题（项目负责人），承担完成北京大学口腔医院与瑞典ASTRA多中心横向科研课题（分中心负责人）。

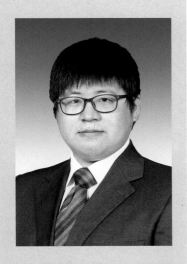

赵　旭

北京大学口腔医学院口腔颌面外科硕士
上海交通大学口腔医学院口腔临床医学（种植方向）博士
北京大学口腔医院门诊部综合科医师
国际口腔种植学会（ITI）会员
国际种植牙医师学会（ICOI）会员

师从林野教授和赖红昌教授。专业方向为种植外科、复杂硬组织增量手术等。参编和翻译多本专业书籍。以第一作者身份在 SCI 收录杂志发表学术论文 4 篇，在核心期刊发表学术论文 2 篇。

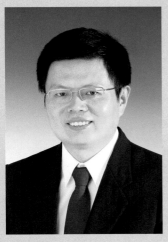

高　巍

北京大学口腔医院门诊部颌面外科、种植中心主任医师
德国法兰克福大学、美国哥伦比亚大学访问学者

专业特色为"非冲顶式微创上颌窦提升""环状植骨种植体同期植入"和"全颌区域即刻种植"。发表论文 20 余篇（SCI 期刊 2 篇），参编专著 1 部，获批专利 1 项。主持国家级远程继教项目 3 项（2016 年，2017 年，2019 年）；指导国家自然科学基金青年科学基金项目 1 项、博士后课题 1 项。于全国各地举办种植培训班、研讨会 300 余次，培训学员 3 000 余人。

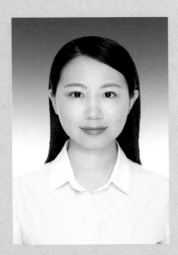

詹雅琳

北京大学口腔医学院牙周病学博士
北京大学口腔医院门诊部综合科医师
国际牙科研究协会（IADR）会员

国家自然科学基金委员会青年科学基金项目负责人。在 *Journal of Clinical Periodontology* 等国内外核心学术期刊发表多篇论文。专业方向为牙周系统治疗、种植体周围病诊治、天然牙及种植体周围软硬组织增量等。相关的临床经验介绍发表在《中华口腔医学杂志》和 *International Journal of Periodontics and Restorative Dentistry*。在刘峰美学种植团队系列培训课程中担任牙周相关临床教学工作。

主　审　序

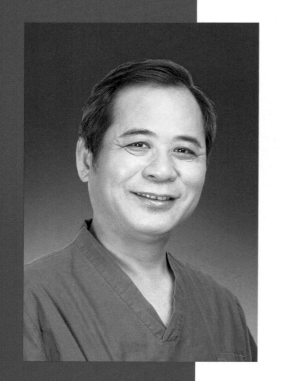

非常高兴收到刘峰医师送来书稿，也非常高兴地接受刘峰医师的邀请，担任《美学区种植——从设计理念到临床实战》一书的主审工作。

口腔种植是目前口腔医学中最具发展潜力，同时也是发展最迅速的分支专业之一。口腔种植的目标是实现缺失牙及相关组织功能和美学的修复。由此，美学区种植是口腔种植领域一个非常重要、同时具有较高专业技术难度的领域。本书聚焦于美学区种植，在口腔种植治疗过程中重点关注美学效果，以美学的视角看待口腔种植，从专业发展的角度看，应该说是非常符合时代发展方向的。

刘峰医师和他的团队出版这样一本口腔种植专业著作是一种巧妙的"跨界"，将刘峰医师专业定位的两个方向——"口腔修复"和"口腔美学"融为一体。

据我所知，刘峰医师从事口腔种植工作也已有 18 年了。我认识刘峰医师已有很多年，那时他还是一个非常年轻的医师，很早就开始种植上部修复工作。在 BITC（北京口腔种植培训学院）成立伊始，刘峰医师就多次来到 BITC 平台培训与交流，他非常好学、理解力强，操作手法灵巧、富有潜力；之后，他在美学修复、美学摄影的领域学均有建树，成为了口腔美学领域的知名专家、讲师，口腔种植方面的工作也越做越多，在国内外学术会议上经常可以见到他的身影。近年来，刘峰医师在口腔美学领域的成绩越来越显著，出版了不少口腔修复和口腔美学方面专著，我也经常请他在 BITC 和网络平台上进行授课和分享，由此也可以了解到他和他所带领的年轻团队在口腔美学和口腔种植领域的快速成长。

刘峰医师最早被广大同行所熟知，是从口腔临床摄影开始，在我国口腔摄影普及方面做了不少的工作，而这也成为他自己的一个重要优势。在本书中，我们可以看到很多精美的病例图片，详细展示了很多手术操作和修复过程中的细节，对临床医师有非常切实的帮助。而刘峰医师带领的年轻团队，也是一个非常好学、非常努力的团队，他们中的很多医师都曾经到 BITC 进行交流，一些年轻讲师经常活跃在各类讲座中。本书的理论部分具有清晰的思路、循证的态度，既引用了许多经典文献，也有很多最新理念和技术的临床应用，这代表着整个作者团队是一个善于学习、善于总结的团队。

作为主审，我仔细阅读了本书的所有内容，针对一些问题也和刘峰医师进行了深入的探讨。本书从美学设计、美学分析入手,从美学角度分析了整个美学区种植需要达到的目标,并以此为依据,逐次展开内容,包括种植体的理想位点和轴向、自由手操作技巧和数字化技术、美学区种植的手术原则和方法、软硬组织增量处理以及美学区种植修复等。全书内容系统、翔实,逻辑清晰、完整,可读性强,是美学区种植的重要参考书。

当然,口腔种植领域发展迅猛,很多理念、技术的更新、改进速度非常快,因此文中所述的技术、方法乃至理念不可能做到"绝对正确",所写内容也不一定能够被所有专家认同。但我相信,文中所述内容是作者团队在实践中总结出来的经验和体会,是他们希望传递给广大同仁们的理念。如果同仁们有一些不同意见,欢迎今后与我们一起探讨、共同学习,促进我国整个口腔种植学科的不断进步!

刘峰医师近年来经常活跃在国际舞台上,用自己的病例和治疗理念将我国口腔美学和口腔种植的发展展现给国外同行,并获得了认可。我本人应邀在不同的国际大会上进行过学术报告,非常理解这种工作的重要性,因此,非常欣赏刘峰医师的这种精神和努力。

目前,我国口腔种植领域的发展非常迅速,我们许多专家的能力并不在国外专家之下,我们需要在国际上确立中国口腔种植乃至中国口腔医学的位置,在整个口腔医学领域占据更多的发言权,这需要中国的专家们创造机会、掌握机会,展现自己、展现中国的实力,也需要更多专家的一直努力。希望在未来,更多的口腔种植专家们像刘峰医师一样,将更多的精力转向国际舞台,提升中国口腔种植领域的国际定位。作为中华口腔医学会口腔种植专业委员会主任委员,我也会不遗余力的支持大家。

最后,祝贺刘峰医师及其团队共同完成这样一本具有重要意义的学术专著,希望他们在未来继续努力、再接再厉,在口腔种植领域取得更加丰硕的成果! 在此,我向业界同仁推荐这本精美的学术专著,希望大家从中获益。

中国医学科学院协和医院口腔种植中心　主任、首席专家
中华口腔医学会口腔种植专业委员会　主任委员
BITC(北京口腔种植培训学院)　首席专家、首席教官

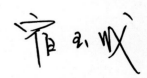

2019 年 10 月 21 日　于北京

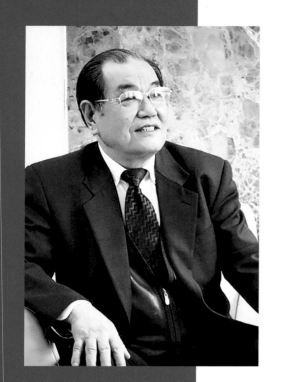

当种植体的骨结合以及5年成功率已经不再是困扰口腔种植医师的临床问题时,21世纪不断发展成熟起来的现代口腔种植学呈现出以下3个显著的特点:第一,理念的不断更新,从以种植外科为导向到以种植修复为导向,再到当今的生物学导向,人们追求的口腔种植修复目标已经是能够为患者提供远远超过5年甚至10年的更长久、更稳定的修复效果;第二,种植体的不断改进与完善,使种植外科及修复的临床操作更为简便,口腔种植的适应证更为广泛,即使一些高龄的骨质疏松患者也可以进行口腔种植修复;第三,一系列先进的数字化技术、外科及修复技术的应用,以及生物材料领域的进步与发展,也使以往被视为口腔种植的高风险区域(例如上颌后牙区)的种植修复获得了极高的成功率。更加令人振奋的是,现代口腔种植技术的进步已经圆了前牙缺失患者美学种植修复的梦想。缺失牙种植修复的结果不仅可以做到逼真自然、以假乱真,还可以从牙冠、牙龈的处理,达到理想的、经得起严格美学评估的标准。应该说,要达到这样的标准,对口腔种植医师来说,是一个全面的挑战与考验,是对其种植修复每一个环节、每一个细节的临床水平的挑战与考验!

近年来一些国际权威口腔种植专家推出的专著,也将美学种植修复作为其职业生涯的追求与亮点,展现其高超的临床工作及临床研究成果。国内的许多口腔种植学术会议也将美学种植修复作为热点进行研讨与交流。但目前尚未见到我国学者有关美学种植修复的专著。因此,当刘峰医师送来由他及他的团队编写的《美学区种植——从设计理念到临床实战》书稿时,还是有一些惊喜的。很高兴看到中国学者能够写出美学种植的专著。翻阅了整个书稿,确为其内容的全面翔实、图片的丰富精美所感动,可以说这是一部高质量图文并茂的专著。全书包括种植修复的美学评估、分析;种植体周软组织的检查与评估;拔牙创的位点保存;种植体植入的三维位置的把控;数字化引导的种植体植入;美学区软硬组织缺失的增量技术以及美学区种植修复体的制作等,既涵盖一系列美学种植修复的基础理论又具有对临床实践的具体指导价值。因此,我相信这本专著的出版发行,必定会为我国口腔种植医师的美学种植修复临床实践提供有益的帮助,也会为我国口腔种植专业水平的提高作出贡献。感谢刘峰医师和他的团队在繁忙的临床、教学工作之余,花费大量的时间和精力撰写了这本专著,感谢他们为推动我国口腔种植事业发展与水平提高倾注的这份心血!

作为中国口腔种植事业发展历程的见证者、亲历者，我衷心祝贺这本专著的出版，也希望阅读此书的同道们能够从中收益！感谢为此书编辑出版付出努力的出版社的编辑们，让我们共同努力为中国口腔种植学科的发展，为越来越多的中国缺失牙患者能够享受到国际一流水准的口腔种植医疗服务贡献力量。

中华口腔医学会　名誉会长　

2019 年 10 月 18 日　于北京

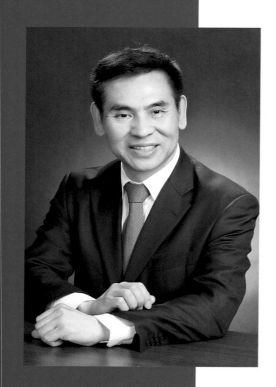

口腔种植牙作为"人类的第三副牙齿"，近年来在口腔医疗实践中应用得越来越广泛，逐渐成为牙列缺损的主要修复手段。因此，口腔种植技术的规范化和标准化也变得更加重要。

口腔颌面部的组织及器官，结构非常精细，功能十分复杂，特别是美学区，种植效果的优劣与颜面容貌密切相关。因此，美学区的种植修复向口腔医师提出了更高的要求，不仅要达到规范化和标准化，而且要实现精细化及个性化。

刘峰医师及其团队长期以来不仅在口腔种植修复方面积累了丰富的经验，而且在美学修复方面进行了持续探索，其技术不断改进，效果不断提高。特别值得赞赏的是，他们在临床工作中十分注意资料的收集及整理，注意经验的总结及理论的提高。

虽然关于口腔种植技术的参考书不少，但缺少针对美学区的口腔种植技术参考书。刘峰医师带领其团队，系统总结了多年来美学区种植的经验，编写了《美学区种植——从设计理念到临床实战》一书。本书既有理论阐述，又有实际操作过程，还有典型病例介绍，配以大量临床图片，图文并茂，实现了系统性、实用性、指导性的高度结合，无疑会对从事口腔种植的临床医师提供有意义的理论及实践指导。

　　口腔种植技术发展到今天，更需要技术的规范化、标准化、精细化及个性化，我愿将本书推荐给口腔医学专业的同行，助力实现口腔种植的"四化"。

中华口腔医学会　会长　俞光岩

2019 年 11 月 2 日

序 三

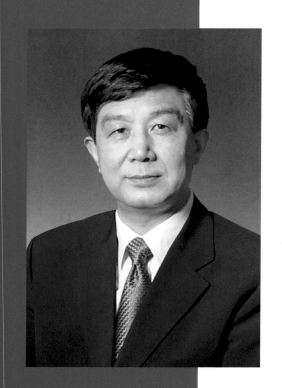

　　刘峰医师邀我为其新书写序，欣然允诺。

　　种植美学修复一直是口腔种植医师面临的挑战，即使患者的适应证选择、术前准备、种植体选择、软硬组织处理、外科技巧、修复处理、上部结构设计加工等每一步都不出错，也不见得最终的美学效果能理想满意，何况一个美学效果比较满意的临床病例能否在下一个病例重复则完全无法预知，然临床上仍一直不乏充满激情，富有才华的临床学者试图运用他们的知识储备、经验积累、临床技能为患者完成一个功能和美学均佳的美学区域种植修复，追求完美。

　　刘峰医师勤奋好学、矢志不渝，多年来一直在探讨研究牙齿的美学修复，在不断地临床实践中，通过大量的临床病例积累了丰富的经验，其中不乏比较理想的种植美学修复。在认真记录分析这些病例的基础上，将其技术的特点、规律，提炼总结出来，又形成图文并茂的专著供大家参考，这是教学医院优秀临床医师的责任使然，也必然会为学科和专业的发展，临床技术进步作出积极的历史贡献。

《美学区种植——从设计理念到临床实战》一书从美学区种植的美学分析、设计理念、软硬组织结构、种植体植入、数字化导板、软硬组织增量到修复体设计与制作等，涵盖了美学区种植技术的方方面面，配有大量的模式图，特别关注到临床实用性，在每小节后都有一个"病例实战"，图文并茂，生动的还原解析了相关小节的临床技术。我深信本书的出版一定会有助于临床医师对于美学区种植修复技术的理解和掌握，有助于我国口腔种植专业的临床技术进步，这也是专业参考书的初衷所在。

北京大学口腔医院种植科　教授、主任医师
中华口腔医学会口腔种植专业委员会　第二届、第三届主任委员
亚洲口腔种植学会前任会长

2019 年 11 月 2 日

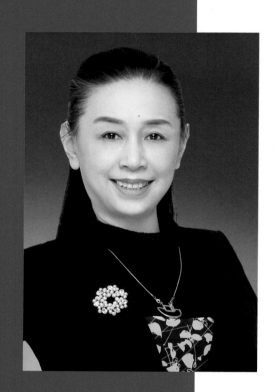

"照天性来说,人人都是艺术家,他无论在什么地方,总是希望把美带到他的生活中去。"著名作家高尔基的这句名言与口腔美学的专业目标不期而遇、不谋而合。美学区的种植就是人类颌面部美的再造与重塑。

我迫不及待地翻阅了《美学区种植——从设计理念到临床实战》一书的初稿,感触良多。我感慨于作者的用心,感动于笔者的匠心,更感激创造者们的精心。此书整体构思巧妙、框架设计新颖、主线清晰连贯、内容丰富翔实,紧紧扣住美学种植这一主题,系统详尽地表述了前沿的理念和先进的技术,生动直观地展现了临床应用的方法和治疗效果,深入细致地谱写了一部集理论成果与实践经验为一体的美学新作。

近年来,口腔种植技术迅猛发展、成果丰硕,但同时也显现出了潜在的问题危机和提高规范化的必要性,特别是美学区种植的风险规避和精准策略成为广大业内人士普遍关注的热点。本书的面世,既恰逢适时,又正对需求,定会广受欢迎并成为口腔美学理论体系建设中宝贵的美丽篇章。

本书适合口腔医学各专业的医师和医学生细读,它一定会带着你由浅入深地去领略美学种植的各种解决方案,由表及里地去欣赏美学种植的各种技术技巧,潜移默化地去提升美学种植的理念和能力。随着广大读者的开卷获益,本书必将对我国口腔美学事业的发展和口腔种植的规范化水平的提高产生重要的影响和深远的意义。

由衷地敬佩本书的主编刘峰医师及他的团队,他们奋发有为、才华横溢,既有超群的临床实战本领,又有非凡的著书写作能力,是我们口腔美学队伍中的杰出和骄傲。还有特别值得一提的是,他们用严谨细致和勤勉负责,成就了本书的客观真实和科学可信。

特别希望能与大家一起借此佳作与作者相遇、相识、相知、相惜,更希望与大家一道为口腔美学事业的发展做出不懈的努力和贡献!

中华口腔医学会口腔美学专业委员会　主任委员
国际激光应用学会中国分会　副主任委员

2019 年 11 月 2 日

序 五

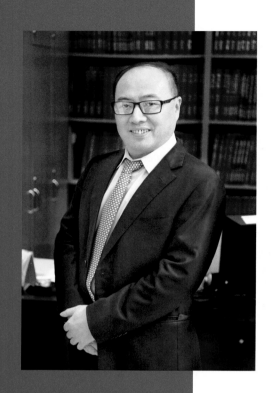

　　美学日益在口腔医学领域得到重视，口腔种植从单纯的牙列种植修复，进步到了功能美学重建。美学区种植是口腔种植的难点，要取得良好的美学效果，涉及软硬组织的重建，也涉及美学区种植的方案设计和效果评估。近年来，针对美学区数字化种植的临床研究也方兴未艾。美学区种植方案的设计包括种植位点的选择、种植三维方向的确定，其中种植三维方向的确定对于美学区种植成功的基础，如何保证种植体三维方向上有充分的骨量，如何保证美学区有足够的角化牙龈组织，如何设计软组织手术切口及缝合方法，如何进行位点保存，如何进行规范的骨增量，诸如这些临床实践中经常遇到的问题，刘峰医师主编的《美学区种植——从设计理念到临床实战》一书中做了详细的论述，并通过大量的临床病例，图文并茂讲解了各种具体的手术技巧，具有很强的临床指导价值。

　　海纳百川，有容乃大，无论是口腔种植专业，或是口腔修复专业，都需要多学科的交流与合作，特别在美学领域，美学与种植是口腔功能重建的两个重要专业，更需要外科技术、修复方法、美学设计及评价等多方面的融合。本书正是这样一部涉及多学科的美学种植专著，以始为终，从美学理念到美学种植技术，进行了全面而详细的阐述，值得牙周、种植、修复等多专业医师的借鉴学习。本书的出版也是我国美学及种植专业的一件幸事，有助于推动我国口腔美学和种植等专业规范快速的发展，提高临床种植美学的理论及临床水平。

刘峰医师近年来专注于口腔美学的临床探究，从口腔美学摄影到美学修复理论，均做了很好的开拓性研究，在国内出版了多部专著，同时他作为国际牙科美学专业组织的成员，积极在国内组织和开展国际口腔美学的交流，推动国际牙科美学理念在我国口腔临床应用，拓宽我国口腔美学的领域与范围，推动中国口腔美学走向国际，这本专著的出版将口腔美学区种植理论系统化，同时将美学区种植的设计与手术方法有机地结合起来，内容丰富、图片精美、论述具体，对开展临床种植，特别是美学区种植的临床医师，是一部很好的种植临床指导用书，也是口腔美学修复的专业指导用书，特致荐引。

中华口腔医学会口腔种植专业委员会　副主任委员
中华口腔医学会口腔美学专业委员会　候任主任委员
《国际口腔颌面种植学杂志》（*JOMI* 中文版）　主编

2019 年 11 月 10 日

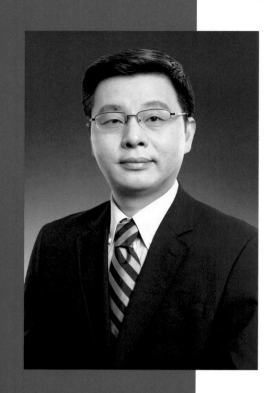

刘峰医师又出新书了。

我与刘峰相识近20年，已经记不清楚这是他的第几本书，他向着著作等身的目标又近了一步，可喜可贺。在我的印象里，早年间的刘峰是个浪漫的理想主义者，他"胆子有点大"，有时候的坚持甚至有些"不知天高地厚"。然而，正是这些近乎执拗的情怀和抱负，加上十几年如一日的刻苦努力，让刘峰一步一步地把理想变成现实。他长期坚持临床实践和临床理论相结合，善于思考，精于总结。近年来出版如此巨量的原创性巨著充分体现了刘峰医师的临床天赋和勤奋。他在专业上的成就和持之以恒的精神值得每一个青年医师深思，在日渐浮躁的环境下，真正静下心来，扎根在自己的专业上，锐意进取，刻苦努力。刘峰医师长期扎根口腔美学，早在10多年前就出版第一本口腔美学著作。他在口腔美学上的造诣有口皆碑，不仅在国内口腔美学界极大影响力，在国际上也有相当的知名度。

口腔美学是口腔医学的重要组成部分，任何一种治疗手段，都必须要考虑美学效果。口腔种植美学是目前口腔种植领域的重要研究热点，内容涵盖口腔学科的各个领域，强调现代口腔医学知识的综合运用。种植美学不专指治疗结果，而是贯穿于整个临床诊疗过程当中的理念与操作技巧。目前，美学的概念和治疗理念深入人心，但是如何科学系统的实现稳定的美学效果尚存在较大的研究空间。

　　《美学区种植——从设计理念到临床实战》一书是典型的刘峰医师十年磨一剑的作品。书如其名，内容涵盖美学区种植诊疗的整个系统流程，包括临床检查、治疗方案设计、诊疗操作技巧到美学效果维持等诸多方面的内容，科学系统的阐述如何实现理想的功能与美学疗效。可以说这是一本美学区种植的工具书，给予广大临床一线口腔种植医师科学系统的美学理论知识和具体的临床操作指导。

　　本书内容充分体现了刘峰主任对口腔美学知识认识的深度和高度，及整个作者团队书写时的真诚态度和倾力无私的奉献精神。

上海交通大学医学院附属第九人民医院口腔种植科　主任
中华口腔医学会口腔种植专业委员会　候任主任委员
The International Journal of Oral Implantology　副主编

2019 年 11 月 2 日

Foreword Seven

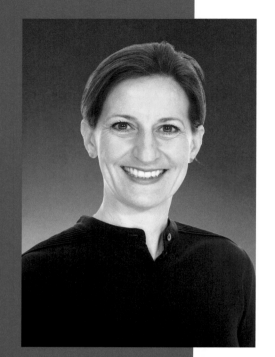

Foreword to the book "Dental Implantology in the Esthetic Zone—from concepts of design to clinical practice."

Prof. Irena Sailer, Division for Fixed Prosthodontics and Biomaterials, University of Geneva, Switzerland

Dental implants have become a very important and well documented means to replace missing teeth. Numerous systematic reviews of the literature have demonstrated high survival and success rates of the implant-supported restorations, and the osseointegration of the dental implants is no longer a major problem in implantology today thanks to the improvements of the surfaces and the design of the implants. Yet, as the aesthetic needs of the patients have increased in the past years, new success criteria for the success of the implant treatment have been raised.

The natural appearance of the implant-supported fixed restoration depends on both the aesthetics of the implant restoration i.e. the white aesthetics, and the outcomes of the peri-implant soft tissues, i.e. the pink aesthetics. In order to resemble the appearance of the replaced tooth, the implant restoration needs to have the ideal emergence profile. Furthermore, the selection of the restorative material plays an important role for the final success of the implant-supported restoration. Hence, a close collaboration between the surgeon, the prosthodontist and the dental technologist is crucial for predictable aesthetics.

The present book edited by Profs. Liu Feng and Dr. Wang Miaozhen delivers a comprehensive clinical concept for the placement and restoration of dental implants in the aesthetic zone with contributions of several expert authors.

Starting from the aesthetic assessment focussing on the pink aesthetics, and including an important risk evaluation process, the book guides the reader chronologically in nine chapters through all treatment phases of fixed implant treatment in the aesthetic zone. The following chapters outline the crucial anatomical landmarks of the peri-implant soft tissues, and display the ideal, aesthetically oriented management of the implant site already at time of the extraction of the tooth to be replaced. Different procedures for extraction socket management are discussed. Following this, the importance of the ideal 3-dimensional position of the implant is highlighted and the procedures for optimal implant placement with conventional surgical guides and is presented. In addition, the very timely guided surgery procedures including digital technology are presented as an alternative to the conventional way. In the following chapters, the importance of minimally-invasiveness in dental implantology is displayed, as well as current principles for guided bone and soft tissue regeneration and augmentation. Finally, all relevant restorative aspects such as design of the restoration and material selection for optimal aesthetic and functional outcomes are elaborated. Again, the importance of the emergence profile of the restoration for the peri-implant soft tissue aesthetics is highlighted. This very well-structured and clinically-oriented book will be a very valuable tool for dental students, well experienced clinicians and specialists. It delivers all the relevant background information in each chapter, illustrated by excellently documented clinical case situations, and can be used as guideline for predictable treatment of patients with implants in the aesthetic zone.

I would personally like to congratulate the editors and the team of authors for this excellent thorough publication, which shall definitely become a major piece in each professional library.

Enjoy reading this comprehensive book on esthetic dental implantology, you will have a lot of pleasure applying the presented concepts in your daily clinical practice and predictably improving the smile of your patients!

With best personal regards

Chair of Division of Fixed Prosthodontics and Biomaterials, Clinic of

Dental Medicine, University of Geneva, Switzerland

Adjunct Associate Professor of University of Pennsylvania, USA

Editor-in-Chief of *International Journal of Prosthodontics*

November, 13, 2019

序七译文

口腔种植已经成为一种非常重要的缺牙修复方式,并且受到文献证据的良好支持。诸多系统综述已经报告了种植体支持的修复体的高生存率和成功率,而得益于种植体表面设计的不断进步,在当今的种植临床实践中,口腔种植体的骨整合已经不再是口腔医师面临的最困难的挑战。近年来,患者对于美学的需求不断提高,这也更新了我们对于种植治疗成功标准的定义。

由种植体支持的固定修复体,是否能获得天然美观的效果,一方面取决于种植修复体的美学效果,也就是白色美学;另一方面取决于种植体周软组织的美学效果,也就是粉色美学。为了使修复体很好地模拟其修复的缺失牙,种植修复体需要具有理想的穿龈轮廓。并且,修复材料的选择对于种植修复的成功也至关重要。因此,为获得可预期的美学效果,种植外科医师、修复医师和技师之间需要建立并保持紧密的合作。

刘峰医师和他的专业团队编写的这部参考书,系统阐述了在美学区进行种植体植入手术及修复的综合治疗理念。

本书由美学评估开始,着重关注粉色美学的评估,并包含非常重要的风险评估。全书九个章节的篇幅中,按照治疗程序的时间顺序引导读者,探讨了种植固定修复治疗过程中的各个治疗环节。在接下来的章节中,种植体周软组织的重要解剖标志点被一一介绍。作者阐述了自拔牙期即开始美学导向的术区管理这一理念,随即介绍了拔牙窝的不同处理方式。之后,强调了理想种植体的三维位置所具有的重要性,并介绍了传统外科导板引导下的种植体植入术和数字化技术辅助的实时引导手术。同时在介绍了种植体植入手术后,作者又进一步阐释了微创理念在种植治疗中的重要意义,并介绍了当前的引导性骨及软组织再生和移植手术方法。在本书的最后部分,系统介绍了有关种植体上部结构修复的方方面面,阐述了如何通过修复体的设计、材料的选择为获得最佳的美学和功能效果提供保障。在这部分中,作者再次着重介绍了正确的穿龈轮廓对于种植体周软组织美学效果的重要意义。

相信这部精心编写、服务于临床工作的著作可以成为口腔科医学生、已经颇具经验的临床医师和专家手中很有价值的工具书。各个章节中都有相关背景知识的介绍,并配以临床案例的完善记录,图文并茂,可以作为美学区种植治疗很好的临床指南。

我向编写此书的刘峰医师和他的团队致以衷心的祝贺。相信这本优秀的参考书将会成为各口腔专业图书馆的馆藏经典之一。

祝各位读者朋友开卷有益，在享受阅读这本美学种植参考书的同时，不妨将这些理念应用于临床实践，帮助患者获得更加美丽的微笑！

　　在此致以我最美好的问候！

瑞士日内瓦大学牙医学院固定修复与生物材料系　主任

美国宾夕法尼亚大学　兼职副教授

International Journal of Prosthodontics　主编

2019 年 11 月 13 日

自 序

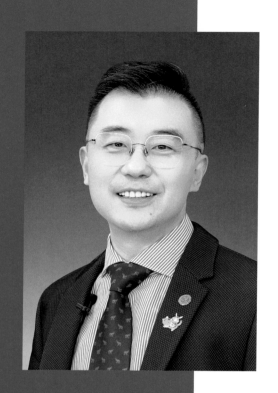

从构思，到书写，到整理大量的照片和视频资料，历时接近 2 年，2019 年 7 月 24 日，这一本书终于交稿。以往曾经出版过不少本书，这一本内容最多、工作量最大、书写历时最长。书写的日子，夜以继日；交稿一刹那，一身轻松。第二天，就踏上了飞往罗马的航班。

当时，所有的内容，只差一个自序，可以在后期加工结束前再提交。每一次写自序，实际上都是一次自我总结，以及一个阶段心境的表达。交稿以后，几次有书写的冲动，又因为各种原因而放下。转眼时间来到了 2020 年 4 月中旬，距离交稿已经过去了将近 10 个月。整书的后期加工终于有了眉目，自序必须要交稿了。

回想交稿后的这 10 个月，发生了太多太多的事情，我们面对的这个世界已经和 10 个月前彻底不同。我们怀念着过去，也仍然憧憬着未来。纵然面对各种困难和不确定，也仍然充满信心，努力打拼，争取光明的未来。

2019 年 7 月 25 日·罗马

这一次飞往罗马，是为了达成自己"带着老母亲和小孩子去看世界"的愿望，一次纯粹的家庭旅行。意大利的大城、小镇、海岸、山巅，都是自己曾经留下美丽记忆的地方，和家人一起故地重游，沿路探访几位意大利的业内好友，深度感受这个与我们不同却又遥相呼应的国度。

意大利在国际口腔美学领域享有盛誉,可以说是一个盛产口腔美学医师甚至"大师"的国度。从术前的美学分析美学设计,到病例完成的美学效果;从报告课件的精彩绚丽,到理论专著的精美绝伦;从个性形象的精致考究,到讲台(舞台)风格的风度翩翩,许多来自意大利的口腔美学医师给我们留下了深刻的印象,我相信,这是得益于他们在历史上传承的美学基因。花之圣母大教堂的古典优雅,许愿池的精美灵动,《大卫》的英俊活力,《春》的柔美细腻,在一呼一吸间都滋养了这个充满美与艺术的国度。

随着和很多欧洲口腔美学同道沟通的逐步深入,与越来越多的欧洲医师成为了志同道合的好朋友,热情的欧洲朋友们总是邀请一定要到他们的家中做客。这一次旅行中与几位意大利好朋友的相聚,欣赏他们的美庭、美院、美居、美器、美画、美物、美食、美酒,探讨专业思考、筹划未来合作的同时,也一次次地感受到,优秀的口腔美学医师,确实应该在生活中时刻保持美的敏感、在生活中力所能及地创造美、让自己萦绕在美的心境和环境中。

美来自内心,让美成为习惯。

7个月后,当我国为意大利提供了大量的支援医疗物资,甚至派出了医务人员前往意大利支援抗疫,很多意大利朋友给我发来了信息和邮件,对两国的友谊、我们的支持表示感谢。那一刻,我也无比自豪。

2019 年 12 月 12 日·耶路撒冷

这是 2019 年最后一次应邀出访做学术报告,目的地是我一直很感兴趣的以色列,在以色列修复学会的会议上做一个特邀报告。

在儿时的记忆中,经常会听到关于以色列和巴勒斯坦之间冲突的新闻报道,感觉那是不安全的区域,不安全的国家。

随着不断长大,慢慢知道了以色列其实是一个相当发达的国家,犹太人的智慧和能力,使其在这一个区域的势力不断增强,虽然是以一敌众,但仍然保持着明显的优势。以色列在口腔医学领域发展也很好,希伯来大学、特拉维夫大学在国际上都具有比较好的声誉,在口腔医学各个领域也具有很多国际知名的专家和学者;同时,以色列的口腔医学工业发展也很快速,在很多领域已经在国际上具有很高的知名度和接受度,在我国也有很多以色列口腔医疗产品被使用。

中国口腔医师作为专家到以色列进行学术汇报,这在以往并不多见,在感受到自豪的同时,也很有责任感。在这样的学术交流中,一定要充分展现中国口腔医学的发展高度,使同行们能够对整个中国的发展有整体、客观的认识。当然,每一次在国外的学术报告中,我也都会安排出一定的时间,介绍中国的传统文化,以及今天中国社会的高速发展。让更多的人了解真实的中国,树立中国、中国人良好的国际形象,我想这是每一个有机会走出国门的中国人的责任和义务。

2020 年 1 月 22 日·巴黎

2020 年春节期间再次安排了家庭欧洲游,这一次的主要目的地是法国。那时没想到随后新型冠状病毒肺炎疫情的形势发展。

机票、酒店,都已无法取消,还有在巴黎约好的朋友相聚,所以还是要上路。出门前就准备好了口罩随身携带,那个时候,有这种意识的人还不多。……到今天,欧洲已经成为疫情的重灾区。

从巴黎到阿尔萨斯,从卢浮宫到奥赛博物馆,从凡尔赛到小法兰西,每一天都沉浸在美的享受之中。从蒙娜丽莎、胜利女神和断臂维纳斯,到拿破仑加冕、岩间圣母、土耳其浴室,再到汉谟拉比法典、木乃伊、中国瓷器……稍加思考,就会发现原来这美的海洋是聚集了来自全世界的美的精华、文化的精华、人类文明的精华。这个国际化的大都市,也集结了国际化的美。

全球化是近 30 年来的国际大趋势,也是我们近年来发展和努力的重要方向。我们希望让更多的国际同行了解和接受中国口腔医学的发展，树立中国口腔医学在专业领域的形象，同时可以更快、更直接的吸收国际上最前沿、最热点的理念和技术，帮助国内医师更快的进步。经过几年的努力，我们已经取得了很多的成绩、很大的进步。

但是在今天，在全球化受到严峻挑战，同时也看到一些因为国际化而失去自我的典型后，我们也需要认真的思考，在未来我们应该怎样继续走国际化的道路、我们需要什么样的国际化、怎样适应"去全球化"趋势下的国际化。

按计划飞回北京那一天，落地的是刚刚投入使用的大兴国际机场。巨大的机场，只有我们这一个航班降落，空空荡荡，一眼望不到头的机场大厅，一眼也望不到一个人。原以为落地后会很拥挤、很危险，没想到，机场成为了一个最安全的空间。

2020 年 4 月 10 日·北京

2020 年 1 月 30 日落地大兴机场，到今天已经 70 天了。本来计划到北京的第二天开始上班，由于疫情，正常上班时间一再推迟，到今天，仍然没有何时可以开始正常上班的通知。

自我隔离的日子，刚开始很紧张，每天紧盯着全国各地病患人数的迅速增长，为武汉同胞而揪心、加油、祈祷，为逆行的医务工作者而感动、自豪，为北京市出现的聚集性疫情而气愤、担忧。

随着党中央坚决隔离效果的逐渐呈现，疫情在国内的蔓延趋势逐渐下降，越来越多的城市加入"0"的阵营，光明的曙光开始呈现在眼前。这时候心情开始逐渐放松，开始想到应该好好享受这个突然多出来的、长长的假期。工作 24 年来，一直处于越来越忙、节奏越来越快的工作轨道上。突然被按下暂停键，有机会更多的陪伴家人，享受慢生活，也是非常幸福的。

每天睡到自然醒，为家人用心地做出一道道美食，有足够的时间锻炼身体，认真地读很多本以前只能大概翻阅的书籍，细细的浸泡、品味香茶和咖啡；每周 1~2 次在医院留守值班，偶尔在网上讲一节课，感受上万听众在线的"大场面"。似乎也慢慢适应了新的生活方式。

随着国内疫情得以控制，我们看到艰难的抗疫斗争获得了初步的胜利；然而，疫情在全世界已经愈演愈烈，欧洲、美国、日本、印度，逐次暴发。我们还需要保持高度的警惕，避免疫情的反扑。经常会想，我们什么时候能够回到以前"正常的"生活方式呢；也经常想，是不是已经回不去了呢——这个世界还回得去吗，要多长时间才能回去；即使这个世界能回去，我自己还想回去吗……

不管这个世界会如何，生活还是要继续。每天闷在屋里的日子并不好，于是在北京多日没有本地病例之后，开始出门、上山。记得2003年SARS期间，就经常去爬香山，鬼见愁；这一次，香山限流不能去，只好去爬隔壁的山头——鬼笑石。

刚一开始并不顺利，山里的路都不认识，见到一个岔路，就要犹豫，该往哪边走呢？有的时候凭感觉就能选到正确的路，有时候就会绕路；有的时候看看别人怎么走就跟着，大多的时间跟着走是对的，也有的时候走了一段才发现原来他们也不认识路；有的路看起来修的很好但是要绕很远，有的路看眼前很陡峭其实转过弯就非常平整。总体来看，一定要知道目标在哪里，尽量向着目标的方向前进，才最不容易绕远；上山的时候，有时需要只盯着眼前的路一鼓作气往上走，也需要经常抬起头来看大方向不要走错。

经常来爬，就对这座山越来越熟悉，逐渐找到了自己最熟悉、上山速度最快、相对最不累的路线，上山的速度也越来越快，从绕来绕去的1个多小时，到最短最快路线的30分钟；但是有些路还是没有走过，有时候就会想是不是应该都走一下呢，即使绕点远、路不好走，也只有走过才知道，也没准其实是另一条以前没有发现的捷径呢。

不断攀登、征服的过程，就像是不断学习、进步的过程。从鬼见愁到鬼笑石，像从美学修复到美学区种植，两座不同的山，但是相距并不遥远。

一起攀登美学
种植的高峰

我们经常讲，条条大路通罗马。还真是如此，想想自己几次去罗马，每次选择的路线还真是都不相同。这就好比口腔种植的专家学者们，其实许多以前都是其他专业的专家，口腔外科专业、牙周专业、口腔修复专业……也许很多同仁都记得我的专业是口腔修复、口腔美学；实际上，我本人从2002年开始从事种植上部修复，我和我的团队2011年开始从事种植外科手术，算起来也已进入口腔种植领域18年。

回到大家眼前的这本书——《美学区种植——从设计理念到临床实战》，其实就是把我和我的团队选择的上山的路（治疗策略、方法和技术）呈现给大家，以及选择这些路的原因（循证依据）。上山的路有千万条，我们能带给大家的是我们选择的路该怎么走，但绝不是说别的路就不好。也许是太有挑战性我们没有把握建议大家都去走，也许是非常有把握但是有些绕远、费时间，也许是暂时封路我们不能去走……总之，这些只是我们对口腔种植修复的学习、思考和实践的选择结果，我和我的团队成员将这些总结、归纳，希望能够对更

30

多的同道起一点点启发和指导作用，不当、不到之处，还恳请同仁们帮助我们指正，使我们能够获得进一步的提高和成长。

在本书出版之际，我要对本书的主审专家、同时也是我的种植外科启蒙老师宿玉成教授表示衷心的感谢；对北京大学口腔医院林野教授、邱立新教授，业内好友赖红昌教授、陈江教授、邸萍教授、满毅教授等专家在种植专业理念、知识、技术等方面曾经给予我的无私帮助表示衷心感谢；对张震康教授、王兴教授、俞光岩教授、冯海兰教授、刘洪臣教授、徐欣教授、陈吉华教授等前辈对我的一贯支持和悉心指导表示衷心感谢；对郭传瑸教授、周永胜教授、张祖燕教授、王世明教授等医院各级领导对我工作的大力支持表示衷心感谢；对在口腔美学和种植之路上给予我大力支持和帮助的许许多多前辈、好友表示衷心的感谢；对和我共同努力、共同奋斗、共同成长的团队成员们表示衷心感谢；对一直支持我争分夺秒、夜以继日地工作的家人表示衷心感谢！

经常有同仁问我，怎么才能保持年轻呢？

我的回答是："运动使人年轻，学习使人年轻，选择性忘记使人年轻。"

与大家共勉。

刘峰

2020 年 4 月 10 日 23 点 59 分

前　言

口腔种植作为解决口腔牙列缺损和牙列缺失问题的可靠治疗方案,已经被越来越多的患者所接受,这一治疗技术也被越来越多的口腔专业医师所重视,成为近年来理论体系、治疗技术、相关设备材料发展迅猛的口腔医学分支之一。

美学区种植是整个种植治疗技术体系中的一个组成部分,本书聚焦于前牙美学区种植,着重探讨和美学区种植相关的理念、策略、技术和方法。

美学区种植除需恢复患者的牙列完整和健康之外,同时充分考虑美学效果,帮助患者达到满意的微笑美学效果,因此与功能区的种植在策略、技术和方法上会存在一定的差异。国际上有许多著名学者编写的关于美学区种植的经典专著,其中许多在国内已经广为流传,帮助很多医师获得了成长。本书是国内编写团队专门针对美学区种植编写的临床参考书籍,与国际同类参考书籍相比较,本书融入了我和我的团队对于以往经典书籍、文献的理解和归纳,同时展现了本团队的专业理念、治疗路径和技术细节,并且具有本团队系列参考书籍的文字通顺、逻辑清晰、易读性强的特点,可以帮助国内基层临床医师更容易地理解相关内容。

本书强调了一个基本理念,即美学区种植的成功需要将美学理念和技术从设计阶段到临床实战全流程贯穿。在一部分医师的概念中,会将口腔种植分为外科部分和修复部分,而本书则强调口腔种植是一个技术体系,包含口腔外科手术技术、口腔修复技术、牙周美学成形技术、牙周健康维护技术等许多内容,但它们应该相互融合在一起,很多时候需要相互伴随、相互支撑,才能够获得最终的成功,包括种植体的生存、种植体的成功,也包括修复体的成功,以及长期、理想的美学效果。

本书内容特点包括以下四个方面:

1. 从设计到实现

美学区的种植应该将美学设计作为出发点,首先从美学修复的角度,结合待种植区域的软硬组织条件,以及邻近天然牙软硬组织状态,以及牙列、微笑、面部及患者整体状态,进行最终修复体的设计;再根据修复体的需求,确定种植体理想的目标位置、位点和轴向;之后再结合待种植区域的软硬组织实际条件,确定该方案是否可行、需要什么样的软硬组织处理作为基础、如何进行手术分期等问题,形成完整的治疗方案。如果存在一些技术上无法满足的问题,则需要考虑如何调整治疗方案、调整后的方案会对最终的美学效果带来什么样的影响、患者是否可以接受。经过这样的探讨过程,可以在医患之间形成美学目标的共识,也可以在治疗团队内部形成治疗目标和治疗程序技术上的共识,之后再进行逐步的落实,一步步实现最初的设计。

2. 从策略到方法

美学区种植技术体系中存在策略和方法两个层次。策略总体上是指在什么情况下应该采用哪一种治疗程序、手术和修复治疗方式,方法总体上是指具体的治疗程序如何实施、手术和修复治疗的操作技术要点。在美学区种植中,策略的掌握更为重要。应用正确的治疗策略,可以使适合的病例在较小的手术难度、较短的治疗周期内,获得自然、美观的修复效果;如果策略应用不合理,则可能增大手术难度、延长治疗周期、增加患者痛苦,然而却并不一定能够获得同样理想的治疗效果。本书首先从各个角度分析、论述了治疗策略的选择,之后是各种治疗方法的技术细节,以期为读者带来较为系统的理论认识。

3. 从植入到修复

种植体从植入、稳定,到取模、修复,看似经历两个界限分明的"阶段",但在美学区种植,强调应该将口腔外科和口腔修复两种技术融合在一起,不能机械地分为两个阶段。如果在口腔外科手术的同时,没有进行即刻修复、过渡修复的概念,只能任由软硬组织自然愈合,则可能失去很多非常宝贵的治疗时机,待软硬组织自然愈合后还需要更多的治疗措施进行塑形处理,并且有可能不能获得最佳的美学效果。因此,本书强调伴随口腔外科的即刻修复技术、过渡修复技术,利用修复体的支撑、引导效果,使软硬组织获得符合美学设计的愈合和成熟,以获得更快速、更稳定、更美观的治疗效果。

4. 从常规到即刻

种植体的植入时机包括即刻种植、软组织愈合的早期种植、骨组织初期愈合的早期种植、延期种植。对于美学区存在无望保留的牙齿的时候,更多的患者会倾向于接受即刻种植。成功的即刻种植,不仅可以减少手术次数、减轻手术痛苦、缩短治疗流程,同时可以在很大程度上避免患者因美学区缺牙带来的心理影响。在拔牙的同时进行种植体的植入,甚至完成即刻修复体的制作,可以在很大程度上给予患者心理安慰。因此,即刻种植是美学区种植中非常重要、非常关键的治疗技术。本书不仅介绍了美学常规种植中涉及的各项软硬组织处理技术，同时着重介绍了美学区即刻种植的适应范围、面临的风险和对策、各项技术细节等，可以帮助临床医师获得更加可预期的治疗效果。

本书每一章都是从文献回顾、文献分析入手，然后引出本团队所选择的治疗理念、策略、技术和方法，以期帮助读者理解这些选择的理论基础。之后对相关技术和方法进行分解说明，希望读者能够了解、掌握。最后采用大量临床实际案例，使读者更加直观地理解这些技术和方法应用的实际场景、临床应用中的实际状况，以及可以获得的实际效果。此外，本书还配有视频资料，读者可以在动态影像资料中看到更多的操作细节和技巧。

理论和实战结合，是本团队一直以来的编写风格。本书包含 90 余个临床病例、2 800 余幅彩图、80 余个视频，可以帮助读者非常形象化的理解书中所介绍的各种治疗理念、策略、技术和方法，获得治疗能力的迅速提高。

本书适合各类从事美学区种植相关工作的医师阅读和学习。有一些医师已经从事口腔种植多年，是成熟的口腔种植医师，但是相对缺少一些系统的美学理念和美学修复技术基础，通过阅读本书，可以帮助这些临床医师提升美学理念和美学相关治疗技术能力；有一些医师是从天然牙修复转向种植修复以及全流程种植治疗，这些医师可能本身具备系统的美学理念、熟练的美学修复技术能力，通过阅读本书，可以将固有的美学理念和技术与美学区种植的相关外科技术更好地结合，将自身优势充分发挥，获得美学区种植能力的快速成长。另外，除医师以外，还有其他一些技术人员也会参与到美学区种植工作中，比如专业的手术配合人员、专业的配合技师、专业的数字化工作辅助技术人员等，这些专业技术人员如果有精力阅读本书，可以对整个美学区种植理念、技术体系有系统的了解，相信在实际工作中也会呈现出更佳的配合效果。

本书的编写团队整体较为年轻，可能存在对一些知识体系、理念的理解偏差和不足，读者朋友们如果发现，恳请给予指导和指正，以帮助我们进一步修正、提高。另外，本书定稿于 2019 年 7 月，代表的是本团队在此之前的治疗理念和临床积累。然而口腔种植领域的发展迅猛，虽然有很多治疗理念、规范、术式、材料已经成为经典，但新材料、新技术、新方法也是日新月异、层出不穷，种植治疗的能力、效果都在不断迅速提升。本书出版较交稿时间会有一定的时间，各位读者阅读本书的时间有可能在更远的未来，因此，本书中有可能会缺少一些最新的理念和技术，也请读者理解图书出版的周期和实效性。在未来的改版中，我们会不断进行调整和增补，使本书更科学、更严谨、更全面。

本书的成功出版，得益于许许多多前辈、领导的支持和关怀，以及许许多多同仁、朋友的帮助和鼓励,在此表示衷心的感谢。

感谢北京大学口腔医院和门诊部各级领导对本团队临床工作和专著编写的大力支持!感谢北京大学口腔医院种植科、门诊部种植中心各位专家对本团队专业业务上的理论指导和技术支持!感谢本书主审专家宿玉成教授对本团队临床工作和的专著编写的无私帮助和悉心指导!感谢中华口腔医学会历任领导对本团队临床工作和专著编写的高度认可和大力支持!感谢国内外口腔种植领域和口腔美学领域许许多多志同道合的前辈、同仁对本团队的支持、协助、合作和鼓励!感谢全国口腔医学领域许许多多并不直接相识、但对本团队临床工作、教学授课和专著编写高度认可的读者朋友们!感谢团队中每一位成员多年以来紧密团结、坚持不懈、风雨同舟的不断努力!

刘峰

2019 年 7 月 19 日

目　　录

第四章　美学区种植体植入三维位点及轴向选择和自由手植入技巧　188

第五章　美学区数字化引导精确种植　270

第六章　美学区种植手术基本操作技术和处理原则　354

第九章　美学区种植修复体的设计与制作　699

视频目录

扫二维码看视频

1. 手机扫描书后带有涂层的二维码,按界面提示注册新用户。

2. 刮开涂层,输入激活码"激活"后,按界面提示下载"人卫图书增值"APP。

3. 点击 APP 进入登录界面。用 APP 中"扫码"功能扫描书中二维码,即可观看视频。

   注:已下载 APP 的用户,可直接用 APP 中"扫码"功能扫描书中二维码,输入激活码后即可观看视频。

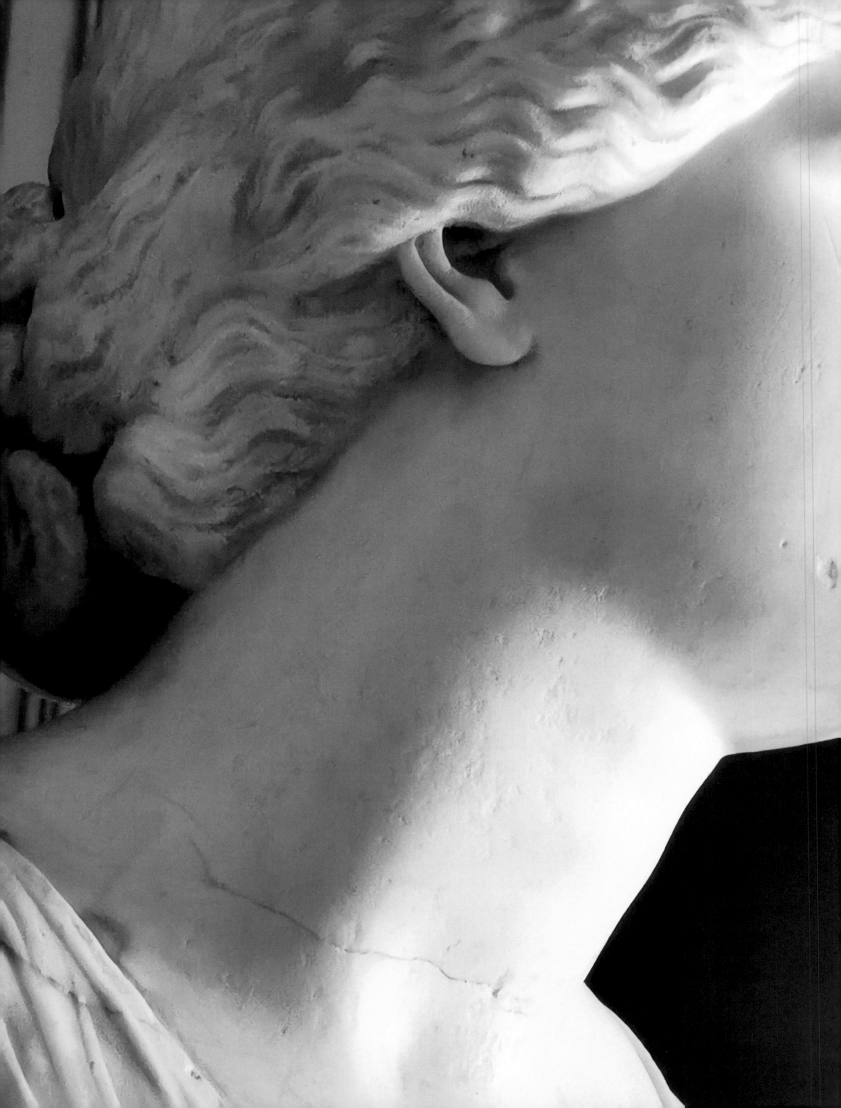

第一章

种植修复美学评估、分析和设计

刘　峰　王妙贞　詹雅琳　余　涛

本章将着重从美学的角度,进行种植修复的美学评估、分析和设计。

相对而言,我们比较熟悉口腔修复中的白色美学要素,本书则重点从粉色美学角度探讨种植修复的美学问题。本章首先探讨口腔美学中的粉色美学核心要素——牙龈曲线,梳理影响这一软组织美学核心要素的相关因素,以及分析和设计方法;接着学习种植体周软组织美学的几个常见评价体系;然后是关于种植修复的美学风险评估,重点分析和软组织美学相关的风险因素;最后讨论不同美学风险下的美学决策。

Dental Implant in Esthetic Zone
From Design Concept to Clinical Practice

第一节　口腔美学的粉色要素

　　粉色部分是口腔美学分析中非常重要的组成部分,是口腔种植美学的核心之一。

　　对于天然牙美学治疗,完美的牙龈曲线是治疗的核心目标之一;对于种植修复体周围的软组织,虽不称其为牙龈,但仍需要关注这样的一条曲线,其同样是种植修复粉色美学中最宏观、最基本,同时也是最根本的因素。

一、牙龈曲线的整体概念

　　美学区的牙龈曲线(gingival curve),是指上颌前牙区各颗牙齿唇侧牙龈边缘轮廓相连,形成的整体曲线。这条曲线在口腔美学治疗中非常重要,是评价粉色美学效果最重要、最基本、最宏观的因素,和这一曲线相关的因素有很多。

　　首先我们需要了解牙龈曲线的基本形态,可以将同一侧上颌中切牙的牙龈缘顶点、上颌尖牙的牙龈缘顶点想象成一条连线,根据侧切牙牙龈顶点的位置不同,可以将牙龈曲线分为以下四类(图1-1-1~图1-1-4):

　　(1) 上颌侧切牙的牙龈顶点和这条连线平齐(平齐型);

　　(2) 上颌侧切牙的牙龈顶点低于这条连线1mm以内(波浪型);

　　(3) 上颌侧切牙的牙龈顶点低于这条连线1mm以上;

　　(4) 上颌侧切牙的牙龈顶点高于这条连线。

　　其中前两类被认为是美观的、可以接受的牙龈曲线,而后两类则被认为是存在美学缺陷、应该予以改善的牙龈曲线。

　　两侧牙龈曲线对称是非常重要的美学因素,尤其是中切牙牙龈形态的对称对于整体美学效果至关重要。假如两侧牙龈曲线整体不能完全对称,但如果两侧中切牙牙龈形态可以对称,侧切牙、尖牙在两侧分别符合不同的美学状态,两侧基本协调时,也是可以接受的;但如果两侧中切牙牙龈形态不对称,即使侧切牙、尖牙在两侧分别符合不同的美学状态,也是不能接受的(图1-1-5,图1-1-6)。

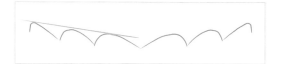

图 1-1-1
被认为是美观的牙龈曲线（平齐型）

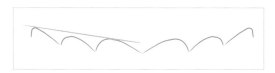

图 1-1-2
被认为是美观的牙龈曲线（波浪型）

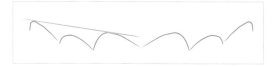

图 1-1-3
被认为存在美学缺陷的牙龈曲线

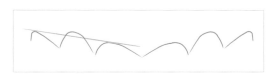

图 1-1-4
被认为存在美学缺陷的牙龈曲线

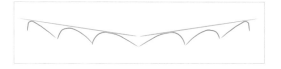

图 1-1-5
可以被接受的、不对称牙龈曲线

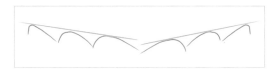

图 1-1-6
不能被接受的、不对称牙龈曲线

二、影响牙龈曲线的相关因素

1. 牙龈顶点（Zenith 点，Z 点）　牙龈最靠近根方的点即牙龈顶点，牙龈顶点处于适合的位置，对于牙齿的形态非常重要，也会在细节上影响牙龈曲线的美学效果。

美学区牙龈顶点并不是在牙齿的正中位置，也不是在牙长轴的顶点，而应在牙长轴偏远中的位置。在其他形态轮廓完全不变的情况下，仅仅是牙龈顶点位置不同，就能改变牙齿的形态轮廓（图 1-1-7，图 1-1-8）。

在这里强调一下，口腔美学中我们习惯上讲牙龈形态

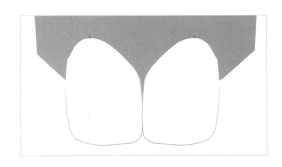

图 1-1-7
牙龈顶点偏远中，符合美观标准

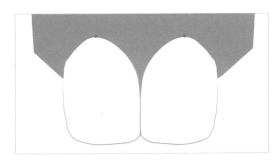

图 1-1-8
牙龈顶点居中，不符合美观标准

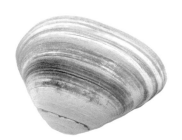

图 1-1-9
贝壳形(shell)

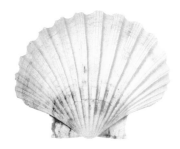

图 1-1-10
扇贝形(scallop)

是扇贝形(scallop),笔者认为并不完全准确。因为扇贝形是接近圆形的对称曲线,而贝壳形(shell)才是带有抛物线特征的不对称曲线(图 1-1-9,图 1-1-10)。

需要注意的是,美学区各牙位牙长轴的倾斜程度是不同的,通常牙长轴均向远中倾斜,倾斜程度尖牙 > 侧切牙 > 中切牙;而牙龈顶点位置是在此具有倾斜度的基础上,偏向更远中的位置(图 1-1-11)。

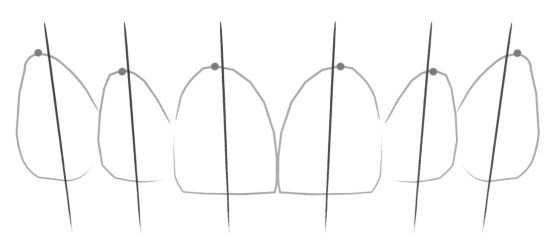

图 1-1-11
牙龈顶点和牙长轴之间的关系

2. 龈乳头高度　是评估前牙美学指标的重要因素。

在牙齿或者修复体不变的情况下,龈乳头高度决定了是否会留存牙间隙、黑三角而影响美学效果;反之,在可以调整牙齿或者修复体形态的情况下,根据预期的龈乳头高度,也可以调整修复体的形态。

预期的龈乳头高度,与接触区到牙槽嵴顶之间的距离密切相关。

Tarnow[1]等学者发现,对于天然牙,当接触点到骨嵴顶距离小于 5mm 时,将近 100% 的龈乳头可充满外展隙;当距离为 6mm 时,56% 的龈乳头可充满外展隙;当距离大于等于 7mm 时,仅 27% 的龈乳头可充满外展隙。也

就是说,当接触区到牙槽嵴顶的距离在 5mm 以内,龈乳头基本可充满龈外展隙;当此距离超过 5mm,则可能无法充满龈外展隙。

包含种植体后这一问题则更复杂。一般来说,相邻种植体之间形成的龈乳头高度,往往低于相邻天然牙之间形成的龈乳头高度。在其他形态轮廓不变的前提下,龈乳头高度降低后,牙龈曲线、临床冠的形态也会发生明显的变化。当龈乳头高度较大、充盈程度较好时,通常美学效果更好;当龈乳头高度较低、充盈程度不佳时,只能依靠加长接触区来关闭间隙,美学效果会有一定程度的降低(图1-1-12,图 1-1-13)。

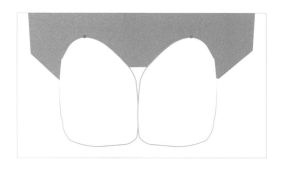
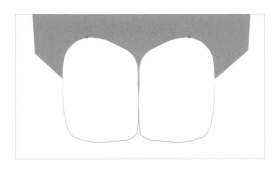

图 1-1-12
龈乳头充盈不佳,存在三角间隙

图 1-1-13
龈乳头充盈不佳,依靠加长接触区关闭三角间隙

3. 牙齿形态　可以分为三种基本类型,即卵圆形、方圆形和尖圆形,不同的形态会给人不同的心理感受,具体如下(图 1-1-14～图 1-1-16):

(1)卵圆形:切端和颈部外形线是圆弧形的,伴有颈部区域和切缘的缩窄。卵圆形牙齿显得亲切、柔和,较适合女性患者。

(2)方圆形:外形线整体感觉平直、平行,具有较宽的颈部区域和近似大小的切缘。方圆形牙齿显得坚强、刚毅,更适合男性患者。

(3)尖圆形:牙齿唇面轮廓外形线在颈部明显缩窄,向切端呈放射状,牙体形态整体呈尖圆形。

临床上理想状态应该是根据患者的整体美学特征来设计牙齿的形态,比如女性患者应该更倾向于卵圆形牙齿。

然而,很多时候牙齿形态会受到牙龈或者软组织条件的影响。比如龈乳头充盈效果欠佳时,只能进行一定的折中处理,可通过制作方圆形牙齿,将潜在的三角间隙尽量关闭。但实际上这样的解决方案有可能使牙齿和患者的美学特征并不相符。

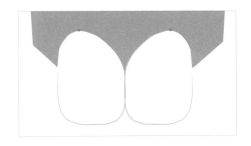
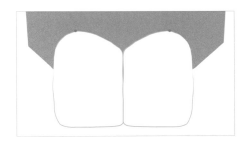
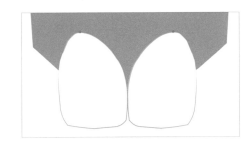

图 1-1-14
卵圆形牙齿

图 1-1-15
方圆形牙齿

图 1-1-16
尖圆形牙齿

三、目标牙龈曲线

了解了牙龈曲线的概念、分类,以及对牙龈曲线能够产生影响的各种因素,下面谈一谈针对复杂病例,在需要整体调整牙龈曲线的情况下,临床上如何快速地分析、评价现有牙龈曲线;如果需要调整牙龈曲线,又是如何快速地确定调整方案的:

根据从宏观到微观的美学思考,具体流程可以分为以下几个判断或者诊断步骤:

1. 牙弓位置和𬌗平面的判断(颌骨诊断)　首先要判断患者的牙弓相对颌面部是否处于正常的、合理的位置,这一点实际上是受牙槽骨的生长和发育影响的。

牙槽骨如果存在扭转、倾斜等问题,就会造成中线旋转、𬌗平面倾斜等现象;反映在牙龈曲线上,就会出现曲线倾斜、中线扭转等问题。对于非常轻度的这类问题,直接进行一些软硬组织美学处理,是有可能进行矫正的;但是如果这类问题比较明显,就应该考虑先接受正畸治疗,甚至正颌手术(图 1-1-17,图 1-1-18),改善这一宏观的基础后,才有可能获得微观上的美学效果。

上颌骨如果存在过度发育的问题,上颌骨过突、过长可能会表现为明显的露龈笑(gummy smile),对于这类患者需要先做正畸压低并后退前牙,甚至是正畸正颌联合治疗才能获得比较好的美学效果。

除了明显的发育异常外,在不需要事先特殊处理的情况下,就可以开始种植修复治疗前的美学诊断。首先要确定牙弓的中线。

判断牙弓位置和𬌗平面,需要根据面部整体的水平面和中线来确定。

首先确定一个人的水平面,一般以瞳孔连线作为人的水平面,也有一些仪器可以帮助确定自然头位的水平面;然后以过眉间点、鼻尖点的,且与确定的水平面垂直的线作为面部中线。以此来评价牙弓的位置和𬌗平面。这其实就是近年来非常流行的数字化微笑设计(digital smile design,DSD)的第一步。

也就是说,在美学分析、诊断和设计上,无论牙齿,还是牙龈、软组织,第一步都应该是回到面部,先分析局部和整体之间的关系。

对于微笑完全露龈的患者,正常的正面微笑影像就可以用以分析这些问题;对于微笑时不完全露龈的患者,可以拍摄正面口唇牵拉的面部影像(图 1-1-19,图 1-1-20)。

2. 唇齿关系诊断　在确定颌骨没有明显扭转倾斜、过度发育的问题后,第二步是根据唇齿关系确定上颌前牙切缘的位置。

息止𬌗位时,年轻女性上颌中切牙的切端暴露量为 3~4mm,年轻男性为 1~2mm[2]。切端暴露量会随着年龄的增长而下降。大笑时,下唇包绕上颌前牙切端,可以轻接触也可以离开 0~2mm。

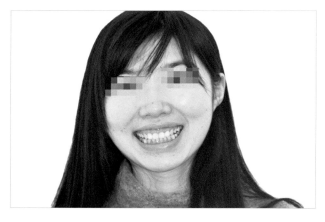

图 1-1-17
明显的露龈笑(暴露牙龈高度 >10mm)

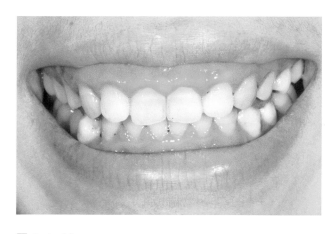

图 1-1-18
如果希望改善露龈笑,单纯的牙冠延长处理是不够的,应结合正畸治疗,甚至正颌治疗,才能够获得良好效果

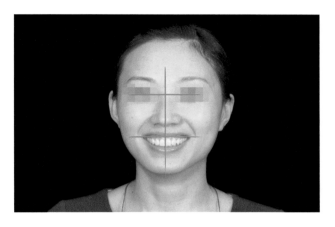

图 1-1-19
微笑时完全露龈患者,拍摄正面微笑影像进行美学诊断

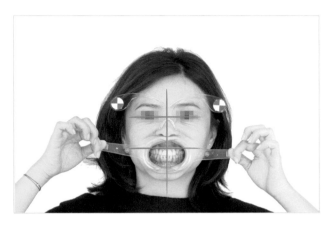

图 1-1-20
微笑时不完全露龈患者,拍摄正面口唇牵拉的面部影像进行美学诊断

3. 牙齿诊断确定牙冠长度(牙龈曲线合理高度范围)　确定了切端的位置,根据理想的牙齿长宽比,就可以推断出牙冠的长度,也就是牙龈曲线的高度。

曾有观点认为牙齿宽长比的黄金比例为 61.8% 是最理想的,实际上这样的牙齿过于细窄,并不美观;有文献报道牙齿最美观的宽长比是 78%。而实际工作中,针对中国人的外貌特征,我们认为 78%~88%[3] 的宽长比都是可以接受的(图 1-1-21~ 图 1-1-23)。

4. 软组织诊断确定牙龈细节

(1) 牙龈曲线整体高度:理想的宽长比从 78%~88% 这个范围都是可以接受的,具体应该设置在哪个比值,需要参考微笑像时上唇下缘的位置。在理想的微笑中,上唇恰好覆盖在上颌中切牙至上颌尖牙游离龈边缘处。有些

患者的上唇动度过大,即便把牙冠的宽长比调整到 78%,牙龈曲线整体高度尽量向根方调整,依旧存在露龈笑的可能。针对这类患者,还需要接受微笑训练、注射肉毒杆菌或者唇再定位手术才能完全解决露龈笑的问题。

但是,笔者并不认为露龈笑就是美学缺陷,就一定需要治疗矫正。反而,很多人的露龈笑是非常美丽,甚至是性感的(图 1-1-24,图 1-1-25)。一般来说,露龈笑若暴露 2mm 以内的牙龈都是能够接受的。而需要判断的是露出的牙龈和牙龈曲线是否可以达到健康、美观、协调。如果是健康、美观、协调的,就不一定必须对牙龈曲线的高度进行调整;如果原高度确实非常难以获得健康、美观、协调的牙龈组织和牙龈曲线者,就需要考虑是否有机会将整条牙龈曲线向根方(向上)调整,以及需要判断调整量的大小。

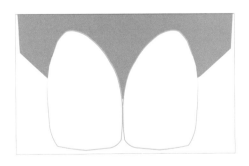

图 1-1-21
长宽比为 61.8% 的牙齿,过于细窄

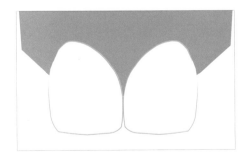

图 1-1-22
长宽比为 78% 的牙齿,符合大部分人的审美标准,满足美学需求

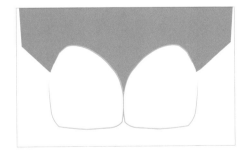

图 1-1-23
长宽比为 88% 的牙齿,比较短方,但也有很多人喜欢这种比例的牙齿

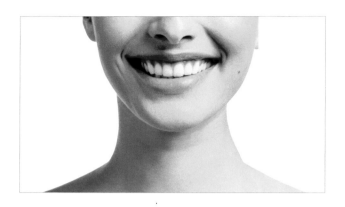

图 1-1-24
暴露健康、美观的牙龈并不是美学缺陷

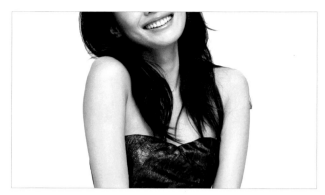

图 1-1-25
性感、美丽的露龈微笑

当目标牙龈曲线位于现有牙龈曲线的根方,也就是需要把牙龈曲线向根方调整时,直接进行牙周、种植、修复处理,进行美学调整是可行的。治疗方案设计中需要考虑牙齿冠根比、牙齿宽长比、釉牙骨质界等诸多因素,避免在治疗后影响牙齿的健康和功能。此时的牙龈曲线调整通常需要通过牙冠延长手术来进行;对于结合了种植修复的病例,牙冠延长修整可以在一期手术中同期进行,也可以在二期手术中再进行,但均需要在术前进行完善的、整体的设计。对于种植修复体,可以通过穿龈轮廓诱导等形式,获得个别牙牙龈形态向根方调整的形态美学效果。

(2)牙龈曲线倾斜度:确定了牙龈曲线高度,更细节的美学诊断和设计是围绕牙龈曲线的倾斜度进行的,而这一阶段是和牙齿的美学诊断和设计密切相关的。

所谓牙龈曲线的倾斜度,是指上颌中切牙牙龈顶点和上颌尖牙牙龈顶点的连线,是水平的,还是带有一定的倾斜度,倾斜度是大或是小。

水平的牙龈曲线给中切牙、侧切牙预留的高度空间更大,更易形成宽长比比较小的、更长的牙齿形态,给人的视觉感受是大气、豪放(图1-1-26)。在切缘位置不变的情况下,带有倾斜度的牙龈曲线,给中切牙、侧切牙预留的高度空间更小,更易形成宽长比比较大的、更短的牙齿形态,给人的视觉感受是细腻、柔美(图1-1-27)。

如果能够接受,就应保存原有风格,避免进行调整;如果通过减量处理把有倾斜度的牙龈曲线变成平直的牙龈曲线,就意味着牙槽骨高度的损失,对于牙齿的冠根比、种植体的植入都会有不良影响。

但如果患者不接受原有风格,希望有所改变,临床医师就需要结合牙槽骨的实际情况、邻近天然牙的实际情况、患者的美学需求,制订出合理的计划。

当然如果两侧牙龈曲线倾斜度不一致,通常应该进行调整,获得尽量对称一致的美学效果。

在这类调整中,将带有倾斜度的牙龈曲线改变为平直的牙龈曲线相对较为简便,即采用"减法"方式调整;反之则需要采用"加法"方式进行调整,通常意味着是难度更大的治疗。

(3)牙龈曲线形态:平齐型和波浪型。如前所述,平齐型和波浪型牙龈曲线都是可以被接受的类型,并且左右两侧允许不完全对称。

在进行美学区种植修复设计时,我们要考虑患者的美学倾向,也要根据实际的治疗条件,考虑哪一种治疗目标更容易实现,美学风险更小。建议应该引导患者接受美学风险小、美学效果可以被大众所接受的治疗目标。

1)单颗中切牙种植:此时两颗中切牙牙龈曲线达到对称是最重要的要求。无论牙龈曲线整体是平齐型还是波浪型,只要两颗中切牙牙龈曲线有机会达到对称,就可以将此作为治疗目标,没有必要进行更多的调整。

如果由于条件所限,治疗后很难,或者几乎不能达到中切牙牙龈曲线的对称,如果可能,在治疗方案中加入对对侧中切牙牙龈形态、牙齿形态的调整,就还有机会获得对称的修复效果。

而此时通常需要延长中切牙的长度,形成"波浪型"的牙龈曲线。需要注意的是,这种延长也是有限度的,尽

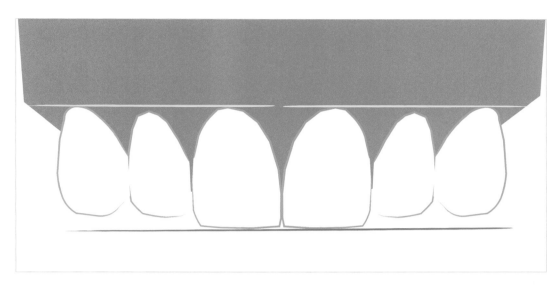

图 1-1-26
水平的牙龈曲线,给中切牙、侧切牙预留的高度空间更大

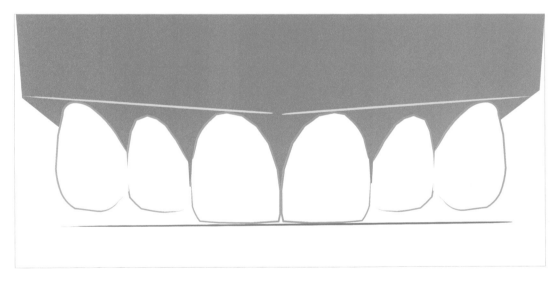

图 1-1-27
带有倾斜度的牙龈曲线,给中切牙、侧切牙预留的高度空间更小

量不要超过两侧尖牙牙龈顶点的连线,也就是整体上尽量不形成"反倾斜角度"的牙龈曲线;否则,视觉上中切牙会显得过长、不够美观(图 1-1-28)。

2) 两颗中切牙种植修复:当两颗中切牙均需要拔除,种植修复的情况下,通常会有一定程度的软硬组织吸收,此时可因势利导地设计波浪型的牙龈曲线,也就是中切牙牙龈顶点高于侧切牙牙龈顶点的牙龈曲线,这样的治疗目标如果患者能够接受,则相对易获得,是一种相对比较现实的选择(图 1-1-29)。

如果患者不喜欢过长的牙齿,希望减小修复后的中切牙长度,就需要通过软硬组织增量的处理,获得美学改善,此时牙龈曲线就应该设计为有一定倾斜角度、更接近平齐型的效果,这样才能为后期修复做好充分准备(图 1-1-30)。

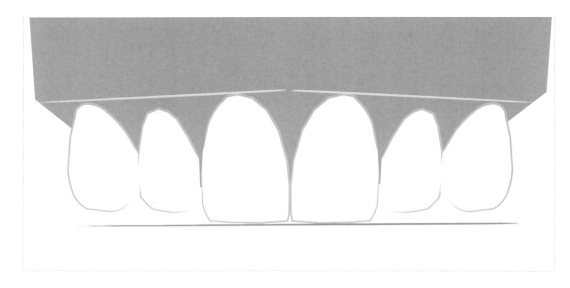

图 1-1-28
反倾斜角度的牙龈曲线,视觉上
颌中切牙显得过长、不够美观

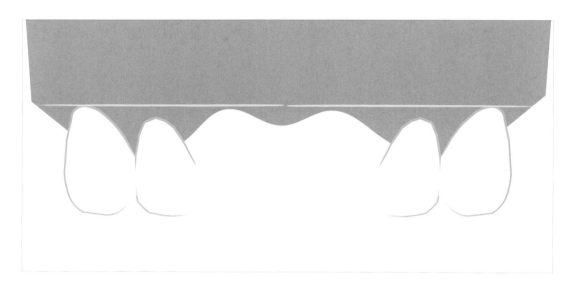

图 1-1-29
获得平直的"波浪型"牙龈曲线
需要的软硬组织基础,修复后上
颌中切牙较长

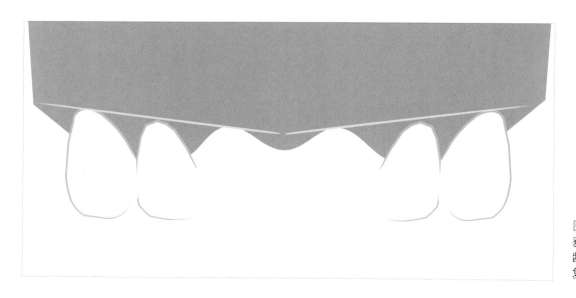

图 1-1-30
获得带有倾斜角度"平齐型"牙
龈曲线需要的软硬组织基础,修
复后上颌中切牙长度可以缩短

同样需要注意的是，即使在患者接受波浪型牙龈曲线的情况下，中切牙牙龈高度可以高于侧切牙牙龈高度，但也不要高于尖牙牙龈高度，尽量不形成"反倾斜角度"的牙龈曲线。

3）单颗侧切牙种植修复：与中切牙相比，单颗侧切牙的种植修复美学风险明显降低。

一般来讲，当侧切牙拔除且种植修复后，也会有一定的软硬组织改建。不过只要修复后侧切牙牙龈顶点位置不高于中切牙-尖牙牙龈顶点连线，美学效果是完全可以接受的，就不一定要进行更多的处理。

如果预期有可能超过中切牙-尖牙牙龈顶点连线，就需要在种植过程中进行软硬组织增量；或者患者非常希望可以获得两侧完全的对称，希望修复后可以重现天然牙的美学特点，侧切牙牙龈顶点低于中切牙-尖牙牙龈顶点连线，则也需要在手术中进行软硬组织增量。

4）多个美学区的牙齿种植修复：当患者多个美学区的牙齿均不能保留，需要拔除时，我们需要面临的美学风险通常也会较单颗种植面临的风险呈倍数增加。

多颗牙齿拔除后，由于失去了天然邻牙邻面牙槽嵴的支撑，缺牙区牙槽骨会有比较明显的吸收，倾向吸收为低平的牙槽骨。在同等条件下，通常缺失面积越大，牙槽骨整体吸收的量越明显。

在这种基础条件下进行美学区的种植修复设计，平直的、平齐型牙龈曲线通常是最容易实现的；而如果追求带有倾斜角度的，或者明显带有波浪形的牙龈曲线，则通常需要增加更多的软硬组织增量手术，且效果并不能完全获得保证，为了达到非常好的美学效果，有时还需要增加后续手术，进行精细调整。

当然，如果术前软硬组织已经吸收的非常明显，则软硬组织增量就是不能避免的。在手术中我们可以先以"过量增量"为目标，后期再进行精细调整。

（4）牙齿形态风格：方圆形和卵圆形。关于牙龈曲线最细节的美学设计，就是龈缘形态的细节，不同的龈缘形态设计，会获得不同形态风格的牙齿。

前文提到，牙齿形态风格分为方圆形、卵圆形和尖圆形，其中方圆形更适合男性，卵圆形更适合女性。实际设计中，要考虑患者的性别、美学倾向，同时也要考虑具体情况、实现难度，做出实际可行的治疗目标，并以此为依据实施必要的治疗。影响治疗设计的因素包括以下几个：

1）剩余骨高度及有可能获得的龈乳头高度：根据剩余骨高度，如果从理论上就可以预测到很难获得比较高的龈乳头，那么形成卵圆形的牙齿形态就基本没有可能。此时需要和患者沟通，是否可以接受方圆形的牙齿形态，如果可以，则治疗难度、风险就较小；如果患者不能接受，就需要考虑更多的软硬组织增量处理。

当然，即使进行了充分的软硬组织增量处理，是否完全能够恢复到天然牙的形态效果也不能保证，因为所有软硬组织重建后的美学预后都不是完全准确的，很多情况下需要后期增加手术处理，或者修复过程中的逐步塑形处理。

需要注意的是，如果是单颗牙的种植修复，患者接受种植修复体为方圆形，需要考虑对称牙齿是否需要同期进行形态调整，才能获得对称、一致的美学效果，并且完全关闭邻面的三角间隙（图1-1-31，图1-1-32）。

2）缺隙空间、种植体直径和植入的三维位点：这几个因素都是种植设计中的细节问题，这些因素的准确控制，都会对修复后的软组织曲线带来相关的影响。

当修复空间较小时，我们建议选择直径较小的种植体，并且植入深度略深，必要时配合软硬组织增量处理，才有机会获得接近卵圆形的牙齿外形；否则，如果种植体选择直径过大，或者植入深度不足，最终都只能形成方圆形的牙齿外形。

良好的种植的三维位点是最终良好的软组织曲线的重要保证。过浅、过于偏唇向植入的种植体，会造成唇侧软组织厚度不足、稳定性不佳，不容易获得很好的美学效果；近远中植入位点如果和天然牙穿出位点不协调，则很难将修复体的软组织曲线最高点（Z点）控制到最适宜的位置，也会影响细节上的美学效果。

3）保护、保留邻面牙槽嵴：无论是单牙缺失，还是多牙缺失；无论是即刻种植、还是延期种植，在所有操作中，我们都要有保护、保留邻面牙槽嵴的意识，在可能的情况下尽量保存邻面牙槽嵴，不造成过多的、没有必要的损失和去除，这样就会有利于形成更多的软组织高度，有机会获得更美观的粉色美学效果。

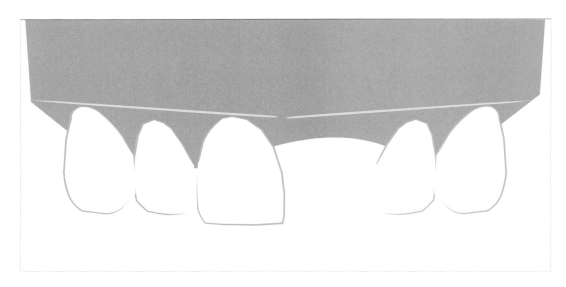

图 1-1-31
卵圆形牙齿牙列,一颗中切牙缺失,软硬组织均有退缩

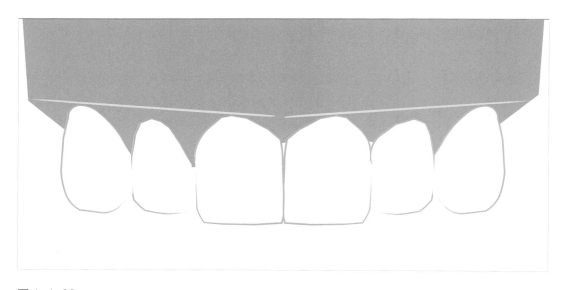

图 1-1-32
如果患者接受将牙齿形态调整为方圆形,则治疗难度、风险都明显降低。需要注意,这种形态的改变至少涉及相邻的牙齿才能获得对称、一致的效果,因软硬组织退缩而遗留的邻面三角间隙才有可能关闭

四、病例实战

(一) 病例一

患者,男,45 岁。前牙因外伤造成部分牙齿折断至牙龈以下,且无法保留,考虑拔除后行即刻种植;部分牙齿折断在牙龈以上,尚可保留,但存在一定程度的松动,希望保留并修复;外伤前美学区牙齿形态自觉并不美观,希望治疗过程中进行整体调整。

经过初步沟通,患者表示接受重建类手术,不希望过多的自体组织减量手术。

临床检查可见患者为中低位粉色美学微笑(PESL-Ⅱ,本章第四节将详细介绍 PESL 粉色美学微笑分类),微笑时美学核心区龈乳头暴露,部分龈缘暴露,龈缘顶点和更多软组织没有暴露,这提示我们粉色美学核心在于保存龈乳头,同时需要获得较好的龈缘曲线。口腔内检查可见美学核心区龈缘曲线整体不协调,11—13 明显低于 21—23,根据临床检查可确定其来源为 11、12 存在部分萌出不全,21—23 存在龈退缩。通过切端影像观察,可见软组织轮廓丰满度良好,龈沟探查可见牙龈属于厚龈型,龈沟深度 2mm,存在龈切手术和美学调整的空间(图 1-1-33~ 图 1-1-36)。

如前文所述,美学核心区龈缘曲线的调整通常存在很多种可能性,方案并不是唯一的。我们需要根据通用的美学标准、患者的美学倾向、患者对治疗的倾向、治疗本身的可预期性,综合性的考虑,制定可行的美学治疗目标。

针对本病例,患者左右两侧分别存在萌出不全、牙龈退缩两类美学缺陷,如果以11—13 的牙龈曲线为标准,21—23 需要进行比较大量的冠向复位,难度相对比较大,同时最终修复体的长宽比并非为最理想状态;如果以 21—23 牙龈曲线为标准,11—13 则需要较大范围的牙冠延长手术,基牙的骨支持将受到相对较大的破坏。因此,这两种单向调整方案没有成为我们的治疗选择。

而另一种治疗方案,就是在左右两侧龈缘曲线之间取得妥协性的中点,以 13 为标准,不进行调整;12—13 进行少量的龈切手术,不损伤天然牙的骨支持;21—23 进行冠向复位,以获得双侧基本对称的治疗效果(图 1-1-37,图 1-1-38)。经过和患者沟通,其接受这一治疗方案,于是确定了本病例的美学设计目标,也就是我们说的“终”。

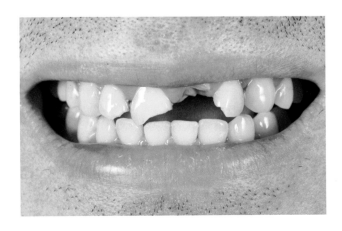

图 1-1-33
中低位粉色美学微笑(PESL-Ⅱ)

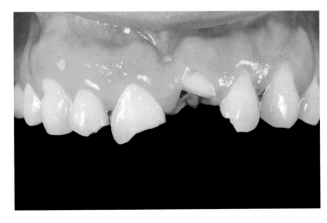

图 1-1-34
美学核心区龈缘曲线明显不协调

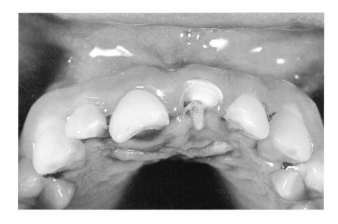

图 1-1-35
美学核心区软组织丰满度良好

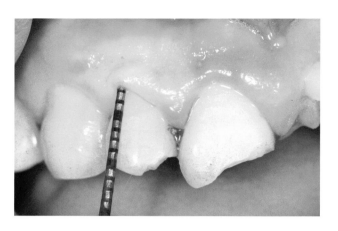

图 1-1-36
龈沟探诊显示属于厚龈生物型,龈沟深度 2mm

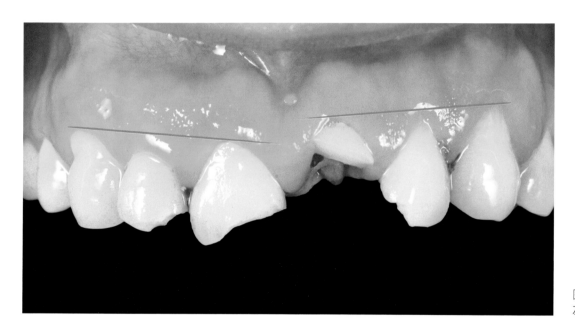

图 1-1-37
左右牙龈曲线明显不对称

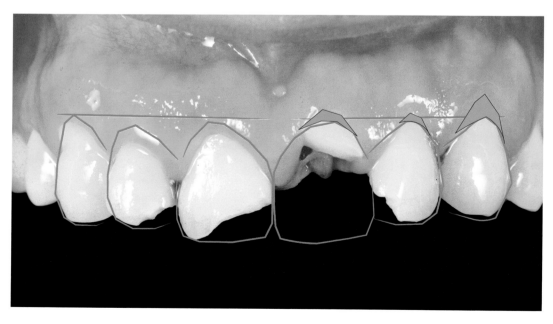

图 1-1-38
确定的美学目标

1. 达到"终"的路径也有很多，本病例将手术分为两个阶段。

（1）21 植入和 11—12 龈切调整：以设计的龈缘曲线为标准，向根方推移 3~4mm，即为 21 的植入深度，采取尽量整体偏腭侧的植入原则，即可设计 21 的准确植入位点；按照不侵害生物学宽度的原则，在保留龈沟深度 0.5~1mm 的范围内进行 11—12 的牙龈切除手术，利用种植体骨结合需要的等待时间，观察龈切稳定后的效果，作为后续治疗的标准。

（2）待 21 骨结合稳定后，进行 21—23 的结缔组织移植和冠向复位手术，改善 21—23 龈缘曲线，力争与 11—13 对称协调。

2. 整体治疗流程

（1）参照 13 龈缘高度，按照术前美学设计，进行 11—12 牙龈切除形态调整（图 1-1-39）。

（2）按照整体尽量偏腭侧的原则，植入 21，唇侧可见明显的跳跃间隙（图 1-1-40）。

（3）21 跳跃间隙内严密填塞骨代用材料（图 1-1-41）。

（4）因患者多牙外伤存在松动度，对种植支持临时修复体不能形成很好的保护，因此术后未制作种植支持临时修复体，而是利用折断的天然牙冠制作了马里兰桥临时修复体。需要强调的是，马里兰桥修复体也需要对软组织形成良好的支撑。术后 2 周、4 个月复查，可见软组织状态非常稳定（图 1-1-42，图 1-1-43）。术后 4 个月可见 21 种植体唇侧软组织丰满度略有欠缺（图 1-1-44，图 1-1-45）。

（5）待 21 骨结合稳定后，制备 21—23 软组织隧道，自上腭部制取结缔组织，植入隧道中，同时进行 21—23 软组织冠向复位。手术后 2 个月，软组织状态稳定，冠向复位效果明显，开始制作临时修复体，进行最终的美学效果确认，之后即可进行正式修复体的制作（图 1-1-46~ 图 1-1-49）。

（6）最终完成 12 和 22 瓷贴面、11 垂直型牙体预备（无肩台预备）全锆冠、21 种植支持全瓷基台和全锆冠。全锆修复体采用氧化锆材料，经过外染色修饰。

修复后可见 21—23 龈缘曲线与 11—13 基本对称，非常协调，牙龈和软组织健康状况良好，切端影像和侧方影像均可见软组织丰满度非常好。整体粉色美学效果获得明显改善，患者的微笑美学效果也获得明显提升（图 1-1-50~ 图 1-1-53）。

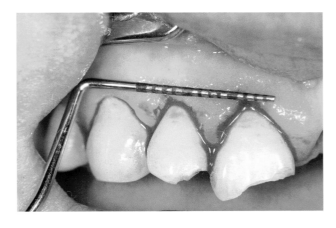

图 1-1-39
11—12 龈切手术后

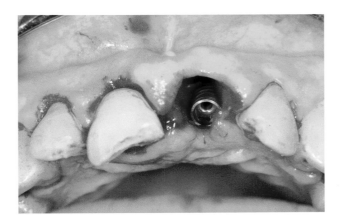

图 1-1-40
21 种植后

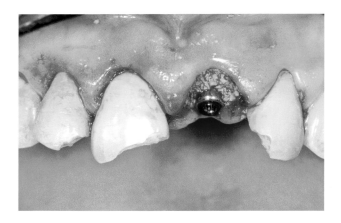

图 1-1-41
21 跳跃间隙严密填塞骨代用材料

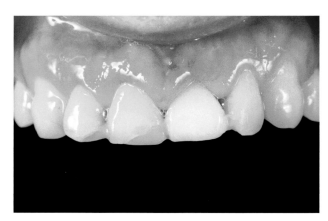

图 1-1-42
手术后 2 周复查,软组织状态稳定

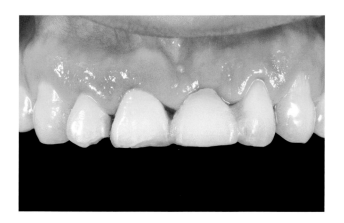

图 1-1-43
手术后 4 个月,软组织状态稳定

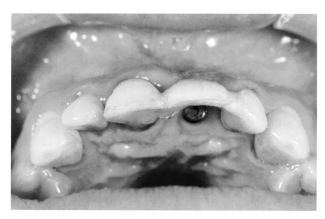

图 1-1-44
手术后 4 个月,种植体唇侧软组织轮廓略欠丰满

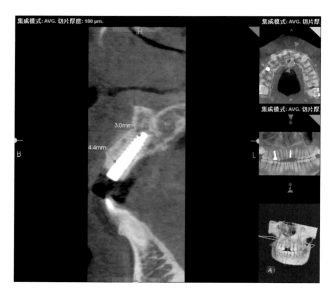

图 1-1-45
手术后 4 个月,种植体唇侧骨宽度良好

①扫描二维码
②下载 APP
③注册登录
④观看视频

视频 1　制备多牙隧道

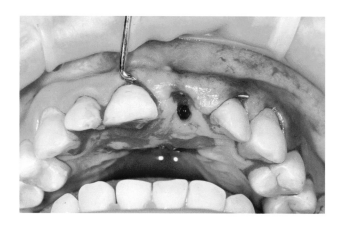

图 1-1-46
21—23 制备软组织隧道

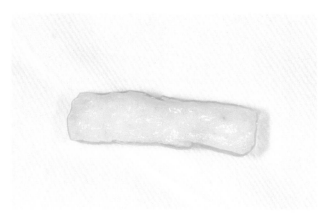

图 1-1-47
腭部制取的结缔组织

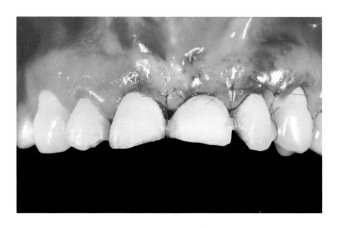

图 1-1-48
21-23 结缔组织移植、冠向复位后即刻

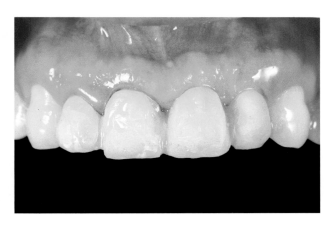

图 1-1-49
结缔组织移植后 3 个月,软组织丰满度改善,冠向复位效果显著

①扫描二维码
②下载 APP
③注册登录
④观看视频

视频 2 多牙隧道植入 CTG

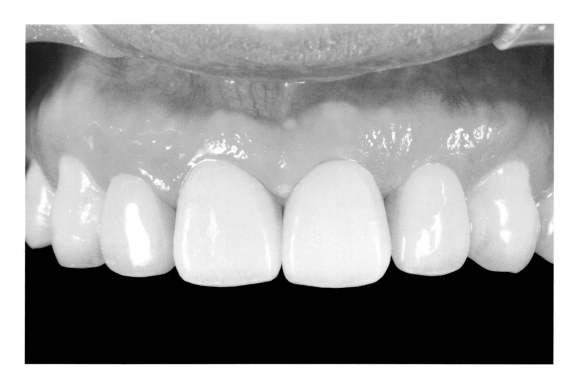

图 1-1-50
美学核心区龈缘曲线协调，
两侧基本对称

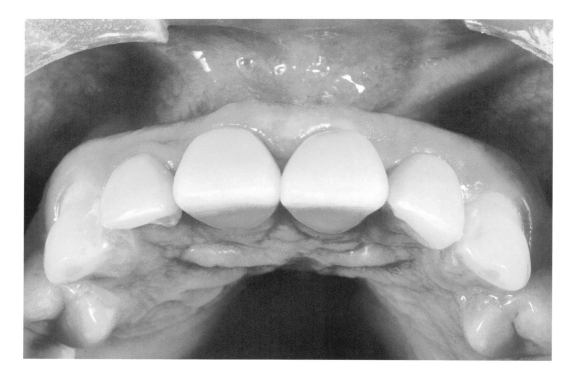

图 1-1-51
软组织丰满度良好

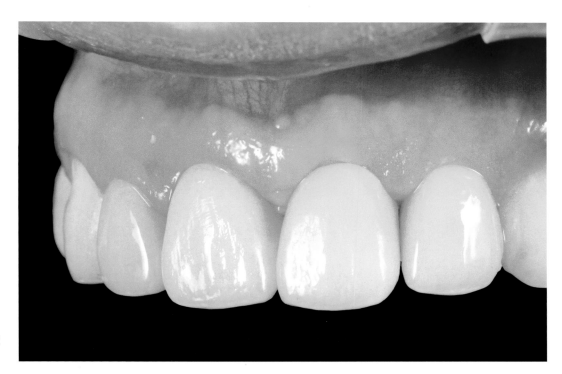

图 1-1-52
软组织丰满度良好,健康状
况优良

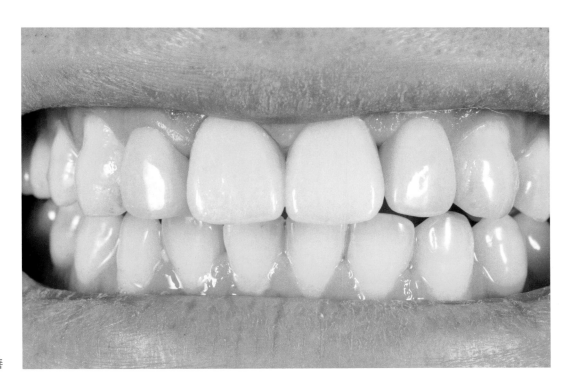

图 1-1-53
微笑美学效果获得明显改善

（二）病例二

患者,女。因双侧上颌前牙大面积修复体老化、破损就诊,希望整体改善前牙区美学效果和微笑美学效果。

患者高位微笑,暴露大量牙龈,美学效果不佳,美学风险高;牙龈曲线整体不协调,临床冠整体较短、形态不佳(图 1-1-54~图 1-1-56)。

根据前文所述美学标准和美学设计原则,可以确定目标牙龈曲线——整体牙龈曲线向根向调整,并同时改善露龈笑的程度、牙齿的宽长比(图 1-1-57)。

术前 X 线片显示 11、21 再治疗预后不佳,决定拔除后行种植修复(图 1-1-58)。

拔除 11、21,按照美学设计牙龈曲线确定种植体的植入深度,植入种植体(图 1-1-59)。

3 个月后,种植体达到初步骨结合,软组织稳定后,进行 13、12、22、23 的牙冠延长手术,同时对 11、21 唇侧软组织形态做轻微的调整(图 1-1-60~图 1-1-66)。

软组织稳定后,进行邻近天然牙的美学修复,对 13、12、22、23 进行瓷贴面修复预备,制取印模;同时制取 11、21 种植修复初级印模(图 1-1-67,图 1-1-68)。

在模型上制作临时修复体后,口内戴入(图 1-1-69,图 1-1-70)。

待软组织稳定成熟,利用临时修复体复制个性化转移杆,制取正式工作模型(图 1-1-71~图 1-1-75)。

完成个性化基台和全瓷修复体,口内就位。经过整体美学设计和调整,获得了良好的美学效果,软组织美学效果改善非常明显(图 1-1-76,图 1-1-77)。

5 年后复查,维持了良好的粉白美学效果(图 1-1-78~图 1-1-81)。

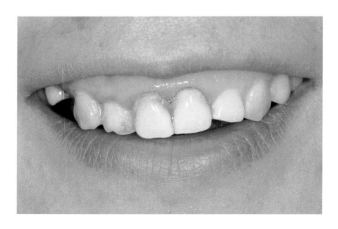

图 1-1-54
术前,软硬组织美学缺陷明显

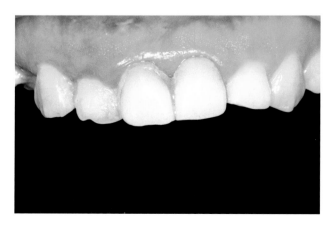

图 1-1-55
术前,软硬组织美学缺陷明显

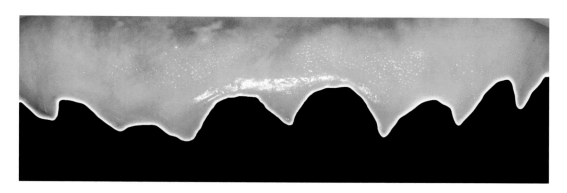

图 1-1-56
牙龈曲线不协调问题非常明显，拟通过牙周手术调整

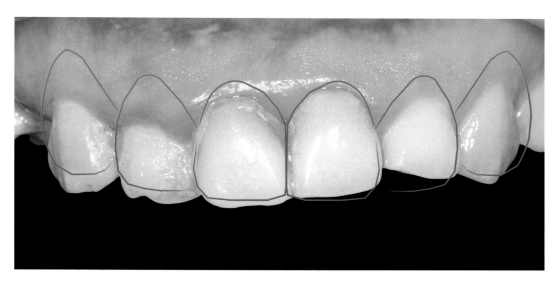

图 1-1-57
根据美学标准，结合软硬组织实际情况，设计牙龈曲线

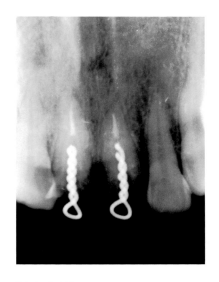

图 1-1-58
11、21 再治疗预后不佳

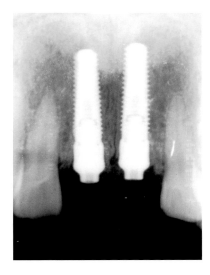

图 1-1-59
拔除 11、21 后植入种植体，美学设计控制种植深度

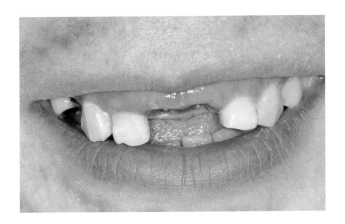

图 1-1-60
种植体获得骨结合后

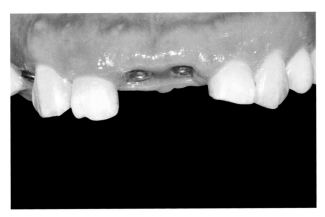

图 1-1-61
种植体获得骨结合后

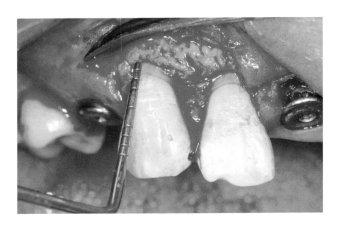

图 1-1-62
12、13 翻瓣,测量釉牙骨质界到牙槽骨的间距仅为 1mm

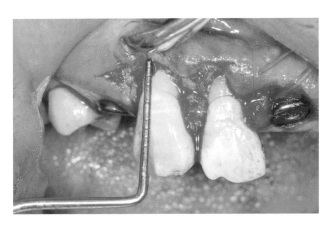

图 1-1-63
修整牙槽骨,使釉牙骨质界到牙槽骨的间距达到 3mm

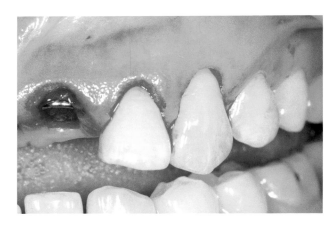

图 1-1-64
22、23 牙龈曲线修整达到美学需要的高度

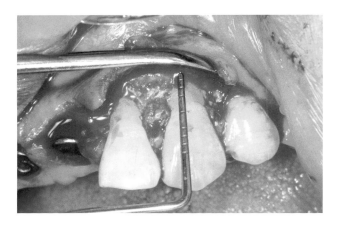

图 1-1-65
修整牙槽骨到适宜的位置

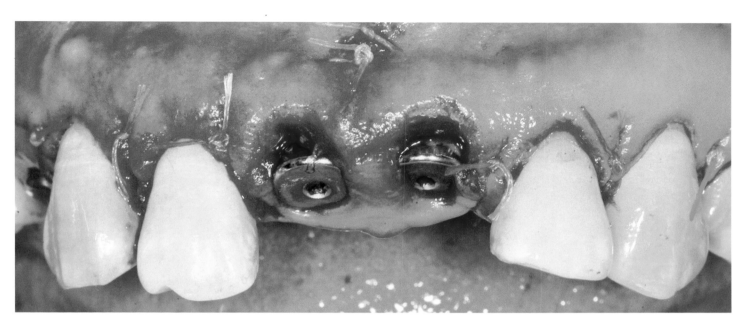

图 1-1-66
种植体周软组织少量修整，达到适宜的牙龈曲线位置

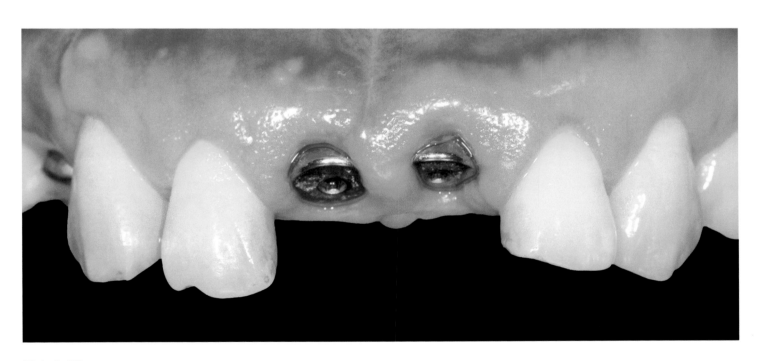

图 1-1-67
牙周手术创口愈合后

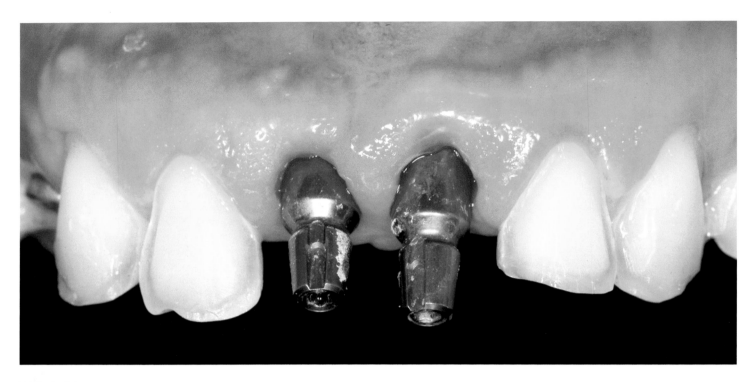

图 1-1-68
12、13、22、23 贴面预备,11、21 上转移杆,制取印模

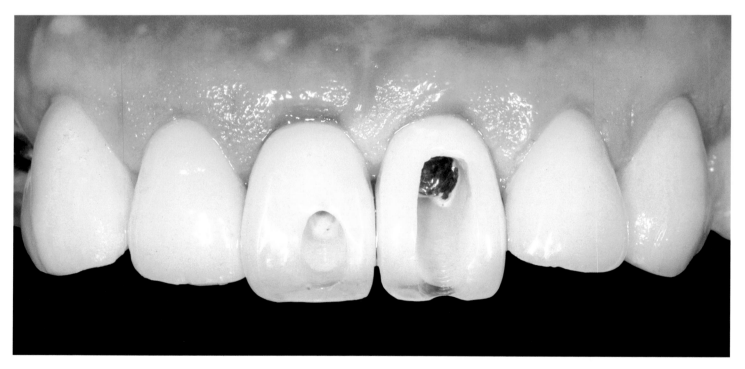

图 1-1-69
12、13、22、23 粘接贴面,11、21 戴临时修复体

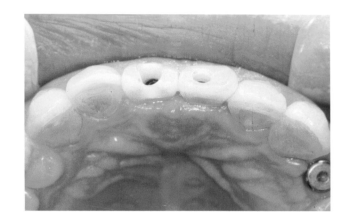

图 1-1-70
牙龈塑形完成后

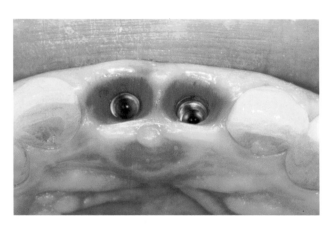

图 1-1-71
塑形后的穿龈袖口

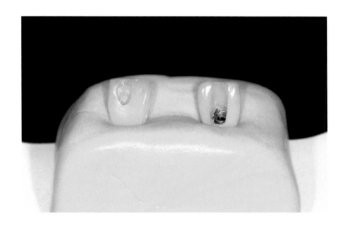

图 1-1-72
复制临时修复体的穿龈轮廓

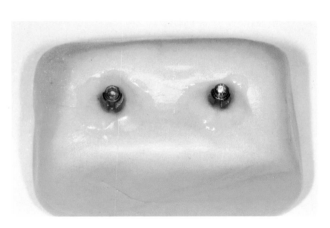

图 1-1-73
制作个性化转移杆

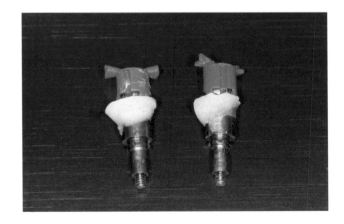

图 1-1-74
制作完成的个性化转移杆

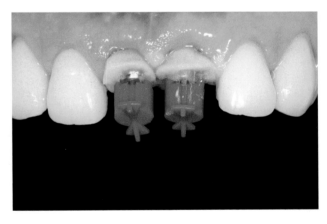

图 1-1-75
利用个性化转移杆制取印模

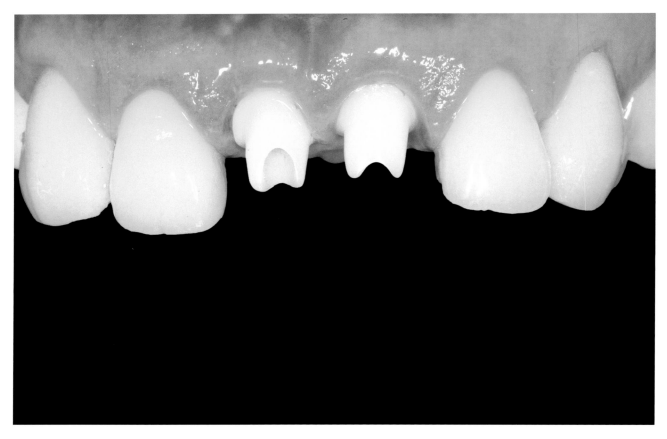

图 1-1-76
个性化全瓷基台就位

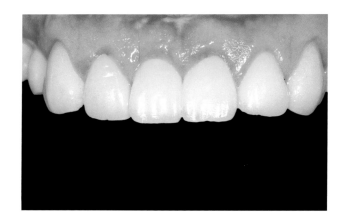

图 1-1-77
初戴永久修复体

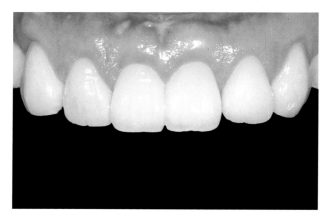

图 1-1-78
戴用 5 年后复查

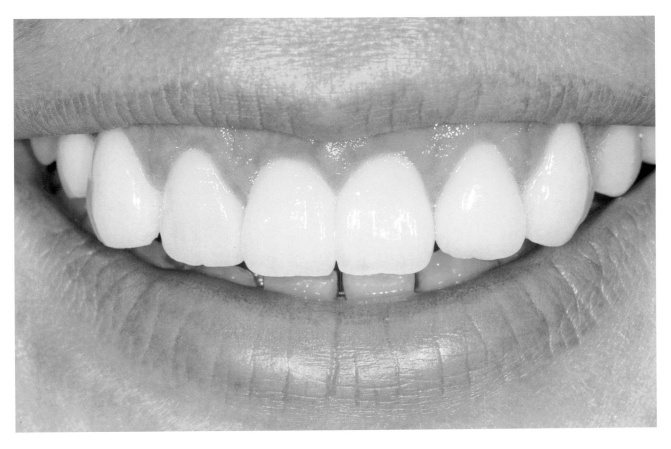

图 1-1-79
软组织美学效果较术前获得明显提升

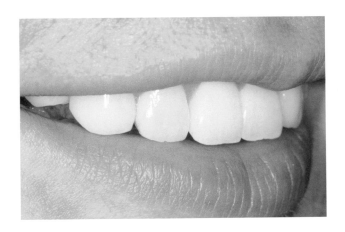

图 1-1-80
患者获得良好的微笑美学效果

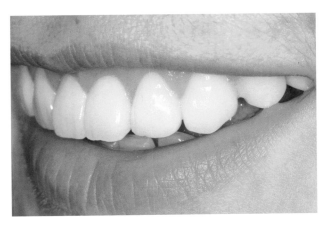

图 1-1-81
患者获得良好的微笑美学效果

小结

1. 美观的牙龈曲线应该是左右对称,呈平齐型(侧切牙与之平齐)或者波浪型(侧切牙低于 1mm 以内)。

2. 影响牙龈曲线的细节因素包括:Z 点、龈乳头高度和牙齿形态。

3. Z 点应该在牙长轴的稍远中,天然牙间的龈乳头高度平均为 5mm,当龈乳头高度下降时,为了关闭三角间隙往往需要将牙冠外形作成方圆形。

4. 复杂病例确立目标牙龈曲线的步骤

(1) 颌骨诊断除了发育异常外,应先确定面中线。

(2) 唇齿诊断确定切缘位置。

(3) 牙齿诊断确定牙冠长度的合理范围(牙冠的理想长宽比为 78%~88%)。

(4) 软组织诊断确定牙龈细节:①牙龈曲线整体高度;②牙龈曲线倾斜度;③牙龈曲线形态:平齐型或波浪型;④牙齿风格:方圆形或卵圆形。

第二节　种植体周软组织的美学评价

在完成美学区种植修复后,需要对治疗的美学效果有客观的评价和分析。这既有助于临床医师对每一个病例有客观的认识,也能帮助其对某一种治疗形式有客观的认识;既可以帮助医师技术进步,也可以帮助学科发展进步。

种植体周软组织状态是影响美学效果非常重要的方面。在各类评价指标中,对于种植体周软组织的评价是非常重要的。本节将介绍几个比较常用的种植体周软组织美学评价体系。

一、粉色美学评分指数

粉色美学评分指数(pink esthetic score,PES)是2005年由 Furhauser 提出[4],其主要针对单颗种植体周软组织的评价美学效果。该评价体系共包含7个指标,是目前最重要的,也是应用最广泛的粉色美学指标。具体指标包括(图 1-2-1):

1. 近中龈乳头;
2. 远中龈乳头;
3. 龈缘顶点高度;
4. 龈缘曲线曲度;
5. 软组织丰满度;
6. 软组织颜色;
7. 软组织质地。

应用 PES 指标,一般是针对数码照片进行评价。每个指标的计分标准均使用 0~2 分。0 分代表分值最低,2分代表分值最高。

关于近远中龈乳头的具体评价标准为:充盈,2 分;部分充盈,1 分;缺失,0 分。其他 6 个指标的分值则通过和天然邻牙比较得到。

总分为 14 分,得分越高,则代表软组织美学效果越好。

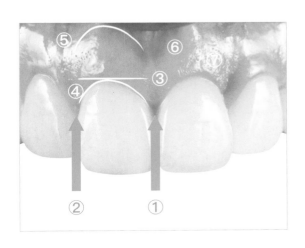

图 1-2-1
PES 粉色
美学指数

二、粉白美学评分指数

粉白美学评分指数(pink and white esthetic score, PES/WES)是基于 PES 指数发展而来的。

Belser[5]在 2009 年对粉色美学指数 PES 进行了简化,将 7 个软组织指标精简为 5 个,同时增加了 5 个参数来评价修复体的美学效果。该评价指数不仅确定了评价内容,也明确了评价标准。

软组织美学 PES 指数部分共包含五项内容,评分时每项都是 0~2 分,总分为 10 分,得到 6 分或以上,代表可接受的临床结果。具体指标和评分标准如下:

(1) 近中龈乳头:充盈,2 分;部分充盈,1 分;缺失,0 分。

(2) 远中龈乳头:充盈,2 分;部分充盈,1 分;缺失,0 分。

(3) 龈缘顶点:理想,2 分;退缩 1mm 以内,1 分;超过 1mm,0 分。

(4) 龈缘曲线:理想,2 分;与对照牙轻微不同,1 分;与对照牙明显不同,0 分。

(5) 软组织丰满度:根状丰满度,少量塌陷,明显塌陷。另外 2 项被简化掉的指标是软组织的颜色和质地,主要目的是为了反映是否存在炎症以及炎症的程度,结合在这个指标中共同评价。3 个指标都理想,2 分;2 个指标理想,1 分;最多一个指标理想,0 分。

2. 白色美学 WES 指数部分   针对修复体进行评价,同样包括 5 项,评分时每项也都是 0~2 分,总分为 10 分,6 分或以上代表可接受的临床结果。具体指标包括:

(1) 牙冠形态;

(2) 轮廓大小;

(3) 牙冠颜色;

(4) 表面纹理;

(5) 透明度和个性特征。

三、复合美学评分

复合美学指数(complex esthetic index,CEI) 是由 Juodzbalys G 和王鸿烈教授于 2010 年共同提出的,同样也是用于评价单颗种植修复体[6]。

这是一个相对最新的评价指标,其特点是不止评价现状,更重要的是通过对现状的评价,预测预后。

CEI 指数包含软组织(S)、预测因素(P)和种植修复体(R)3 个部分,每部分都有 5 个指标,总共 15 个评估指标。

每个指标的记分标准都使用 0%、10% 或 20%。因此在每个方面合计总分均为 100%。记录时 3 个方面需分别记录。比如某病例 S、P、R 三个部分的指标均为满分,则记录为 S100、P100、R100。

当分值在 100%,代表美学效果良好;当分值在 60%~90%,代表美学效果一般,但是临床上是可接受的结果;当分值小于 50%,代表这是一个有缺陷的,临床上不可接受的美学结果。15 个具体指标包括:

1. 软组织评价指标

(1) 软组织形态轮廓:代表软组织轮廓缺陷。

(2) 龈缘顶点高度:代表软组织垂直向缺损。

(3) 软组织颜色、质地。

(4) 近中龈乳头充盈程度。

(5) 远中龈乳头充盈程度。

2. 预测因素指标

(1) 近中邻面牙槽嵴高度:近中邻面釉牙骨质界(cemento-enamel junction,CEJ)到牙槽嵴顶的距离。

(2) 远中邻面牙槽嵴高度:远中邻面釉牙骨质界(cemento-enamel junction,CEJ)到牙槽嵴顶的距离。

(3) 牙龈生物型。

(4) 种植体冠根向位置:指种植体肩台与邻牙邻面釉牙骨质界的高度差。

(5) 骨弓轮廓水平缺损:指从实际骨弓轮廓到理想骨弓轮廓的水平距离(无缺损,分值为 20%;缺损 1~3mm,分值为 10%;缺损超过 3mm,分值为 0%)。

3. 修复体评价指标   通过与邻近天然牙或者对侧同名牙比较进行评分。

(1) 颜色和透光性。

（2）基台和种植体连接部分是否为过凸的形态。

（3）牙冠的切端位置。

（4）牙冠的宽长比：小于0.85，分值为20%；0.85~1.0，分值为10%；大于1.0，分值为0%）。

（5）边缘嵴和表面纹理。

关于复合美学评分指数（CEI）具体的评价标准见表1-2-1。

表1-2-1 复合美学评价指数（CEI）评价指标和分值

评价指标	分值		
	理想（20%）	可接受（10%）	明显缺陷（0%）
S			
软组织轮廓缺陷	无	<2mm	
软组织垂直向缺损	无	1~2mm	2mm
软组织颜色、质地异常	无	轻度	明显
近中龈乳头充盈程度	充盈	部分充盈	缺损
远中龈乳头充盈程度	充盈	部分充盈	缺损
总分	100%	60%~90%	<50%
P			
近中邻面CEJ-牙槽嵴顶	<5mm	5~7mm	>7mm
远中邻面CEJ-牙槽嵴顶	<5mm	5~7mm	>7mm
牙龈生物型（软组织厚度）	>2mm	1~2mm	<1mm
种植体冠根向位置（CEJ-种植体肩台）	1.5~3mm	>3~5mm	>5mm
骨弓轮廓水平缺损	无	1~3mm	>3mm
R			
颜色和透光性缺陷	无	轻微	明显
种植体-基台唇侧连接部过凸	无	<1mm	<2mm
牙冠切端位置	合适	±1mm	±2mm
牙冠宽/长比	<0.85	0.85~1.0	>1.0
边缘嵴和表面纹理缺陷	无	轻微	明显
总分	100%	60%~90%	<50%

小结

种植周软组织美学评价常用指标包括 PES,PES/WES,CEI 等。

1. PES

(1) 近中龈乳头；

(2) 远中龈乳头；

(3) 龈缘顶点高度；

(4) 龈缘曲线曲度；

(5) 软组织丰满度；

(6) 软组织颜色；

(7) 软组织质地。

2. PES/WES

(1) 粉色部分(PES)：①近中龈乳头；②远中龈乳头；③龈缘顶点；④龈缘曲线；⑤软组织丰满度。

(2) 白色部分(WES)：①牙冠形态；②轮廓大小；③牙冠颜色；④表面纹理；⑤透明度和个性特征。

第三节　种植修复粉色美学风险评估

在开始治疗美学区种植修复的病例前,应该对病例的美学难度有一个比较客观的评价,这有助于准确预估治疗风险,帮助临床医师和患者进行充分沟通,确定确实可行的治疗方案和治疗目标,减小治疗风险。

Martin 等[7]在"国际口腔种植学会(international team for implantology,ITI)口腔种植临床指南"第一卷中详细叙述了美学风险评估(esthetic risk assessment,ERA)的各项参数;而后又通过外科程序(straightforward advanced complex,SAC)分类,按照简单、复杂和高度复杂进一步进行了细化[8]。

SAC 评估工具可以使临床医师依据一系列变量确定患者治疗的复杂程度,而这些变量代表着获得所期望效果的难度和风险,便于临床医师和患者进行交流。

本节将梳理种植修复粉色美学风险评估的几个重要评价体系,之后介绍在进行粉色美学风险评估时需要着重关注的和容易被忽略的两个指标。

一、美学风险评估

美学风险因素	风险水平		
	低	中	高
健康状态	健康,免疫功能正常		免疫功能低下
吸烟习惯	不	少量(<10 支 /d)	大量(>10 支 /d)
患者的美学期望值	低	中	高
笑线	低位	中位	高位
牙龈生物型	低弧线形 厚龈生物型	中弧线形 中厚龈生物型	高弧线形 薄龈生物型
牙冠形态	方圆形	卵圆形	尖圆形
位点感染情况	无	慢性	急性
邻面牙槽嵴高度	到接触点≤5mm	到接触点 5.5~6.5mm	到接触点≥7mm
邻牙修复状态	无修复体		有修复体
缺牙间隙的宽度	单颗牙(≥7mm)	单颗牙(<7mm)	≥2 颗牙
软组织解剖	软组织完整		软组织缺损
牙槽嵴解剖	无骨缺损	水平向骨缺损	垂直向骨缺损

二、外科程序分类的外科修正因素

位点因素	风险或困难程度		
	低	中	高
骨量			
水平向	充足	不足,但允许同期骨增量	不足,需要提前进行骨增量
垂直向	充足	牙槽嵴顶少量不足,需要略深的冠根向种植体植入位置;邻近特殊解剖结构的根方少量不足,需用短种植体	不足,需要提前进行骨增量
解剖学风险			
靠近重要的解剖结构	低风险	中等风险	高风险
美学风险			
美学区	非美学区		美学区
生物型	厚龈生物型		薄龈生物型
唇侧骨壁厚度	充足≥1mm		不足,<1mm
复杂程度			
之前或同期治疗程序	种植体植入,无辅助性治疗程序	种植体植入,同期辅助性增量程序	种植体植入,分阶段辅助性增量程序
并发症			
手术并发症风险	低	中	高
并发症的后果	无不良影响	治疗效果欠佳	治疗效果严重受损

三、高美学风险区较小缺牙间隙的外科风险评估和外科程序分类

高美学风险区　病例类型:较小的缺牙间隙						
骨量	**风险评估**				**标准分类**	**可能需要的辅助性手术及备注**
	解剖风险	**美学风险**	**复杂程度**	**并发症风险**		
特征:2颗种植体,最多修复4颗缺失牙						
充足	低	高	中	中	复杂	辅助性软组织移植
水平骨缺损,同期骨增量	低	高	中	中	复杂	辅助性软组织移植 水平骨增量 鼻腭管可能增加解剖风险,影响种植体位置
水平骨缺损需先行骨增量	低	高	中	中	高度复杂	辅助性软组织移植 水平骨增量 鼻腭管可能增加解剖风险,影响种植体位置
垂直伴/不伴水平骨缺损	高	高	高	高	高度复杂	辅助性软组织移植 损伤邻牙的风险 垂直伴/不伴水平骨增量 鼻腭管可能增加解剖风险,影响种植体位置

四、高美学风险区较大缺牙间隙的外科风险评估和外科程序分类

	高美学风险区　病例类型:较大的缺牙间隙					
	风险评估				标准分类	可能需要的辅助性手术及备注
骨量	解剖风险	美学风险	复杂程度	并发症风险		

特征:2颗以上种植体,修复4颗以上缺失牙

骨量	解剖风险	美学风险	复杂程度	并发症风险	标准分类	可能需要的辅助性手术及备注
充足	低	高	中	中	复杂	辅助性软组织移植 相邻种植体增加了复杂程度和并发症发生率
水平骨缺损,同期骨增量	低	高	中	中	复杂	辅助性软组织移植 水平骨增量 鼻腭管提高了解剖风险,影响种植体位置 相邻种植体增加了复杂程度和并发症发生率
水平骨缺损需先行骨增量	中	高	中	中	高度复杂	辅助性软组织移植 水平骨增量 鼻腭管提高了解剖风险,影响种植体位置 相邻种植体增加了复杂程度和并发症发生率
垂直伴/不伴水平骨缺损	高	高	高	高	高度复杂	辅助性软组织移植 损伤邻牙的风险 垂直伴/不伴水平骨增量 鼻腭管提高了解剖风险,影响种植体位置 相邻种植体增加了复杂程度和并发症发生率

五、不同美学风险区域多颗前牙连续缺失的修复风险评估和外科程序分类

多颗前牙连续缺失	备注	简单型	复杂型	高度复杂型
美学风险	基于 ERA	低	中	高
颌位关系	覆𬌗覆盖及其对修复和美学效果的影响	安氏Ⅰ类和Ⅲ类	安氏Ⅱ类1分类和2分类	由于严重的错𬌗没有辅助性预先治疗就难以修复
近远中向距离		种植修复缺失牙间隙充足	种植修复所用缺失牙间距不足	为修复所有缺失牙,必须进行辅助性治疗
咬合 / 颞下颌关节		协调	不协调,但无需矫正	必须改变现有的咬合关系
愈合期的过渡义齿		可摘式	固定式	
临时种植修复体	推荐临时修复体		修复体边缘在龈缘根方 <3mm	修复体边缘在龈缘根方 ≥3mm
副功能咬合	并发症风险是针对修复体,而非种植体留存	不存在		存在
负荷方案		传统或早期		即刻

六、可能影响外科程序分类的修正因素

问题	备注	困难程度		
		低	中	高
口腔环境				
口腔健康状态		无活动期疾病		有活动期疾病
邻牙状态		无修复体		有修复体
缺牙原因		龋病 / 创伤		牙周病或副功能咬合
修复空间				
殆龈距离	指从预计的种植修复体边缘到对颌之间的距离	修复空间充足	修复空间受限,但不影响修复	需要辅助性治疗,以获得足够的修复空间
近远中距离	和被修复牙相称的牙弓长度	修复缺失牙的空间充足	需要减径或减数	需要辅助性治疗,以获得满意的效果
修复范围		单颗牙	连续多颗牙	全牙列
种植体周围的组织量和特点	指是否有充足的组织量以支持最终修复体,或是否需要义龈修复	不需要义龈修复		为了美学或发音,需要义龈修复

七、粉色美学风险评估中易被忽略的两个指标

在众多的美学评估指标中，除了软硬组织基本情况、牙龈生物型等许多显而易见的重要因素以外，有几个指标是容易被忽略，但又有可能直接影响到整个治疗的美学效果的预后的，故需要予以特殊关注[9]。

1. 邻面牙槽嵴高度及现有龈乳头高度　邻面牙槽嵴高度直接影响着预期的龈乳头高度，如果邻面牙槽嵴高度已经降低，则恢复龈乳头高度非常困难，必要时需要进行接触点的延伸，改变牙齿形态，以减小因龈乳头高度不足而形成的三角间隙。但是，对于单个种植修复来讲，只改变单个修复体的形态，是无法获得良好的美学效果的，因此需要和患者沟通，对相邻牙位的天然牙进行形态上的调整。

在邻面牙槽嵴高度已经出现降低的病例中，我们还需要关注现有龈乳头的高度。在少量病例中，牙槽嵴高度的降低量，大于龈乳头的退缩量，也就是龈乳头并没有显著降低。但这可能是一个假象，如果临床医师不能发现这一问题，常规进行种植手术，由于切开、翻瓣等手术影响，有可能在术后龈乳头会发生明显改建和退缩，严重影响美学效果。对于这一问题，临床医师需要在术前进行准确判断，和患者充分沟通这种可预测的美学改变，一方面可以通过特定术式的处理，尽量减少这种不良改建的发生，同时给出问题发生后的处理预案，也使患者提前建立正确的心理预期，减小术后美学风险。

另外，如果需要进行垂直骨增量处理，也需要借助远端足够高度的邻面牙槽嵴的支持。如果邻面牙槽嵴高度已经降低，会增加垂直骨增量的难度。在必要时，有可能需要增加牙齿拔除的数量，以获得相对较好的邻面牙槽骨高度，提高垂直骨增量处理的可预期性。

2. 天然邻牙唇侧骨板高度　在进行种植美学风险评估中，天然邻牙唇侧骨板高度同样具有非常重要的美学意义，其代表着手术后邻牙唇侧龈缘位置的稳定性，这会明显影响到整个治疗的美学效果和风险。在常规的种植手术中，翻瓣范围通常会涉及邻牙唇侧。当邻牙唇侧牙槽嵴高度没有发生退缩时，切开、翻瓣术后软组织会恢复到术前的正常高度，不会带来美学风险。

但是，如果术前邻牙唇侧骨板高度已经有所降低，但龈缘高度并没有随之降低时，这又将是一个美学效果上的陷阱。临床医师如果不能提前判断，并向患者告知，则可能会出现手术后邻牙形态发生明显改变的不良美学效果。

当然，在这种情况下，我们也需要根据实际条件考虑，是否有机会改变切口和翻瓣设计，尽量规避这一美学风险。

小结

本节梳理了 ITI 指南中针对种植修复粉色美学风险评估的四个评价体系，包括美学风险评估（ERA）表、外科程序（SAC）分类的外科修正因素、较小缺牙间隙的外科风险评估和 SAC 分类，以及较大缺牙间隙的外科风险评估和 SAC 分类。

除了缺牙区种植修复的美学风险评估之外，对于同样处于美学区的天然邻牙的健康状态，是否能够耐受手术也应一并予以考虑，包括邻面牙槽嵴高度及唇侧骨板高度。对于术前天然邻牙存在邻面牙槽嵴高度降低的患者，术中切断龈乳头，术后可能出现龈乳头高度的降低甚至丧失。对于术前存在唇侧骨板高度降低的患者，术中常规做沟内切口，术后可能出现唇侧龈缘的退缩。

第四节 笑线评价和美学决策

笑线是指人在放松微笑时上唇下缘的轮廓线。在口腔美学治疗中,最关注的是笑线与上颌前牙的相对关系。

在前一节种植美学风险评价中,已经包含了"笑线评价"这个内容,其只是众多评价指标之一。临床工作中,笑线的意义非常重要。临床医师都有体会,在美学风险评价体系中,"笑线"所占的权重实际非常高。根据不同的笑线状况,结合患者自身的心理需求,对临床医师确定最终的美学决策可以起到非常重要的指导作用。

本节将重点分析笑线对于美学区种植决策的影响。

一、传统笑线(白色美学笑线)分类

Tjan[10]等在 20 世纪 80 年代根据微笑时上颌前牙临床牙冠及牙龈的显露量将笑线分为三类:

1. 低位笑线(low smile) 微笑时上颌前牙显露 <75%。

2. 中位笑线(average smile) 微笑时上颌前牙显露在 75%~100%。

3. 高位笑线(high smile) 微笑时显露 100% 的上颌前牙与部分牙龈。

二、改良笑线(粉色美学笑线)分类

笔者根据美学修复和种植修复的特点,提出了改良笑线(粉色美学笑线,pink esthetic smile line,PESL)分类,将笑线分类细化为四类:

1. 低位笑线(PESL-1) 微笑时龈乳头不暴露。根据牙冠暴露量将低位笑线细分为两个亚类:

(1)第一亚类:牙冠暴露 <50%(图 1-4-1);

(2)第二亚类:牙冠暴露 >50%(图 1-4-2)。

2. 中低位笑线(PESL-2) 微笑时暴露前牙龈乳头,龈缘不完全暴露(图 1-4-3)。

3. 中高位笑线(PESL-3) 微笑时暴露前牙龈乳头和龈缘,不暴露过多根方软组织(图 1-4-4)。

4. 高位笑线(PESL-4) 微笑时暴露前牙龈乳头和龈缘,并且暴露较多根方软组织(图 1-4-5)。

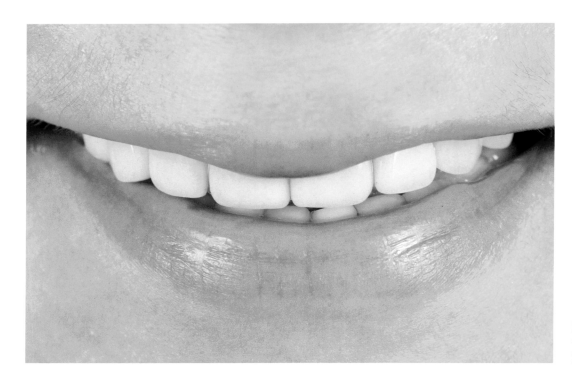

图 1-4-1
低位笑线,第一亚类:微笑时不暴露龈乳头,暴露前牙 <50%

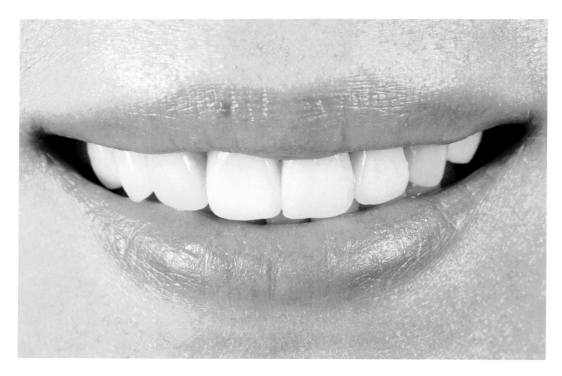

图 1-4-2
低位笑线,第二亚类:微笑时不暴露龈乳头,暴露前牙 >50%

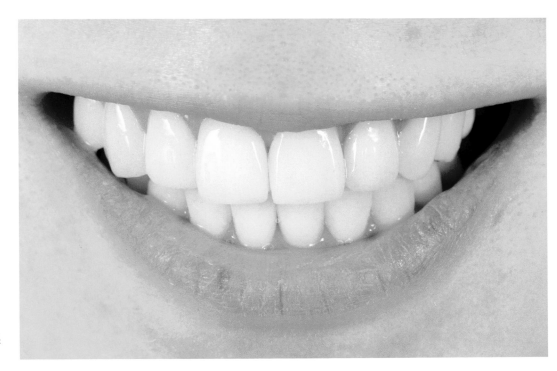

图 1-4-3
中低位笑线:微笑时暴露前牙龈乳头,龈缘不完全暴露

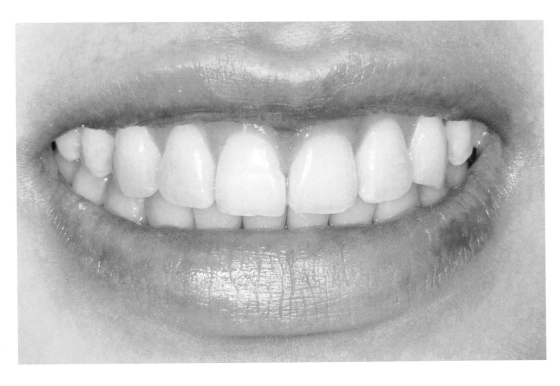

图 1-4-4
中高位笑线:微笑时暴露前牙龈乳头和龈缘,不暴露过多附着龈

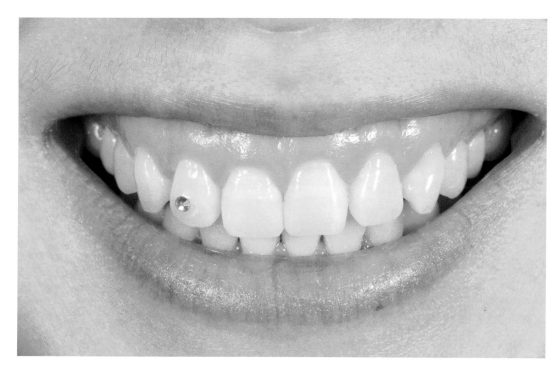

图 1-4-5
高位笑线:微笑时暴露前牙龈乳头和龈缘,并且暴露较多附着龈

三、粉色美学笑线分析的临床指导意义

根据笑线对微笑分类进行调整,建立了粉色美学笑线评价体系,基于两个考虑:

1. 获得更准确的粉色美学评价   以往的高、中、低三级笑线评价体系,因其评价指标为牙冠暴露量,并未涉及软组织状态,所对应的高位笑线、中位笑线、低位笑线,对于指导白色美学风险和策略分析具有指导意义,但其并不直接对应粉色美学评价和美学决策。而以软组织暴露状态为分类指标的粉色美学笑线分类,由于划分标准为最核心的粉色美学要素——龈乳头、牙龈曲线和根方软组织,

因此微笑分类可以与微笑评价和美学决策直接对应。

2. 给粉色美学决策更清晰的指导   在制订治疗方案和临床操作中,对于能够暴露的组织,其美学效果需要着重考虑。对于微笑时完全不会暴露的组织,相对而言其重要性就可以略为降低。针对不同类型的微笑,需要考虑的种植体周粉色美学要素(PES)是有区别的。

分解为不同的 PESL 微笑后,各类微笑的差异可以更清晰的表达,对于临床医师制订准确的治疗方案会有更清晰的指导意义。

不同微笑应着重考虑的种植体周粉色美学要素

	低位笑线	中低位笑线	中高位笑线	高位笑线
近中龈乳头	−	++	++	++
远中龈乳头	−	++	++	++
龈缘顶点	−	−	++	++
龈缘曲线	−	+	++	++
软组织轮廓	−	−	+	++
软组织颜色	−	−	+	++
软组织质感	−	−	+	++

PESL-1低位笑线不暴露牙龈或者软组织,在美学设计中,牙龈或者软组织的重要性相对不高,属于较低难度的病例。

PESL-1的两个亚类中,第一亚类微笑时牙齿暴露量过少,通常认为是不够美观的,在可能的情况下应考虑系统方案予以改善,因此,在制订治疗方案时需要进一步考虑,在治疗改善后如果牙龈或者软组织发生了一定量的暴露,是否具有软组织美学问题且应该如何解决。而PESL-1的第二亚类前牙暴露量符合美学标准,属于可接受的、美观的微笑,不需要进行调整。因此可以说具有这一类微笑的患者,是可以获得良好的美学效果,且治疗难度相对最小的病例。

PESL-2中低位笑线,可以暴露龈乳头和部分龈缘,此时龈乳头这一美学难点就成了美学设计、美学治疗中最重要的核心问题——如何保留龈乳头高度,维持龈乳头高度,或者重塑龈乳头形态,这些问题都必须非常认真的考虑。

PESL-3中高位笑线,不仅需要重视龈乳头的美学效果,由于整个龈缘都会暴露,因此整个牙龈曲线、龈缘高点都需要认真考虑。此时,软组织也会有一定量的暴露,如果软组织颜色、质感有明显缺陷也应该予以改善,手术中也要避免产生新的根方软组织美学缺陷。

PESL-4高位笑线,所有软组织都会暴露,是粉色美学风险最高的病例,临床医师必须非常认真地思考、选择最适宜的治疗方案,同时和患者充分沟通存在的美学风险,避免美学失败。

还需要注意一类患者,其微笑客观评价属于比较低位的笑线类型,但患者习惯于在镜子前翻开嘴唇,认真观察、分析牙齿和牙龈的美学特点及问题,提出严格的治疗要求。对于这一类患者(lip-lifter),我们需要将其纳入到高美学风险患者中(图1-4-6)。

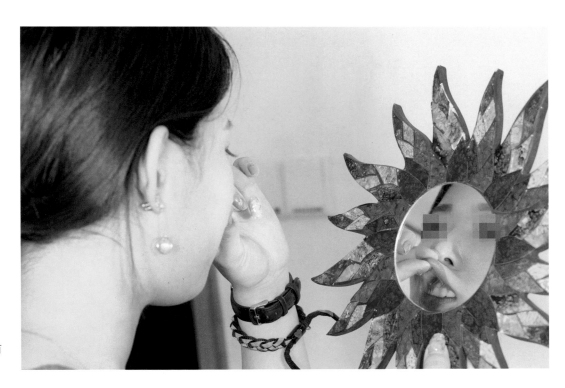

图 1-4-6
虽然是低位笑线,实际上是具有潜在高美学风险的患者

四、美学区种植中的软组织美学决策

在美学区种植中针对软组织的美学状态,确定适合的决策方向是非常重要的,这个过程被称为软组织美学决策。决策过程应重点考虑以下几个问题:

1. 软组织缺陷是否影响微笑美学效果　对于大部分软组织美学缺陷,我们都希望给予改善,但也需要结合患者的要求。

对于低位笑线或者中低位笑线的患者,由于笑线位置较低,牙龈曲线位置相对较高,在微笑甚至大笑时,牙龈都不会完全暴露。这种情况下,即使存在软组织美学缺陷,如果患者要求不进行改善,通常也不会引起不良后果(图1-4-7,图1-4-8)。

当然我们需要注意的是,对笑线判断必须非常准确。如果在术前患者由于紧张不能展现最大的微笑,而给医师低位笑线的印象,忽略了软组织美学,术后才发现其实患者有时候会有更大的微笑,就会暴露明显的美学缺陷,此时再想弥补就会非常困难。

因此,当我们的决策是放弃软组织美学效果的情况下,必须非常认真地和患者沟通、交流,得到完全的确认;如果是患者自身提出放弃软组织美学要求,希望以更经济、更小创伤、更快疗程的方式完成治疗,也需要和患者充分沟通,使患者充分了解遗留的美学问题,方可最终确定方案。

2. 是否需要进行软硬组织增量处理来改善软组织美学效果　这个问题是美学区种植方案决策中的一个核心问题。

当患者属于中低位、中高位或者高位笑线,微笑时可以暴露龈乳头、牙龈缘,临床医师就需要准确判断软硬组织是否存在缺损、是否影响修复的美学效果。如果存在,就需要和患者进行沟通,告知患者问题所在,让患者对自身的美学缺陷有清晰的认识,对修复预后的美学风险也能有明确的认识。

3. 增量处理还是减量处理　面对美学区的软硬组织缺损,绝大部分情况下我们会考虑进行增量处理,恢复软硬组织原本应该具有的体积和形态。

本书后续所涉及的美学区软硬组织手术处理,基本上都属于增量处理。

但是不应否认,在少部分病例中,也存在通过减量处理来获得更好美学效果的可能。

在美学区连续多颗牙大范围缺失的情况下,如果软硬组织缺损非常严重,制订美学种植方案的时候就存在两种策略:

(1) 进行大范围、广泛的软硬组织增量处理:这种治疗方案通常治疗难度大,有可能需要多次手术,创伤、痛苦都比较大,费用也会比较高。

(2) 不以美学为目的进行软硬组织增量:仅以种植体植入为目标,必要时进行局限性的植骨,保证种植体植入。软硬组织缺损造成的美学缺陷,则通过修复体的牙龈瓷堆塑来完成。

如果选择了第二种美学处理策略,就需要考虑是否有去骨的必要。

此时需要仔细评估上唇在微笑或者大笑状态下,与缺牙区牙槽嵴顶黏膜之间的位置关系。如果在微笑或者大笑时可见牙槽嵴顶,那么未来修复体和黏膜之间的衔接区就有可能被看到。这就增加了技师制作牙龈瓷部分的难度。

如果患者对修复后的美学要求非常高,同时骨量也具备去骨的条件,即可以选择性的降低牙槽嵴高度,使衔接区能够隐藏在上唇的内侧。

这并不是一个非常常用的治疗策略和处理方法,但在适合的情况下应用,可以帮助临床医师和患者简便的获得需要的美学效果。

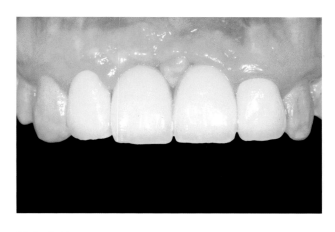 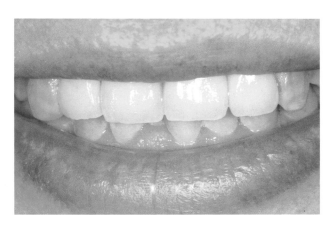

图 1-4-7
中年男性患者,软组织美学状态不佳。患者为中低位笑线,无美学要求,美学决策要求不做更多软组织处理

图 1-4-8
正常微笑、人际交往状态下,美学效果非常好

五、病例实战

(一) 病例一

患者,男。两颗上颌前牙缺失,原戴用多年的活动义齿,因口腔内异物感、不舒适而要求更换为种植义齿修复。

经检查见 21、22 缺失,因长期活动义齿压迫,软硬组织缺损非常明显。

如果希望获得良好的软组织美学效果,需要做逐级的软硬组织增量处理,治疗创伤、时间、费用都会相应增加。

患者希望考虑更经济、微创的治疗形式,在美学效果上可以有所妥协。

经过笑线评价,可见其笑线位置较低,属于低位笑线,上颌前牙暴露量大约为 50%,龈乳头完全不显露。

此种状态下,仅关注白色美学效果,不对软组织进行处理也是可以选择的治疗方案。

经过和患者沟通,患者选择这个方案。术后虽然软组织形态遗留一定缺陷,但微笑效果良好,能完全满足患者人际交往的要求(图 1-4-9~ 图 1-4-13)。

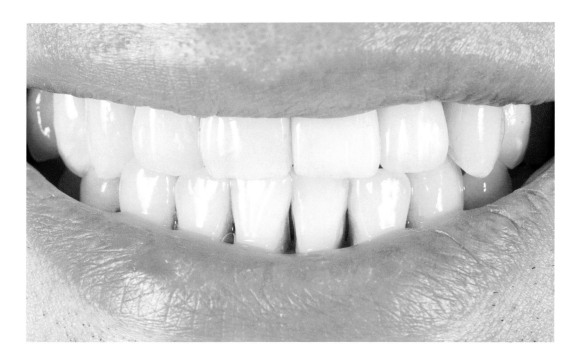

图 1-4-9
种植修复后正面
微笑像,美学效果
极佳

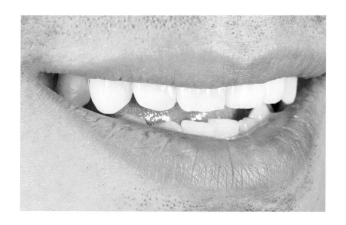

图 1-4-10
45° 微笑,美学效果佳

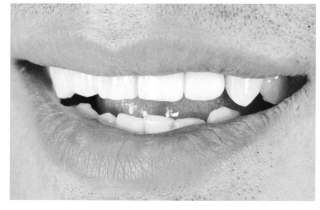

图 1-4-11
45° 微笑,美学效果佳

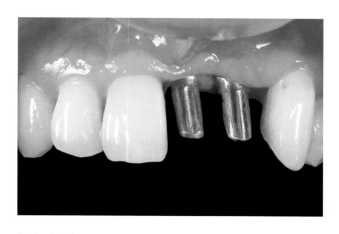

图 1-4-12
种植前软硬组织缺陷明显,如果考虑改善,需要增加较多的软硬组织处理手术。患者从实际情况考虑,没有选择更复杂的治疗方案

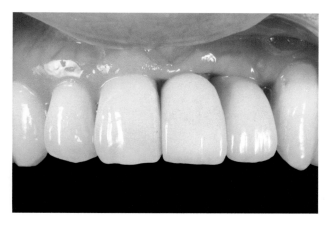

图 1-4-13
牵拉开口唇,可见软组织美学效果欠佳。但因患者为低位笑线,正常人际交往中不会暴露牙龈缘,故对实际的美学效果没有不良影响

之后,就需要和患者探讨美学缺陷改善的必要性,以及获得完善解决的可能性。针对美学区的粉色美学缺陷,有些治疗的美学效果非常具有可预期性,而有一些则因人而异。总体的决策原则包括:

(1)对于缺陷非常明显,同时治疗预后很好的情况,应该努力说服患者接受治疗;

(2)对于缺陷虽然不明显,但治疗预后非常好的情况,也可以尽量说服患者接受治疗;

(3)对于缺陷非常明显,但治疗预后不是很明确的情况,应和患者充分沟通,但仍应建议患者接受治疗;

(4)对于缺陷不明显,同时治疗预后也不是很明确的情况,应和患者充分沟通,是否接受治疗由患者选择。

在大多数情况下,临床医师都希望通过自己的努力,利用各种治疗手段,为患者解决所有的美学问题,获得最佳的美学效果。本书后续所介绍的各种治疗理念和方法,也正是要探讨如何更好的解决各类软组织美学问题。

但是,不可否认的是,每位患者的美学要求不同,对于治疗痛苦、疗程、费用的承受能力不同,因此最终的选择有可能和医师认为最理想的方式不同。临床医师应该根据每位患者的不同情况,为其设计、提供最符合他们需求的治疗方案,在其可以承受的治疗范围之内,提供美学效果最好的治疗结果。

（二）病例二

患者，女，55 岁。上颌多颗前牙缺失多年，一直戴用活动义齿。

随着牙槽嵴的逐渐萎缩，活动义齿修复效果越来越不佳，因此希望更换为种植修复。

口内检查 13、12、11 缺失，缺牙区软硬组织缺损非常严重，如希望获得最佳的美学效果，需分阶段进行硬组织增量种植手术、软组织增量手术。

患者属于中低位笑线，微笑时仅微微暴露少量龈乳头，美学风险中等。

经和患者沟通，患者坚决不考虑多次手术，仅希望一次手术解决种植体植入的功能问题，愿意接受修复后存在少量、不十分严重的美学缺陷。

我们可以看到修复后自然微笑美学效果非常好，微笑时暴露的修复体的形态、颜色、排列都具有很好的美学效果，龈乳头、牙龈曲线等软组织并未暴露（图 1-4-14）。

虽然在最大微笑的状态下，可以看到上颌中切牙之间存在少量三角间隙，但实际上和患者的年龄也是相匹配的（图 1-4-15）。

该患者术前软硬组织缺损极其严重（图 1-4-16），且只愿意接受一次手术，在术中通过大量骨增量，同期完成了种植体植入（图 1-4-17），获得了很好的功能效果。

由于患者为中低位笑线，即使不进行软组织增量处理，对正常的美学效果也没有严重的不良影响（图 1-4-18，图 1-4-19）。因此，我们接受了患者的想法，放弃了进一步的软组织美学处理，进行了力所能及的美学处理，获得了在正常微笑状况下良好的美学效果（图 1-4-20）。

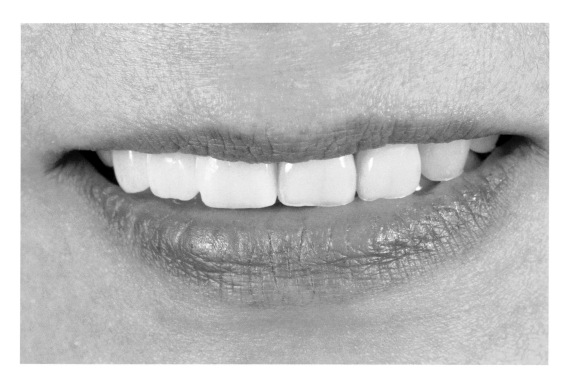

图 1-4-14
修复后正面自然微笑美学效果

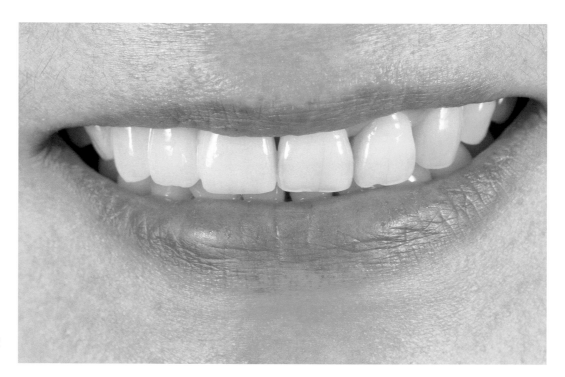

图 1-4-15
修复后正面最大
微笑美学效果

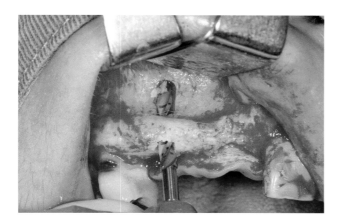

图 1-4-16
种植位点软硬组织缺损非常明显,种植同期大量骨增量处理

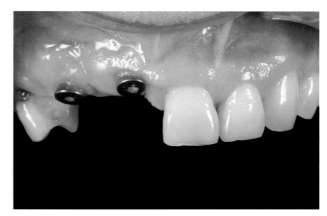

图 1-4-17
进一步的美学改善需要软组织增量处理,患者不接受进一步
的手术处理

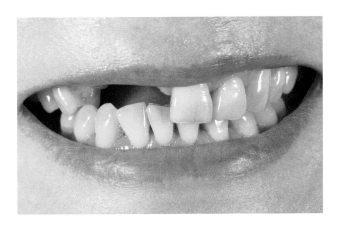

图 1-4-18
考虑到患者属于中位笑线,在正常情况下,不进行软组织改
善不会带来过大的美学缺陷

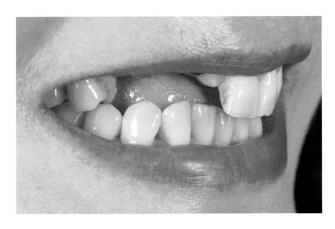

图 1-4-19
接受患者想法,放弃进一步的软组织重建,直接修复

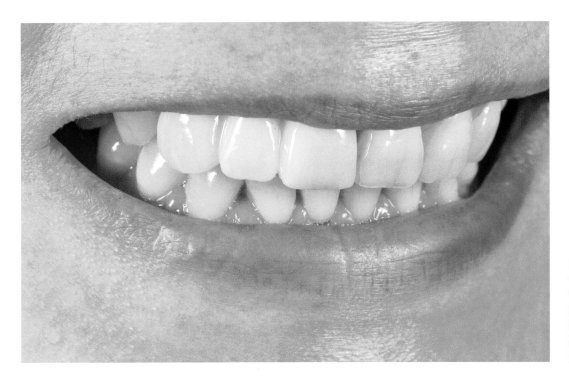

图 1-4-20
修复后获得自然
微笑状态下非常
好的美学效果,达
到了患者的美学
要求,满足了患者
的心理预期

　　在美学决策中还有一种特殊情况,就是在种植位点存在软组织美学缺陷,但实际上
在其他牙齿上也存在着类似的美学缺陷。这种情况下,临床医师就需要考虑是否有必要、
是否可能将天然牙和种植修复周围存在的问题同时解决。如果感觉有必要、也有可能解
决,就可以建议患者进行治疗,整体改善美学效果;如果感觉必要性不大或可能性很小,
就不一定再建议患者进行治疗,保存一些自然的缺陷性特征,在制作修复体的时候予以
适度的模仿,也可以获得非常自然、真实的美学效果。

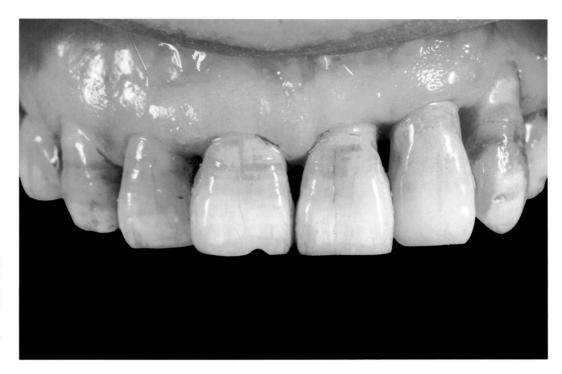

图 1-4-28
氧化锆冠口内就
位,颜色、形态与
邻牙协调,留存的
三角间隙与全牙
列美学特征相符,
并不是修复体特
有的美学缺陷

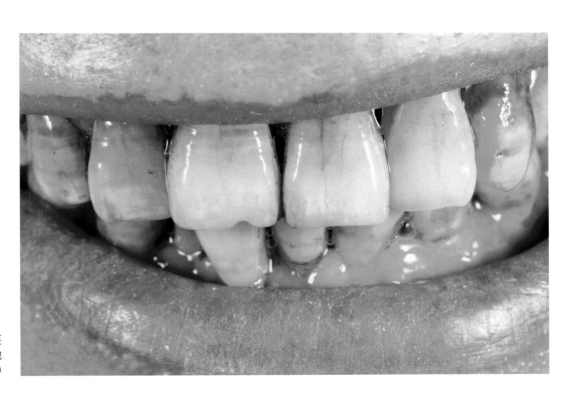

图 1-4-29
修复后正面微笑
像,修复体完美地
融入到天然牙列中

（四）病例四——前牙区去骨、义龈修复病例

患者，男。上颌前牙因重度牙周炎拔除，软硬组织吸收非常明显（图1-4-30~图1-4-33）。

如果恢复完全理想的牙龈曲线，需要对种植区和邻近天然牙均进行大量的软硬组织增量，治疗痛苦、时间、费用都会明显加大，并且并不一定能够获得非常确切的治疗效果。患者不接受这样的治疗思路，希望以相对简单、微创的治疗形式，达到可接受的美学效果。

考虑仅从功能和健康角度进行软硬组织处理，而后采用义龈恢复缺失的软硬组织。根据美学设计，患者属于高位笑线，在微笑时牙槽嵴可以有少量暴露（图1-4-34）。因此，需要在手术中根据笑线位置，进行一定的去骨处理（图1-4-35~图1-4-37），以去骨后的骨平面为标准植入种植体（图1-4-38~图1-4-41），以保证修复后患者在微笑过程中不会暴露义龈－种植体周软组织的界限，达到最佳的美学效果（图1-4-42，图1-4-43）。

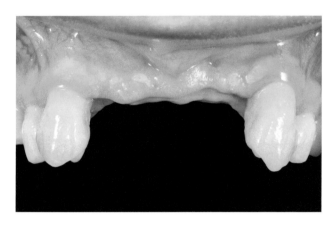

图 1-4-30
12-22因牙周病拔除

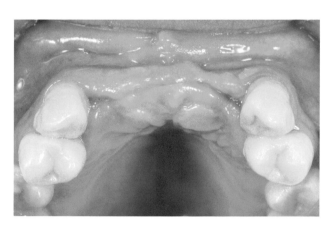

图 1-4-31
牙槽嵴软硬组织明显吸收

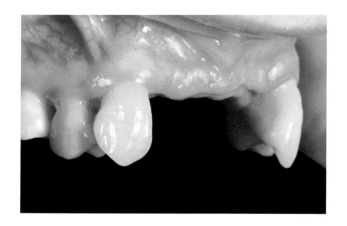

图 1-4-32
唇侧根方可见明显骨凹陷

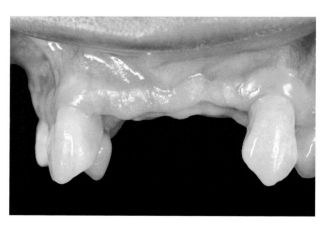

图 1-4-33
唇侧根方可见明显骨凹陷

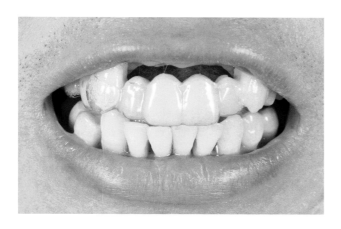

图 1-4-34
根据美学设计,患者属于高位笑线

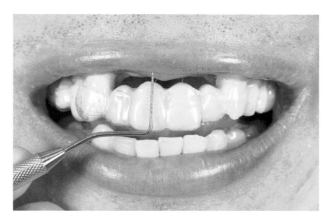

图 1-4-35
测量微笑时上唇到修复体颈缘的距离

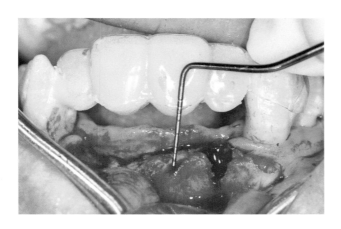

图 1-4-36
根据修复体颈缘判断需要去骨的
范围

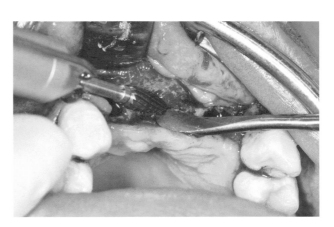

图 1-4-37
去除多余的骨量

①扫描二维码
②下载 APP
③注册登录
④观看视频

视频 3 根据美学设计去骨

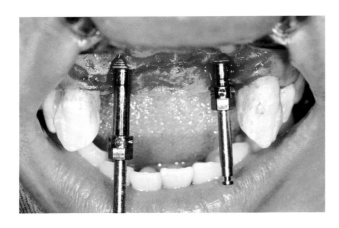

图 1-4-38
按照修整后的骨平面植入种植体

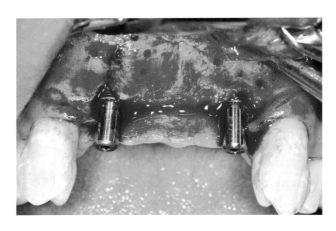

图 1-4-39
种植体唇侧存在一定的颈缘暴露

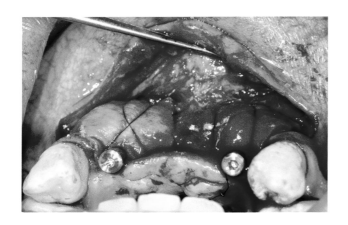

图 1-4-40
GBR 植骨,缝线固定

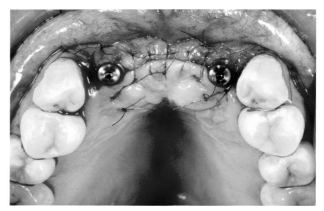

图 1-4-41
严密关闭伤口

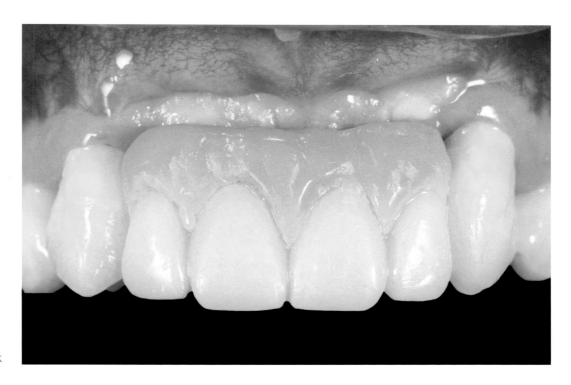

图 1-4-42
完成的带有义龈的过渡修复体

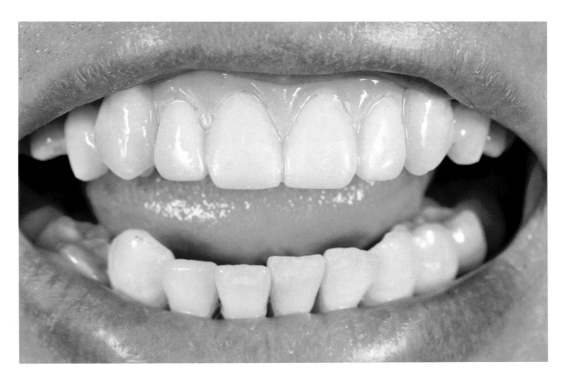

图 1-4-43
过渡修复后微笑，义龈边缘不会暴露

小结

1. 传统笑线分类

(1) 低位笑线:微笑时上颌前牙显露 <75%。

(2) 中位笑线:微笑时上颌前牙显露在 75%~100%。

(3) 高位笑线:微笑时显露 100% 的上颌前牙与部分牙龈。

2. 改良笑线分类　即 PESL 分类。

(1) 低位笑线:微笑时龈乳头不暴露。根据牙冠暴露量将低位笑线分为两个亚类:

1) 第一亚类:牙冠暴露 <50%;

2) 第二亚类:牙冠暴露 >50%。

(2) 中低位笑线:微笑时暴露前牙龈乳头,龈缘不完全暴露。

(3) 中高位笑线:微笑时暴露前牙龈乳头和龈缘,不暴露过多根方软组织。

(4) 高位笑线:微笑时暴露前牙龈乳头和龈缘,并且暴露较多根方软组织。

3. PESL 的临床意义

(1) PESL-1 低位笑线不暴露牙龈或者软组织,在美学设计中,牙龈或者软组织的重要性相对不高,属于较低难度的病例。但需要警惕 lip-lifter。

PESL-1 的两个亚类中,第一亚类微笑牙齿暴露量过少,在可能的情况下应考虑系统方案予以改善。第二亚类前牙暴露量符合美学标准,属于可接受的、美观的微笑,不需要进行调整。

(2) PESL-2 中低位笑线:如何保护龈乳头,维持龈乳头高度,或者重塑龈乳头形态,这些问题必须非常认真的考虑。

(3) PESL-3 中高位笑线,整个牙龈曲线、龈缘高点都需要认真考虑;如果软组织颜色、质感有明显缺陷也应该予以改善。

(4) PESL-4 高位笑线,所有软组织都会暴露,是粉色美学风险最高的病例,临床医师必须非常认真地思考、选择最适宜的治疗方案,同时和患者充分沟通存在的美学风险,避免美学失败。

4. 软组织美学决策

(1) 软组织缺陷是否影响微笑美学效果。

(2) 是否需要进行软硬组织处理改善美学效果。

(3) 增量处理还是减量处理。

参考文献

[1] TARNOW D P, MAGNER A W, FLETCHER P. The effect of the distance from the contact point to the crest of bone on the presence or absence of the interproximal dental papilla. Journal of Periodontology, 1992, 63(12): 995-996.

[2] VIG R G, BRUNDO G C. The kinetics of anterior tooth display. Journal of Prosthetic Dentistry, 1978, 39(5): 502-504.

[3] 刘峰. 口腔美学修复临床实战. 北京: 人民卫生出版社, 2007.

[4] FÜRHAUSER R, FLORESCU D, BENESCH T, et al. Evaluation of soft tissue around single-tooth implant crowns: The pink esthetic score. Clin Oral Implants Res, 2005, 16: 639-644.

[5] BELSER U C, GRUTTER L, VAILATI F, et al. Outcome evaluation of early placed maxillary anterior single-tooth implants using objective esthetic criteria: a cross-sectional, retrospective study in 45 patients with a 2- to 4-year follow-up using pink and white esthetic scores. J Periodontol, 2009, 80: 140-151.

[6] JUODZBALYS G, WANG H L. Esthetic index for anterior maxillary implant-supported restorations. J Periodontol, 2010, 81: 34-42.

[7] MARTIN W, LEWIS E, NICOL A. Local risk factors for implant therapy. Int J oral maxillofac implants, 2009, 24(Suppl): 28-38.

[8] WITTNEBEN J G, WEBER H P. 国际口腔种植学会(ITI)口腔种植临床指南 第六卷 美学区 连续多颗牙缺失间隙的种植修复. 宿玉成, 译. 沈阳: 辽宁科学技术出版社, 2019.

[9] HENRY S, MAURICE A S, DAVID G. The interproximal height of bone: a guidepost to predictable aesthetic strategies and soft tissue contours in anterior tooth replacement. Pract Periodont Aesthet Dent, 1998, 10(9): 1131-1141.

[10] TJAN A H, MILLER G D, THE J G P. Some esthetic factors in a smile. J Prosthet Dent, 1984, 51(1): 24-28.

第二章

种植体周
软组织

詹雅琳　王妙贞　赵　旭　刘　峰

在美学区获得美观自然的种植修复效果,是种植修复每天都要面临的重要挑战。其中要获得软组织的健康与美学效果,难度相对更大。因此,软组织美学成为了有一定口腔种植修复经验医师更高一步的追求。

掌握种植体周软组织解剖结构,保存或重建种植体周软硬组织,是获得良好种植粉色美学效果的基础。本章从生物学的角度,对种植体周软组织的结构和特点进行分析。

健康、功能和美观是口腔疾病预防与治疗追求的目标,也是种植修复体追求的目标。良好的美学效果实现的前提是种植体周围的健康。本章从种植体周软组织的结构和特点入手,将相关的解剖和组织学要点进行提炼,再结合相关临床检查方法,从面到点地向读者简要介绍如何判断种植体周软组织的健康状况,为后续技术、理念的实现打下基础。

Dental implant in Esthetic Zone
From Design Concept to Clinical Practice

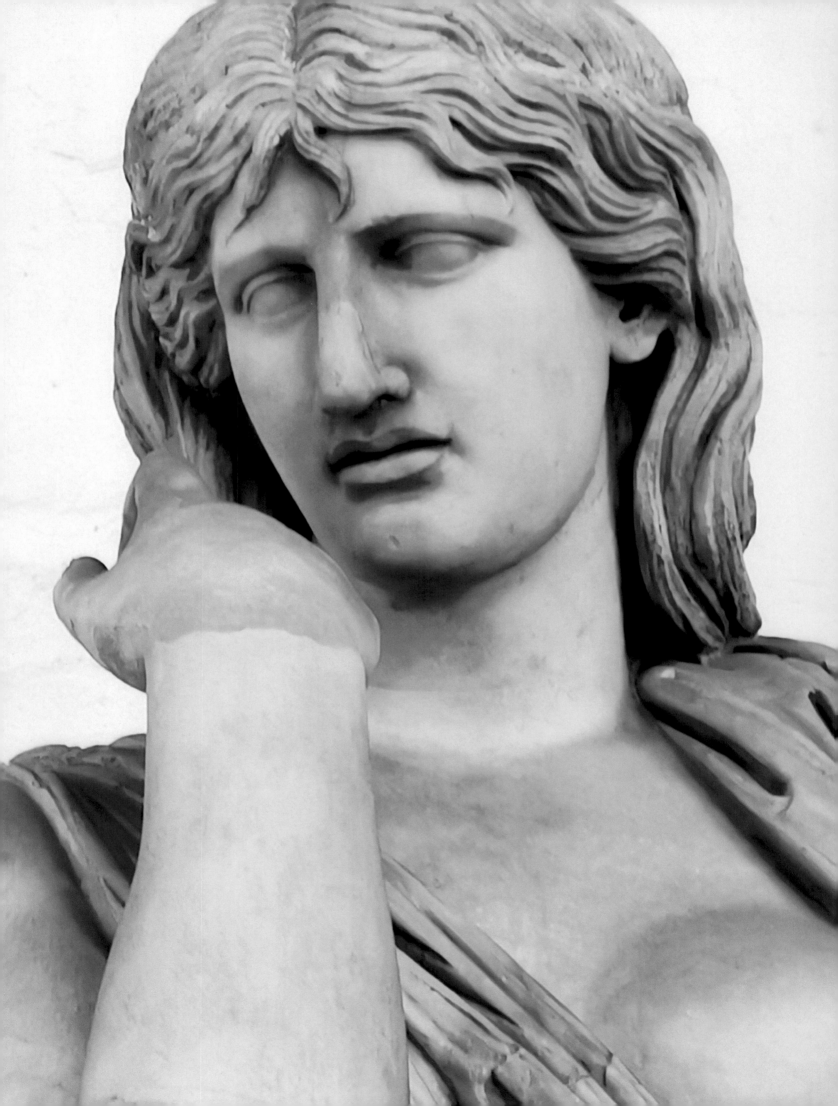

第一节　种植体周软组织的结构特点

　　种植体周组织包括种植体周软组织和骨组织,其解剖结构与天然牙周围的解剖结构相似,但又存在一定的差异。掌握种植体周组织解剖结构,保存或重建种植体周软硬组织是美学区种植成功的关键。

一、种植体周黏膜的解剖结构

　　种植体周黏膜在组织学上与牙龈相似,同样包括上皮组织和结缔组织,并具有与龈牙结合部类似的黏膜－种植体结合界面。

　　1. 上皮组织(epithelium)　种植体周黏膜的上皮组织与牙龈上皮组织相似,包括口腔上皮(oral epithelium)、沟内上皮(sulcular epithelium)及结合上皮(junctional epithelium)。

　　种植体周的口腔上皮与天然牙的口腔上皮相似,分为角化组织和非角化组织。从美学角度来看,一定程度的角化黏膜是必要的。粉红色、有点彩和角化的黏膜,协调的龈缘是粉色美学的要求,角化黏膜缺如会影响美学区种植修复的效果。从种植体健康角度来看,种植体周缺乏角化组织会加剧种植体周炎症的发展,或造成软组织退缩影响种植体周组织的健康和稳定。

　　种植体周的沟内上皮无角化,由6~16层上皮细胞组成,细胞层次较天然牙少。沟内上皮在冠方与角化口腔上皮相连续,与种植体之间形成种植体软组织沟,其深度因种植体的种类和植入深度会有所不同,一般不应超过4mm。

　　种植体周结合上皮有2~5层细胞,也少于天然牙的结合上皮,没有上皮钉突,其与种植体表面的附着类似天然牙通过基板和半桥粒结合。

　　种植体周黏膜通过结合上皮与种植体表面结合,形成软组织封闭。这一封闭结构对于种植体的长期健康、稳定至关重要,对于种植修复后良好的软组织美学表现也具有直接的保障意义。

　　2. 结缔组织(connective tissue)　种植体周结缔组织中胶原纤维的排列方向与天然牙不同(图2-1-1,图2-1-2)。

　　种植体表面无牙骨质,因此没有类似插入天然牙牙骨

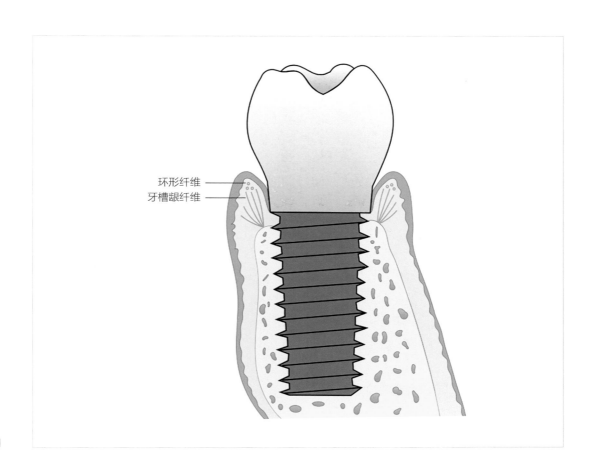

环形纤维
牙槽龈纤维

图 2-1-1
种植体周胶原纤维的排列方向

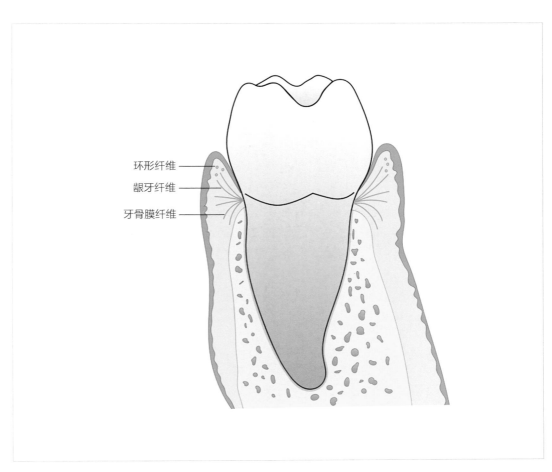

环形纤维
龈牙纤维
牙骨膜纤维

图 2-1-2
天然牙周围胶原纤维的排列方向

质的垂直排列的穿通纤维;种植体周结缔组织胶原纤维来自牙槽骨嵴顶的骨膜,由骨膜向软组织边缘伸展,方向与种植体或种植体基台表面平行。在远离种植体部分,胶原纤维束成"袖口状"呈环形围绕种植体。这种环形纤维可能有助于形成围绕种植体周"软组织封闭"。

种植体周的结缔组织比天然牙的牙周组织含有更多的胶原纤维,而成纤维细胞和血管结构较少。具体来讲,在邻近种植体表面的部分,成纤维细胞量相对较多,细胞长轴与种植体表面平行排列,血管成分很少;而在外层远离种植体表面的部分中,成纤维细胞少,血管成分增多,胶原纤维较多。Abrahamsson 等的研究显示表面粗糙度不同的基台周围的结缔组织成分相似[1]。

种植体周结缔组织中胶原纤维的排列方向和组织构成与天然牙不同,种植体周组织抵抗细菌入侵的能力较弱、免疫反应较重、进展速度较快。因此,种植体周软组织厚度对于维护种植体周组织的健康有重要意义[2]。

3. 黏膜 - 种植体结合界面   种植体在穿过种植体周黏膜部分处与天然牙的龈牙结合部一样,也会形成软组织封闭,包括结合上皮和结缔组织两部分,阻止菌斑与种植体周骨组织的接触,是抵抗细菌入侵的"第一前线"。

结合上皮通过基底板和半桥粒与种植体或修复体表面相结合,与天然牙相似;而结缔组织附着在结合上皮根方至骨嵴顶之间的区域,结缔组织与种植体或修复体表面直接接触。天然牙牙根表面有牙骨质层,胶原纤维垂直于牙骨质排列,一端埋入牙骨质内,另一端伸入牙龈组织中;而种植体表面无牙骨质,结缔组织中的纤维与种植体或修复体表面呈平行排列。结缔组织似乎是"粘"在种植体或修复体表面,约 20nm 厚度的无定形糖蛋白将胶原纤维与种植体或修复体表面分隔开,这层相对无血管的软组织防御机制很弱。虽然种植体周结缔组织外层有环形排列的纤维加强了软组织的封闭,但种植体周的结缔组织封闭明显弱于天然牙。

良好的软组织封闭是防御前沿,为种植体提供一道屏障,防止口腔细菌及其毒素侵入内环境(图 2-1-3)。种植体周菌斑堆积可导致软组织发生炎症,炎症是否会进展并累及种植体周支持组织,取决于细菌的毒力和宿主的防御水平。因此植入种植体时应尽量多地保留角化黏膜,尽量保证种植体周有完善的角化黏膜包绕,以增强种植体周围的封闭[3]。种植修复完成后,定期维护种植体周的健康也对种植体的成功至关重要。

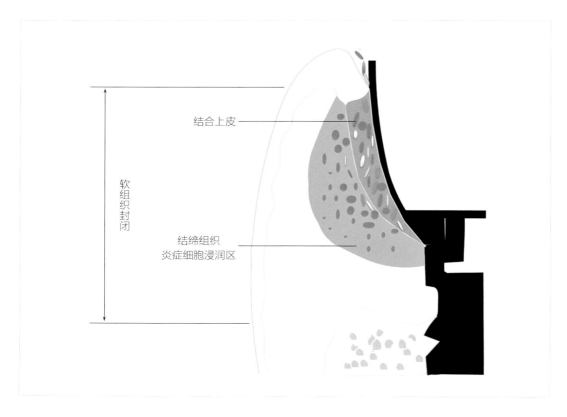

结合上皮

软组织封闭

结缔组织
炎症细胞浸润区

图 2-1-3
黏膜 - 种植体结合界面

二、种植体周黏膜的血液供给

种植体周黏膜的血液供给与天然牙的不同。

天然牙牙龈的血供来源于牙槽间隔的血管和牙槽骨骨膜表面的血管及牙周膜的血管。这些血管的分支进入牙龈结缔组织。而种植体周无牙周膜，因此血供主要来源于牙槽嵴外侧的骨膜上血管，它发出分支形成口腔上皮下固有层乳突的毛细血管和结合上皮下方的毛细血管丛和小静脉。由于没有牙周膜血管丛，结合上皮的根方至牙槽嵴上方的结缔组织区血供相对较少。

三、种植体周生物学宽度

种植体周黏膜与种植体之间形成的穿黏膜附着由结合上皮和结缔组织附着两部分构成，这两部分构成了种植体周生物学宽度(biological width)[4](图 2-1-4)，也有人将其称为生物学屏障(biological barrier)，即在沟底至骨嵴顶之间有一定的恒定距离，保护种植体免受菌斑及其他刺激因素的损害作用。

动物实验显示种植体周穿黏膜附着中结合上皮长约 2mm，较天然牙的结合上皮长(图 2-1-5)，与天然牙一样也是通过基底板和半桥粒附着于种植体或修复体表面。结缔组织附着位于结合上皮根方与骨嵴顶之间，高约 1.5~2mm，这部分与天然牙的附着方式不同，胶原纤维平行排列。人组织样本的研究结果显示，种植体周软组织生物学宽度约为 3.6mm[5]。

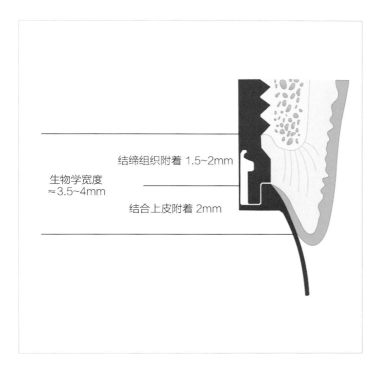

图 2-1-4
种植体周生物学宽度

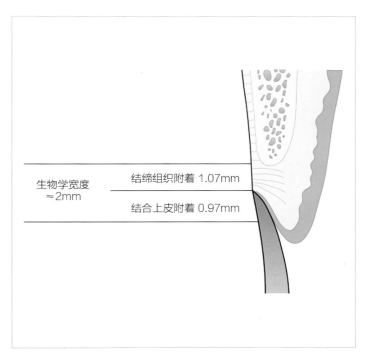

图 2-1-5
天然牙生物学宽度

四、穿龈轮廓

穿龈轮廓(emergence profile)最早是在天然牙修复中被提及,定义为:天然牙或者修复体从牙龈穿出部分开始,直到邻面接触点及颊舌面外形高点部分的外形轮廓[6,7]。对于种植修复体,穿龈轮廓指修复体从种植体肩台到黏膜边缘的外形[8]。

种植修复体与天然牙的穿龈轮廓区别在于:起点更加靠近根方,在天然牙为龈沟底,而种植修复体的穿龈轮廓起点为种植体肩台。终点也靠近根方,天然牙穿龈轮廓的终点位于邻接点及外形高点,而种植修复体的穿龈轮廓终点位于黏膜边缘。

种植修复体理想的穿龈轮廓应在龈缘处形成理想、自然的牙冠形态。

关于种植修复体穿龈轮廓的具体塑形、应用将在第九章中详述。

五、穿龈袖口

种植体周穿龈袖口的形态包括种植体平台上方的软组织厚度及袖口内形态。健康的穿龈袖口为粉色,存在种植体周沟内非角化上皮和种植体周结合上皮明显的分界。

美学区穿龈袖口的总体深度相对较大,修复体边缘位置相对可以较深,其软组织厚度和轮廓与非美学区存在一定差异[9](图 2-1-6,图 2-1-7)。

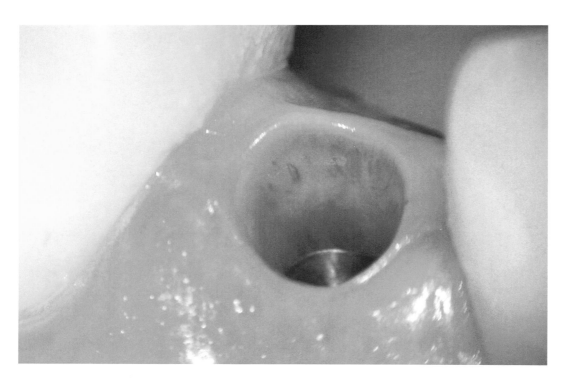

图 2-1-6
美学区的穿龈袖口

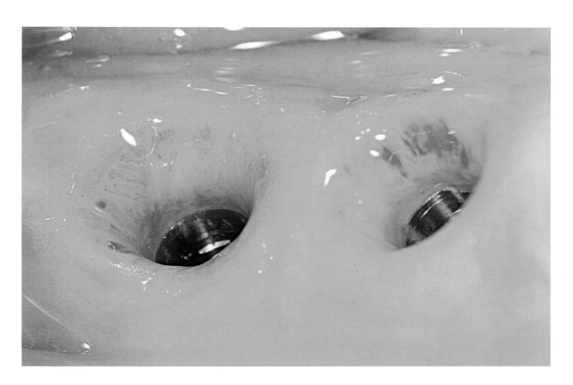

图 2-1-7
功能区的穿龈袖口

六、种植体周组织与天然牙牙周组织的比较

种植体周组织与天然牙牙周组织的比较见表 2-1-1。

表 2-1-1 种植体周组织与天然牙牙周组织的比较

	种植体周组织	天然牙牙周组织
生物学宽度	恒定	恒定
结合上皮长度	2mm	1mm
结缔组织高度	1.5~2mm	1mm
健康深度	≤4mm	≤3mm
结合上皮附着	基板－半桥粒复合体	基板－半桥粒复合体
牙龈胶原纤维排列	胶原纤维平行于种植体表面;环状纤维	呈放射状,垂直于牙骨质并包埋于牙骨质中
结缔组织成分	胶原纤维多,成纤维细胞少,血管少	胶原纤维少,成纤维细胞多,血管多
牙周膜	无	有
与牙槽骨之间界面	骨结合	牙周膜
血液供给来源	牙槽嵴外侧的骨膜上血管	牙槽嵴骨膜上血管,牙周膜血管丛
防御能力	较弱	较强

小结

1. 种植体周黏膜的解剖结构

(1) 上皮组织:角化上皮、非角化上皮、沟内上皮、结合上皮。

(2) 结缔组织:结缔组织中缺少穿通纤维,只有环形纤维;血管结构较天然牙少。抗感染能力较天然牙弱。

(3) 黏膜-种植体结合界面:是抵抗细菌入侵的"第一前线"。种植体周围的结合上皮与天然牙相似,也通过基底板和半桥粒与种植体或修复体表面相结合。而结缔组织附着部分是指在结合上皮根方至骨嵴顶之间的区域,结缔组织与种植体或修复体表面直接相接。

2. 种植体周黏膜的血液供给　主要来源于牙槽嵴外侧的骨膜上血管。由于没有牙周膜血管丛,结合上皮的根方至牙槽嵴上方的结缔组织区的血液供应少。

3. 种植体周骨嵴顶上软组织区　种植体周黏膜与种植体之间形成的穿黏膜附着由结合上皮和结缔组织附着两部分构成,这两部分结构构成了种植体周骨嵴顶上软组织区,也有人将其称为生物学屏障(biological barrier),即在沟底至骨嵴顶之间有一定的恒定距离(4±0.5mm)。

4. 种植体周组织与天然牙牙周组织异同。

小结

较厚的软组织能有效地遮盖种植体构件的颜色，维持软组织的位置、形态和抵御感染等方面的可预期性高，从而降低美学效果不佳的风险，有利于维持种植体周软组织美学的长期稳定性。但是该表现型会限制多颗牙连续缺失区龈乳头的成形。

薄龈表现型软组织薄而脆弱的特性增加了软组织退缩和组织透色相关的美学风险。为了实现可预期的远期疗效，在临床操作中需注意各个细节，如种植体植入的位置（要求种植体更接近腭侧，从而使最大量的软硬组织覆盖种植体表面）、足够的骨量支持、修复体穿龈轮廓的成形等。对于薄龈表现型的患者，通常需要在种植修复治疗的不同阶段对其进行软组织增量，来改变组织厚度以获得良好的美学效果。

第四节　种植体周组织的临床检查方法

种植修复过程中,以及修复后都需要定期对种植体及种植体周组织进行检查,以确定愈合情况,并早发现种植体周疾病,尽早诊断和治疗,从而阻止疾病的进展。这是保持软组织长期健康、稳定、美观的必要条件。

基于种植体周组织解剖结构的不同特点,种植体周组织的临床检查方法和天然牙也有一定的区别。

一、种植体周卫生状况的检查

种植体基台连接处、修复体软组织面、金属支架及义齿盖嵴部与种植体颈部之间间隙等部位都需要检查,确定是否存在菌斑和牙石。

检查结果的记录和评价,可以采用改良菌斑指数(modified plaque index,mPLI)[27],具体评级标准为:

0= 无菌斑;

1= 探针尖轻划种植体或修复体表面可见菌斑;

2= 肉眼可见菌斑;

3= 大量菌斑。

二、种植体周黏膜的检查

和天然牙相同,种植体周黏膜炎症状况的检查也可以应用改良出血指数(modified sulcus bleeding index,mSBI)[27],具体评级标准为:

0= 沿种植体或修复体龈缘探诊无出血;

1= 分散的点状出血;

2= 出血在龈沟内呈线状;

3= 重度或自发出血。

与牙周炎一样,当种植体周有溢脓时,提示急性炎症的存在。

三、种植体周龈乳头的检查

为了评价修复后软组织乳头的状态,Jemt 提出龈乳头指数(gingival papilla index,GPI)[28]。该指数以修复体和相邻牙唇侧龈缘曲度顶点的连线为参考线,测量从参考线到天然牙 – 修复体接触点之间的距离,表示龈乳头的充盈程度。具体评级标准为:

0= 无龈乳头;

1= 龈乳头处高度不足 1/2 ;

2= 龈乳头高度超过 1/2,但未达到接触点;

3= 龈乳头充满邻间隙并与相邻牙龈乳头一致,外形恰当;

4= 龈乳头增生,覆盖过多。

四、种植体周探诊

探诊是检查种植体周组织健康的重要手段(图 2-4-1)。可以使用普通金属或钛、塑料材质的牙周探针(图 2-4-2)进行轻压探诊(0.25N),探诊内容包括种植体周袋的探诊深度、附着丧失量和有无探诊出血。探诊出血和探诊深度是目前诊断种植体周组织健康状况的较敏感的指标。

以前认为种植体探诊会损伤种植体周黏膜的封闭,但 Etter(2002)的实验表明种植体周 0.25N 探诊,5 天后黏膜封闭就可再形成[29]。目前尚无证据显示不能用金属探针进行种植体探诊,金属探针与塑料探针相比,对种植体周组织的影响无差异[30](Heitz–Mayfield,2008)。

但种植体周探诊时应控制探诊力量,如果压力过大,黏膜与种植体表面的附着会发生机械损伤,黏膜向侧方和根方移位,探针尖端终止于接近牙槽骨的水平。

使用佛罗里达(Florida)牙周电子压力探针(图 2-4-3)可以控制轻力探诊,保证探诊的准确性,并可避免破坏软组织附着。

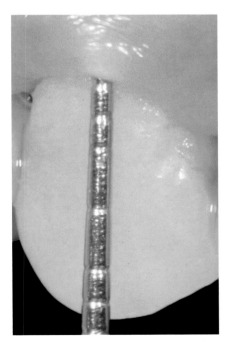

图 2-4-1
种植体周组织探诊

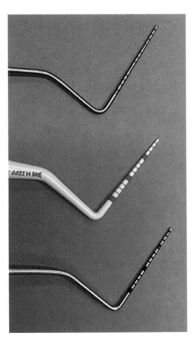

图 2-4-2
钛、塑料、不锈钢材质的牙周探针

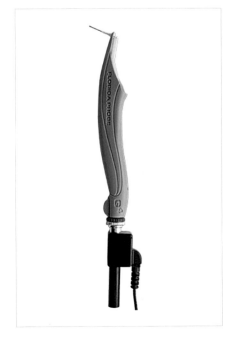

图 2-4-3
佛罗里达(Florida)牙周电子压力探针

五、种植体周探诊检查的指标

种植体周探诊检查的指标(图 2-4-4)如下:

1. 探诊深度(probing depth,PD) 健康种植体的平均探诊深度小于 3~4mm,但有研究显示 PD 2~6mm 时种植体也是稳定的。如果 PD≥6mm,厌氧菌量增加,故将 PD 6mm 作为分辨种植体周组织健康与炎症的阈值[10]。但黏骨膜的厚度对种植体周龈沟的深度也有影响。因此,定期复查很有必要,复查时发现 PD 增大是种植体周炎导致骨吸收最早出现的临床表征。

2. 附着水平(attachment level,AL) 附着水平以种植体 - 基台连接处作为参考点,能准确地反映组织破坏程度。种植体周炎症状况会对结果有影响,健康或仅有黏膜炎的种植体,探针尖止于结合上皮的基底;种植体周炎时,探针尖止于炎症细胞浸润的基底,接近骨面。探诊力量的大小也对结果有影响,当使用 51.0g 力进行探诊时,探针尖接近或达到骨面;而使用 20.4g 力时,可获得接近真实的水平。

3. 探诊出血(bleeding on probing,BOP) 轻探是否出血是诊断种植体周疾病的有效指标。探诊不出血的位点可视为种植体周健康的表现。种植体周软组织存在炎症,探诊后会有出血。

Lang 等的研究显示健康的种植体周无探诊出血,种植体周黏膜炎探诊后出血位点百分比达 67%,而种植体周炎可高达 91%[31]。

BOP 可用于预测种植体周是否发生进行性附着丧失。以 1mm 作为探诊附着丧失的阈值来判断,基线时 6% 的探诊出血位点(19% 种植体)发生了附着丧失[32]。

六、种植体松动度的检查

与天然牙不同,即使种植体周组织的炎症很重,只要有部分骨结合存在,种植体就无松动,一旦种植体出现松动,往往种植体周的骨结合基本丧失,则宣告种植体失败。

七、种植体周 X 线检查

成功的种植体周不应该存在 X 线透射区,由于种植体有明显的肩台、螺纹等外形特征,为骨高度的测量提供了一定的参考依据(图 2-4-5)。

一般来讲,承受殆力后第 1 年的骨丧失不超过 2mm,以后每年的骨丧失不超过 0.2mm。

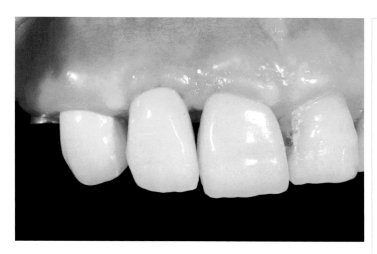

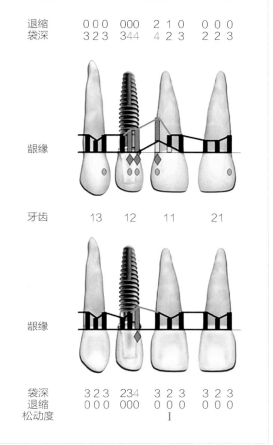

退缩	0 0 0	0 0 0	2 1 0	0 0 0
袋深	3 2 3	3 4 4	4 2 3	2 2 3

| 龈缘 | | | | |

| 牙齿 | 13 | 12 | 11 | 21 |

| 龈缘 | | | | |

袋深	3 2 3	2 3 4	3 2 3	3 2 3
退缩	0 0 0	0 0 0	0 0 0	0 0 0
松动度		I		

图 2-4-4
种植体周组织检查：探诊深度、退缩深度、松动度

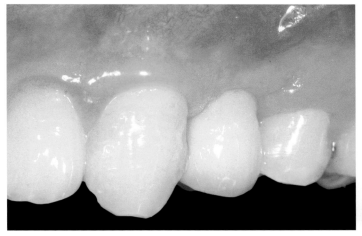

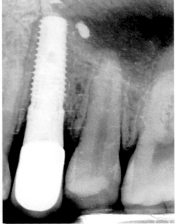

图 2-4-5
种植体周 X 线检查

小结

1. 种植体周卫生状况检查,改良菌斑指数(mPLI)

0= 无菌斑;

1= 探针尖轻划种植体或修复体表面可见菌斑;

2= 肉眼可见菌斑;

3= 大量菌斑。

2. 种植体周黏膜炎症检查,改良出血指数(mSBI)

0= 沿种植体或修复体龈缘探诊无出血;

1= 分散的点状出血;

2= 出血在龈沟内呈线状;

3= 重度或自发出血。

3. 龈乳头指数(GPI)

0= 无龈乳头;

1= 龈乳头处高度不足 1/2 ;

2= 龈乳头高度超过 1/2,但未达到接触点;

3= 龈乳头充满邻间隙并与相邻牙龈乳头一致,外形恰当;

4= 龈乳头增生,覆盖过多。

4. 种植体周探诊　可以使用普通金属或钛、塑料材质的牙周探针进行轻压探诊(0.25N),探诊内容包括种植体周袋的探诊深度、附着丧失量和有无探诊出血。使用佛罗里达牙周电子压力探针可以进行轻力探诊,保证探诊的准确性,并可避免破坏软组织附着。

5. 种植体周探诊检查的指标

(1) 探诊深度(PD):健康种植体的平均探诊深度小于 3~4mm。一般将探诊深度6mm 作为分辨种植体周组织健康与炎症的阈值。

(2) 附着水平(AL):以种植体 – 基台连接处作为参考点,能准确反映组织破坏程度。健康或仅有黏膜炎的种植体,探针尖止于结合上皮的基底;种植体周炎时,探针尖止于炎症细胞浸润的基底,接近骨面。探诊力量的大小也对结果有影响,使用 20.4g 力时,可获得接近真实的水平。

(3) 探诊出血(BOP):轻探是否出血是诊断种植体周疾病的有效指标。探诊不出血的位点可视为种植体周健康的表现。种植体周软组织存在炎症,探诊后会有出血。BOP可用于预测种植体周是否发生进行性附着丧失。

6. 种植体松动度的检查　一旦种植体出现松动,往往种植体周的骨结合基本丧失,则宣告种植体失败。

7. 种植体周 X 线检查　一般来讲,承受𬌗力后第 1 年的骨丧失不超过 2mm,以后每年的骨丧失不超过 0.2mm。

参考文献

[1] ABRAHAMSSON I,ZITZMANN N U,BERGLUNDH T,et al. The mucosal attachment to titanium implants with different surface characteristics:an experimental study in dogs. Journal of Clinical Periodontology,2002,29(5):448-455.

[2] BERGLUNDH T,GISLASON O,LEKHOLM U,et al. Histopathological observations of human peri-implantitis lesions. Journal of Clinical Periodontology,2004,31(5):341-347.

[3] ARAUJO M G,LINDHE J. Peri-implant health. Journal of Clinical Periodontology, 2018,45(Suppl 20):S230-S236.

[4] BERGLUNDH T,LINDHE J. Dimension of the peri-implant mucosa. Biological width revisited. Journal of Clinical Periodontology,1996,23(10):971-973.

[5] TOMASI C,TESSAROLO F,CAOLA I,et al. Morphogenesis of peri-implant mucosa revisited:an experimental study in humans. Clinical Oral Implants Research,2014,25(9): 997-1003.

[6] CROLL B M. Emergence profiles in natural tooth contour. Part I:Photographic observations. Journal of Prosthetic Dentistry,1989,62(1):4-10.

[7] CROLL B M. Emergence profiles in natural tooth contour. Part II:Clinical considerations. Journal of Prosthetic Dentistry,1990,63(4):374-379.

[8] KING K O. Implant abutment emergence profile:key to esthetics. Journal of Oral Implantology,1996,22(1):27-30.

[9] MONACO C,EVANGELISTI E,SCOTTI R,et al. A fully digital approach to replicate peri-implant soft tissue contours and emergence profile in the esthetic zone. Clinical Oral Implants Research,2016,27(12):1511-1514.

[10] BERGLUNDH T,ARMITAGE G,ARAUJO M G. Peri-implant diseases and conditions:consensus report of workgroup 4 of the 2017 World Workshop on the classification of periodontal and peri-implant diseases and conditions. Journal of Periodontology,2018,89(Suppl 1):S313-S318.

[11] SOUZA A B,TORMENA M,MATARAZZO F,et al. The influence of peri-implant keratinized mucosa on brushing discomfort and peri-implant tissue health. Clinical Oral Implants Research,2016,27(6):650-655.

[12] PERUSSOLO J,SOUZA A B,MATARAZZO F,et al. Influence of the keratinized mucosa on the stability of peri-implant tissues and brushing discomfort:A 4-year follow-up study. Clinical Oral Implants Research,2018,29(12):1177-1185.

[13] MONJE A,GALINDO-MORENO P,TÖZÜM T F,et al. Into the paradigm of local factors as contributors for peri-implant disease:short communication. International Journal of Oral and Maxillofacial Implants,2016,31(2):288-292.

[14] BOURI A,BISSADA N,AL-ZAHRANI M S,et al. Width of keratinized gingiva and the health status of the supporting tissues around dental implants. Journal of Oral and Maxillofacial Implants,2008,23(2):323-326.

[15] BOYNUEĞRI D,NEMLI S K,KASKO Y A. Significance of keratinized mucosa around dental implants:a prospective comparative study. Clinical Oral Implants Research, 2013,24(8):928-933.

[16] PRANSKUNAS M,POSKEVICIUS L,JUODZBALYS G,et al. Influence of peri-implant soft tissue condition and plaque accumulation on peri-implantitis:a systematic review. Journal of Oral & Maxillofacial Research,2016,7(3):e2.

[17] SCHROTT A R,JIMENEZ M,HWANG J W,et al. Five-year evaluation of the influence of keratinized mucosa on peri-implant soft-tissue health and stability around implants supporting full-arch mandibular fixed prostheses. Clinical Oral Implants Research, 2009,20(10):1170-1177.

[18] KIM B S,KIM Y K,YUN P Y,et al. Evaluation of peri-implant tissue response according to the presence of keratinized mucosa. Oral Surgery,Oral Medicine,Oral Pathology,Oral Radiology,and Endodontology,2009,107(3):e24-28.

[19] ARTZI Z,CARMELI G,KOZLOVSKY A. A distinguishable observation between survival and success rate outcome of hydroxyapatite-coated implants in 5-10 years in function. Clinical Oral Implants Research,2006,17(1):85-93.

[20] TONETTI M S,JUNG R E,AVILA-ORITIZ G,et al. Management of the extraction socket and timing of implant placement:consensus report and clinical recommendations of group 3 of the XV European Workshop in Periodontology,Journal of Clinical Periodontology, 2019,46(21):183-194.

[21] LINKEVICIUS T,APSE P,GRYBAUSKKAS S,et al. The influence of soft tissue thickness on crestal bone changes around implants:a 1-year prospective controlled clinical trial. International Journal of Oral and Maxillofacial Implants,2009,24(4):712-719.

[22] SUÁREZ-LÓPEZ Del Amo F,LIN G H,MONJE A,et al. Influence of soft tissue thickness on peri-implant marginal bone loss:a systematic review and Meta-analysis. Journal of Periodontology,2016,87(6):690-699.

[23] SI M S,ZHUANG L F,HUANG X,et al. Papillae alterations around single-implant restorations in the anterior maxillae:thick versus thin mucosa. International Journal of Oral Science,2012,4(2):94-100.

[24] JUNG R E,SAILER I,HÄMMERLE C H,et al. In vitro color changes of soft tissues caused by restorative materials. International Journal of Periodontics and Restorative Dentistry,2007,27(3):251-257.

[25] MÜLLER H P,SCHALLER N,EGER T,et al. Thickness of masticatory mucosa. Journal of Clinical Periodontology,2000,27(6):431-436.

[26] 乐迪,张豪,胡文杰,等. 牙周探诊法判断牙龈生物型的初步研究. 中华口腔医学杂志,2012, 47(2):81-84.

[27] HECKMANN S M,HECKMANN J G,LINKE J J,et al. Implant therapy following liver transplantation:clinical and microbiological results after 10 years. Journal of Periodontology, 2004,75(6):909-913.

[28] JEMT T. Regeneration of gingival papillae after single-implant treatment. International Journal of Periodontics and Restorative Dentistry,1997,17(4):326-333.

[29] ETTER T H,HÅKANSON I,LANG N P,et al. Healing after standardized clinical probing of the peri-implant soft tissue seal:a histomorphometric study in dogs. Clinical Oral Implants Research,2002,13(6):571-580.

[30] HEITZ-MAYFIELD L J. Peri-implant diseases:diagnosis and risk indicators. Journal of Clinical Periodontology,2008,35(8 Suppl):292-304.

[31] LANG N P,WETZEL A C,STICH H,et al. Histologic probe penetration in healthy and inflamed peri-implant tissues. Clinical Oral Implants Research.1994,5(4):191-201.

[32] JEPSEN S,RÜHLING A,JEPSEN K,et al. Progressive peri-implantitis. Incidence and prediction of peri-implant attachment loss. Clinical Oral Implants Research,1996,7(2):133-142.

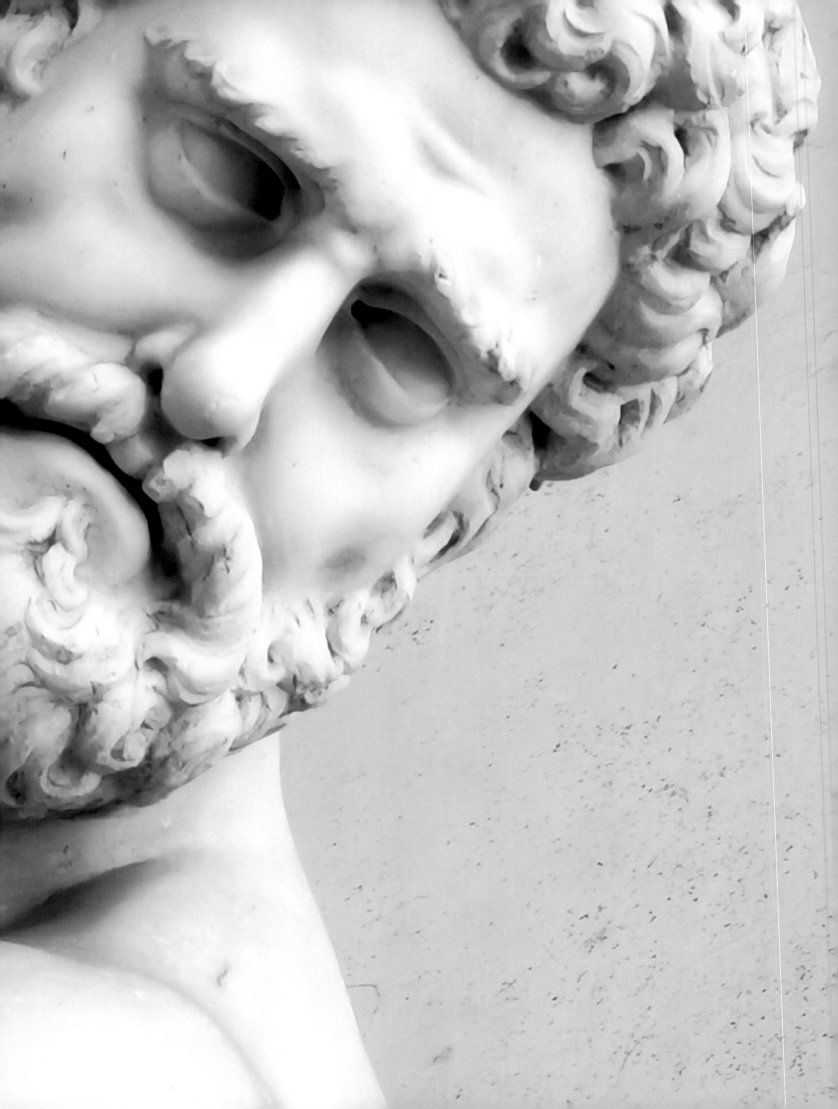

第三章

种植位点的
拔牙期处理

王妙贞 刘 峰 詹雅琳 赵 旭 余 涛

了解了种植体周软组织的生理学特点、美学特点等基本理论后,我们将进入实践层面,从外科部分、修复部分分别探讨如何获得理想的粉色美学修复效果。

种植修复体是天然牙功能和美学的继承者。

种植修复体想获得最佳的功能和美学效果,应该最大程度地从天然牙上接受各种有利的条件传承,改善不利的原始基础。好的种植治疗方案应该始于拔牙,尤其是美学区种植,如果能从拔牙期开始介入,就更有机会获得最佳的粉色美学效果。

因此,美学区的牙齿不能轻易拔除,一旦决定拔除,必须考虑应该何时进行种植、如何进行种植、拔牙期是否应为种植创造适宜的条件。也就是说,美学区的种植策略应从拔牙期开始。

本章首先简要复习拔牙后拔牙窝的改建特点,之后归纳美学区种植位点的拔牙期处理。

Dental implant in Esthetic Zone
From Design Concept to Clinical Practice

第一节 拔牙窝愈合改建过程和种植的时机

　　牙齿拔除后,牙槽骨会发生非常明显的改建。其原理就像土地失去了大树的凝聚效果,很容易发生水土流失。

　　对于美学区的牙齿来讲,伴随着牙齿的拔除,唇侧束状骨必然随之吸收,与骨吸收相伴随的是软组织的萎缩。软硬组织的缺损会给种植修复带来困难。在功能区,这种困难更多的来源于功能;而在美学区,困难则更多的来自于美学,尤其是软组织美学,将成为种植修复的核心难点。我们有必要了解拔牙后牙槽骨的改建规律,选择最合适的时机进行干预性治疗,而不应放任让拔牙后的骨发生不利的改建,使种植和最终的修复难度陡然增大。

一、拔牙后软硬组织的改建

　　1. 牙槽骨的变化   牙齿拔除后会发生牙槽骨的重塑,表现为宽度和高度的减少,尤其是唇颊侧的改建更为明显,牙槽骨长轴向舌腭侧偏移[1-3]。牙齿拔除后骨重建的高峰在前 3 个月,拔牙后 1 年牙槽骨的体积损失可高达 50%[4]。Tan WL 等观察到,单颗牙齿拔除后 6 个月,牙槽骨的高度会降低 11%~22%,宽度会减少 29%~63%。具体数值上,牙槽嵴宽度平均减少 3.8mm,唇侧高度减少 1.2mm,近远中高度减少 0.8mm[5]。

　　我们可以看到,牙槽骨的宽度变化是非常显著的,但是高度的降低比宽度的变化小得多。为什么会有这么大的差异,可能是由于邻牙、邻面骨的支持,牙槽骨的高度变化会小得多。这也提示我们当连续拔除多颗患牙时,由于缺少邻牙的支持,骨高度的变化会大得多,改建完成的牙槽嵴往往会形成低平的牙槽嵴,而不是波浪状的牙槽嵴,种植修复的难度相对单牙缺失来说会更有挑战,美学风险

也会更高。

　　2. 软组织轮廓的变化   拔牙后半年,软组织平均增厚 0.4~0.5mm,水平向轮廓变化为 -0.1~-6.1mm,垂直向轮廓变化为 -0.9~+0.4mm[5]。可以看到,软组织虽然是依附于骨组织之上的,但是软组织的变化和牙槽骨的变化不完全同步。

　　牙槽骨的总体趋势是减少的,软组织厚度反而会有少量增加;软组织总体轮廓有塌陷的,也有几乎不变的;软组织高度有减少的,也有不减反增的。

　　3. 组织学改变   束状骨的吸收可能和以上这些变化有关。现代的观点认为,束状骨与牙齿、牙周膜、牙骨质共同形成一个发育单元。牙周膜为束状骨提供血运支持,在咀嚼运动时,牙根受到的应力刺激通过牙周膜传导到束状骨[1,6,7]。当牙齿拔除后,牙周膜被离断,菲薄的束状骨失去了这样的生理性刺激,同时失去了来自牙周膜的血运供

给,会很快发生吸收[8]。

这也是目前比较流行的保留牙片技术"socket shield"的理论依据。保留了唇侧部分健康的牙齿残片,也就保留了牙根表面的牙周韧带和束状骨,术后可观察到非常细微的软组织轮廓改变[9]。

在拔牙即刻种植的病例中,一般不建议在拔除患牙的同时翻瓣植骨,一方面是因为唇侧翻瓣会进一步切断束状骨来自唇侧的血液供应,会加剧束状骨的吸收;另一方面牙槽嵴顶的软组织是缺失的,为了完全关闭伤口需要大量的冠向复位唇侧黏膜瓣,导致膜龈联合位置紊乱,术后可能导致角化黏膜过窄。

束状骨的高度变化取决于骨板的厚度。薄唇侧骨板组(唇侧骨厚度小于等于 1mm)的垂直骨吸收量是厚唇侧骨板组(唇侧骨厚度大于 1mm)的 3 倍,也就是说唇侧骨壁越薄,拔牙术后出现骨高度降低的风险就越高[10]。

Januario A 等对 250 名牙周健康的患者检查发现,上颌前牙区唇侧骨板厚度平均只有 0.6mm,多数患者的唇侧骨板都小于 1mm,有高达 50% 比例的患者唇侧骨板小于 0.5mm[11]。维持唇侧骨板完整性对于维持粉色美学效果具有重要的意义,然而上颌前牙区唇侧骨板往往菲薄,术后可以预见唇侧骨高度的降低。因此,美学区种植存在较大的风险和挑战。

二、拔牙窝愈合过程

从理论上讲,拔牙后拔牙窝的愈合包括以下五个阶段[12]:

1. 拔牙后 1~3 天,血凝块形成并充满拔牙窝。
2. 拔牙后 4~5 天,成纤维母细胞开始将血块机化。
3. 拔牙后 14~16 天,血块被结缔组织基质所取代。
4. 拔牙后 16 天 ~6 周,结缔组织基质开始骨重建,软

组织伤口愈合。

5. 拔牙后 3~4 个月,拔牙窝的骨重建大致完成,形成新生幼稚骨。

拔牙后半年,在骨髓中可以见到编织骨,X 线片可以观察到骨皮质形成。此时,拔牙窝完全愈合。

三、种植的时机

根据种植和拔牙之间的时间关系,可以将种植分为不同的时机[13,14]。即刻种植具有明显的优势和特点,在适合的情况下是美学区种植的首选,但是其适应证必须把握准确,并且在必要的情况下需要辅以软组织移植或者特殊的骨增量处理。

1. 即刻种植(immediate implant placement) 是指拔牙之后 24 小时之内植入种植体。此时软硬组织的外形轮廓尚在,没有遭到破坏或者吸收,拔牙窝正在形成血凝块,或者刚刚形成血凝块,这类新鲜的拔牙窝,软硬组织再生的潜力很强,因此是非常好的种植时机。

当然,即刻种植由于获得初期稳定性较延期种植更难,因此会增加一定的风险。但是只要选择适合的适应证,即刻种植和延期种植相比,种植体的长期存留率和成功率接近,即刻种植并不会增加失败的风险。

即刻种植并不能阻止软硬组织的改建[15]。如果风险可控,建议即刻种植同时结合即刻修复,可以最大限度维持住软组织轮廓,这对于美学区种植来讲是非常有意义的;如果存在必要,还应该在即刻种植同期进行软组织移植,以获得可预期的粉色美学效果。

在美学区即刻种植中,常规建议不翻瓣种植,不要强求完全的伤口关闭。如果可以同期进行即刻修复,可以依靠即刻修复体协助完成伤口的关闭。

2. 软组织愈合的早期种植(early delayed implant placement) 是指在拔牙后 4~8 周植入种植体。此时拔牙窝软组织伤口完全愈合,束状骨已经吸收,新生骨还没形成。

和即刻种植相比,早期种植的优势是牙槽嵴顶已经被成熟的软组织覆盖,便于无张力地关闭伤口。在美学区,

如果患者局部条件不适合进行即刻种植,比如拔牙窝骨壁有明显缺损,或者拔牙期软组织的状态非常差,且无法通过同期软组织移植有效改善,再或者患牙具有非常明显的、难以彻底清除的炎症,则建议先拔除患牙,尽量彻底清理拔牙窝,等待6~8周软组织愈合之后再进行种植或者植骨处理。

需要注意的是,等待6~8周并不会改善骨床的条件。因此,如果拔牙时基骨的条件太差,骨量不足以在理想的位置植入种植体、无法获得良好的初期稳定性者,拔牙期会存在三个选择:

(1)拔牙同期进行位点保存或即刻牙槽骨扩增,保存骨轮廓,待6~9个月成骨后再进行种植手术,必要时辅助骨增量处理。

(2)在拔牙时不做处理,或者进行软组织保存,拔牙后6~8周软组织愈合后再进行种植和植骨处理。

(3)在拔牙后3~4个月,形成骨愈合后,且部分新骨形成后再进行手术,有可能仍然需要植骨与种植手术分期进行,也存在由于一部分新骨而允许植骨与种植同期进行的可能性[16]。

3. 骨愈合的早期种植(delayed implant placement)是指拔牙后3~4个月进行种植治疗。此时牙槽窝的宽度和高度都会有比较明显的下降和改建,但是拔牙窝内会有新骨形成,与即刻和软组织愈合的早期种植相比,此时种植体更容易获得初期稳定性。

对于非美学区种植,等待拔牙窝内的成骨通常是有意义的;但对于美学区,拔牙窝内成骨和轮廓丧失相比,显然是得不偿失的,所以这个时机并不是美学区种植常规推荐的时机。

4. 延期种植(late implant placement) 是指拔牙后6个月以上才进行种植。此时拔牙窝完全愈合,并且开始有骨皮质形成。

在拔牙期可以介入的时候,主动选择此型种植时机并不多见,尤其在美学区。此类情况多见于未成年患者,或者无客观条件进行早期种植的患者,则只能选择延期种植。

如果可以在拔牙期介入,对于选择延期种植的患者,应该在拔牙期进行位点保存处理,以尽量维持软硬组织轮廓,为今后的种植治疗保存良好的基础。

5. 种植时机及优缺点　见表3-1-1[17]。

6. 补充说明

(1)即刻、早期和延期,不同时机植入种植体,种植体的存留率没有显著差异[18-25],都能够预期得到良好的骨结合[16]。我们还应该综合考虑美学效果的可预期,治疗的周期,手术的次数,可能存在的并发症,以及治疗费用。我们希望付出最小的代价以获得最佳的美学效果。

(2)如果是薄龈表现型,即便是唇侧骨板完整,术后也可能面临较高的美学风险,包括唇侧骨板吸收和软组织退缩[26,27]。针对美学要求高的患者,不建议选择单纯的即刻种植,建议采用结合结缔组织移植的即刻种植或者早期种植;美学要求较低的患者,在充分告知美学风险及后期补救措施后,可以考虑单纯的即刻种植,后期根据患者的术后改建情况和接受程度来决定是否需追加手术。

(3)如果唇侧骨板不完整,针对美学要求中、高的患者,不建议选择即刻种植;针对低美学要求、高微创舒适要求的患者,在充分告知美学风险后,如果患者可以接受并承担美学上可能出现的问题,则可以考虑进行妥协性的即刻种植,同期进行必要的软硬组织增量处理。

(4)Buser 教授2017年发表在 *Periodontology 2000* 上的文章指出[28],在美学区单颗牙种植时机的治疗决策上,应该综合考虑以下8个因素:

1)唇侧骨板的厚度、高度和完整性;

2)腭侧骨板的厚度和高度;

3)邻面牙槽嵴的高度,是否在邻牙釉牙骨质界根方3mm;

4)种植位点牙槽嵴的高度和倾斜度;

5)邻牙的牙槽嵴高度;

6)切牙孔的位置和大小;

7)牙根根方和腭侧的可用骨量;

8)拔牙窝近远中向的尺寸。

表 3-1-1　种植时机分类、定义及优缺点

分类	定义	优点	缺点
Type 1	即刻种植（拔牙同时种植）	1. 减少手术次数 2. 缩短治疗疗程 3. 最大程度利用现有软硬组织 4. 有机会维持现有软硬组织轮廓	1. 不易判断软组织退缩的风险，尤其是薄龈表现型 2. 拔牙窝不规则形态增加备洞的难度 3. 不创口困难，而推进瓣可能改变膜龈联合 4. 技术敏感性高 5. 可能需要追加手术
Type 2	软组织愈合早期种植（拔牙后4~8周）	1. 美学缺陷暴露，降低治疗风险 2. 软组织愈合，软组织量增加 3. 便于创口关闭 4. 对于拔牙时有急性炎症的牙齿，炎症已经消除 5. 腭侧骨壁变软，降低备洞难度 6. 便于同期做骨弓轮廓扩增	1. 拔牙窝洞仍然不规则，备洞难度仍然较大 2. 增加了治疗疗程 3. 拔牙窝会出现不同程度吸收 4. 技术敏感性高 5. 可能需要追加手术
Type 3	骨初期愈合早期种植(拔牙后12~16周)	1. 美学缺陷暴露，降低治疗风险 2. 拔牙窝已有新生骨生成，降低备洞难度 3. 易于获得种植体稳定性 4. 成熟的软组织便于软组织处理	1. 增加了治疗疗程 2. 可能需要追加手术 3. 拔牙窝会出现进一步吸收
Type 4	延期种植（拔牙后6个月以上）	1. 美学缺陷完全暴露，降低治疗风险 2. 拔牙窝完全愈合 3. 成熟的软组织便于软组织处理	1. 治疗时间增加 2. 可能需要追加手术 3. 剩余骨量个体差异非常大，治疗难度加大

小结

1. 拔牙后牙槽骨的变化　Lang NP 等观察到，单颗牙齿拔除后 6 个月，牙槽骨的高度会降低 11%~22%，宽度会减少 29%~63%。具体数值上，牙槽嵴宽度平均减少 3.8mm，唇侧高度减少 1.2mm，近远中高度减少 0.8mm。

2. 拔牙后软组织轮廓的变化　拔牙后半年，软组织平均增厚 0.4~0.5mm，水平向轮廓变化为 -0.1~-6.1mm，垂直向轮廓变化为 -0.9~+0.4mm。

3. 组织学改变　现代的观点认为，束状骨与牙齿、牙周膜、牙骨质共同形成一个发育单元。在咀嚼运动时，牙根受到的应力刺激通过牙周膜传导到束状骨。当牙齿拔除后，牙周膜被离断，菲薄的束状骨失去了这样的生理性刺激，同时也失去了来自牙周膜的血运支持，会很快发生吸收。束状骨的高度变化取决于骨板的厚度。薄骨组（唇侧骨厚度≤1mm）的垂直骨吸收量是厚骨组（唇侧骨厚度 >1mm）的 3 倍，也就是说唇侧骨壁越薄，拔牙术后出现骨高度降低的风险就越高。

第二节　微创拔牙

　　拔牙是一个具有创伤性质的治疗过程。为了更好的保存软硬组织,减少拔牙后软硬组织的吸收,需要尽量减小拔牙过程中的创伤[29,30]。这需要临床医师选用适合的器械,采用轻巧、柔缓的手法进行手术操作即微创拔牙(atraumatic extraction),尽量避免不必要的损伤。

一、微创拔牙器械

　　微创拔牙最基本的工具包括牙周膜刀、微创拔牙挺和拔牙钳(图 3-2-1~ 图 3-2-3),大部分牙齿可以依靠这些基本工具完成微创拔除。还有一些特殊的微创拔牙工具,如"吊车拔牙"工具(图 3-2-4)、超声骨刀等。针对某些复杂情况,比如直接挺出患牙阻力很大,有可能需要首先进行分根,再分别拔除,此时则需要用到旋转设备,比如气动涡轮机或增速手机。更好的选择则是扭矩、转速更稳定,并且可以利用经过消毒的生理盐水降温的种植机。

二、微创拔牙流程

　　常规的微创拔牙流程,是首先应用牙周膜刀沿龈沟内做切口,接着继续深入,尽量深入地切断牙周膜。牙周膜刀有不同的角度,需要根据不同牙位、不同轴面,选择最适合的类型,使其尽量紧密贴合牙齿轴面形态(图 3-2-5,图 3-2-6)。牙周膜刀应该尽量深入到牙周膜间隙中,切断牙周膜,削弱待拔牙齿和牙槽窝之间的紧密联系。

　　接下来,需要最主要的微创拔牙工具——微创拔牙挺发挥主导作用。微创拔牙挺的外形类似工作刃很薄、很小、很精巧的拔牙挺,这类工具要求由强度、韧性非常好的金属材料加工而成,虽然工作刃比较小巧,却可以耐受较大的力量而不会发生变形和折断(图 3-2-7,图 3-2-8)。在使用中,需要注意其最主要的施力方式是"楔力",而不是"旋转力"(图 3-2-9,图 3-2-10)。

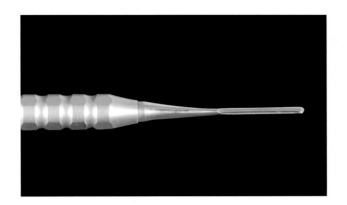

图 3-2-1
牙周膜刀

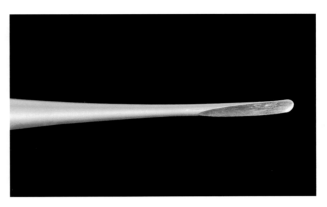

图 3-2-2
微创拔牙挺

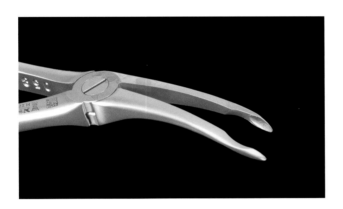

图 3-2-3
根尖钳

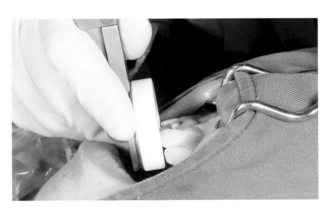

图 3-2-4
"吊车拔牙"工具

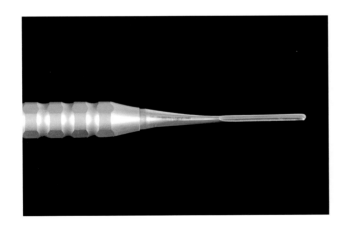

图 3-2-5
前牙区通常选择直牙周膜刀

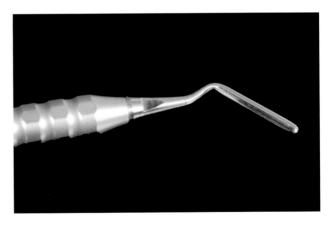

图 3-2-6
前磨牙区选择带有一定角度的牙周膜刀

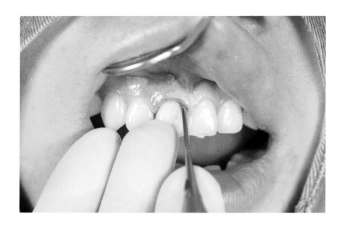

图 3-2-7
应用牙周膜刀,切断牙周膜(1)

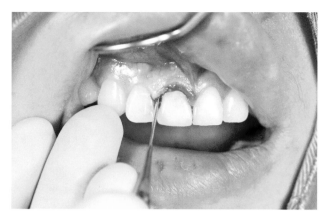

图 3-2-8
应用牙周膜刀,切断牙周膜(2)

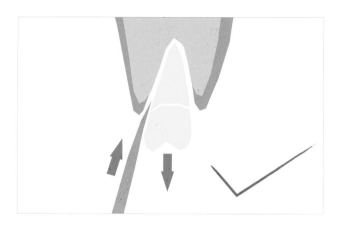

图 3-2-9
微创拔牙挺正确的楔力

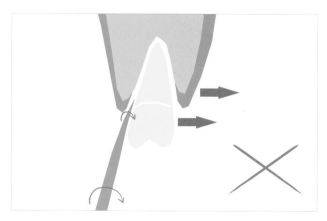

图 3-2-10
微创拔牙挺错误的旋转力

在最初的拔牙阶段中,我们应该努力将微创拔牙挺深入地插入牙周膜的空间,依靠自身的楔形形态,逐步增加患牙和牙槽骨之间的间隙,使患牙与牙槽骨逐渐分离,而这种分离是迫使牙根向冠方移动。而在使用常规拔牙挺时我们通常习惯于应用的"旋转力",会造成患牙的水平向移位倾向,这种力有可能会使原本薄弱的牙槽骨发生折断,造成不必要的破坏。

避免"旋转力"有时难以做到,但还是要将旋转的倾向控制到最小,以减小对牙槽骨的不良力量。

即使是采用正确的"楔力",也需要掌握合理的施力位置。由于前牙区牙齿的唇侧骨板通常较薄,甚至是菲薄的状态。这类骨板在拔牙后如果能够得以保存,对于即刻种植等操作将会是一个非常有利的因素。如果拔牙中将其折断、毁损,会明显增加种植的难度,甚至影响最终的修复效果,因此在拔牙施力中要有意识地保护唇侧骨板。

不能进行施力的位置包括唇面正中和舌侧正中,这两个部位施力都有可能使唇侧骨壁承受较大压力,甚至造成折断;邻面部分的施力有可能造成邻牙受损,更重要的是

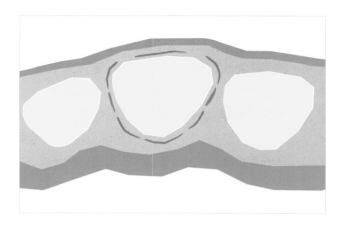

图 3-2-11
安全的施力部位是四个轴角位置

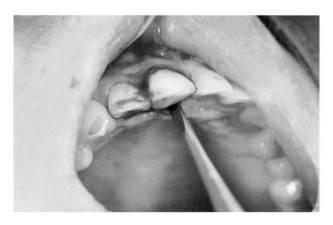

图 3-2-12
微创拔牙挺的正确使用

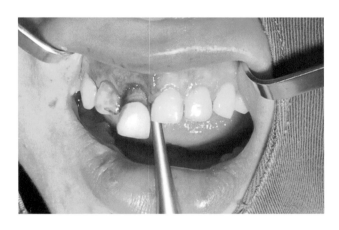

图 3-2-13
微创拔牙,采用微创拔牙挺令患牙脱位

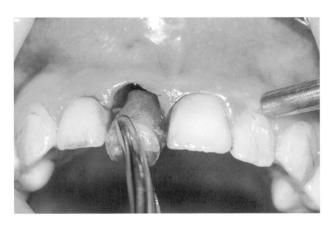

图 3-2-14
微创拔牙,使用根尖钳令患牙脱位

有可能损伤龈乳头,因此也不是施力的最佳部位。最安全的施力部位是四个轴角位置(图 3-2-11),可以承受较大的力量,迫使牙根向冠方移位、脱出,而牙槽骨不易受到损害;其中最安全的部位是腭侧的近远中轴角,在这个部位施力最不容易损伤龈乳头(图 3-2-12)。

在牙齿已经开始松动后,可以继续采用微创拔牙挺,增加一定的"旋转力",使患牙完全脱位(图 3-2-13);也可以采用刃部较精巧的根尖钳,轻巧的拔除患牙(图 3-2-14)。

①扫描二维码
②下载 APP
③注册登录
④观看视频

视频 4　微创拔牙

三、病例实战

患者,女。上颌前牙外伤冠折,无法保留,要求即刻种植。

检查见患者为高位微笑(PESL-4),微笑时全部龈乳头、牙龈曲线以及部分根方软组织全部暴露,属于极高美学风险病例(图3-2-15)。

口内检查可见11冠折,11龈缘曲线良好,未被冠折破坏,唇侧软组织正常(图3-2-16,图3-2-17)。

CBCT显示11唇侧有完整骨板,属于即刻种植适应范围(图3-2-18)。

由于患者牙龈软组织并不属于非常厚的状态,建议患者在即刻种植中进行结缔组织移植,来增强软组织,以利于更好的美学效果。患者希望采取最微创的治疗形式,因此未接受术中即刻软组织移植的建议。

本病例的龈缘曲线和软组织轮廓都需要尽量予以保存、维持,这对于手术中的微创操作提出了更高的要求。除了即刻种植、即刻修复的常规治疗措施外,在拔牙阶段,我们选用了更加微创的"吊车拔牙"技术。

首先拔除患牙冠部,然后在牙根上安放吊车配件,接着在安装好的吊车配件上安装吊车缆绳,最后安装吊车主体装置(图3-2-19~图3-2-22)。

旋转吊车主轴,逐渐施加冠向拉力。当拉力超过牙根与牙槽窝的附着力量后,牙根会突然向冠向脱位,完成微创拔牙(图3-2-23,图3-2-24)。

在整个拔牙过程中,器械对牙根施加的均为冠向脱位力,没有任何侧向力,因此对于牙槽骨和龈缘软组织没有任何损伤,可以保证软硬组织处于最佳状态。

当然,应用这种设备,需要邻牙承担一定的力量,因此只能在邻牙基本正常的情况下应用。

按照理想位点和轴向逐级备洞,植入种植体,达到良好的初期稳定性,因此可以立刻安装即刻修复体。龈缘形态、软组织轮廓均获得良好支撑,为最终获得良好美学效果奠定了基础(图3-2-25~图3-2-29)。

关于即刻过渡修复体的制作,将在第九章中详细介绍。

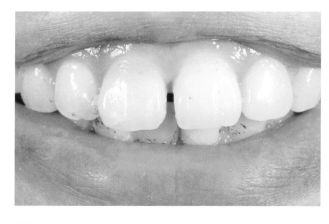

图3-2-15
11冠折无法保留,高位微笑

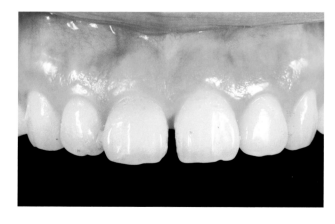

图3-2-16
龈缘位置良好,需要维持

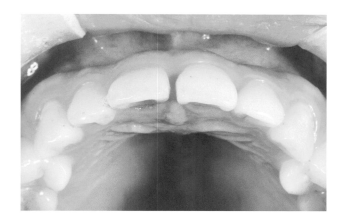

图 3-2-17
软组织轮廓正常，需要维持

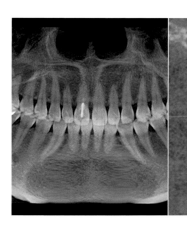

图 3-2-18
术前 CBCT

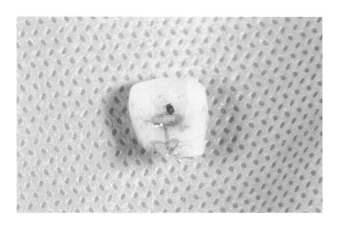

图 3-2-19
拔除冠部

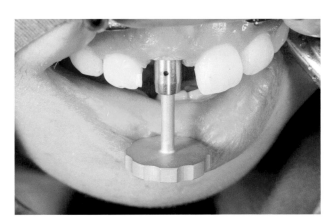

图 3-2-20
牙根上安放吊车配件

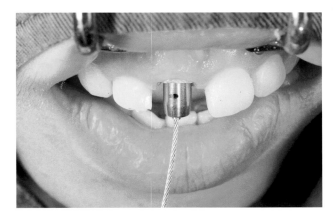

图 3-2-21
安装好的吊车配件上安装吊车缆绳

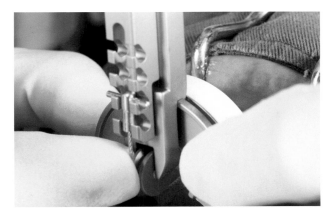

图 3-2-22
安装吊车主体装置

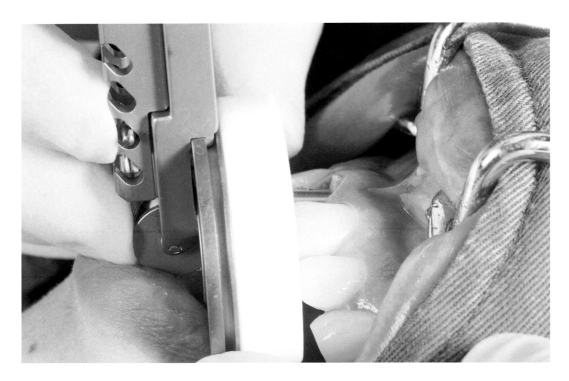

图 3-2-23
旋转吊车主轴,逐渐施加冠向拉力

①扫描二维码
②下载 APP
③注册登录
④观看视频

视频 5　吊车拔牙

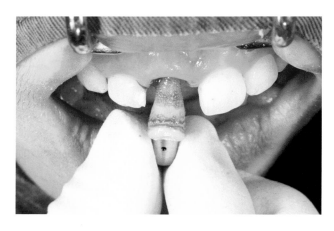

图 3-2-24
牙根冠向脱位

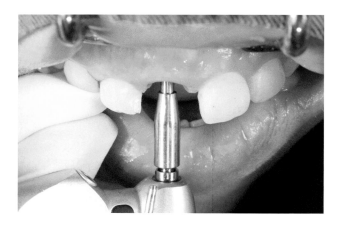

图 3-2-25
按照理想位点和轴向逐级备洞

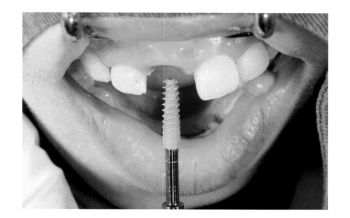

图 3-2-26
植入种植体

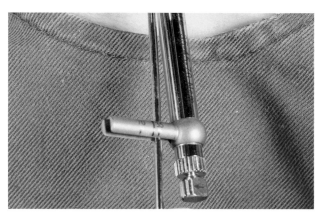

图 3-2-27
达到良好的初期稳定性

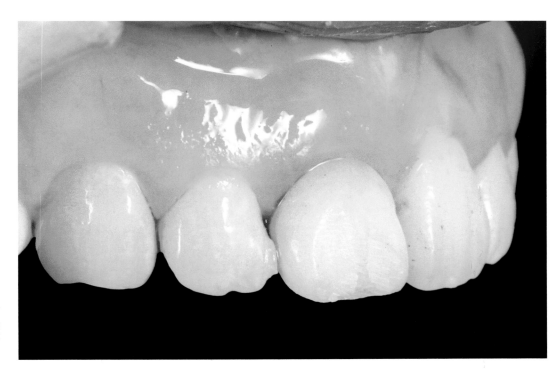

图 3-2-28
完成即刻修复，安
装即刻修复体，龈
缘形态获得良好
支撑

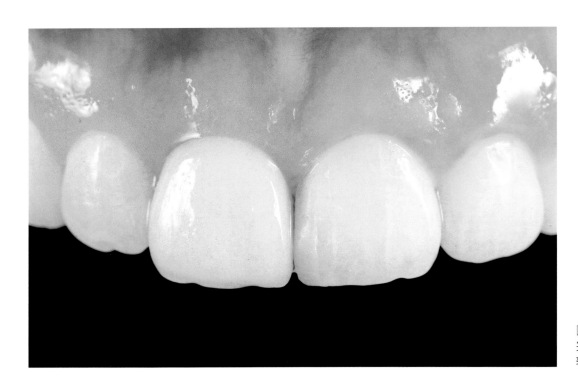

图 3-2-29
完成最终修复,软组织
轮廓获得良好支撑

小结

微创拔牙的流程如下:

1. 应用牙周膜刀沿龈沟内做切口,继续深入切断牙周膜,削弱待拔牙齿和牙槽窝之间的联系。

2. 微创拔牙铤最主要的施力方式是"楔力",而不是"旋转力"。将微创拔牙挺深入地插入牙周膜的空间,逐步增加患牙和牙槽骨之间的间隙,使患牙与牙槽骨逐渐分离,迫使牙根向冠方移动。在拔牙施力中要有意识地保护唇侧骨板。最安全的施力部位是四个轴角位置。

3. 在牙齿已经开始松动后,我们可以继续采用微创拔牙挺,增加一定的"旋转力",使患牙完全脱位,也可以采用刃部较精巧的根尖钳,轻巧的拔除患牙。

第三节　即刻种植技术

美学区的天然牙因为各种原因无法保留时,一旦拔除,会明显影响面部美观。患者通常会迫切地希望尽快完成种植修复,避免美学区牙齿缺失的尴尬状况。

即刻种植就是在拔除牙齿的同时或极短时间(24小时)以内,完成种植体的植入。

即刻种植、即刻修复是最受患者欢迎的治疗流程,可以在很大程度上减小患者因美学区缺牙带来的心理不适。然而,即刻种植、即刻修复具有更高的治疗风险,尤其是对于较高美学风险的病例。

因此,临床医师应该认真评价患者的牙齿和全身实际情况,分析治疗的难度和风险,确定是否可以采用即刻种植、即刻修复的治疗流程。

一、即刻种植治疗流程的优势

1. 减少手术次数　将拔牙和种植手术合为一次,患者更容易接受,心理创伤更小。

2. 缩短治疗周期　拔牙后的拔牙窝生理性改建与种植后的种植体周骨结合,两个愈合程序合为整体,从拔牙到修复完成的整体周期可以缩短。

3. 减少/避免缺牙时期　在适合的条件下,通过恰当的手术操作,可以实现即刻修复,这样就可以明显缩短,甚至完全避免拔牙后的缺牙时期,这对患者来讲是很重要的心理抚慰。

4. 获得更好的美学效果　牙齿拔除后,软硬组织都会发生明显的改建,造成种植修复的美学基础降低。为了获得良好的美学效果,通常需要经过更多的软硬组织处理。在具备充分的基础条件时,如果采用即刻种植,通过适宜的技术流程,避免翻瓣,从而保持膜龈联合的位置,以及避免因手术切开导致的瘢痕,可以更好地保存天然牙的美学基础,获得良好的美学效果,尤其是粉色美学修复效果。当然,适应证范围、治疗流程的合理选择,是获得即刻种植美学效果成功的重要前提,否则也可能存在更大的美学风险,如术后的唇侧软组织退缩。

二、即刻种植的美学风险

我们也必须清醒地认识到,即刻种植同样存在着各种风险,事实上手术难度、术后风险都比早期种植和延期种植更大,需要临床医师具有较充足的治疗经验,才能够予以把控。

虽然即刻种植的种植体短期和长期的存留率已经可以达到很高水平[31,32],但是经常会面临软组织退缩的美学风险。Chen 和 Buser[4]在 2009 年发表的综述指出,即刻种植大约有 26% 的位点出现种植体周软组织退缩至少 1mm 的现象。

对于美学区种植而言,1mm 的软组织退缩已经可以成为严重的美学缺陷,因此临床医师需要认真评价、分析美学区即刻种植的风险,以及患者的心理预期,确定最适合的治疗流程和策略,规避美学风险。

当然,我们也必须要认识到,即刻种植的高美学风险,并不是即刻种植本身会带来更多的损害和风险,实际上是由于并不能完全、准确地预测和控制拔牙后的软硬组织改建。而延期种植或者早期种植,则是待软硬组织改建完成,或者改建高峰期过后,待问题暴露出来后,再针对性地进行改进和处理。

因此,对于即刻种植,如果临床医师通过病例分析,针对高要求的患者,未雨绸缪的进行对应预防性处理,仍可以获得很好的美学效果,同时可以使患者享受到减少手术次数、缩短治疗周期、减短甚至避免缺牙期等即刻种植的优势。

判断即刻种植手术风险时,需注意以下几种情况是软组织退缩的高危因素。

1. 吸烟患者。

2. 唇侧骨板菲薄　当唇侧骨板菲薄的情况下,发生垂直和水平向骨吸收会更明显[10]。当唇侧骨板小于 1mm,极易导致种植体颈部裂隙性骨缺损。缺失了唇侧骨壁支持的黏膜,退缩风险会明显增加。

3. 薄龈表现型　薄龈表现型的拔牙位点,其软组织退缩的风险明显升高。针对每位患者,我们都需要检查牙龈厚度,确定美学风险。对于薄龈表现型的情况,即刻种植同期行结缔组织移植,增加种植体周软组织厚度,是减少软组织退缩的有效办法。

4. 种植体植入位置偏唇侧　如果种植体植入过于偏唇侧,会减少种植体唇侧软硬组织的空间,厚度减小的软硬组织更容易发生退缩。在延期种植的位点,各向阻力趋于接近,种植体更容易植入到准确的位置中;而在即刻种植的位点,由于唇侧阻力小,腭侧阻力大,如果术者经验不足、对车针控制能力不足,更容易发生种植体整体偏唇侧或者颈部偏唇侧的问题,继而造成唇侧软组织退缩。这个问题提示在即刻种植过程中更需要努力控制种植体植入的三维位点和轴向。

5. 种植体直径过大　如果种植体直径过大,同样会挤占唇侧软硬组织的空间,继而造成唇侧软组织退缩。在即刻种植中,对于经验不足的操作者来讲,有时有可能由于预备中控制不佳而需要更换更大直径的种植体,以满足初期稳定性的需求,而这会造成较高的美学风险。因此,在即刻种植中,需要合理选择种植体型号、手术中精确操作、准确实现术前设计,不应随意更换种植体直径,常规情况下不应采用大直径的种植体。

三、即刻种植的初期稳定性风险

即刻种植是在具有拔牙窝形态的基础上,进一步预备种植窝洞。对于美学区即刻种植来讲,通常种植窝洞的轴向与天然牙牙根轴向并不相同,种植窝洞并不是天然牙拔牙窝的简单延长,因此预备难度相对较大。

良好的即刻种植窝洞,通常是从大约拔牙窝腭侧壁的根尖 1/3 处进入,整体位置更偏向腭侧。通常来讲,预备完好的、具有完全超出拔牙窝 3~5mm 的种植窝洞,可以保证比较良好的初期稳定性(图 3-3-1)。

显然,在拔牙窝腭侧壁进行种植窝洞的预备是存在一定技术难度的,尤其是对于初学者,很容易打滑、偏离预定位点。在反复调整后,就可能将根尖腭侧仅有的骨量破坏,造成初期稳定性下降。当种植体初期稳定性不足时建议埋入愈合,此时,就需要进行翻瓣明显的美学损失。

临床医师需要明确理想的预备目标,熟练预备手法,加强预备的稳定性和准确性,保证种植体植入的初期稳定性(图 3-3-2~ 图 3-3-8)。对于拔牙窝洞过大、根方骨量不足的病例,选择即刻种植方案就会存在一定的困难。

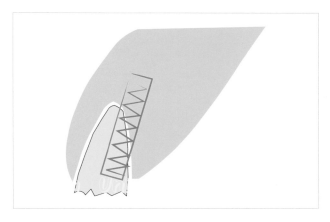

图 3-3-1
可以保证良好初期稳定性的预备窝洞

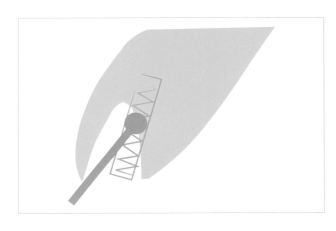

图 3-3-2
可以首先采用球钻定点,不易滑脱

图 3-3-3
可以首先以基本垂直拔牙窝腭侧壁的方向,采用非常锋利的先锋钻,向偏腭侧的方向进针,少量预备

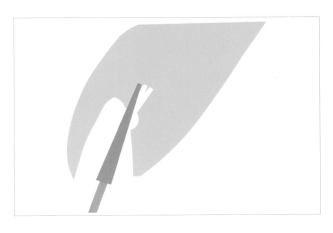

图 3-3-4
待预备车针已经可以完全稳定,旋转立起车针,调整进针角度,达到适宜的理想的种植体轴向,逐级备洞

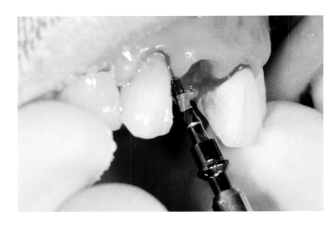

图 3-3-5
在适宜的位置,以基本垂直拔牙窝腭侧壁的方向初步预备

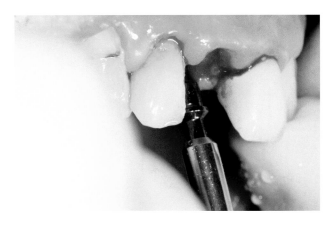

图 3-3-6
车针进入骨内稳定后,随即旋转立起车针,达到正确的轴向

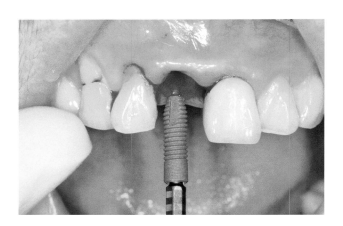

图 3-3-7
植入种植体

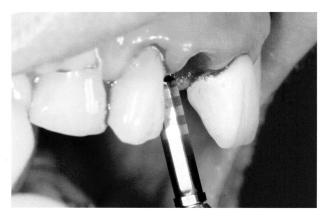

图 3-3-8
种植体植入在正确的轴向和位点上

四、即刻种植技术的适应证和禁忌证

了解了即刻种植后的美学风险、初期稳定性风险因素,实际上就可以反推即刻种植技术的适应范围。

Buser 教授 2017 年发表在 *Periodontology 2000* 上的文章指出[33],即刻种植最重要的两个指征是没有骨壁缺损的唇侧厚骨板和厚龈生物型。具有这两个指征的种植位点,术后出现软组织退缩的风险很低。当然,还要求局部没有急性炎症和有足够骨量可以保证种植体的初期稳定性。

2019 年召开的第 15 届欧洲牙周病学研讨会中得到了以下的共识和临床推荐[34]:

(1) 即刻种植建议仅应用在低风险病例,包括:非美学区,四壁骨完整以及厚的低平型的牙龈生物型。

(2) 不推荐在以下情况下进行拔牙即刻种植:

1) 严重破坏的拔牙窝(一壁骨缺损超过 50% 或者多壁骨缺损);

2) 无法在修复引导下的在正确位置获得良好初期稳定性的拔牙窝;

3) 除非选用过粗直径种植体,否则无法获得初期稳定性的。

但事实上,满足唇侧骨壁厚度大于 1mm 的位点,在前牙区是非常罕见的。中切牙位点唇侧骨壁大于 1mm 者仅存在 4.6% 的病例中[35],而前牙区菲薄的牙龈生物型也更常见。由此,能满足即刻种植的病例是不是少之又少呢? 在临床上,我们如何根据患者的具体条件,以及患者的具体要求,来选择最适合的治疗方案?

辩证地说,根据患者的实际情况、美学需求、心理需求,即刻种植可以有不同层面的适应范围。针对美学要求较高的患者,我们应该遵从具有良好预期的即刻种植适应证;针对具有美学要求,同时可以耐受更多手术治疗的患者,我们可以结合结缔组织移植技术,来确定即刻种植技术的适应范围;而针对美学要求并不很高,但是希望减少手术次数、治疗过程更舒适的患者,则具有更广泛的即刻种植的适应范围。

1. 可以放心选择即刻种植,美学预后良好的适应范围　首先我们需要明确比较严格的即刻种植适应范围,也就是能够具有良好预期的即刻种植适应证。针对以下适合条件的病例,采用即刻种植治疗策略,通常可以获得预期可控的治疗效果,包括粉色美学修复效果。

(1) 天然牙(拔牙窝)具备完整的四壁牙槽骨。

(2) 天然牙(拔牙窝)唇侧骨壁具有足够厚度,最低不少于 1mm。

(3) 根尖部具有较充足的骨量,保证种植体可以获得良好的初期稳定性。最低根尖固位高度通常应达到 3~5mm。

(4) 根周、根尖区均没有急性炎症。

(5) 患牙为厚龈表现型,龈缘位置良好,没有需要改善的退缩问题。

(6) 牙周健康。

(7) 非吸烟患者。

2. 结合结缔组织移植的即刻种植技术适应范围　许多研究已经告诉我们,仅做即刻种植,并不能完全保存美学轮廓。很多情况下,如果希望维持完好的软组织轮廓,需要结合结缔组织移植技术。

Grunder 等的研究表明,仅做即刻种植的位点,软组织轮廓平均减少 1.06mm;即刻种植 + 结缔组织移植的位点,软组织轮廓平均增加 0.34mm[36]。

因此,很多病例直接采用即刻种植技术是存在潜在软组织美学风险的。当然,风险的大小是因人而异的,有些患者会很在意软组织轮廓的萎缩,1mm 的吸收就会成为明显的美学问题;也有许多患者并不认为这是一个问题。对于对软组织轮廓有比较高要求的患者,应该同期进行结缔组织移植,可以明显降低美学风险,同时可以避免早期种植或者延期种植带来的其他问题。因此这种情况也可以成为即刻种植的适应证,具体技术方法将在第八章中进行介绍。

这类情况包括:

(1) 薄龈表现型的患牙或者软组织存在薄弱区域(如慢性炎症性瘘管口);

(2) 患牙龈缘存在需要改善的、非常轻微的退缩问题,通常为 1mm 以内;

(3) 唇侧骨壁存在少量窄型(V 形)骨缺损,缺牙间隙不大的情况[37];

(4) 患者对于软组织轮廓和形态美学要求较高。

3. 结合根尖部局部植骨的即刻种植技术适应范

围[38]　在一些病例中,患者的颈缘部分软硬组织轮廓、状态良好,但由于牙槽骨和理想修复体长轴之间存在较大夹角,将种植体按照理想的种植体三维位点和轴向植入的话,种植体根尖部就会在根方形成穿孔。

此时,可能存在以下几种不同的解决策略:

(1)早期种植:拔除后等待拔牙窝愈合一段时间,采用早期种植、较大范围翻瓣、根尖部 GBR。此种方式会有机会对根尖部骨缺损进行较为完善的骨增量处理,但是会造成颈缘软硬组织的吸收、改建,以及更大的手术创伤,虽然根尖部骨重建效果更有保证,但对于美学核心区的效果有不利影响,因此并不是推荐的治疗策略。

(2)即刻种植,按照牙槽骨整体轴向植入:此种植入轴向可以避免根尖部植骨,整体手术操作更加微创,并且不会对颈缘部分的软硬组织带来手术创伤(图 3-3-9)。此轴向可以属于"微创轴向",但并非最理想的"美学轴向"(第四章中将详细介绍),对于保证最佳的远期美学效果不是最有利的。

(3)即刻种植,按照未来修复体的轴向植入:此种植入轴向对修复的美学效果最有利,同时即刻种植更有利于保存美学核心区较为良好的美学效果,因此是美学角度的最佳选择。对于根尖部的穿孔,如果穿出范围并不大,种植体中部或根尖部少量开窗,或者种植体根尖部只有很少部分在骨轮廓之外,都有机会应用美学颊侧瓣技术(esthetic buccal flap,EBF)进行局部的根尖部植骨(图3-3-10)。这项技术不会影响美学核心区的美学效果(具体将在第七章中介绍)。

对于根尖部骨缺损不十分明显的病例,采用即刻种植 + 根尖部局部植骨的技术,可以获得最佳的种植美学效果。当然,如果根尖部骨缺损过于明显,大量的轮廓外植骨是很难获得非常理想的、长期的骨轮廓扩增效果的,此时就应该考虑待拔牙窝软组织愈合后,进行更可靠的根尖区骨增量处理。

4.更广泛的即刻种植适应范围　还有一些情况,从美学角度讲,采用即刻种植会存在较大的美学风险,但是从初期稳定性、骨结合的角度讲,风险并不大。此时,如果患者的美学要求并不高,也可以成为妥协性即刻种植的适应范围。

比如一些存在龈退缩,或者存在一定的唇侧骨缺损的病例,采用即刻种植,同期进行软硬组织增量,获得功能上成功的种植修复通常并不存在太大的问题,但同时获得美学上的成功,则会有较高的风险。如果患者确实对美学效果要求不高,则可以从缩短流程、减少手术次数的角度考虑,进行即刻种植。

另外,临床上通常认为单颗牙的即刻种植相对预后比较可控,而连续多颗牙的即刻种植不可控因素更加明显。当患者对美学要求较高时,应该通过调整手术方案,尽量避免连续多牙的即刻种植。当然如果患者的美学要求并不高或可以接受术后出现一定的软组织退缩,这种情况也并非即刻种植的绝对禁忌证。

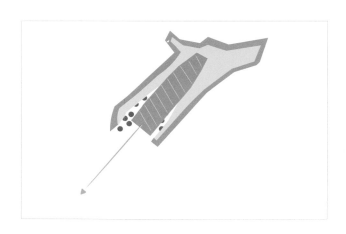

图 3-3-9
微创轴向(非美学轴向)植入种植体

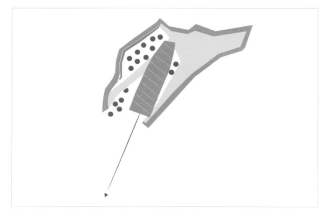

图 3-3-10
即刻种植 + 根尖部局部植骨(EBF)

五、即刻修复的适用范围和基本要求

完成即刻种植后,很多患者会进一步希望能够获得即刻修复体,即刻修复是解决拔牙后即刻美学缺陷的最佳方案;同时,只有结合了即刻修复,才有机会获得最佳的软组织轮廓的维持效果[39]。

1. 种植体的修复负荷分类　关于种植的修复负荷,国际口腔种植学会(ITI)根据获得修复体的时机,对种植体的负荷方案确定以下定义[40,41]:

(1) 即刻负荷(immediate loading):种植体植入 1 周之内。

(2) 早期负荷(early loading):种植体植入后 1 周至 2 个月。

(3) 常规负荷(conventional loading):种植体植入 2 个月后。

2. 即刻修复的适应证　关于何时进行即刻修复,一直是临床医师关注的重点。满足以下条件的患者,在拔牙即刻种植后可以考虑进行即刻修复。

(1) 种植体具有充足的长度,一般要求≥10mm。

(2) 种植体具有充足的骨内固位长度,一般要求≥3mm。

(3) 良好的初期稳定性,一般标准为有效植入扭矩>35N·cm(也有学者定为 32N·cm),可采用正常的即刻修复体;如果植入扭矩在 15~35N·cm,可以采用个性化愈合基台或类似的短即刻修复体;如果 <15N·cm,则建议埋入愈合。

(4) 种植体植入不伴有同期骨增量移植(不包含跳跃间隙内植骨)最理想,仅存在单纯根尖部植骨处理、植入扭矩非常理想者亦可。

(5) 通过咬合调整,所有功能状态下可以避免修复体受到咬合力量的冲击。

(6) 患者不存在口腔副功能问题。

(7) 患者的口腔卫生维护能力良好,依从性非常好。

3. 即刻修复的基本要求　关于如何实现即刻修复,发挥即刻修复的优势,避免因即刻修复带来更大的风险,学术界存在以下一些共识。

(1) 无静态或动态咬合接触:大部分学者认为即刻修复体应做到在牙尖交错𬌗、前伸𬌗、侧方𬌗等状态下均无接触,完全避免各种动度,保证种植体的稳定性,以获得理想的骨结合。因此,最初的临时修复体通常会较邻牙略短,在各种功能运动状态下均无咬合接触,该状态可以在种植术后 2 个月,初步获得骨结合后予以调整和改善。也有学者提出咬合的生理刺激会促进骨结合的理论,但这一理论尚未获得学术界的普遍认可,笔者还不能将其作为临床工作的指导意见。

(2) 纯种植体支持的即刻修复体:通常不建议将种植即刻修复体和天然牙相连接,以避免天然牙生理动度给种植体的骨结合带来不利影响。常规情况下,种植即刻修复体和邻牙的接触点也应该轻轻打开,以避免天然牙的生理动度传递到种植即刻修复体,给骨结合带来不利影响。

(3) 螺丝固位:即刻修复最理想的固位形式为螺丝固位,可以避免粘接性修复体溢出的粘接剂污染手术术区,而影响种植体骨结合的问题。

(4) 良好的稳定性:即刻修复体就位后具有足够的稳定性,以免因微动度造成边缘骨的丧失。通常建议即刻修复体的中央螺丝扭矩达到 15N·cm。

(5) 适宜的穿龈轮廓:良好的即刻修复体应该能够给周围软组织足够的机械支撑,同时给软组织足够的空间生长。具体要求将在第九章中详述。

若种植体的初期稳定性不足以支撑临时修复体,可以考虑马里兰桥等其他形式的过渡义齿修复形式,对穿龈软组织及时地给予足够的机械支撑,防止软组织挛缩、塌陷[42]。

六、即刻种植术式的选择

1. 即刻种植能不能翻瓣?

早期的即刻种植通常采用翻瓣手术,有些情况下还会结合同期 GBR,根据临床情况不同,存在以下三种治疗策略:

(1) 拔牙窝条件良好,为了获得手术视野,龈乳头区切开,唇侧翻瓣,暴露牙槽嵴顶骨面,植入种植体后跳跃间隙植骨,龈乳头区对位拉拢缝合,上大直径愈合基台,非埋入愈合。

(2) 拔牙窝条件良好,但是唇侧骨板菲薄或者存在单壁缺损,为了弥补术后束状骨的吸收、改建,在拔牙处即刻唇侧翻瓣,减张,同时在跳跃间隙及唇侧骨轮廓外植骨,盖上可吸收胶原膜,非埋入愈合,即刻修复。通过即刻修复体辅助关闭拔牙窝。有学者针对采用这种策略进行即刻种植的 114 颗种植体中,实验组(非埋入愈合组)术后 5 年种植体的存留率达到 94%,对照组为 96%(埋入愈合组)[43]。不可否认,这是一项可靠的技术。

(3) 拔牙窝条件良好,但是唇侧骨板部分缺损。针对这类病例,S A Jovanovic 在 20 世纪 90 年代采用的治疗策略是,在拔牙即刻唇侧翻瓣,应用不可吸收膜在缺损区植骨,软组织大量减张,在牙槽嵴顶覆盖结缔组织,严密关闭伤口[44]。术后 18 年随访,种植体非常稳定,粉色美学效果良好。种植体周龈乳头高度、龈缘高度、唇舌向的丰满度和天然邻牙相比都非常接近。但是可能由于复杂手术导致软组织的质地不均,有少量瘢痕形成。

上述第一种术式没有明显的骨增量或软组织保存的优势,反而破坏了软组织的初始状态。由于计算机辅助种植技术的出现,使得微创精准种植成为可能,不需要以暴露视野为目的增加翻瓣的必要,因此此种方式并不具备明显优势,逐渐被淘汰。对于第二和第三种术式,均有足够证据支持种植体能够获得长期的功能稳定和可接受的美学效果。

但是有另外一部分学者不是特别支持这样的治疗策略,基于以下考虑:

(1) 束状骨的血液供应来自骨膜、骨髓腔和牙周膜。他们认为,在拔除牙齿即刻,束状骨失去了来自牙周膜的血液供应,如果在此时进行翻瓣,同时切断了来自唇侧骨膜的血液供应,可以预计到束状骨在术后会出现相对大量

的吸收[45-47]。这是通过动物实验证实的[46]。

(2) 在骨轮廓外植骨,必然需要软组织减张,而在拔牙即刻的软组织一般比较菲薄,进一步减张可能使得软组织更加薄弱。某些情况下,例如薄龈表现型的唇侧又存在慢性瘘管,减张后,骨粉有可能长入薄弱的软组织位点,甚至形成骨粉瘘口。而如果选择软组织愈合的早期种植,此时软组织厚度比拔牙即刻软组织平均增厚 1mm,慢性瘘口也基本愈合。此时进行减张,是相对安全的。

(3) 如果在骨轮廓外植骨,又追求埋入愈合,软组织必然会大量冠向复位,膜龈联合线向冠方移位。对于术前角化黏膜宽度有限的患者,术后可能出现唇侧角化黏膜宽度不足。

(4) 如果骨轮廓外植骨只是为了轮廓扩增,可以考虑结缔组织移植。尤其是在唇侧骨板完整的情况下。因为在轮廓外植骨,属于不利型缺损,植骨材料不容易稳定,骨增量的效果较轮廓内植骨效果会差一些。可以考虑替代方案,在唇侧黏膜和唇侧骨板之间制作隧道,进行游离的结缔组织移植,软组织增量也可以达到可靠的轮廓扩增的效果。

由于以上原因,我们建议即刻种植应尽量选择不翻瓣手术。

当然,并不是翻瓣后肯定不能获得很好的美学效果。我们也可以看到,有一些经验非常丰富的医师可以提供非常好的翻瓣即刻修复病例,但那需要非常高超的手术技巧,严选适应证才有机会在翻瓣的情况下仍然保持良好的美学效果。

在有机会不翻瓣的情况下,采用不翻瓣技术进行即刻种植,使得获得良好美学效果的难度大大降低。

当然,也有专家仍然采用翻瓣的形式进行即刻种植,但其具体手术操作,则与传统的翻瓣手术不同。Zucchelli G 采用特殊设计的翻瓣方式,仅在牙槽嵴顶 2mm 处翻开骨膜,可能会有少量的束状骨吸收,但是带来的收益是少量冠向复位软组织,同时通过结缔组织移植来加强种植体周唇侧和龈乳头区域的软组织。最后即刻修复引导软组织生长。Zucchelli G 认为,种植体成功的关键,相对骨来说更重要的是软组织;只要种植体的主体在骨内,软组织被加强而且健康,即便术后种植体颈部的少量螺纹是和软

组织直接接触,依旧能保持种植体长期的功能和美学的稳定。我们也确实看到了 Zucchelli G 所展示的精美病例。当然这样的方式,相对常规的不翻瓣即刻种植手术方式比较复杂,目前并不是我们进行即刻种植的常规临床推荐。

2. 双区植骨技术(dual zone augmentation technique)对于美学区临床条件特别好,且满足严格的即刻种植适应证的患者,我们应该采取什么样的治疗流程? Tarnow D P 和 Chu S J 等[48,49] 提出了 dual zone augmentation technique(双区植骨技术),是目前在学术界比较被广泛接受的术式。Dual zone 包括 tissue zone(组织水平)和 bone zone(骨水平)2 个部分。组织水平定义为从游离龈缘到唇侧骨嵴顶之间的区域,如图 3-3-11 所示的粉色部分。骨水平则是唇侧骨嵴顶根方的部分,如图 3-3-11 所示的灰色部分。该技术的核心要点是,植骨材料不只放在跳跃间隙,还要放在龈缘到骨嵴顶之间的唇侧间隙内,也就是骨水平和软组织水平双区域植骨,以达到最佳的软组织轮廓维持的效果。具体流程如图 3-3-12 所示。

(1) 不翻瓣微创拔牙:再次强调即刻种植尽量不翻瓣。其中的生物学原理,是因为唇侧菲薄的束状骨,血液供应来自 3 条:唇侧黏膜、束状骨自身的骨髓腔(非常的菲薄、狭窄)和牙周膜,拔除牙齿就失去了来自牙周膜的血供,若翻瓣则会进一步失去骨膜的血供,仅剩自身菲薄的骨髓腔提供血供。束状骨血供不足会出现大量的吸收,表现为唇侧骨高度降低,继发唇侧软组织退缩。

在拔牙过程中,要注意保护软组织,尤其是唇侧龈缘和龈乳头的区域。具体的微创拔牙的方法,详见第三章第二节。

(2) 在理想的三维位点植入种植体:理想的深度在唇侧骨壁下 0.5~1mm,也就是龈缘下 3~4mm;种植体位置偏腭侧,跳跃间隙达到 2mm 或 2mm 以上;种植体长轴从理想修复体的舌隆突穿出。

1) 一般来说,牙齿拔除后,牙槽骨会发生一定程度的吸收改建,如果把种植体放于平齐骨嵴顶的水平,术后可能会出现种植体粗糙面螺纹暴露在骨外的情况。因此,为了适应术后牙槽骨正常的生理改建,需要把种植体放于略低于骨嵴顶的水平,也就是唇侧骨壁下 0.5~1mm。由于不翻瓣种植,不易探查骨嵴顶的确切深度,也可以参考龈缘。由于种植体周生物学宽度约为 3.6mm,种植体的植入深度控制在龈缘下 3~4mm。需要注意的假定所以唇侧骨嵴顶是在龈缘下 3mm 的恒定位置上(2mm 生物学宽度 +1mm 龈沟深度)。

2) 美学区种植体的位置建议在拔牙窝内偏腭侧植入[50],并且保证跳跃间隙在 2mm 以上。越来越多的临床研究证实[51-53],当种植体偏唇侧植入,术后远期容易观察到唇侧软组织退缩等美学并发症。

当然,如果种植体选择过粗,就可能挤占植骨空间,导致跳跃间隙不足。所以,在美学区选择合适直径的种植体,也是获得美学成功的重要环节。Tiziano Testori 等

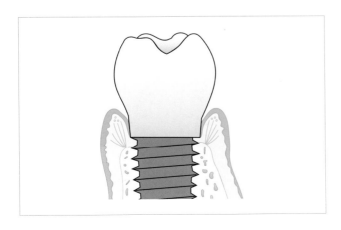

图 3-3-11
组织水平和骨水平

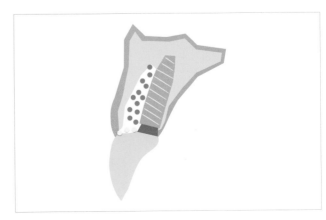

图 3-3-12
双区植骨技术

于 2018 年发表在 *Periodontology 2000* 的文章,给出了美学区种植体直径选择的临床建议[54](表 3-3-1)。这样的直径选择,主要针对欧洲患者,而亚洲患者,牙冠尺寸相对更小,牙槽骨唇舌向宽度相对更窄,是可以借鉴该临床建议的,但是是否完全适用,是我们需要思考的地方。在后续章节中,还会进一步讨论我们团队的临床治疗建议。

3)种植体长轴从理想修复体舌隆突穿出,一方面可以给颈部植骨材料和软组织让出足够空间,另一方面使得螺丝固位修复成为可能。螺丝固位的优势,除了避免粘接剂残留刺激软组织外,还可以方便摘戴临时修复体,便于调改修复体外形,尤其是穿龈轮廓部分。因此,这一轴向是我们在术中需要努力去达到的理想轴向。如果种植体轴向略偏唇侧,可以通过角度螺丝基台实现螺丝固位。如果种植体轴向过分偏腭侧,则可能导致修复体舌隆突过大。根据不同的临床情况,可以选择自由手、导板或者导航引导下植入种植体。

(3) dual zone 双区植骨:植入种植体后,接下来我们应该怎么做?是否需要在跳跃间隙植骨?选择什么类型的材料?植骨材料需要填充到什么高度?是否需要屏障膜?

跳跃间隙是否植骨,并不影响种植体骨结合的成功,也不影响种植体的存留率、成功率,但是会影响到唇舌向的软组织轮廓丰满度,对种植体的粉色美学有影响[55]。建议在跳跃间隙植骨。植骨材料的选择,可以是自体骨、异体骨、异种骨、合成骨[49]。这些植骨材料都可以在愈合的初始阶段给血凝块提供支架作用,起到骨引导的作用,获得良好的骨再生效果。但是考虑到需要最大限度稳定住唇侧轮廓,Buser 教授推荐使用低吸收替代率的异种骨[33]。植骨的高度,要达到组织水平,也就是骨水平和软组织水平双区域植骨。跳跃间隙植骨的作用不再赘述,软组织水平的植骨材料不会有引导骨再生的效果,也不会导致炎症、排异反应,而是和软组织结合,加强了穿龈部分的软组织[56]。Tarnow DP 等学者通过人的组织学切片确认:不翻瓣拔牙即刻种植,仅在组织间隙植骨,没有屏障膜的屏障作用,软组织也不会在愈合过程中长入跳跃间隙[57]。

综上所述,在植入种植体后,建议选择低吸收替代率植骨材料进行双区植骨(dual zone augmentation),不需要覆盖屏障膜。

(4)即刻临时修复:利用即刻的临时修复体封闭拔牙窝,维持保护血凝块,最重要的是在愈合期间给软组织提供机械支持。即刻临时修复体的制作方式有多种方法,包括预先制作树脂壳;术中口扫,CAD/CAM 切削制作 ti-base 的临时修复体;术中取印模,口外制作临时修复;术中连接临时修复基台,口内直接堆叠树脂等多种方式制作(后续的章节会具体展开讨论)。考虑到操作的便捷性、时间效率、成本等多个因素,目前的临床推荐是预先制作树脂壳的方式[33]。我们团队最常采用的方式是预制树脂壳和口内直接堆叠成形 2 种方式。术中需要注意:①无菌操作,控制感染;②制作完成的树脂修复体需要高度抛光。

表 3-3-1　美学区牙冠平均宽度及种植体直径的选择

上颌	牙冠平均宽度 /mm	种植体直径 /mm
中切牙	8.6	4~5
侧切牙	6.5	3~3.5
尖牙	7.6	4/5
前磨牙	7.1	4/5

3. 即刻种植 + 结缔组织移植　前面提到,当局部位点的总体条件都不错,但个别条件有少量缺陷,且符合以下 4 种临床情况之一者,是可以考虑即刻种植 + 结缔组织移植的(图 3-3-13)。如果具备多个问题,例如薄龈表现型又有骨缺损者,则美学风险更高,建议选择其他更加安全的治疗策略,如位点保存或早期种植。

(1) 薄龈表现型的患牙,或软组织存在薄弱区域(如慢性炎症性瘘管口)。

(2) 患牙龈缘存在需要改善的、较轻微的退缩问题,通常为 1mm 以内。

(3) 唇侧骨壁存在少量窄型(V 形)骨缺损,缺牙间隙不大的情况。

(4) 患者对于软组织轮廓和形态美学要求高。

Grunder U 等[36] 设置了实验组:即刻种植 + 结缔组织移植;对照组:即刻种植无结缔组织移植。术后测量唇侧龈缘下 3mm 的唇舌向尺寸变化。发现实验组在术后半年唇舌向较术前增加了 0.3mm,对照组较术前减少了 1mm。Rungcharassaeng K 等也观察到了类似的结果[58]。

即刻结缔组织移植常规建议采用隧道技术(tunnel technique),即在拔牙窝唇侧制作隧道,从上腭制取游离的结缔组织放入隧道,来加强唇侧的软组织。Zucchelli G 推荐的方式是在上腭磨牙区,通过去上皮法制取 1mm 厚的质地坚韧、厚度均匀一致的结缔组织,冠根向宽度通常为 6mm,近远中向够长度且能够覆盖两侧的龈乳头区域,将其放置于龈缘下 1mm 的位置。当然也有其他的专家、学者采用直接切取法来制取结缔组织,技术细节和取得的移植物特性略有不同。目前供区选择还没有金标准,故没有确切的临床指南可以推荐。因此,两种方式都可以采用。

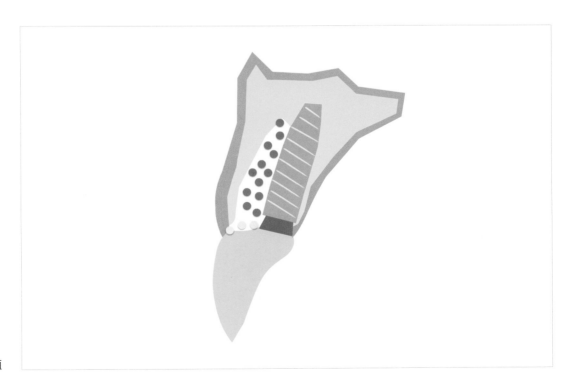

图 3-3-13
结缔组织移植

七、病例实战

(一) 病例一

患者,女。14 年前因美观需要,对 11、21 两颗上颌中切牙进行了桩核 + 烤瓷全冠修复,修复后一直使用良好(图 3-3-14)。

14 年后,11 由于咬硬物,造成牙齿冠根折,修复体脱落;21 一直未出现明显问题,仅有少量颈部边缘暴露(图 3-3-15,图 3-3-16)。

根据术前 CBCT 检查可见,11 牙根较粗、长,因此存在进行正畸牵引、暴露基牙以形成一部分牙本质肩领后,重新进行桩冠修复的机会(图 3-3-17)。

但是患者的职业为律师,不能忍受较长期的正畸牵引过程中前牙缺失的状态,希望能通过治疗使其马上获得临时修复体。她所掌握的医学知识,令她对于即刻种植、即刻修复非常感兴趣,同时患者也不希望进行过多的创伤性治疗。通过 CBCT 测量,见根尖部可以获得比较足量的骨固位,因此即刻种植、即刻修复是可以考虑的治疗策略。

患者强烈要求即刻进行手术,帮助她尽快解决缺牙的美学问题。鉴于患者的种植位点骨量情况比较理想,因此未进行导板或者导航的数字化准备,初诊当日直接进行了自由手的即刻种植手术。

首先采用微创拔牙挺、根尖钳,微创下拔除残根(图 3-3-18)。

采用带齿刮匙彻底搔刮拔牙窝,生理盐水冲洗,牙周探针检查拔牙窝骨壁完整性,以及唇侧骨板高度。

种植预备车针逐级备洞,并检查种植窝洞的长轴方向和预备深度(图 3-3-19,图 3-3-20)。

植入种植体,初期扭矩达到 50Ncm,可以按计划进行即刻修复(图 3-3-21,图 3-3-22)。

完成即刻修复体,具体制作方法将在第九章中具体介绍。

跳跃间隙内严密填塞骨代用品(图 3-3-23),安装即刻修复体,调磨至所有功能状态下无功能负荷(图 3-3-24,图 3-3-25)。

术后 X 线片可见种植体植入位点非常好(图 3-3-26)。

术后 6 周复查,对临时修复体进行微量的牙龈上牙冠预备,制作外层新的临时修复体,以满足患者的美观要求(图 3-3-27,图 3-3-28)。

术后 6 个月复查,可见软硬组织愈合良好,CBCT 显示种植体周骨结合良好(图 3-3-29~ 图 3-3-31)。

由于 21 存在部分颈缘暴露,患者要求 11、21 一起修复。拆除 21 旧修复体。首先重新制作临时冠,同时进行美学效果确认(图 3-3-32,图 3-3-33)。

患者对美学方案没有疑议,拆除 11 即刻修复体,可见非常理想的软组织形态和穿龈轮廓(图 3-3-34)。

制作个性化转移杆,制取模型,复制 11 的穿龈轮廓。

个性化转移杆的制作过程将在第九章中详细说明。

　　口内试戴个性化转移杆,拍摄 X 线片,确认个性化转移杆完全就位,制取模型(图 3-3-35~ 图 3-3-37)。

　　拍摄比色照片,传递给技师(图 3-3-38,图 3-3-39)。

　　技师根据比色信息,完成钛 base 基台 + 氧化锆全冠修复体(图 3-3-40,图 3-3-41)。

　　术后照片反映出患者获得了非常完美的美学修复效果,无论是白色部分,还是粉色部分,均达到了非常理想的状态(图 3-3-42~ 图 3-3-48)。

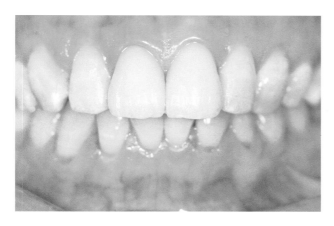

图 3-3-14
14 年前,11、12 因美观需求进行了桩核 + 烤瓷冠修复

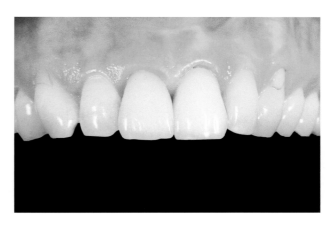

图 3-3-15
使用 14 年后,11 发生冠根折,唇侧折断至龈缘下约 1mm;21 使用良好,颈部边缘轻微暴露,影响美观

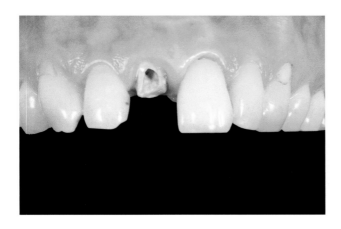

图 3-3-16
取下 11 修复体和折断的基牙,可见基牙破坏较为严重

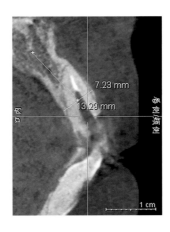

图 3-3-17
因为职业需要,患者拒绝了正畸牵引 + 桩核冠重新修复的方案,要求拔牙即刻种植,CBCT 显示具备即刻种植 + 即刻修复的条件

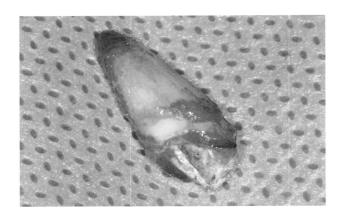

图 3-3-18
拔出的 11 牙根

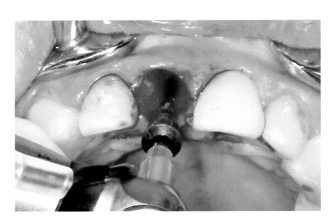

图 3-3-19
种植窝洞逐级预备

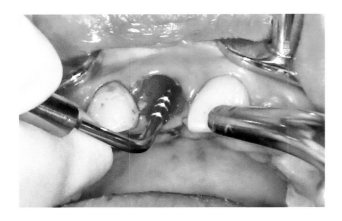

图 3-3-20
检查预备窝洞

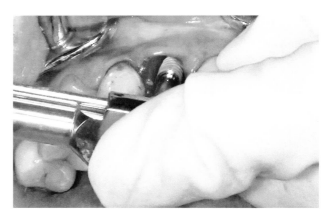

图 3-3-21
植入种植体，终末植入扭矩达到 50Ncm

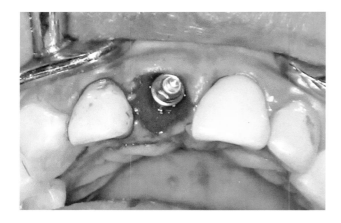

图 3-3-22
植入的种植体

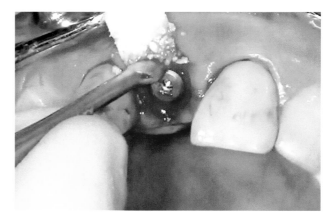

图 3-3-23
严密填塞骨代用材料

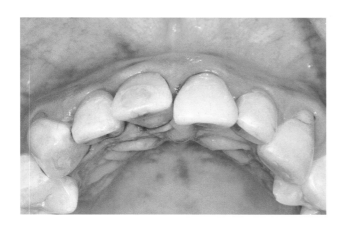

图 3-3-24
戴入即刻修复体

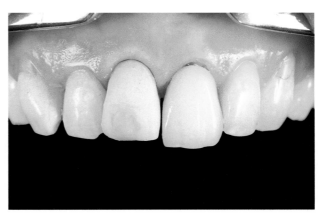

图 3-3-25
即刻修复体调𬌗至所有功能状态下无接触

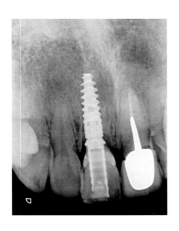

图 3-3-26
X 线片检查种植体的植入位点,见临时修复体完全就位

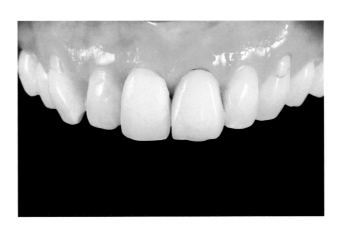

图 3-3-27
6 周后复查,龈上微量预备修复体,重新制作薄层临时冠

①扫描二维码
②下载 APP
③注册登录
④观看视频

视频 6　上颌前牙即刻种植(1)

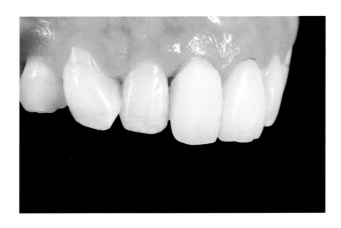

图 3-3-28
过渡期美学效果获得明显改善

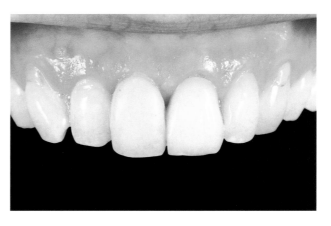

图 3-3-29
6 个月后,种植体骨结合良好,开始正式修复。因 21 牙龈退缩,影响美观,因此患者决定 11、21 同时修复

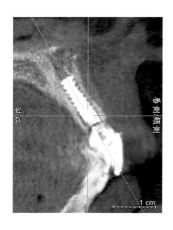

图 3-3-30
术后 6 个月 CBCT 显示唇侧骨量维持稳定,具有充足的厚度

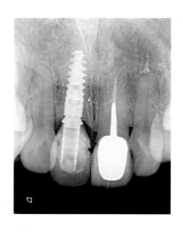

图 3-3-31
术后 6 个月 X 线片显示种植体骨高度稳定,骨结合良好

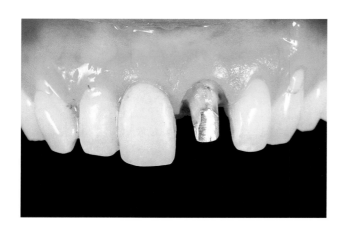

图 3-3-32
去除 21 旧修复体,进行基牙精细预备修整后

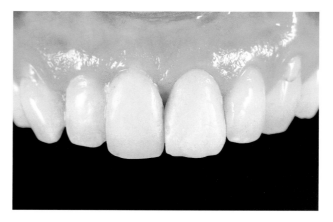

图 3-3-33
21 重新制作临时修复体,进行 11、21 共同的美学确认

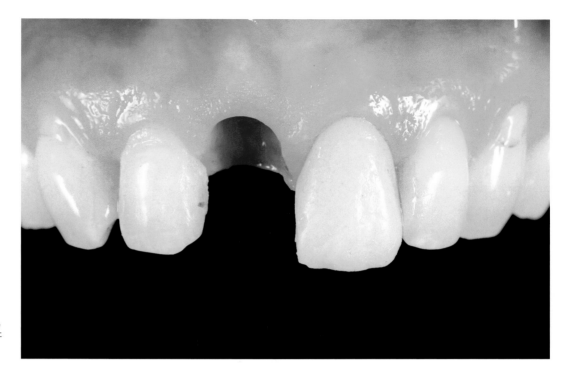

图 3-3-34
取下 11 即刻修复体和临时基台，
可见龈缘曲线非常清晰，与邻牙
协调

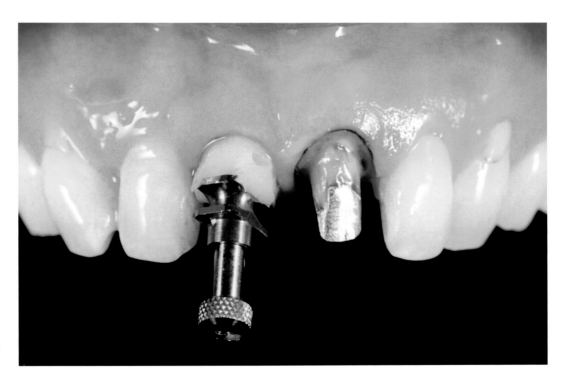

图 3-3-35
完成印模前准备：11 连接个性化
转移杆，21 进行双线排龈

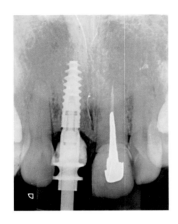

图 3-3-36
连接转移杆后拍摄的 X 线片,可见转移杆完全就位

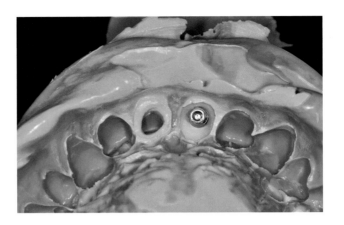

图 3-3-37
制取的种植体 – 天然牙修复的联合印模

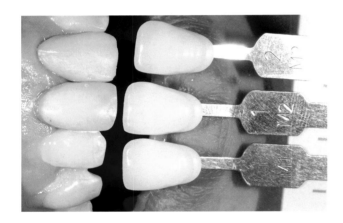

图 3-3-38
采用松风 eye-speciallyC-Ⅱ拍摄比色照片

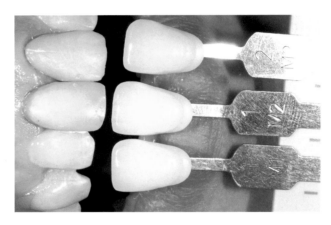

图 3-3-39
自动转化为灰色背景的照片

①扫描二维码
②下载 APP
③注册登录
④观看视频

视频 7   天然牙 – 种植体同时制取印模

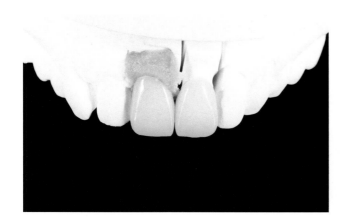

图 3-3-40
个性化基台 + 全氧化锆冠修复体

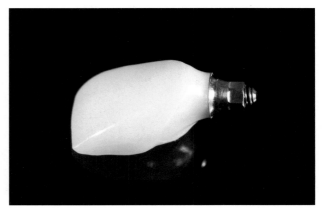

图 3-3-41
个性化基台 + 全氧化锆冠修复体

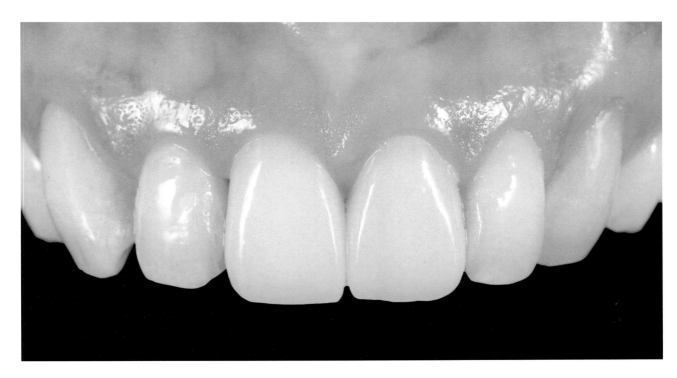

图 3-3-42
戴入正式修复体即刻

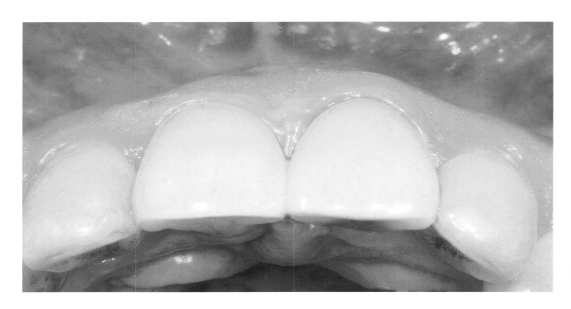

图 3-3-43
戴入正式修复体即刻

①扫描二维码
②下载 APP
③注册登录
④观看视频

视频 8   天然牙 – 种植体同时戴修复体

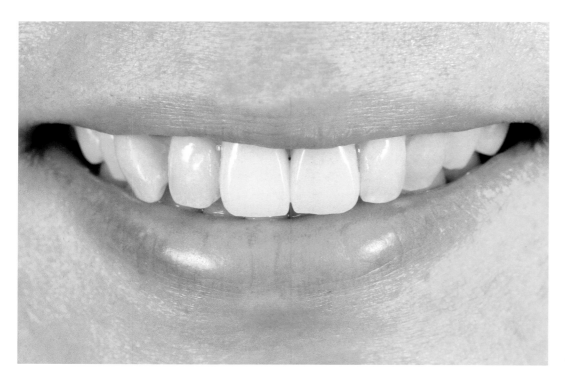

图 3-3-44
修复后正面微笑效果

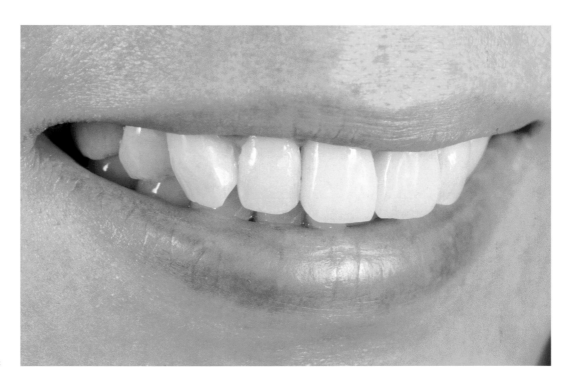

图 3-3-45
修复后侧面微笑效果

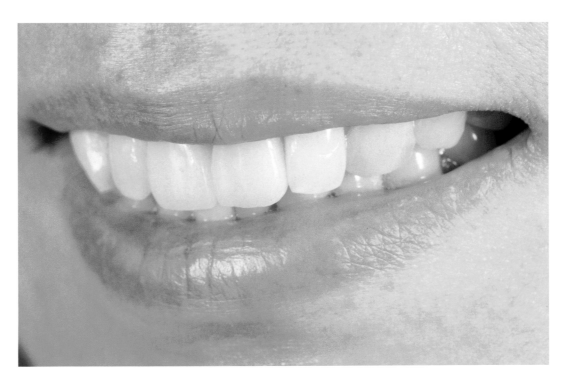

图 3-3-46
修复后侧面微笑效果

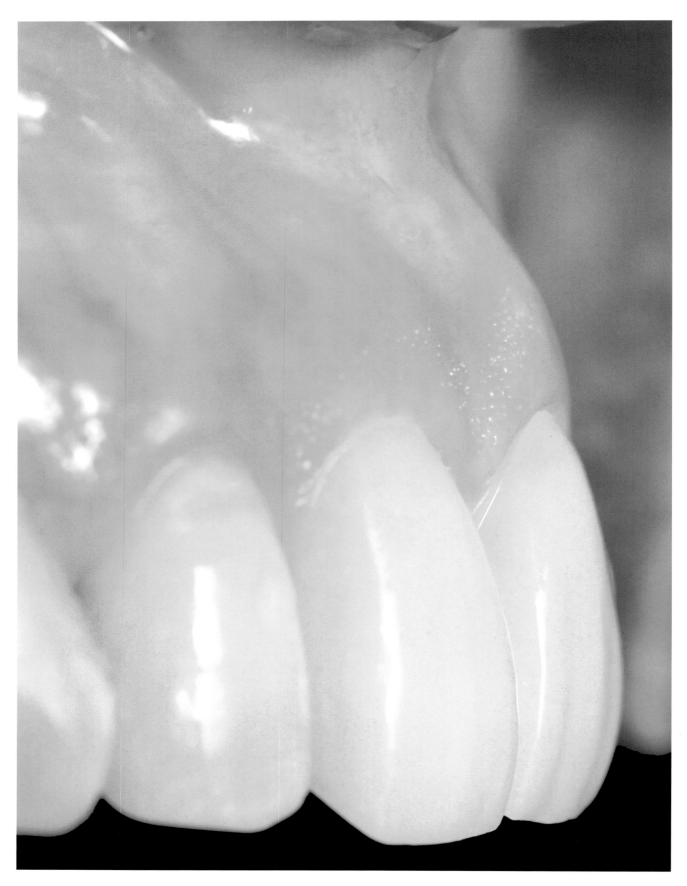

图 3-3-47
最终的粉白美学效果

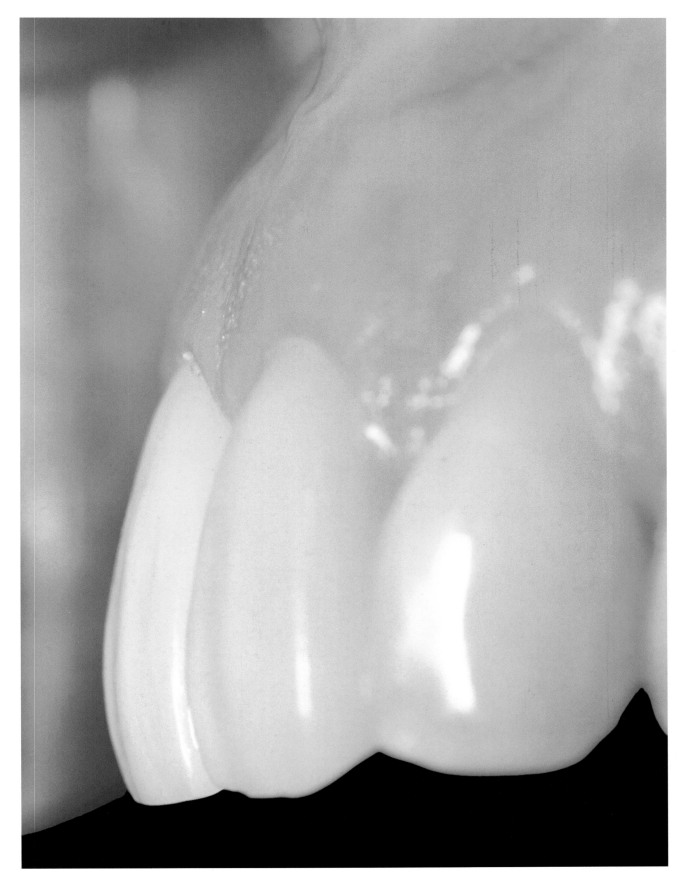

图 3-3-48
最终的粉白美学效果

（二）病例二

患者，女，36岁。21牙髓治疗后，原桩冠修复，现脱落，伴随牙根的进一步劈裂。患者希望即刻种植、即刻修复（图3-3-49~图3-3-52）。

患者为中高位粉色美学微笑，具有较高美学风险。牙龈生物型属于薄龈表现型，软组织具有一定的退缩风险，因此进一步增加了美学风险。患牙龈缘位置较同名牙略偏冠向，因此治疗后可以接受软组织的轻微退缩，这在一定程度上减小了治疗风险。

针对中高位粉色美学微笑患者，在符合即刻种植适应范围的情况下，我们希望尽可能采取即刻种植、即刻修复治疗策略，以避免早期或者延期种植时切开、翻瓣对美学核心区软组织美学状态的不良影响。

CBCT显示存在四壁骨，唇侧骨壁比较菲薄，骨轮廓具有较好丰满度，根尖部有充足骨量，预期可以获得比较好的初期稳定性，提示可以进行即刻种植（图3-3-53，图3-3-54）。

微创拔除21残根，逐级备洞，殆面观可见种植体角度与原牙根角度存在较大夹角，种植体角度明显更偏向腭侧，为唇侧软硬组织留下较大厚度，有利于远期美学效果的维持（图3-3-55~图3-3-57）。植入种植体（图3-3-58）。

连接临时基台，制作即刻修复体，戴入，调整咬合至所有功能状态下无咬合接触（图3-3-59~图3-3-62）。

术后CBCT显示种植体位于适宜的三维位置和轴向（图3-3-63，图3-3-64）。

术后2个月，调整临时修复体形态和邻牙协调一致，留有小间隙，同时有轻咬合，请患者确认美学效果，保留间隙或者关闭间隙（图3-3-65~图3-3-68）。

患者希望关闭前牙间隙，树脂修复11外形，调整21临时冠外形，至患者满意（图3-3-69）。

数字化转移确认临时修复形态、穿龈轮廓，制作21种植支持全瓷修复体，最终获得满意的美学效果（图3-3-70，图3-3-71）。

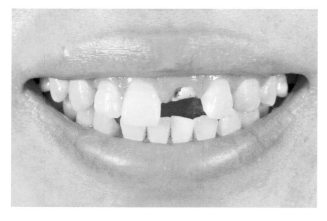

图3-3-49
高位粉色微笑患者，高美学风险

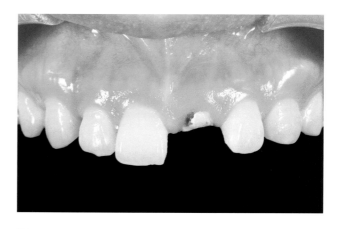

图3-3-50
21龈缘较11略向冠方

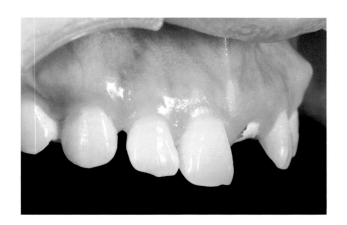

图 3-3-51
薄龈表现型,高美学风险

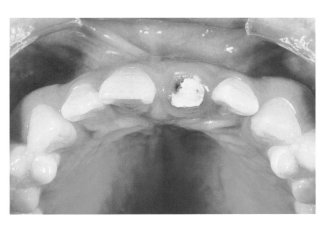

图 3-3-52
现有软组织轮廓丰满度尚良好

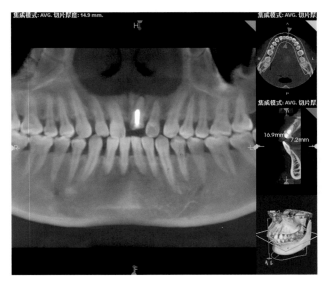

图 3-3-53
术前 CBCT 显示牙根较长

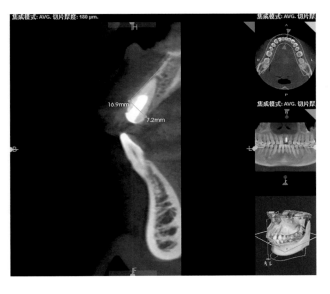

图 3-3-54
CBCT 显示牙根偏唇侧,根尖、腭侧有较充足的骨,可以获得初期稳定性

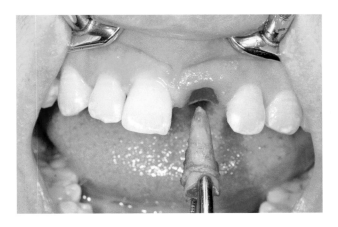

图 3-3-55
微创拔除患牙

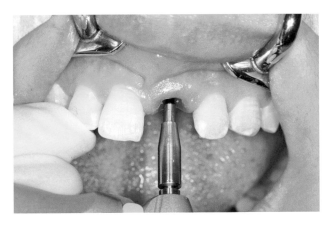

图 3-3-56
逐级备洞

①扫描二维码
②下载 APP
③注册登录
④观看视频

视频 9　上颌前牙即刻种植(2)

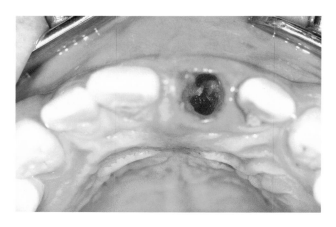

图 3-3-57
骀面观可见种植预备通道与原牙槽窝具有较大夹角,种植预
备洞明显偏腭侧

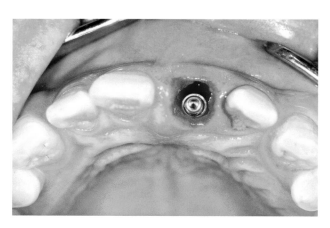

图 3-3-58
植入种植体,种植体位于适宜的三维位点

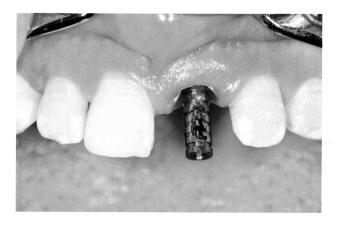

图 3-3-59
安装临时基台

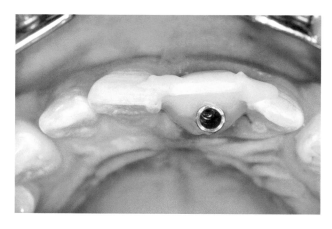

图 3-3-60
口内直接堆塑即刻修复体

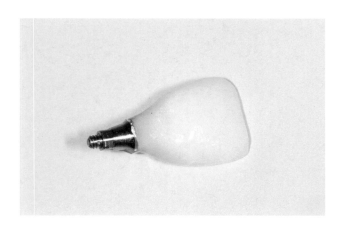

图 3-3-61
口外完成、修整即刻修复体

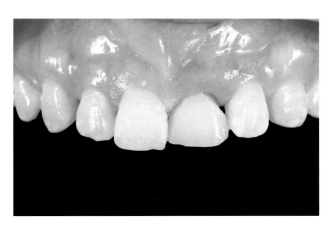

图 3-3-62
戴入即刻修复体,调𬌗至所有功能状态下无咬合接触

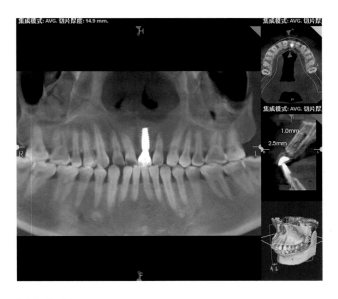

图 3-3-63
术后 CBCT 可见种植体位于良好的三维位置和轴向

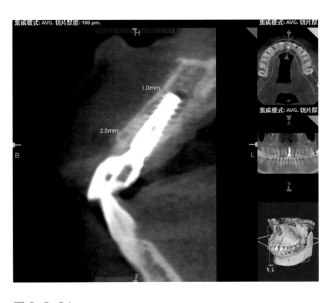

图 3-3-64
术后 CBCT 可见种植体位于良好的三维位置和轴向

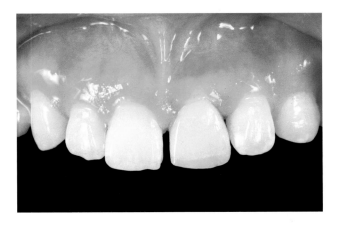

图 3-3-65
术后 2 个月,调整临时修复体形态

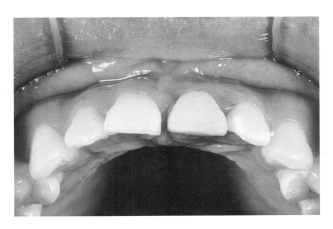

图 3-3-66
𬌗面观可见唇侧软组织轮廓保存良好

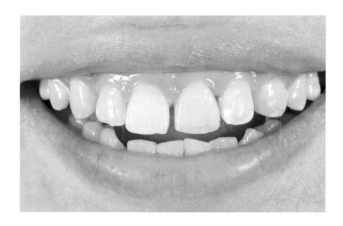

图 3-3-67
高位微笑状态保持良好的美学效果

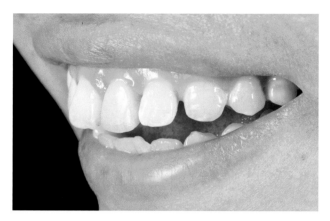

图 3-3-68
嘱患者考虑保存或关闭牙间隙

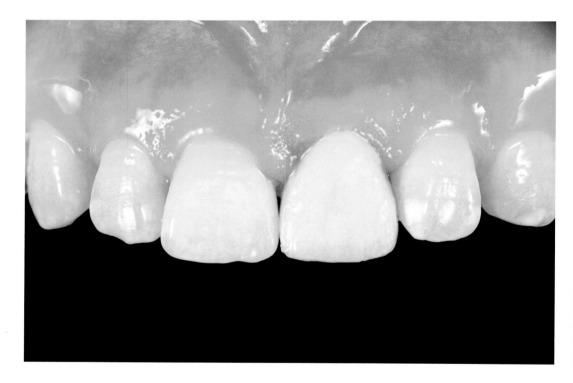

图 3-3-69
患者考虑关闭牙间隙,树脂修复扩大 11 轮廓,同时调整 21 修复体形态,关闭间隙

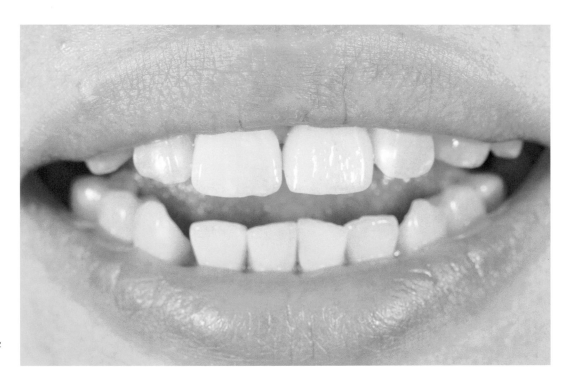

图 3-3-70
最终修复完成，获得满意美学
效果

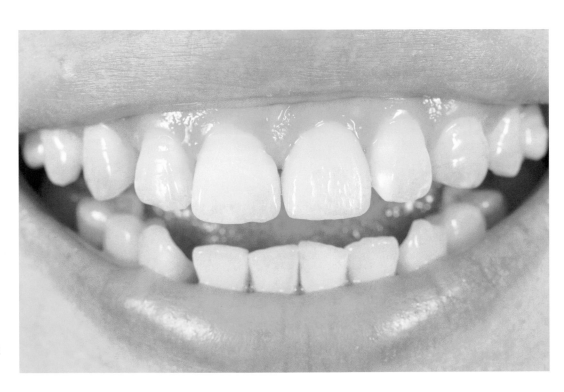

图 3-3-71
最终修复完成，获得满意美学
效果

(三) 病例三

患者,女。多年前所有上颌前牙行全瓷冠修复,现22冠折达龈下,继发龋明显,无法保留,要求即刻种植(图3-3-72,图3-3-73)。

按照患者的治疗需求,同时为了不影响其他天然牙冠的美学效果,决定采取最微创的治疗策略。

微创拔除22,按照理想位点和轴向逐级预备,检查种植位点和轴向(图3-3-74~图3-3-77)。

种植体植入理想位点,唇侧跳跃间隙明显(图3-3-78,图3-3-79)。

跳跃间隙严密填塞骨代用材料(图3-3-80)。

即刻戴入过渡修复体,软组织袖口和软组织轮廓均获得支持(图3-3-81~图3-3-83)。

完成永久修复,软组织高度、轮廓都获得了非常理想的维持,种植修复体的美学效果超过了天然牙修复的美学效果,具有强烈的逼真效果(图3-3-84)。

本节所介绍实战病例均未同期进行结缔组织移植,在条件适宜的情况下,通过将种植体植入到理想的种植位点和轴向,跳跃间隙严密填塞骨代用材料,并即刻戴入过渡修复体,就可以获得软组织美学状态的良好维持。

针对条件不佳的病例,需要考虑即刻种植结合结缔组织移植。此部分基本理论和病例实战将在第八章中详细介绍。

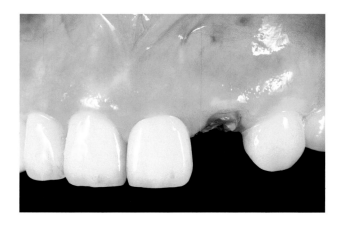

图 3-3-72
22冠折,不能保留,龈缘位置基本正常

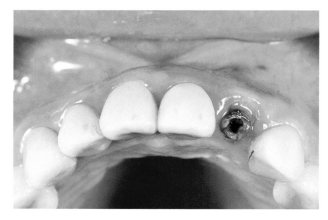

图 3-3-73
22唇侧软组织轮廓基本正常

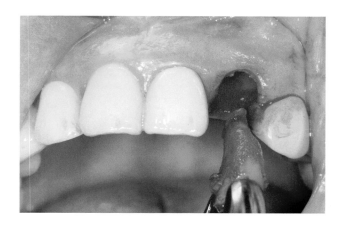

图 3-3-74
微创拔除 22

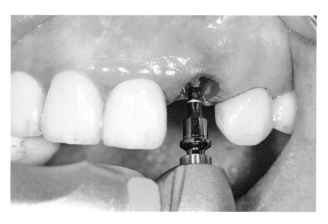

图 3-3-75
按照理想的种植位点和轴向逐级备洞

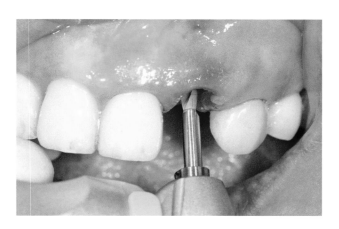

图 3-3-76
按照理想的种植位点和轴向逐级备洞

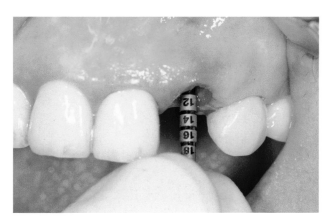

图 3-3-77
检查种植位点和轴向

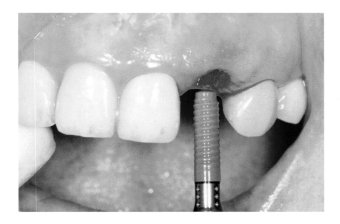

图 3-3-78
准备植入种植体

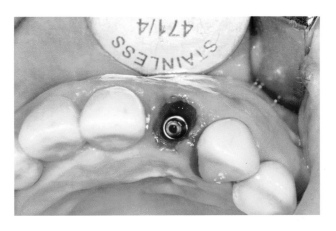

图 3-3-79
种植体植入在理想位点，唇侧跳跃间隙明显

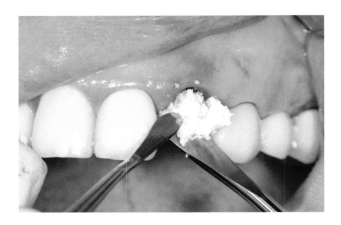

图 3-3-80
跳跃间隙严密填塞骨代用材料

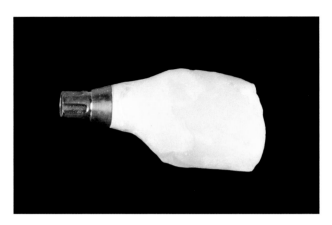

图 3-3-81
即刻完成过渡修复体

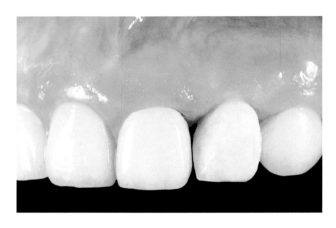

图 3-3-82
即刻戴入过渡修复体,软组织袖口获得支持

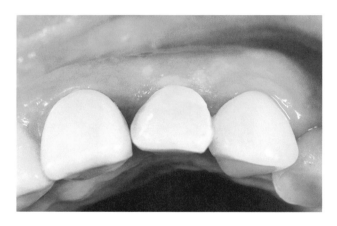

图 3-3-83
即刻戴入过渡修复体,软组织轮廓获得支持

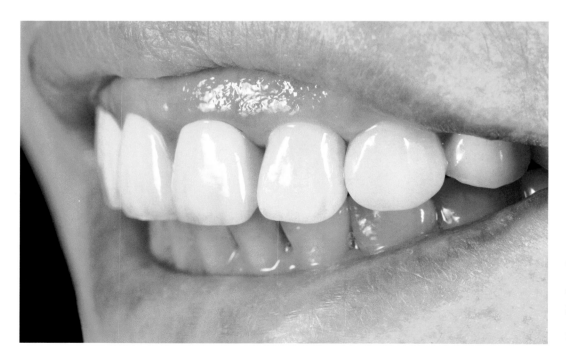

图 3-3-84
完成永久修复,软组织高度、轮廓都获得了非常理想的维持,种植修复体的美学效果超过了天然牙修复的美学效果,具有强烈的逼真效果

①扫描二维码

②下载 APP

③注册登录

④观看视频

视频 10　上颌前牙即刻种植即刻修复

小结

1. 即刻种植治疗流程的优势

(1) 减少手术次数；

(2) 缩短治疗周期；

(3) 减少 / 避免缺牙时期；

(4) 获得更好的美学效果。

2. 即刻种植美学风险的高危因素　吸烟患者、唇侧骨板薄、薄龈表现型、种植体植入位置偏唇侧、种植体直径过大。

3. 具有良好预期的即刻种植适应证

(1) 天然牙(拔牙窝)具备完整的四壁牙槽骨。

(2) 天然牙(拔牙窝)唇侧骨壁具有足够厚度,最低不少于 1mm。

(3) 根尖部具有较充足的骨量,保证种植体可以获得良好的初期稳定性。最低根尖固位高度通常应达到 3~5mm。

(4) 根周、根尖区均没有急性炎症。

(5) 患牙厚龈表现型,龈缘位置良好,没有需要改善的退缩问题。

(6) 牙周健康情况很好。

(7) 非吸烟患者。

4. 结合结缔组织移植的即刻种植适应证

(1) 薄龈表现型或软组织存在薄弱区域。

(2) 患牙龈缘存在需要改善的、较轻微的退缩问题,通常为 1mm 以内。

(3) 唇侧骨壁存在少量窄型(V 形)骨缺损,缺牙间隙不大的情况。

(4) 患者对于软组织轮廓和形态美学要求高。

5. 即刻种植的禁忌证

(1) 严重破坏的拔牙窝(一壁或者多壁缺损超过 50%)。

(2) 无法在修复引导下的在正确位置获得良好初期稳定性的拔牙窝。

(3) 除非选用过粗直径种植体,否则无法获得初期稳定性的。

6. 即刻修复的适应证

(1) 种植体有充足的长度,一般要求≥10mm。

(2) 种植体有充足的骨内固位长度,一般要求≥3mm。

（3）良好的初期稳定性，一般标准为有效植入扭矩 >35N·cm（也有学者定为 32Ncm），可采用正常的即刻修复体；如果植入扭矩在 15~35N·cm，可以采用个性化愈合基台或类似的短即刻修复体；如果 <15N·cm，则建议埋入愈合。

（4）种植体植入不伴有同期骨增量移植（不包含跳跃间隙内植骨）最理想；仅存在单纯根尖部植骨处理、植入扭矩非常理想者亦可。

（5）通过咬合调整，所有功能状态下可以避免修复体受到咬合力量的冲击。

（6）患者不存在口腔副功能问题。

（7）患者的口腔卫生维护能力良好，依从性非常好。

7. 即刻修复的基本要求

（1）无静态或动态咬合接触；

（2）纯种植体支持的即刻修复体；

（3）螺丝固位；

（4）良好的稳定性；

（5）适宜的穿龈轮廓。

第四节　早期种植和延期种植技术

如果不适合采用即刻种植治疗策略,拔牙后早期种植对于美学区来讲也是具有明确意义的。在可能的情况下,我们应清楚地告知患者最理想的种植手术时机,叮嘱患者在最适合的时间段内复诊,完成种植。

当然,在一些特殊情况下,我们也许只能选择延期种植,而这可能会造成种植条件的进一步损失,使得临床上获得良好的修复效果,尤其是粉色美学效果的难度进一步增大。

在 2013 年召开的 ITI 共识会上,明确指出在牙齿拔除后应该尽早植入种植体,即刻或者早期种植都是比较推荐的时机。总体来讲,在适合的情况下,更早的介入种植治疗,更容易获得良好的美学修复效果。

一、早期种植技术的优点

早期种植是指拔牙窝骨组织未完全愈合的情况下开始的种植手术,包括软组织愈合的早期种植和骨组织初期愈合的早期种植。前者通常指拔牙后 4~8 周实施的种植手术,后者指拔牙后 12~16 周开始的种植手术。超过 16 周后,拔牙窝骨组织已经充分愈合,可以称为延期种植。

在美学区,不适合考虑即刻种植的病例,多数情况下会选择软组织愈合的早期种植。和即刻种植相比,这种治疗策略的主要优势包括:

1. 利于创口关闭　伴随软组织充分愈合,角化软组织量会增多,而且最初患牙周围较薄的牙龈会转变成稍厚的软组织,这些改变都更有利于软组织瓣的关闭,可以更好地保护种植体和植骨材料,避免因创口暴露而造成术后感染等问题。

2. 利于保存角化上皮　一方面通过软组织的愈合,角化组织的量会有所增加;另一方面在关闭创口过程中,不需要过分减张、冠向复位,就可以实现创口的良好关闭,也就减少了角化组织的损失,从而更容易保存厚而宽的角化组织带,这不仅有利于术后的健康和功能效果,对获得良好的美学效果更是至关重要。

3. 拔牙时存在的急慢性炎症已经愈合,减少了感染的风险。

4. 利于种植体准确地植入位点(拔牙后 12~16 周)　在拔牙后即刻种植时,操作比较困难的一个主要原因是各向阻力不同,容易将预备钻针或者种植体挤向阻力小的方向,在美学区表现为预备车针或者种植体容易被挤向唇侧,造成植入角度偏差(图 3-4-1,图 3-4-2)。

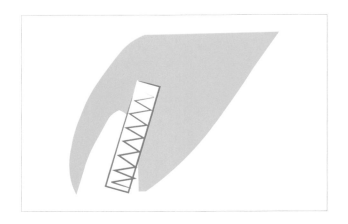

图 3-4-1
即刻种植理想的植入角度

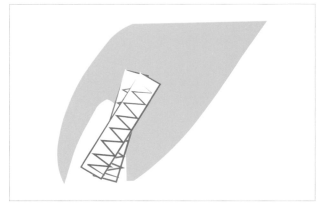

图 3-4-2
因骨质各向阻力不同可能发生的植入角度向唇侧发生偏差

拔牙后软硬组织改建过程中,随着拔牙窝内逐渐形成骨,腭侧骨壁会有逐渐均质的倾向,这就使得偏腭侧骨壁方向上的种植窝洞预备和植入都变得更加简单,从而更容易获得种植体的精确位点,降低了向唇侧倾斜的风险。

5. 便于种植深度的控制　在即刻种植过程中,植入深度的控制通常以唇侧骨嵴下 1mm 为标准;同时需要参考整体美学设计,植入深度为未来修复体龈缘顶点根方 3~4mm 为宜。实际操作中,由于拔牙窝骨嵴改建程度并不完全统一,因此有可能出现植入深度有偏差的问题。

而对于早期种植(拔牙后 3~4 个月)来讲,拔牙后牙槽骨嵴的改建高峰已经完成,术者更容易对未来牙槽骨嵴高度有准确判断,对于需要骨增量的病例也可以同期进行骨增量处理,可以避免因种植深度控制不准确而带来的美学风险。

6. 利于控制美学风险　拔牙窝愈合过程中的软硬组织改建并不可控,也不能准确预判,治疗策略需要具有预测性,因此难度相对较大,如果适应证控制不准确、经验不够丰富,就有可能出现美学风险。早期种植的意义主要是将美学问题暴露出来,使患者清楚地看到自身条件的美学问题,之后再去针对性的改善。而这个过程可以将治疗的美学风险大大降低。

对于早期种植的位点,建议牙槽嵴顶切口稍偏腭侧切开。这样的好处包括:①长入拔牙窝内的软组织归属于唇侧黏骨膜,加强唇侧黏膜的厚度;②切线位于成熟的腭侧骨上方,便于软组织爬行愈合;③减少唇侧龈乳头区软组织的瘢痕。

二、软组织愈合早期种植和骨组织初期愈合早期种植的选择

骨组织初期愈合的早期种植,适用于根方骨缺损较大,需要较长愈合时间和骨再生的病例。但是这种治疗策略会造成整体骨轮廓塌陷,通常需要范围更大的骨移植程序进行轮廓扩增。

基于这个原因,美学区更倾向于选择软组织愈合的早期种植。对于确实需要长时间骨愈合的病例,我们建议采用位点保存技术,尽最大可能保存牙槽骨的轮廓,同时获得软组织轮廓的保存,有利于修复后美学效果的获得,尤其是软组织粉色美学效果的获得。

三、延期种植技术

针对美学区种植,在可能的情况下,我们倾向于根据具体情况选择即刻种植或者早期种植。一般情况下,我们不会主动考虑延期种植。

当客观情况存在无法按期实施早期种植,包括患者因素和位点因素。比如因患者具有特殊情况,无法在适合的时间段进行种植手术,如未成年、长期外出度假、怀孕等情况,或者存在严重的全身疾病,或者还有未控制的牙周病变,则只能被动地选择延期种植。位点因素包括因根尖有大面积的囊肿,或者拔除骨粘连牙齿后造成的大面积骨缺损,过早种植后,骨床无法给种植体提供足够的固位导致需要延期种植。对于这类病例,如果可能,我们建议在拔牙同时进行位点保存,尽量保存尚存的软硬组织条件,为今后种植留下相对较好的基础[59]。位点保存的意义是避免了将来需要复杂植骨(如块状植骨,onlay bone graft)的可能性。虽然 onlay 植骨是可靠的植骨方式,但是由于手术创伤大,可能出现术后并发症,并且需要分阶手术,这样的方式并不太受患者欢迎。而通过牙槽嵴保存即位点保存(alveolar ridge preservation,ARP)可以减少牙槽窝的吸收,明显降低了复杂手术的可能性。当然,也不排除在位点保存之后,种植同期仍需要引导骨再生(guided bone regeneration,GBR)或者软组织增量的可能性。

关于位点保存的具体技术,将在本章第五节中详细介绍。

当然,如果患牙本来就存在非常明显的软硬组织吸收,已经没有值得"保存"的位点,也只能直接拔除牙齿,待软硬组织愈合、稳定后,再进行复杂的软硬组织重建手术。

再次强调,由于美学区牙槽嵴存在明显的吸收风险,一般认为在美学区应该避免延期种植,应该尽可能在拔牙前同时做好拔牙和种植的治疗计划。

从美学风险防控的角度来讲,采用早期种植或者延期种植策略,可以让因拔牙后软硬组织改建而产生的美学缺陷充分暴露,使患者充分认识自身的缺陷,再通过软硬组织重建的手段进行改进。这样的治疗策略虽然不会降低治疗的难度,但可以有效降低临床医师的操作风险。

当然,两种治疗策略对于软硬组织轮廓的维持或者重建的效果和难度,各自存在着特点和优势。

针对适合的病例,选择即刻种植、维持软硬组织轮廓的治疗策略,可以让治疗过程更简明,并可以不经过更复杂的治疗流程就能获得良好的修复效果;而针对美学风险很高且沟通困难的患者,采用早期种植或者延期种植,在全面、准确地暴露问题后,再有的放矢的进行处理,则显然更有利于风险防控。

总之,针对不同的患者、不同的具体情况,选择适合的治疗策略,对美学区种植获得良好的美学效果,尤其是粉色美学效果更重要。

四、病例实战

（一）病例一

患者，男。多年前上颌前牙曾行根管治疗，桩冠修复，后桩冠脱落，至今已多年未治疗。近年来牙根唇侧出现瘘管，偶尔有脓液流出，影响其生活和美观，希望进行拔除后种植修复（图3-4-3，图3-4-4）。

因患者常住地非北京，因此非常希望减少治疗次数，要求即刻种植。

口腔内检查可见21唇侧牙体部分已经全部丧失，破坏达龈下较深位置，探查可见唇侧骨板已经吸收，牙弓殆面观可见21唇侧骨吸收，软硬组织轮廓不佳（图3-4-5）。

同时，根据术前CBCT检查，可见患牙唇侧骨板已经完全吸收，同时考虑根周有明显炎症，因此不适合进行即刻种植，建议患者先拔除患牙，待软硬组织初步愈合后，再进行种植修复，患者接受该建议（图3-4-6）。

对于需要种植修复的位点，拔牙也是一项重要的准备。拔牙中需要注意保护残存的软硬组织结构，减少创伤。同时需要对拔牙窝内进行彻底的清创，彻底刮除炎症肉芽组织，冲洗消毒，为软硬组织的愈合创造良好条件。如果拔牙过程中没有认真进行清创，残存感染物质，就有可能在新生骨内存留肉芽组织，造成种植过程中操作困难，甚至影响种植的短期成功或者远期效果（图3-4-7~图3-4-12）。

拔牙后6周，按照计划患者前来接受早期种植手术。可见拔牙窝软组织已经完全愈合，为种植手术的软硬组织处理创造了条件。此时的CBCT检查和牙弓殆面观可以看到，拔牙位点软硬组织轮廓改建非常明显，这个结果是牙槽骨受到长期感染所造成的。根据此时的条件，可以令患者真实地看到其存在的非常严重的美学缺陷，使患者对于治疗的难度、风险有客观的认识，有助于降低后期种植的美学预期和风险（图3-4-13~图3-4-15）。

因12-11之间存在明显牙间隙，21修复空间明显大于11牙冠宽度，从美学效果考虑，向患者介绍了前牙区整体美学重建的治疗方案。

经过美学沟通，患者从治疗费用、次数、感受等多方面考虑，结合自身的年龄情况，放弃了前牙区整体美学重建的治疗方案，选择了只针对21位点的种植修复，期望获得"自然、协调"的美学目标。

因需要进行较大量的骨增量，先行了唇系带延长术，以减少术后唇动度对术区的影响（图3-4-16，图3-4-17）。

翻瓣可见骨缺损明显，唇侧骨壁缺失（图3-4-18）。

紧贴腭侧骨壁，以接近最佳种植位点和轴向的种植位点逐级预备，植入种植体，可见唇侧种植体颈部部分螺纹暴露，骨缺损为有利型骨缺损（图3-4-19~图3-4-21）。

骨膜切开及骨膜下组织钝分离减张，检查减张效果（图3-4-22，图3-4-23）。

大量GBR骨增量，覆盖、固定胶原膜，严密缝合关闭创口（图3-4-24，图3-4-25）。

10天拆线，一期愈合（图3-4-26，图3-4-27）。

最终患者获得了自然、协调的美学效果（图3-4-28）。

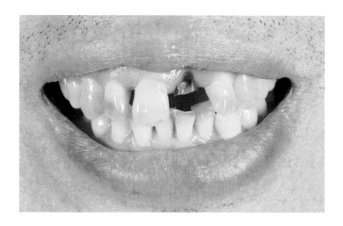

图 3-4-3
老年男性患者,21 冠根折

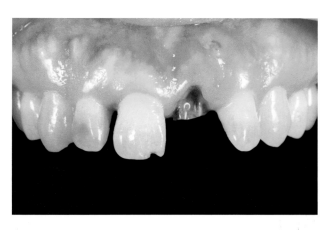

图 3-4-4
21 唇侧损坏严重,牙龈轻度炎症,唇侧根中 1/2 处存在瘘管

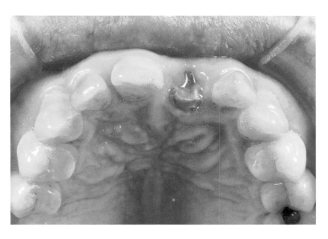

图 3-4-5
牙弓拾面观可见 21 唇侧有骨吸收,软硬组织轮廓不佳

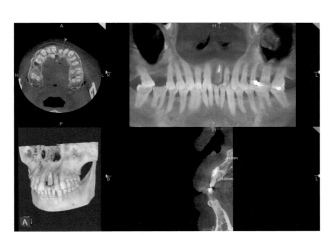

图 3-4-6
术前 CBCT 显示 21 根周膜增宽,唇侧骨板完全吸收,不具备即刻种植的条件,拟行拔牙后早期种植

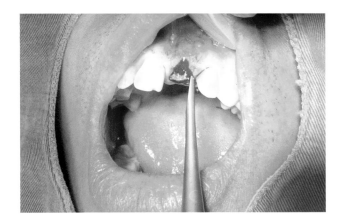

图 3-4-7
微创拔除 21

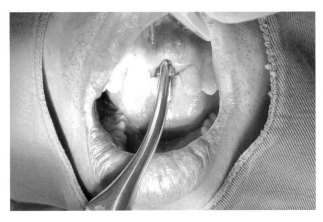

图 3-4-8
微创拔除 21

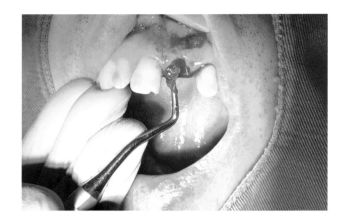

图 3-4-9
彻底搔刮拔牙窝内的肉芽、感染组织

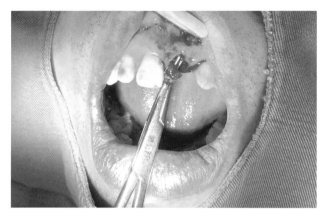

图 3-4-10
彻底清除拔牙窝内的肉芽、感染组织

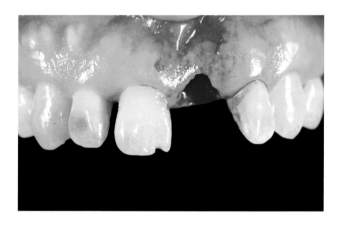

图 3-4-11
拔牙后

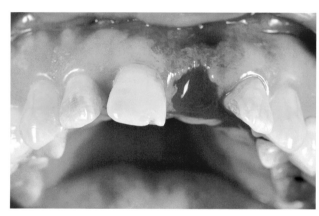

图 3-4-12
拔牙后

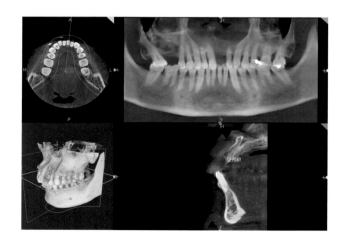

图 3-4-13
拔牙后 6 周,CBCT 显示骨量存在进一步吸收

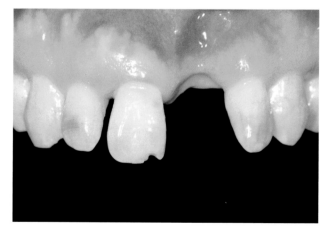

图 3-4-14
拔牙后 6 周,软组织愈合,骨吸收及软组织萎缩、塌陷明显

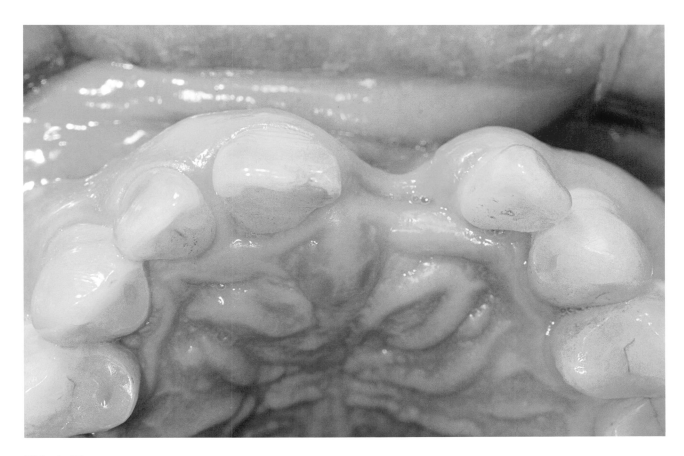

图 3-4-15
牙弓殆面观可见软硬组织吸收非常明显

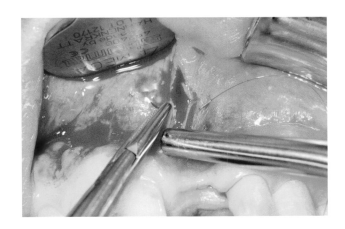

图 3-4-16
唇系带延长处理

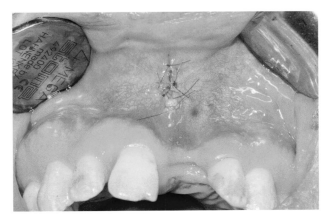

图 3-4-17
唇系带延长处理后

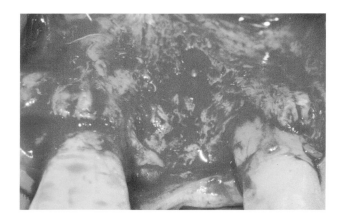

图 3-4-18
翻瓣后见骨缺损严重

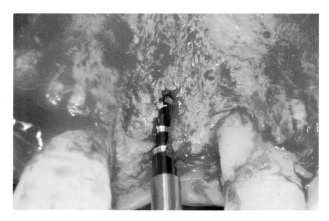

图 3-4-19
紧贴腭侧壁,逐级备洞

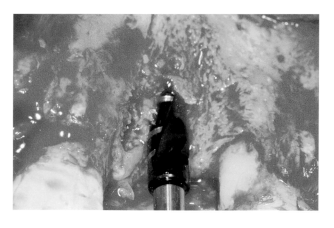

图 3-4-20
紧贴腭侧壁,逐级备洞

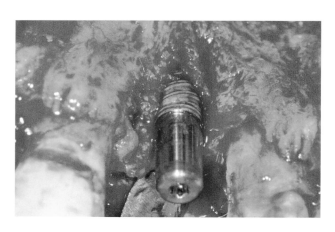

图 3-4-21
植入种植体后

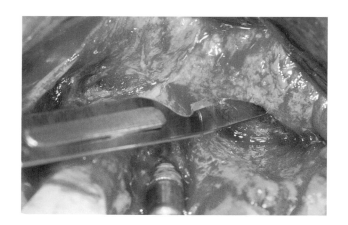

图 3-4-22
骨膜切开减张后,骨膜下软组织钝分离减张

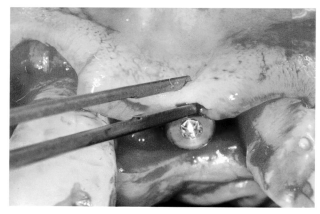

图 3-4-23
检查减张效果

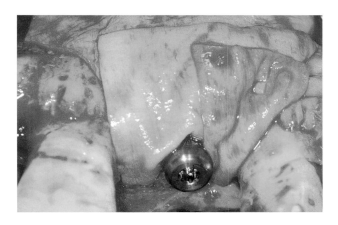

图 3-4-24
大量 GBR 骨增量,覆盖、固定胶原膜

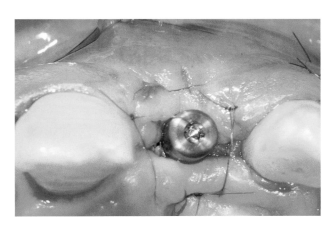

图 3-4-25
严密缝合关闭创口

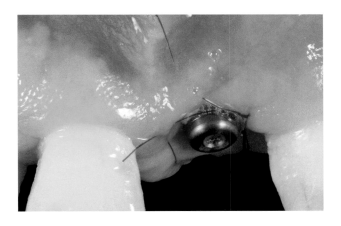

图 3-4-26
10 天拆线,一期愈合

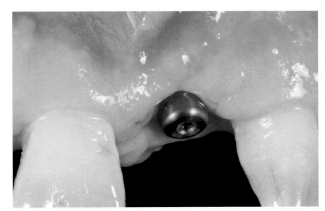

图 3-4-27
10 天拆线后,一期愈合

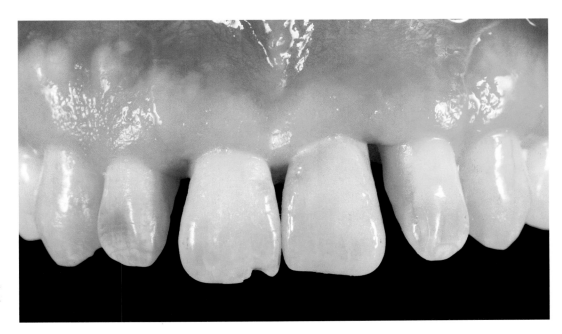

图 3-4-28
最终修复后,获得
患者接受的良好
修复效果

（二）病例二

患者,女。上颌前牙因残根拔除 6 周后,按要求复诊开始早期种植修复。

拔牙期因患牙唇侧骨板不完整,未进行即刻种植修复。

检查见 12、11 拔牙后软组织基本愈合,软组织轮廓有一定吸收,但不十分严重(图 3-4-29,图 3-4-30)。

翻瓣后见 11 明显骨开裂,12 也有明显的骨缺损(图 3-4-31)。

试戴数字化导板,导板辅助下逐级备洞,检查种植窝洞位点和轴向(图 3-4-32~ 图 3-4-35)。

种植体植入后(图 3-4-36)。

骨膜切开减张,骨膜下组织钝分离减张,获得充足的减张效果,为大量 GBR 骨增量预留出足够的减张空间(图 3-4-37,图 3-4-38)。

骨皮质打孔,创造良好的局部血运条件(图 3-4-39)。

骨面搔刮获取自体骨屑,自体骨屑覆盖种植体暴露的螺纹(图 3-4-40,图 3-4-41)。

腭侧固定胶原膜,混合骨粉扩增骨轮廓,覆盖胶原膜,用膜钉固定胶原膜,获得良好的骨轮廓扩增效果(图 3-4-42~ 图 3-4-45)。

软组织深层减张缝合后,边缘无张力对位缝合,骨轮廓获得很好的扩增效果(图 3-4-46)。

二期手术后戴入过渡修复体,可见软组织健康,轮廓良好,为最终美学效果打好了基础(图 3-4-47)。永久修复后可见软组织丰满度充足(图 3-4-48)。

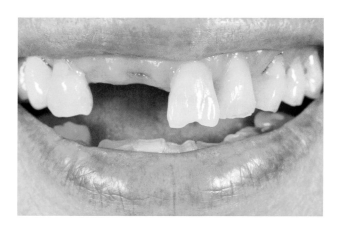

图 3-4-29
12、11 拔牙后 6 周开始种植,软组织基本愈合

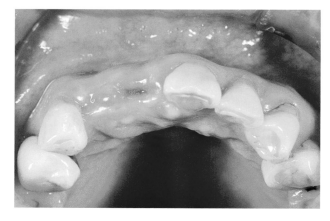

图 3-4-30
软组织轮廓有一定吸收,但不十分严重

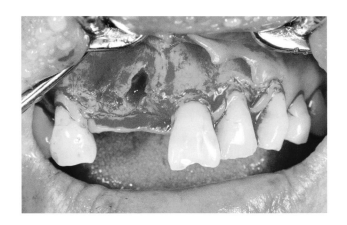

图 3-4-31
翻瓣后见 11 明显骨开裂,12 也有明显的骨缺损

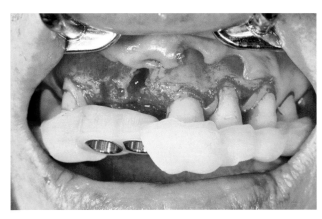

图 3-4-32
试戴数字化导板

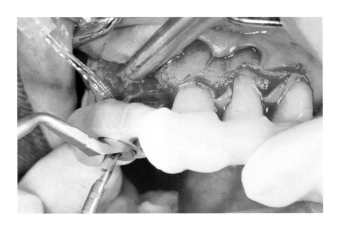

图 3-4-33
导板辅助下逐级备洞

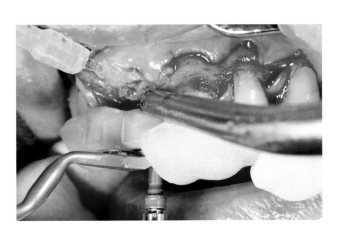

图 3-4-34
导板辅助下逐级备洞

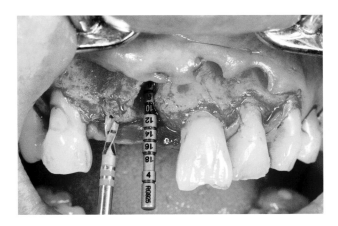

图 3-4-35
检查种植窝洞位点和轴向

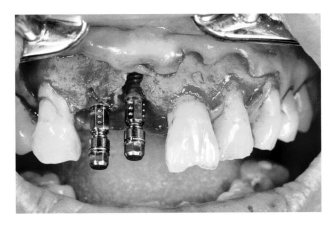

图 3-4-36
种植体植入后

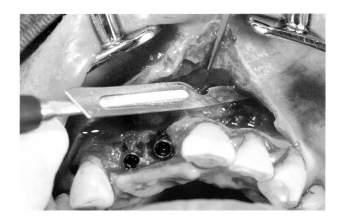

图 3-4-37
骨膜切开减张

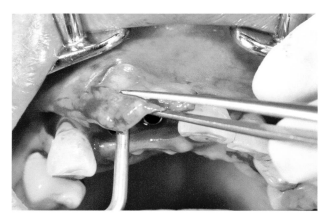

图 3-4-38
骨膜下组织钝分离减张

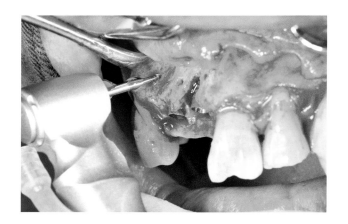

图 3-4-39
骨皮质打孔

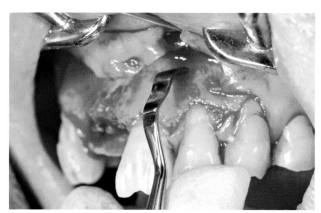

图 3-4-40
骨面搔刮获取自体骨屑

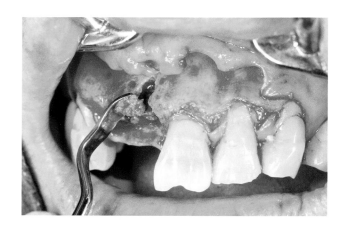

图 3-4-41
自体骨屑覆盖种植体暴露的螺纹

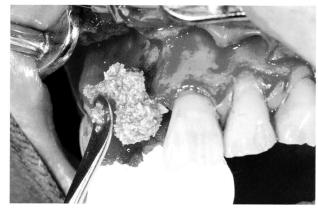

图 3-4-42
腭侧固定胶原膜，混合骨粉扩增骨轮廓

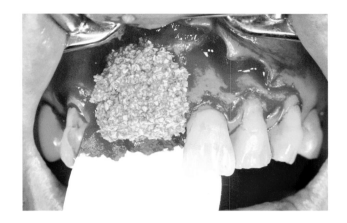

图 3-4-43
混合骨粉扩增骨轮廓

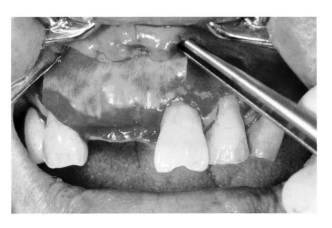

图 3-4-44
覆盖胶原膜

①扫描二维码
②下载 APP
③注册登录
④观看视频

视频 11　上颌前牙早期种植 +GBR

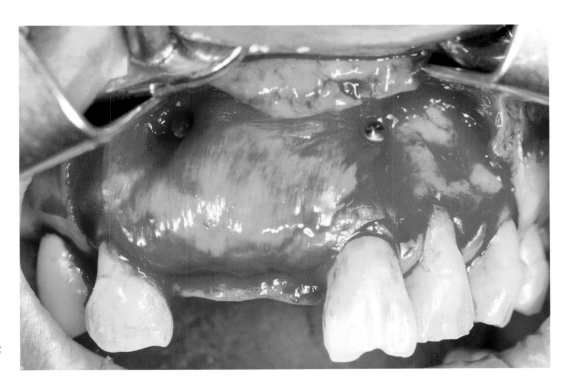

图 3-4-45
膜钉固定胶原膜，
获得良好的骨轮
廓扩增效果

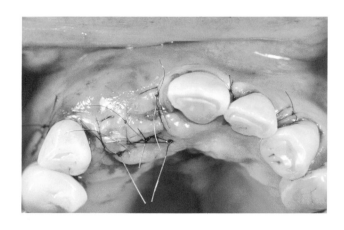

图 3-4-46
软组织深层减张缝合后,边缘无张力对位缝合,骨轮廓获得很好的扩增效果

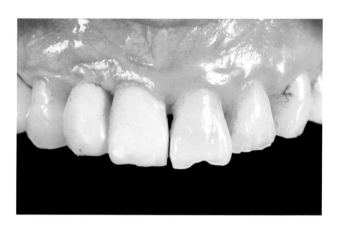

图 3-4-47
二期手术后戴入过渡修复体,软组织轮廓、健康状态良好

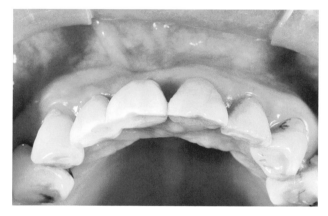

图 3-4-48
永久修复后,软组织丰满度良好

小结

在美学区,不适合即刻种植的病例,多数情况下会选择软组织愈合的早期种植。与即刻种植相比,这种治疗策略的主要优势包括:

(1)利于创口关闭;

(2)利于保存角化上皮;

(3)减少感染的风险;

(4)利于确定准确的种植体植入位点;

(5)便于种植深度的控制。

当客观情况存在无法按期实施早期种植,包括患者因素和位点因素。患者因素如未成年、长期外出度假、怀孕等情况,或者存在严重的全身性疾病,或者还有未控制的牙周病变,则被动的只能选择延期种植。位点因素包括因根尖有大面积的囊肿,或者拔除骨粘连牙齿后造成的大面积骨缺损,过早种骨床无法给种植体提供足够的固位,导致需要延期种植。对于这类病例,建议在拔牙同时进行位点保存,尽量保存尚存的软硬组织条件,为以后种植留下相对较好的基础。

第五节　牙槽嵴保存技术

可能的情况下,在美学区我们倾向于即刻或者早期进行种植体植入。这样的操作流程虽然不能阻断牙槽骨的吸收,却是更积极的治疗策略,能减少不良结果的发生机会,更积极的促进拔牙窝内新生骨的生成。

当然,即刻种植和早期种植还是具有更高的操作风险,或者患者没有条件实施即刻种植或者早期种植,因此会有一些情况需要首先进行拔牙,待牙槽嵴改建完成后再进行种植治疗。

但是,如前文所述,常规拔牙后牙槽骨的吸收、改建是非常迅速的,这种改建很可能影响种植治疗的临床效果。

如果种植和拔牙必须分期进行,有些情况下可以考虑在拔牙同时做牙槽嵴保存,这有可能简化后续种植程序,以及促进软硬组织的增量。

前面提到,牙齿拔除后任其自然愈合,牙槽嵴平均骨宽度减少 3.8mm,平均骨高度减少 1.2mm。2014 年发表的一篇综述和 Meta 分析[60],对比 ARP 组和任其自然愈合的对照组,在牙齿拔除后的牙槽嵴改变。研究结果显示,ARP 组和对照组相比,骨损失量有所减少,且都有统计学差异。ARP 组与对照组相比,平均颊侧向宽度丧失量减少 1.89mm,颊侧骨高度丧失量减少 2.07mm,舌侧骨高度丧失量减少 1.18mm。

牙槽嵴保存技术(alveolar ridge preservation,ARP)有很多种方式,应该采用哪种术式,目前并没有金标准。总结起来,牙槽嵴保存技术大致可以分为 4 大类:拔牙窝封闭(socket seal)、拔牙窝充填(socket filler)、即刻牙槽嵴扩增技术(牙槽嵴增量,alveolar ridge augmentation)及保留部分患牙的牙槽嵴保存技术。2015 年召开的欧洲骨整合协会(European Association for Osseointegratio,EAO)把 ARP 分为 socket seal,socket filler 和 GBR 三类[61]。第四类在某些情况下偶尔可以采用。

还有另外一类治疗策略是拔牙前正畸位点改进,临床实践中应用更少,在本节中一并简单介绍。

一、拔牙窝封闭技术

拔牙窝封闭技术(socket seal surgery)是用于保存拔牙窝软组织轮廓的技术。其技术核心是不翻瓣拔牙后,置入植骨材料或者血液制品,表面覆盖角化龈移植物或者人工屏障材料封闭拔牙窝。

这类治疗方法的目的是在种植体植入时能有更高质、更多量的软组织,理论上美学预后较好,同时也希望获得相对更好的骨组织基础。

早在 1994 年,Landsberg 和 Bichacho 提出了一种拔牙窝封闭技术(socket seal surgery,SSS)[62]:以低替代吸收率的骨代用材料充填拔牙窝洞,并从腭部环形切取一块厚的角化龈上皮来覆盖,以避免骨嵴的吸收;术后 6~8 周,软组织愈合完全,且在原先的拔牙窝洞上会有一层厚的成熟的软组织覆盖着。这个环形的移植物起到 4 个作用:①完全封闭拔牙窝,避免伤口在愈合过程中受到物理性、细菌性和化学性刺激;②移植物中的固有层含有丰富的结缔组织,防止上皮细胞长入伤口中;③移植物的黏膜下层,也就是更靠深部的组织,可以防止纤维结缔组织长入伤口中;④保存了软组织的高度和厚度。

Jung RE 提出了一种 soft tissue punch technique[63],在拔牙窝洞内填入骨胶原[去蛋白牛骨矿物质(deproteinized bovine bone mineral,DBBM)+10% 骨胶原]和厚的角化龈上皮,术后 3 周和术后 6 周,移植物整合、成熟的比例分别达到 92.3% 和 99.7%。

宿玉成老师的团队强调在保存牙槽嵴的同时要改善新形成附着龈的质量。因此,他们团队位点保存的临床流程为:不翻瓣微创拔牙,在种植窝根方植入 Bio-Oss,冠方植入 Bio-Collagen,表面移植角化龈上皮并缝合固定[64]。该技术适用于正常拔牙窝、慢性感染拔牙窝和有利型骨缺损拔牙窝。角化龈上皮移植物起到改善角化黏膜宽度和厚度的作用。

拔牙窝内是否必须放入屏障膜呢? Sclar AG 认为,这主要取决于唇侧骨壁缺损的形态是有利型缺损还是不利型缺损。有利型缺损是指狭窄的缺损(唇侧骨壁缺损的宽度是总宽度的 1/3 以内)。不利型缺损是指唇侧骨壁缺损的宽度大于总宽度的 1/3,并且缺损的冠根向深度超过 5mm。对于有利型缺损,骨再生的潜能较高,可以不放屏障膜;对于不利型缺损建议放置屏障膜[65]。

拔牙窝内是否建议放入低吸收替代率的人工植骨材料呢? 第 15 届欧洲牙周学研讨会(2019)建议放入低吸收替代率的人工植骨材料[66]。加入 DBBM 的收益有:①在种植同期需要额外 GBR 的可能性降低了 15%,也就是每 7 位接受 DBBM 的患者,就有 1 位在种植时不需要额外植骨;②问题病例的发生率从 10.5% 降到 3.6%(问题病例指种植体在骨床内的面积小于 50%);③种植角度不理想的发生率从 8% 降到 2%。

但是由于植骨材料延缓了拔牙窝的改建,种植时机需要等待较长的时间。不同的植骨材料特性不同,不同的患者基础条件也不同,所需要的等待时间也有所不同,但是至少需要等待 3 个月以上,甚至 6~9 个月[67-73]。鉴于此,Zuhr O 和 Hurzeler M 建议在做以保存软组织轮廓为目的的 socket seal 时,只在拔牙创表面缝合固定一层 FGG(free gingival graft),拔牙窝内不需要植入人工植骨材料。也有些学者在拔牙窝洞内放入血液制品(如富血小板纤维蛋白,platelet-rich fibrin,PRF),或者吸收改建速率快的胶原蛋白塞,适合于局部位点存在急性炎症,或者有严重的龈退缩的病例[68,74]。它的作用是可以稳定住软组织移植物,防止移植物塌陷,并进入拔牙窝。

这样的方式不能完全补偿拔牙后所形成的组织收缩,但是能够明显改善软组织的质和量,改善初期关闭伤口的能力,对于不适合进行即刻种植的位点,如果患者美学需求比较高,可以考虑拔牙同期行拔牙窝封闭技术,在拔牙窝冠方覆盖尽量厚的、大小与拔牙窝匹配的角化龈上皮,保存最好的软组织基础,为获得最佳的软组织美学效果奠定基础。

二、拔牙窝充填技术

拔牙窝充填技术(socket filler surgery)是用于保存拔牙窝软硬组织轮廓的技术。

如果只是在拔牙窝内植骨,建议不翻瓣手术。动物实验[46]研究结果显示,翻瓣操作会影响血供,增加唇侧牙槽骨的吸收。拔除患牙后,不翻瓣,直接充填植骨材料,创口可以是暴露的,延期愈合。建议在临床操作中,应用粘接桥修复体协助关闭、保护拔牙窝,这种封闭不要求非常严密,只要保证骨替代材料不会脱落即可。在即刻拔牙的位点,软硬组织改建非常活跃,组织再生的潜能很高,软组织会在骨替代材料表面,在过渡修复体的支持下迅速爬行生长。

因为这种牙槽嵴保存方式骨转化速度慢、骨转化率较低,通常需要等待至少6个月后可再进行种植手术;如果过早地介入种植手术,切开翻瓣后,在种植窝洞预备前需要去净肉芽,但是此时较难辨别哪些是幼稚的新生骨,哪些是未完全被包裹的人工骨材料,哪些是已经纤维化的没有骨再生潜能的肉芽组织。

这种治疗策略中的即刻过渡修复体非常重要,过渡修复体的桥体部分一方面可以辅助封闭拔牙窝,减小骨替代材料脱落的风险,隔绝外界对伤口的机械刺激;另一方面可以对软组织提供一定的机械支撑,减小软组织挛缩、塌陷,便于新生软组织的爬行、生长。

从治疗效果和疗程角度考虑,这一类拔牙窝充填技术实际上对于大部分美学区需要种植修复的患者并不非常适用,只是对于本身短期内不能进行种植手术的患者来讲,是比较适合的治疗策略。

三、即刻牙槽嵴扩增技术

即刻牙槽嵴扩增技术(牙槽嵴增量,alveolar ridge augmentation)是用于拔牙即刻扩增硬组织轮廓的技术。拔除患牙后,翻瓣,在拔牙窝内和唇侧骨轮廓外放置植骨材料及屏障膜,伤口可完全关闭,也可以部分关闭。如果拔牙时已经可以预见,剩余的软硬组织量对于种植修复有明显欠缺,未来肯定需要比较大范围的骨增量处理,则可以考虑在拔牙同时即翻瓣行轮廓扩增,即即刻牙槽嵴扩增技术。若这种技术操作得当,可以降低种植过程中的操作难度,获得更好的治疗效果。

此时,通常除了在拔牙窝内植骨以外,还要在唇侧翻瓣,在现有骨轮廓外适度过量植骨,尽量恢复正常的骨轮廓。

在拔牙时就进行牙槽嵴轮廓的扩增,由于牙槽嵴顶软组织缺失,会造成伤口关闭比较困难,膜龈联合会向冠方有一定程度的移位。当然,由于拔牙即刻的位点,牙槽窝改建比较活跃,生物学潜能最高,所以在这个时机进行植骨,并不要求绝对的伤口关闭。

因此,对于术前角化龈宽度较宽的患者,进行即刻牙槽嵴扩增技术是可行的;而对于术前角化龈宽度较窄的患者,建议等待拔牙创软组织愈合后再进行植骨手术。

由于植骨材料会延缓牙槽窝改建的进程,建议等待半年以上再进行种植手术。

四、暂时保留部分患牙的牙槽嵴保存技术[75]

有一些患牙,颈部的软硬组织条件尚可,但是牙根周围有大面积病变,看似完全没有保留价值,应该拔除后进行种植修复。但是如果这些牙齿拔除后剩余骨床条件太差,不能给种植体足够的固位,需要等待几个月才能进行种植,此时软组织可能已经出现塌陷和萎缩。

为了让根尖的病变有足够的愈合时间,而又想维持软组织的状态,尤其是颈部的软组织丰满度、高度,除了可以采用拔牙窝充填或者拔牙窝封闭技术外,还可以考虑拔除部分感染的患牙,去净根周的病变,保留部分健康的患牙,并在骨缺损区植骨。等待根方植骨区成熟后,再拔除剩余的患牙,并且即刻种植。这样,既能保证种植体的初期稳定性,又能最大限度维持住软组织的状态。

五、拔牙前正畸位点改进[76]

在拔牙前通过正畸牵引减少骨组织缺损,这种尝试性的治疗可以追溯到 20 世纪 90 年代,当时该方法被建议用于即将拔除的、有垂直缺损的患牙,目的是在未来的种植位点处获得垂直向骨量,避免垂直骨增量手术[77]。

理论上讲,牙龈与牙槽嵴骨会沿着牙齿牵引出的方向往冠方移动,这是由于在牙齿移动时,胶原蛋白纤维束会被拉长,新骨便可以沿着伸长的纤维束沉积在牙槽骨的区域。由于这种理论上的骨沉积作用(bone deposition)是牙周纤维被拉长而产生张力的结果,所以这种治疗若想获得成功,具备健康的牙周条件十分重要[78]。

对牙周存在明显骨丧失的病例,通过正畸牵引将局部组织缺损恢复至理想水平,是一种理论上可行的治疗策略。与牙槽骨增加伴随的,是软组织量在理论上也会增加,颊侧牙龈的移动距离是牙根牵引移动距离的80%,而膜龈联合的位置不变。

但是在实际临床情况中,最终接受这种治疗策略的患者非常有限。患者会考虑这种预处理所需花费的时间、费用;医师需要考虑即使经过这种预处理,软硬组织的量是否能够达到完全足够,在植入种植体时是否仍有可能需要进行软硬组织增量处理。

为了让患牙周围的软硬组织可以跟上牙齿的移动速度,建议给予轻微的、间歇的力量。每个月正畸冠向移动的距离不超过 1mm,而且垂直向需要过矫正 2mm 或 20%~25%,以弥补术后的回弹[79,80]。在正畸牵引到达目标位置时,不要过早地摘除矫治器,被拉长的纤维需要有足够的时间去稳定,所以应尽量地拉长稳定期,最好是达到 4 个月以上。

六、美学区无望保留患牙的治疗策略

虽然无论哪种牙槽嵴保存技术,实际上都不能阻止拔牙后骨吸收,但是这些干预措施有可能减少骨体积的变化量,为后续治疗保存更好的基础。当然,结合各类牙槽嵴保存技术需要的时间、经济花费,在某些情况下可能增加的治疗痛苦,或者有可能延迟种植时机等问题,拔牙后是否应该进行牙槽嵴保存,都是需要综合评估的。

针对美学区种植,我们的倾向是,在可能的情况下进行即刻种植或者早期种植;对于需要进行早期种植的病例,如果患者对美观要求高、对治疗接受程度高,则在拔牙期进行拔牙窝封闭处理,以获得更好的软组织保存效果;在不能实施即刻种植、早期种植,只能进行延期种植的病例中,应考虑采用牙槽嵴充填技术或者拔牙即刻牙槽嵴扩增技术,保存相对有利的种植条件,待时机成熟再进行延期种植修复。

具体技术路线见图 3-5-1。

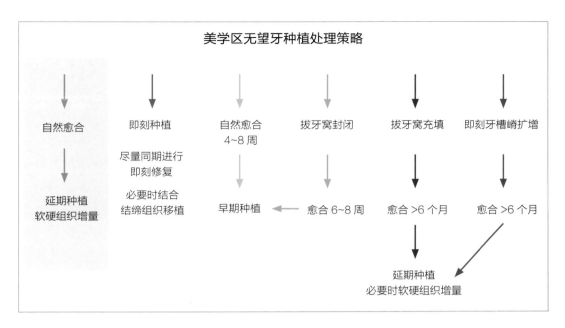

图 3-5-1
美学区无望保留患牙的治疗技术
路线

七、病例实战

（一）病例一

患者,女。上颌前牙因龋坏、根尖病变不能保留,需拔除后种植修复。由于根尖有明显病变,唇侧牙槽骨破坏严重,根尖部瘘管,因此不能考虑拔除即刻种植。术前检查患者中高位微笑,薄龈表现型,术前龈缘高度和软组织唇侧轮廓均正常,患者对治疗的美学效果预期较高,因此属于高美学风险病例(图 3-5-2~ 图 3-5-9)。

显微刀片切除龈沟沟内上皮(图 3-5-10)。

在这个病例中没有应用牙周韧带刀进行沟内切口制备,而是采用显微刀片。操作中直接切掉龈沟沟内上皮层,直接为后面软组织移植做好准备。

显微拔牙挺逐渐施加楔力,微创拔除牙根,微创根尖钳取出牙根,彻底搔刮、清洁拔牙窝(图 3-5-11)。

因唇侧骨壁不完整,准备置入胶原屏障膜,首先制备唇侧全厚瓣隧道。应用龈乳头剥离唇侧全厚瓣,超过骨缺损区域,以便于插入胶原膜保护拔牙窝。同时,龈乳头剥离子轻轻剥离腭部颈缘部分,以便于胶原膜的固定(图 3-5-12,图 3-5-13)。

将胶原膜修剪成冰淇凌甜筒形态[30,31];植入胶原膜置于拔牙窝内,并贴紧唇侧骨壁;拔牙窝内植入胶原骨后,盖胶原膜;交叉褥式缝合固定胶原膜。填塞胶原骨量需充足,可以对软硬组织起到支撑作用,但同时不能过量,需要给角化龈留出足够空间(图 3-5-14~图 3-5-18)。

采用胶原蛋白海绵测量拔牙窝形态尺寸;将胶原蛋白海绵置于供区,标志移植物形态,切取出角化龈移植物;将胶原蛋白海绵覆盖于供区,交叉-平行双悬吊缝合止血(图 3-5-19~ 图 3-5-21)。

将角化龈置于拔牙窝内,使之与拔牙窝密切吻合;6-0缝线显微缝合固定移植物(图 3-5-22,图 3-5-23)。

　　粘接过渡桥体,一方面保证过渡期美学效果;一方面保护、支持移植物。手术后即刻可见唇侧软组织轮廓丰满度获得维持。术后全景片可见拔牙窝充填胶原骨。术后 CBCT 显示骨轮廓获得良好维持(图 3-5-24~ 图 3-5-28)。

　　7 天拆线,获得一期愈合,软组织高度、唇侧轮廓丰满度良好(图 3-5-29,图 3-5-30)。

　　永久修复后,软组织高度、曲线、唇侧轮廓丰满度良好。

　　获得了良好的美学效果(图 3-5-31,图 3-5-32)。

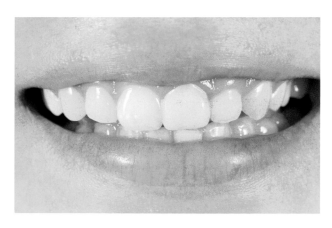

图 3-5-2
患者中高位微笑,21 不能保留

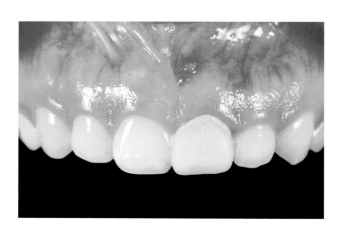

图 3-5-3
龈缘曲线协调,薄龈表现型

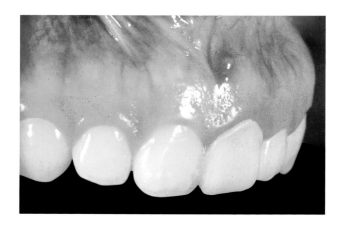

图 3-5-4
21 根尖瘘管

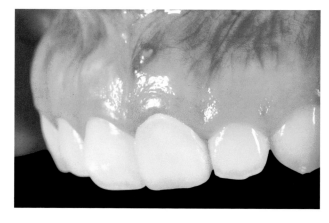

图 3-5-5
21 根尖瘘管

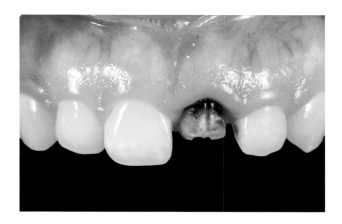

图 3-5-6
取下 21 冠部,可见残根破坏严重

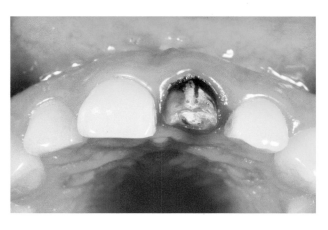

图 3-5-7
软组织轮廓丰满度正常

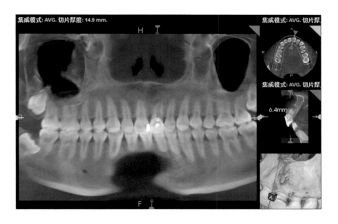

图 3-5-8
术前全景片显示 21 根尖病变

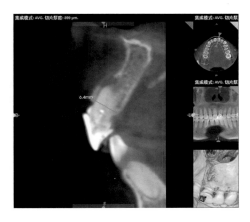

图 3-5-9
术前 CBCT 显示 21 根尖病变,唇侧骨壁破坏严重

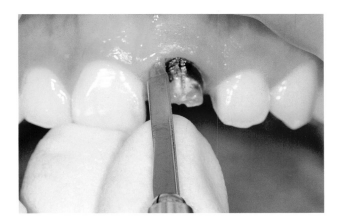

图 3-5-10
显微刀片做沟内切口,直接切取掉龈沟沟内上皮

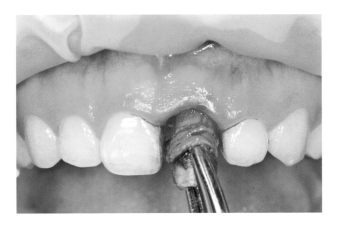

图 3-5-11
微创根尖钳取出牙根,彻底搔刮、清洁拔牙窝

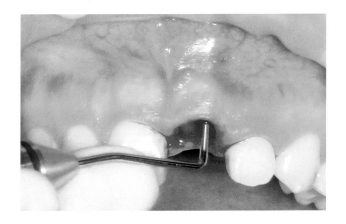

图 3-5-12
龈乳头剥离唇侧全厚瓣

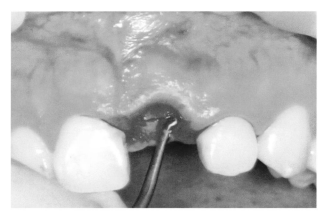

图 3-5-13
龈乳头剥离子轻轻剥离腭部颈缘部分

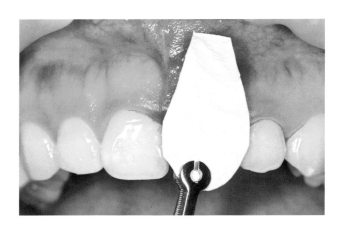

图 3-5-14
因唇侧骨壁不完整,准备植入胶原膜

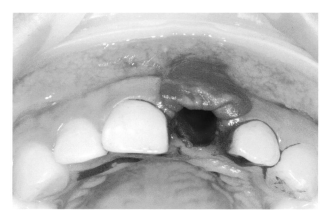

图 3-5-15
植入胶原膜

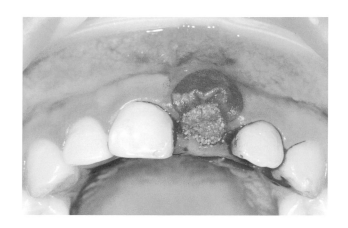

图 3-5-16
拔牙窝内植入骨胶原

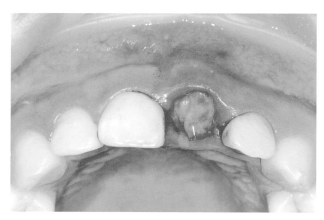

图 3-5-17
盖胶原膜

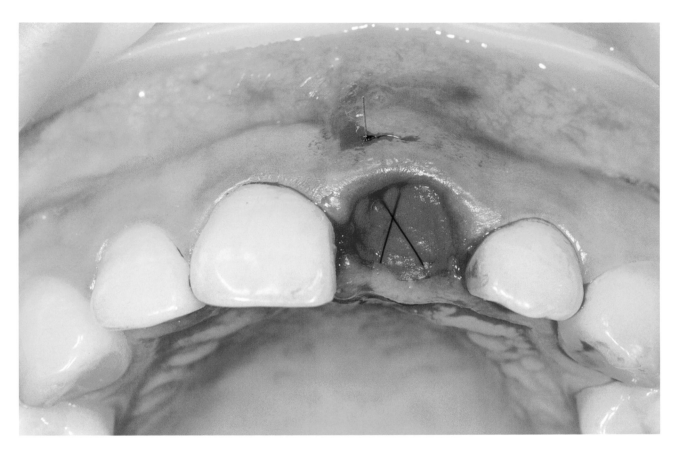

图 3-5-18
交叉褥式缝合固定胶原膜，为角化龈留出足够空间

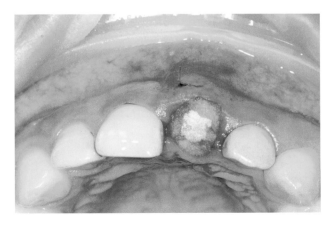

图 3-5-19
采用胶原蛋白海绵测量拔牙窝形态尺寸

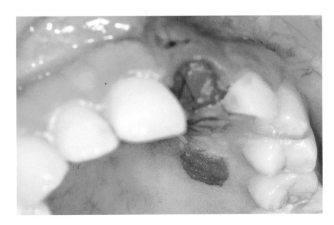

图 3-5-20
将胶原蛋白海绵置于供区，标志移植物形态

图 3-5-21
切取出的角化龈移植物

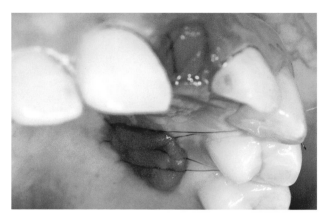

图 3-5-22
将胶原蛋白海绵覆盖于供区，交叉－平行双悬吊缝合止血

①扫描二维码
②下载 APP
③注册登录
④观看视频

视频 12　位点保存制取 FGG

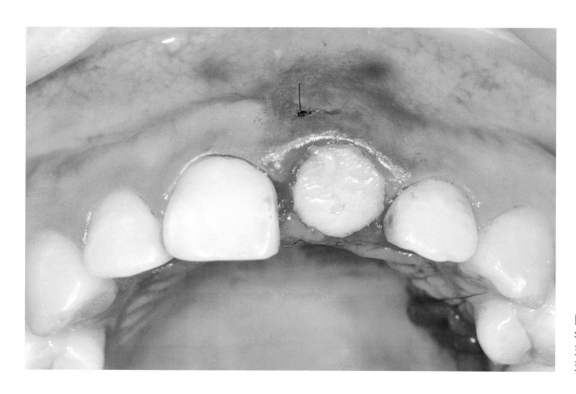

图 3-5-23
将角化龈置于拔
牙窝内，使之与拔
牙窝密切吻合

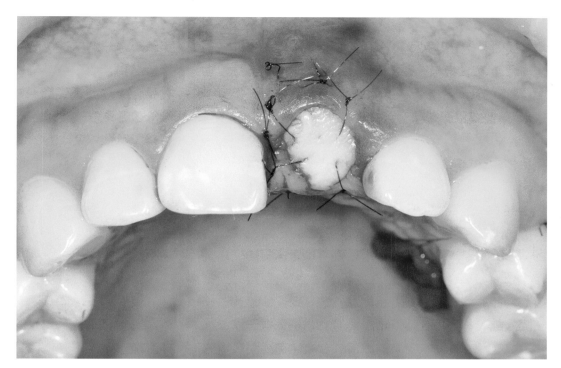

图 3-5-24
6-0 缝线显微缝合固定移植物

①扫描二维码
②下载 APP
③注册登录
④观看视频

视频 13 位点保存缝合固定 FGG

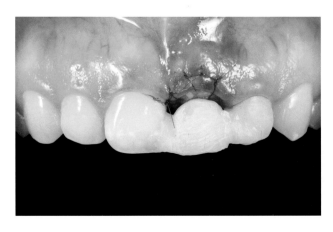

图 3-5-25
粘接过渡桥体,一方面保证过渡期美学效果;一方面保护、支持移植物

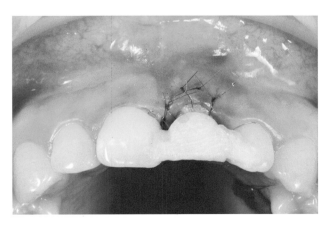

图 3-5-26
手术后即刻,维持了唇侧软组织轮廓丰满度

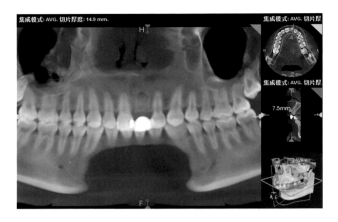

图 3-5-27
术后全景片显示拔牙窝充填骨胶原

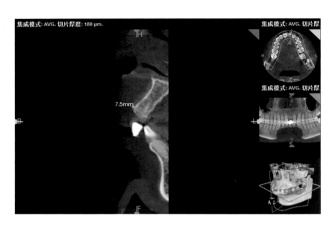

图 3-5-28
术后 CBCT 显示骨轮廓获得良好维持

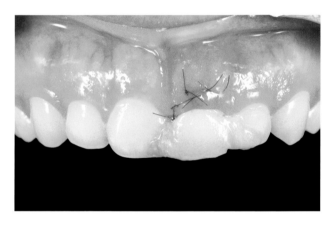

图 3-5-29
7 天拆线,获得一期愈合,软组织高度良好

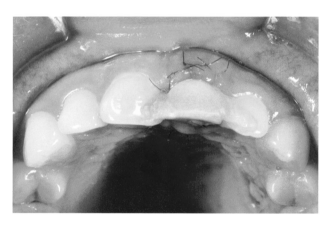

图 3-5-30
7 天拆线,获得一期愈合,软组织轮廓良好

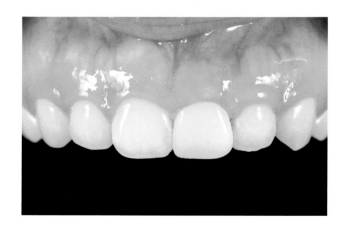

图 3-5-31
永久修复完成后,软组织高度曲线、良好

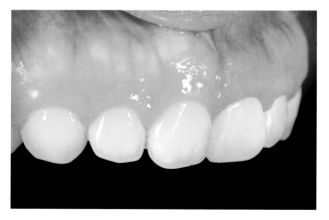

图 3-5-32
永久修复完成后,软组织轮廓、丰满度良好

（二）病例二

患者,女。上颌前牙残冠,不能保留,希望拔除后种植修复(图3-5-33)。

口内检查患牙龈缘高度尚可,薄龈表现型,术前CBCT可见患牙牙根断碎,根方多生牙占据骨内大量空间。唇侧骨板缺失;腭侧骨板菲薄(图3-5-34)。

根据术前情况,确定无法进行拔牙后即刻种植。此时存在几种不同的治疗思路:

1. 拔牙后,不做任何处理,待软组织或拔牙窝完全愈合后进行早期种植或者延期种植。这样的处理策略会带来软硬组织的大量吸收、萎缩,后期需要大量的软硬组织增量处理来恢复美学和功能,患者痛苦增加,也很难获得最佳的治疗效果。因此,不推荐这种"自然愈合"的治疗策略。

2. 拔牙后,即刻进行拔牙窝充填,这一治疗策略对于硬组织的保存具有更明显的意义,尤其对于本病例,由于术前腭侧骨板已经呈菲薄状,一旦腭侧骨壁吸收,就会形成垂直骨缺损,需要进行垂直骨增量处理。虽然这会延长一次手术后的等待时间,需要在6~9个月后再进行种植手术,虽然在种植手术中有可能因为骨量不充足而需要再次骨增量处理,但只要能避免垂直骨增量处理,拔牙窝充填处理就是值得接受的。然而这样的方式只保存了硬组织轮廓,对软组织没有特殊处理。患者的牙龈属于薄龈表现型,我们还是希望保存硬组织时,同时加强软组织。

3. 拔牙后,即刻行拔牙窝封闭。除了用低吸收替代率的植骨材料充填拔牙窝外,用部分带上皮的游离结缔组织封闭拔牙窝。将去上皮的部分插入到唇侧软组织隧道内加强牙龈生物型;带上皮的部分置于牙槽嵴顶封闭拔牙窝。通过这种方式,同时保存或者加强软、硬组织。

经过和患者沟通,选择拔牙窝封闭治疗策略,进行软硬组织轮廓保存,种植手术中如有必要再进行进一步骨增量。

拔除残冠,分根后拔除残根,搔刮、冲洗拔牙窝(图3-5-35,图3-5-36)。

显微刀片切除龈沟内的沟内上皮,龈乳头剥离子剥离唇侧全厚瓣,超过唇侧骨缺损区域,形成全厚瓣隧道,为植入胶原膜做好准备(图3-5-37,图3-5-38)。

将胶原膜修剪成窄梯形,插入全厚瓣隧道内,创造植骨空间(图3-5-39~图3-5-41)。

植入替代转化率低的异种骨骨粉,盖胶原膜,交叉褥式缝合固定,为角化龈留出适宜空间(图3-5-42,图3-5-43)。

上腭部制取角化龈移植物,将胶原蛋白海绵覆盖供区,缝合固定止血(图3-5-44,图3-5-45)。

将制取出的移植物修剪成部分带上皮移植物,和拔牙窝比对移植物的大小形态,调整至完全吻合后,将不带上皮部分插入唇侧隧道内,缝合固定;带上皮部分封闭拔牙窝,精确对位缝合(图3-5-46~图3-5-48)。

分期拆线后,可见愈合良好(图3-5-49)。

术后CBCT显示骨轮廓获得了良好维持(图3-5-50)。

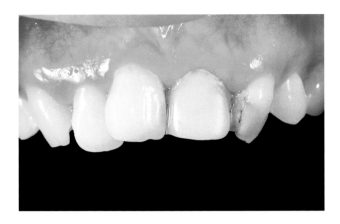

图 3-5-33
21 残冠不能保留,要求拔除种植修复

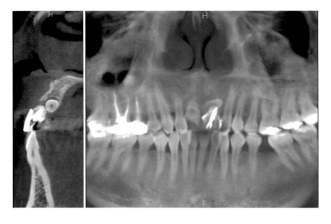

图 3-5-34
术前 CBCT 显示患牙牙根断碎,占据骨内大量空间;唇侧骨板缺失,腭侧骨板菲薄

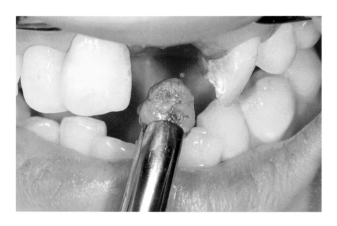

图 3-5-35
拔除残冠

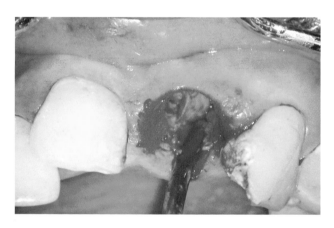

图 3-5-36
拔除残根

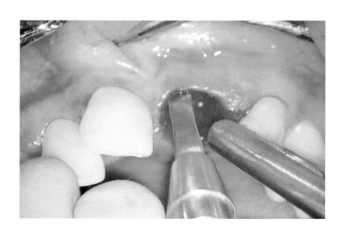

图 3-5-37
显微刀片切除龈沟内的沟内上皮

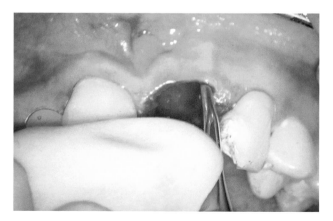

图 3-5-38
龈乳头剥离子剥离唇侧全厚瓣,超过唇侧骨缺损区域,形成全厚瓣隧道

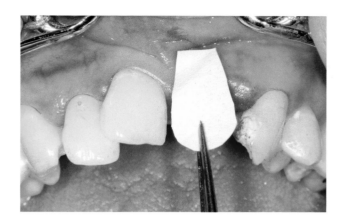

图 3-5-39
将胶原膜修剪成窄梯形,便于插入隧道内

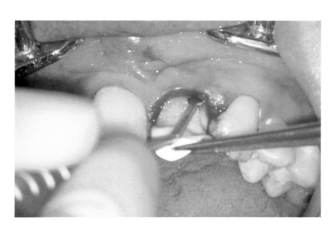

图 3-5-40
将胶原膜插入全厚瓣隧道

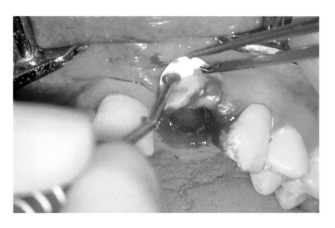

图 3-5-41
创造好植骨空间

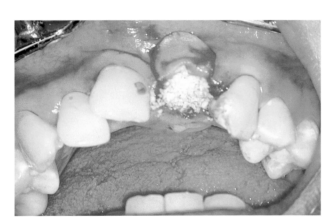

图 3-5-42
植入替代转化率低的异种骨骨粉

图 3-5-43
盖胶原膜,交叉
褥式缝合固定,为
角化龈留出适宜
空间

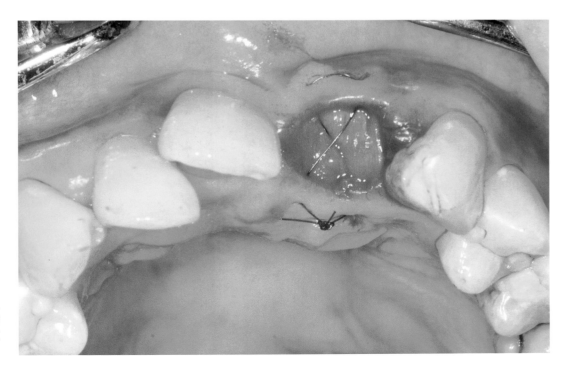

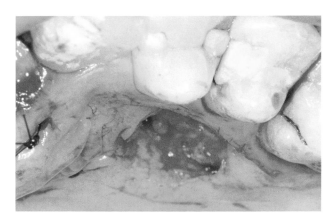

图 3-5-44
上腭部制取角化龈移植物

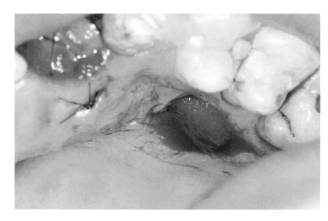

图 3-5-45
胶原蛋白海绵覆盖供区,缝合固定止血

①扫描二维码
②下载 APP
③注册登录
④观看视频

视频 14　部分带上皮移植物制取

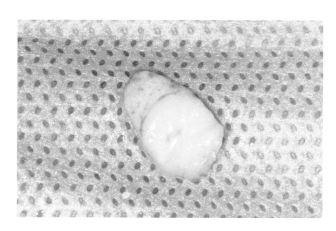

图 3-5-46
制取出的移植物,修剪成部分带上皮移植物

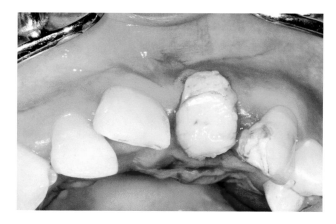

图 3-5-47
比对移植物大小形态

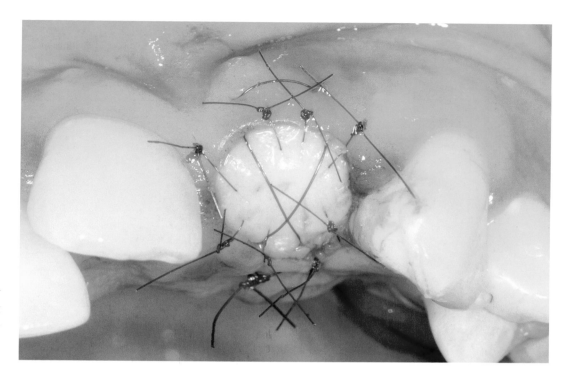

图 3-5-48
不带上皮部分插入唇侧隧道内,缝合固定;带上皮部分封闭拔牙窝,精确缝合

①扫描二维码
②下载 APP
③注册登录
④观看视频

视频 15 部分带上皮移植物固定

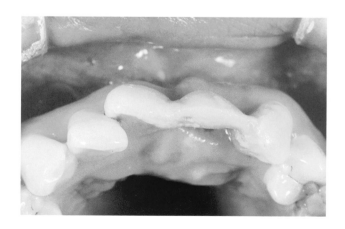

图 3-5-49
10 天拆线,一期愈合

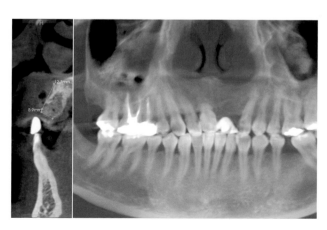

图 3-5-50
CBCT 显示骨轮廓获得良好维持

（三）病例三

患者,18岁。上颌前牙因外伤造成冠根折、松动,无法保留;牙龈缘位置和软组织唇侧轮廓丰满度尚良好(图3-5-51,图3-5-52)。

患者家长希望拔牙后即刻种植修复。向患者家长交代,由于患者年龄较小,刚成年,尚处于生长发育阶段,不宜过早进行种植手术,否则随着口腔颌面部的继续生长发育,种植修复体将会与全牙列不协调,且多数情况下无法修改、调整。因此,建议患者先进行拔牙处理,20岁以后再考虑种植修复。

患者接受基本方案,希望在拔牙期间做相应的处理,能够为今后的种植保留比较好的基础。由于患者需要等待至少两年时间,因此选择应用拔牙窝充填技术,以获得最佳的软硬组织轮廓维持作用。

分别拔除残冠、残根部分,搔刮、冲洗拔牙窝,可见唇侧骨壁菲薄(图3-5-53~图3-5-55)。

拔牙窝内植入低替代骨代用材料,达到软组织龈缘位置(图3-5-56)。

将拔出的残冠部分,修整调改为过渡义齿桥体部分(图3-5-57,图3-5-58)。

采用纤维树脂带将过渡桥体粘接在11—22上,辅助封闭拔牙窝(图3-5-59)。

2周后,可看到软组织爬行并完全封闭拔牙窝,软组织轮廓获得了良好的维持(图3-5-60)。

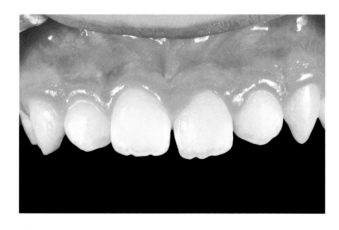

图3-5-51
21冠根折,不能保留

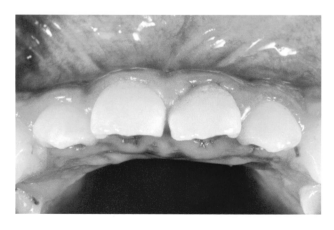

图3-5-52
21唇侧软组织轮廓良好

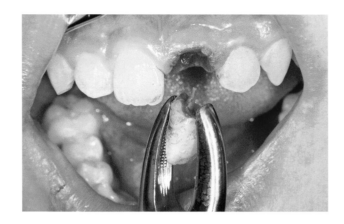

图 3-5-53
拔除残冠部分

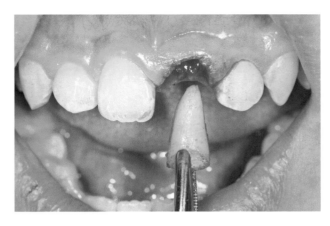

图 3-5-54
拔除残根部分

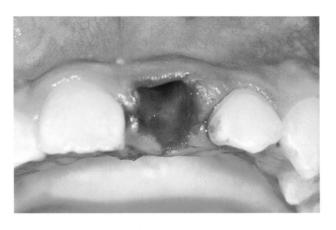

图 3-5-55
唇侧骨壁菲薄

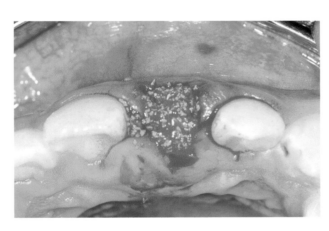

图 3-5-56
植入低替代骨代用材料

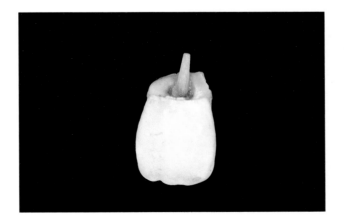

图 3-5-57
拔出的残冠部分

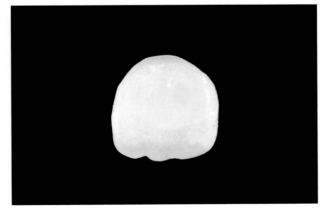

图 3-5-58
残冠修改为过渡义齿

① 扫描二维码
② 下载 APP
③ 注册登录
④ 观看视频

视频 16　上颌前牙位点保存

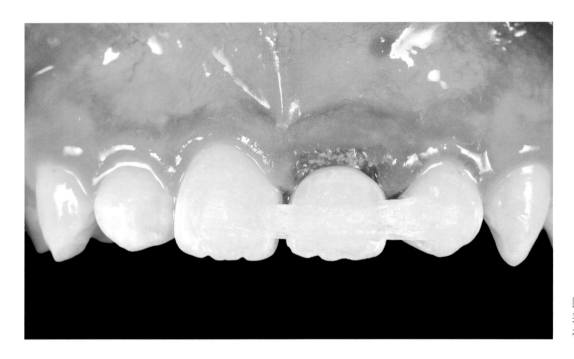

图 3-5-59
采用纤维树脂带将过渡桥体粘接
在 11—22 上,辅助封闭拔牙窝

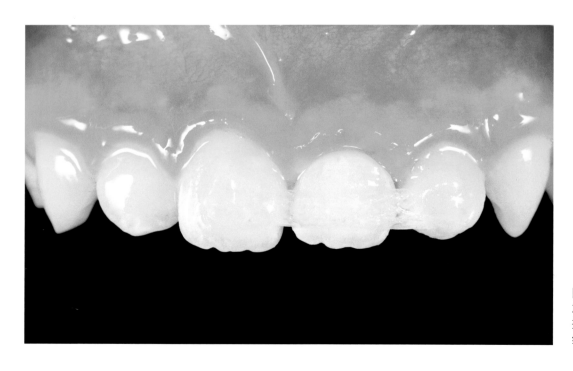

图 3-5-60
2 周后,软组织爬行,并完全封闭
拔牙窝,软组织轮廓获得良好
维持

（四）病例四

患者,女。双侧上颌中切牙残冠,树脂修复体脱落,残根龋坏明显,不能保留,建议拔除。同时,患者因全牙列排列不齐、咬合关系紊乱,希望考虑正畸治疗(图 3-5-61)。

口内检查见 11、21 旧修复体松动,并可取下,根尖存在病变(图 3-5-62)。切端观察可见 11、21 唇侧软组织轮廓丰满度欠佳(图 3-5-63)。

术前全景片及 CBCT 可见 11 残根、根尖病变,唇侧骨壁破坏严重;21 粗大桩核的唇侧骨壁尚可(图 3-5-64~ 图 3-5-66)。

针对拔牙前具有大面积唇侧骨壁缺损、唇侧软组织轮廓丰满度欠佳的情况,同样可以有三种治疗策略:

1. 拔牙后,不做特殊处理,软组织愈合后行早期种植　软组织愈合后的早期种植,软组织量增加、软组织状态通常较拔牙前更好,有利于进行较大量的骨增量处理,同时,此时骨吸收并没有非常严重,对于植骨处理也是有利的。因此,如前文所述,这种治疗策略是这一类患者的最常用治疗策略。

2. 拔牙后,不做特殊处理,延期种植　达到延期愈合的状态,骨吸收通常比较严重,并且软组织量较早期种植时有所减少,因此这一时期的硬组织增量通常需求更大,而软组织处理难度相应增加,获得良好效果的难度也会增加。因此,这种治疗策略通常不是最佳方案。

3. 拔牙后,同期进行牙槽嵴扩增技术　将骨增量处理前移至拔牙期进行,有利于利用拔牙窝生物活性最强的时期,进行引导骨再生,增强成骨能力,以获得更好的成骨效果。从这一点看,拔牙即刻进行牙槽嵴扩增技术是非常有利的。

当然,这种操作技术也存在着一定的问题和风险。如膜龈联合大范围移动,造成种植修复体唇颊侧缺乏角化组织,影响健康和美观,或者需要额外的手术进行形态改建;而对于膜龈联合位置较偏向根方的病例,此方案则是可行的。

本病例中患者的膜龈联合位置比较偏向根方,可以进行冠向复位关闭创口。此外,本病例需要在拔牙后首先进行正畸治疗,再进行种植修复,因此不具备方案一早期种植的条件,故患者选择第三种治疗方案。

拔除 11、12 残根,清洁、搔刮拔牙窝,11 唇侧骨壁破坏严重(图 3-5-67~ 图 3-5-69)。

翻 13-23 全厚瓣,暴露骨面,可见 11 唇侧骨壁破坏非常严重(图 3-5-70)。

由于同一术区获取自体骨存在难度,在下颌骨外斜线区域开辟第二术区;在第二术区刮取自体骨屑,获得的自体骨屑和人工骨混合(图 3-5-71~ 图 3-5-73)。

混合骨颗粒填塞拔牙窝洞,同时进行骨轮廓扩增,达到微过量植骨状态(图 3-5-74)。

减张缝合后,边缘无张力对位缝合(图 3-5-75,图 3-5-76)。

术后 2 个月复查,唇侧软组织状态良好,唇侧软组织轮廓丰满度有明显改善,术后 CBCT 可见骨轮廓扩增明显(图 3-5-77~ 图 3-5-80)。

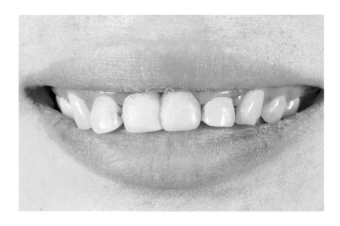

图 3-5-61
患者牙列不齐，双侧上颌前牙残冠

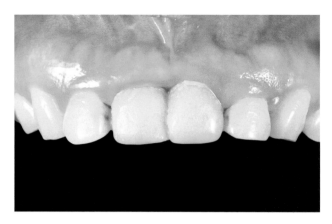

图 3-5-62
11、21 旧修复体松动，可取下，根尖病变

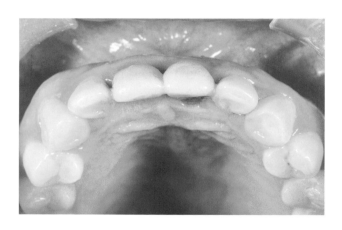

图 3-5-63
11、21 唇侧软组织轮廓丰满度欠佳

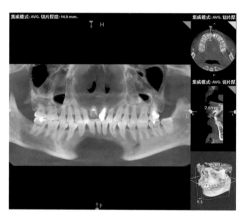

图 3-5-64
术前全景片可见 11 残根，21 有粗大金属桩

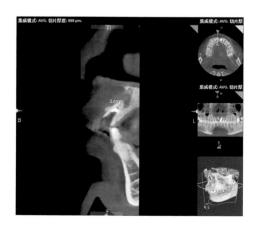

图 3-5-65
术前 CBCT 可见 11 根尖病变，唇侧骨壁破坏严重

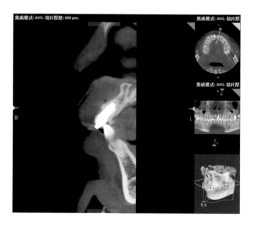

图 3-5-66
术前 CBCT 可见 21 粗大桩核，唇侧骨壁尚可

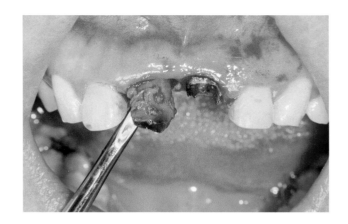

图 3-5-67
拔除 11 残根

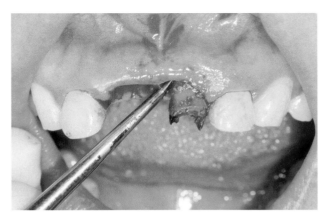

图 3-5-68
拔除 21 残根

图 3-5-69
清洁、搔刮拔牙
窝,11 唇侧骨壁
破坏严重

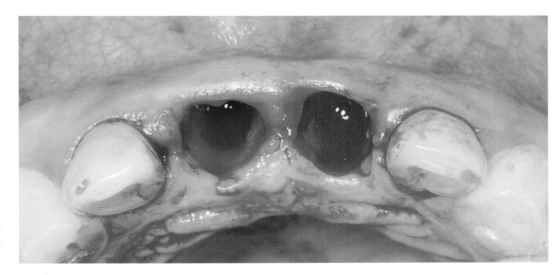

图 3-5-70
翻 13-23 全厚瓣,
暴露骨面,可见
11 唇侧骨壁破坏
非常严重

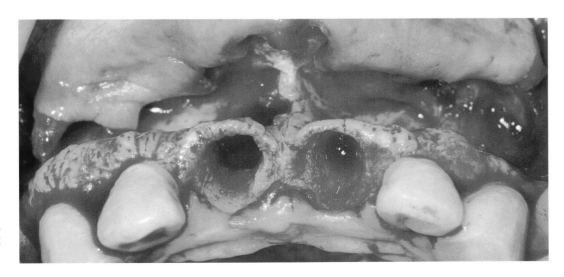

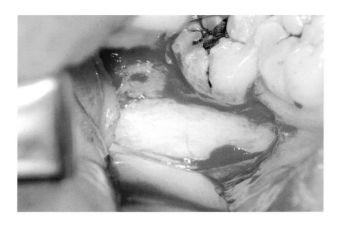

图 3-5-71
由于同一术区获取自体骨存在难度,在下颌骨外斜线区域开辟第二术区

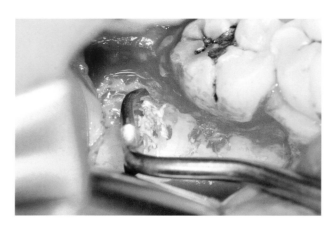

图 3-5-72
在第二术区采用骨刨刮取自体骨屑

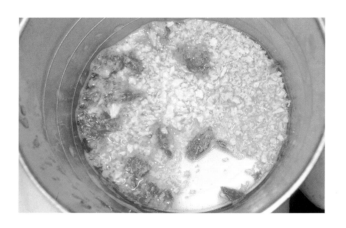

图 3-5-73
获得的自体骨屑和人工骨混合

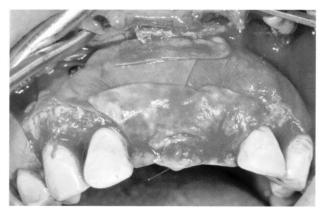

图 3-5-74
混合骨颗粒填塞拔牙窝洞,同时进行骨轮廓扩增,达到微过量植骨状态

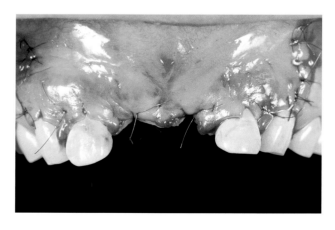

图 3-5-75
减张缝合后

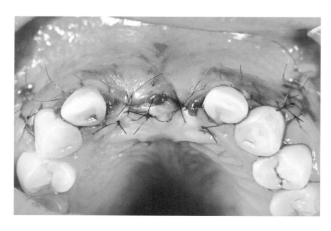

图 3-5-76
边缘无张力对位缝合

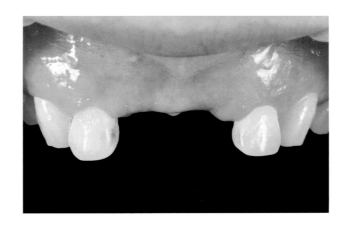

图 3-5-77
术后 2 个月复查,唇侧软组织状态良好

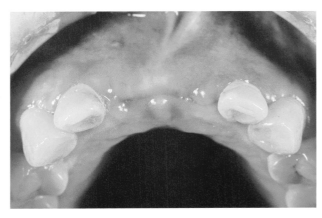

图 3-5-78
术后 2 个月复查,唇侧软组织轮廓丰满度有明显改善

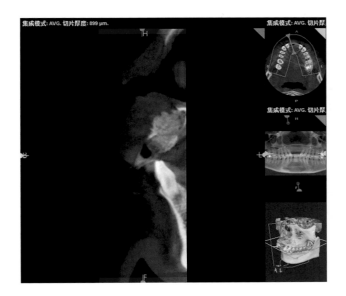

图 3-5-79
术后 CBCT 可见骨轮廓扩增明显

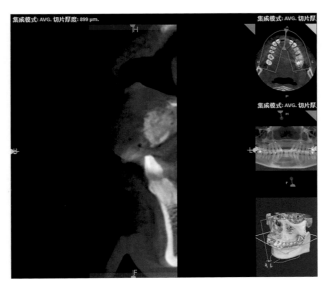

图 3-5-80
术后 CBCT 可见骨轮廓扩增明显

（五）病例五

患者,男,32 岁。多年前 21 桩核冠修复,多年来经常发炎、不适,近年来唇侧有瘘管,患牙不松动。CBCT 显示患牙根尖周明显病变,病变范围广泛,根中部唇侧骨壁有破坏。

患者希望考虑拔牙即刻种植,但一方面患牙存在较为广泛的根尖病变,即刻种植存在一定的感染风险;另一方面,由于骨破坏严重,很难获得良好的初期稳定性。即使是拔牙后早期种植,种植体获得有效的骨固位也是非常困难的。

针对这个具体条件,我们希望首选的即刻种植和早期种植方案都不成立;而如果常规拔除患牙,延期种植,会造成更加严重的软硬组织缺损,未来想获得理想的美学修复效果的难度就会非常大。

此时,牙槽嵴保存技术是非常适宜的选择。

但是,常规的拔牙,牙槽嵴保存技术会造成患者在很长时间内存在缺失牙的问题,这是患者不愿意接受的状态。通过 CBCT 分析,我们观察到患牙颈部存在三个完整骨壁的骨,这些骨可以为患牙提供良好的支持而不会松动、脱落。因此我们决定采用暂时保留患牙的牙槽嵴保存技术。

具体治疗流程如下:

1. 术前情况(图 3-5-81~ 图 3-5-83)。

2. 术前 CBCT 测量分析,可见根尖明显病变,唇侧根中部骨有破坏(图 3-5-84)。

3. 翻瓣,截根,刮净病变腔体内的炎性肉芽组织,过氧化氢 – 生理盐水溶液反复冲洗,获得清洁的、具有良好血供的骨腔(图 3-5-85~ 图 3-5-90)。

4. 上颌结节取自体骨,混合 Bio-Oss 骨粉,植入骨腔,盖 Bio-Guide 胶原膜,进行牙槽嵴保存(图 3-5-91~ 图 3-5-94)。

5. 严密缝合,患牙调殆至所有功能状态不受到任何殆力(图 3-5-95)。

6. 术后 CBCT 可见骨轮廓得以维持(图 3-5-96)。

7. 10 天拆线,软组织愈合良好,患牙稳定(图 3-5-97,图 3-5-98)。

8. 15 个月后,患者复诊,要求进一步种植治疗。患牙保存良好,Ⅰ 度松动,牙周无炎症,可进行即刻种植(图 3-5-99~ 图 3-5-101)。

9. 分别拔除牙冠部分、残留牙根部分,可见拔牙窝内成骨良好(图 3-5-102~ 图 3-5-104)。

10. 逐级备洞,植入种植体(图 3-5-105~ 图 3-5-111)。

11. 戴入即刻修复体(图 3-5-112,图 3-5-113)。

12. 1 周复查,软组织状态良好(图 3-5-114,图 3-5-115)。

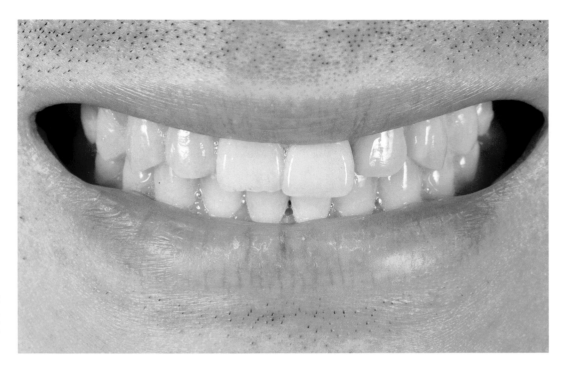

图 3-5-81
术前正面微笑,虽然 21 根尖存在严重问题,但并不影响微笑效果,因此患者一直未下决心进行治疗

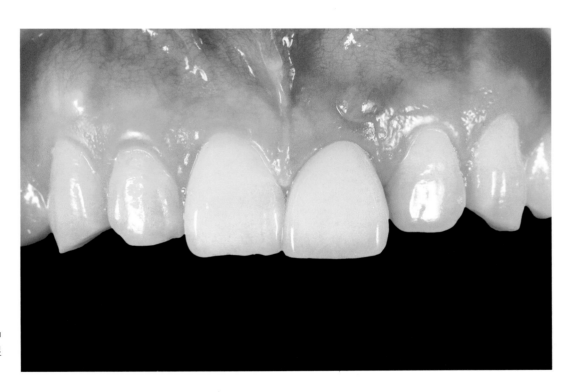

图 3-5-82
术前正面牙列像,可见 21 根中部瘘管,表明根周存在较为明显的慢性病变

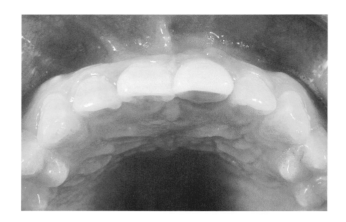

图 3-5-83
牙弓殆面观可见 21 软硬组织轮廓上没有明显改变

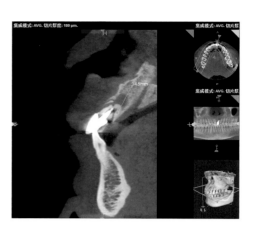

图 3-5-84
CBCT 显示根尖区大面积阴影,唇侧骨壁有破坏

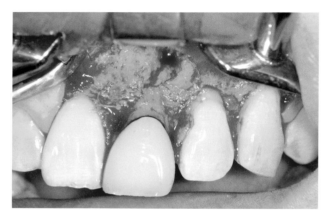

图 3-5-85
翻瓣暴露术区,可见患牙颈部唇侧骨有破坏,其他三壁骨完整

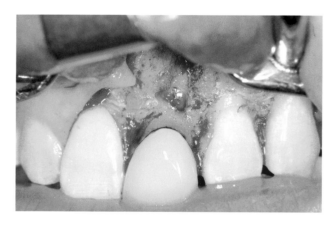

图 3-5-86
截根

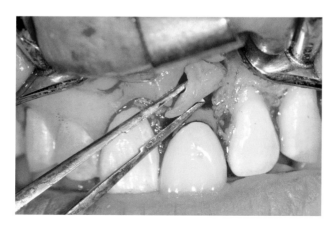

图 3-5-87
取出牙根

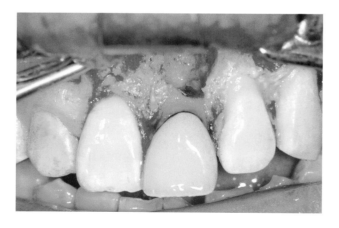

图 3-5-88
彻底搔刮骨腔,去除肉芽组织

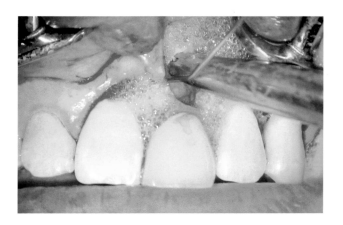

图 3-5-89
过氧化氢 – 生理盐水溶液反复冲洗

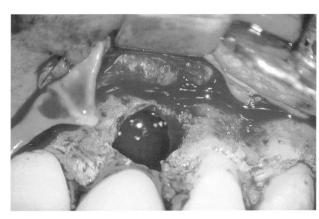

图 3-5-90
洁净、血供良好的骨腔

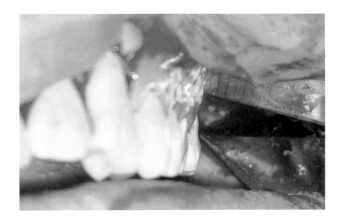

图 3-5-91
上颌结节取骨

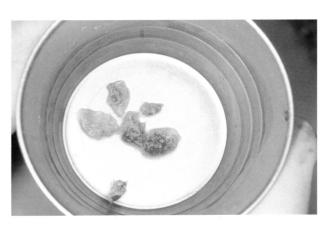

图 3-5-92
上颌结节取出的骨块

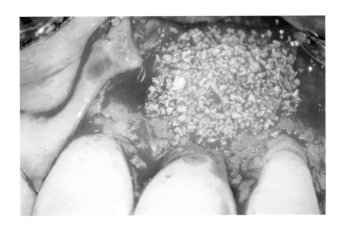

图 3-5-93
骨腔内植入自体骨 Bio-Oss 混合骨

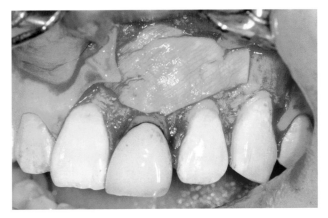

图 3-5-94
覆盖、固定 Bio-Guide 胶原膜

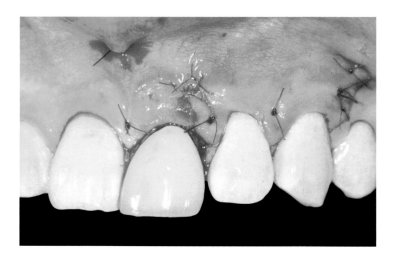

图 3-5-95
严密缝合创口

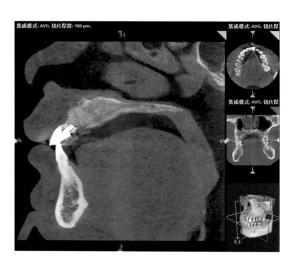

图 3-5-96
术后 CBCT 可见骨轮廓得以维持

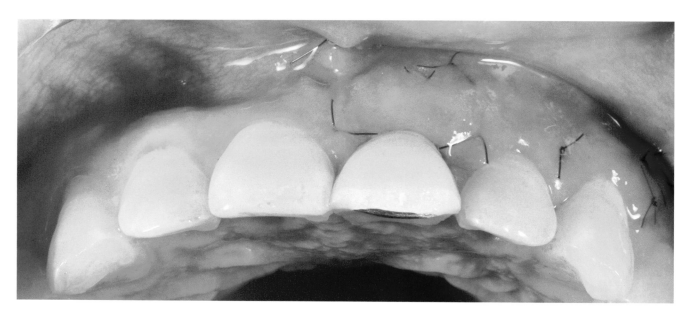

图 3-5-97
术后 10 天拆线,软组织愈合良好,预计 6~9 个月后拔牙,行即刻种植

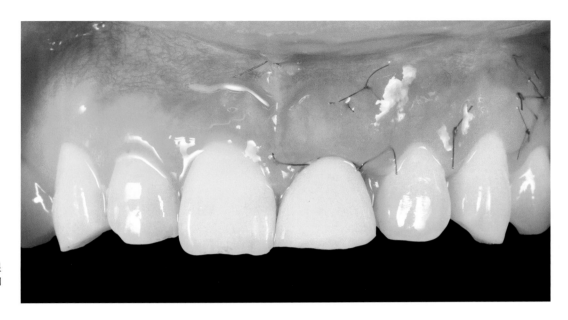

图 3-5-98
术后 10 天拆线,软组织愈合良好,预计 6~9 个月后拔牙,行即刻种植

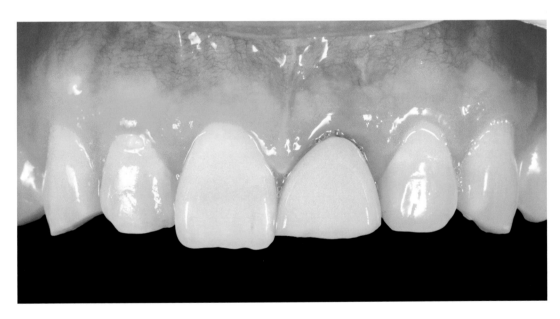

图 3-5-99
15 个月后,患牙保存良好,Ⅰ度松动,牙周无炎症

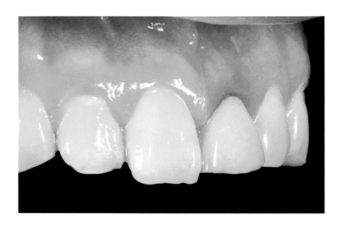

图 3-5-100
患牙软组织轮廓丰满度正常

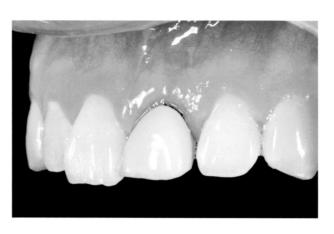

图 3-5-101
患牙软组织轮廓丰满度正常

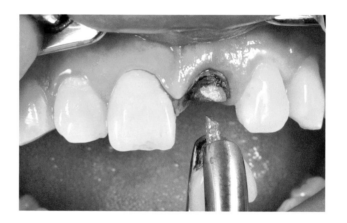

图 3-5-102
拔除牙冠部分

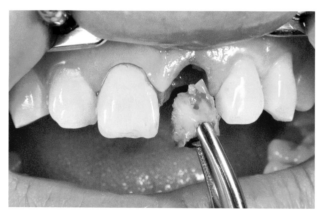

图 3-5-103
拔除残存牙根部分

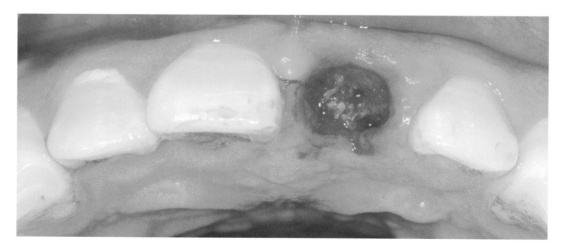

图 3-5-104
拔牙窝内成骨状
态良好

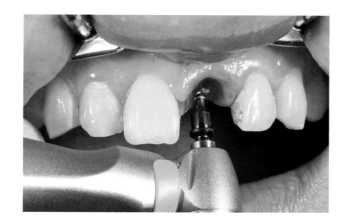

图 3-5-105
逐级备洞

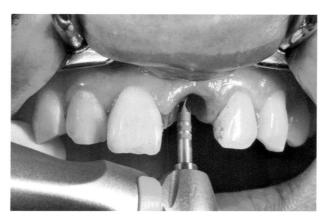

图 3-5-106
逐级备洞

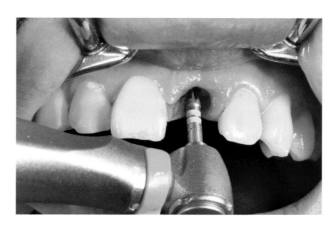

图 3-5-107
逐级备洞

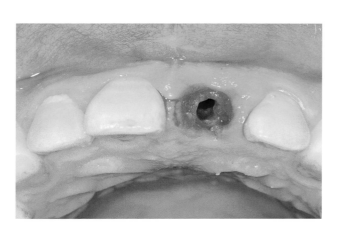

图 3-5-108
种植窝洞预备完成

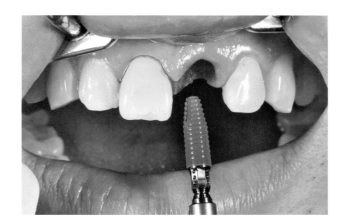

图 3-5-109
准备植入种植体

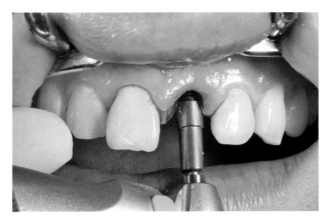

图 3-5-110
种植体植入

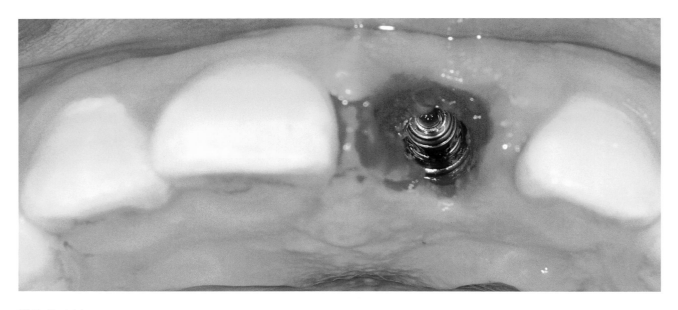

图 3-5-111
种植体植入位点良好

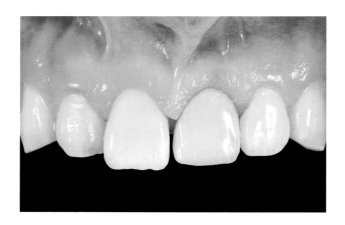

图 3-5-112
戴入即刻修复体

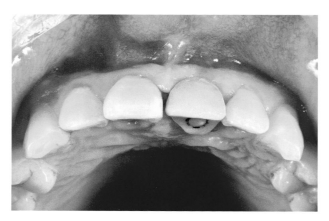

图 3-5-113
戴入即刻修复体

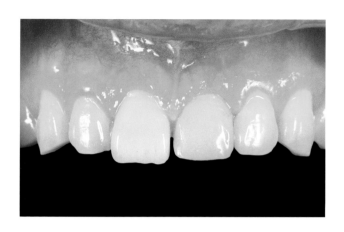

图 3-5-114
1 周后复查,软组织状态良好

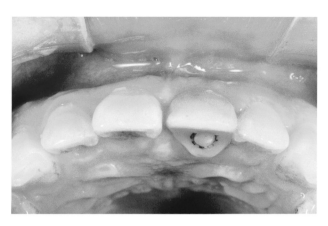

图 3-5-115
1 周后复查,软组织状态良好

小结

1. 牙槽嵴保存技术可以分为 4 类　拔牙窝封闭(socket seal)、拔牙窝充填(socket filler)、即刻牙槽嵴扩增技术(牙槽嵴增量,alveolar ridge augmentation)及保留部分患牙的牙槽嵴保存技术。

2. 美学区无望牙的处理策略

(1) 对于各方面条件特别好,满足严格的即刻种植适应证的位点,可以选择即刻种植、即刻修复;对于薄龈表现型、牙龈有极少量退缩、软组织局部有薄弱区域或唇侧骨有少量 V 形缺损,可以考虑即刻种植的同时结缔组织移植。

(2) 对于不适合即刻种植的位点,首选早期种植。可以任其自然愈合,等待 6~8 周再进行种植;美学要求高的也可以拔牙即刻行拔牙窝封闭,愈合 6~8 周或 12~16 周后,再进行早期种植。

(3) 对于由于患者因素或者局部位点因素,必须选择延期种植的病例,建议在拔牙同期行位点保存。如果拔牙窝条件较好,可以选择不翻瓣拔牙同期行拔牙窝充填;如果拔牙窝骨破坏严重,而软组织条件好,建议选择即刻牙槽嵴扩增。需要注意的是,位点保存会延缓拔牙窝愈合,需要等待半年以上再进行种植。

参考文献

[1] MAURICIO G A,LINDHE J. Dimensional ridge alterations following tooth extraction. An experimental study in the dog. Journal of Clinical Periodontology,2010,32(2):212-218.

[2] HUYNH-BA G,PJETURSSON B E,SANZ M,et al. Analysis of the socket bone wall dimensions in the upper maxilla in relation to immediate implant placement. Clinical Oral Implants Research,2010,21(1):37-42.

[3] VIGNOLETTI F,MATESANZ P,RODRIGO D,et al. Surgical protocols for ridge preservation after tooth extraction. A systematic review. Clinical Oral Implants Research, 2012,23(5):22-38.

[4] CHEN S T,BUSER D. Esthetic outcomes following immediate and early implant placement in the anterior maxilla-a systematic review. Int J Oral Maxillofac Implants,2014, 29:186-215.

[5] TAN W L,WONG T L,WONG M C,et al. A systematic review of post-extractional alveolar hard and soft tissue dimensional changes in humans. Clin Oral Implants Res,2012, 23(5):1-21.

[6] MAURICIO G A,SUKEKAVA F,JAN L W,et al. Ridge alterations following implant placement in fresh extraction sockets:an experimental study in the dog. Journal of Clinical Periodontology,2005,32(6):645-652.

[7] SCALA A,LANG N P,SCHWEIKERT M T,et al. Sequential healing of open extraction sockets. An experimental study in monkeys. Clinical Oral Implants Research, 2014,25(3):288-295.

[8] HUYNH-BA G,PJETURSSON B E,SANZ M,et al. Analysis of the socket bone wall dimensions in the upper maxilla in relation to immediate implant placement. Clinical Oral Implants Research,2010,21(1):37-42.

[9] BAUMER D,ZUHR O,REBELE S,et al. Socket Shield Technique for immediate implant placement – clinical,radiographic and volumetric data after 5 years. Clinical Oral Implants Research,2017,28(11):1450-1458.

[10] TOMASI C,SANZ M,CECCHINATO D,et al. Bone dimensional variations at implants placed in fresh extraction sockets:a multilevel multivariate analysis. Clin. Oral Impl Res,2010,21(1):30-36.

[11] JANUÁRIO A L,DUARTE W R,BARRIVIERA M,et al. Dimension of the facial bone wall in the anterior maxilla:a cone-beam computed tomography study. Clinical Oral Implants Research,2011,22(10):1168-1171.

[12] HUEBSCH R,COLEMAN R,FRANDSEN A,et al. The healing process following molar extraction. 1. Normal male rats(Long-Evans strain). Oral Surg Oral Med Oral Pathol, 1952,5:864-876.

[13] QUIRYNEN M,VAN A N,BOTTICELLI D,et al. How does the timing of implant placement to extraction affect outcome?. Int J Oral Maxillofac Implants,2007,22:203-223.

[14] CHRISTOPH H F H,CHEN S T,JR T G W. Consensus statements and recommended clinical procedures regarding the placement of implants in extraction sockets. International Journal of Oral & Maxillofacial Implants,2004,19:26-28.

[15] LAZZARA R J. Immediate implant placement into extraction sites:surgical and restorative advantages. International Journal of Periodontics & Restorative Dentistry,1989,9 (5):332-343.

[16] ALBREKTSSON T,Brånemark P I,HANSSON H A,et al. Osseointegrated titanium implants:requirements for ensuring a long-lasting,direct bone-to-implant anchorage in man. Acta Orthopaedica Scandinavica,1981,52(2):155-170.

[17] CHEN S,BUSER D. 国际口腔种植学会(ITI)口腔种植临床指南 第三卷 拔牙位点种植:各种治疗方案. 宿玉成,译. 沈阳:辽宁科学技术出版社,2019.)

[18] EVIAN C I,EMLING D,ROSENBERG E S,et al. Retrospective analysis of implant survival and the influence of periodontal disease and immediate placement on long-term results. International Journal of Oral & Maxillofacial Implants,2004,19(3):393-398.

[19] COVANI U,BORTOLAIA C,BARONE A,et al. Bucco-lingual crestal bone changes after immediate and delayed implant placement. Journal of Periodontology,2004,75(12): 1605-1612.

[20] BOTTICELLI D,BERGLUNDH T,LINDHE J. Hard-tissue alterations following immediate implant placement in extraction sites. Journal of Clinical Periodontology,2004,31 (10):820-828.

[21] BUSER D,DENT P M,CHEN S T,et al. Early implant placement following single-tooth extraction in the esthetic zone :biologic rationale and surgical procedures. International Journal of Periodontics & Restorative Dentistry,2008,28(5):441-451.

[22] DEN H L,SLATER J J,VISSINK A,et al. Treatment outcome of immediate,early and conventional single-tooth implants in the aesthetic zone:a systematic review to survival, bone level,soft-tissue,aesthetics and patient satisfaction. Journal of Clinical Periodontology, 2010,35(12):1073-1086.

[23] CHEN S T,BUSER D. Esthetic outcomes following immediate and early implant placement in the anterior maxilla:a systematic review. International Journal of Oral & Maxillofacial Implants,2014,29(1):186-215.

[24] SOYDAN S S,CUBUK S,OGUZ Y,et al. Are success and survival rates of early implant placement higher than immediate implant placement? International Journal of Oral & Maxillofacial Surgery,2013,42(4):511-515.

[25] HOF M,POMMER B,AMBROS H,et al. Does timing of implant placement affect implant therapy outcome in the aesthetic zone? A clinical,radiological,aesthetic,and patient-based evaluation. Clinical Implant Dentistry and Related Research,2015,17(6):1188-1199.

[26] KAN J Y,RUNGCHARASSAENG K,LOZADA J L,et al. Facial gingival tissue stability following immediate placement and provisionalization of maxillary anterior single implants:a 2-year to 8-year follow-up. Int J Oral Maxillofac Implants,2011,26(1):179-187.

[27] CHEN S T,DARBY I. The relationship between buccal bone wall defects and dimensional alterations of the ridge following flapless tooth extraction in the anterior maxilla. Clin Oral Implants Res,2017,28(8):931-937.

[28] BUSER D,CHAPPUIS V,BELSER U C,et al. Implant placement post extraction in esthetic single tooth sites:when immediate,when early,when late? Periodontology 2000, 2017,73(1):84-102.

[29] HÄMMERLE C F,CHEN S T,WILSON T G. Consensus statements and recommended clinical procedures regarding the placement of implants in extraction sockets. International Journal of Oral & Maxillofacial Implants,2004,19:26-28.

[30] ELIAN N,CHO S C,FROUM S,et al. A simplified socket classification and repair technique. Practical Procedures & Aesthetic Dentistry Ppad,2007,19(2):99-104.

[31] LANG N P,PUN L,LAU K Y,et al. A systematic review on survival and success rates of implants placed immediately into fresh extraction sockets after at least 1 year. Clinical Oral Implants Research,2012,23(5):39-66.

[32] STEFANIE R,JAN C,ANABEL N,et al. Clinical outcome after 8 to 10 years of immediately restored single implants placed in extraction sockets and healed ridges. The International Journal of Periodontics & Restorative Dentistry,2018,38(3):337-345.

[33] DANIEL B,STEPHEN T C,VIVIANNE C. Implant placement post extraction in esthetic single tooth sites:when immediate,when early,when late? Periodontology 2000, 2017,73(1):84-102.

[34] MAURIZIO S T,RONALD E J,GUSTAVO A.Management of the extraction socket and timing of implant placement:consensus report and clinical recommendations of group 3 of the XV European Workshop in Periodontology.J Clin Periodontol,2019,46:183-194.

[35] BRAUT V,BORNSTEIN M M,BELSER U,et al. Thickness of the anterior maxillary facial bone wall-a retrospective radiographic study using cone beam computed tomography. Int J Periodontics Restorative Dent,2011,31:125-131.

[36] GRUNDER U. Crestal ridge width changes when placing implants at the time of tooth extraction with and without soft tissue augmentation after a healing period of 6 months: report of 24 consecutive cases. Int J Periodontics Restorative Dent,2011,31(1):9-17.

[37] KAN J Y K,RUNGCHARASSAENG K,SCLAR A,et al. Effects of the facial osseous defect morphology on gingival dynamics after immediate tooth replacement and guided bone regeneration:1-year results. Journal of Oral & Maxillofacial Surgery,2007,65(7):13-19.

[38] STEIGMANN M,WANG H L. Esthetic buccal flap for correction of buccal fenestration defects during flapless immediate implant surgery. Journal of Periodontology, 2006,77(3):517-522.

[39] SAITO H,CHU S J,REYNOLDS M A,et al. Provisional restorations used in immediate implant placement provide a platform to promote peri-implant soft tissue healing: a pilot study. International Journal of Periodontics & Restorative Dentistry,2015,36(1):47.

[40] WEBER H P,MORTON D,GALLUCCI G O,et al. Consensus statements and recommended clinical procedures regarding loading protocols. Int J Oral Maxillofac Implants, 2009,24 Suppl:180-183.

[41] LOBBEZOO F,VAN Der Zaag J,NAEIJE M. Bruxism:its multiple causes and its effects on dental implants-an updated review. J Oral Rehabil,2006,33(4):293-300.

[42] SHAH R,LAVERTY D P. The use of all-ceramic resin-bonded bridges in the anterior aesthetic zone. Dent Update,2017,44(3):230-232.

[43] WU S,WU X,SHRESTHA R,et al. Clinical and radiologic outcomes of submerged and nonsubmerged bone-level implants with internal hexagonal connections in immediate implantation:a 5-year retrospective study. Journal of Prosthodontics,2018,27(2)101-107.

[44] JOVANOVIC S A. Bone regeneration around titanium dental implants in dehisced defect sites. a clinical study. Int J Oral Maxillofac Implants,1992,7(2):233-245.

[45] ARAUJO M,LINDHE J. Dimensional ridge alterations following tooth extraction. An experimental study in the dog. Clin Periodontol,2005,32:212-218.

[46] FICKL S,ZUHR O,WACHTEL H,et al. Tissue alterations after tooth extraction with and without surgical trauma:a volumetric study in the beagle dog. J Clin Periodontol,2008, 35:356-363.

[47] CHEN S T,DARBY I B,REYNOLDS E C,et al. Immediate implant placement postextraction without flap elevation. J Periodontol,2009,80:163-172.

[48] TARNOW D P,CHU S J,SALAMA M A,et al. Flapless postextraction socket implant placement in the esthetic zone:part 1. The effect of bone grafting and/ or provisional restoration on facial-palatal ridge dimensional change-a retrospective cohort study. Int J Periodontics Restorative Dent,2014,34:323-331.

[49] CHU S J,SALAMA M A,SALAMA H,et al. The dual-zone therapeutic concept of managing immediate implant placement and provisional restoration in anterior extraction sockets. Compendium of continuing education in dentistry. Compend Contin Educ Dent, 2012,33(7):524-532,534.

[50] CANEVA M,SALATA L A,SOUZA S S D,et al. Influence of implant positioning in extraction sockets on osseointegration:histomorphometric analyses in dogs. Clin Oral Implants Res,2010,21(1):43-49.

[51] CHEN ST,BUSER D. Clinical and esthetic outcomes of implants placed in postextraction sites. Int J Oral Maxillofac Implants.,2009,24(Suppl):186-217.

[52] CANEVA M,SALATA L A,DE SOUZA S S,et al. Hard tissue formation adjacent to implants of various size and configuration immediately placed into extraction sockets:an experimental study in dogs. Clin Oral Implant Res,2010,21(9):885-890.

[53] EVANS C D,CHEN S T. Esthetic outcomes of immediate implant placements. Clin Oral Implants Res,2008,19:73-80.

[54] TESTORI T,WEINSTEIN T,FABIO S,et al. Implant placement in the esthetic area: criteria for positioning single and multiple implants. Periodontology 2000,2018,77(1):176-196.

[55] SPINATO S,AGNINI A,CHIESI M,et al. Comparison Between Graft and No-Graft in an Immediate Placed and Immediate Nonfunctional Loaded Implant. Implant Dentistry, 2012,21(2):97-103.

[56] ARAÚJO M G,LINDER E,LINDHE J. Bio-Oss collagen in the buccal gap at immediate implants:a 6-month study in the dog. Clin Oral Implants Res,2011,22(1):1-8.

[57] TARNOW D P,CHU S J. Human histologic verification of osseo-integration of an immediate implant placed into a fresh extraction socket with excessive gap distance without primary flap closure,graft,or membrane:a case report. The International journal of periodontics & restorative dentistry,2011,31(5):515-521.

[58] RUNGCHARASSAENG K,KAN J Y,YOSHUNO S,et al. Immediate implant placement and provisionalization with and without a connective tissue graft:an analysis of facial gingival tissue thickness. International Journal of Periodontics & Restorative Dentistry, 2012,32(6):657-663.

[59] MORTON D,CHEN S T,MARTIN W C,et al. Con-sensus statements and recommended clinical procedures regarding optimizing esthetic outcomes in implant dentistry. Int J Oral Maxillofac Implants,2014,29:216‐220.

[60] AVILA-ORTIZ G,ELANGOVAN S,KRAMER K W O,et al. Effect of alveolar ridge preservation after tooth extraction:a systematic review and Meta-analysis. Journal of Dental Research,2014,93(10):950-958.

[61] SANZ M,DONOS N,ALCOFORADO G,et al. Therapeutic concepts and methods for improving dental implant outcomes. Summary and consensus statements. The 4th EAO Consensus Conference 2015. Clin Oral Impl Res,2015,9(26):202-206.

[62] LANDSBERG C,BICHACHO N. A modified surgical/prosthetic approach for an optimal single implant-supported crown. 1. The socket seal surgery. Pract Periodontics Aesthet Dent,1994,6:11-17.

[63] JUNG R E,DAVID W S,CHRISTOPH H. Postextraction tissue management:a soft tissue punch technique. Journal of Oral Implantology,2005,24(6):545-553.

[64] 宿玉成 . 口腔种植学 . 北京:人民卫生出版社,2014.

[65] SCLAR A G. Strategies for management of single-tooth extraction sites in aesthetic implant therapy. Journal of Oral & Maxillofacial Surgery,2004,62(2):90-105.

[66] TONETTI M S,JUNG R E. Management of the extraction socket and timing of implant placement:Consensus report and clinical recommendations of group 3 of the XV European Workshop in Periodontology. J Clin Periodontol,2019,46(21):183-194.

[67] WANG R E,LANG N P. Ridge preservation after tooth extraction. Clinical Oral Implants Research,2012,23(6):147-156.

[68] HAMMERLE C H F,MAURICIO G A,SIMION M,et al. Evidence-based knowledge on the biology and treatment of extraction sockets. Clinical Oral Implants Research,2012,23 (5):80-82.

[69] KASSIM B,IVANOVSKI S,MATTHEOS N. Current perspectives on the role of ridge (socket)preservation procedures in dental implant treatment in the aesthetic zone. Australian Dental Journal,2014,59(1):48-56.

[70] VIÑA-ALMUNIA J,CANDEL-MARTÍ M E,CERVERA-BALLESTER J,et al. Buccal bone crest dynamics after immediate implant placement and ridge preservation techniques: review of morphometric studies in animals. Implant Dentistry,2013,22(2):155-160.

[71] HOROWITZ R,HOLTZCLAW D,ROSEN P S. A review on alveolar ridge preservation following tooth extraction. Journal of Evidence Based Dental Practice,2012,12 (3):149-160.

[72] DARBY I,CHEN S T,BUSER D. Ridge preservation techniques for implant therapy. International Journal of Oral & Maxillofacial Implants,2009,24:260-271.

[73] VUTTORINI O G,CLEMENTINI M,DE R V,et al. Surgical techniques for alveolar socket preservation:a systematic review. International Journal of Oral & Maxillofacial Implants,2013,28(4):1049-1061.

[74] DEL Corso M,VERVELLE A,SIMONPIERI A,et al. Current knowledge and perspectives for the use of platelet-rich plasma(PRP) and platelet-rich fibrin(PRF) in oral and maxillofacial surgery part 1:periodontal and dentoalveolar surgery. Current Pharmaceutical Biotechnology,2012,13:1207-1230.

[75] KAN J Y,RUNGCHARASSAENG K. Prophylactic root resection and periapical grafting for anterior implant aethetics:an integration of tissue-reconstruction and tissue-preservation concepts. Practical Procedures & Aesthetic Dentistry Ppad,2004,16(5):392.

[76] INGBER J. Forced eruption. 1. A method of treating isolated one and two wall infrabony osseous defects-Rationale and case report. J Periodontol,1974,45:199-206.

[77] KAJIYAMA K,MURAKAMI T,YOKOTA S. Gingival reactions after experimentally induced extrusion of the upper incisors in monkeys. Am J Orthod,1993,104:36-47.

[78] SALAMA H. The interproximal height of bone :a guidepost to predictable aesthetic strategies and soft tissue contours in anterior tooth replacement. Pract Periodontics Aesthet Dent,1998,10(9):1131-1141.

[79] FUNATO A,SALAMA M A,ISHIKAWA T,et al. Timing,positioning,and sequential staging in esthetic implant therapy:a four-dimensional perspective. International Journal of Periodontics & Restorative Dentistry,2007,27(4):313-323.

[80] RASSNER S L. Orthodontic extrusion:an adjunct to implant treatment. Dentistry Today,2011,30(3):104,106,108.

美学区种植体植入三维位点及轴向选择和自由手植入技巧

刘　峰　王妙贞　高　巍　张　晓

在对拔牙期处理、种植时机选择策略具有一定理解后，我们下面探讨美学区种植体的选择、植入位点和轴向选择，以及自由手植入的技巧。这些问题同样涉及美学区种植的理论和理念，同时也是操作层面的基本概念和基本技巧。

总体而言，种植体穿出的三维位点是种植体位点设计中需要首先考虑的要点，是不能轻易妥协、改变的。不良的种植位点，经常会带来难以弥补的问题，影响最终的修复效果或者长期稳定性。

比较而言，种植体轴向的宽容度略大，在条件允许的情况下，我们应力争获得最佳的种植体轴向，保证修复效果。在条件不佳的情况下，进行一定的妥协是可以接受的，我们有机会通过修复手段，进行一定范围内的调整，来获得满意的治疗效果。

Dental implant in Esthetic Zone

From Design Concept to Clinical Practice

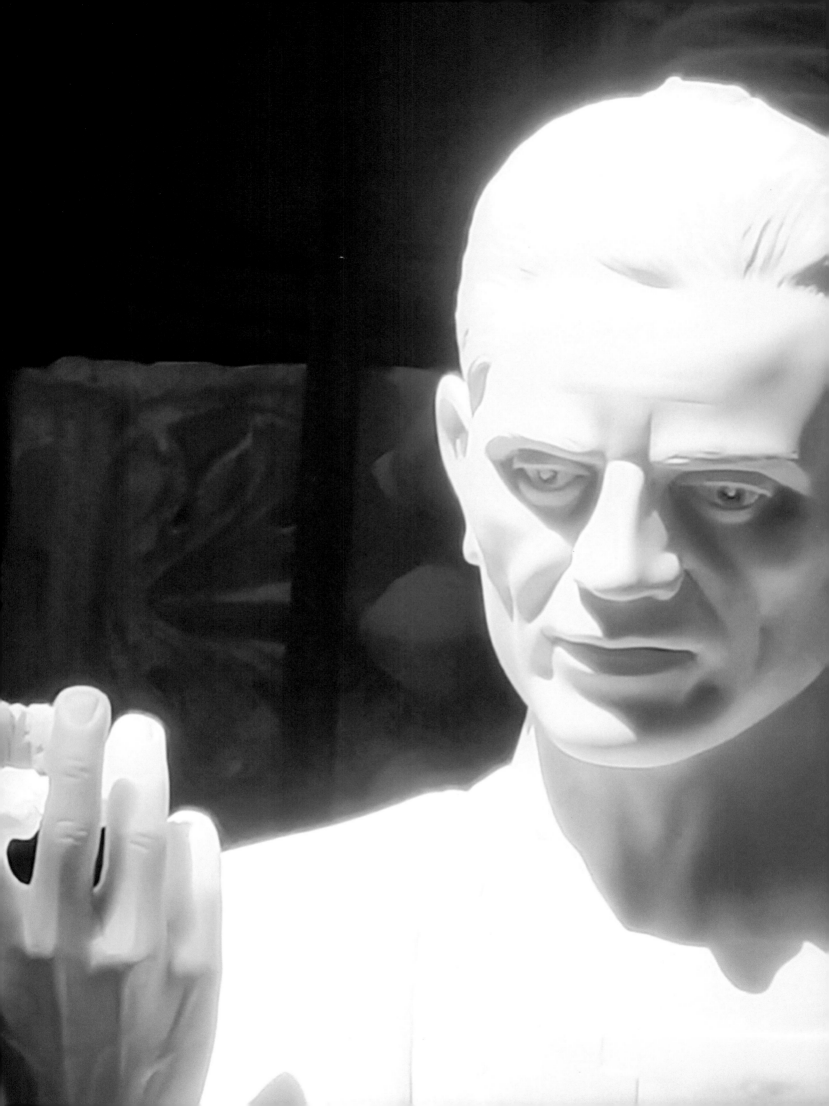

第一节　美学区种植三维位点选择和轴向控制

种植位点和轴向的选择是修复获得成功的一个重要基础,尤其是在美学区。

种植位点和轴向的选择及精确落实,与修复后的美学效果也有着非常密切的联系。

种植位点的三维标准,是指种植位点的近远中、唇腭向和垂直高度三个维度的位点选择。其中有很多间距计算的问题,当然也会与种植体直径选择的相关问题相联系。在位点整体基本接近的前提下,种植体还会有不同的轴向,轴向同样对种植修复的美学效果有重要影响。

本节探讨种植位点的近远中向、唇腭向、垂直深度的三维标准,以及种植体轴向控制要点,同时还将探讨美学区多牙缺失时种植方案的确定。

一、近远中位点选择

种植体植入后周围骨会有吸收改建的过程,其影响半径为 1mm 左右。从避免影响种植体周边天然牙骨高度的角度,考虑到这种生物学重塑的半径[1],也是为了保证种植体－天然牙之间能够保存龈乳头的角度考虑,种植体距离天然牙最小的安全距离至少应该控制在 1.5mm[2],达到 2mm 则更加理想。

由此,我们可以根据自己常用的种植系统,从近远中缺隙大小的角度,计算出在美学区适合种植所应该选择的种植体直径。

总体来讲,近远中缺隙空间≥种植体直径 +1.5mm×2。

根据近远中缺隙选择种植体直径

缺隙大小	<6.5mm	6.5~7.5mm	>7.5mm
种植体直径	≤3mm	3.3~4.0mm	4.0~4.5mm

根据以上计算,我们可以根据近远中缺隙大小来选择出适合的种植体。如果近远中空间非常有限,建议把种植体植入到种植位点的正中(图4-1-1)。

如果近远中缺隙超过植入种植体的最低标准,在保证近远中安全距离不低于1.5mm的前提下,我们可以选择将种植体植入在略微靠近远中的部位。这是出于以下两点美学考虑的(图4-1-2)。

1. 留下更大的近中骨量和软组织量,更容易形成较好的近中龈乳头形态。

2. 穿出点略偏向远中,易使修复体形成与天然牙一致的牙长轴和牙龈顶点形态。

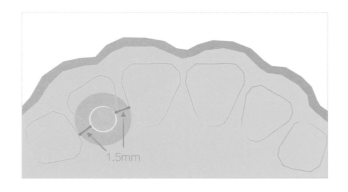

图4-1-1
近远中安全距离不低于1.5mm

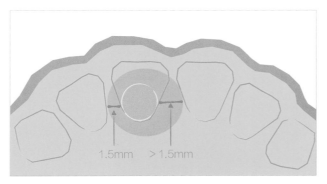

图4-1-2
更多的空间留给近中部分

二、唇腭向位点选择

从美学角度考虑,我们希望在种植体唇侧留存更多的骨量、软组织量,以获得软硬组织的长期稳定,从而得到长期的健康和美观效果。因此,在可能的情况下,我们希望美学区的种植位点尽量偏向腭侧。

受修复体的形态限制,最极限的偏腭侧穿出位点对应的就是天然牙的舌隆突位置,这就是美学区种植唇腭向的理想位点(图4-1-3)。

保持偏腭侧,对于美学区种植位点选择来讲是极其关键的,文献报道美学区种植修复后发生美学并发症的病例中,种植体偏唇侧是各种病因中占比最大的一个,超过了50%[3]。

针对即刻种植,唇舌向的位点也是一个难点。

即刻种植的操作方法等具体内容在前文已经详细叙述。由于即刻种植大部分情况下采用不翻瓣种植,临床上不容易观察到种植体和牙槽骨全貌之间的关系。检验种植体植入位点的一个重要标准,就是唇侧的跳跃间隙——种植体到唇侧骨板之间的间隙。

一般来讲,我们希望这个间隙能够达到2mm以上,然后用骨代用材料充分填塞,这样可以给予唇侧充分的成骨空间,有利于获得长期的美学效果(图4-1-4)。如果以唇侧软组织边缘为界,种植体的唇侧边缘距离软组织边缘至少应大于4mm:跳跃间隙2mm+唇侧骨壁1mm+软组织1mm。在这样的条件下,治疗后能够获得可预期的美学效果。

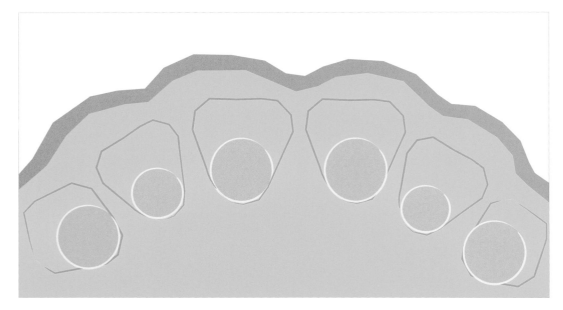

图 4-1-3
美学区种植唇腭向的理想位点为
舌隆突位置

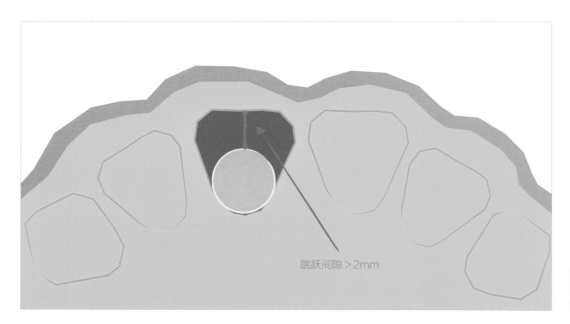

跳跃间隙 > 2mm

图 4-1-4
即刻种植唇侧应留出大于 2mm
的跳跃间隙

三、种植体的轴向控制

在种植位点基本确定的同时,还需要注意种植体轴向角度的选择和控制。

如果种植体轴向不同,即使具有非常接近的穿出位点,也有可能会有完全不同的修复方式,以及不同的修复后远期效果。在确定种植体植入位点的同时,也必须认真考虑种植体植入的轴向。

最理想的种植体轴向是,与未来修复体长轴平行、整体偏向腭侧、穿过未来修复体舌隆突位置、长轴延长线在修复体切端的舌侧。在这个轴向植入种植体,可以获得唇侧最佳的软硬组织空间,有利于获得并维持最佳的美学效果。同时,这样的长轴方向可以实现修复体的螺丝固位,对于后期进行软组织美学塑形等操作也是最有利的,容易获得更加自然美观的软组织美学效果(图 4-1-5)。

1. 美学区螺丝固位修复体具有一些比较明确的优势

(1) 避免粘接剂溢出造成的种植体周炎症。

(2) 便于塑造更加光滑、连续、圆润的穿龈轮廓,尤其是软组织边缘位置的形态更容易获得符合生物学要求的效果。

(3) 未来修复体发生各类问题时更便于拆卸、维护。

2. 随着植入长轴发生偏差的大小不同,对植入后美学效果的影响也不同。

(1) 植入位点偏腭侧、长轴方向过于偏向腭侧。此种植入角度对于美学效果没有不利影响,同时也可以实现螺丝固位,从美学角度认为是可接受的轴向(图 4-1-6)。

但是这样的轴向会带来两个问题:首先是舌隆突形态会比较突出,在患者为深覆𬌗情况下可能会影响咬合,如果植入长轴已经在这样的角度上,可以通过略微加深植入深度来解决这一问题;其次是会增加唇侧根尖部骨开窗、骨穿孔的机会,如果发生了骨开窗、骨穿孔,植骨区域为有利型骨缺损,则可以进行植骨处理,但如果发生了严重的骨开窗,形成明显的非有利型骨缺损,则应考虑取出重新种植,调整至更合理的植入轴向。

(2) 植入位点偏腭侧、长轴方向略偏唇侧,植入轴向延长线在未来修复体唇侧切 1/3 以内。此时长轴延长线达到了未来修复体的切端唇侧,按照常规修复的流程,就不能实现螺丝固位了。当然,只要长轴偏差不是非常大,应用小角度的修复基台就可以调整至正确的长轴,也可以实现很好的美学效果,因此这种植入轴向虽然不是最理想的,但也是一种可接受的植入轴向(图 4-1-7)。

目前也有一些种植系统可以提供角度螺丝基台,通常长轴倾斜 15° 或 25° 以内,就有机会利用这样的特殊基台调整修复体的长轴角度,获得螺丝固位修复效果。

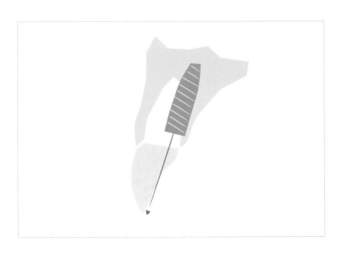

图 4-1-5
理想的植入轴向

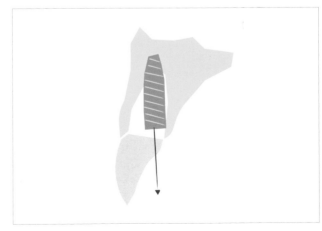

图 4-1-6
可接受的植入轴向

（3）植入位点控制基本准确、长轴方向明显偏向唇侧，植入轴向延长线在未来修复体唇侧中 1/3。此时，虽然最终修复阶段可以采用大角度的角度基台调整修复体长轴，但是在整个治疗过程中还是有很多时候无法避免对唇侧颈部软硬组织的挤压，比如愈合基台、印模转移杆等，这些都会直接影响最终的美学效果。因此，从美学角度讲，这样的长轴属于不良的植入角度（图4-1-8）。

（4）植入位点偏向唇侧、长轴方向极为偏向唇侧，植入轴向延长线在未来修复体唇侧颈 1/3 甚至更偏根方。这样的状况无法获得满意的美学效果，如果患者对美学效果有要求，则应取出种植体重新种植（图 4-1-9）。

在理解了理想的植入轴向后，需要在手术过程中控制好轴向。

翻瓣手术中，能够清晰地看到骨的形态，这对于大部分的操作都是非常有利的。但是在确定种植位点和轴向时需要特别注意，不能只考虑骨的条件，不能简单的按照骨条件进行备洞；也不能只考虑骨水平的穿出点位置，必须要考虑黏膜穿出点的位置，甚至修复体穿出点的位置。否则，就很容易造成植入位点或轴向过于偏向唇侧，给后期修复造成困难（图 4-1-10）。

备洞和植入过程中，应该同时考虑种植位点的骨形态和邻牙，假想邻牙舌隆突连线的位置作为进针点，预备时有意识地贴近腭侧骨壁，只要腭侧留出 1mm 安全骨量就可以。采用这种方式进行种植备洞，更容易获得良好的植入位点和轴向（图 4-1-11）。

有时因骨量所限，严格地按照修复体的需求进行窝洞预备，就会造成某些位置的骨缺损或者骨穿孔，此时就需要增加 GBR 骨增量程序，而这应该是在术前设计阶段就可以预见的。

在美学区即刻种植中，通常采用不翻瓣手术，术中无法直视观察骨形态。此时需要在术前对 CBCT 进行仔细地测量、分析，确定种植体应该植入的角度和位置，以及种植体和邻牙之间的相对位置；在术中要时刻观察预备车针的骨穿出点和黏膜穿出点位置，以及和邻牙轴向、切端之间的位置角度关系，以此判断预备轴向是否正确、是否需要进行调整。

从多个角度观察，有利于确定预备轴向的正确与否，正面易观察近远中轴向，侧面易观察唇舌向轴向（图 4-1-12，图 4-1-13）。

在即刻种植中，或者唇侧存在骨缺损的早期种植或延期种植中，种植体的植入过程中也需要注意准确控制角度，否则很容易出现备洞过程中植入位点、角度都正常，而在植入时由于腭侧骨壁存在明显阻力、唇侧无骨阻力或者骨阻力明显低，将种植体推向唇侧，最终导致植入位点、植入角度发生唇倾的偏差（图 4-1-14～图 4-1-16）。

综上可见，在骨量允许的情况下，我们在确定种植体穿出的三维位点之后，应尽量控制种植体长轴角度，使其在未来修复体切端范围以内，以获得螺丝固位的修复体；如果骨条件良好，而轴向掌握不佳，造成穿出角度偏向修复体切端唇侧，可能就只能进行粘接修复，这样的情况可以认为是种植体轴向不良（图 4-1-17，图 4-1-18）。

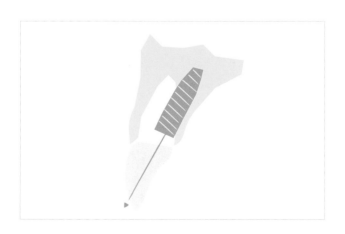

图 4-1-7
可接受的植入轴向

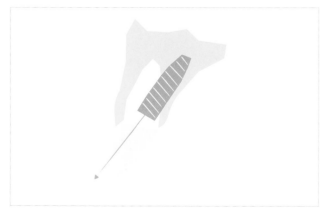

图 4-1-8
不良的植入轴向

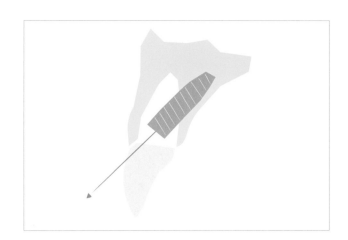

图 4-1-9
应取出的植入轴向

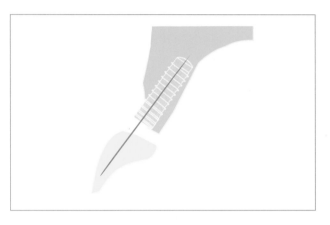

图 4-1-10
过于偏唇侧的植入位点和轴向,不利于后期修复

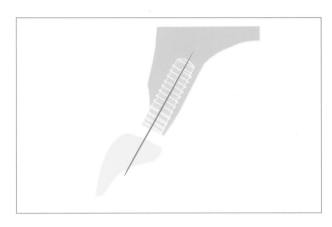

图 4-1-11
适合的植入位点和轴向,利于后期修复

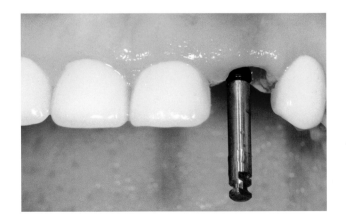

图 4-1-12
正面观检查近远中轴向

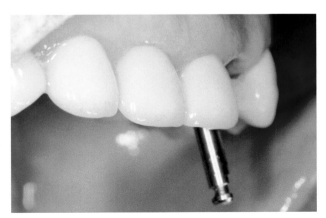

图 4-1-13
侧面观检查唇舌向轴向,当预备车针整体在邻牙唇面的腭侧,则预备轴向理想

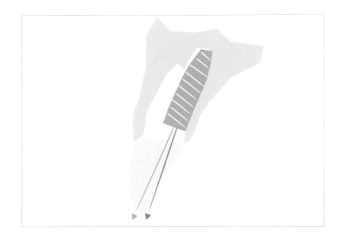

图 4-1-14
备洞过程中轴向正确,种植体植入过程中唇腭侧阻力不同,如果未注意加以矫正,就会出现植入后轴向不良

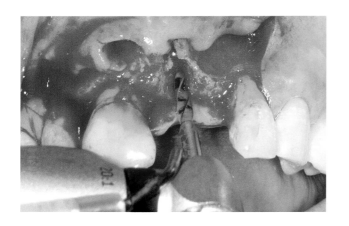

图 4-1-15
备洞过程中轴向控制尚可

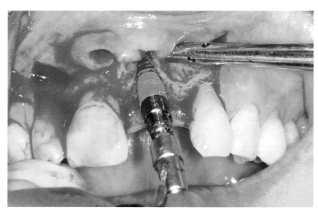

图 4-1-16
植入过程中轴向发生偏差

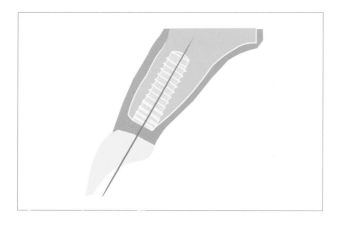

图 4-1-17
理想的骨条件、理想的种植体轴向,可以实现螺丝固位修复体

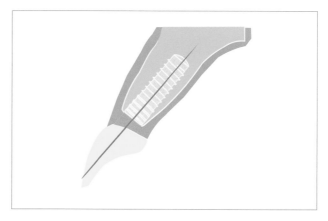

图 4-1-18
理想的骨条件、不理想的种植体轴向,只能选择粘接修复体

当骨条件不足时,按照相同的轴向进行种植体植入,可能会在根尖区造成骨开窗,这种情况在美学区是很常见的(图4-1-19)。如果骨开窗区域处于有利型骨缺损范围内,可以进行局部翻瓣、植骨,实现良好的种植体轴向(图4-1-20)。

具体手术方法将在第六章中详述。

也有可能开窗位置处于非有利型骨缺损区域,或者轴向改变明显超出骨轮廓,此时可以预计GBR植骨很难取得非常确切的效果,就需要考虑一定的妥协方案。

虽然我们都了解螺丝固位修复体具有比较明确的优势,但是并不代表选择粘接固位修复体就是错误的。

很多情况下,选择粘接固位修复体可以令外科方案明显简化,减少患者的痛苦,减少手术的难度和风险,缩短治疗时间。如果我们可以从修复角度控制、减少粘接固位修复体可能存在的问题,粘接固位完全可以成为对患者更有利的选择,此时对于种植体轴向的要求并不严苛。

当骨量有限,不能满足螺丝固位修复体的轴向要求,但是又完全可以容纳适合的种植体的时候,如果患者的需求是相对微创,我们可以考虑根据骨的长轴方向,确定种植体长轴方向,这是一种可以接受的妥协性治疗设计(图4-1-21)。

另外,现在很多种植系统都出现了角度中央螺丝的设计,也就是螺丝开孔和中央螺丝之间允许存在一定的角度偏差,通常为15°或25°。也就是说,当中央螺丝开孔的唇侧边缘偏离修复体切端15°或25°以内时,就有机会应用角度中央螺丝的设计,将中央螺丝的开孔设计到修复体切端之内。这样的设计将螺丝固位修复体的宽容度明显扩大,是一种非常好的设计理念(图4-1-22)。

但是需要强调,这种修复形式虽然具有一定的优势,可以在轴向稍有不良的情况下获得螺丝固位的效果。但笔者并不建议将其作为常规修复策略,因为此类基台内部螺丝占位较大,会比较大量地挤占外部基台、修复体空间,因此其机械性能会打折扣。所以在可能的情况下,还是应该尽量追求最佳的植入轴向,采用常规的螺丝固位修复效果,可以获得更有把握的长期美学效果。

如果患者出于减少创伤或费用的考虑,要求尽量避免复杂的软硬组织增量手术;或者有些骨量非常有限的患者,严格按照理想种植体角度种植可能会需要非常大量的软硬组织增量处理,存在较大的技术难度。

此时,根据患者的需求,以及医师自身的能力,可以选择相对妥协的治疗方案,也就是采用相对偏唇侧的植入角度,后期通过角度基台改变角度,也有机会获得良好的修复效果。需要注意的是,植入轴向的延长线最多只能穿过未来修复体的唇侧中1/3,不能达到颈1/3甚至更偏根方,否则无法获得好的美学效果。

但需特别注意,不能同时存在植入位点偏唇侧、长轴偏唇、植入深度也过浅的问题。否则,种植体、基台唇侧留给软硬组织的空间非常有限,很容易发生吸收、退缩,即使应用角度基台也很难纠正角度,只能修复出更偏唇侧、更长的修复体(橙黄色修复体),影响美学效果(图4-1-23)。如果确实需要采用略偏唇侧的妥协性长轴,建议采用更偏腭侧的植入位点、相对略深的植入深度,有利于在唇侧有更多的软硬组织生长空间,便于角度基台调整方向,获得相对良好的长期健康和美学效果(图4-1-24)。

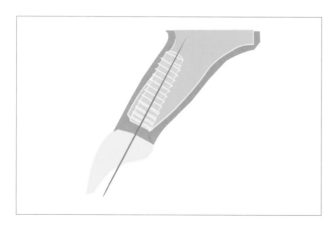

图4-1-19
不理想的骨条件、理想的种植体轴向,出现根尖骨开窗

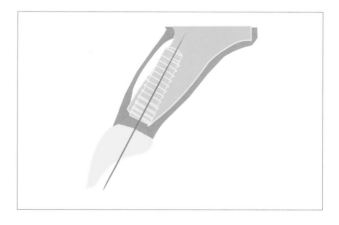

图4-1-20
当开窗处于有利型骨缺损区域,可以进行翻瓣、GBR植骨,增加唇侧骨壁厚度

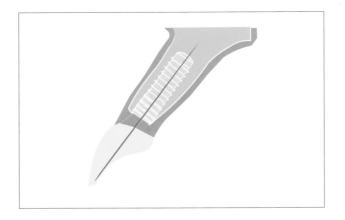

图 4-1-21
遵从骨条件,调整种植体长轴方向,穿出点位于修复体切端偏唇侧,对于希望更微创效果的患者,是可以接受的妥协方案

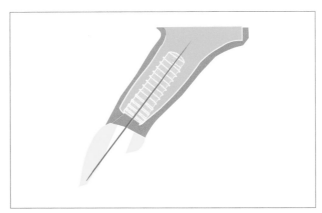

图 4-1-22
一部分种植系统具有角度中央螺丝的设计,可以在倾斜角度不大的情况下,仍然能进行螺丝固位修复,是一种很好的设计形式

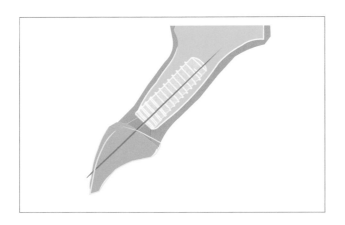

图 4-1-23
长轴唇倾、植入位点偏唇侧、种植体植入深度过浅等问题同时存在时,唇侧软硬组织空间有限,更易发生吸收、退缩,即使应用角度基台也很难将修复体调整到适合的位置(黄色边框位),只能修复出更偏唇侧、更长的修复体(橙黄色修复体),影响美学效果

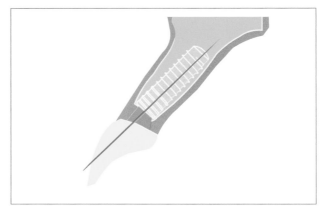

图 4-1-24
在种植体长轴需要一定的偏唇侧情况下,更偏腭侧的植入位点、相对略深的植入深度,有利于软硬组织的维持,便于角度基台调整方向,在理想的位置制作修复体(黄色修复体),易获得长期的健康和美学效果

【病例实战】

(一) 病例一——双侧上颌前牙即刻种植

患者,男。上颌前牙龋坏已治疗多年。

近期由于外伤,右侧上颌前牙折断,达到龈下,要求种植修复。

口内检查可见 21 折断至龈下较深,不能保留;22 切端折断,牙髓活力正常;23 牙尖少量缺损;11 近中切角缺损,舌侧龋坏,有玻璃离子充填物(图 4-1-25)。

美学区软硬组织轮廓良好,没有明显的吸收、萎缩(图 4-1-26~图 4-1-29)。

通过口内检查结合术前 CBCT 检查,可见 11 腭侧破坏深,已超过腭侧牙槽嵴,和患者沟通,此种状态下进行治疗、修复,其远期预后不良,建议同期行即刻种植修复。22 唇侧有外伤造成的唇侧骨断片,考虑术中探查是否游离、松动,决定是否保留(图 4-1-30)。

患者接受建议,确定治疗方案为 11、21 拔除即刻种植,22 后期同期修复。

拔除 21 残根,先锋钻预备,逐级备洞,植入种植体(图 4-1-31~图 4-1-35)。

拔除 11,先锋钻预备,逐级备洞,植入种植体(图 4-1-36~图 4-1-38)。

11、21 种植体植入后,唇侧跳跃间隙明显(图 4-1-39)。CBCT 可见 21 唇侧骨片并未游离,位置稳定,因此决定保留。采用骨代用品严密填塞跳跃间隙(图 4-1-40)。

由于拔牙创口较大,为避免骨代用材料脱落,采用 5-0 缝合线,行水平褥式缝合,轻轻拉拢伤口(图 4-1-41,图 4-1-42)。

术后 CBCT 可见种植体植入位点良好,唇侧跳跃间隙用骨代用品填塞致密(图 4-1-43)。

术后 4 个月复诊,可见软硬组织轮廓维持非常好,为后续修复奠定了良好的基础(图 4-1-44,图 4-1-45)。

修复后获得了非常好的美学效果(图 4-1-46,图 4-1-47)。

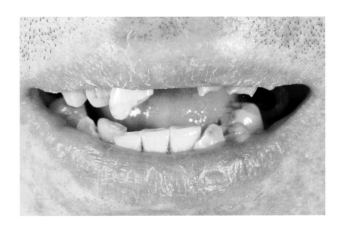

图 4-1-25
术前正面微笑像

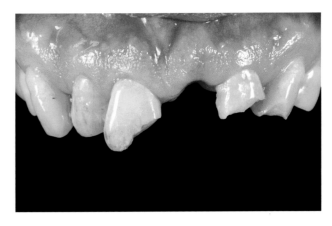

图 4-1-26
术前牙列正面像

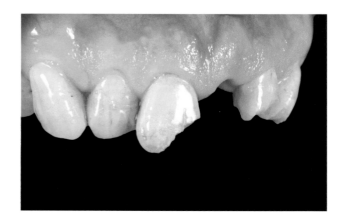

图 4-1-27
术前牙列侧面像

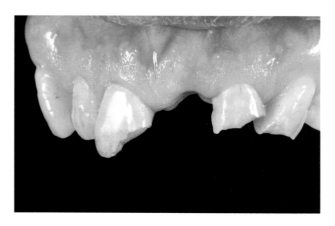

图 4-1-28
术前牙列侧面像

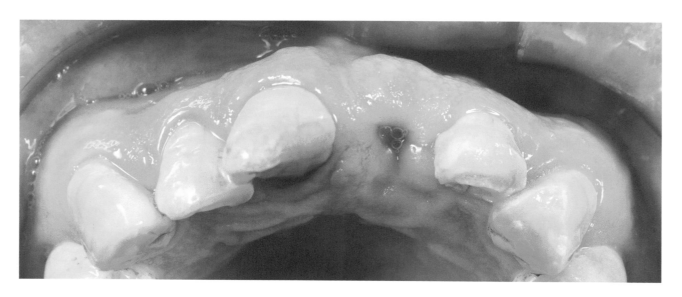

图 4-1-29
术前牙弓𬌗面像

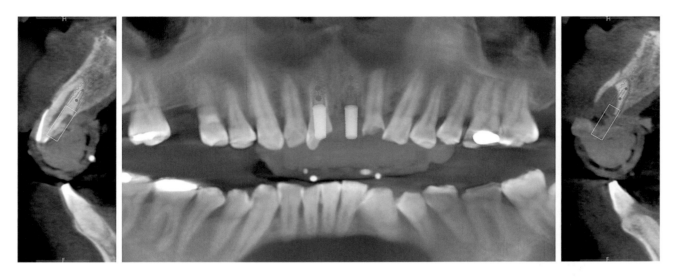

图 4-1-30

CBCT 显示 11 舌侧缺损达龈下,21 残根不能保留,拟行 11、21 即刻种植

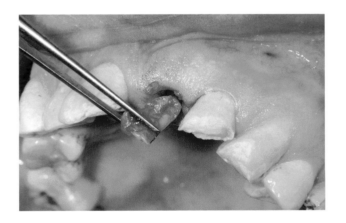

图 4-1-31

拔除 21 残根

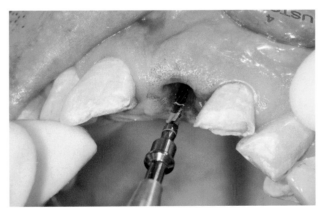

图 4-1-32

先锋钻预备

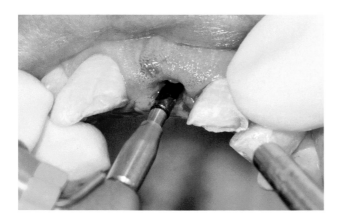

图 4-1-33
逐级备洞

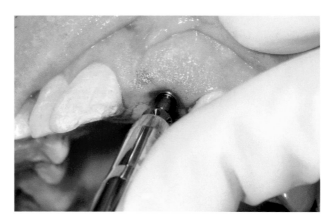

图 4-1-34
21 植入种植体

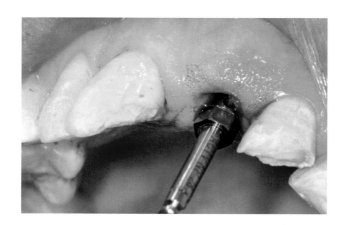

图 4-1-35
种植体植入到位

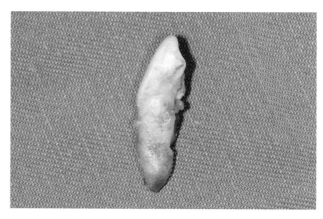

图 4-1-36
拔除 11

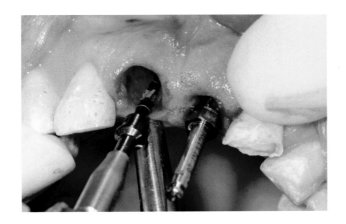

图 4-1-37
先锋钻预备

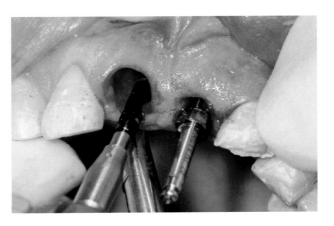

图 4-1-38
逐级备洞

①扫描二维码
②下载 APP
③注册登录
④观看视频

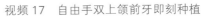

视频 17　自由手双上颌前牙即刻种植

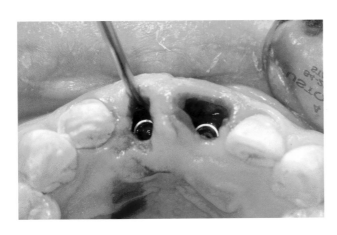

图 4-1-39
11、21 种植体植入后，唇侧跳跃间隙明显

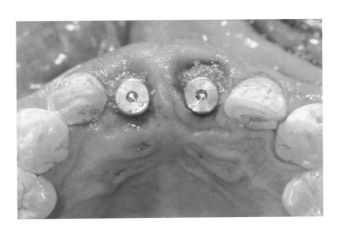

图 4-1-40
严密填塞骨代用材料

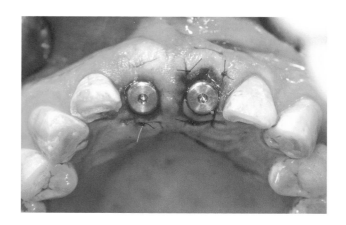

图 4-1-41
轻轻拉拢缝合,避免骨代用材料脱落

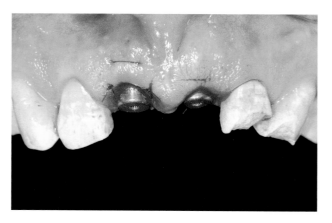

图 4-1-42
轻轻拉拢缝合,避免骨代用材料脱落

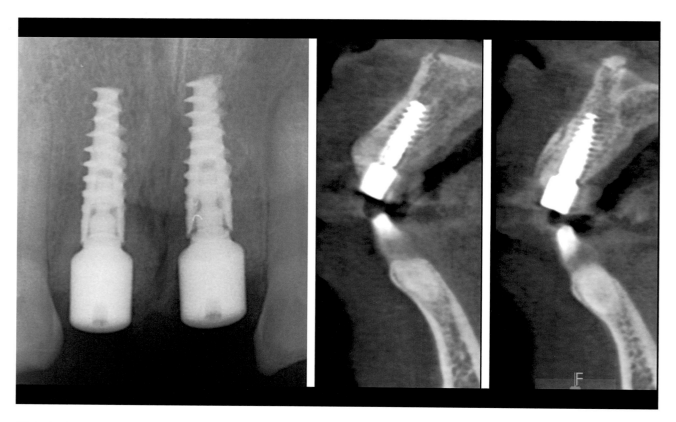

图 4-1-43
种植后即刻 CBCT

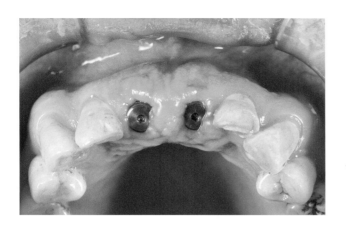

图 4-1-44
4 个月后，修复前，殆面观可见软硬组织轮廓维持非常理想

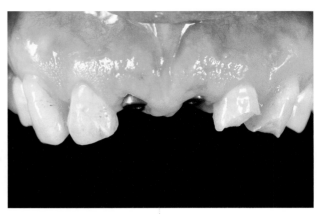

图 4-1-45
4 个月后，修复前，唇面观可见软硬组织轮廓维持非常理想

　　具体修复流程见第九章第六节。

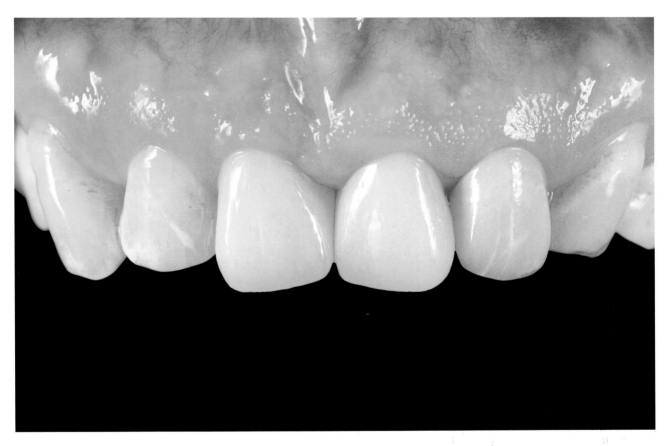

图 4-1-46
修复后唇面观

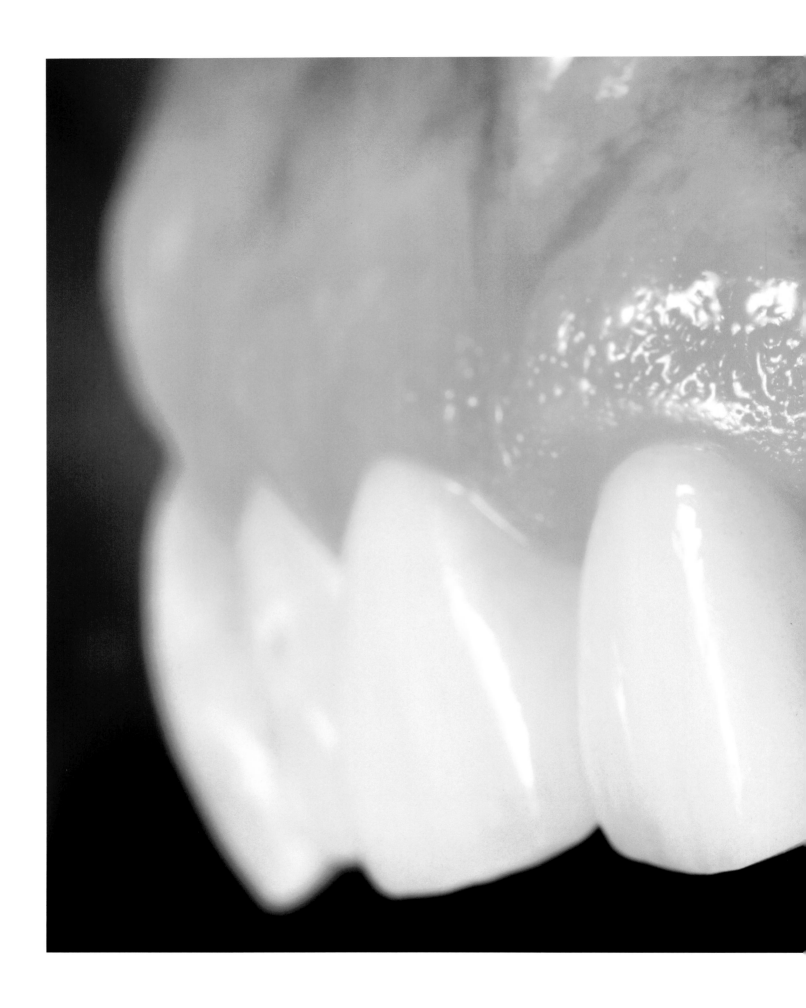

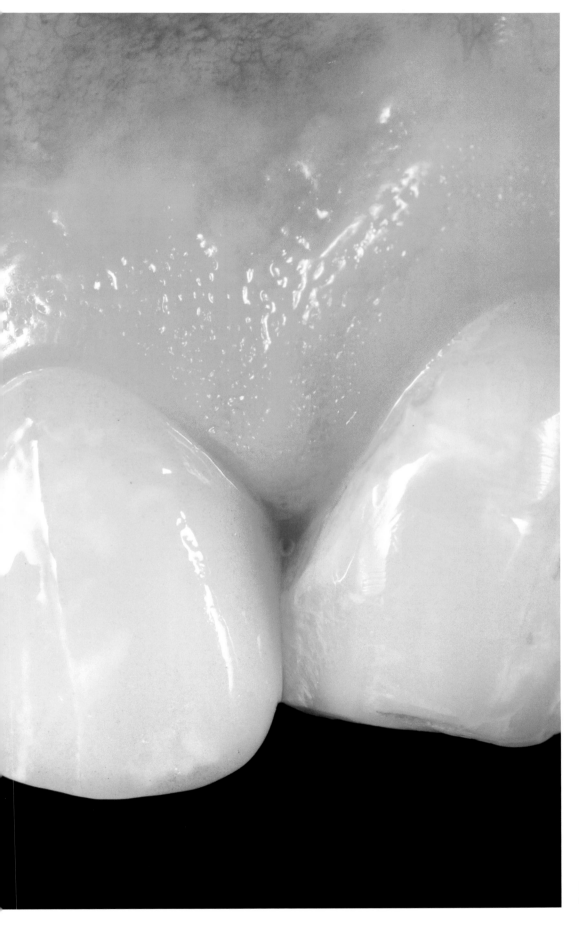

图 4-1-47
修复后侧面观

（二）病例二

患者，女，62 岁。上颌前牙因根折拔除，采用种植修复。种植体植入 4 个月后，获得了稳定的骨结合，软组织轮廓丰满度良好（图 4-1-48，图 4-1-49）。具体修复流程如下：

首先制作种植支持临时修复体，进行软组织塑形。种植体植入轴向为略偏唇侧，轴线延长线穿过切端。临时修复体可以采用螺丝固位，树脂封闭螺丝孔，但永久修复无法采用常规的螺丝固位形式（图 4-1-50，图 4-1-51）。

过渡修复体戴用 4 周后，软组织成熟、稳定，形成了良好的软组织曲线，此时可以复制临时修复体的穿龈轮廓，开始正式修复（图 4-1-52~ 图 4-1-54）。

该种植系统在轴向偏差 15° 以内可以采用角度螺丝固位，本病例角度偏差很小，可以采用这一技术。加工完成的氧化锆全瓷修复体，可见颈部形成三通道式固位形式，可以与特殊的角度螺丝固位基台密切吻合。基台与冠修复体之间不粘接，仅依靠中央螺丝加力后的卡抱力来实现固位（图 4-1-55~ 图 4-1-60）。

与常规螺丝固位修复体相比较，角度螺丝基台与冠修复体的连接高度和面积相对更小，中央螺丝通道占据空间更大，因此对于修复体的机械强度会有一定的不良影响。因此笔者不建议将此种修复形式作为主要的治疗策略，仅建议作为补充性治疗措施。在可能的情况下，建议临床医师应将轴向调整到可以实现常规螺丝固位的最佳美学轴向。

口内通过角度螺丝，将修复体螺丝固位于种植体（图 4-1-61）。

修复后获得了非常满意、协调的修复效果（图 4-1-62，图 4-1-63）。

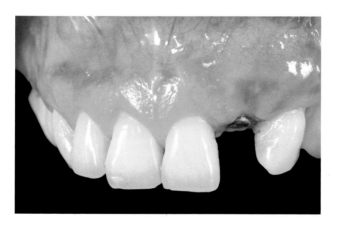

图 4-1-48
22 种植术后 4 个月

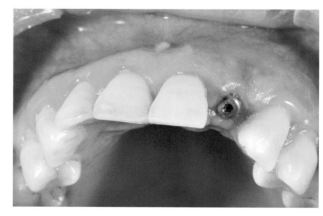

图 4-1-49
软组织丰满度良好

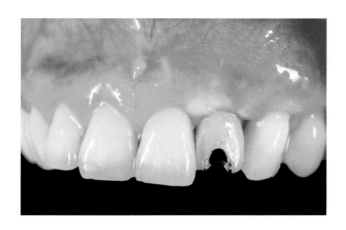

图 4-1-50
制作种植支持过渡修复体,植入轴向在修复体切端

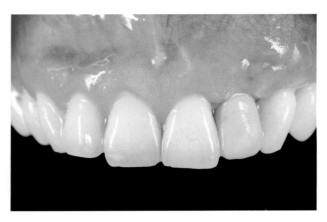

图 4-1-51
种植支持过渡修复体采用螺丝固位,树脂封闭螺丝孔

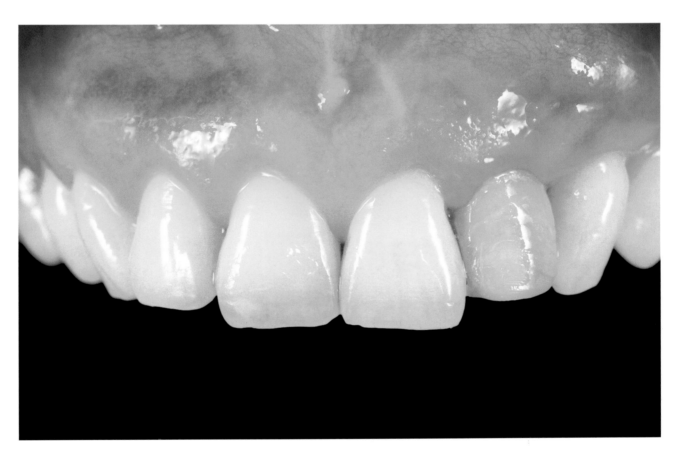

图 4-1-52
4 周后,软组织稳定、健康,可开始正式修复

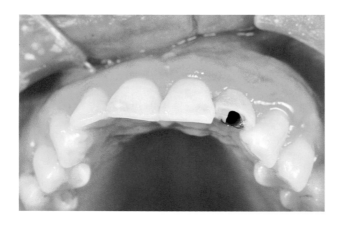

图 4-1-53
软组织丰满度维持良好

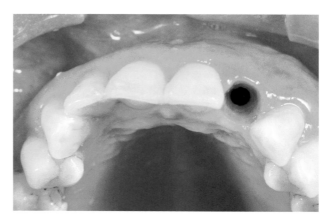

图 4-1-54
形成良好的穿龈袖口形态

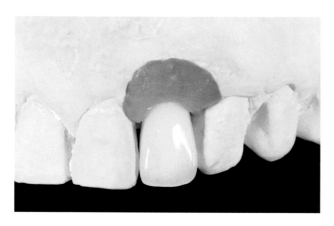

图 4-1-55
完成的全瓷修复体

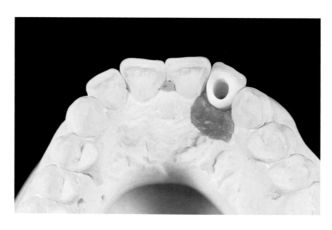

图 4-1-56
全瓷修复体腭侧观,可见螺丝通道直径较大

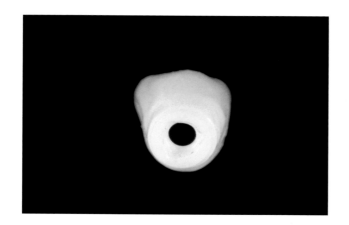

图 4-1-57
全瓷修复体颈部,可见三通道固位设计

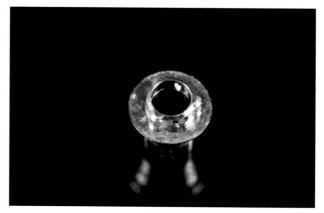

图 4-1-58
角度螺丝固位基台专用 ti-base,可见基台与修复体固位高度较小

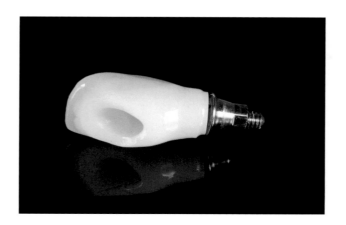

图 4-1-59
修复体和基台连结在一起

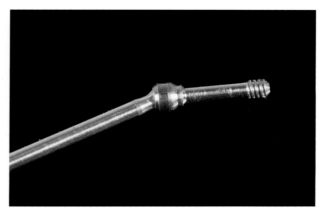

图 4-1-60
角度螺丝

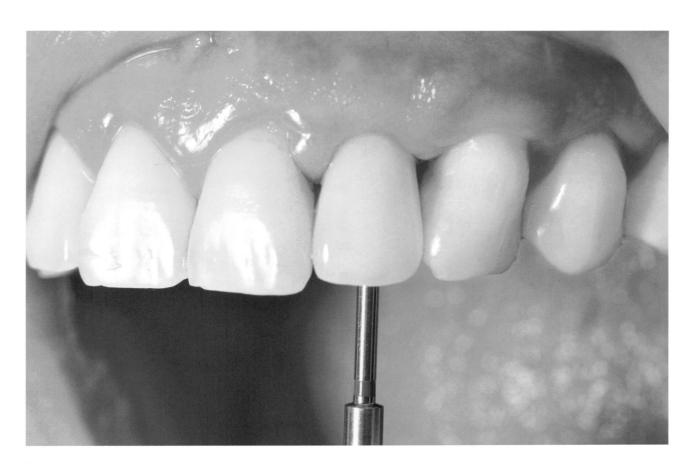

图 4-1-61
采用角度螺丝将基台、修复体一起固定在口内

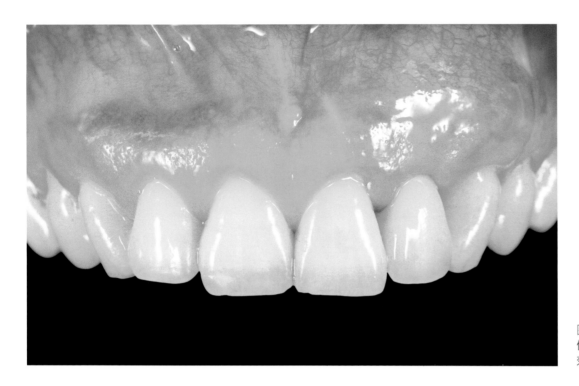

图 4-1-62
修复体就位后,获得满意的美学
效果

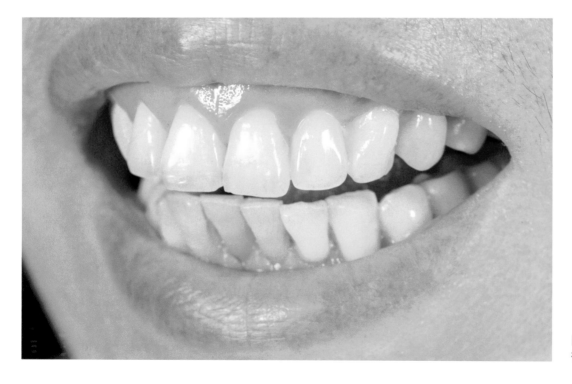

图 4-1-63
微笑状态获得满意的美学效果

四、垂直深度位点选择和设计

前文已提到,种植体的生物学宽度为 3.5~4mm,大约包括 1.5~2mm 的结合上皮和 1~2mm 的结缔组织。因此,美学区种植体的植入深度应为理想龈缘顶点下 3~4mm,并从舌隆突穿出。

在牙槽骨没有明显吸收的情况下,这个深度应该恰好和牙槽骨嵴顶平齐或稍低于骨面(图 4-1-64)。如果理想龈缘顶点(基本与邻牙釉牙骨质界平齐)到牙槽骨嵴顶距离大于 3~4mm,说明已经发生了垂直向骨吸收,需要进行软硬组织增量处理,或者对天然牙进行相应调整,才能保证良好的修复美学效果。

针对美学区种植,我们会根据美学分析,确定美学区整体的龈缘目标曲线,这个问题在前文已经具体阐述。我们要时刻牢记,整体美学设计要做在具体手术设计之前,

龈缘目标曲线的整体高度,会影响每一个种植体的适宜植入深度。

有一些情况需要做整体的龈缘曲线调整,进行美学区种植之前需要认真分析,并进行完善的设计,以免种植体的垂直深度发生偏差。

1. 美学区种植,伴有全牙列萌出不全　此时需首先确定整体的美学方案设计,确定患者是否有整体改善的愿望。

如果患者有整体改善的愿望,应该首先确定新的龈缘高度,根据确定的目标龈缘设计种植体深度。可以同期完成其他牙齿的牙冠延长手术;也可以待种植体完成骨结合,在二期手术中再进行邻牙冠延长手术,以改善整体的龈缘曲线(图 4-1-65,图 4-1-66)。

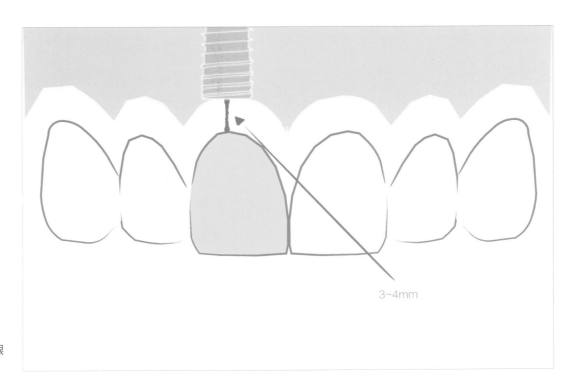

3~4mm

图 4-1-64
种植体的植入深度应为理想龈缘顶点下 3~4mm

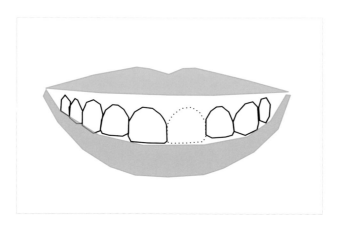

图 4-1-65
上颌前牙萌出不足伴 21 缺失,计划 21 种植,天然牙冠延长

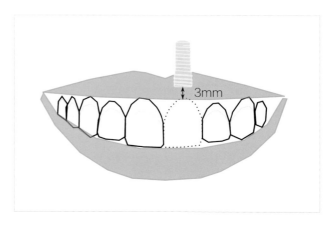

图 4-1-66
21 植入的深度控制在目标龈缘下 3mm,而非现有龈缘下 3mm

需要注意的是,设计中应关注牙冠延长的量。这其中要考虑到牙齿的长宽比、冠根比,以及釉牙骨质界的位置等多个因素。

牙冠延长后,如果天然牙的釉牙骨质界没有暴露,则不会有后续的美学问题产生;如果牙冠延长的量比较大,天然牙的釉牙骨质界在术后发生了暴露,就会发生根面暴露影响美观的问题,也有可能出现邻面三角间隙暴露的问题,此时就需要对天然牙进行树脂修复,甚至贴面修复,才能获得完善的美学效果。由于这些额外的修复涉及到比较多的费用等问题,因此这类治疗方案需要在术前和患者充分沟通。

关于种植体植入和骨高度的调整,具体的操作流程可以分为以下几类情况:

(1)单牙种植:仅单牙种植,种植后还需要向根方调整龈缘位置,这类情况在临床上并不常见,如果遇到这种情况,处理难度和风险都比较小。

无论是即刻种植、早期种植还是延期种植,单牙种植的牙槽嵴垂直向改建相对较小,也相对可控。因此可以直接将种植体植入到适宜的深度,然后同期进行必要的骨修整,将种植体唇侧壁和腭侧壁去骨,至种植体顶部 1mm 处,而邻面牙槽嵴只要不影响愈合基台完全就位,就尽量保留不动,以利于维持龈乳头高度。待种植体和骨结合后,参考邻牙形态,进一步行临时冠塑形。

如果担心种植体周骨组织进一步发生吸收,去骨量可以稍微再减少一些,也就是在手术阶段的调整可以保守一些,留待后期进行临时修复体塑形阶段继续调整。

(2)连续多颗牙缺失,延期种植:连续多牙种植,种植后需要向根方调整龈缘位置,这种情况在临床上依然不是非常常见。

这种情况下的种植手术,牙槽嵴的垂直向改建也比较小,相对可控,步骤基本同单牙缺失。需要注意的是,去骨的过程中要尽量形成正常牙槽骨的弧度,保留牙齿之间牙槽骨的高度,以利于形成波浪型的牙龈曲线,更有利于修复的美学效果。

(3)连续多颗牙缺失,早期种植或者即刻种植:这一类种植手术后的牙槽嵴改建相对比较活跃,风险相对比较大。尤其是连续多颗牙的即刻种植,通常会存在更大的美学风险。但是如果修复后的目标牙龈曲线需要向根方调整,这种情况下的美学风险就会明显降低。

此时,我们可以直接将种植体植入到适宜的深度,为了避免过度的骨吸收造成美学风险,在一期手术中可以先不进行骨修整。在愈合过程中,会有一部分骨吸收,软组织也会随之减退。

有时软组织可以直接吸收到适合的位置,只需要通过临时冠进行精细的软组织塑形即可;如果软组织不能达到理想的高度,可以在种植体形成骨结合以后,再进行二期骨成形手术,修整种植体顶部多余的骨,塑造良好的牙槽嵴形态。

2. 美学区种植,当前软组织高度位于现有龈缘曲线的根方　当前软组织高度位于现有龈缘的根方,如果不加以改善,修复体龈缘就将高于整体牙龈曲线,修复体就会比邻牙高度更高,无法获得很好的美学效果(图4-1-67)。

在术前我们必须认真分析,发现这些美学风险,并采取有效措施,进行改善或者调整。针对这种情况,有两种解决方案。

(1) 天然牙的宽长比、冠根比存在调整的空间:比天然牙更长的牙齿符合患者的美学感受,延长牙冠不会造不良的冠根比问题,则可以考虑针对其他牙齿进行牙冠延长处理(图4-1-68)。

(2) 天然牙的长宽比、冠根比不存在调整的空间:如果患者不能接受对其他牙齿的美学调整,则需要对种植位点进行改进,进行骨增量处理,才有机会在修复后获得良好的龈缘曲线(图4-1-69,图4-1-70)。

这类改善包括软、硬组织两方面,有时可以单独进行,有时需要二者结合。具体内容将在后文详述。

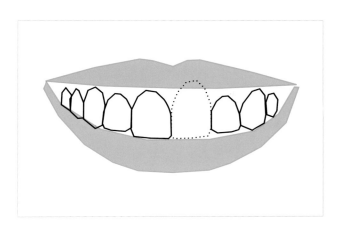

图 4-1-67
21 缺失,当前软组织高度位于现有龈缘曲线的根方

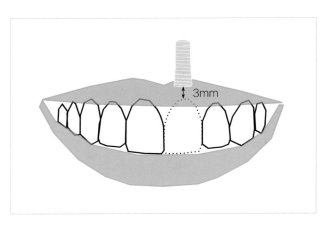

图 4-1-68
若患者可以接受其他牙齿的美学调整,可以考虑将目标牙龈曲线调整到与 21 现有软组织等高。天然牙需要进行冠延长处理,也有可能需要进行贴面修复

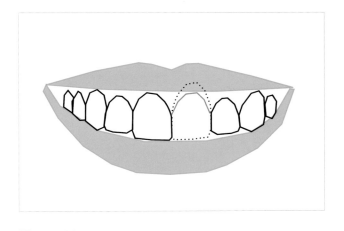

图 4-1-69
如果患者不能接受其他牙齿的美学调整,就需要通过软硬组织增量处理,对种植位点进行改善

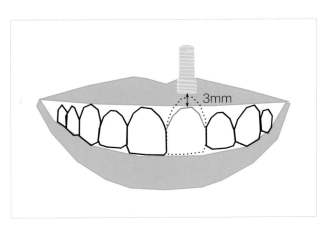

图 4-1-70
种植位点改善后,二期再进行常规种植是比较安全的治疗策略;如果种植和软硬组织增量同期进行,则存在一定的美学风险,必要时还需要增加手术做进一步处理

【病例实战】

患者,女,21岁。双侧上颌中切牙多年前外伤冠折不能保留,因年龄过小未拔除,等待成年后进行种植修复(图4-1-71~图4-1-73)。

口内检查可见11、21残根,唇侧齐龈,腭侧龈下较深,龈缘位置不良,修复空间较小,X线片可见牙根发育不良,根管治疗良好,未见根尖病变,具备即刻种植的条件(图4-1-74,图4-1-75)。根据修复美学设计,确定未来修复体的形态,以及种植体需要的植入深度(图4-1-76)。

拔除11、21牙根,逐级备洞,按照术前设计深度植入种植体(图4-1-77~图4-1-79)。

愈合后可见形成了良好的牙龈袖口;同时由于植入深度较深,可见软硬组织已经形成了一定的改建,有一定程度的根向调整。修整邻牙形态,创造适宜的修复空间,拍摄比色照片,制作修复体(图4-1-80~图4-1-86)。

修复后获得了满意的美学效果,软组织龈缘曲线获得了明显改善(图4-1-87~图4-1-92)。

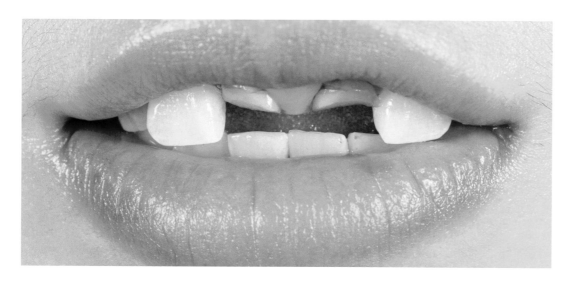

图4-1-71
双侧上颌中切牙
冠折多年,修复空
间不足

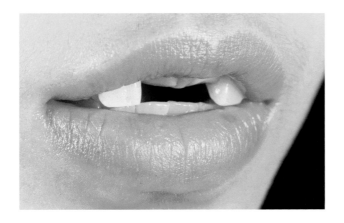

图 4-1-72
邻牙唇齿关系正常

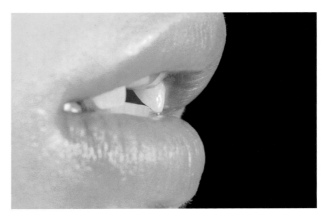

图 4-1-73
口唇突度正常

图 4-1-74
口内照片可见
11、21龈缘位置
需根向调整,这对
于种植修复来讲
是相对低风险的
处理方向

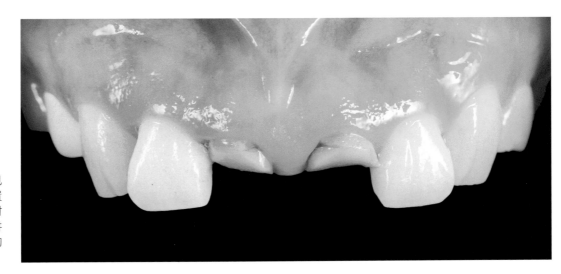

图 4-1-75
术前X线片显示
11、21根方有足
够骨量

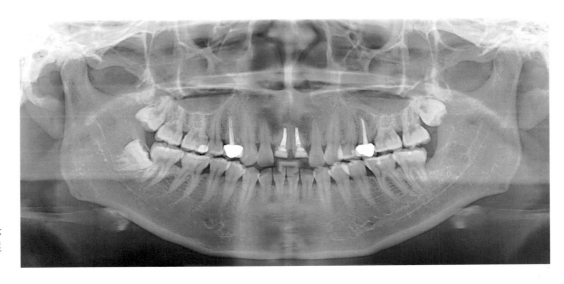

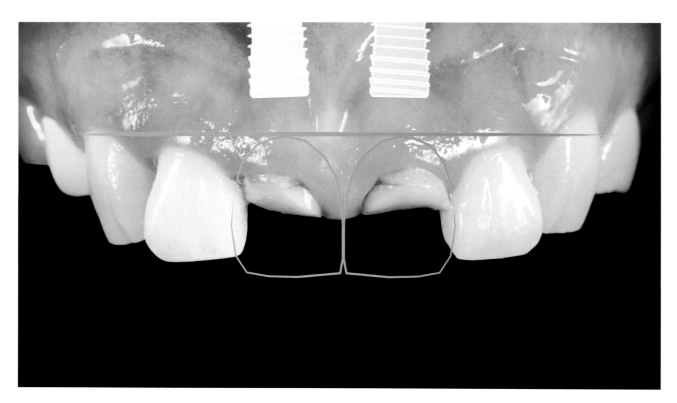

图 4-1-76
根据美学设计原则,确定修复后的美学目标,以此确定种植体的植入深度

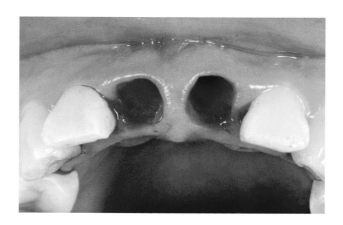

图 4-1-77
拔除残根

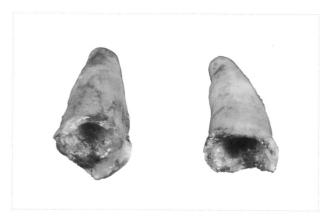

图 4-1-78
拔出的残根

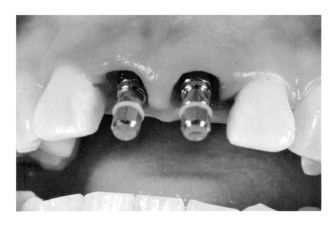 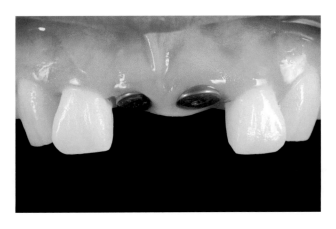

图 4-1-79
按设计深度植入种植体,根据携带器深度,可知植入深度在现有龈缘下 6mm

图 4-1-80
4 个月后骨结合良好,龈缘有一定退缩,但并未达到预期高度,需要通过修复手段进行进一步引导

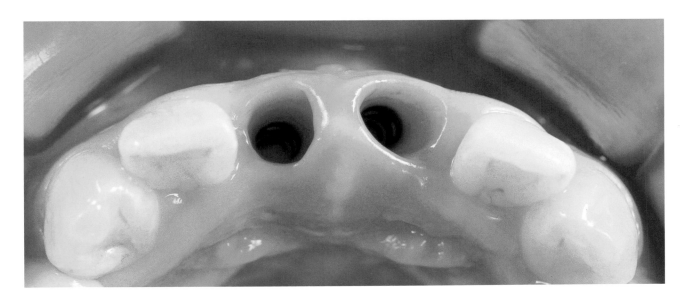

图 4-1-81
修复前的穿龈袖口

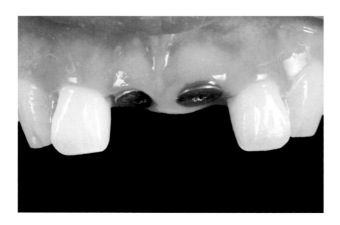

图 4-1-82

对 12、22 进行形态调整，为 11、21 创造修复空间，以获得美学效果的改善

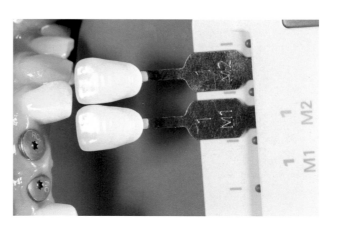

图 4-1-83

比色

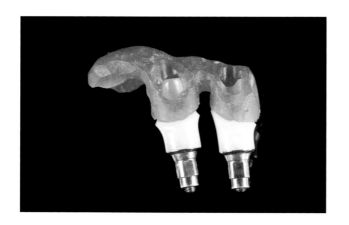

图 4-1-84

加工完成的全瓷基台

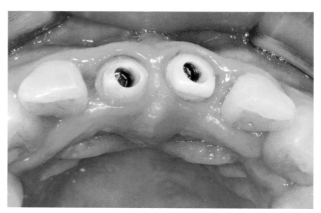

图 4-1-85

口内试戴全瓷基台

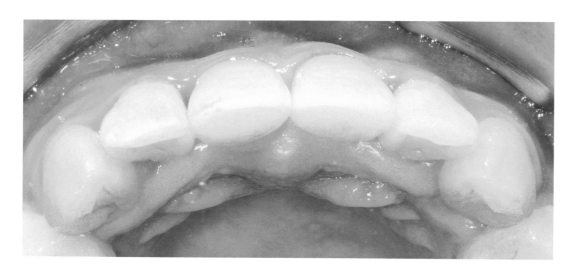

图 4-1-86

口内试戴修复体

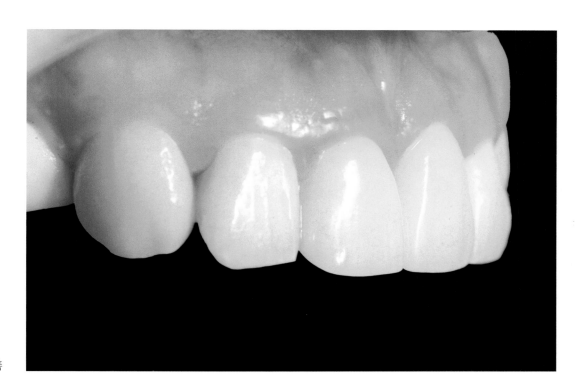

图 4-1-87
修复后,龈缘曲线获得明显改善

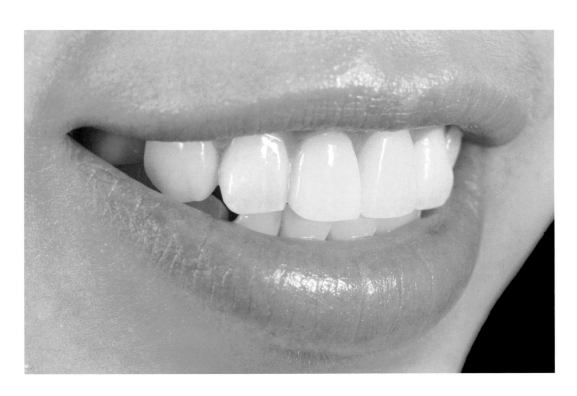

图 4-1-88
修复后,软硬组织美学状态良好

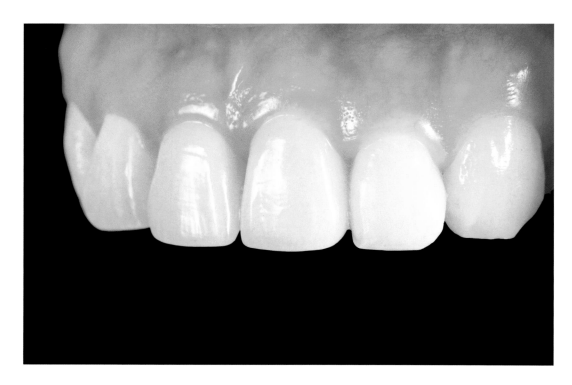

图 4-1-89
修复后,软组织非常健康

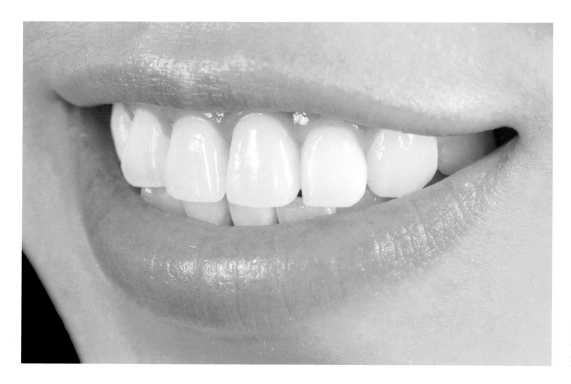

图 4-1-90
修复后,微笑美学效果获得巨大
提升

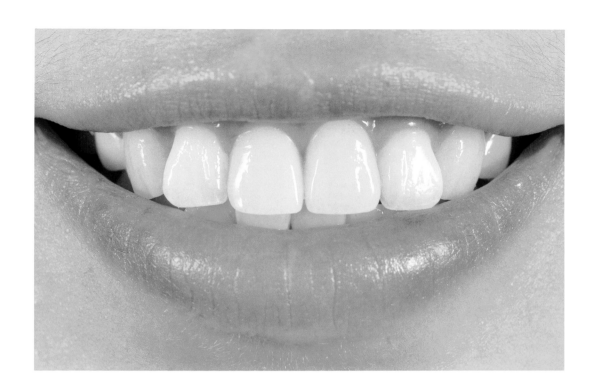

图 4-1-91
修复后,正面微笑效果

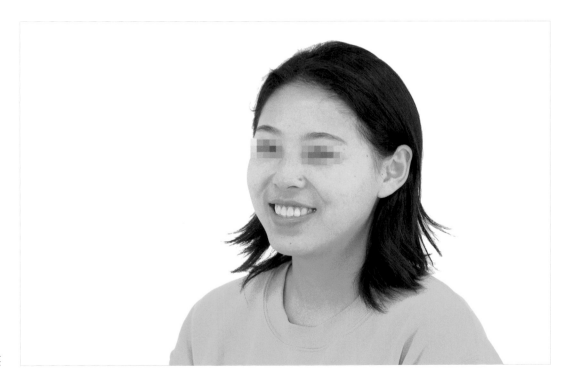

图 4-1-92
修复后,患者获得自信的微笑

五、美学区连续多牙缺失的植入方案设计

在上颌前部美学区连续多颗牙缺失的情况下,种植体数目和位点的设计对于获得良好的美学效果有着关键的作用[4]。美学区连续多牙缺失的情况,设计方案通常非常灵活,需要考虑的问题也更加复杂。

方案设计中有一个最基本的原则,就是两个种植体之间的安全距离最小为3mm,否则会引起明显的骨吸收,继而造成软组织退缩,影响美学效果。

Tarnow等的研究结果认为,当两种植体之间距离小于3mm,可以观察到1.04mm的边缘骨吸收;当种植体之间距离大于3mm,只有0.45mm的边缘骨吸收[5],这一结果已经被广泛接受,并成为种植方案设计的一个基本原则。

另外还需要注意,两个相邻种植体之间平均的龈乳头高度是3.5mm,而种植体与天然牙之间的龈乳头高度可以达到4.5mm,种植体和桥体之间的龈乳头高度平均可达到5.5mm[5,6]。这个研究结果证明,如果想获得很好的龈乳头效果,就需要尽可能地避免两个种植体直接相邻。

不同位点的龈乳头高度

	龈乳头高度
天然牙 - 天然牙	5.0mm
天然牙 - 桥体	6.5mm
桥体 - 桥体	6.0mm
天然牙 - 种植体	4.5mm
种植体 - 桥体	5.5mm
种植体 - 种植体	3.5mm

也有研究证明,当种植体之间的距离能够达到4mm,两个种植体之间的龈乳头高度会更理想。也就是说,在需要种植两个相邻种植体时,要适当拉大种植体间距,或者反过来说,如果种植体间能够满足较大的间距,才适合进行相邻种植体的种植。

以下根据不同的情况,分析需要考虑的问题,以及可选择的方案。

1. 双侧上颌中切牙缺失　上颌中切牙的宽度一般比较大,并且上颌中切牙在功能运动中要发挥前导的作用,因此通常来讲都是要植入两个种植体。

需要满足的条件是种植体到邻牙的最小安全距离为1.5mm,种植体间距达到4mm,故可以根据患者牙弓大小、缺牙间隙大小,选择不同直径的种植体(图4-1-93)。

一般情况下,两侧选择相同直径的种植体,更容易获得对称的美学效果。在间隙不很充足的条件下,选择相对小直径的种植体,更有利于获得良好的美学效果。

双侧上颌中切牙不同缺牙间隙下种植体直径的选择

缺牙间隙	13~16mm	>16mm
种植体直径	3.3~3.5mm	4.0~4.3mm

2. 同侧上颌中切牙、侧切牙缺失　无论任何位置,连续两颗牙缺失,如果空间充分,可以容纳两个连续种植体,不会出现其他问题,就应该首选两个种植体的方案,以获得最佳的力学效果,保证长期的健康和功能效果,避免机械并发症的发生。

同侧上颌中切牙、侧切牙缺失的种植设计思路也是如此,在可能的情况下,尽量选择两个种植体的方案,但是如果缺牙间隙过小,就只能选择种植一个种植体,单端桥设计。

理想的种植条件是,中切牙种植体距离对侧中切牙最理想2mm、最低1.5mm,种植体间距最理想4mm、最小3mm,侧切牙种植体距离尖牙1.5mm(图4-1-94)。

以Nobel Active种植体为例,根据缺牙间隙不同,可以简单归纳为:

(1)间距超过16mm,中切牙选择一个常规直径种植体;侧切牙选择一个小直径种植体。

(2)间距13~16mm,选择两个小直径种植体。

(3)间距小于13mm,选择在中切牙位置植入一个常规直径种植体,单端桥修复。

同侧上颌中切牙、侧切牙缺失种植体直径的选择

缺牙间隙	>16mm	13~16mm	<13mm
种植体直径	4.3mm+3.5mm	3.5mm×2	4.3mm 单端桥

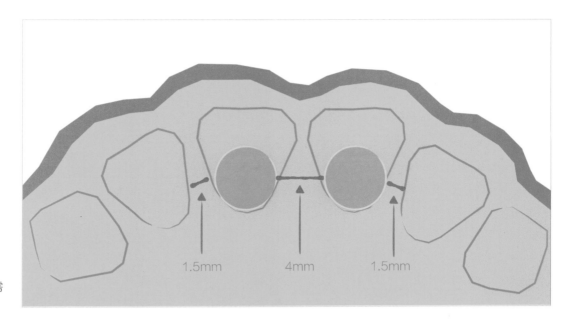

图 4-1-93
双侧上颌中切牙缺失种植设计需
要满足的间隙要求

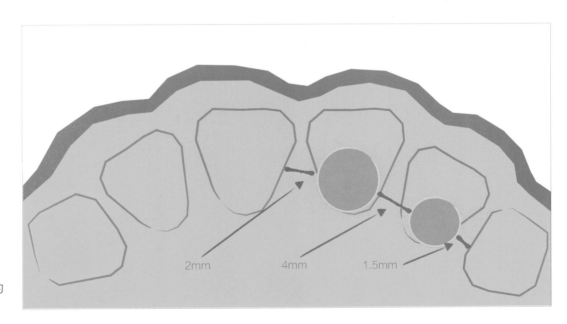

图 4-1-94
同侧上颌中切牙、侧切牙缺失的
种植设计间隙要求

3. 同侧上颌侧切牙、尖牙缺失   这种情况与前文所述同侧上颌中切牙、侧切牙缺失情况非常接近,区别在于如果不能达到两个种植体的植入空间,在只能植入一个种植体的情况下,应该选择在尖牙位点植入。

并且,由于尖牙在行使功能时起到非常重要的引导作用,在尖牙位点处尽量选择标准直径的种植体,避免小直径的种植体。

也就是说,间隙如果只能容纳一个常规直径种植体和一个小直径种植体,应该把常规直径种植体应用于尖牙位点。

4. 双侧上颌中切牙 + 单侧侧切牙缺失   如果是患者牙弓很大、缺牙间隙很大的情况,只要能满足种植体 – 天然牙间距要求,以及种植体 – 种植体间距要求,每个缺牙位点准确植入种植体,就能够获得很好的治疗效果。

不过,从力学角度讲,在这种情况下通常不需要植入三颗种植体,选择两个合适的位点,植入两个常规直径的种植体就可以满足力学要求,同时更容易达到美学要求,这通常是最理想的植入方案。

如果三颗缺失牙位点骨量均可以满足种植的需要,则选择植入在两侧的位点,形成种植体支持的固定桥,最有利于力学表现和美学表现(图 4-1-95)。

如果侧切牙位点非常不适合种植体植入,则选择在两个中切牙位点种植,侧切牙利用单端桥修复,也是可选的方案(图 4-1-96)。

植入同侧中切牙和侧切牙,对侧中切牙采用单端桥修复,从力学角度是不利的,应该尽量避免这种设计(图 4-1-97)。

5. 双侧上颌中切牙 + 双侧侧切牙缺失   和前一种情况相似,如果是患者牙弓很大、缺牙间隙很大的情况,只要能满足种植体 – 天然牙间距要求,以及种植体 – 种植体间距要求,每个缺牙位点分别植入种植体,也是可以获得最接近天然牙状态的治疗效果的。

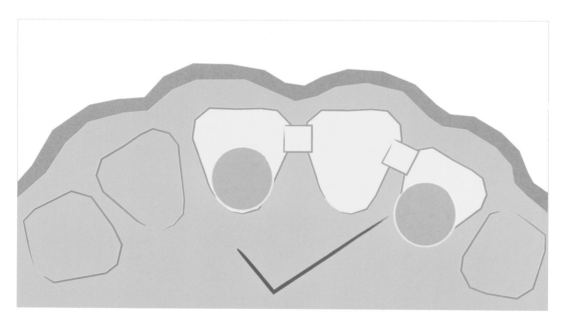

图 4-1-95
植入在两侧的位点是最佳选择

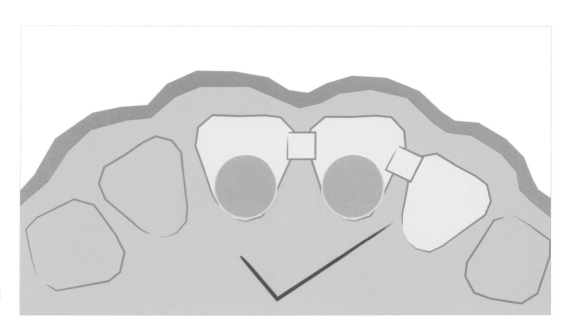

图 4-1-96
两个中切牙位点种植,侧切牙利用单端桥修复,是可选方案

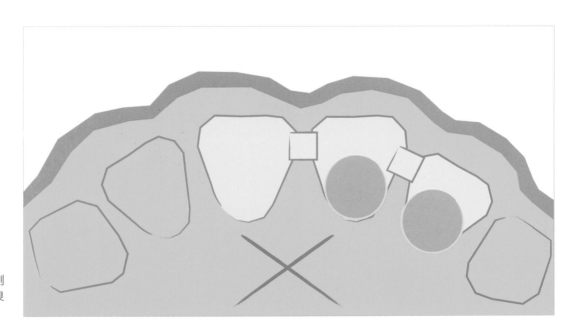

图 4-1-97
植入同侧中切牙和侧切牙,对侧中切牙采用单端桥修复,不是良好设计方案

同样的,从力学角度讲,这种情况下通常也可以选择只植入两个种植体,另外两个缺失牙采用桥体修复。只要种植体分布合理,是可以满足力学要求,并且种植体间距容易达到美学要求。通常情况下比植入更多的种植体更容易获得良好的美学效果。

这种情况下的治疗方案选择更加灵活多样,根据实际骨量情况,可以选择的植入方案包括以下几种:

（1）双侧侧切牙位点植入,如果可行,有利于美学效果的表达,也有利于咬合受力的均匀分散(图4-1-98)。

（2）如果一侧的侧切牙位置不适于种植体植入,可以选择单侧中切牙植入+对侧侧切牙植入,同样有利于获得良好的美学效果,对于咬合力的传导也比较有利(图4-1-99)。

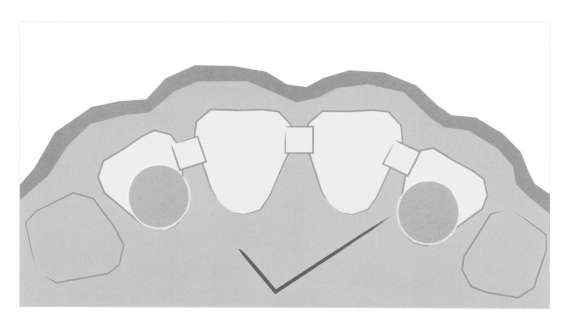

图 4-1-98
双侧侧切牙位点植入,有利于美学效果表达,有利于咬合受力的均匀分散

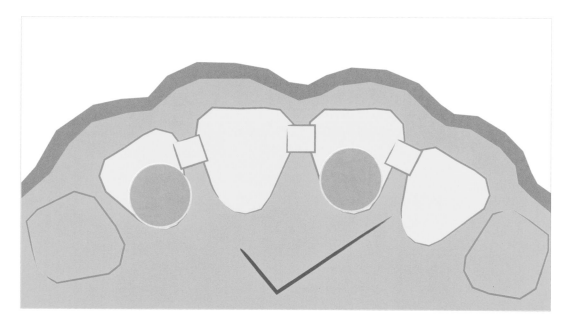

图 4-1-99
单侧中切牙植入+对侧侧切牙植入,同样有利于获得良好的美学效果

（3）如果双侧侧切牙都不适于种植体植入，可以选择双侧上颌中切牙位点植入，双侧侧切牙采用单端桥修复。这种情况下只要两个种植体间距足够（大于 4mm），通常也可以获得良好的美学效果，但是力学效果稍显不利（图 4-1-100）。

（4）同侧植入两个种植体，对侧两个桥体采用单端桥修复，对于受力分布非常不利，是不可以采用的设计方案

（图 4-1-101）。

（5）如果缺牙间距较大，可以选择增加种植体数量。若植入 3 个种植体，通常选择一颗中切牙作为桥体，有利于美学效果的获得（图 4-1-102）。

（6）缺牙间距非常大的情况下，选择每个位点分别植入。通常中切牙选择标准直径种植体；侧切牙选择小直径种植体（图 4-1-103）。

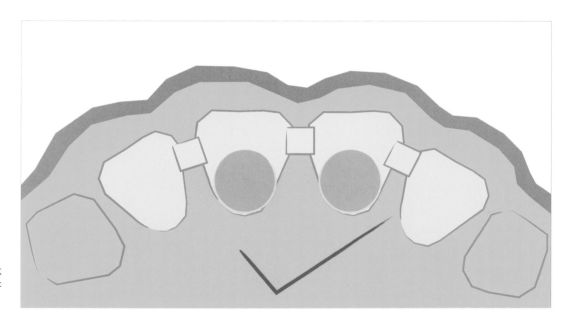

图 4-1-100
如果双侧侧切牙都不适于种植体植入，可以选择双侧上颌中切牙位点植入

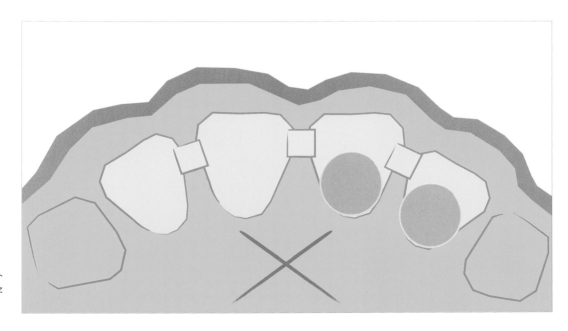

图 4-1-101
同侧植入两个种植体，对侧两个桥体采用单端桥修复，此非良好设计方案

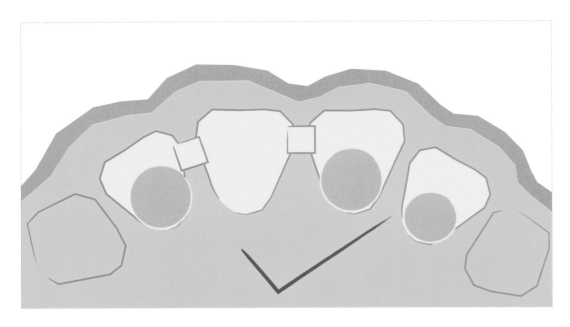

图 4-1-102
如果缺牙间距较大，可以选择增
加种植体数量

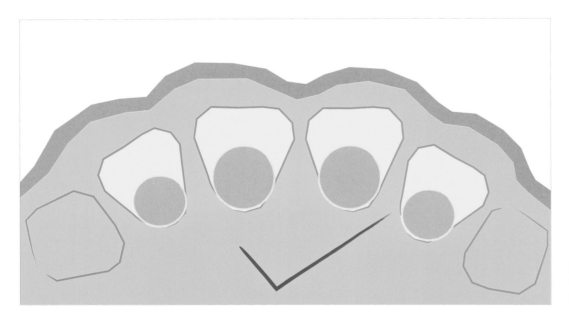

图 4-1-103
缺牙间距非常大的情况下，选择
每个位点分别植入

【病例实战】

（一）病例一

患者,男。因龋坏、残根拔除22、23,要求种植修复。

全牙列排列不齐,前牙拥挤,种植两颗种植体空间不足,建议患者考虑先行正畸治疗,排齐牙列后再进行种植修复,患者不接受,要求直接种植。

因空间不足不能种植两个种植体,故选择在23位点植入单个种植体,采取单端桥修复(图4-1-104,图4-1-105)。

制取数字印模,个性化排牙,完成单端桥临时修复体(图4-1-106,图4-1-107)。

口内就位单端桥修复体,获得自然的美学效果(图4-1-108,图4-1-109)。

对于连续多颗前牙种植,在进行了完善的种植位点设计后,准确地落实在口腔内是非常重要的。这种情况下的种植,要比单颗牙的种植难度明显增大,仅靠眼睛观察、自由手操作,经常会出现位点偏差的情况,影响最终的美学效果。

有很多工具或方法可以帮助我们更准确地进行种植体植入。有些工具的应用非常简单,尽管其并不是非常精确,但是只要应用了,也会有利于我们更准确地定点、植入种植体;有些比较复杂,但是非常精确,对于条件有限,美学期望非常高的患者,我们应该采用这样的辅助手段,这部分内容将在下一章中详细讲述。

可以帮助我们准确掌握种植位点的工具包括:

1. 测量尺　通过计算、测量,可以帮助临床医师大体确定种植体预备的进针点(图4-1-110,图4-1-111)。

2. 预备套环　每个套环具有固定的直径,根据设计的种植体直径,选择适合的套环辅助备洞,即可以获得最适合间距的窝洞(图4-1-112,图4-1-113)。

3. 手工导板　通过对修复体设计和骨条件分析,在模型上确定修复体的轴向,制作可以指导种植通道预备的导板工具,可以在一定程度上帮助精确设定种植位点和轴向。

4. 数字化导板　在软件中精确设计种植的位置和轴向,精密加工手术导板。手术中只要导板可以精确就位、完全稳定,就可以实现精确的种植体窝洞预备和种植体植入。

5. 数字化导航　通过特殊设备实时监测种植窝洞预备情况,具有经验的医师在实时导航的辅助下,可以完成精确的种植窝洞预备和种植体植入。

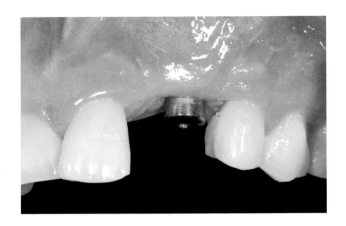

图 4-1-104
空间不足,仅植入 23 单个种植体

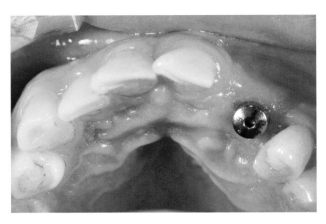

图 4-1-105
拟采用种植单端桥修复

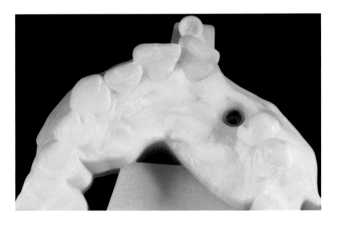

图 4-1-106
制取数字印模,打印模型

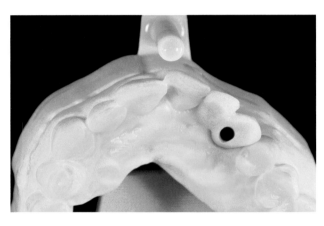

图 4-1-107
切削个性化设计的树脂单端桥过渡修复体,在打印模型上
试戴

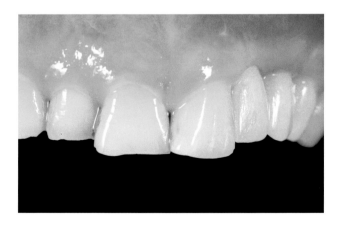

图 4-1-108
口内就位单端桥修复体,获得自然的美学效果

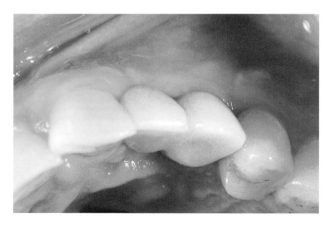

图 4-1-109
和天然牙列风格相似的个性排牙,获得自然的美学效果

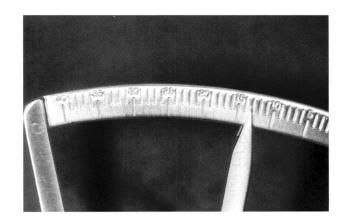

图 4-1-110
测量尺测量总体间距

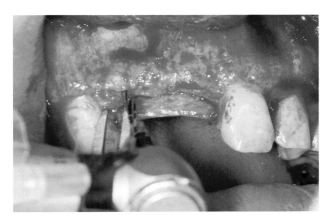

图 4-1-111
测量尺指导下确定进针点

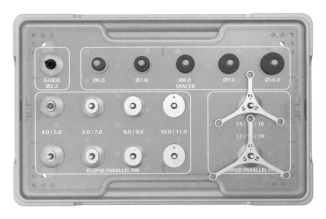

图 4-1-112
不同直径的预备套环

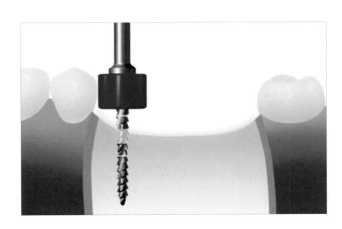

图 4-1-113
在预备套环指导下确定进针点

（二）病例二

患者,男。因牙周病拔除多颗上颌前牙,牙槽骨吸收严重,种植条件非常有限。制作数字化导板,实施数字化导板引导手术,按照术前设计,精确植入种植体,为后期修复打好基础(图 4-1-114~ 图 4-1-119)。

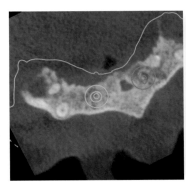
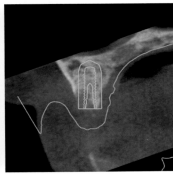
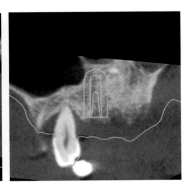

图 4-1-114
多颗上颌前牙连续缺失,选择双侧侧切牙作为种植位点

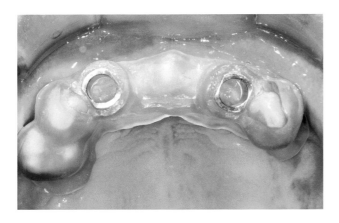

图 4-1-115
口内试戴数字化导板

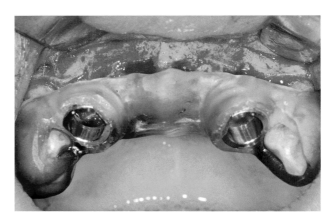

图 4-1-116
翻开黏膜后再次戴入导板

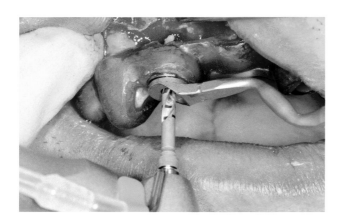

图 4-1-117
导板引导下逐级备洞

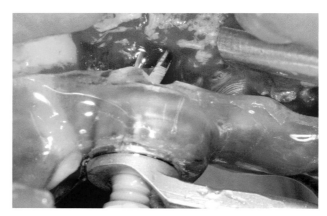

图 4-1-118
导板引导下逐级备洞

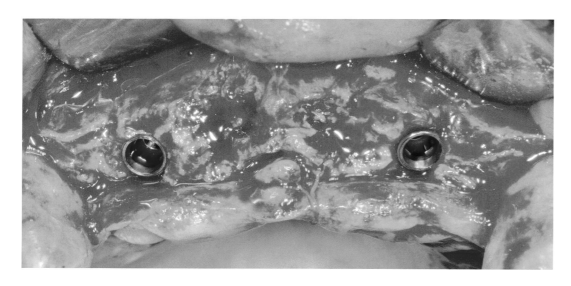

图 4-1-119
在导板的辅助下，完成精确的种植体植入

小结

1. 美学区种植三维位点选择和轴向选择

(1) 三维位点:近远中向在正中或稍偏远中,唇舌向位置偏腭,即刻种植中保证跳跃间隙 2mm 以上,冠根向位置在理想龈缘下 3~4mm。

(2) 轴向选择:与未来修复体长轴平行,整体偏向腭侧,穿过未来修复体舌隆突位置,长轴延长线在修复体切端的舌侧。

2. 美学区连续多牙缺失的植入方案

(1) 11、21 缺失:植入 2 个种植体。当缺牙间隙为 13~16mm,种植体直径为 3.3~3.5mm;当缺牙间隙 >16mm,种植体直径为 4.0~4.3mm。

(2) 11、12 缺失或 21、22 缺失:

缺牙间隙	>16mm	13~16mm	<13mm
种植体直径	4.3mm+3.5mm	3.5mm×2	4.3mm 单端桥

(3) 12、13 缺失或 22、23 缺失:基本同 11、12 缺失或 21、22 缺失的植入方案,但种植体植入位点首选 13 或 23。

(4) 11、21+12 缺失或者 11、21+22 缺失:可以植入在 11 和 22 处／植入在 21 和 12 处,或者植入在 11 和 21 处。

(5) 12—22 缺失,首选植入在 12 和 22 处;次选方案:植入 12 和 21 处／植入 11 和 22 处,或者植入在 11 和 21 处。如果缺牙间隙较大,可以植入 3 个或者 4 个种植体。

第二节　美学区种植体的选择

在需要种植的位点选择适宜的种植体,是种植获得成功的基本保证。如果选择了不恰当的种植体,则有可能在种植操作中增加风险,或者为远期美学效果或长期稳定应用带来负面影响[7,8]。

种植体选择包括两个层面:种植体系统的选择和种植体型号的选择。

本节内容将简要介绍种植体形态的选择,当然我们不会具体到品牌,而主要是针对种植体形态设计的主要特点,之后会相对详细的介绍种植体型号的选择。

一、种植体形态的选择

种植体自产生至今已有数十年的历史,其形态设计一直在不断地进行着改进和改良。目前阶段我们临床应用的种植体主要是两段式骨内柱形或者根形种植体。总体来讲,选择任何一个品牌的种植系统,都可以满足大部分临床需要。但是由于形态设计上的区别,使得各类种植系统之间还是存在着一定的性能差异。以下我们主要针对种植体设计中常见的不同类型进行简要讨论。

1. 柱形、根形和颈部膨大形　柱形和根形是最常见的种植体外形轮廓,两者并没有直接的优劣之分。也有很多厂商同时推出两类种植体,以满足临床医师具体情况的需求(图 4-2-1,图 4-2-2)。

柱形种植体最重要的优点是骨内应力分布更均匀,对于远期种植体内部的应力传导及种植体周骨稳定更有利。同时,在种植体植入过程中,对于深度调整的宽容度更大。

根形种植体最重要的优点是在骨条件相对局限的情况下,有利于顺应骨形态,减少骨穿孔或者骨缺损,同时也更容易具有较好的自攻性,获得更好的初期稳定性。因此根形种植体相对更适合应用在条件相对局限的美学区种植中。

还有一类颈部膨大形种植体,其主体并非典型的根形,而是在接近颈部具有明显膨大效果(图 4-2-3,图 4-2-4)。这一类种植体适合用于上颌窦提升同期植入,避免种植体进入上颌窦;也适合于非美学区的即刻种植,以获得更好的初期稳定性。但是由于这类种植体占据了更多的颈部空间,挤压了软硬组织的空间,影响美学效果,因此并不适合应用于美学区。

2. 软组织水平、骨水平和骨上水平　最经典的 Straumann S 和 SP 种植体是软组织水平种植体的代表(图 4-2-5),由具有粗糙加工表面的植入部分和具有光滑表面的颈圈两部分组成。通常粗糙表面植入骨内、光滑颈圈留在骨外,光滑颈圈顶部基本与软组织领圈平齐,因此称为软组织水平种植体。

软组织水平种植体的明显优势为只需要一次手术,而不需要二次手术处理,因此受到医师和患者的欢迎。同时,由于其为一段式种植体,在最不稳定的边缘骨层面,种植体为一体化的结构,刚性大,种植体对边缘骨的破坏应力明显更低,有利于骨结合。另外,基台和修复体的精度不直接影响骨结合界面,修复体拆卸时理论上也不影响骨结合和软组织结合界面。因此,从机械角度和生物学角度讲,这一类种植体是非常成功的。

但是这一类种植体也存在一定的问题,比如一旦因初期稳定性不佳,或者同期进行大量植骨等处理,需要埋入愈合时,因其存在明显膨隆的光滑颈部,就会非常困难。

而从美学角度讲,这一类种植体的问题也比较明显。如果严格遵守软组织水平种植体的设计理念植入,则给修复阶段留存的调控空间很少,获得非常理想的美学效果相对难度更大;如果通过加深种植体植入深度,换取修复调整的空间,则会丧失软组织水平设计的优势,反而增加骨吸收。因此,笔者不建议在美学区常规应用这一类种植体。

骨水平种植体是目前最主流的种植体设计形式(图4-2-6),其通体为粗糙加工表面,植入时完全植入骨内或骨下 0.5~1mm。骨水平种植体在美学区最重要的优势是为修复阶段预留了更大的调整空间,有利于修复医师对软组织进行引导、塑形,同时对于种植体植入的位点、轴向宽容度略大。

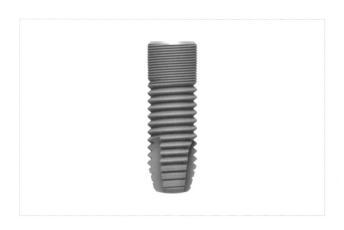

图 4-2-1
Astra EV 柱形种植体

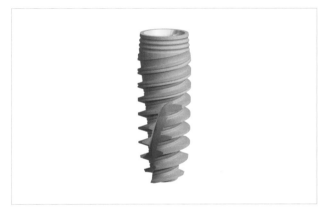

图 4-2-2
Nobel Active 根形种植体

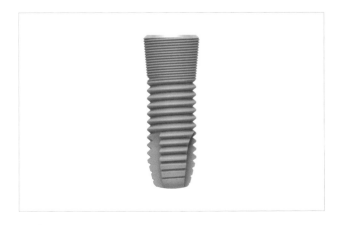

图 4-2-3
Astra EV 颈部膨大形种植体

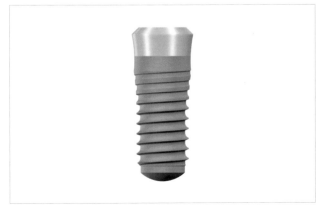

图 4-2-4
Straumann TE 颈部膨大形种植体

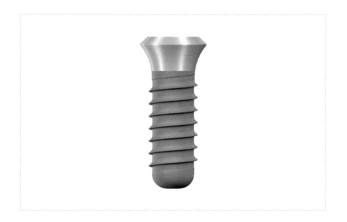

图 4-2-5
Straumann S 软组织水平种植体

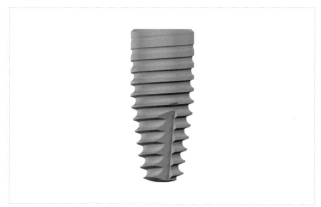

图 4-2-6
Straumann BLT 骨组织水平种植体

目前临床上应用这一类种植系统最广泛。应用这一类种植系统，需要尽量减少基台反复拆卸的次数，否则会对边缘骨和软组织的稳定产生不利影响。另外，在修复阶段需要密切关注基台、修复体的就位准确性、精确性和稳定性，如果基台存在微小动度，由于位置在边缘骨区域，因此会对边缘骨的稳定带来非常不利的影响。

近年来，种植体系统的研发、改进非常多，不少种植系统推出了具有生理颈部形态的种植体，可以和美学区牙槽嵴形态更加匹配，但植入难度相对有所增加(图 4-2-7)；也有的种植系统设计了 0.5~1mm 的非膨大式短光滑颈圈，这种设计融合了传统的软组织水平和骨水平的优势，短光滑颈圈既对软硬组织的稳定具有积极作用，又不会增加修复过程中获得美学效果的难度。笔者认为这两类种植体在未来都会有比较大的发展空间(图 4-2-8)。

3. 端端对接型和平台转移型　早期的柱形、根形种植系统均为端端对接型(图 4-2-9)。

随着平台转移理念的提出，其利于边缘骨稳定的优势很快被临床医师所认识和接受，于是大部分种植系统都将自己的种植体"升级、更新"为平台转移型。目前，平台转移型种植体是临床应用的主流(图 4-2-10)。

从美学角度讲，平台转移还有一个意义，就是减小了基台穿出部分的直径，实际上是为软硬组织留存了更多的空间，这对于美学效果的维持也是有意义的。并且，在骨空间相对局限的情况下，平台转移种植体与邻牙之间的距离允许略微减小，也可以获得安全、美观的治疗效果。

但是我们也应该认识到，平台转移也会增加一定的风险。平台转移量越大，内部空间减小越明显，基台穿出种植体位置的直径就会减小，这将造成基台或者中央螺丝的强度降低，带来远期的机械并发症风险；另一方面，如果基台加工精度不足，随着基台直径减小，有可能进一步增加种植体内连接的不稳定，从而破坏软硬组织封闭，带来生物学并发症。

因此，笔者认为选择平台转移种植系统时，没有必要追求过大的平台转移效果，同时对于基台部分的加工精度也需要非常谨慎。

当然，也并不是不具有平台转移的种植系统就不可以应用。

目前的观点认为，骨水平种植系统最好能够具有平台转移效果，而软组织水平或者骨上水平种植体，由于具有光滑颈圈对边缘骨的保护作用，就没有必要再应用平台转移设计了(图 4-2-11)。对于美学区种植来讲，前文所述具有短光滑颈圈的种植系统，可以获得和平台转移骨水平种植体接近的生物学效果、美学效果，而其机械性能则更佳。

4. 自攻型和非自攻型　以往的种植系统并不非常强调自攻型，通常需要严格的种植通道预备后再植入种植体。种植体表面螺纹是为了增加植入时的卡抱力及增加骨结合面积而设计，但并不具备主动的攻丝能力。

近年来，随着美学区即刻种植技术的快速发展，临床医师需要具有更强大自攻能力的种植体，以保证获得更好的初期稳定性。更明显、更锐利的根尖螺纹设计，可以增大预备极差，依靠自攻性使种植体就位，同时保证仅利用根方少部分骨量就可以获得良好的初期稳定性，非常适合于即刻种植、即刻修复的需要(图 4-2-12)。

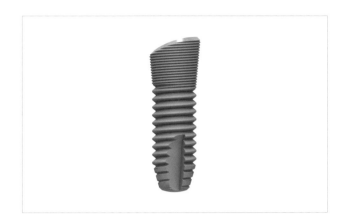

图 4-2-7
Astra 生理形态颈部种植体

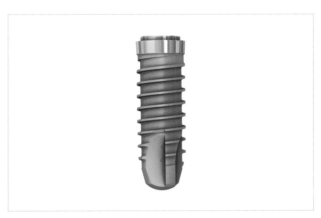

图 4-2-8
Thommen 骨上水平种植体

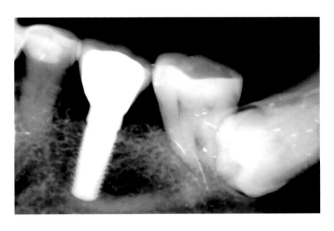

图 4-2-9
早期端端对接型种植体

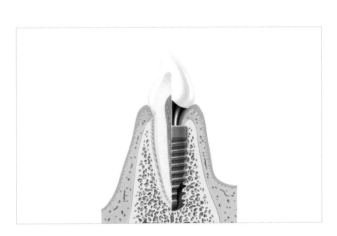

图 4-2-10
Ankylos 平台转移型种植体

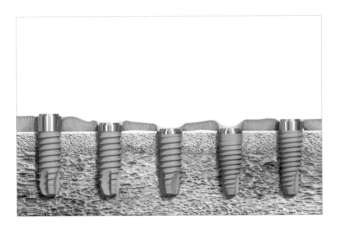

图 4-2-11
Thomenn 短光滑颈圈端端对接种植体

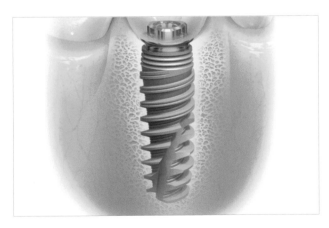

图 4-2-12
Nobel Active 自攻型根形种植体

二、种植体直径的选择

1. 颈部直径的初步选择 选择适宜的修复体型号，通常第一步是选择种植体的颈部直径。

首先需要测量待修复位点的近远中间隙，种植体颈部应距离两侧邻牙 1.5~2mm 的安全距离，因此，将待修复位点近远中间隙减去 3~4mm，就可以获得适合的种植体颈部直径最高限的参考值。

接下来考察拟植入位点的唇舌向空间，如果植入位点骨量充足，植入后可以保留 2mm 的唇侧骨壁和 1mm 的腭侧骨壁，则种植体直径是完全可以接受的；如果骨量并不非常充足，但是只要通过轮廓内的 GBR 植骨，就可以获得理想的种植体周骨壁厚度，则种植体直径也是可以接受的。但如果满足种植体周骨壁厚度的要求，需要大量的轮廓外植骨，则该植入计划就存在问题，并需要调整。

我们还需要考虑牙位、受力需求，确定是否可以减小种植体的直径。

2. 牙位、受力需求 在美学区，我们的种植体受力通常并不巨大，因此种植体直径也不需要过于粗大。

对于单颗种植修复体来讲，12、22 应用 3.3~3.5mm 种植体即可，13、11、21、23 应用 4.0~4.3mm 的种植体即可。

如果前述根据空间计算种植体颈部直径方法获得的数据，和根据牙位获得的需求一致，则可以确定种植体的选择；如果根据间隙计算的种植体直径稍大于牙位需求，可以牙位需求为准，为软硬组织预留更大的空间，有利于美学效果的呈现和长期维持。

如果前述根据空间计算种植体颈部直径方法获得的数据，小于牙位需求，则说明该修复空间过小，对美学修复效果不利。此时可以妥协考虑、应用小直径的种植体，但修复后的美学效果有可能有所欠缺，也可以考虑进行术前正畸等治疗，改善修复空间，获得更好的修复效果。

如果是进行美学区种植桥的设计，由于种植体受力增大，通常要更多地考虑种植修复体的生物力学因素，有时有必要采用更强大的种植体。

当侧切牙为桥体时，由于侧切牙本身的体积、受力较小，邻近种植体本来直径就在 4.0~4.3mm 之间，作为桥体基牙也是可以接受的；当中切牙为桥体、侧切牙牙位种植体为基牙时，侧切牙牙位种植体最好也达到 4.0~4.3mm；当多个桥体同时存在时，在受力较大的、骨量较丰富的牙位，可以选择 4.3~4.5mm 的种植体，保证更好的机械强度。但是在美学区，不建议应用 4.5mm 以上直径的种植体，以免过分挤占软硬组织空间，影响美学效果。

3. 根方直径的选择 根方直径的选择，实际上是意味着种植体形态的选择。

如果是柱形种植体，其根方直径通常和颈部直径一致；如果是根形种植体，其根方直径则会明显缩小。

如果根方骨量充足，就可以应用柱形种植体，则根方直径就不再需要单独考虑。

如果根方骨量不十分充足，按照理想的种植体位点和轴向植入后，在根尖部会形成穿孔，我们就要评估可能形成穿孔的位置、大小、角度，以及进行骨增量手术的必要性、难度及预后。

如果病例本来就需要进行骨增量，且难度和预后也没有明显问题，则可以应用柱形种植体；如果病例本来并不需要进行骨增量，骨增量处理难度较大，且预后也并不完全确定，就可以考虑应用根方直径缩小的根形种植体，以减小根尖区的手术风险。

三、种植体长度的选择

1. 总体长度的考虑　选择种植体长度的时候,首先应考虑种植体的总体长度需求,也就是根据未来的功能需求,在种植位点需要多长的种植体。

从功能角度考虑,通常对于美学区单牙种植,10~11mm 的长度足以获得良好的远期功能效果;如果是种植桥修复,根据桥体长度不同,种植体要有更长的长度更佳,通常 12~13mm 可以满足骨结合后的功能要求。

根据种植位点的解剖结构,判断可应用的整体骨量是否满足需要。如果存在差异,就要考虑是采用妥协方案,应用相对短的种植体,还是进行相对复杂的骨增量处理。

2. 骨内长度的考虑　除了总体长度,还需要结合种植位点的实际情况,考虑手术期种植体在骨内的有效长度,通过这一因素可以预测种植体能否具有足够的初期稳定性,而这又影响着种植治疗整体方案的确定。这个问题在以下两种情况下非常重要。

第一个情况是在即刻种植中,我们需要考虑种植体根方可以进入骨内的有效长度。即使可以达到种植体总体长度的基本需求,但是假如骨内长度不足,种植体仍然无法获得足够的初期稳定性,即刻种植就非常容易发生失败。此时,需要从足够的骨内长度角度考虑,增加种植体的长度。而这也是即刻种植通常需要更长的种植体的原因,尤其是当我们希望同期完成即刻修复的病例,经常需要应用 13~15mm 长度的种植体,并且建议应用具有较好自攻性的种植体。

另一个情况是具有较大范围骨缺损,希望种植同期行大量 GBR 骨增量的病例,也需要保证种植体植入后具有良好的初期稳定性,否则 GBR 植骨的预后将受到直接影响。此时就不能仅考虑种植体的整体长度,也需要考虑能够进入骨内,并形成有效固位的长度。

需要注意的是,骨缺损虽然大部分发生在颈部区域,但也有少部分情况下会发生在种植体中部或种植体根方。我们都需要考虑种植体实际在骨内的长度是否能够达到初期稳定性的要求(图 4-2-13~ 图 4-2-15)。

有时种植体在某些位置会穿出骨面,但如果继续延伸种植体,还有机会重新进入骨内,形成双层骨皮质固位,达到良好的初期稳定性,该种植方案也是成立的(图 4-2-16)。

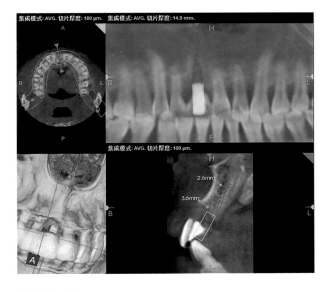

图 4-2-13
颈部骨缺损

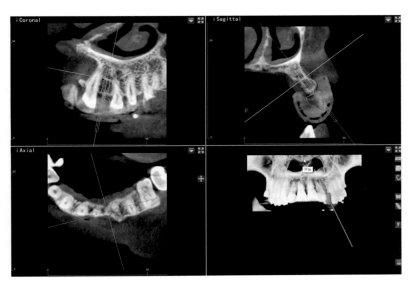

图 4-2-14
中部骨缺损

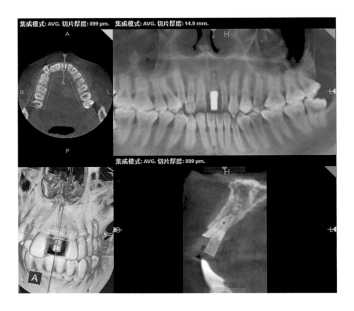

图 4-2-15
根尖区骨缺损

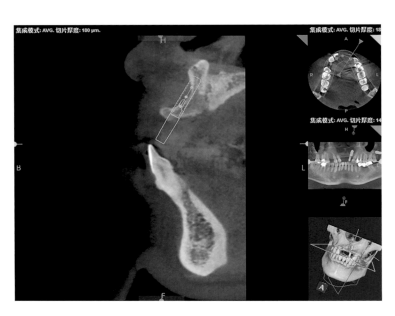

图 4-2-16
双层骨皮质固位设计

小结

1. 种植体形态的选择 美学区建议选择柱形或者根形种植体,不建议选择颈部膨大形种植体;建议选择骨水平种植体或者带非膨大式短光滑颈圈种植体。骨水平种植体建议带平台转移,保护边缘骨。即刻种植建议选择自攻型种植体。

2. 种植体直径的选择 根据缺牙空间、牙位受力的需求选择直径合适的种植体,若根方骨量有限,可以选择根形种植体。

3. 种植体长度的选择 美学区单牙种植修复常规选择 10~11mm 种植体,种植桥修复选择 12~13mm 种植体,即刻种植、即刻修复建议选择自攻型种植体且种植体长度为13~15mm。

第三节　自由手精确种植的技巧

自由手种植是每一位种植手术医师的基本功,每位医师都是通过多年、大量的自由手植入,积累了自身的手感和经验。虽然目前有很多种数字化引导的手段,可以帮助我们更轻松、更精确地植入种植体,但是对于大部分临床医师来说在真正的日常工作中,采用自由手植入的病例应该还是占更大的比重。

若想精确地植入种植体,最重要的一点是在头脑中很清楚种植体应该植入的位置。如果头脑中并不清楚种植体的最佳植入位点是哪里,植入就将是随意而不可控的。植入的三维位点和轴向分析等问题在上一节已经非常详细地阐述,本节将从技术技巧层面,进一步探讨在美学区自由手种植手术中,如何可以获得更加精准的植入效果。

在整个操作中,我们希望全程都是精准、可控的,不应该存在操作失误。因为有些操作失误是可以弥补、修改的,而有些则会非常困难。种植通道预备就属于后者,我们希望每一针预备都是非常精准的,如果发生偏差,再进行扭转纠正通常并不轻松,并且即使扭转到正确的位置、角度,也有可能造成多余的骨损失。

一、穿出点的准确定位

美学区种植通道预备的第一个关键,是穿出点的准确定位。

上一节我们仔细地介绍了种植三维位点分析,知道获得准确位点的第一步是预备起始位置完全准确。否则如果开始就出现偏差,后期偏差就会越来越严重。

对于早期种植或者延期种植,首先要避免穿出点预备的车针打滑、移位。

在后牙区域,如果穿出位点解剖条件不良,比如存在小骨嵴的情况,预备车针容易打滑,可先采用较大球钻进行术区的形态整体修正,再采用较小球钻进行定位,之后再采用先锋钻预备,就不容易出现预备车针打滑及穿出点定位偏差的问题(图 4-3-1,图 4-3-2)。

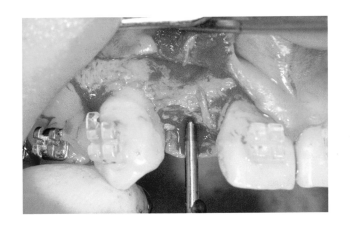

图 4-3-1
小球钻定位

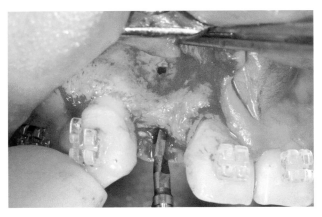

图 4-3-2
先锋钻预备

但是在美学区,我们通常不会考虑通过去骨获得更有利的预备条件,而是直接预备,保留更多的骨组织。有些种植系统先锋钻的锋利度不足,在骨质较硬或者骨形态不平整的情况下容易打滑,此时先用小球钻定位是非常重要的,也可以采用专用的锋利度非常高的预备车针,作为先锋钻,进行初步定位及初始预备(图 4-3-3,图 4-3-4)。

对于即刻种植,首先要根据牙槽骨、牙根之间的位置关系,明确种植体从拔牙窝骨壁内的穿出点所在的位置。这一概念和前文所讲的穿出点并不完全一致。

前文所述的穿出点位置,可以认为是假想牙槽骨已经改建完成、种植体骨结合后,种植体从骨内应该的穿出位置;而在即刻种植过程中,种植体是从拔牙窝内穿出骨面的,而这个穿出点,也就是我们在手术中进行种植通道预备的起始点。准确判断这一位置是非常重要的。

这一位置是和牙根在骨内的位置密切相关的(图4-3-5)。

Kan 等通过对 600 颗前牙的 CBCT 检查,观察到根据牙根与牙槽骨的相对位置关系可以分为以下 4 类[9]:

(1) 牙根朝向唇侧骨板;

(2) 牙根在牙槽骨的正中间,牙槽骨唇舌向宽度适中;

(3) 牙根朝向腭侧骨板;

(4) 牙根在牙槽骨的正中间,牙槽骨唇舌向宽度较小。

除了 Kan 观察到的以上 4 种位置关系,在亚洲患者中比较常见的还有第五种相对位置关系,也就是牙槽骨与牙冠呈比较明显的夹角,这个类型在亚洲人群中约占 17%[10]。

有一个概念需要再次明确:当我们的美学设计对未来的修复体所在位置确定后,种植体最理想的位置和轴向就已经确定了。即使拔牙窝类型不同,但从美学角度讲,种植体的植入需求是相同的。我们需要考虑的是最理想的植入角度是否可行及如何获得,如果不能直接获得需要如何调整方案?

1. 牙根在牙槽骨内非常偏唇侧的位置 这种情况下牙根腭侧和根方都有相对充足的骨,相对容易获得足够的初期稳定性,有利于实现即刻种植;种植体穿出点在拔牙窝内大致位于颈 1/3 处,种植通道与牙根通道成比较大的夹角(图 4-3-6,图 4-3-7)。

预备中应先用锋利的先锋钻在正确的穿出深度偏腭侧预备,进入一定的深度后再调整到适合的轴向,以免因车针打滑而使穿出位点造成偏差。

如果车针滑脱,就会造成穿出位点向根方移动。如果临床医师未发现这一问题,依然按照认为的"理想"轴向预备,就可能造成长轴整体向唇侧移位,唇侧软硬组织空间整体不足;如果临床医师发现了这一问题,也可能出现为保证颈部穿出点足够偏腭侧,长轴方向过于腭侧倾斜的问题。

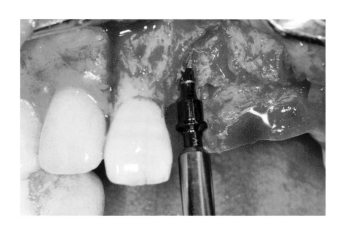

图 4-3-3
锋利度非常高的先锋钻定位，初始预备

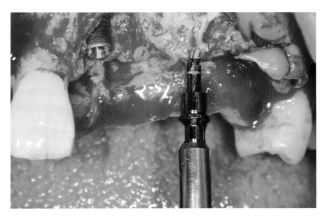

图 4-3-4
锋利度非常高的先锋钻定位，初始预备

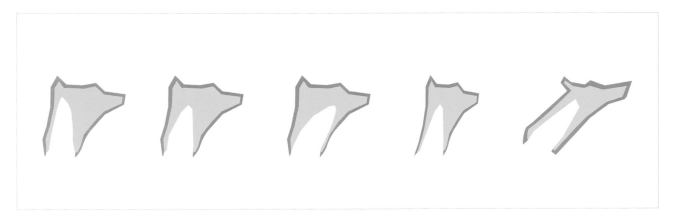

图 4-3-5
根据牙槽骨形态、牙根在骨内的位置，形成的几种常见拔牙窝类型

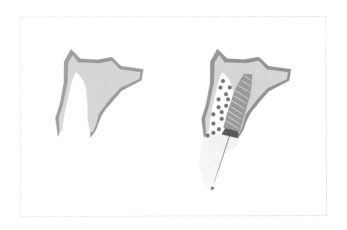

图 4-3-6
拔牙窝偏唇侧的情况，种植体穿出点接近颈缘

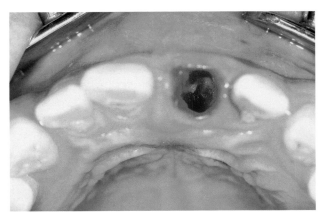

图 4-3-7
种植通道与牙根通道成比较大的夹角

通常来讲，只要先锋钻获得了比较好的预备效果，后期继续预备难度并不大。

这种骨情况的风险是唇侧骨壁厚度不足，易出现吸收、退缩，在整个手术操作过程中需要非常严格的保护唇侧软硬组织，减少机械创伤和刺激。

2. 牙根在牙槽骨内中央偏唇侧的位置 这种情况下拔牙窝唇侧骨的厚度有所增加，对于术后软硬组织的稳定比较有利。

但是从种植通道预备和种植体固位来讲，会比第一种情况难度更大。

此时种植体在拔牙窝内的穿出位置更靠根方，大约在根尖1/3范围内，但是与牙根方向并不相同，而二者的夹角并不大。操作中，要时刻防止预备车针的滑脱，不仅仅是先锋钻，而是从先锋钻到后期逐级预备，甚至到种植体植入中，都需要严格控制方向，避免滑脱。一旦种植通道和牙根通道之间有不大的纵隔被破坏，种植体就会失去初期稳定性，就有可能造成即刻种植失败（图4-3-8）。

当然，为了减小这种风险，如果植入位点的根尖部具有足够的骨量，我们可以选择相对较长的种植体，以获得更有把握的初期稳定性，保证即刻种植的成功率。

3. 牙根在牙槽骨内偏腭侧的位置 这种情况下拔牙窝唇侧骨的厚度较大，对于术后软硬组织的稳定非常有利。

但是由于牙根通道与种植体理想长轴位置基本重叠，

整个牙根长度范围内的拔牙窝形成了明显的骨缺损。为了使种植体能够获得足够的初期稳定性，需要选择更长的种植体，通常要超过牙根长度3~5mm，才有机会获得良好的初期稳定性，保证即刻种植的成功。

此时的种植通道预备相对比较简单，拔牙窝内的骨穿出点大致就是根尖位置，只要沿着牙根通道方向继续深入预备3~5mm即可，预备过程中不容易发生偏离（图4-3-9）。

4. 牙根在牙槽骨中部，但牙槽骨整体厚度非常局限 此情况下空间非常有限，即使种植体可以勉强植入到理想的位点和轴向，也无法获得足够的唇侧软硬组织量，不能保证良好的美学效果（图4-3-10）。

此时需要进行唇侧的硬组织增量，而这一操作通常是不建议在即刻种植的同期进行。因此，这种情况实际上不是即刻种植最适宜的适应证，通常建议采取早期种植的策略，可以获得更好的骨增量效果。

5. 牙根在牙槽骨中部，牙槽骨与未来修复体长轴呈比较明显的夹角 此状况下采取理想的美学轴向种植，会造成唇侧根尖位置的骨开窗，但这并不是即刻种植的禁忌证。是否能够进行即刻种植，需要考虑可以形成固位的骨量是否充足，如果唇侧根方具有3~5mm的骨厚度，即使存在骨开窗，也可以采用即刻种植结合唇侧局部植骨的策略，获得很好的治疗效果（图4-3-11）。

此情况下的局部植骨技术将在第七章中详细介绍。

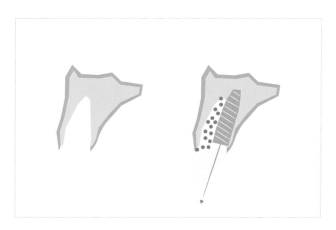

图4-3-8
牙根在牙槽骨内中央偏唇侧的位置

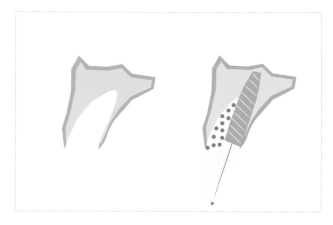

图4-3-9
牙根在牙槽骨内偏腭侧的位置

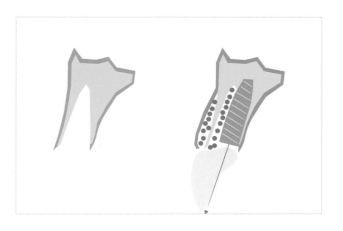

图 4-3-10
当牙槽骨整体厚度有限时，即使种植体可以勉强植入到理想位置，但唇侧骨量不足，需要进行 GBR 植骨，而这通常不建议在即刻种植的同期进行，故更建议采用早期种植策略

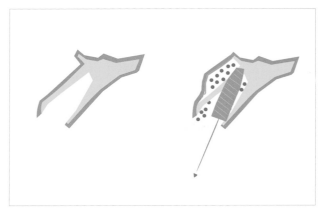

图 4-3-11
牙槽骨与未来修复体长轴存在明显夹角，并不是即刻种植的禁忌证。只要唇侧根方能够提供良好的初期稳定性，就可以采用即刻种植结合唇侧根尖部局部植骨的策略，获得很好的治疗效果

二、体位和视角

所有的手术操作都需要寻找最理想的体位和视角，在不当的体位或视角下操作，容易出现视觉误差，造成操作失误。

在进行后牙区种植时，我们通常坐在患者侧方，也就是 9 点位置或者 3 点位置进行操作；有一些医师进行美学区种植操作时，没有调整体位的意识，仍然在患者侧面操作，则有时会出现近远中轴向发生偏差的问题。

美学区种植和后牙种植的体位及视角是有区别的。

在进行穿出点定位时，我们通常需要从多个视角进行观察，确定选取的位点从三维角度看均位于最佳位置。在车针已经进入骨内，真正开始预备以后，选择一个合适的体位和视角是非常重要的。

对于美学核心区——上颌前牙区的种植预备来讲，操作中术者最理想的视角是 12 点位置，也就是从患者头顶的位置观察，对于三维角度的综合判断是最有利的；如果在侧方体位操作，比如后牙区常用的 9 点位置，很容易造成近远中向上的预备偏差（图 4-3-12，图 4-3-13）。

助手在侧方的 3 点位置，可以协助术者观察唇腭向角度。理想的唇腭侧角度是和未来修复体长轴平行且略偏舌侧。如果种植位点邻牙存在且形态正常，以邻牙唇面作为标志观察即可，这是一种非常方便的观察方法（图 4-3-14，图 4-3-15）。

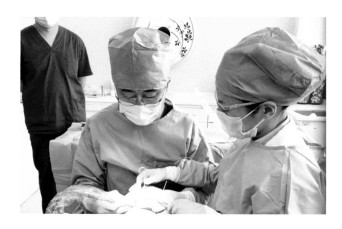

图 4-3-12
术者位于 12 点位置,有利于在操作中综合判断三维角度,助手在 3 点位置,也可以协助术者观察唇腭向角度

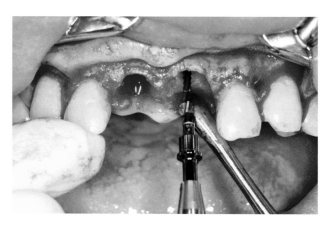

图 4-3-13
选择好进针点后,12 点位置对于观察近远中轴向非常有利,同时也可以很好地观察唇腭向角度

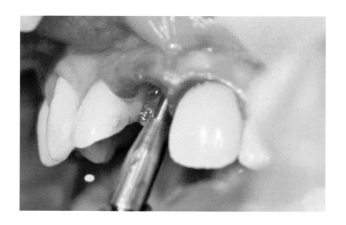

图 4-3-14
种植通道预备过程中,助手从 3 点位置可以协助观察唇腭向角度控制是否合理

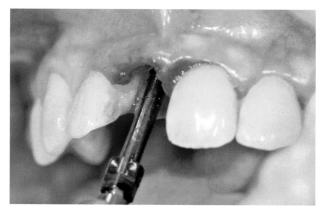

图 4-3-15
种植体植入过程中,助手从 3 点位置可以协助观察唇腭向角度控制是否合理

三、支点和发力

当我们选择好种植通道预备进针点，并确定好进针方向和角度后，就要正式开始预备。对于自由手种植来讲，在车针进入骨内后，要完全靠术者的手法控制，使车针按照预想的轨迹运动，此时涉及支点和发力的问题。

从总体来看，种植通道的预备和修复工作中的牙体预备非常相近，但实际上二者既有相同之处，也有明显的区别。

以下我们来对比分析这两种治疗手法的异同（图4-3-16，图4-3-17）。

1. 支点位置　相同。

对于一个熟练的、既从事修复也从事种植工作的临床医师来讲，这两种治疗形式所应用的支点位置并没有区别。在修复工作中习惯应用哪个手指作为支点，在种植治疗中不需要刻意变化。

2. 支点形式　不同。

在修复工作中，支点是一个相对的"硬支点"，也就是机头、车针经常以支点为中心，进行或大或小的曲线或者旋转运动，以此获得圆润的预备体外形。

而在种植工作中，我们需要获得的是笔直的种植体通道，车针需要的是上下提拉直线运动，通常不需要旋转运动。因此，我们"支点"的作用是辅助机头、车针的稳定，以此获得稳定的、无异常摆动的直线运动。满毅教授将这种辅助方式称为"软支点"，这一表述方式可以很好地将两种"支点"的特点区分开来。

3. 发力中心　不同。

从上文可见，牙体预备中我们需要非常灵活地操作包括各种旋转形式的车针运动，通常以腕关节为发力中心，形成轻盈的、灵活的运动方式。

而种植预备中最怕旋转运动，发生了旋转运动就可能造成长轴方向的偏斜，因此需要刻意避免以腕部为发力中心的旋转运动。种植预备中的发力中心应该尽量上移，到达肘关节，甚至肩关节，以小臂甚至整个大臂作为运动单元，运动半径越大，在远端车针的运动轨迹上就越有机会获得接近直线的运动轨迹。

这两种治疗中手法的区别，非常接近于羽毛球和网球两种运动。羽毛球球体轻巧、非常灵活，经常需要运动员的"抖腕"技巧，这就如同技巧变化多端，同时要求精细度非常高的牙体预备工作；而网球相对势大力沉、直来直去，运动中绝对不能"抖腕"，否则很容易受伤，要求运动员必须一直绷直手腕，依靠大小臂的运动，控制网球的运动轨迹，而这又和直来直去的种植预备非常接近（图4-3-18，图4-3-19）。

4. 双手配合　不同。

修复牙体预备工作中通常都是单手握持机头，完成所有工作，不需要另一只手的直接协助，另一只手通常只需要进行牵拉等辅助工作。

在种植预备或者预备体植入过程中，另一只手通常也是进行牵拉等辅助工作。当遇有骨质较硬或者骨条件不佳容易打滑的情况，可以双手稳定机头，增加力量和稳定性，更容易获得准确的预备效果（图4-3-20）。

这如同网球运动员遇有单手不足以完成的回球，可以双手配合完成，增加力量和稳定性，提高回球的成功率一样（图4-3-21）。

而在羽毛球运动中，则几乎看不到双手回球的动作。

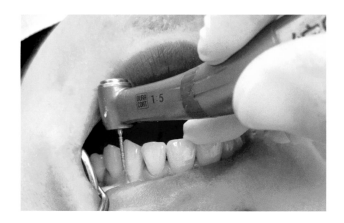

图 4-3-16
精细的牙体预备,包含多种直线提拉、曲线旋转运动

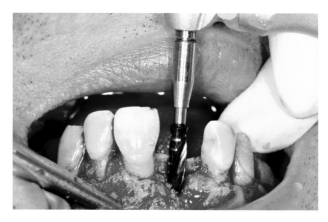

图 4-3-17
直来直去的种植预备,通常只需要直线的提拉运动,不需要曲线旋转运动

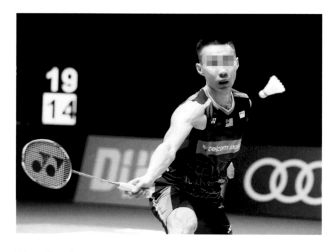

图 4-3-18
轻巧的羽毛球运动,经常需要"抖腕",与牙体预备技巧非常接近

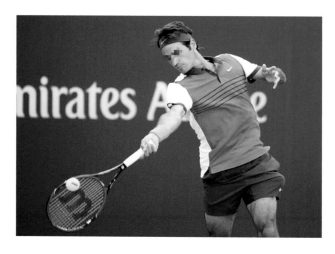

图 4-3-19
势大力沉的网球,需要手腕绷紧,直来直去,与种植预备非常接近

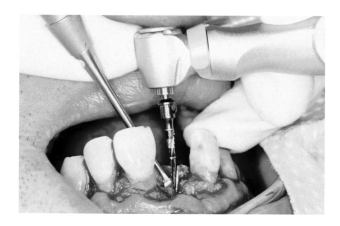

图 4-3-20
遇有骨质较硬或者骨条件不佳容易打滑的情况,可以双手稳定机头,增加力量和稳定性,获得准确的预备效果

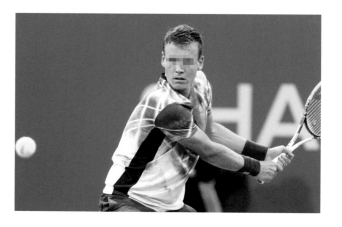

图 4-3-21
遇有单手不足以完成的回球,可以双手配合完成,增加力量和稳定性

四、保持偏腭侧

种植体穿出点在偏腭侧。

整个轴向在未来修复体整体轮廓的腭侧。

种植体长轴的延长线在未来修复体切端的腭侧。

种植通道预备和种植体植入的所有核心要点凝聚成两个字——腭侧。

这提示我们,在整个种植通道预备和种植体植入的过程中,始终要有"保持偏腭侧"的理念,以此指导我们的所有操作,才能获得最令人满意的治疗效果。

需要强调的是,保持偏腭侧指的是预备车针、种植体整体偏腭侧,我们在操作过程中需要保持施加整体偏向腭侧的力量,而不是机头的某一部分倒向腭侧,否则会造成长轴方向的整体改变。

这样做的目的,是因为在美学区经常存在着骨硬度的各向不均等问题,通常是腭侧骨硬度大于唇侧,如果没有特意向腭侧施加压力,车针就有可能被硬度大的腭侧骨壁推向唇侧,导致预备轴向或者位点的偏差。

五、反复核对

在种植通道预备过程中,需要应用牙周探针反复进行核查、检验(图4-3-22)。

检查核对首先包括轴向、深度,一旦发现偏差,可以尽早修正,尽量弥补。尤其是针对即刻种植或者不翻瓣种植,由于不能直视术区,更需要反复检查核对。

在骨条件相对局限的病例中,还需要经常探查骨壁是否存在穿孔,尤其是唇侧根尖区,如果在设计中距离穿孔的安全距离有限,就更需要经常探查,检查是否存在意外穿孔,如果发现出现唇侧根尖部的穿孔,则需要增加局部骨增量处理。

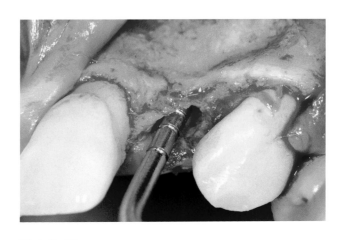

图4-3-22
术中探针检查、核对

六、感知骨轮廓

在术前设计可以避免骨穿孔,但条件非常局限,且同时采用不翻瓣操作的病例中,如果也没有采用数字化辅助手段提高预备和植入的精确性,我们建议采用手指捏住骨两侧壁,以感知骨轮廓的方式进行预备,可以在一定程度上提高预备和植入的准确性,规避风险。如果发生了意外穿孔等问题,也可以在问题即将发生或者刚刚发生时就发现,便于及时调整治疗计划,并弥补已发生的问题(图4-3-23)。

当车针在预备过程中贴近骨皮质,如果我们手指捏在骨壁两侧,可以感知到车针在骨内震动效果的改变。一旦发生骨穿孔,手指可以在第一时间清晰地感知车针震动的明显变化。此时我们应该立刻停止预备,探查、检查骨壁完整性,确定是否需要增加局部植骨等治疗。

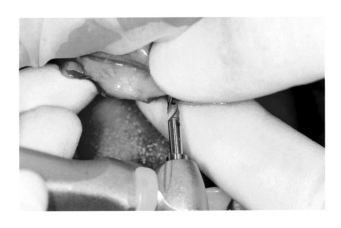

图4-3-23
指捏感知骨轮廓

七、病例实战

患者,男,38岁。多年前21桩冠修复,近期由于外伤造成桩冠脱落,部分牙根折断;口内检查见21唇侧软组织健康,唇侧丰满度良好(图4-3-24~图4-3-27)。

取下21桩冠,可见牙根破坏达龈下,根管内牙本质破坏比较严重,保留牙根,重新制作桩冠的预后并不理想,患者考虑拔除后行种植修复,以达到可以维持相对更长时间的良好治疗效果(图4-3-28,图4-3-29)。

术前CBCT检查,见21牙根较长,其在骨内位置比较偏唇侧,唇侧骨壁完整,而舌侧和根方骨量充足,因此比较适合即刻种植。因骨条件相对良好,操作难度较低,故决定采用自由手植入(图4-3-30,图4-3-31)。

微创拔除21,探查骨壁,检查完整性(图4-3-32,图4-3-33)。

为保证种植通道预备过程中不出现偏差,采用指捏感受骨壁辅助下自由手预备,时刻保持整体紧贴舌侧壁,以保持最佳植入轴向。预备过程中反复检查核对,术者在12点位置可以清晰检查穿出位点、近远中轴向的正确性,助手在3点位置可以清晰看到唇腭侧轴向的正确性(图4-3-34~图4-3-36)。

预备完成后,可见种植体通道与原牙根通道呈较大夹角(图4-3-37)。

种植体植入后,可见唇侧跳跃间隙宽大,这为种植体周软硬组织预留了足够的空间(图4-3-38)。

在跳跃间隙内严密植骨,制作种植支持临时修复体,即刻戴入,双侧龈乳头轻轻拉拢缝合。从咬合安全角度考虑,即刻修复体略短于11,使之在所有功能状态下不会受到任何咬合力量,以保证种植体获得安全的骨结合时间(图4-3-39)。

术后CBCT显示21种植体位于非常理想的近远中和唇腭侧位点和轴向,唇侧具有充足的骨厚度,这为远期美学效果打下了很好的基础(图4-3-40,图4-3-41)。

种植2个月后,软组织轮廓维持良好,健康程度良好,软组织维持了良好的丰满度和健康状态(图4-3-42,图4-3-43)。

口内加长21临时修复体切端,获得了满意的外形效果(图4-3-44,图4-3-45)。

种植后4个月,唇侧维持了良好的丰满度;取下即刻修复体后,可见良好的穿龈袖口,唇侧软组织厚度充分,为远期维持良好美学效果创造了很好的条件(图4-3-46,图4-3-47)。

后期修复流程将在第九章中详细介绍。

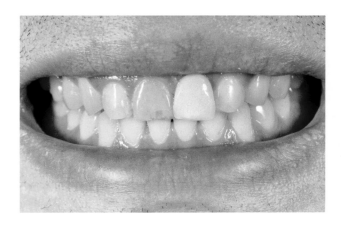

图 4-3-24
治疗前,21 烤瓷桩冠,已脱粘接

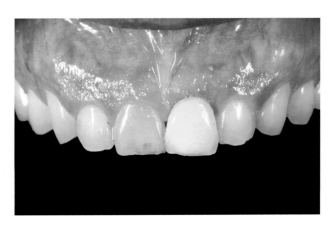

图 4-3-25
治疗前,21 烤瓷桩冠,已脱粘接

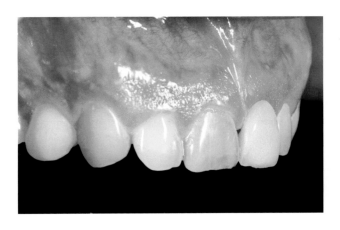

图 4-3-26
21 唇侧软组织健康

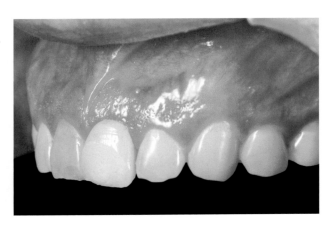

图 4-3-27
21 唇侧丰满度良好

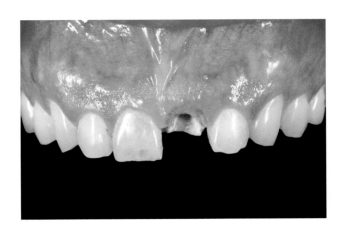

图 4-3-28
取下 21 脱落的桩冠,可见牙根破坏达龈下

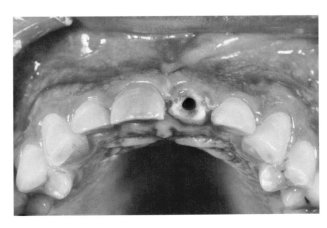

图 4-3-29
21 根管内牙本质破坏比较严重

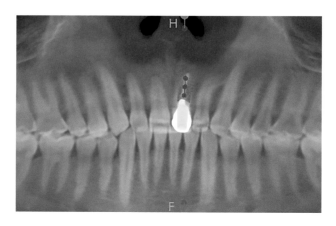

图 4-3-30
术前 CBCT 检查,21 牙根较长

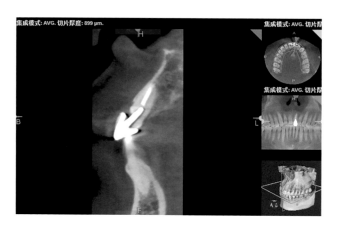

图 4-3-31
术前 CBCT 见 21 牙根在骨内偏唇侧,唇侧骨壁完整,舌侧和根方骨量充足,适合即刻种植。因条件良好,故采用自由手植入

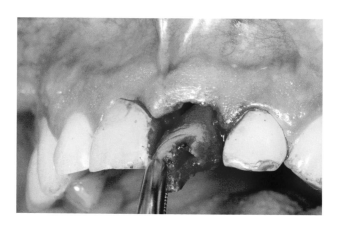

图 4-3-32
微创拔除 21

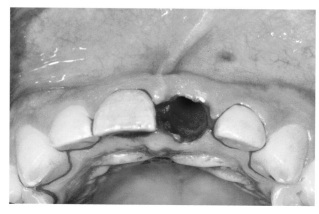

图 4-3-33
拔牙窝骨壁完整

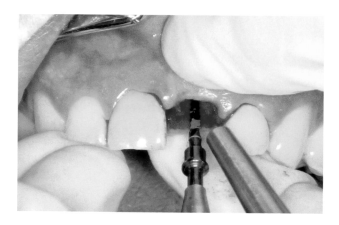

图 4-3-34
指捏感受骨壁辅助下自由手预备种植通道,时刻保持整体紧贴舌侧壁,保持最佳植入轴向

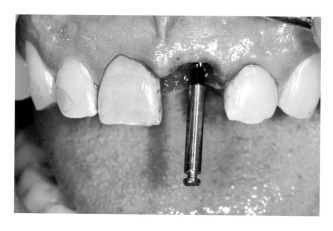

图 4-3-35
12 点位置可以清晰检查穿出位点及近远中轴向的正确性

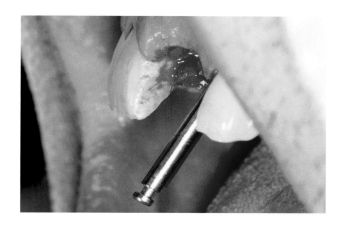

图 4-3-36
3 点位置可以清晰看到唇腭侧轴向的正确性

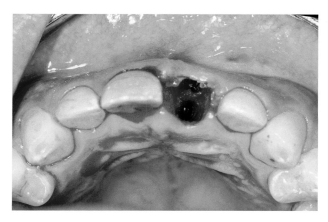

图 4-3-37
预备完成后,可见种植体通道与原牙根通道呈较大夹角

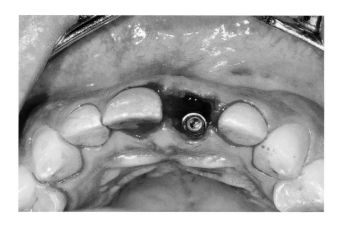

图 4-3-38
种植体植入后,可见唇侧跳跃间隙宽大

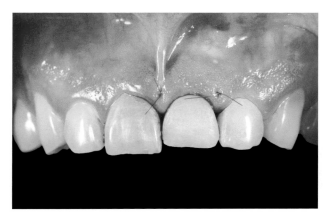

图 4-3-39
跳跃间隙严密植骨,制作种植支持临时修复体,即刻戴入,双侧龈乳头轻轻拉拢缝合。从咬合安全角度考虑,即刻修复体略短于 11

①扫描二维码
②下载 APP
③注册登录
④观看视频

视频 18 自由手即刻种植

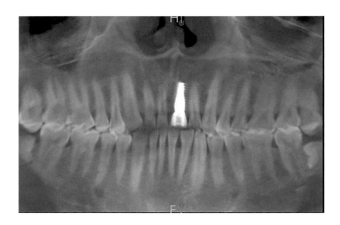

图 4-3-40
术后 CBCT 显示 21 种植体位于非常理想的近远中位点和
轴向

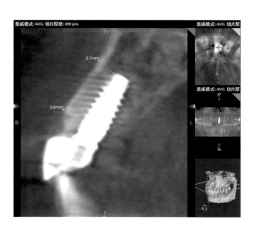

图 4-3-41
术后 CBCT 显示 21 种植体位于非常理想的唇腭侧位点和
轴向，唇侧骨厚度充足

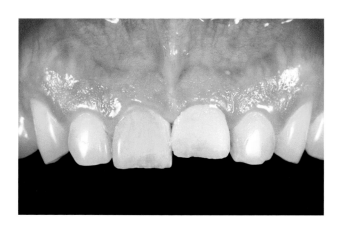

图 4-3-42
种植 2 个月后，软组织轮廓维持良好，健康程度良好

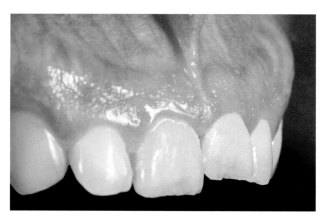

图 4-3-43
软组织维持良好的丰满度和健康状态

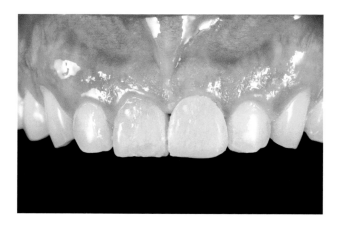

图 4-3-44
口内加长 21 临时修复体切端，获得满意的外形效果

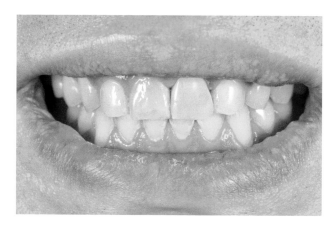

图 4-3-45
口内加长 21 临时修复体切端，获得满意的外形效果

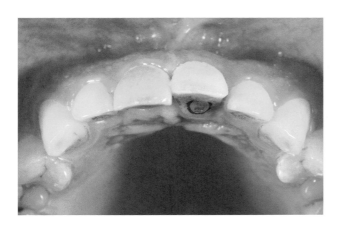

图 4-3-46
4 个月后,唇侧维持良好丰满度

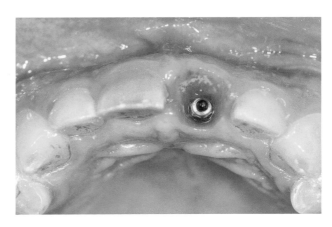

图 4-3-47
取下即刻修复体,可见良好的穿龈袖口,唇侧软组织厚度充分,为远期维持良好美学效果创造了很好的条件

小结

1. 穿出点的准确定位　可以用小球钻,或者是有侧向切割力的锋利的先锋钻。
2. 体位和视角　在 12 点位置进行备洞,助手在 3 点位置辅助核对唇腭向角度。
3. 支点和发力　采用软支点。当骨质较硬或容易打滑时,建议双手稳定机头。
4. 保持偏腭侧。
5. 反复核对。
6. 感知骨轮廓。

第四节　简易导板引导种植体植入

　　在一些相对复杂的种植病例中，如果由完全的自由手植入种植体达到需要的精度存在一定的困难时，临床医师就要考虑采用一些引导工具。

　　简易导板是指在技工室内加工完成的，或者是临床医师利用一些成品工具直接制作完成的手术引导工具。在很长一段时间里，临床医师只能应用简易导板。即使在数字化引导已经越来越被临床医师所接受的今天，且实现数字化引导手术也越来越简便，但在一些相对简单的病例中，采用简易导板仍是一种相对更为简便应用的手术形式。

　　本节将向大家简单介绍几种简易导板，数字化导板部分将在第五章中详细介绍。

一、简易导板的意义和局限性

　　简易导板最重要的作用是在术中指示未来修复体所在的位置和轴向，以此为依据，术者可以判断种植体应该植入的位置和轴向。

　　对于单颗牙种植，且邻牙形态基本完整的病例，通常参考邻牙就可以准确判断种植体的理想位点；而对于多个单位种植或者邻牙形态并不完整时，根据邻牙情况有时无法准确判读种植体的位置和轴向，此时一个简单的导板就可以帮助临床医师更好地植入种植体。

　　当然，简易导板也存在着一定的局限性：

　　1. 无法准确的考虑骨条件　由于简易导板的制作和设计并没有和 CBCT 完全匹配，因此对于骨条件的考察、处理仅为术前预估，并没有精确测量和设计。故在应用简易导板时，需要时刻密切观察骨条件存在风险的部位，如有问题及早处理。

　　2. 不能对操作者进行机械引导　简易导板只能发挥指引作用，并不能发挥真正的机械引导作用。也就是说，导板可以告诉临床医师应该将种植体植入到哪个位置、哪个角度，但真正的预备、植入，主要还是要依靠自己的手来实现。

二、简易导板的加工制作方法

1. 活动义齿法　如果术前患者有可戴用的、美观性可接受的、𬌗关系正确、固位稳定的活动义齿，由于种植手术后通常旧义齿无法继续待用，因此直接应用旧义齿作为手术导板是非常适宜的。

这种导板可以给予术者的信息主要是修复体所在的位置和轴向。

应用方法是在待种植位点的人工牙的舌隆突或中央窝区域钻出直径5mm左右的圆孔，手术中利用圆孔定位，确定种植体的适宜位置，以及大体的轴向（图4-4-1）。

如果患者术前没有适合的义齿，且缺牙数量较多，也可以制作新的活动义齿，之后改造成手术导板。当然，这种情况下如果有机会应用数字化导板会更有效。

2. 压模法　经过美学蜡型设计的病例，可以直接利用美学蜡型翻制石膏模型，压制透明压模，以此作为手术导板，在术中指导种植体的植入（图4-4-2）。

这种导板给予术者的信息除了修复体所在的位置和轴向外，还可以清晰的标记出未来修复体唇侧颈缘所在的位置，有助于美学区种植体植入深度的准确把握。

需要注意的是，这种简易导板应用时要注意整体的稳定性。当牙体形态调整涉及的牙齿数量相对较少，且导板在口内就位后稳定性很好时，适合应用；而当大范围牙体形态均有调整的时候，这种导板就很难获得非常好的固位稳定性，则无法准确的发挥手术导板作用。

3. 自凝树脂法　采用自凝树脂堆塑出待修复牙齿的形态轮廓，在舌隆突处或后牙中央窝处制备圆洞，以标记种植体所在的位置；同时颈缘部分可以比较清晰的标定出未来修复体的颈缘位置，因此也可以直观的指导种植体的植入深度，且形成的自凝树脂𬌗垫型的固位结构，可以利用现有牙列实现很好的固位。如果有条件采用透明型的自凝树脂，可以更好地观察导板在牙列上的准确就位情况（图4-4-3）。

自凝树脂法简易导板融合了活动义齿简易导板和压膜式简易导板的优势，是一种引导效果非常好的导板形式。

但是这种导板通常不能由临床医师非常简便的直接完成，而需要将模型转到技工室，由技师完成。目前的情况是，技工室已经越来越习惯于通过数字化手段设计、加工手术导板，因此这类导板目前的实际应用比例并不很高。

4. 导环法　是近年来新兴的一类简易导板形式。应用的导环是成品，具有不同型号，可以反复应用。使用时首先通过模型测量、设计，在模型上确定各种植体所在的位置，再根据实际需要确定种植体应该具备的轴向，然后在模型上根据种植体的需要固定导环，再采用热塑树脂将导环和剩余牙列固定，形成简易导板（图4-4-4）。

这种导板可以给予临床医师种植体的位置和轴向信息，能够帮助临床医师在没有任何其他条件的基础上，仅依靠自己动手，就可以非常快速的加工出用于手术的导板，因此也属于一种非常实用的技术。

在没有数字化设备和条件的时候；在没有活动义齿或者美学蜡型基础的时候；在没有技师可以配合的时候，导环法是一种可以快速获得的手术简易导板形式。

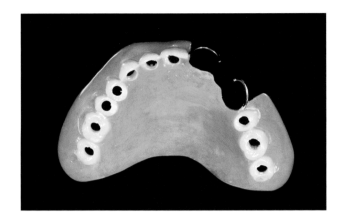

图 4-4-1
活动义齿式简易导板

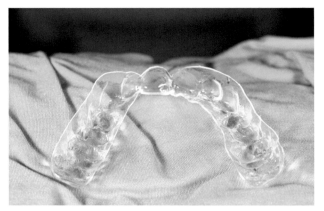

图 4-4-2
压模式简易导板

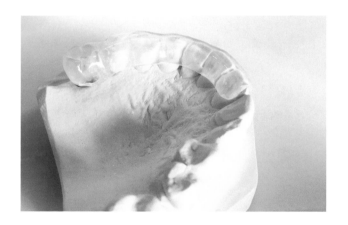

图 4-4-3
自凝树脂式简易导板

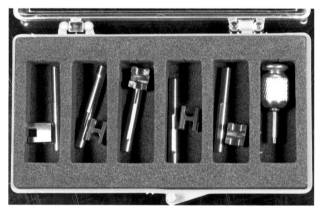

图 4-4-4
成品套环式简易导板

三、病例实战——活动义齿式简易导板

患者,男,62岁。近期连续拔除口内多颗条件不佳的牙齿,制作了活动义齿,戴用数月后仍感无法适应,同时对于美学效果不满意,要求更换为种植义齿。

术前患者不喜欢微笑,不愿意暴露自己的牙齿(图4-4-5)。

经检查原有活动义齿制作良好,固位稳定(图4-4-6)。

口内剩余牙齿21—23条件尚良好。考虑整体种植方案的设计:

1. 建议患者可以考虑拔除21—23,上颌植入6个种植体,进行种植体支持的一体式大长桥设计。这样的好处是可以不增加种植的数量,同时以牙龈瓷整体恢复正常的牙龈高度,来获得美学上更加协调统一的效果。

2. 若希望保留患牙,则可进行分段式种植固定修复。

患者要求保留剩余牙齿,故进行分段式种植固定桥修复。口内可见上颌唇颊侧遗留大量骨突,右侧上颌后牙区存在垂直向骨突,影响修复空间,需要在术中进行修整;术前CBCT显示骨量基本充足(图4-4-7~图4-4-10)。

为进一步明确种植方案设计,我们利用原有活动义齿制作放射导板。在旧义齿所有牙的舌隆突、中央窝处制作固位形(图4-4-11,图4-4-12)。

固位形中注射热牙胶,作为放射阻射点,增加了放射阻射点的义齿,就成了放射导板(图4-4-13~图4-4-15)。

戴入放射导板拍摄CBCT,根据阻射点标记的位置确定牙位,选择适宜的牙位设计种植体,确定种植方案(图4-4-16)。

术中翻瓣,首先去除唇颊侧多余骨突(图4-4-17)。

在导板引导下进行种植通道初级预备,准确确定种植体的穿出位点,大体控制种植体的轴向。自由手进行种植通道逐级扩大预备,植入种植体(图4-4-18,图4-4-19)。

右侧后牙区去除垂直向多余骨突,创造适宜的修复空间,再进行种植通道的预备和植入,同期进行上颌窦的提升处理(图4-4-20)。

自由手植入所有种植体,术后CBCT可见种植体植入在恰当的位置,且长轴方向良好(图4-4-21)。

术后10天拆线,软组织均获得一期愈合(图4-4-22,图4-4-23)。

修复后,右侧上颌种植桥采用人工牙龈恢复了软硬组织,获得了满意的美学效果。通过对右侧上颌后牙区域去骨,创造了修复空间,修复后𬌗平面正常(图4-4-24,图4-4-25)。

术后获得了良好的正、侧面微笑效果,患者焕发出久违的、发自内心的、满含幸福感的开怀大笑(图4-4-26~图4-4-28)。

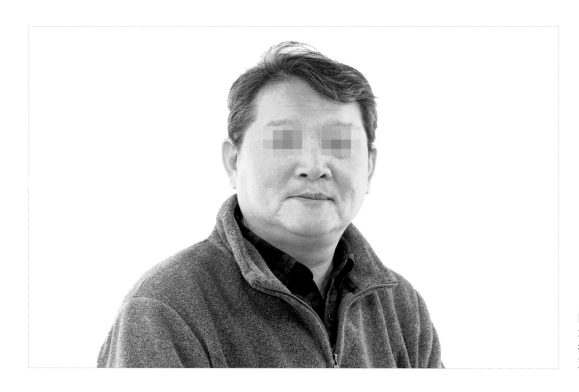

图 4-4-5
术前患者不喜欢
微笑,不愿意暴露
牙齿

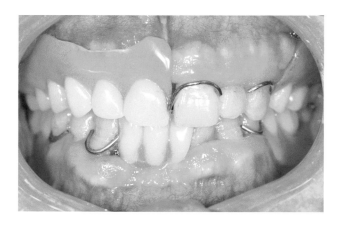

图 4-4-6
原有活动义齿制作良好,固位稳定

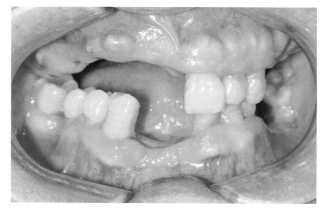

图 4-4-7
上颌唇颊侧遗留大量骨突,右侧上颌后牙区存在垂直向骨
突,影响修复空间

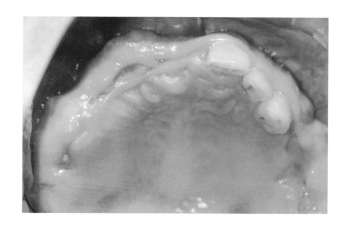

图 4-4-8
上颌唇颊侧大量骨突,需要修整

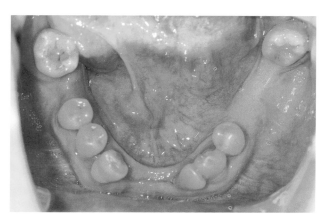

图 4-4-9
剩余牙齿稳定,健康情况良好

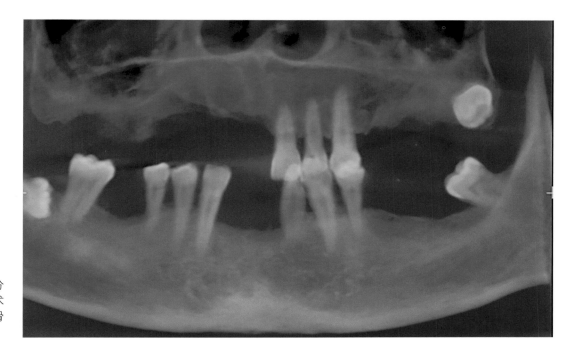

图 4-4-10
患者要求种植分
段固定桥修复,术
前 CBCT 判断骨
量情况良好

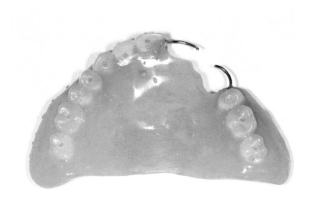

图 4-4-11
旧义齿所有牙齿舌隆突、中央窝处制作固位形

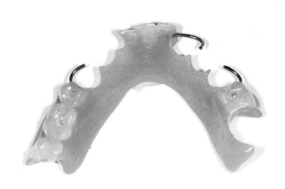

图 4-4-12
旧义齿所有牙齿舌隆突、中央窝处制作固位形

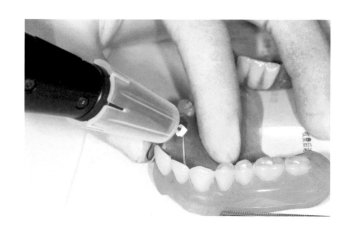

图 4-4-13
固位形中注射热牙胶,作为放射阻射点

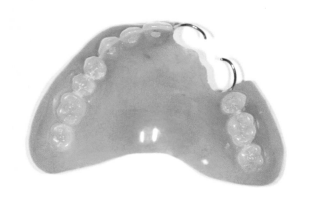

图 4-4-14
增加了放射阻射点的义齿,成为放射导板

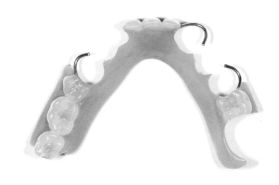

图 4-4-15
增加了放射阻射点的义齿,成为放射导板

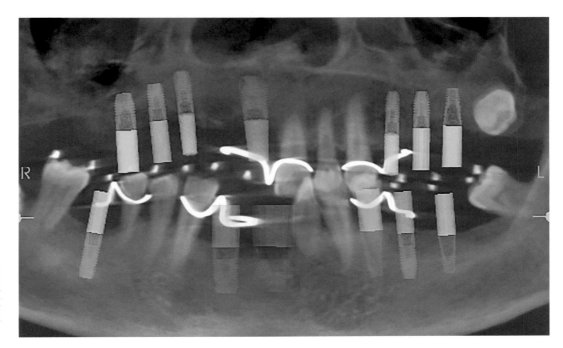

图 4-4-16
戴入放射导板拍摄 CBCT，根据阻射点标记的位置确定牙位，选择适宜的牙位设计种植体，确定种植方案

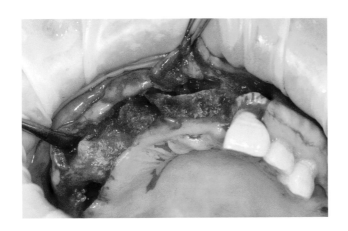

图 4-4-17
术中翻瓣，去除唇颊侧多余骨突

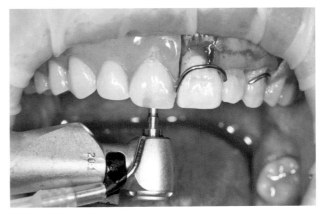

图 4-4-18
在导板引导下进行种植通道初级预备，准确确定种植体的穿出位点，大体控制种植体的轴向

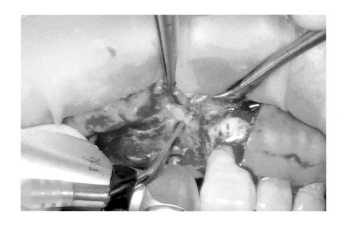

图 4-4-19
自由手进行种植通道逐级扩大预备

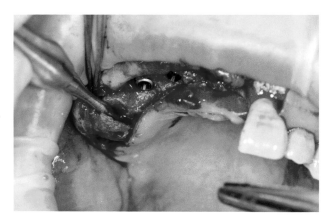

图 4-4-20
右侧后牙区去除多余垂直向骨突,创造修复空间,再进行预备。同期进行了上颌窦提升处理

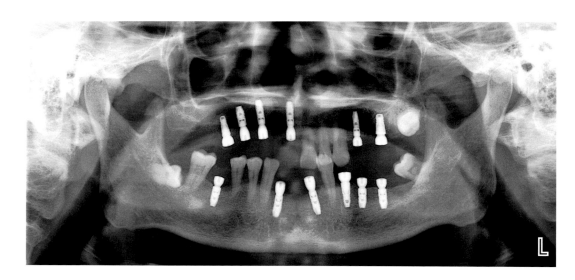

图 4-4-21
自由手植入所有种植体,种植体植入在恰当的位置,且长轴方向良好

①扫描二维码
②下载 APP
③注册登录
④观看视频

视频 19　简易导板指示种植预备

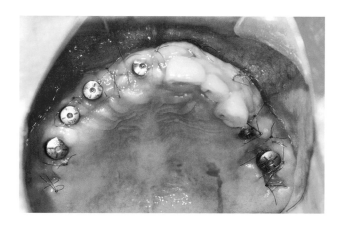

图 4-4-22
术后 10 天拆线,软组织均获得一期愈合

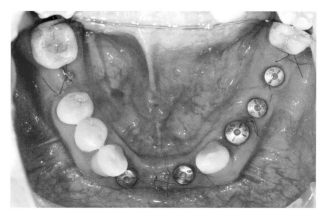

图 4-4-23
术后 10 天拆线,软组织均获得一期愈合

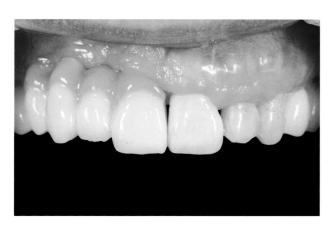

图 4-4-24
修复后,右侧上颌种植桥采用人工牙龈恢复的软硬组织,获得满意的美学效果

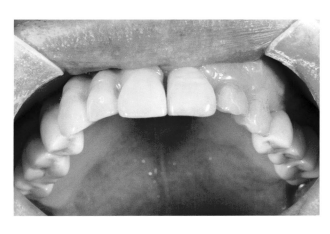

图 4-4-25
通过对右侧上颌后牙区去骨,创造了修复空间,修复后𬌗平面正常

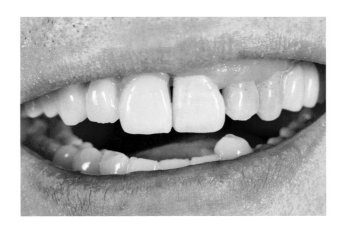

图 4-4-26
术后获得良好的微笑效果

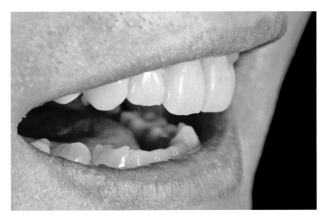

图 4-4-27
良好的侧方微笑效果

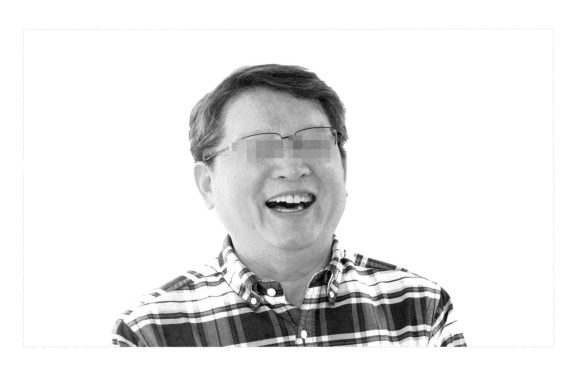

图 4-4-28
修复后患者焕发出久违的、发自
内心的、满含幸福感的开怀大笑

小结

简易导板是指在技工室内加工完成的、或者临床医师利用一些成品工具直接制作完成的手术引导工具。在一些相对简单的病例中,采用简易导板也是一种相对更为简便应用的手术形式。

简易导板最重要的作用是在术中指示未来修复体所在的位置、轴向,以此为依据,术者可以判断种植体应植入的位置和轴向。简易导板也存在着一定的局限性,如无法准确考虑骨条件,不能对操作者进行机械引导。

简易导板的加工制作方法包括:

(1)活动义齿法;

(2)压模法;

(3)自凝树脂法;

(4)导环法。

参考文献

[1] BELSER U,MARTIN W,JUNG R,et al. 国际口腔种植学会(ITI)口腔种植临床指南 第一卷 美学区种植治疗:单颗牙缺失的种植修复 . 宿玉成,译 . 沈阳:辽宁科学技术出版社,2019.

[2] ESPOSITO M,EKKESTUBE A,GRONDAHL K. Radiological evaluation of marginal bone loss at tooth surfaces facing single branemark implants. Clin Oral Implants Res,1993,4(3):151-157.

[3] ALBERTO M,TOLGA F T,FERNANDO S L,et al.Into the Paradigm of Local Factors as Contributors for Peri-implant Disease: Short Communication.Int J Oral Maxillofac Implants,2016,31 :288-292.

[4] 宿玉成 . 口腔种植学 . 北京:人民卫生出版社,2014.

[5] TARNOW D P,CHO S C,WALLACE S S. The effect of inter-implant distance on the height of inter-implant bone crest. J Periodontol,2000,71:546-549.

[6] TARNOW D,ELIAN N,FLETCHER P,et al.Vertical distance from the crest of bone to the height of the interproximal papilla between adjacent implants. J Periodontol,2003,74:1785-1788.

[7] ESPOSITO M,HIRSCH J M,LEKHOLM U,et al.Biological factors contributing to failures of osseointegrated oral implants. (I). Success criteria and epidemiology. Eur J Oral Sci,1998,106:527-551.

[8] ESPOSITO M,HIRSCH J M,LEKHOLM U,et al.Biological factors contributing to failures of osseointegrated oral implants. (II). Etiopathogenesis. Eur J Oral Sci,1998,106:721-764.

[9] KAN J Y,ROE P,RUNGCHARASSAENG K,et al. Classification of sagittal root position in relation to the anterior maxillary osseous housing for immediate implant placement:a cone beam computed tomography study. Int J Oral Maxillofac Implants,2011,26(4):873-876.

[10] HSUN-LIANG C,GARAICOA-PAZMINO C,FERNANDO S, et al.Incidence of Implant Buccal Plate Fenestration in the Esthetic Zone: A Cone Beam Computed Tomography Study. The International Journal of Oral & Maxillofacial Implants,2014,29 :171-177.

第五章

美学区数字化引导
精确种植

刘　峰　王妙贞　余　涛　刘　星

数字化是当今时代的发展方向。

口腔医学领域也不例外,各个学科、各个专业也都在向着数字化方向快速发展。口腔种植作为口腔医学领域中比较前沿的一项技术,也不断进行着数字化的各种尝试,其中一些技术已经在逐渐成熟和普及。

在种植外科阶段,数字化的最主要能力是帮助临床医师更轻松、更精确的植入种植体。

本章我们将探讨数字化引导种植应用的必要性,不同种类数字化引导种植的基本流程和基本要点,已使数字化技术成为协助术者获得美学区最佳修复效果的有利工具。

Dental implant in Esthetic Zone
From Design Concept to Clinical Practice

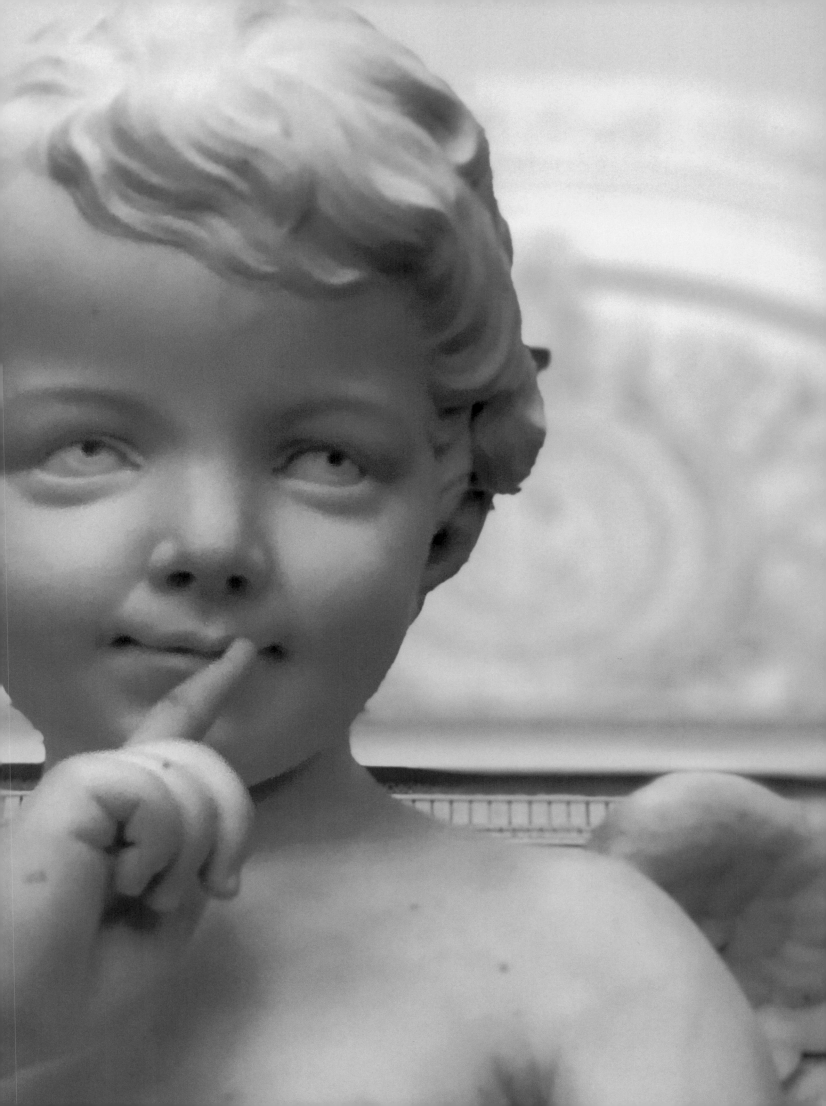

第一节　数字化引导种植的必要性和分类

应用数字化引导种植的意义是什么？什么时候需要采用数字化引导种植？应用数字化引导种植的必要性到底有多大？

相信这三个问题是许多还没有采用数字化引导手术的口腔种植医师的疑问。

这些问题的答案可以有很多个或很多种，但在笔者看来，其最核心的答案，就在于——精准。

通过数字化引导，可以使口腔种植更精准。

精准是获得微创治疗效果和最终美学效果的重要保证。

在自由手种植达到"精准种植"具有一定难度的情况下，如果有条件采用数字化引导技术，就有可能获得精准的植入效果。在一些需要非常高精准度的情况下，采用数字化引导手术，可以更轻松地获得精准的结果。由于获得"精准"的结果更可控，故整个手术的过程也有机会更微创。

这就是应用数字化引导种植的意义。

一、有必要考虑数字化引导种植的临床情况[1]

1. 避免损伤重要解剖结构　在进行任何手术中，医师在考虑如何成功进行手术之前，都需要首先做好规避风险的工作。口腔种植手术也是同样的，在考虑如何获得长期的功能、美学效果之前，我们需要仔细观察手术区域是否存在一些重要解剖结构，及有可能存在的手术风险。

由于骨内经常存在各类特殊的解剖结构，如果不能精准控制，就有可能造成损伤而引起不必要的并发症，比如

下颌后牙距离下颌管位置较近；上颌后牙距离上颌窦底较近；骨内存留有额外牙等情况。

如果临床医师具有充足的临床经验，对于这些解剖结构就可以有充分的把握；但如果临床医师的经验不足，数字化引导技术则可以帮助临床医师有效地规避这些风险。

2. 不翻瓣种植　在适宜的情况下，采用不翻瓣种植手术，可以大幅缩短手术时间，减小手术创伤，有效降低患

者的术后痛苦,提升患者的整体舒适感。

但是对于不够熟练的操作者,采用不翻瓣种植,由于无法直视骨的形态,容易增加骨形态判断的失误机会,亦有可能增加植入角度不良的机会,在美学区还有可能增加根尖部意外穿孔的风险。

因此,对于经验不足的操作者,我们实际上并不推荐常规采用不翻瓣种植技术,只有当完成了大量翻瓣种植手术,且对于骨条件具有清晰的预测、判断能力后,再进行不翻瓣手术。

然而,如果可以采用数字化引导技术,就可以令不翻瓣种植更有保证,使初学者也可以有信心很好的完成手术。当然,我们还是鼓励初级种植医师更多地采用常规翻瓣手术,尽快积累经验和手感,实际上更有利于医师的成长。

3. 种植体距离牙根安全距离有限　当种植位点间隙很小,近远中邻牙牙根间距很有限时,要求种植的近远中轴向非常精确,否则如果发生近远中轴向上的偏差,就会造成种植体距离邻牙过近,丧失安全距离,继而导致天然牙 - 种植体之间的骨吸收,危害到两颗牙的健康和稳定。

在这样的极限条件下,没有哪位操作者敢说自己就可以做到 100% 的成功,不出现任何偏差。因此,这样的情况对于任何一位术者来说都是存在风险的。

此时应用数字化引导种植具有比较明确的意义,可以规避损伤邻牙的风险。

当然,此时对于引导种植的精确性要求也非常高。

4. 需要高度精确的种植角度　在美学区种植中,植入种植体的轴向非常重要,这一点我们在上一章中已经详细介绍。

在一些情况下,种植体植入轴向可以有少许的宽容度,此时自由手植入就可以很容易获得良好的效果,但也有一些情况,我们希望通过角度的控制,获得最佳的植入效果,此时种植体植入角度的宽容度就会非常小,仅依靠自由手植入有可能存在一些风险。

比如,有时是在比较有限的条件下追求最终可以制作螺丝固位修复体的角度;有时是为了在非常有限的骨量下完成种植,而不需要附加翻瓣植骨等有可能影响软组织美学效果、增加患者花费和痛苦的操作;有时是希望邻近的种植体尽量平行以利于最终的修复等。

总之,当我们希望非常精准的控制种植体的角度时;

当我们的自由手能力不足以轻松获得足够的精确性时,采用数字化引导手术是一个很好的选择。

5. 同时植入多个种植体　同时植入多个种植体,是一项具有较高难度的临床操作。

多个种植体之间的位置、角度可能存在比较复杂的关系。在可能的情况下,我们希望相邻种植体的植入深度基本一致;有时还需要进行整体的骨调整,再进行种植体的植入;每个种植体和邻近的组织结构也有很多复杂关系,需要临床医师综合考虑。

临床医师在手术中需要思考、顾忌的因素非常多,对于经验相对有限的医师来说,如果不能将所有要素考虑完全,就可能在术中发生不可控的问题。

采用数字化引导技术最重要的意义,是可以在术前设计过程中有足够的时间思考、讨论,有利于将所有因素完善考虑,确定最适合的种植位点和轴向,再以此方案为依托,利用数字化手段引导实施手术,简化术中操作难度,更容易获得可预期的治疗效果。

6. 便于实现术前设计的即刻修复　对于美学区种植来讲,能够同期实现即刻修复,不仅可以满足患者的美观需求,很多时候还可以发挥支持、引导、维持软组织形态的重要作用。因此,在可能的情况下,我们都会考虑进行即刻修复。即刻修复体有很多种制作方法,这一部分内容将在第九章中详细介绍。

对于个别牙位种植来讲,如果临床医师具有非常充足的修复临床经验,在没有任何准备的情况下也可以很快完成即刻修复体的制作;但是对于修复临床经验并不丰富的外科医师,这样的工作流程几乎是实现不了的,很多医师还是需要提前制作一些辅助配件帮助制作即刻修复体。当多个种植体同时种植,即使是有经验的修复医师,也希望采用一些辅助配件,来更快速地获得效果更好的即刻修复体。

如果在术前制作了辅助配件,则要求种植体植入的位置、角度尽量准确,否则可能会造成术前制作的配件无法应用。尤其是即刻修复体也是在采用数字化方式制作的,且比较精确的情况下,采用数字化引导技术将种植体植入到准确的种植位点就具有比较明显的临床意义。

7. 双层骨皮质固定　种植手术中有一类比较特殊的情况,就是当骨量垂直高度不足时,有时有机会采用双层骨皮质固位时,也就是种植体穿透骨全层,突破远端骨皮质,利用近端、远端两层骨皮质进行固位。此时要求穿透骨皮质后车针进入的深度必须严格控制,避免损伤更深层的软硬组织和其他解剖结构。另外,种植体预备过程中仅仅是突破远端骨皮质,而不能对远端骨皮质进行过分的预备,否则有可能使远端骨皮质丧失良好的固位效果。

这样的操作,对于经验丰富的外科医师来讲难度并不大,但是对于经验不够丰富的操作者来讲,也是具有比较大难度和风险的。采用数字化引导,可以协助术者在穿透上层骨皮质后迅速停止,避免造成不必要的损伤,也可以更好的控制预备程度,以获得最好的双层骨皮质固位效果。

以上罗列出的很多应该考虑数字化引导种植手术的情况,我们可以用两句话来总结概括:

(1) 当种植手术需要的精确度高于自由手轻松可以获得的精度时,应该考虑数字化引导手术。

(2) 当希望达到的种植精确度高于自由手轻松可以获得的精度时,应该考虑数字化引导手术。

还有两个问题需要明确:

(1) 每一位医师数字化需求的"阈值"并不相同。

(2) 同一位医师,在不同的时期,对数字化需求的"阈值"并不相同。

针对同一个病例,有些医师会觉得自由手获得足够的精确度存在一定的难度,于是会考虑采用数字化引导技术辅助;而对于一些经验非常丰富的医师来讲,自由手操作足以获得良好的精确度,就不会考虑数字化引导技术。

同样的,对同一个医师来讲,在初入门阶段,会感觉很多病例没有能力仅通过自由手完成,此时对于数字化引导技术会有较多的需求;而当自由手能力提高后,很多病例就不再需要数字化引导了,但当遇到更高级别、更高难度的病例时,又会考虑应用数字化引导。实际上,数字化引导方式可以成为临床医师向更高阶段挑战的重要助力和保障。

二、数字化引导种植的分类

目前临床上应用的数字化引导种植主要分为三大类:数字化静态导板(static navigation)、数字化实时动态导航(dynamic navigation)和机器人种植。其中种植机器人则处于刚刚研发成形,并未大规模投入使用的阶段;前两类相对成熟,每个种类中又包含一些不同的分类,本章将着重介绍这两类技术。

1. 数字化静态导板(static navigation)　是可以引导种植预备车针或种植体携带器按照唯一路径运动,并且能在适宜的位置止动的套环状机械结构,可以帮助临床医师获得精确的种植位点和植入效果。

数字化静态导板的设计和技工流程大体包括以下步骤:

(1) 将 CBCT 数据和数字印模数据或模型扫描数据共同导入到种植导板设计专用软件中,并进行自动或者手动匹配(图 5-1-1);

(2) 按照修复需求设计理想的修复体形态(图 5-1-2);

(3) 通过对种植位点及其周围软硬组织的测量、分析,结合未来修复体的需求,确定种植体型号、适宜植入位点和轴向,并从多角度检查、确认(图 5-1-3);

(4) 反向计算,推导出采用特殊导板植入车针或者携带器时,车针或者携带器应该止动的位置,确定导环位置(图 5-1-4);

(5) 以此为目标,设计出可以引导车针和携带器按照唯一路径运动,并且能在适宜的位置止动的套环状机械结构,并勾画适合的导板边界,以保证良好的就位精确性和稳定性,形成导板数字化设计数据(图 5-1-5);

(6) 通过 3D 打印或 CAD/CAM 切削等形式加工完成,供临床医师使用(图 5-1-6)。

根据应用时对导板提供机械支撑、稳定固位的结构不同,可以分为牙支持、骨支持和黏膜支持式三大类。

1) 牙支持式导板:导板组织面主要与牙列相接触,依靠牙列提供支持和固位。

传统的、目前仍占主流形式的牙支持导板设计为大范围覆盖在牙列上,类似于局部𬌗垫或全部𬌗垫(图 5-1-7)。这种设计的固位、稳定效果相对容易获得,但是覆盖面积过大不容易观察导板是否准确就位,还容易引起手术中的降温不足,增加发生骨灼伤的风险。并且这一类导板需要应用更长的特殊预备车针,这需要医师购置导板专用的特殊车针,增加了操作难度,对患者的开口度也有比较高的要求(图 5-1-8)。

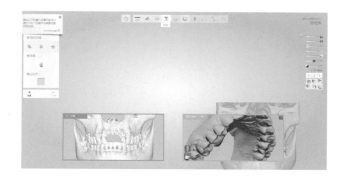

图 5-1-1
导入数据

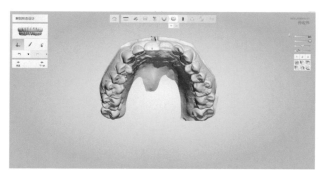

图 5-1-2
修复体设计

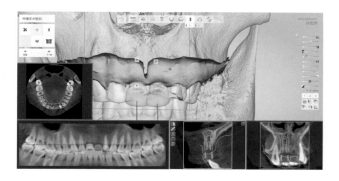

图 5-1-3
种植体设计

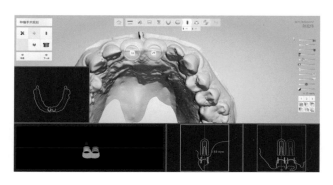

图 5-1-4
导环设计

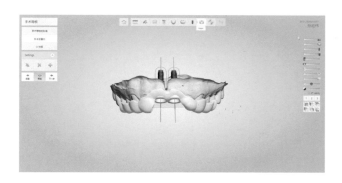

图 5-1-5
导板设计

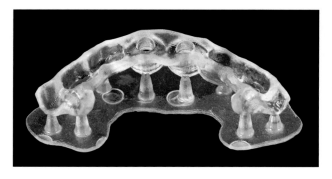

图 5-1-6
导板加工完成

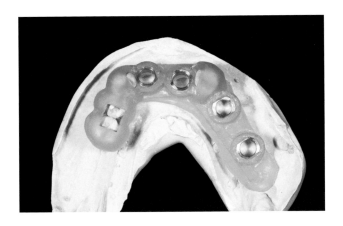

图 5-1-7
𬌗垫式牙支持导板

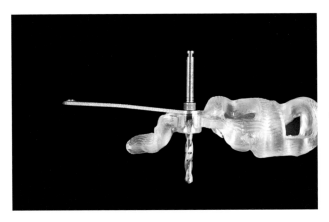

图 5-1-8
传统牙支持式导板需要更长的特殊预备车针

目前对导板设计有很多的改良,其中最重要的是框架式导板的设计(图 5-1-9)。这一类导板是采用线性框架性结构,使导板可以稳定的固位于牙列上。其最大的优势是容易观察导板的就位情况、不影响术中降温、不容易造成骨灼伤,因此受到临床医师的普遍欢迎。目前能够设计这一类型导板的软件还不很多,但笔者认为在未来会成为导板设计的主流形式。

还有一类改良导板主要是针对引导套环。导板结构中的套环是核心结构,引导车针、携带器按照唯一的路径运动,就是依靠套环来限定工作路径。传统导板的套环是在工作区域正上方,因此造成需要使用加长的特殊车针,也给临床医师和患者提出了更高的操作要求。改良型的非套环式导板,将发挥这一引导作用功能的配件转移到牙列唇舌侧,不占据垂直向空间,可以直接应用常规的预备车针,这对临床医师和患者来讲,都是一个非常好的改变(图 5-1-10,图 5-1-11)。

2)骨支持式导板:导板组织面与骨面相接触,依靠骨面提供支持和固位。

这一类导板设计在骨面水平,需要在翻瓣后、骨组织完全暴露后应用,由于是依靠 CBCT 重建出来的数据制作导板,精确度较差,不容易稳定准确就位,应用机会相对比较少。图 5-1-12 为骨支持式去骨导板。

3)黏膜支持式导板:导板组织面与黏膜表面相接触,依靠黏膜提供支持和固位。

对于全牙列种植患者,口内没有牙齿可以为导板提供支持和稳定,只能依靠黏膜提供支持,依靠固位钉获得稳定。针对这一类患者,黏膜支持式导板是常规应用的类型。

黏膜支持式导板的准确就位是导板准确性的基本基础。仅依靠黏膜本身的形态特征并不足以获得非常高的就位准确性,通常需要制作带有咬合关系的附加导板,来帮助工作导板获取最准确的就位位置,以保证导板的准确性(图 5-1-13,图 5-1-14)。

从预备流程角度,根据应用导板的工作步骤不同,还可以将导板分为先锋钻导板、半程导板和全程导板三个类型,其应用特点各有不同[2]。

1)先锋钻导板:只引导先锋钻的预备,逐级扩孔和种植体植入由自由手完成。

2)半程导板:引导先锋钻预备和逐级扩孔,种植体植入由自由手完成。

3)全程导板:先锋钻预备、逐级扩孔、种植体植入全程均在引导下完成。

总体而言,在设计正确的前提下,引导步骤越多、自由手操作步骤越少,则手术精确性就会越高。但是,并不是所有手术都有必要应用精确度最高的全程导板。选择适合的引导类型,其主要依据是种植手术的精确度需求、需要用到的辅助配件的复杂程度、实际操作的方便程度等。

如果是美学区种植,或者局部解剖条件非常局限的病例;或者术前已经制作即刻修复体,希望术后马上戴入,则通常对精度要求很高;或者医师自身自由手种植能力较弱,在有机会采用数字化导板手术的时候,一般建议采用全程导板引导手术,以获得最佳的植入效果。

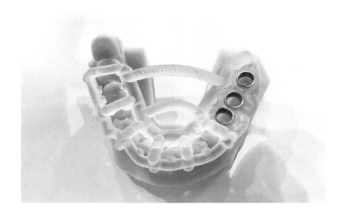

图 5-1-9
改良框架式牙支持导板

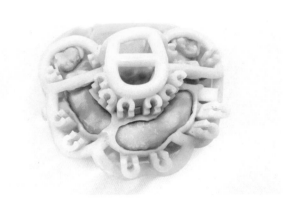

图 5-1-10
改良非套环式牙支持导板

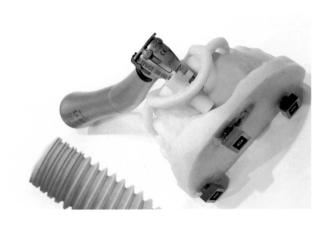

图 5-1-11
改良非套环式导板可以应用常规预备车针

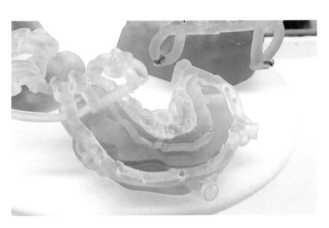

图 5-1-12
骨支持式导板

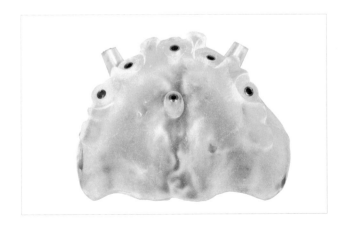

图 5-1-13
黏膜支持式导板

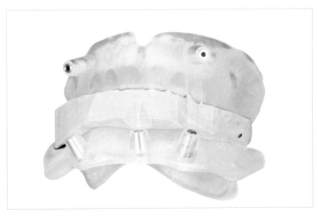

图 5-1-14
带有咬合关系的黏膜支持式导板

但是,全程导板通常需要非常多的辅助配件,很多系统还需要单独的"引导型种植体",需要单独订货,并且实际操作也比较复杂。对于一般的种植手术,如果种植医师自由手能力比较强,就不一定要采用全程导板,可以应用半程导板,获得精确的种植预备通道,最终种植体的植入依靠自由手,其偏差也基本在可控范围内,而操作性方面则有很大提升。

对于 all-on-4 这类种植修复,其对种植体植入的位点要求相对比较严格,对植入的轴向有一定的要求,但并非十分严格。对于此类种植修复,如果种植医师具备比较丰富的临床经验,笔者建议采用先锋钻导板即可。这样的操作流程,既可以保证植入位点准确、植入轴向不会有明显偏差;同时还有利于及时检查、发现、纠正导板可能存在的偏差,避免因导板可能存在的误差而产生的植入偏差。并且,相对于全程导板,这样的操作流程明显简化,便于临床医师操作,避免众多零散配件的误吞、误咽风险,也令患者感觉更舒适。

2. 数字化动态实时导航(dynamic navigation) 与数字化导板相比,数字化动态实时导航是一类相对新型的数字化引导技术。

数字化动态实时导航技术应用在医学领域的历史实际上也已经很长了,只是应用在牙科领域时间并不长。

20 世纪 70 年代,科研人员就开始研制医学用导航设备;1992 年,第一台导航辅助下的神经外科手术在加拿大开展;之后的几年,导航手术的应用逐渐扩展到头颈部、颈椎、上颌窦等领域;2000 年,适用于口腔种植领域的第一套导航设备出现;近十多年来,相关的产品越来越多,越来越成熟,更多的医师开始逐渐接触到这一新型技术。

发展至今,数字化导航技术已经日趋成熟,在临床上已经有了很多的应用报道,成为数字化静态导板技术的重要补充。

数字化动态实时导航同样是进行 CBCT 数据的分析和测量,也需要结合数字印模数据或者模型扫描数据,参考未来修复体的需求,设计出最理想的种植体型号和三维位置。与数字化导板的区别是,数字化导航并不生成物理性的指导手术用的工具,而只是生成方案和数据。

导航仪的工作原理,是在人体(牙列上)和种植手机上都固定有能够发射信号源的装置(比如红外光源),利用导航仪接受这些信号,就可以计算出种植手机和颌骨的三维位置关系,并把信号传输到电脑屏幕上(图 5-1-15)。

数字化动态实时导航应用时需要单独的导航设备、特殊的导航预备手机,以及一系列特殊的操作配件。实际应用中,需要通过一系列的匹配和校对,达到实体的人体、种植手机和车针与电脑中的 CBCT 数据及种植手机车针数据完全同步,并在电脑屏幕上实时演示,以此展示种植过程中的实时进展,指导术者实施精确的手术操作(图 5-1-16~ 图 5-1-19)。

术者在操作中的体位也与常规手术不同,术者不是直视术区,而是通过观看屏幕操作,因此需要一定的训练和熟练过程(图 5-1-20)。

数字化动态实时导航与数字化静态导板同属于数字化引导手术,但二者之间存在非常明显的区别。其中对于操作者来讲,最大的区别是二者给予操作者的指导作用不同。

数字化静态导板具有机械导环装置,可以限制车针的运动轨迹,使车针仅能在术前设计好的运动路径上移动,获得术前设计的种植预备通道,因此在实际操作中并不依赖术者的手感和手法;而数字化动态实时导航则是给予术者实时的准确信息,通过图像信息提示术者车针与骨骼之间的相对位置,从而获得符合术前设计的精确手术结果,但真正的预备、车针的控制仍然依赖于术者的手感和手法控制。

也就是说,数字化导板可以给缺乏手感的新手以非常好的支持,可以帮助临床经验不足的医师获得安全、精确的治疗效果。当然,笔者并不建议没有经验的医师常规依赖导板,这样是不利于建立自身的手术手感的,会影响自身的成长速度。

而数字化导航更倾向于给有经验的医师实时的提示,帮助有经验的医师完成难度较大的病例,以获得最好的治疗效果。操作模式的改变对于有经验的医师来讲是最大的挑战。

与数字化导板分类相类似,根据帮助实体头颅和 CBCT 数据匹配的参考板的固定形式,数字化导航可以分为牙固定式、骨固定式和口外固定式。

(1) 牙固定式:是最常见、最常用的形式,其通过特殊的固定装置,使用树脂或者硬质硅橡胶,将能够代表头颅位置信息的参考板固定到牙列上(图 5-1-21,图 5-1-22)。在经过验证后,电脑就可以依据参考板上信号源所在的空间位置,判断头颅、牙列等相关对象在空间的位置。

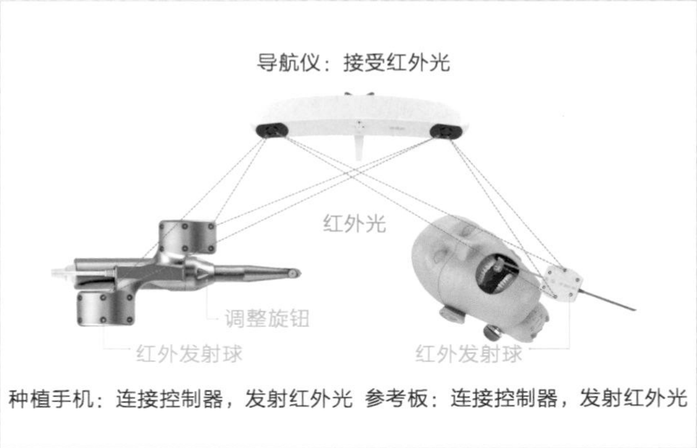

导航仪：接受红外光

红外光

调整旋钮

红外发射球

红外发射球

种植手机：连接控制器，发射红外光　参考板：连接控制器，发射红外光

图 5-1-15
数字化动态实时导航设备的工作原理

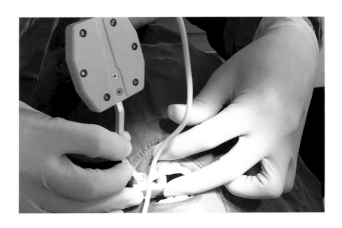

图 5-1-16
手术中,安装相关配件

①扫描二维码
②下载 APP
③注册登录
④观看视频

视频 20　导航辅助用具安装

①扫描二维码
②下载 APP
③注册登录
④观看视频

视频 21　导航术前标定

①扫描二维码
②下载 APP
③注册登录
④观看视频

视频 22　导航术前配准

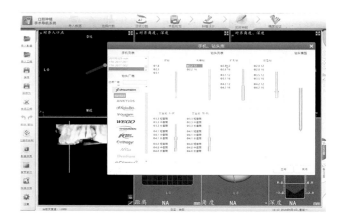

图 5-1-17
手术中,在软件中选择适合的车针

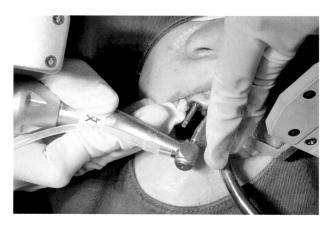

图 5-1-18
术中应用带有特殊配件的种植机头

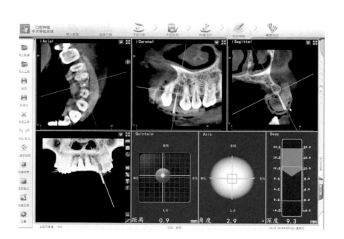

图 5-1-19
手术中,软件中实时显示车针与骨骼之间的位置关系,指导
临床医师准确操作

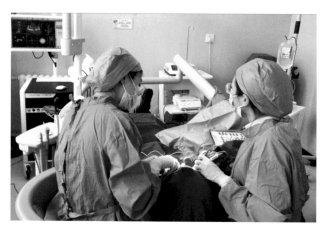

图 5-1-20
数字化实时导航的临床操作与常规种植不同,是通过观察屏
幕确定植入方向

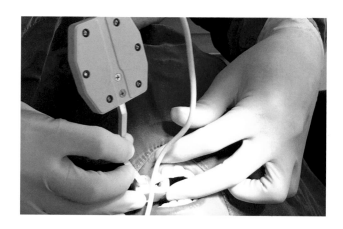

图 5-1-21
笔者团队临床常用的牙固定式参考板,其采用临时冠树脂固
定在 3~4 颗牙的局部牙列上,固位、稳定效果好,但是需要
牙列内具有充足的、稳定的剩余牙。注意不建议将其应用在
牙周病患牙、不良的冠桥修复体上,否则不容易获得很好的
固位稳定效果,影响手术精确性,还有可能造成牙齿或者修
复体的破坏,影响患者的满意度

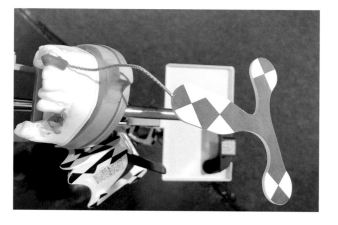

图 5-1-22
固定在少数牙齿上的参考板,对剩余稳定牙齿数量要求相对
较低,术中需要高度关注参考板的固位和稳定

视频 23　骨支持式全牙列动态导航手术

牙固定式要求工作牙列上具有稳定的、具有良好固位形的剩余牙齿,因此应用上具有比较大的局限性。但是在美学区种植中,牙固定式是最常见、最容易实施的固定形式。

(2) 骨支持式:如果没有适合的牙齿可以固位,目前较常见的解决方案是利用固位钉实现骨固位,这种形式对于无牙颌种植修复来讲是非常必要的(图 5-1-23)。

(3) 口外固定式:在没有适合的牙齿可以固位的情况下,还有口外固定的形式可以选择。这种固定形式没有创伤,不需要额外增加的骨预备,也不会影响术区的翻瓣处理等操作,因此具有一定的操作优势。但这种固定形式需要特别注意固位的稳定效果,如果出现一点固位装置不稳定,就有可能造成引导偏差(图 5-1-24)。

数字化动态实时导航的起步和普及比静态导板晚,目前处于逐渐被临床医师认可的阶段,正在有越来越多的医师对其表示出兴趣,愿意开始尝试应用。

近几年来,越来越多的厂家投入到这个领域,在各类种植会议和设备展中,这一类设备出现的频率越来越高,其技术改进和创新也是层出不穷,临床易用性在不断提高,可以完成的临床病例种类也在不断扩大,能够满足临床医师更多的临床需求(图 5-1-25~ 图 5-1-30)。

相信在未来的几年内,数字化动态导航将成为数字化引导种植手术领域中的又一个技术热点。随着导航设备的不断进步和价格的日趋合理,其在临床应用的范围、比例也会不断扩大,将成为和静态导板同时存在的另一类常用技术手段。

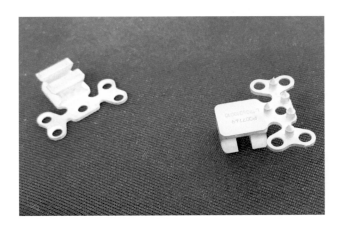

图 5-1-23
应用在无牙颌患者的骨固定装置,采用骨钉固定在非手术区域的牙槽骨上,固位、稳定效果可以很好,但前提是要有充足的骨量,可以寻找到适合进行骨固定的位置

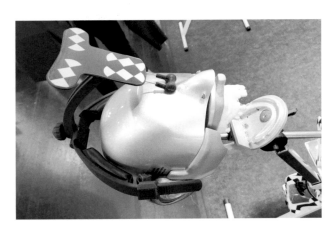

图 5-1-24
口外固定装置,简单易行,没有创伤,但需要高度关注其固位和稳定效果,避免出现引导偏差

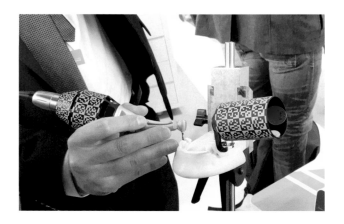

图 5-1-25
易用性不断提高的导航设备

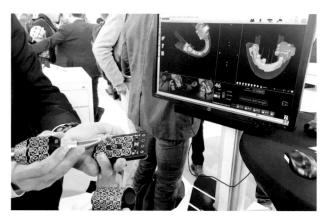

图 5-1-26
易用性不断提高的导航设备

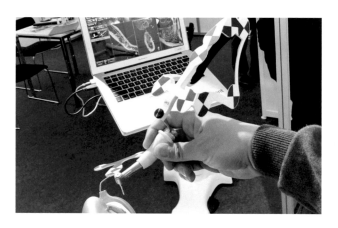

图 5-1-27
易用性不断提高的导航设备

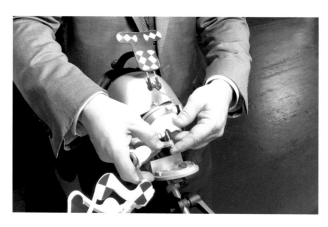

图 5-1-28
易用性不断提高的导航设备

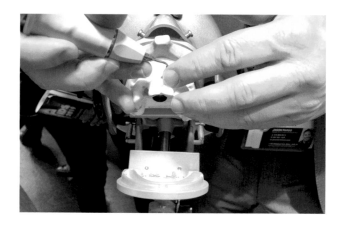

图 5-1-29
可以应用于超声骨刀的导航设备

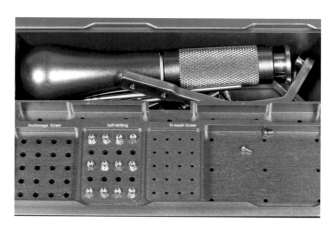

图 5-1-30
应用于无牙颌种植的导航配件

3. 种植手术机器人　是数字化引导种植的更高级方式,其整体流程接近于前述数字化动态实时导航,但在实际操作过程中,并不是由"人"来完成,而是由机械手臂代替操作者,在患者口内完成操作,这使得整个操作过程中避免了人为因素的误差,可以获得更加精准可控的治疗效果。

这种数字化手段最早应用在医学领域是在 19 世纪 80 年代,最著名的莫过于达芬奇机器人,近年来在临床一线应用很多,因其精准、高效、微创、安全的优势,获得了广大医师及患者的认可。

美国是手术机器人技术应用最早且最广泛的国家,而手术机器人在中国起步相对较晚,但发展很快,目前中国是世界上完成机器人手术量最多的国家之一。

手术机器人可以分为两类:

(1) 主从式机器人:在手术过程中,机器人只起到辅助作用,手术仍然由医师来完成,机器人的每一个动作都是由医师来控制的。达芬奇手术机器人即属于这一类。

(2) 自主式机器人:医师设定手术任务,机器人自主地完成手术,在手术过程中医师承担监控(supervise)的作用。

在口腔种植领域,很多国家都在进行手术机器人的研制,包括美国、以色列和中国等,都在进行着相关的研究和探索。

2017 年 3 月,美国 Neocis 公司推出了口腔种植领域的第一台应用于临床的机器人——YOMI 种植导航机器人,它是一款主从式机器人,在导航系统引导下,医师操作机械臂来完成手术,机器人在手术全程中起到辅助作用,目前该机器人也获得了美国食品药品管理局(Food and Drug Administration,FDA)的批准。

我国空军医科大学赵铱民教授团队研制的机器人 BLUE BOY,属于自主式口腔种植机器人。该机器人的硬件系统包括末端执行器、机械手臂、视觉系统三个主要部分;软件系统包括视觉控制模块、手术规划模块、人机交互模块、机器人控制及导航控制模块等。该机器人可以完成精确的个性化设计、自主精准手术、实时导航校准、即刻精确修复等工作。在整个工作中,医师负责术前制作个性化装置、术前规划种植路径、术中监控手术、术后即刻修复及术后效果评价,机器人负责术前导入规划种植路径、术中在安全策略下实施手术。

除了精确性以外,机器人手术的安全性是一个非常重大的问题。我国研发的自主式口腔种植机器人,采用了四种安全策略,以保证整个手术中的安全性。

(1) 力反馈:在末端执行器上装载力反馈系统,机器人在运动中,遇到异常外力就会立刻感知,并做出减速或者停止的反应。比如上颌后牙种植时,如果穿通了上颌窦黏膜,在穿破窦底骨质的一瞬间,阻力减小,力反馈系统会立即发出"停止"指令,以保护上颌窦黏膜完整,不被破坏。

(2) 随动校准:这是一个快速反应的随动系统,可以应对术中患者的微动对手术精度的影响。如果患者的体位发生了移动,机器人也会跟随患者到新的位置,这种反应的时间只有 0.2 秒,保证了手术的精准和安全。

(3) 急停设计:手术中如果出现紧急情况,医师可以迅速介入,一键冻结系统。

(4) 安全防护座椅:由于不再存在医师体位、视角的限制,患者不需要采用卧位,而是应用直立坐位,这样可以最大程度地减小患者术中的呛咳、误吸、误咽的风险。

小结

1. 有必要考虑数字化引导种植的临床情况

(1) 避免损伤重要解剖结构；

(2) 不翻瓣种植；

(3) 种植体距离牙根安全距离有限；

(4) 需要高度精确的种植角度；

(5) 同时植入多个种植体；

(6) 便于实现术前设计的即刻修复；

(7) 双层骨皮质固定。

2. 数字化引导种植的分类

(1) 数字化静态导板：

1) 按支持的类型可以分为：牙支持式、骨支持式、黏膜支持式；

2) 按工作步骤可以分为：先锋钻导板、半程导板、全程导板。

(2) 数字化动态实时导航：按支持的类型可以分为：牙固定式、骨支持式、口外固定式。

(3) 种植手术机器人：主从式机器人、自主式机器人。

第二节　数字化引导种植手术的精确性

数字化引导种植(implant navigation surgery)手术在理论上应该是完全精确的,但由于各种因素的限制和影响,实际上并不能达到完全的精确。数字化引导手术的精确性,是指在数字化引导手段的辅助下,种植体实际植入的位点、角度与数字化设计中的一致性。

针对数字化引导种植精确性的研究非常多,其中主要针对以下几个评价指标(图 5-2-1):

(1) 植入点偏差:种植体在植入位点和设计上的偏差,评价指标为毫米(mm)。

(2) 根尖偏差:种植体在根尖位置和设计上的偏差,评价指标为毫米(mm)。

(3) 植入角度偏差:种植体长轴和设计长轴之间的角度偏差,评价指标为度数(°)。

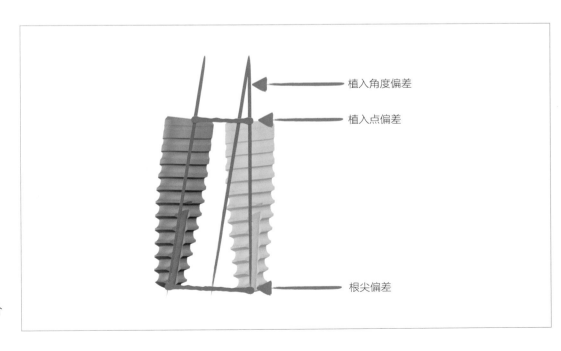

图 5-2-1
代表种植体植入偏差的几个评价指标

一、数字化静态导板的精确性

2009年针对数字化导板引导植入精确性的综述研究显示,其植入位点误差平均为 1.07mm,根尖误差平均为 1.63mm[3],依此可以认为数字化导板引导的精确度属于可以接受的、比较精确的范畴。同年,另一个研究的结果显示[4],植入位点误差平均为 1.12mm,根尖误差平均为 1.20mm,均值和前一个研究接近,同样可以认为数字化导板引导的精确度属于可以接受的、比较精确的范畴。

但是这个研究标注出来的最大值却令人非常担忧,其植入位点最大误差 4.5mm,根尖最大误差 7.1mm。按照最大偏差,已经完全偏离理想位点,有可能造成非常多的问题。

2012年[5]类似的文献结果显示,数字化导板引导植入的平均植入位点误差 0.99mm,平均根尖误差 1mm,角度误差 0.6~4.5°。同年,另一篇文献[6]的结果平均植入位点误差 0.99mm,平均根尖误差 1.24mm,平均角度误差 3.81°。

2013年后,有越来越多关于导板手术精确性的文章,虽然研究类型各异,但是得到了相同的结论:数字化导板引导种植的平均植入误差和根尖误差都小于 2mm,角度误差都小于 5°[7-13]。

虽然经验非常丰富的临床医师也可以将误差控制在这个范围以内,甚至可以更加精确,但是客观地讲,这样的误差范围,比大部分临床医师的自由手误差已经明显的减小。对于常规种植来讲,这种级别的误差范围基本上是可以接受的。因此,可以说数字化静态导板的总体精确度是可以满足常规种植病例的需求的。

通过以上结果,我们要认识到,由于数字化导板系统还是会存在一定的误差机会,因此在设计过程中,还是需要给自己、给导板系统留有一定的安全空间和安全距离,切不可使设计紧贴一些不安全的解剖结构。

我们还必须注意到,如果设计、制作或者使用不当,应用了数字化导板仍然可能出现非常大的位置和角度偏差,足以引起非常严重的临床后果。这提示我们,需要在设计、制作和使用整个流程中关注精确度的问题,可以依靠导板帮助我们达到更好的治疗效果,但是不能完全依赖它,仍然需要对每一步核对,时刻检查、检验,如果发现有问题随时调整,甚至回到自由手控制,用自己的智慧和能力解决实际问题。

当然,对于种植体植入位置要求比较严苛的美学区,我们希望能将误差控制的更小,使植入的位点、轴向更加准确,以获得最佳的美学效果。

影响数字化导板精确性的因素很多,其中前一节提到的不同导板类型,就会存在比较大的精度区别。

从引导精确性上来讲,牙支持式导板(tooth-supported guide)＞黏膜支持式导板(mucosa-supported guide)＞骨支持式导板(bone-supported guide)。

这主要是由导板的就位准确性和固位稳定性决定的。

显然,只要种植区邻近的牙齿稳定,牙支持式导板的就位准确性和固位稳定性就是最好的,可以获得最佳的植入精确性,因此牙支持式导板是我们首选的支持形式,尤其是在美学区的种植中。

在设计牙支持式导板的时候,应注意导板的伸展范围要适宜。过小的伸展范围,会造成导板固位效果不佳;而过大的伸展范围,又可能进入邻近牙齿的外形高点线以下,这样会造成导板完全准确就位的困难。这些问题都可能造成导板的引导准确性降低。

设计牙支持式导板时需要设计足够的观察窗,以利于操作者准确观察导板是否完全就位,这是导板设计的一个重要细节(图 5-2-2)。

当牙齿的数量、稳定性不足以支持导板获得稳定的效果时,黏膜支持式导板是我们的第二选择;当进行无牙颌种植修复时,黏膜支持式导板是我们的第一选择。此时一般会有较大范围的黏膜固位和支持,而通过口内数字印模或者模型扫描,可以获得相对准确的黏膜数据信息,如果固位仍显不足,还可以增加骨固位钉,以获得更好的固位稳定效果。通过良好的设计、加工,黏膜支持式导板也可以获得比较好的固位和稳定效果(图 5-2-3)。

骨支持式导板目前并不十分推荐,因为 CBCT 重建骨面信息的准确性还不能达到完全满意的程度,骨表面微小结构的误判,就会造成导板的就位不准确,足以严重影响引导的精度;另外,骨支持导板必须在完全翻瓣后就位,通常需要的翻瓣面积更大,无法满足在尽量微创条件下实施手术的需求;翻瓣过程中如果骨形态有改变,也会直接影响到骨支持式导板的就位准确性。因此,现阶段骨支持

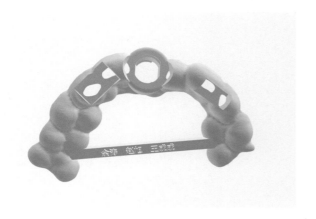

图 5-2-2

具有观察窗的牙支持式导板,可以准确观察导板的就位准确性

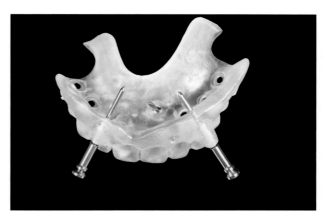

图 5-2-3

具有骨固位钉的黏膜支持式导板,可以获得非常稳定的固位效果

式导板仅在对精确度要求不很高的去骨导板中应用。

从引导步骤分类来讲,全程导板(full guided,FG)>半程导板(half guided,HG)>先锋钻导板(pioneer drilling guided)。精确度要求越高的病例,就越应该采用全程导板;而对精确性要求相对弱的病例,就可以酌情采用半程导板或者先锋钻导板,以简化手术程序和操作复杂性。

另外,导板的加工和制作、打印材料和工艺、打印后的后处理等很多因素也会在很大程度上影响导板使用的精确性,这部分内容在本书中不作为重点详述。

二、数字化导航的精确性

关于数字化导航的精确度,也有很多文献报道。

2002 年就有数字化导航在离体头颅上所做的研究报告,结果是植入位点误差平均为 0.58mm,根尖误差 0.79mm,角度误差 3.55°[14],这些数值是明显低于同时代的数字化导板的偏差的。2009 年,通过在模型上模拟种植,比较动态导航引导、简易导板引导和自由手种植的精确性[15],动态导航引导精确性最高,简易导板其次,自由手种植精确性最低。

当然这些数值不能完全代表临床实际情况。

2003 年[16]的临床研究,是在人的口腔中进行的,其干扰因素比较多,结果显示的误差略微大一些,植入位点误差 1mm,根尖误差 1.3mm,角度误差 6.4°,这些数据和同时代的数字化导板基本一致;2009 年[4]比较导板导航精确性的研究结果表明,导板的植入位点偏差和根尖偏差分别为 1.12mm 和 1.20mm,而数字化导航的对应误差分别为 0.62mm 和 0.68mm,因此可以得出结论,动态导航的精确性不亚于静态导板。Chen CK 等人 2018 年的文章也得到了相似的结论,并进一步指出,二者的精确性均高于自由手种植[15]。

根据是否全程引导,可以分为全程导航和半程导航。Block MS[1]等于 2017 年发表的前瞻性研究,纳入 478 名患者,714 个种植体。对于全程导航组,平均的角度偏差为 2.97°±2.09°,平均的植入位点偏差为 1.16±0.59mm,平均的根尖偏差为 1.29±0.65mm;对于半程导航组,平均的角度偏差为 3.43°±2.33°,平均的植入位点偏差为 1.31±0.68mm,平均的根尖偏差为 1.52±0.78mm。并且全程导航组的方差明显小于半程导航组。由此可知,在可能的情况下,建议尽量选择全程导航引导手术的方式。

Kaewsiri D 等在 2019 年发表于 Clinical Oral Implants Research 的随机对照试验,入组 60 名单牙种植的患者,随机分为 2 组,对比静态导板和动态导航引导下的种植精确性。术后结果显示,静态导板组平均的角度偏差为 2.84°±1.71°,平均的植入位点偏差为 0.97±0.44mm,平均的根尖偏差为 1.28±0.46mm;动态导航组,平均的角度偏差为 3.06°±1.37°,平均的植入位点偏差为 1.05±0.44mm,平均的根尖偏差为 1.29±0.50mm[17]。这两组之间的数据没有统计学差异。这篇研究得出的结论:对于单牙种植来说,静态导板引导和动态导航引导,具有同等的精确性。

动态导航系统除了应用在个别缺牙的临床情况外,还可以应用于无牙颌的患者,并且依旧能达到较高的精确性[18,19]。Emery R W 等通过在模型上模拟手术,对比个别缺牙组和无牙颌组,分别在导航引导下种植的精确性。研究结果显示,个别缺牙组平均角度偏差为 0.89°±0.35°,而无牙颌组为 1.26°±0.66°;个别缺牙组的平均根尖偏差为 0.38±0.21mm,而无牙颌组为 0.56±0.17mm。Kauffmann P 等进一步提出,对于无牙颌病例,建议用钛钉固定参考板,以提高手术的精确性[19]。

这些研究结果均显示,数字化导航可以获得非常好的植入精度[1,15,17-23]。当然,其前提是操作者具有很好的手感和手法,可以很好地掌控种植手机,获得希望的操作结果。而对于并不具备很好手感和手法的临床医师,有可能会遇到在屏幕上能清楚地看到应该怎样预备,但却无法做到的尴尬局面,此时精确性就完全无法把握。

小结

数字化导板引导植入精确性研究结果显示,其植入点误差及根尖误差平均小于 2mm,角度误差平均小于 5°。因此,可以认为数字化导板引导的精确度属于可以接受的、比较精确的范畴。但是要注意,植入点最大误差可达 4.5mm,根尖最大误差可达 7.1mm。按照最大偏差,已经完全偏离理想位点,有可能造成非常多的问题。

从引导精确性上来讲,牙支持式导板>黏膜支持式导板>骨支持式导板;全程导板>半程导板>先锋钻导板。美学区首选牙支持式导板。在设计牙支持式导板的时候,要注意导板的伸展范围要适宜,并且需要足够的观察窗,以利于操作者准确观察导板是否完全就位。当牙齿数量、稳定性不足以支持导板获得稳定的效果的时候,黏膜支持式导板是的第二选择,骨支持式导板目前并不十分推荐。

从引导步骤分类来讲,精确度要求越高的病例,越应该采用全程导板;而对精确性要求相对弱的病例,则可以酌情采用半程导板或者先锋钻导板,以简化手术程序和操作复杂性。

第三节　数字化导板手术的基本流程与要点

一、数字化导板手术的术前准备

数字化导板手术之前,需要相对比较多的准备工作。其中最重要的是设计、加工出导板。

个别牙或部分牙列种植导板,较全口种植导板整体流程相对简单,一般不需要制作放射导板等步骤;导板可以自行加工,也可以外包加工;采用不同的软硬件系统,导板的设计、制作程序也会有所不同;加工形式包括 3D 打印、CAD/CAM 切削两种(图 5-3-1,图 5-3-2)。

术前导板准备通常包括以下关键步骤:

1. 拍摄 CBCT　小范围牙列缺损的情况下可直接拍摄 CBCT,获得牙槽骨的三维数据;大范围缺损情况下有时需要制作放射导板拍摄 CBCT(图 5-3-3)。

2. 必要的情况下进行口内扫描,或者模型扫描,获得精确的牙列三维数据(图 5-3-4)。

3. 将 CBCT 数据和口内扫描数据或者模型扫描数据导入导板设计软件,进行二者的匹配(图 5-3-5)。

4. 设计适合的修复体形态　通常此时的修复体设计需要具有比较准确的外形轮廓,而细节特征不需要非常严格(图 5-3-6)。

5. 根据未来修复体形态,结合实际的骨形态,通过测量、分析,确定种植体的理想位置,并通过 360 度旋转检查;同时根据设计的种植体位置,预估需要的硬组织增量范围和幅度,确定整体治疗方案是否合理。

6. 检查、核对设计方案　如果是外包设计、加工导板,此时术者需要根据方案设计报告,仔细检查设计方案是否合理。如果存在不合理的问题,此时需要和设计人员耐心沟通,仔细修改。

7. 设计导环　根据黏膜厚度,设计适宜的导环位置和高度。在可能的情况下,应将导环设计的尽量贴近骨面,减小导板产生误差的机会;如果是不翻瓣手术,则需考虑黏膜厚度,以不压迫黏膜为准。选择车针时通常还要考虑到车针的长度,有时需要经过一定的计算,才能确定导环距离骨面的适宜高度(图 5-3-7)。

8. 设计导板的适度伸展范围,增加观察窗、连接杆等结构,完成导板设计,导出数据(图 5-3-8)。

9. 采用 3D 打印,或者 CAD/CAM 切削,加工出数字化导板(图 5-3-9)。

10. 术前试戴导板　在可能的情况下,都应该在术前试戴导板,确定导板可以准确就位,具有良好的稳定性(图 5-3-10)。如果发现就位或者稳定性存在问题,说明导板设计不合理或加工精度不够,应重新设计、制作。对于即刻种植病例,如果术前存在残冠,有可能术前无法在口内试戴,可以在去除待拔除牙齿的模型上试戴。

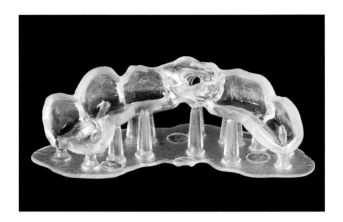

图 5-3-1
3D 打印的导板

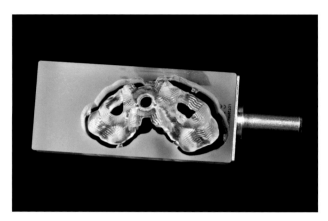

图 5-3-2
CAD/CAM 切削的导板

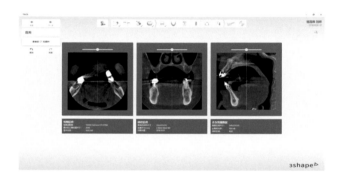

图 5-3-3
导入 CBCT 数据

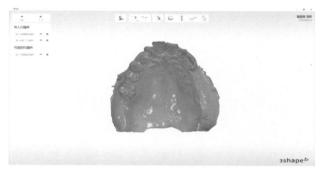

图 5-3-4
导入模型数据

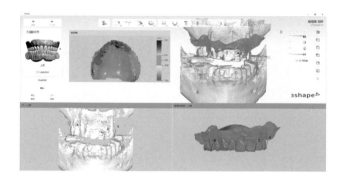

图 5-3-5
匹配 CBCT 及模型数据

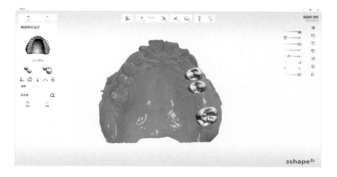

图 5-3-6
设计修复体形态

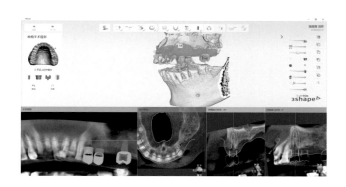

图 5-3-7
根据修复体形态设计种植体

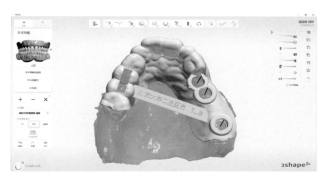

图 5-3-8
设计导板延伸范围、观察窗、支撑杆

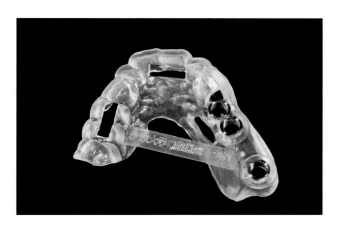

图 5-3-9
3D 打印完成导板

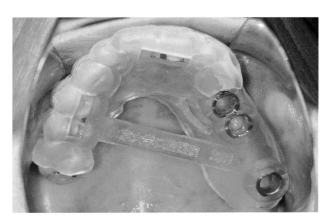

图 5-3-10
手术前口内试戴导板

二、数字化导板手术的基本流程

数字化导板手术的基本流程非常简单，主要是在导板完全就位后，选择适合长度、型号的导板专用车针，逐级按照导板限定的路径预备和植入，达到预定的长度就会被动停止，整体操作难度很小。

在实际操作中，选择适宜的车针经常成为了临床医师的一个难题。

数字化引导手术需要采用特殊的器械盒，其车针长度通常和常规车针并不相同，这是由于考虑了导环的高度、导环到骨面的高度等，预备车针需要预留出这些长度，才能够获得设计的预备长度。

实际上，只要理解了应用导板引导时，车针工作距离整体长度都包含哪些部分，就可以计算出设计的种植体长度和应选择的车针长度之间的关系。

计算车针整体长度，通常需要考虑种植体长度、导环距离骨面高度、导环高度、手柄高度四个部分（图 5-3-11）。

在不同直径车针转换时，大部分种植体系统采用的是手柄系统，来适应不同直径的车针直径；也有一些种植体的导板系统没有使用手柄，而是使用转换小套环，但原理和计算方法是相同的（图 5-3-12，图 5-3-13）。

如果自己设计、加工导板,就需要学习根据导板系统能够提供的车针长度、手柄高度、导环高度,确定适合的导环到骨面的高度;如果外包设计、加工导板,则导板产品应该有一份非常具体的使用说明,其中就包含着每一步骤选择车针长度、手柄高度的信息。临床医师应该仔细阅读,选择正确的预备车针(图 5-3-14)。

前文已经提到,根据导板发挥引导功能的步骤,数字化导板可以分为先锋钻引导、半程引导、全程引导三类。

先锋钻引导就是只对先锋钻给予引导,之后的操作需要依靠自由手控制;半程引导通常指种植窝洞预备依靠导板引导,种植体植入过程依靠自由手,这类引导精确性高于先锋钻引导,但是在种植体植入步骤仍有可能产生偏差;而全程引导就是从预备到植入,全程进行导板引导,这种引导的精确性显然最理想,但通常需要特殊的种植体或者携带体(图 5-3-15~ 图 5-3-18)。

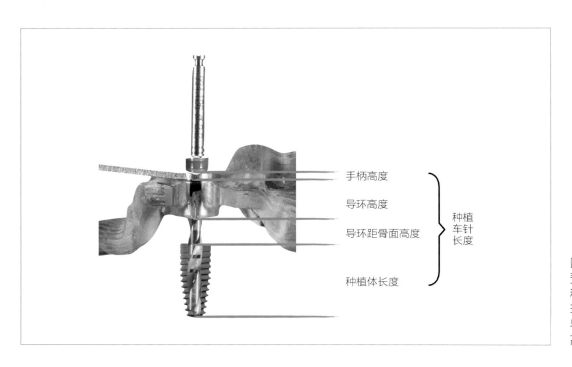

手柄高度
导环高度
导环距骨面高度
种植体长度
种植车针长度

图 5-3-11
预备车针总长 = 种植体长度 + 导环距离骨面高度 + 导环高度 + 手柄高度

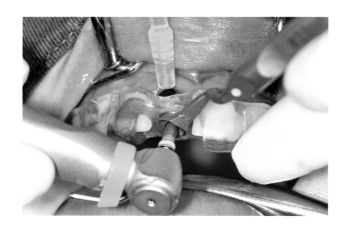

图 5-3-12
采用手柄设计的导板系统

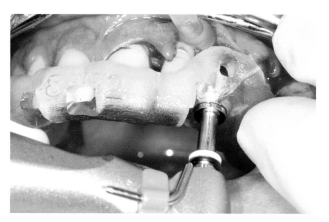

图 5-3-13
采用转换小套环设计的导板系统

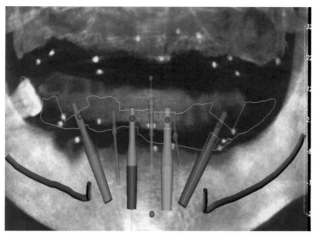

Plan Overview-Panoramic

种植体列表

牙号	种植体直径	种植体末端直径	种植体长度	总钻孔深度	种植体厂商	种植体产品号
21（国际通用号码#34）	4.30	3.40	15.00	30.00，Length1（+30.00）	Nobel Biocare NobelActive Internal 4.3T	34134
23（国际通用号码#32）	4.30	3.40	13.00	30.00，Length1（+30.00）	Nobel Biocare NobelActive Internal 4.3T	34133
26（国际通用号码#42）	4.30	3.40	13.00	30.00，Length1（+30.00）	Nobel Biocare NobelActive Internal 4.3T	34133
28（国际通用号码#44）	4.30	3.40	15.00	30.00，Length1（+30.00）	Nobel Biocare NobelActive Internal 4.3T	34134

图 5-3-14
导板设计报告中，包含每个位点应用钻针的信息，在手术前需要仔细阅读，认真理解和记录，避免在术中耽误时间或者用错车针

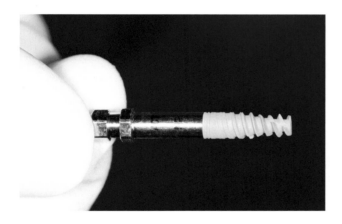

图 5-3-15
有些品牌的全程引导需要首先将种植体安装于引导式持钉器上

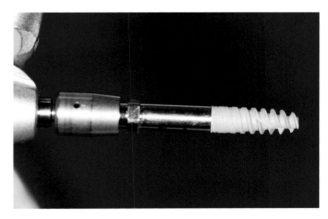

图 5-3-16
再安装到种植机机头上

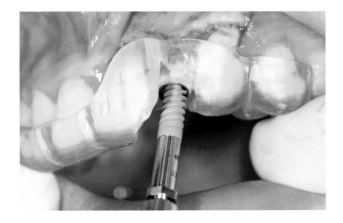

图 5-3-17
通过导板实现种植体植入过程全程引导，可以获得最精准的植入效果，这类携带器发挥引导作用较早，效果相对更精确

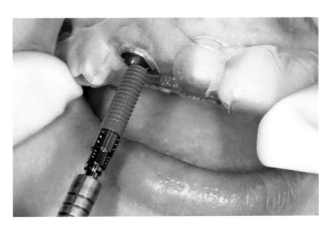

图 5-3-18
有些品牌只需采用特殊的全程引导适配器，即可实现种植体植入的引导，但这类适配器发挥引导作用相对较晚

三、数字化导板手术的要点——就位、稳定、降温

在数字化导板手术过程中,有几个技术细节非常重要,是与常规种植手术不同的。如果忽视了这些问题,就可能出现植入的偏差,甚至出现骨坏死、种植位点严重偏差等不良并发症。

1. 仔细判断导板是否准确就位   这是在进行导板手术中必须首先关注的问题。如果导板不能准确就位,则代表着导板完全不可用,因为没有完全就位的导板所引导的位置、角度都是完全错误的。

为了有利于判断导板是否就位,应该在导板上设计足够的观察窗。如果最初没有设计足够的观察窗,可以后期磨出,位置最好位于切缘、牙尖位置,在导板就位后通过这些位置可以直观地看到导板是否与基牙贴合(图5-3-19,图5-3-20)。

2. 时刻体会导板的稳定状况   首先我们要确定静态下的导板稳定性。直接试戴导板时,设计得当的导板会有良好的固位、稳定效果,导板在牙列上非常稳固,没有松动、摇摆的问题发生。这样的导板可以用于手术;如果在静态试戴就感觉松松垮垮、容易变位,这样的导板就不应该在手术中使用,因为其引导的位点和轴向很有可能已出现偏差。

接下来要在备洞过程中时刻体会导板在运动过程中的稳定性。由于导板对车针具有明显的限位作用,在车针运转,尤其是遇有阻力的时候,会将力量方向传给导板。如果导板的固位不十分理想,此时就可能造成导板不稳定,并发生轻微的翘动。如果临床医师未能及时发现这一倾向,就可能造成备洞和植入的偏差。

因此,临床医师和助手在操作过程中,需要安排出适合的手指,用以轻轻按扶在导板上(图5-3-21)。一方面,医师和助手可以轻轻加力,辅助导板在受力状态下保持稳定;另一方面,随时体会导板是否会有无法控制的动度,如果存在,则证明导板稳定性不足,不能继续使用。

3. 降温   在应用数字化导板的情况下,如果导板将种植区域完全覆盖的情况,会对种植区域的降温造成非常不利的影响。在设计导板的时候,必须考虑到组织降温的问题,尽量将种植位点周围开窗、暴露,便于冷却水注入(图5-3-22)。

有些品牌的种植体,在选用导板引导下手术时,钻针转速需要降速处理以降低骨灼伤风险。

有些情况下,为了满足导板的强度,避免术中折断或者变形,在种植位点处必须有足够的面积和厚度,因此会遮盖大部分降温通道。

此时,应该将机头上的水管取下,从侧面可以进入的通道注入手术区域,以保证手术区域的降温,避免出现骨灼伤(图5-3-23)。

在一些缺牙间隙非常小的情况下,比如下颌前牙,很容易出现导板将降温通道全部阻塞的问题,此时如果牙槽嵴吸收严重,骨质非常硬,全部为骨皮质,术中又不能很好地降温,则发生骨灼伤的机会就非常高,是使用导板引导的高风险病例。

如前文所述,近年来随着软件设计和加工材料的进步,已经出现了很多框架结构的导板,在能够保证导板强度的同时,可以很好地解决术区暴露、术区降温的问题。笔者认为这是未来导板设计的发展趋势,值得进一步普及(图5-3-24)。

4. 导板工具盒的认识和选择   进行数字化引导手术,需要用到导板专用工具盒,里面含有各种手柄、套环、导向车针、特殊持钉器等工具,与常规工具盒的使用有明显差别,故使用前术者需要认真学习,并十分熟悉。这样手术台上才能够迅速选择正确的工具;如果工具选择错误,有时就会发生非常严重的错误。

再次强调,术者一定要在术前完全掌握车针的选择。熟练的操作者可以通过设计的种植体型号、导板套环的相关信息,通过公式计算,迅速选择到适合的车针型号;如果自己不会计算,就要在术前仔细阅读导板设计软件导出的操作方案指导,里面都会有每一步需要选用的手柄、车针的具体型号。

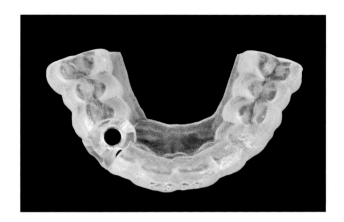

图 5-3-19
最初完成未设计多个观察窗

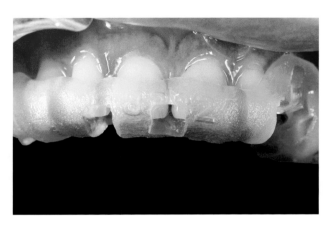

图 5-3-20
增加观察窗后,通过观察窗检查导板就位情况

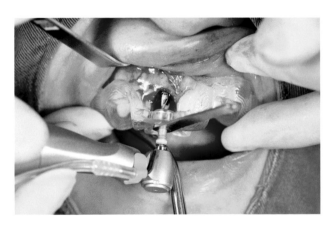

图 5-3-21
术者在操作中轻轻按扶住导板

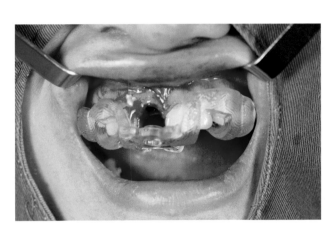

图 5-3-22
具有良好冷却通道的导板设计

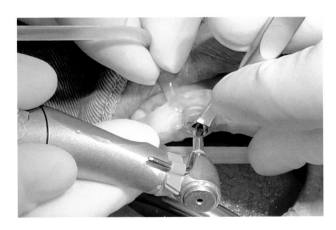

图 5-3-23
不具备很好的冷却通道,助手需将水管放置到可以
注入冷却水的位置,帮助术区降温

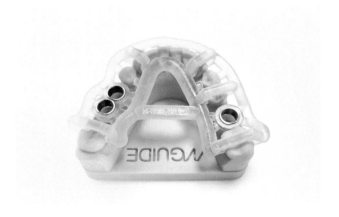

图 5-3-24
框架设计的导板,可以获得非常好的降温效果

四、病例实战

（一）病例一——数字化导板引导种植手术

患者，男。上颌前牙外伤冠根折，外院暂时将断牙粘接到邻牙上，解决暂时的美观问题（图5-3-25）。

患者希望拔牙同时实施即刻种植手术，而且患者对于美观有一定要求，希望实现即刻修复，满足过渡期的美观需求，并为永久修复创造好的条件；但同时患者对于微创也有一定要求，希望手术尽量微创，在可能的情况下，不希望进行翻瓣、植骨等创伤较大的处理。

通过术前CBCT检查，可见患牙牙根较长，根尖部尚有比较充足的骨量，可以实现即刻种植，并有很大的机会满足即刻修复需要的植入扭矩；但是种植位点根方唇侧骨轮廓并不十分丰满，为了满足患者微创的需求，避免唇侧根尖骨开窗，种植轴向必须控制的十分精准（图5-3-26）。

本患者由团队内的年轻医师接诊。为了达到更精准的即刻种植，避免增加唇侧植骨处理，并同期完成即刻修复，我们建议接诊医师采用数字化导板引导手术。

选择自行设计、加工导板。首先扫描术前模型，将模型数据和CBCT数据均导入数字化导板设计软件，并将两者数据匹配；之后设计修复体形态，继而进行种植体植入位点的设计，并在三维视角下仔细检查；确认无误后，以此为基础生成数字化导板设计；将设计转入打印软件，进行排版，完成导板设计（图5-3-27~图5-3-32）。

应用3D打印设备，打印出数字化导板（图5-3-33）。

术中首先微创拔除患牙，牙周探针探查骨壁完整性和骨缘高度（图5-3-34，图5-3-35）。

试戴导板，仔细检查导板的就位准确性（图5-3-36）。如果导板无法非常准确的就位，则应放弃导板引导。

数字化导板引导下逐级备洞。此时预备车针会受到导环的控制，只能在唯一路径上进行运动，因此，只需要保证导板的稳定，就可以确保窝洞预备的精确性。在操作过程中，术者和助手都应该对导板轻轻施力，帮助导板在受力状态下位置稳定；同时也体会导板是否可以保持完全的稳定，如果感受到导板有不可控制的不稳定，则应放弃导板引导，改为自由手操作（图5-3-37，图5-3-38）。

在导板手术术中，术者也要经常进行窝洞检查，确保预备位点、方向没有偏差。

在导板的引导下，种植体植入到非常理想的三维位点（图5-3-39）。

跳跃间隙严密填塞骨代用材料，安装制作完成的即刻修复体（图5-3-40~图5-3-42）。

关于即刻修复体的制作方法，将在后面的章节详细讲解。

4个月后，软硬组织愈合良好，取下即刻修复体，可见软组织形成了非常健康的穿龈袖口，为正式修复做好了准备（图5-3-43）。

CBCT显示，种植体处于良好的三维位点，种植体周形成了足够厚度的、完整的骨板，可以保证种植体的长期稳定、健康和美观（图5-3-44）。

经过永久修复体的制作，最终患者重新获得自然、美观的微笑效果（图5-3-45）。

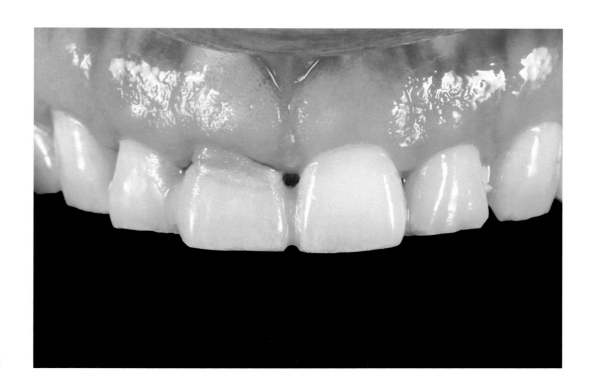

图 5-3-25
11 冠根折,考虑拔除即刻种植

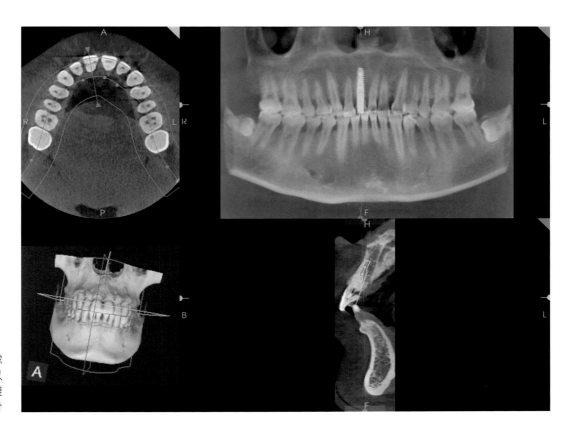

图 5-3-26
CBCT 显示骨量比较有限,考虑
采用导板辅助进行种植手术,以
获得最理想的种植体轴向,并避
免唇侧骨板穿通,避免 GBR 植骨

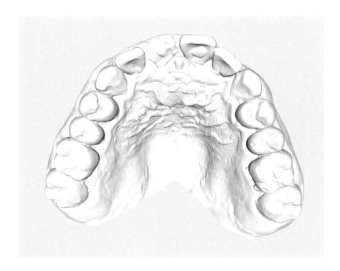

图 5-3-27
扫描术前模型

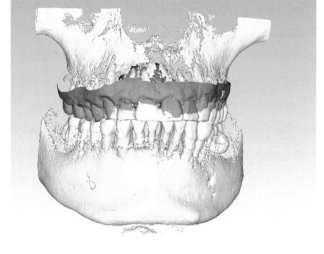

图 5-3-28
数字模型和 CBCT 数据匹配

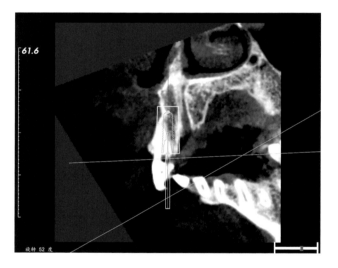

图 5-3-29
种植体三维视角的检查

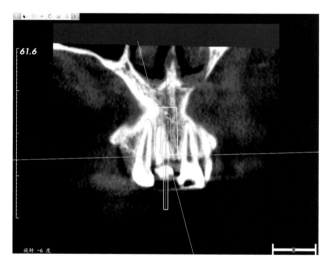

图 5-3-30
种植体三维视角的检查

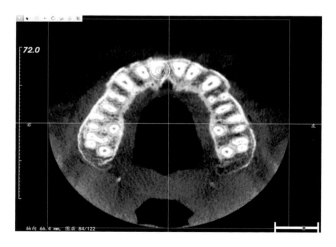

图 5-3-31
种植体三维视角的检查

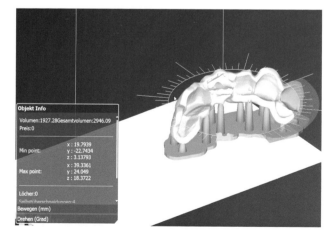

图 5-3-32
种植导板设计文件导入打印软件

①扫描二维码
②下载 APP
③注册登录
④观看视频

视频 24　数字化导板设计

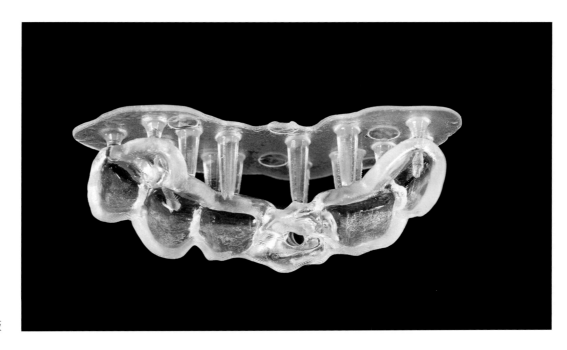

图 5-3-33
打印完成的种植导板

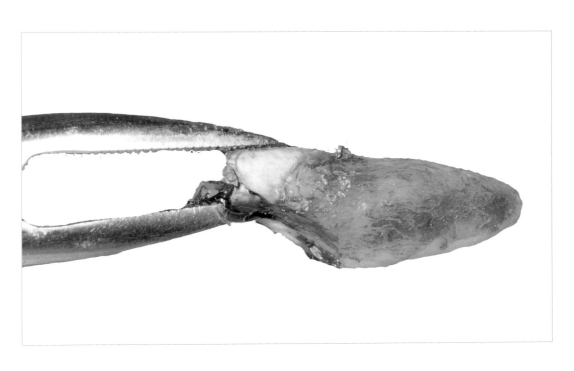

图 5-3-34
微创拔除患牙

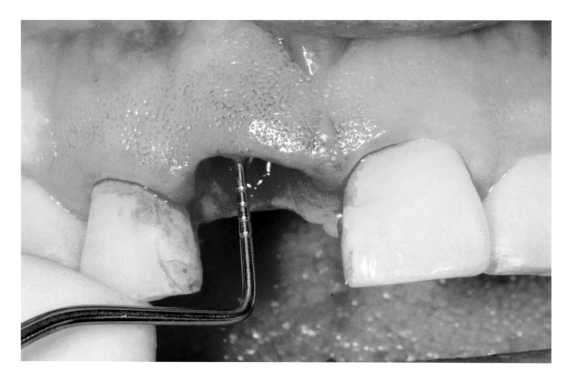

图 5-3-35
牙周探针检查骨壁完整性和骨缘
高度

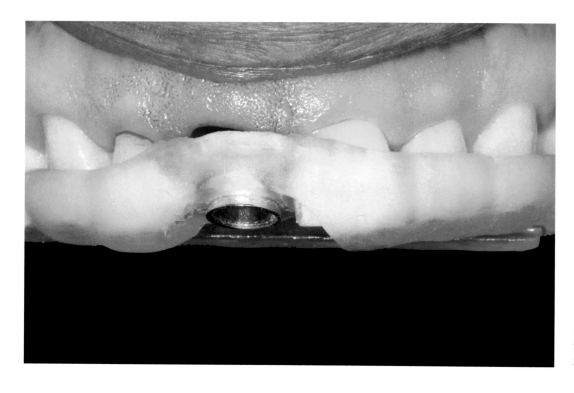

图 5-3-36
试戴导板，检查导板就位准确性
和稳定性

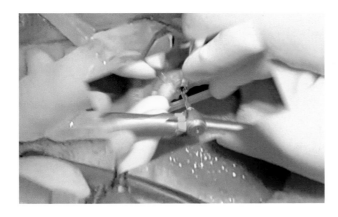

图 5-3-37
导板辅助下进行种植体窝洞预备

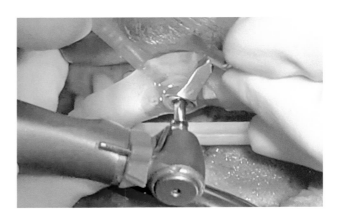

图 5-3-38
导板辅助下进行种植体窝洞预备

①扫描二维码
②下载 APP
③注册登录
④观看视频

视频 25　数字化导板种植手术（1）

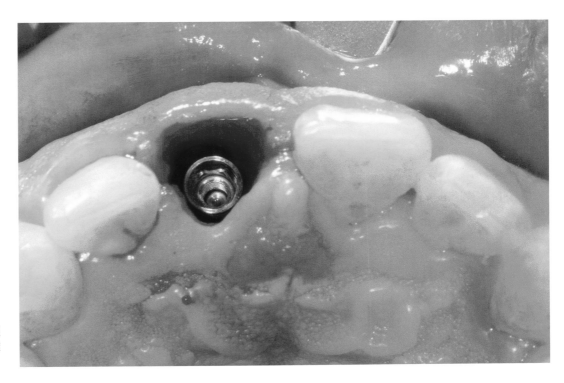

图 5-3-39
导板辅助下种植
体植入理想三维
位点

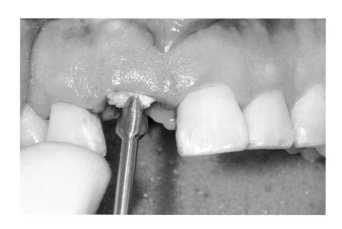

图 5-3-40
跳跃间隙严密填塞骨代用材料

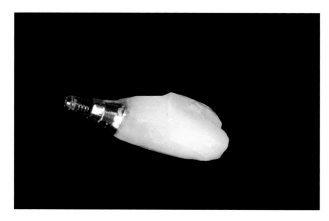

图 5-3-41
制作完成的即刻修复体

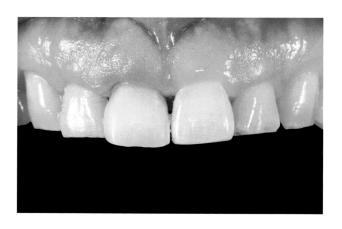

图 5-3-42
即刻修复体戴入后

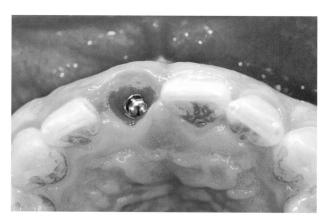

图 5-3-43
4 个月后,种植体骨结合好,软组织成熟稳定

临时修复体制作见第九章第二节。

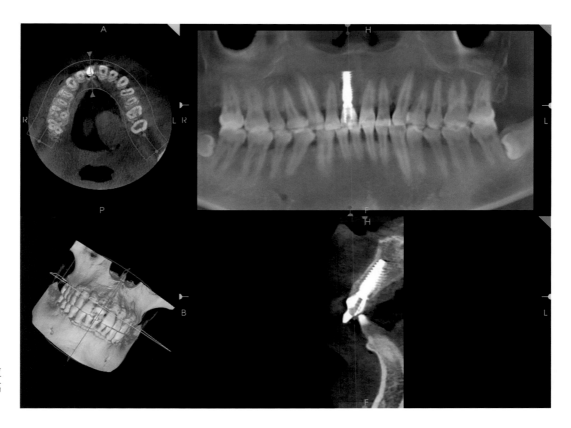

图 5-3-44
术后 CBCT 检查种植体三维位点非常理想，与术前设计具有高度一致性

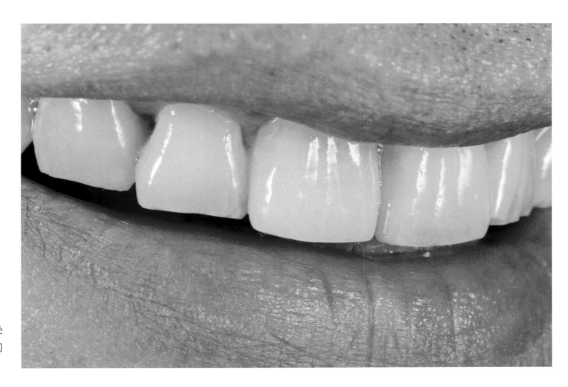

图 5-3-45
永久修复体获得良好的美学效果，患者重新获得自然美丽的微笑

（二）病例二

患者，男。上颌前牙外伤冠折，要求即刻种植、即刻修复，并希望在可能的前提下尽量减小手术创伤。

口内检查见 22 冠折，唇侧齐龈，腭侧达到龈下；牙根整体偏腭侧，唇侧软组织轮廓欠丰满（图 5-3-46，图 5-3-47）。

术前 CBCT 显示，22 骨量有限，恰好可容纳小直径种植体，但需要种植体位点、轴向非常精确，因此考虑数字化导板引导手术（图 5-3-48）。

将 CBCT 和模型扫描数据同时导入设计导板软件，并进行配对匹配。在软件中首先进行修复体设计，再根据修复体设计确定种植体设计，从三维视角进行检查、确认。因采用不翻瓣手术，因此设计导环高度时需充分考虑黏膜厚度；确定导板延伸范围，增加支撑杆、观察窗，完成导板设计（图 5-3-49～图 5-3-53）。

将导板设计文件导入 3D 打印排版软件，设计打印文件；打印，完成数字化导板的设计和加工（图 5-3-54，图 5-3-55）。

术前口内试戴导板，确认导板可以完全准确就位，并且没有任何动度，确认导板可以应用（图 5-3-56，图 5-3-57）。

导板引导下逐级备洞，精确植入种植体（图 5-3-58，图 5-3-59）。

跳跃间隙严密填塞骨代用材料，戴入即刻修复体（图 5-3-60，图 5-3-61）。

即刻种植术后 4 个月，软组织轮廓维持良好，可以开始永久修复（图 5-3-62）。

永久修复完成，粉白美学效果良好，唇侧丰满度与术前基本一致，患者对修复后美学效果非常满意（图 5-3-63～图 5-3-65）。

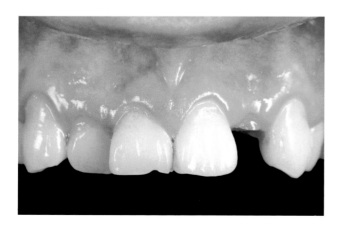

图 5-3-46
22 冠折，唇侧齐龈

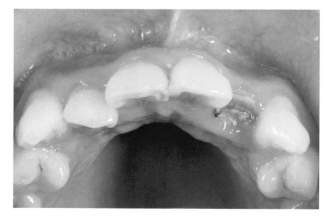

图 5-3-47
22 冠折腭侧达到龈下；牙根整体偏腭侧，唇侧软组织轮廓欠丰满

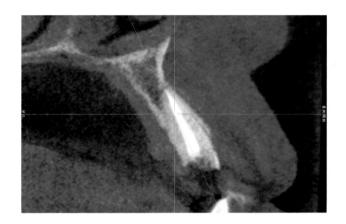

图 5-3-48

术前 CBCT 检查，22 骨量恰好容纳小直径种植体

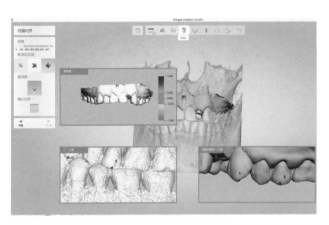

图 5-3-49

将 CBCT 和模型扫描数据同时导入设计导板软件，并进行配对匹配

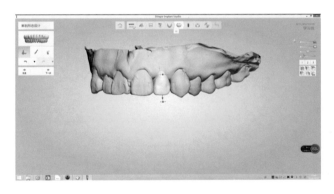

图 5-3-50

在软件中首先进行修复体设计

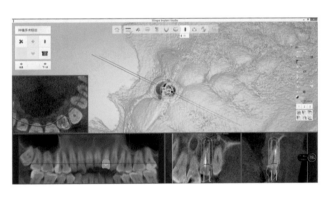

图 5-3-51

根据修复体设计确定种植体设计

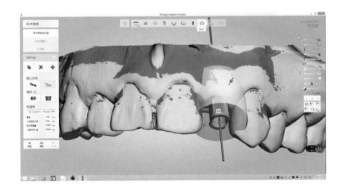

图 5-3-52

采用不翻瓣手术，因此设计导环高度时需充分考虑黏膜厚度

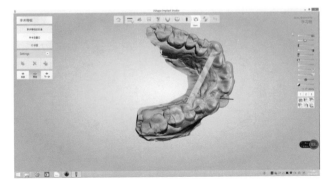

图 5-3-53

导板设计完成

①扫描二维码
②下载 APP
③注册登录
④观看视频

视频 26　数字化导板设计和制作

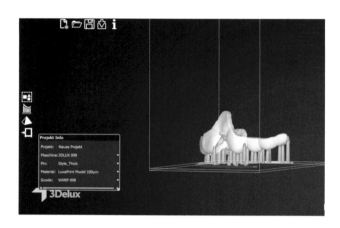

图 5-3-54
将导板设计文件导入 3D 打印排版软件,设计打印文件

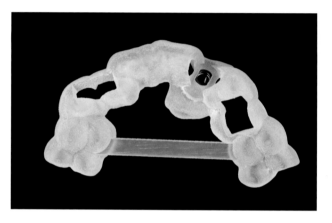

图 5-3-55
打印完成的导板

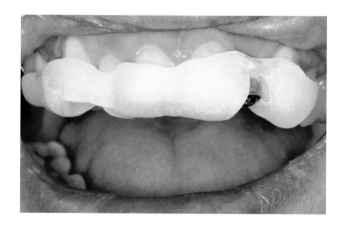

图 5-3-56
术前口内试戴导板

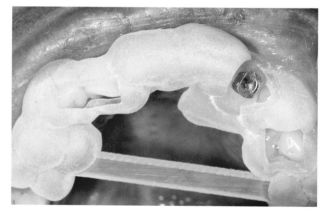

图 5-3-57
术前口内试戴导板

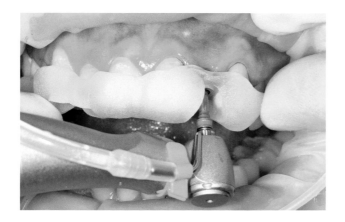

图 5-3-58
导板引导下逐级备洞

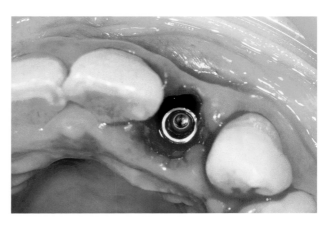

图 5-3-59
精确植入种植体

①扫描二维码
②下载 APP
③注册登录
④观看视频

视频 27　数字化导板种植手术（2）

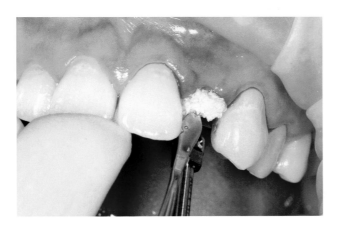

图 5-3-60
跳跃间隙严密填塞骨代用材料

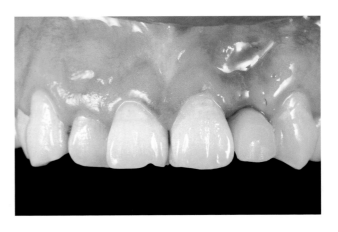

图 5-3-61
戴入即刻修复体

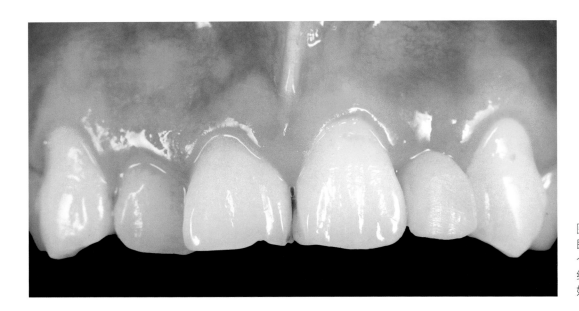

图 5-3-62
即刻种植术后 4
个月,软组织轮廓
维持良好,可以开
始永久修复

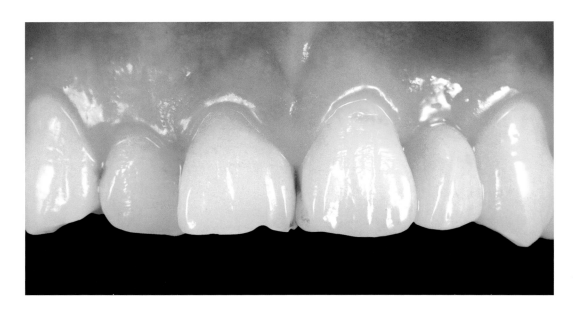

图 5-3-63
永久修复完成,粉
白美学效果良好

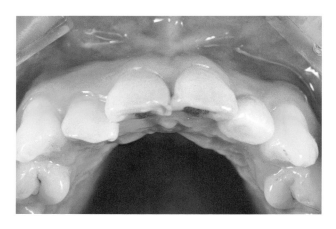

图 5-3-64
唇侧丰满度与术前基本一致

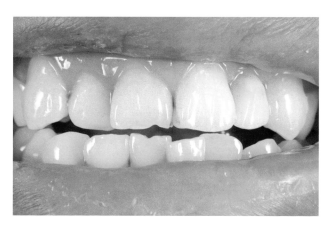

图 5-3-65
患者对修复后的美学效果非常满意

（三）病例三

患者，男。上颌前牙区多牙缺失多年，一直戴用活动义齿，舒适度不足，现要求种植修复。

术前检查见 11—22 缺失，缺牙区软硬组织吸收明显，唇侧根方存在明显的骨倒凹，颈缘区存在大量骨突（图 5-3-66~ 图 5-3-70）。

根据美学原则，设计修复范围为 12—22，种植体位于 11、22 牙位（图 5-3-71）。

根据美学设计确定 11、22 种植位点和轴向，可见种植位点骨缺损明显，但按照理想轴向植入种植体，可获得双层到三层骨皮质固位效果，有机会获得良好的初期稳定性，因此考虑骨增量同期种植。该设计方案存在较大的操作难度，因此考虑采取数字化引导手术，以保证正确的种植位点，以及足够的初期稳定性（图 5-3-72，图 5-3-73）。

根据术前修复体的设计思路，设计、加工种植导板（图 5-3-74，图 5-3-75）。

术前口内试戴导板，确定导板的准确就位及稳定性（图 5-3-76，图 5-3-77）。

翻瓣后，可见唇侧有明显的骨倒凹，颈缘大量骨突（图 5-3-78）。

再次戴入数字化导板，确认就位无误后，开始种植通道预备（图 5-3-79）。

采用环形去骨钻作为初始预备车针，可获取种植位点核心骨，应用于骨增量处理。在数字化导板的引导下，环形去骨钻按照设计路径预备，该路径自牙槽骨偏腭侧进入骨内；自唇侧中 1/3 穿出唇侧骨皮质；自唇侧根方 1/3 再次进入骨内，形成三层骨皮质固位（图 5-3-80~ 图 5-3-83）。

预备后从环形去骨钻中心和预备位点都可以取出种植位点核心骨，用于后期 GBR 操作（图 5-3-84，图 5-3-85）。

自由手下进行后续扩孔、种植体植入，将种植体植入在理想的位点（图 5-3-86~ 图 5-3-90）。

种植体螺纹暴露表面覆盖自体骨，GBR 植骨，扩增骨轮廓，盖胶原膜，严密、无张力缝合伤口（图 5-3-91~ 图 5-3-94）。

GBR 具体方法和细节，将在第七章中详细介绍。

术后 CBCT 可见，种植体轴向与术前设计一致，骨轮廓扩增明显（图 5-3-95，图 5-3-96）。

术后获得了非常好的愈合效果（图 5-3-97）。

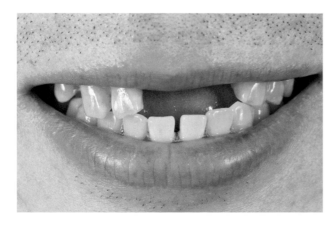

图 5-3-66
术前微笑像

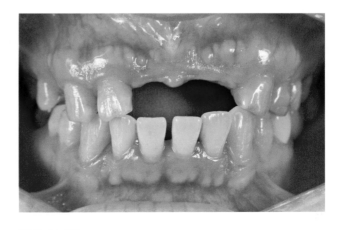

图 5-3-67
11—22 缺失，软硬组织缺损明显

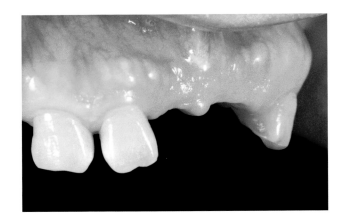

图 5-3-68
唇侧根方骨缺损严重

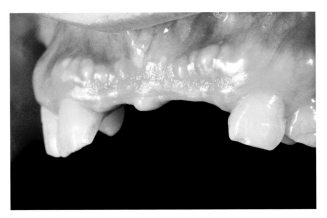

图 5-3-69
颈缘区存在大量骨突

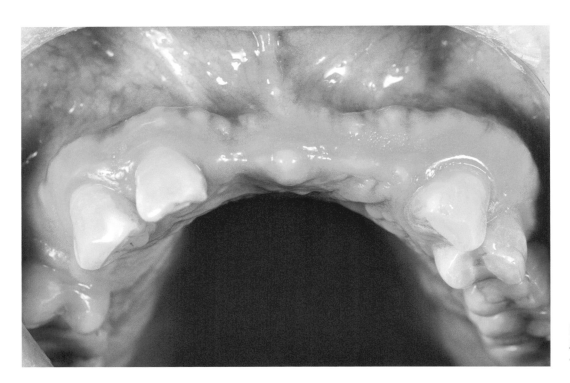

图 5-3-70
唇侧根方有明显
骨倒凹

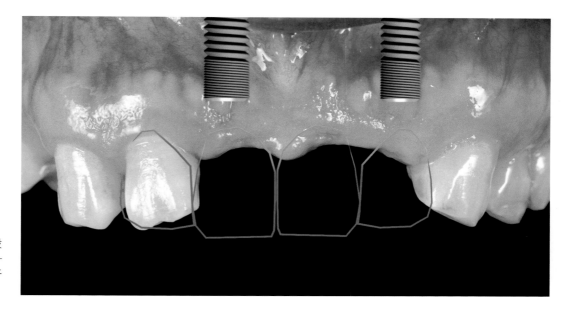

图 5-3-71
根据美学原则,设计修复范围 12—22,种植体位于 11、22 牙位

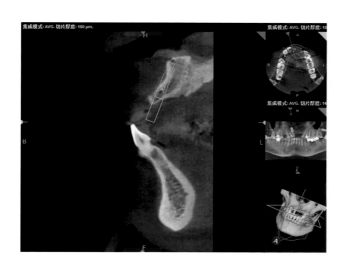

图 5-3-72
根据美学设计确定 11 种植位点和轴向

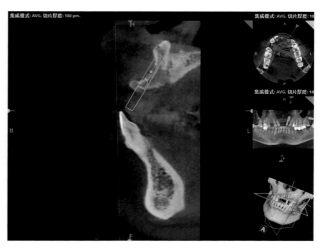

图 5-3-73
根据美学设计确定 22 种植位点和轴向

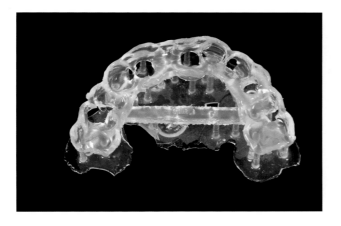

图 5-3-74
设计、打印完成的数字化导板

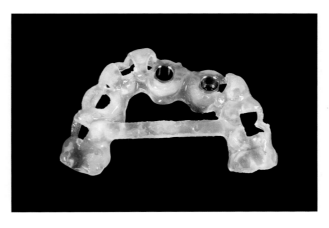

图 5-3-75
处理完成的数字化导板

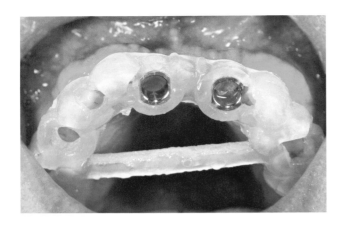

图 5-3-76
术前试戴导板

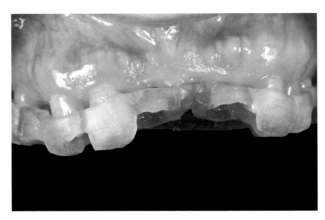

图 5-3-77
术前试戴导板

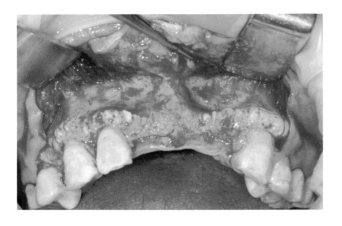

图 5-3-78
翻瓣后,可见唇侧有明显的骨倒凹

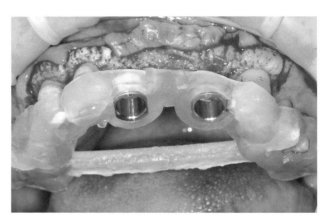

图 5-3-79
再次戴入数字化导板

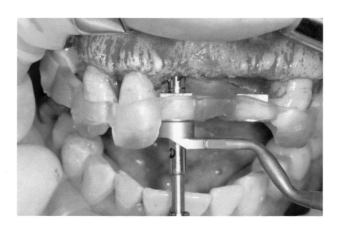

图 5-3-80
采用环形去骨钻作为初始预备车针,可获取种植位点核心骨,应用于骨增量处理

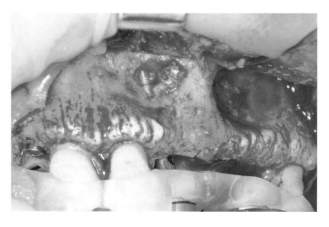

图 5-3-81
在数字化导板的引导下,环形去骨钻按照设计路径预备

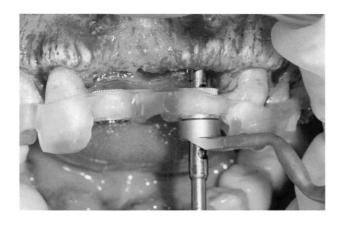

图 5-3-82
采用环形去骨钻作为初始预备车针,可获取种植位点核心骨,应用于骨增量处理

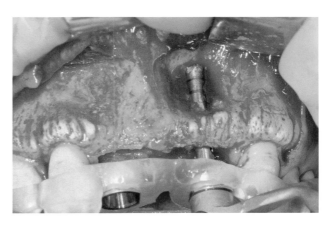

图 5-3-83
在数字化导板的引导下,环形去骨钻按照设计路径预备

①扫描二维码
②下载 APP
③注册登录
④观看视频

视频 28 数字化导板引导下环形取骨钻预备

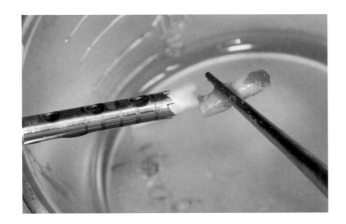

图 5-3-84
从环形去骨钻中取出种植位点核心骨

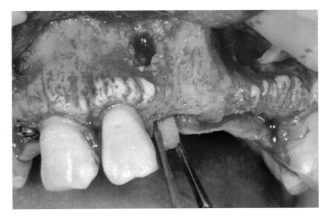

图 5-3-85
从种植位点取出核心骨

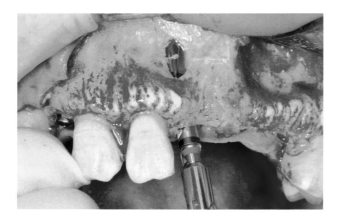

图 5-3-86
11 位点继续自由手预备

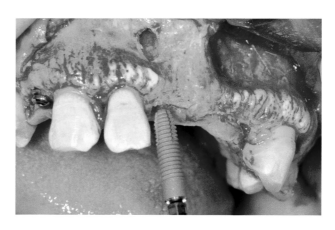

图 5-3-87
11 位点植入种植体

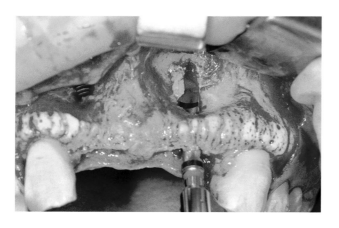

图 5-3-88
22 位点继续自由手预备

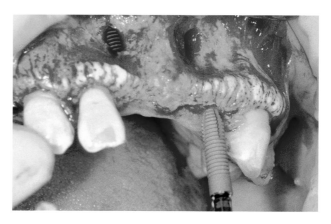

图 5-3-89
22 位点植入种植体

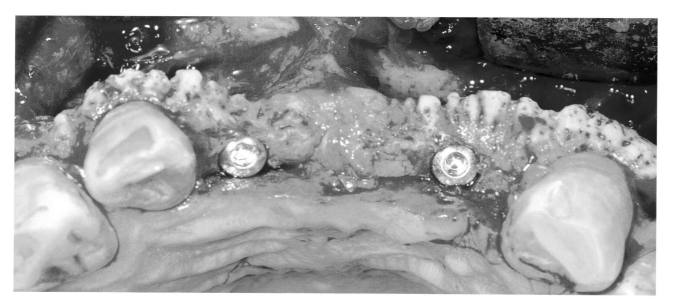

图 5-3-90
种植体植入理想位点

视频 29　自由手后续预备 + 种植体植入

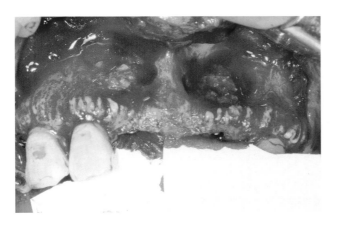

图 5-3-91
种植体螺纹暴露表面覆盖自体骨

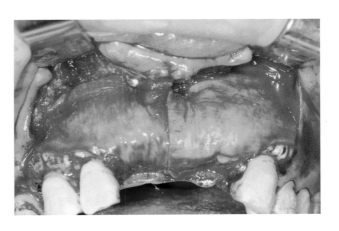

图 5-3-92
GBR 植骨,扩增骨轮廓,覆盖胶原膜

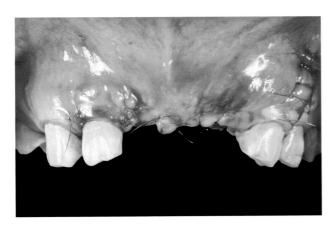

图 5-3-93
严密、无张力缝合伤口

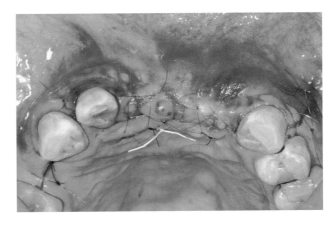

图 5-3-94
严密、无张力缝合伤口

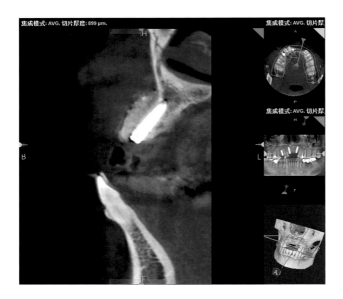

图 5-3-95
术后 CBCT 显示,种植体轴向与术前设计一致

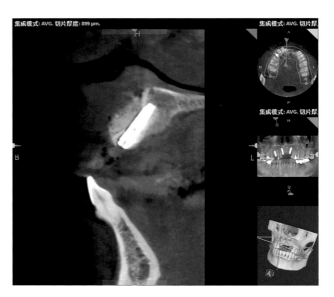

图 5-3-96
术后 CBCT,可见唇侧骨轮廓扩增明显

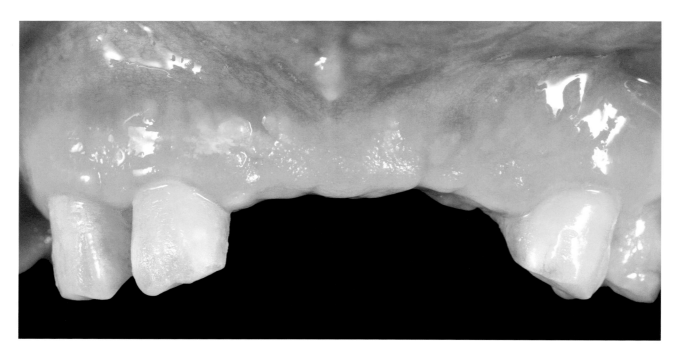

图 5-3-97
术后愈合良好

（四）病例四

患者，男。种植导板不仅可以用于术中的种植体植入引导，也可以在术中转移出种植体的准确位置，为技师制作临时修复体提高条件。

本病例采用全程导板植入种植体后，接着用硅橡胶将携带器和导板固定在一起后整体取下，该装置即成为种植体转移杆（图5-3-98~图5-3-101）。

在携带器上连接种植体代型，将整个装置准确就位在经过处理的术前模型上，再用成形树脂将种植体代型固定于模型上，就转移出了种植后的模型（图5-3-102，图5-3-103）。

技师可据此模型制作准确的临时修复体，供二期手术时直接应用。

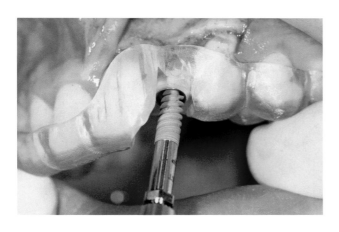

图5-3-98
采用全程导板植入种植体

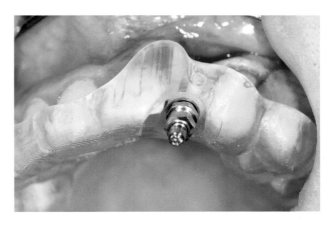

图5-3-99
种植体植入到预定位置，取下持钉器，保留携带器

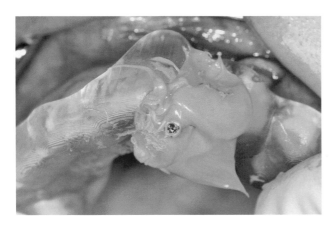

图5-3-100
采用硅橡胶将携带器和导板固定

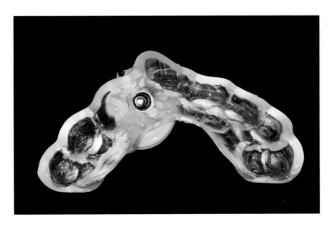

图5-3-101
取下该装置，即为种植体转移杆

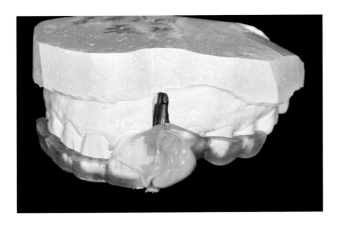

图 5-3-102
在携带器上连接种植体代型,将整个装置准确就位在经过处理的术前模型,用成形树脂将种植体代型固定于模型上

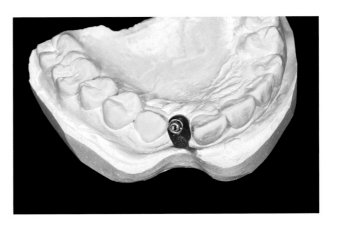

图 5-3-103
转移出的种植后模型,技师可据此模型制作准确的临时修复体,供二期手术时直接应用

①扫描二维码
②下载 APP
③注册登录
④观看视频

视频 30　全程导板转移种植体位置信息

（五）病例五

患者,女。制作完成的数字化导板不仅在一期手术中具有重要的引导意义,在二期手术中同样可以发挥作用。

本病例为 13 位点种植的单端桥设计,一期手术应用了数字化导板,二期手术希望采取相对微创的手术方式,获得种植体的暴露,并且完成临时修复(图 5-3-104,图 5-3-105)。

手术中戴入一期手术应用的数字化导板,套环遇有软组织阻力,取下导板,可见牙槽嵴顶留有圆形印记,提示为种植体位置;按照印记切开软组织,准确暴露种植体;采用牙槽嵴顶软组织转入唇侧技术,进一步增强唇侧软组织厚度,并完成临时修复(图 5-3-106~ 图 5-3-109)。

关于二期手术中的软组织处理技巧,将在第八章中详细介绍。

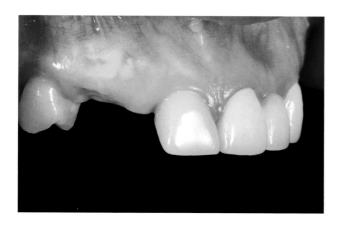

图 5-3-104
二期手术前,种植位点为 13

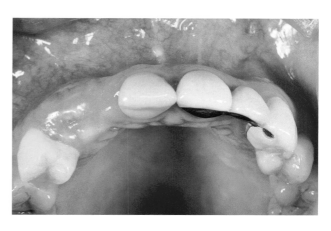

图 5-3-105
二期手术前,种植位点为 13

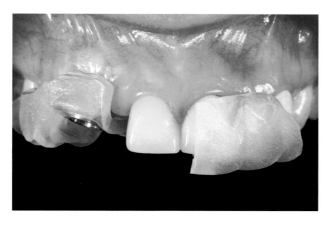

图 5-3-106
戴入一期手术应用的数字化导板,套环遇有软组织阻力

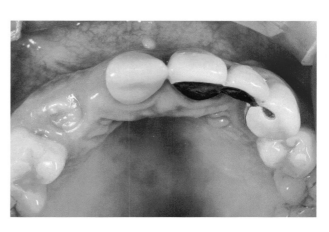

图 5-3-107
取下导板,可见牙槽嵴顶留有圆形印记,提示为种植体位置

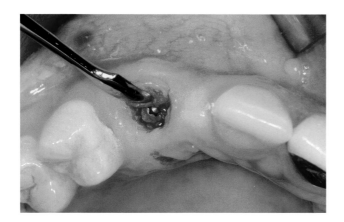

图 5-3-108
按照印记切开软组织,准确暴露种植体

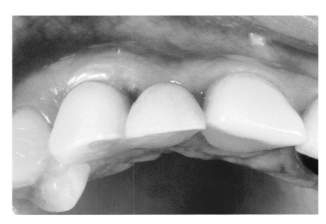

图 5-3-109
完成临时修复

小结

1. 数字化导板手术的术前准备

（1）必要的情况下进行口内扫描，或者模型扫描，获得精确的牙列三维数据。

（2）将 CBCT 数据和口内扫描数据或者模型扫描数据导入导板设计软件，进行二者的匹配。

（3）设计适合的修复体形态。

（4）以修复为导向设计种植体三维位置。

（5）如果是外包设计、加工导板，术者需要检查、核对设计方案。

（6）设计适宜的导环位置和高度。

（7）设计导板的适度伸展范围，增加观察窗、连接杆等结构，完成导板设计，导出数据。采用 3D 打印，或者 CAD/CAM 切削，加工出数字化导板。术前试戴导板。

2. 选择合适的车针　预备车针总长 = 种植体长度 + 导环距离骨面高度 + 导环高度 + 手柄高度。

3. 数字化导板手术的要点——就位、稳定、降温。

第四节　数字化实时导航手术的基本流程与要点

一、数字化实时导航的术前准备

美学区应用数字化实时导航(dynamic navigation)进行种植手术,与数字化导板相对比较复杂的术前准备相比,数字化导航的术前准备相对简便许多,可以很快进入到手术阶段。

数字化导航手术的术前准备包括以下基本流程:

1. 采用硅橡胶将 U 形管配戴在患者口内,与种植位点同颌的牙列上,拍摄 CBCT(图 5-4-1,图 5-4-2)。

2. 将 CBCT 数据导入数字化导航软件中。

3. 在数字化导航软件中简要设计修复体。

4. 根据修复需要设计种植体的精确位置和轴向。

5. 在三维视角下仔细检查、确定种植位点,明确设计方案。

在缺失牙数量多、范围广,甚至是无牙颌的情况下应用数字化导航技术,则术前准备相对繁琐,术中处理方式也有特殊变化,这部分内容不在本书赘述。

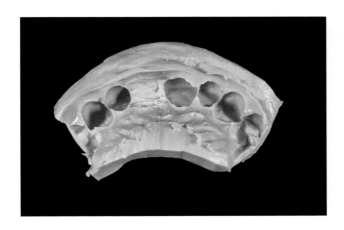

图 5-4-1
采用硅橡胶将 U 形管固定在种植位点同一单颌的牙列上

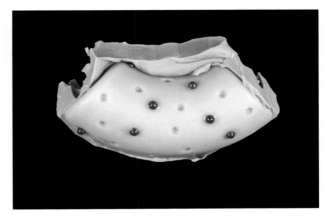

图 5-4-2
U 形管上有多个用以定位的珠状结构,可以协助后期进行虚拟 – 实物匹配

二、数字化实时导航手术的基本流程

虽然数字化实时导航的术前准备非常简便,但其在手术台上的准备工作却比数字化导板复杂许多。数字化导航的熟练应用,需要有一定的学习曲线[24]。对于不熟练的操作者,术中的准备工作通常需要 30 分钟左右;熟练的操作者可以在 10 分钟左右完成术中准备工作。

数字化实时导航手术基本流程包括:

1. 标定手机和参考板　根据即将手术的种植位点,选择好手机和参考板型号;根据手术操作手法,确定手机钻针尖端与轴向,决定手机上发射器的安装角度,同时调整好导航仪角度,以确保在操作过程中导航仪信号接收器可以无阻碍地识别手机发射器发射的信号[25-33]。

之后,安装标定专用钻针,将钻头置于参考板球形凹槽中,使两者紧密贴合,在软件的标定模块中进行校准步骤(图 5-4-3,图 5-4-4)。

完成此步骤,导航仪就可以在手术中根据参考板和手机发射器两个信号源的定位,判断手机所在的准确位点。手机角度的确定非常重要,在手术开始后不能进行调整,否则所有标定、匹配工作需要全部重新进行。

2. 配戴 U 形管,匹配虚拟颅骨(CBCT 数据)和实体颅骨　将术前拍摄 CBCT 时应用的 U 形管再次配戴在患者口内,利用 U 形管上的球形定位装置和 CBCT 数据内的对应点进行匹配,获得虚拟颅骨(CBCT 数据)和实体颅骨的数据匹配(图 5-4-5,图 5-4-6)。

与此同时,口内已经稳定安装了参考板,因此导航仪实际上也已经将虚拟颅骨(CBCT 数据)和参考板进行了匹配。手术过程中,导航仪识别车针所处的位置后,就可以实时拟合到虚拟颅骨数据中,于是我们就可以看到车针在 CBCT 影像中的运行位置和角度,为术者提供实时的导航信息。

U 形管制作的稳定性非常重要,只有 U 形管再次就位的准确性非常高时,才可以保证导航手术的精确性。由于 U 形管制作过程中需要采用硅橡胶印模材料,其尺寸稳定性通常在 2 周内是确定的,超过两周则不能保证。因此,从戴 U 形管拍摄 CBCT 到正式手术,中间的间隔时间不宜过长,最长不能超过 2 周,否则就需要重新制作 U 形管,重新拍摄 CBCT。

3. 静态验证　在标定、配准完成后,且进行正式手术前,应对导航系统进行静态验证,评价其实时定位的精确性,是保证实施导航手术精准效果的重要步骤。

在口内用车针指向牙列中具有标志性的解剖结构,比如明显的牙尖、切角、沟窝,在屏幕上仔细观察,其在软件中指向的位置是否对应、一致、准确(图 5-4-7,图 5-4-8)。

一般在牙列中分散验证 3~5 个点即可,如果每个点位都可以获得非常精确的匹配,则证明前面的标定、配准等工作精确性非常高,能保证导航仪需要的精确度,可以放心的应用其进行实时导航手术。

如果其验证后发现准确性不高,存在较大偏差,则需要寻找问题的根源,可能的话进行调整。如果难以找到问题,无法进行调整,则不应继续应用导航软件进行工作。

4. 实时导航手术　在操作中,术者可以实时观察到预备车针在骨内的位置,车针运行的角度、方向,以及这些信息和术前设计之间的差异,以此指导临床医师进行精确的操作(图 5-4-9)。

这些信息的读取和利用有赖于操作者的经验和能力。

有经验的医师可以迅速理解屏幕上提供的实时信息,并将其转化为对手机方向、力量上的调整,使车针可以按照术前预定的规划路径运行,达到最精准的种植窝洞预备和种植体植入。

但是对于经验不足的医师,如果对车针运行的三维轴向没有清晰认识,就有可能不能充分理解这些信息,且不容易转换成对操作进行准确指导的信息;在预备条件难度较大的时候,比如即刻种植、骨密度各向差异比较大、种植床过窄或者不规则等情况时,有可能理解了应该怎样做、怎样调整,但由于手感、手法欠缺,而无法获得理想中的操作效果。

因此,实时导航手术实际上要求操作者具有比较好的自由手操作能力,再配合实时导航给予的指导信息,才能获得理论上的精确效果。

5. 术后验证　在有必要的情况下,可以在术后仍然配戴相同的 U 形管,拍摄术后 CBCT。将术前设计、术后CBCT 拟合,来进行植入准确性的评价和验证。

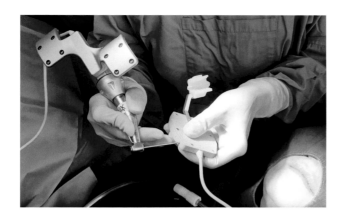

图 5-4-3
标定手机和参考板

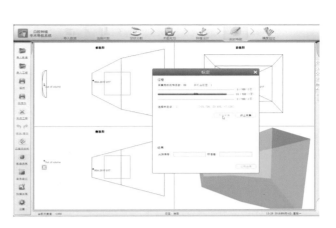

图 5-4-4
标定过程中的屏幕显示

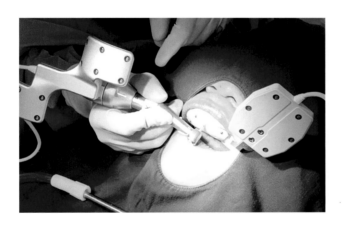

图 5-4-5
配戴 U 形管，匹配虚拟颅骨（CBCT 数据）和实体颅骨

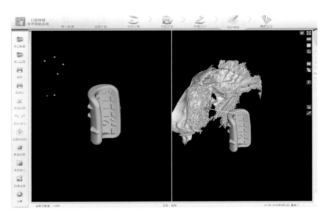

图 5-4-6
匹配过程中的屏幕显示

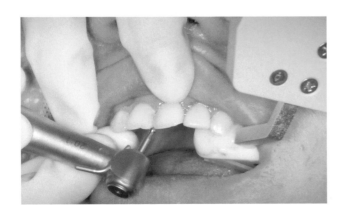

图 5-4-7
静态验证中，车针指向牙尖

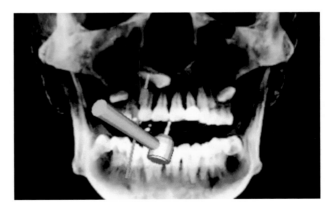

图 5-4-8
静态验证中，软件中车针指向相应的牙尖，位置准确

① 扫描二维码
② 下载 APP
③ 注册登录
④ 观看视频

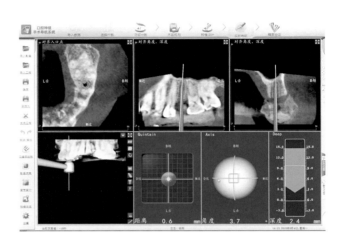

图 5-4-9
手术过程中的屏幕显示

视频 31　动态导航的静态验证

① 扫描二维码
② 下载 APP
③ 注册登录
④ 观看视频

视频 32　动态导航手术中的实时显示

三、数字化实时导航手术的要点

与数字化导板手术相同,数字化导航手术同样也存在一些技术要点。如果不能很好地把控这些问题,就会给数字化导航手术带来问题、误差,甚至只能中断导航手术。有些问题如果不加以重视,术中不一定会发生问题,但可能在术后形成严重的并发症。

以下强调几个核心的问题:

1. 稳定　数字化导航手术中应用到很多配件,彼此之间都需要稳固固定成为非常紧密的整体,以此为基础导航仪才能够精确的计算出车针、牙列、设计之间的相对关系,给临床医师以准确的提示。如果这些配件之间的固定不稳,就会发生误差,有时会使得匹配、验证程序无法通过,有时会给操作者带来误导,造成植入误差。

其中 U 形管的稳定、参考板的稳定、机头信号发射板的稳定、验证过程中导航仪的稳定等都非常重要(图 5-4-10,图 5-4-11)。

U 形管内的硅橡胶在口内固化后,可在口外将腭侧和近远中侧溢出的、多余的硅橡胶切除,以免再次戴入时给患者带来过大的异物感,也可以避免影响术中参考板的就位;而唇侧溢出部分建议保留比较大的范围,可以进入唇侧根方软组织倒凹,有利于导板再次精确就位和稳定(图

5-4-12)。

要注意固定配件时不要固定在不稳定的基牙、加工不良的修复体上,以免造成固定配件的不稳定,或者在取下固定配件时损伤不良的基牙或者修复体(图5-4-13)。

2. 角度 导航仪的各个部件之间是依靠无线信号(比如红外光)进行相互之间的定位的。在术前验证的环节,操作者就要仔细思考在手术操作中各个部件应该所处的位置和角度,必要时进行合理的调整,使几个部件之间的联系顺畅,且没有阻挡,这样会给实际操作带来很大的便利。

如果在术中才发现某些操作不具备很好的联络角度,造成导航仪不能识别机头或者参考板,手术就将无法正常进行。一旦在术中调整了某些角度,一些验证匹配工作就需要重新进行,整个手术就会感觉非常繁琐、不顺畅。

在目前的设备条件下,在同一患者、同颌不同术区转换时,有时需要调整机头上的信号发射器角度;在同一患者、不同颌术区调整时,参考板也需要更换角度重新固定。这些调整后,很多标定、匹配工作都需要重新进行,就造成了实时导航手术有时令人有些繁琐的感觉。

相信随着技术的不断改进,标定、匹配模式的进一步优化,这类流程问题可以获得更好的解决,令医师的使用体验得到提升。

3. 工作体位和状态的熟悉 临床医师最初应用数字化实时导航设备时,需要熟悉新的工作体位和状态。

数字化实时导航的工作体位和状态与传统手术完全不同。传统手术中医师直视术区,尽量从最有利于观察的视角进行操作;而数字化实时导航手术中,医师并不直接观察术区,而是紧盯屏幕,根据屏幕上显示的信息,进行精确的操作(图5-4-14)。

这种手-眼分离的操作模式,在大医学手术中经常出现,在口腔医学治疗操作中,显微镜下根管治疗与之有类似的状态。而常规的口腔外科、种植医师并不习惯这样的操作体位和状态,因此需要一段时间的学习和习惯。

在这种操作状态下,助手需要协助术者观察口内情况,包括进针位置、方向的正确与否,以及不能碰触参考板,以避免影响其稳定性(图5-4-15)。

4. 三维想象能力的建立 识别、理解导航仪传递的信息,需要操作者有比较强的三维想象能力,才能够非常有效地利用这些信息,实时指导手术操作。否则,很有可能在看到满屏信息后茫然失措。

提高这种能力的一个手段,就是更多的自己完成种植位点的设计,习惯观察三维视图,将三维视图和口内情况建立感官联系,会使临床操作更轻松、准确。这实际上是数字化时代对每一位临床医师提出的新挑战。

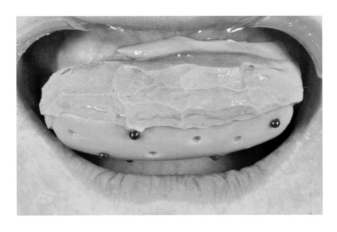

图 5-4-10
固定U形管时,应采用硅橡胶尽量多的覆盖牙面和牙龈,形成稳定固位,以确保手术中可以准确地回到原位,并在验证过程中保持稳定

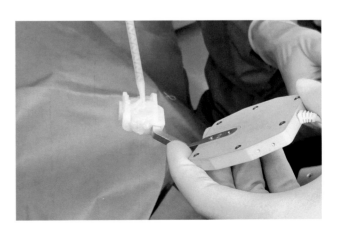

图 5-4-11
采用树脂材料将参考板固定在口腔内,树脂材料需要足量,且有足够硬度,才能保证在整个手术过程中完全没有动度

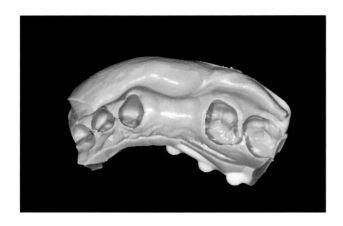

图 5-4-12
口外将腭侧和近远中侧溢出的、多余的硅橡胶切除,唇侧溢出部分则保留比较大的范围

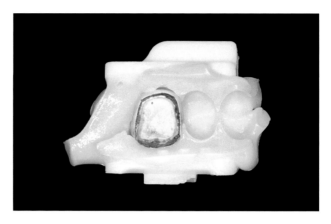

图 5-4-13
取下固定配件时带下了固位的不良修复体

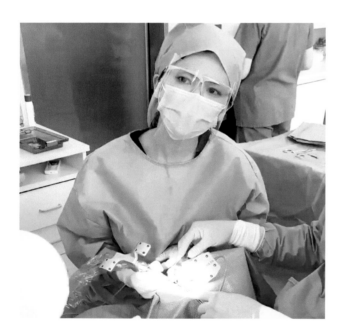

图 5-4-14
医师紧盯屏幕,根据屏幕上显示的信息,进行精确的操作

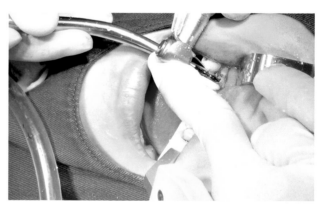

图 5-4-15
安装参考板后,口内操作空间比较狭小,助手需要协助术者观察口内情况,避免碰触参考板,影响其稳定性

四、病例实战

（一）病例一——数字化导航种植手术

患者,女。左侧上颌尖牙先天缺失,影响美观和功能。由于缺牙间隙非常小,患者多年来一直没有寻找到非常适宜的解决方案(图5-4-16,图5-4-17)。

由于23缺失间隙非常有限,对于种植体植入的近远中向精确度要求非常高,患者曾咨询很多医师,均未实施手术。即使采用数字化导板进行手术,如果导板存在微小误差,术中是无法感知的,而这就有可能造成种植体距离邻牙牙根过近,影响长期的健康和功能的稳定。

为降低植入角度偏差的手术风险,我们决定采用数字化实时导航引导手术,最大程度地避免植入方向偏离正确的轴向,而影响邻牙(图5-4-18)。

将CBCT数据导入数字化导航软件,设计种植体位置(图5-4-19,图5-4-20)。

从颊腭向截图可见,种植位点骨量非常有限,种植体穿出点位置可以保证四壁骨完整;根中部唇颊面会有开窗,种植体根尖部分可以回到骨内,因此需要进行唇颊侧的同期GBR处理。

从近远中向截图可见,种植位点近远中空间极其有限,在选择3.5mm小直径种植体后,近远中和邻牙牙根之间的间隙只能满足最小安全空间的要求,这对植入的精确度提出了非常严格的要求。常规1mm以内的植入偏差是不能接受的,故需要达到最精准的植入效果。

口内进行手机、参考板、U形管等各种配件的连接、安装、验证和匹配,进行静态验证,为导航手术做好准备(图5-4-21)。

在数字化导航的引导下,逐级精确备洞(图5-4-22~图5-4-27)。

完成种植窝洞预备,可见近远中向获得了非常精确的控制;而唇颊侧则出现了与预期完全相同的骨面穿孔。因其为良好的有利型骨缺损,故可以预期进行GBR骨增量处理来获得良好的效果。为避免美学核心区出现软组织美学缺陷,在近中部分未增加垂直切口减张,而采用了半厚瓣减张技术(图5-4-28)。

唇颊侧种植体暴露位置进行GBR骨增量,牙槽嵴顶软组织采用T形切口局部转瓣,严密缝合(图5-4-29~图5-4-31)。

术后全景片,可见种植体近远中轴向控制精确,数字化实时导航引导在这类条件非常严苛的手术中发挥了重要的意义(图5-4-32)。

术后4个月复查,可见种植体周软组织愈合良好。由于近中部分未增加垂直切口,美学区没有瘢痕,龈缘曲线非常完美。牙弓殆面像可见骨增量效果良好,骨轮廓、软组织轮廓均非常理想,为后期修复创造了非常好的基础(图5-4-33,图5-4-34)。

本病例具体修复过程将在第九章中详述。

永久修复后,粉白美学效果非常理想,患者终于获得了追寻多年的理想的微笑效果(图5-4-35,图5-4-36)。

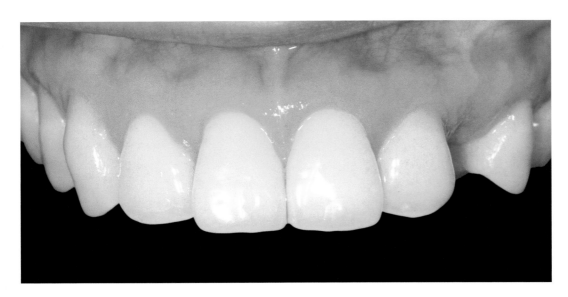

图 5-4-16
23 缺失,术前牙列正面像

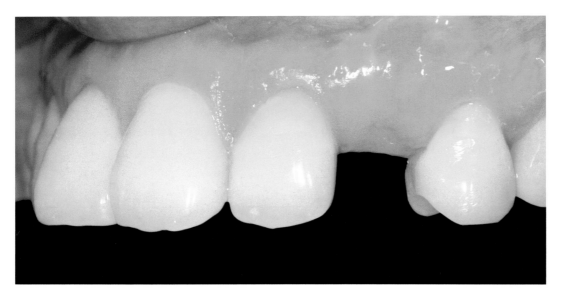

图 5-4-17
23 缺失间隙非常有限,对于种植体植入的近远中向精确度要求非常高,为降低手术风险,决定采用实时导航引导,避免偏离正确的轴向,影响邻牙

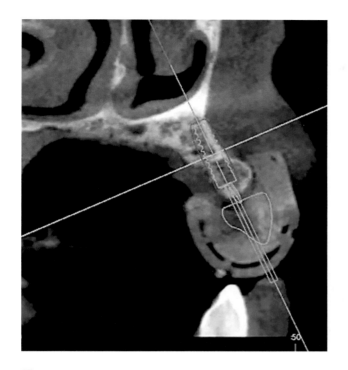

图 5-4-18
导航软件中种植体位置的三维设计

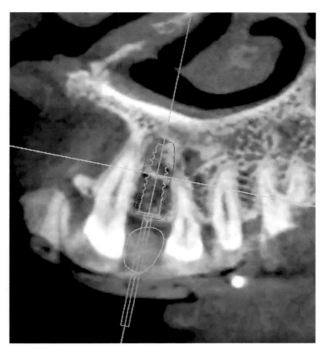

图 5-4-19
近远中空间仅有最小安全距离

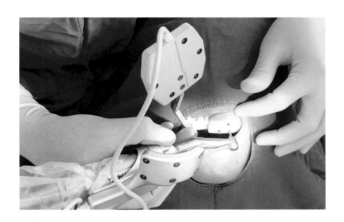

图 5-4-20
进行参考板、U 形管的验证和匹配

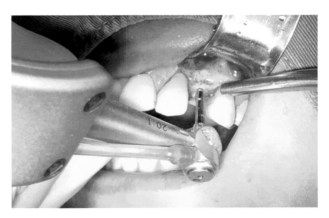

图 5-4-21
球钻定点

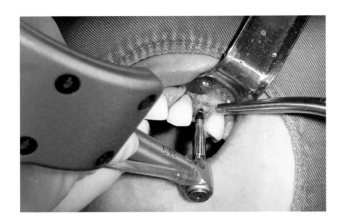

图 5-4-22
种植窝洞逐级预备

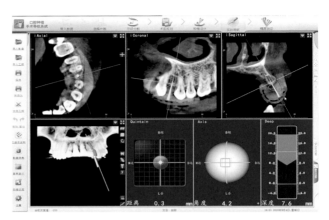

图 5-4-23
实时导航监控预备道的三维状态

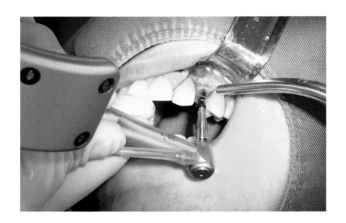

图 5-4-24
种植窝洞逐级预备

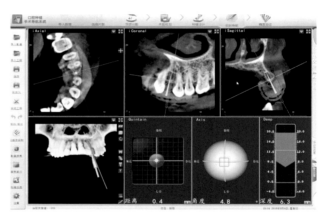

图 5-4-25
实时导航监控预备道的三维状态

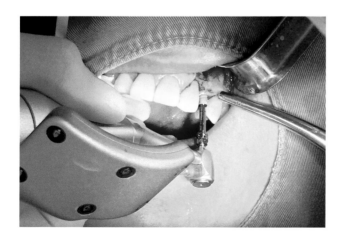

图 5-4-26
种植窝洞逐级预备

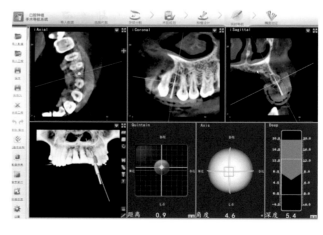

图 5-4-27
实时导航监控预备道的三维状态

图 5-4-28
完成的种植窝洞预备,近远中向获得精确控制;唇颊侧与预期相同存在骨面穿孔,因其为良好的有利型骨缺损,适于进行 GBR 骨增量处理。为避免近中部分软组织的美学缺陷,在近中部分未增加垂直切口减张,采用了半厚瓣减张技术

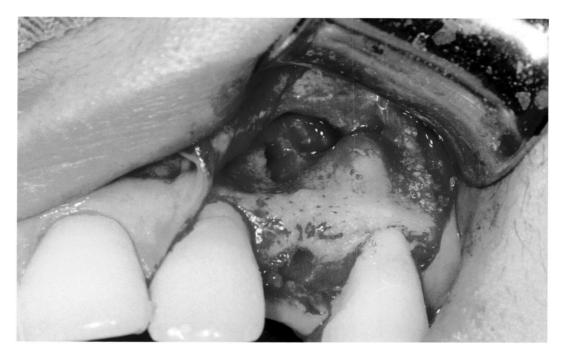

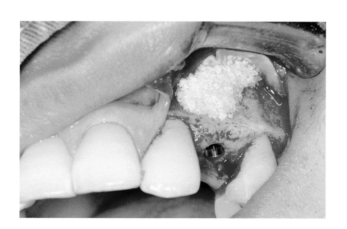

图 5-4-29
植入 Bio-Oss 骨粉

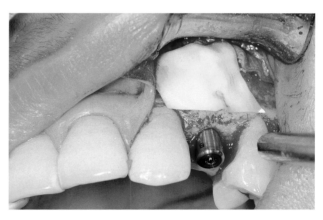

图 5-4-30
盖 Bio-Guide 骨膜

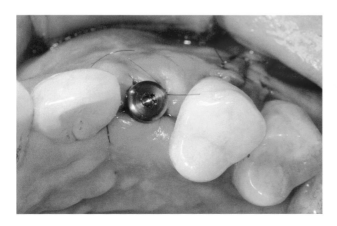

图 5-4-31
牙槽嵴顶软组织采用 T 形切口局部转瓣,严密缝合

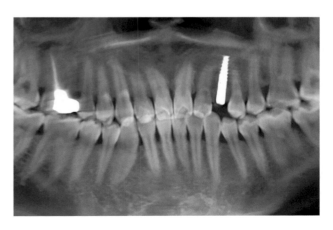

图 5-4-32
术后全景片,可见种植体近远中轴线控制精确

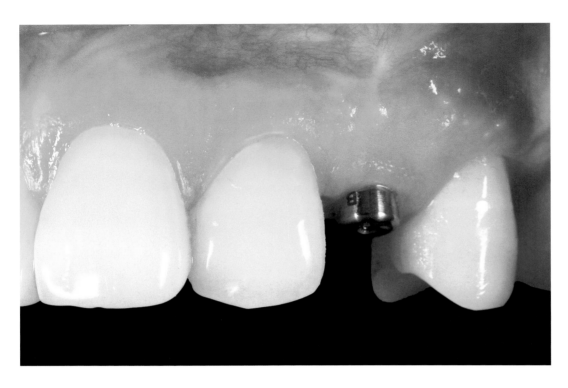

图 5-4-33
术后 4 个月,种植体周软组织愈合良好,由于近中部分未增加垂直切口,美学区没有瘢痕,龈缘曲线非常完美

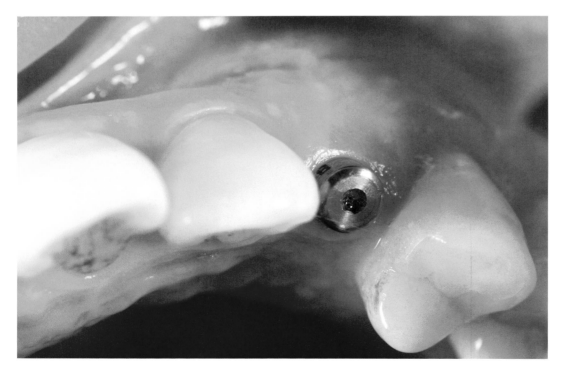

图 5-4-34
牙弓殆面像可见骨增量效果良好,骨轮廓、软组织轮廓均非常理想

具体修复过程见第九章第三节。

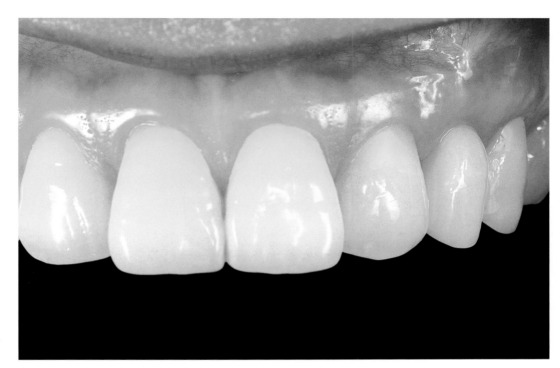

图 5-4-35
永久修复后获得理想的粉白美学
效果

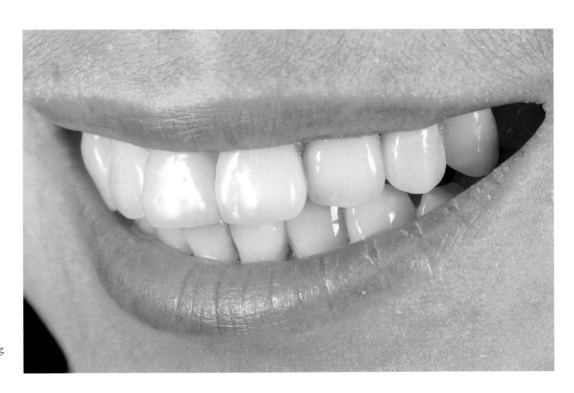

图 5-4-36
永久修复后患者终于获得追寻多
年的完美的微笑

（二）病例二

患者，男。因 22 冠折就诊，要求即刻种植。

临床检查，可见 22 冠折齐龈，存在姑息保留、桩冠修复的机会（图 5-4-37，图 5-4-38）。

患者希望治疗具有可预期的远期效果，要求即刻种植。但患者希望采取微创的治疗策略，即只进行尽量精确的种植手术，避免更多的软硬组织处理等手术操作。根据临床检查和 CBCT 检查，可见根尖部骨量并不充分，为避免根尖植骨，则种植轴向和位点必须控制的非常精准。因其牙龈厚度、软组织丰满度良好，可以按照患者要求不考虑结缔组织移植，通过尽量偏腭侧的种植位点，给唇侧软硬组织预留足够的空间，来获得良好的美学效果（图 5-4-39）。

为获得精确的种植位点和轴向，我们采用数字化实时导航引导手术。

根据确定的治疗思路，在导航软件中精确设计种植体的位置、角度和长度，并在三维视角下仔细检查、确认（图 5-4-40，图 5-4-41）。

在数字化实时导航引导下完成种植体通道预备和种植体植入，获得良好的植入位置（图 5-4-42~ 图 5-4-44）。

跳跃间隙严密填塞骨代用材料（图 5-4-45）。

术后 CBCT 显示种植三维位置非常理想，并且有效地利用了骨组织，避免了骨穿孔（图 5-4-46）。

22 最终修复后，修复体完美融入到天然牙列，种植体周软组织与邻牙协调一致。由于种植体具有偏向腭侧的穿出位点，唇侧软硬组织厚度充足，保持了良好的唇侧软硬组织轮廓，患者获得了自然的微笑美学效果（图 5-4-47~ 图 5-4-49）。

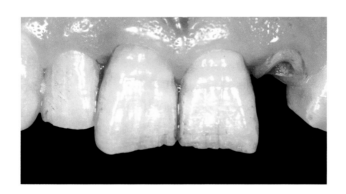

图 5-4-37
中年男性患者，22 冠根折，拟行即刻种植，龈缘位置较高

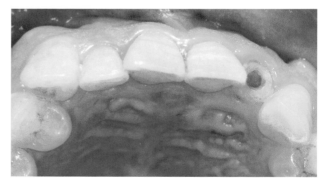

图 5-4-38
牙龈厚度、软组织丰满度良好，患者希望采用微创的种植策略，避免 GBR 植骨，拒绝考虑种植同期结缔组织移植

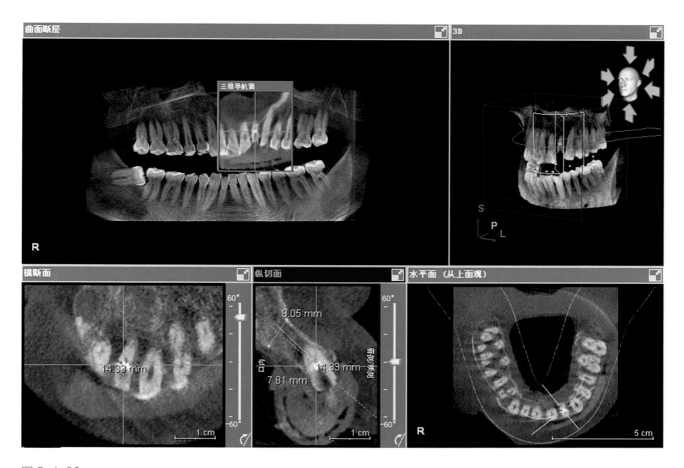

图 5-4-39

CBCT 显示牙槽骨倾斜度较大,为获得较为理想的种植体轴向角度和长度,同时避免在种植窝洞预备过程中的根方骨开窗,需要精确控制植入方向,因此考虑采用实时导航引导进行植入手术

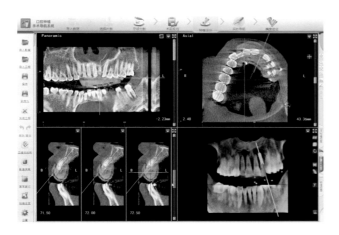

图 5-4-40

在导航软件中设计种植体的长度和方向

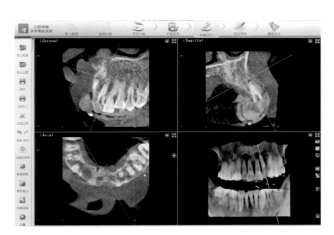

图 5-4-41

在三维角度上仔细检查种植体设计

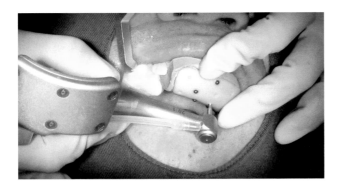

图 5-4-42
连接导航设备,进行相关标定、匹配和验证等准备工作

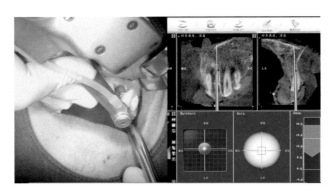

图 5-4-43
在实时导航的引导下进行窝洞预备

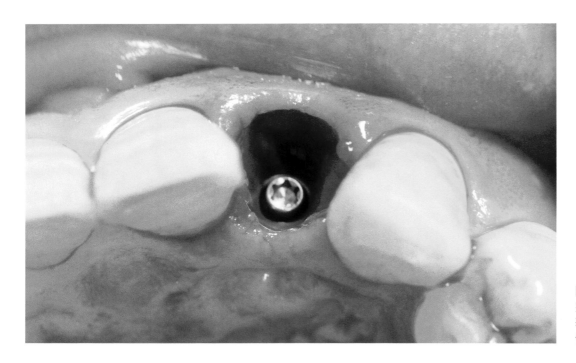

图 5-4-44
完成种植体植入,
获得良好的植入
位置

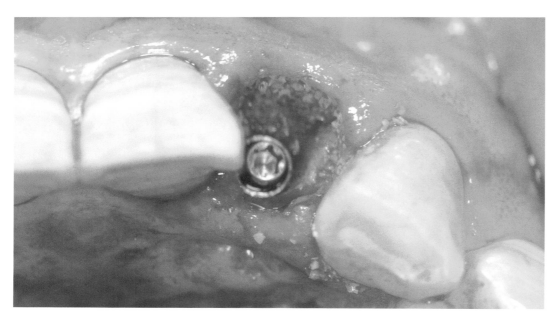

图 5-4-45
跳跃间隙严密填
塞骨代用材料

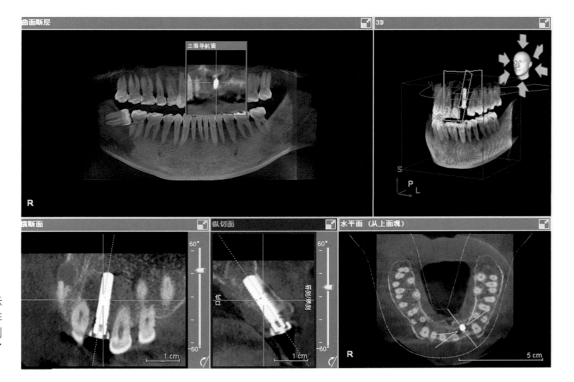

图 5-4-46
术后 CBCT 显示种植三维位置非常理想,有效地利用骨组织,避免了骨穿孔

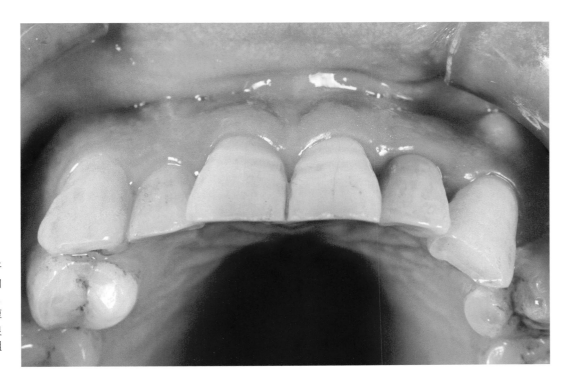

图 5-4-47
22 修复后,由于种植体具有偏向腭侧的穿出位点,唇侧软硬组织厚度充足,保持了良好的唇侧软硬组织轮廓

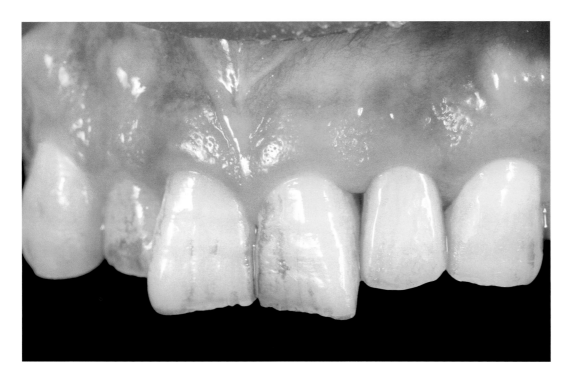

图 5-4-48
22 修复后,修复体完美融入到天然牙列,种植体周软组织与邻牙协调一致

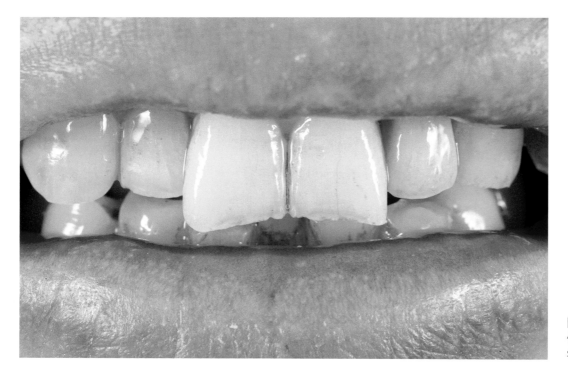

图 5-4-49
修复后患者获得了自然的微笑美学效果

（三）病例三

患者，女。上颌前牙多牙曾行烤瓷冠修复，因咬硬物，近期一个桩冠脱落、基牙折断，要求拔除即刻种植（图 5-4-50）。

上颌前牙烤瓷冠修复多年，使用尚可，患者对外观基本接受。

临床检查可见 21 牙冠脱落，牙根折断，断端达龈下较深，应考虑拔除后种植修复，患者接受拔牙种植方案。检查时同时可见邻牙宽长比不佳，向患者建议整体考虑，进行较为完善的美学设计，调整牙齿宽长比例（图 5-4-51）。

但患者没有整体改善美观的愿望，不希望处理其他修复体，仅在此条件下进行种植，于是根据现有条件进行种植体位点设计（图 5-4-52）。

由于患者当日全身情况不适合手术，预约 3 天后进行即刻种植手术。

3 天后，患者如约就诊，自诉 11 桩冠也脱落，要求 11、21 同时种植修复。临床检查见 11 牙根同样劈裂破坏达龈下较深，考虑 11、21 同时即刻种植。此时有机会通过种植、修复调整 11、21 的龈缘位置和长宽比例，以达到更好的美学效果（图 5-4-53）。

按照美学设计确定的种植体位置，较正常深度更向根方 2mm（图 5-4-54）。

在即刻种植中更深的植入种植体，相对难度较大。为达到精准的植入位点和角度，本病例选择采用数字化实时导航引导手术。

微创拔牙后，在数字化实时导航引导下进行种植通道逐级预备（图 5-4-55~ 图 5-4-57）。

种植体植入后，按照术前设计，位于龈下较深的位置。术后 CBCT 检查，种植位点和设计相符，较正常深度偏根方 2mm（图 5-4-58~ 图 5-4-60）。

种植术后 4 个月，种植体获得了良好的骨结合，软组织愈合非常健康。由于种植体植入深度较深，牙槽骨有一定的吸收、牙龈有一定的退缩，基本达到了术前设计的牙龈曲线位置，后期仅需要通过修复方式对牙龈曲线进行比较细微的调整，就可以获得良好的美学效果（图 5-4-61~ 图 5-4-64）。

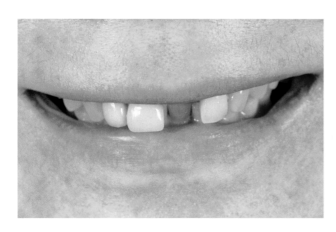

图 5-4-50
术前正面微笑像，21 牙冠脱落

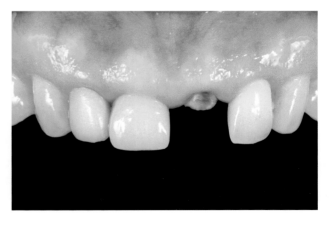

图 5-4-51
21 牙冠脱落，牙根折断，要求种植修复；邻牙长宽比不佳，但患者没有改善的愿望，希望不处理其他修复体

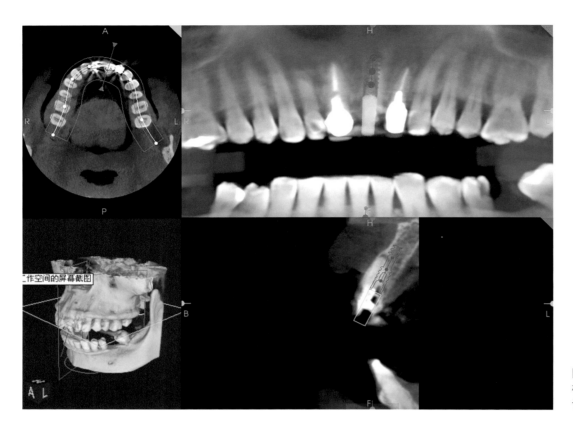

图 5-4-52
根据现有条件进行种植体位点设计

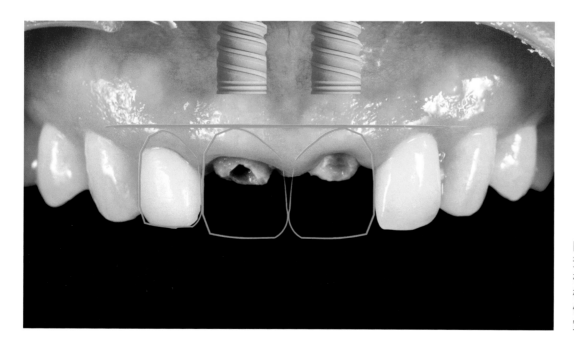

图 5-4-53
预约手术当日就诊,患者自诉 11 桩冠也脱落,要求 11、21 同时种植修复。此时可以考虑通过种植、修复调整 11、21 的龈缘位置、长宽比例,以达到更好的美学效果

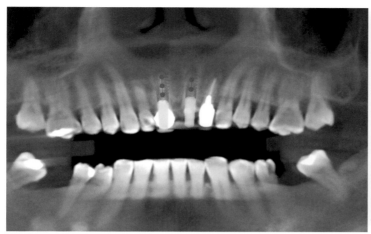
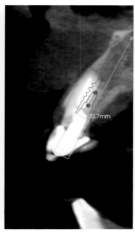
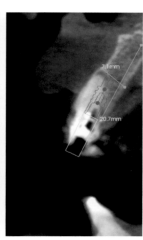

图 5-4-54
按照美学设计确定的种植体位置,较正常深度更向根方 2mm

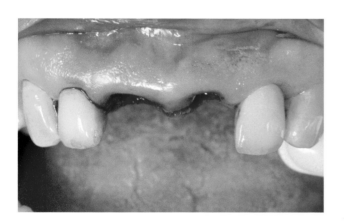

图 5-4-55
微创拔牙后

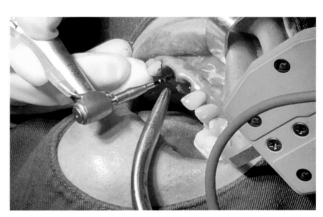

图 5-4-56
在数字化实时导航引导下进行种植通道逐级预备

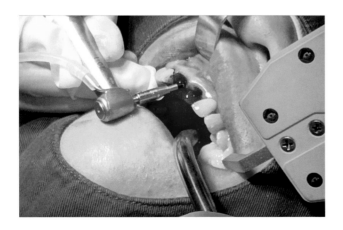

图 5-4-57
在数字化实时导航引导下进行种植通道逐级预备

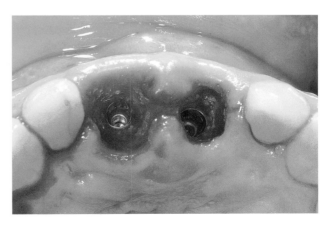

图 5-4-58
种植体植入后,按照术前设计,位于龈下较深的位置

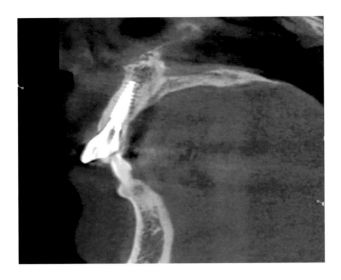

图 5-4-59
术后 CBCT 检查,种植位点和设计相符,较正常深度偏根方 2mm

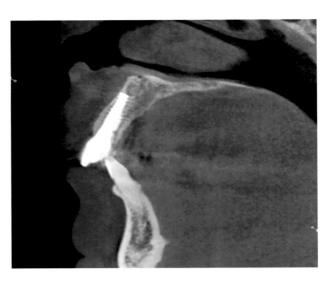

图 5-4-60
术后 CBCT 检查,种植位点和设计相符,较正常深度偏根方 2mm

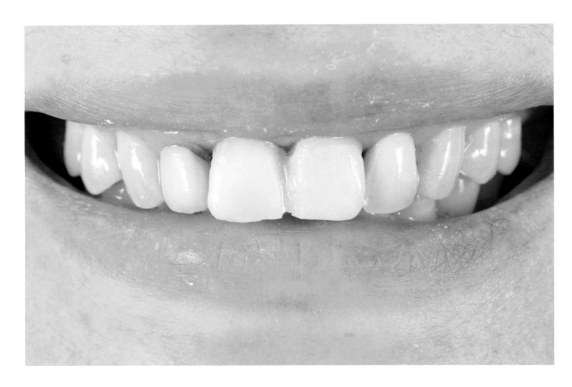

图 5-4-61
即刻种植后 4 个月复查

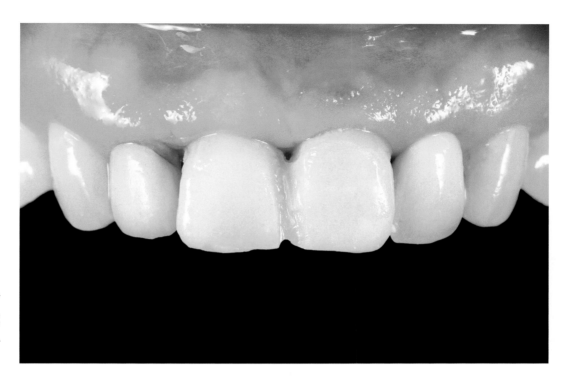

图 5-4-62
即刻种植后 4 个月复查,可见 11、21 龈缘上移了 2mm,和术前设计相符

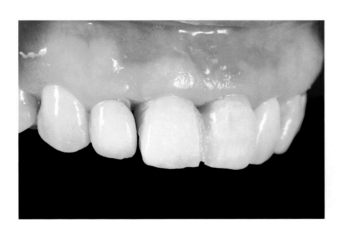

图 5-4-63
即刻种植后 4 个月复查

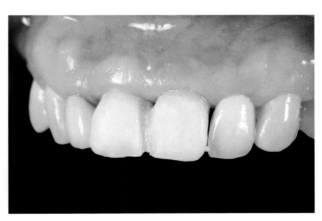

图 5-4-64
即刻种植后 4 个月复查

（四）病例四

患者,女。13缺失,要求种植。临床检查见13修复空间正常,患者自诉拔牙拍X线片时已知骨内有埋伏牙(图5-4-65,图5-4-66)。

考虑到种植过程可能需要数字化引导,以实现精确种植,故拍摄戴用了U形管的CBCT(图5-4-67)。

根据CBCT测量,确定种植空间充足,种植位点和轴向精确控制就可避免触碰埋伏牙,也可以避免根尖穿孔(图5-4-68)。

决定采用数字化实时导航引导手术,在数字化实时导航软件中精确设计种植体位置(图5-4-69)。

连接导航设备相关配件后,进行静态验证(图5-4-70)。

在导航引导下用环形钻切除牙槽嵴顶软组织,接着在导航引导下逐级备洞,植入种植体(图5-4-71~图5-4-74)。

种植体植入后可见良好的种植体位置和软组织袖口,术后CBCT显示植入位点与术前设计一致(图5-4-75,图5-4-76)。

永久修复完成,获得良好美学效果(图5-4-77,图5-4-78)。

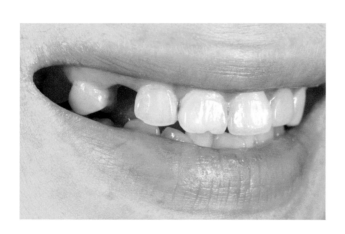

图5-4-65
13缺失,要求种植

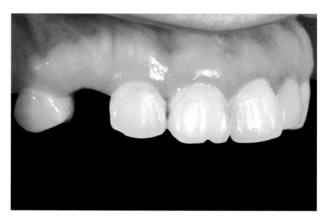

图5-4-66
13修复空间正常,患者自诉骨内有埋伏牙

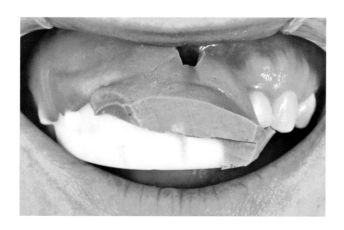

图5-4-67
配戴U形管拍摄CBCT

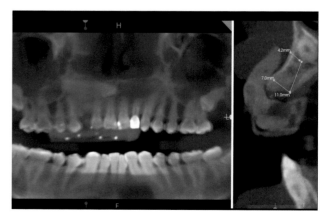

图5-4-68
根据CBCT测量,确定种植空间充足,精确种植可避免触碰埋伏牙,也可以避免根尖穿孔

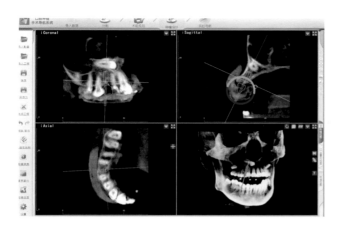

图 5-4-69
在数字化实时导航软件中精确设计种植体位置

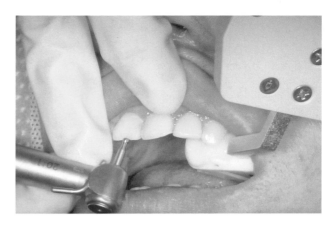

图 5-4-70
连接导航设备相关配件后，进行静态验证

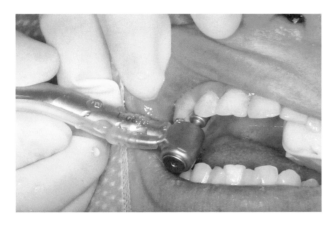

图 5-4-71
在导航引导下用环形钻切除牙槽嵴顶软组织

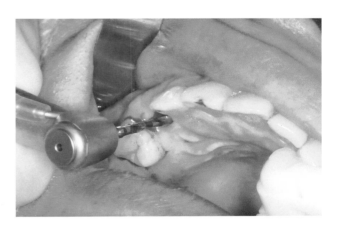

图 5-4-72
在导航引导下逐级备洞

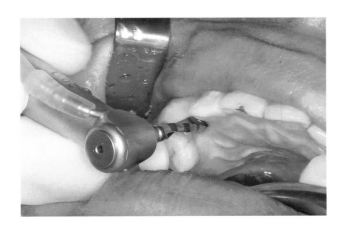

图 5-4-73
在导航引导下逐级备洞

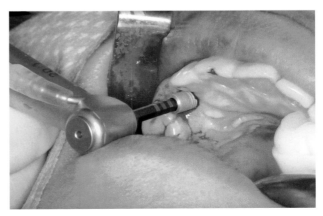

图 5-4-74
植入种植体

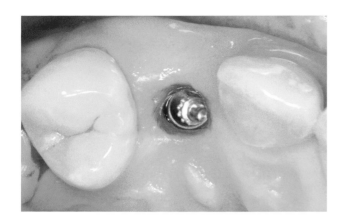

图 5-4-75
良好的种植体植入位置和软组织袖口

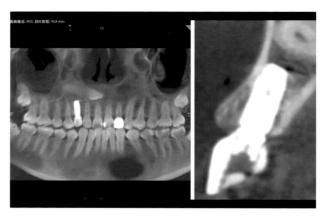

图 5-4-76
术后 CBCT 显示植入位点与术前设计一致

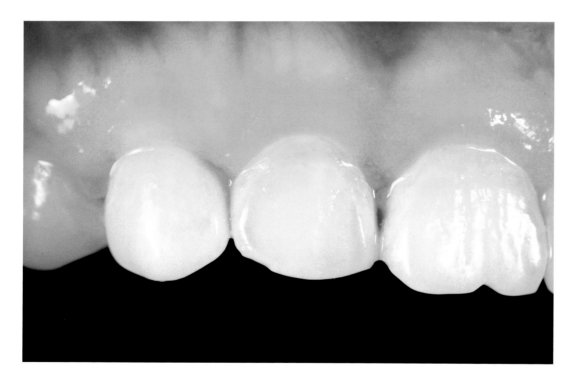

图 5-4-77
永久修复完成,获
得良好美学效果

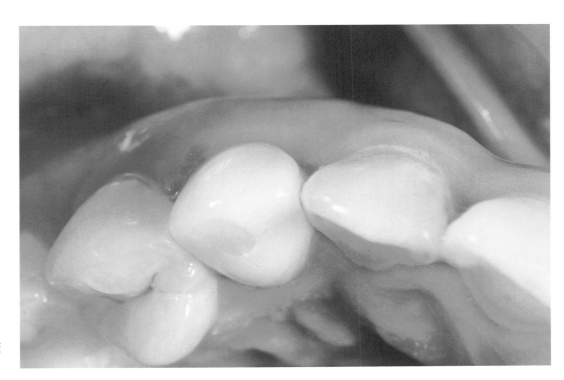

图 5-4-78
永久修复完成,获
得良好美学效果

小结

1. 数字化实时导航的术前准备

(1) 采用硅橡胶将 U 形管配戴在患者口内,与种植位点同颌的牙列上,拍摄 CBCT;

(2) 将 CBCT 数据导入数字化导航软件中;

(3) 在数字化导航软件中简要设计修复体;

(4) 根据修复需要设计种植体的精确位置和轴向;

(5) 在三维视角下仔细检查、确定种植位点,明确设计方案。

2. 数字化实时导航的基本流程

(1) 标定手机和参考板;

(2) 配戴 U 形管,匹配虚拟牙列(CBCT 数据)和实体牙列;

(3) 静态验证;

(4) 实时导航手术。

3. 导航手术的要点

(1) 稳定;

(2) 角度;

(3) 工作体位和状态的熟悉;

(4) 三维想象能力的建立。

第五节　数字化导板和数字化导航的对比

数字化导板和数字化导航是目前临床上最常用的两类数字化引导手术技术,两者存在类似的数字化设计过程,但其术前准备、手术中的流程、手术中的注意要点等许多方面都存在区别。

数字化导板和数字化导航各有特点、各有利弊。在很多情况下,数字化导板或者导航都可以满足数字化引导的要求,精确度也基本一致;而数字化导板或者导航因存在着各自的特点,在某些病例中,会有更适合的引导方式。在条件允许的情况下,临床医师可以根据病例的实际情况,选择最适合的数字化引导手术方式。

导板和导航,我们在临床上应该如何来抉择? 很多情况下,患者的临床情况,既适合应用导板,也适合应用导航。但是某些情况下,导板和导航各有各的优势。

1. 导板的优势

(1) 需要去骨导板引导精确去骨。

(2) 需要利用导板翻制模型,再在模型上预先制作临时修复体。

以上这 2 种情况都是导航不能完全取代的。

2. 导航的优势

(1) 时间紧迫,需要在 CBCT 扫描当日手术。

(2) 患者张口受限。

(3) 缺牙间隙有限,放不下金属导环。

(4) 种植体长,对角度偏差容忍度低,如穿颧种植。

(5) 可以根据导航引导定点,进行其他外科手术。

3. Block MS 总结[20]如下:

(1) 对于经验丰富的医师来说,如果患者的临床情况二者都适合,建议选择导航。考虑到时间成本和花费,导航更加适合。

(2) 对于牙列缺损的病例,要把导航参考板固定在坚固的天然牙上,并且没有临时冠。

(3) 对于磨牙区种植,由于开口受限,应用不了加长的导板引导性钻针;或者缺牙间隙过小,放不下金属导环,可以选用导航系统。

(4) 导航系统更加灵活,允许医师在术中根据临床情况调整手术方案。允许患者就诊当日即刻手术。当然,导航手术需要一个学习曲线的过程。

需要注意的是,数字化技术发展速度非常迅猛,突飞猛进的进步和改变每天都在发生。临床医师只有不断学习、不断实践,才能跟随时代的进步。

数字化导板和数字化导航的对比

	数字化导板	数字化导航
术前准备	设计、打印导板,时间较长	设计种植体,时间较短
术中准备	试戴导板,检查就位、稳定性,所需时间很短	手机、U形管、参考板的标定、匹配、验证等流程,所需时间较长
手术视野	相对较差	相对较好
术区降温	易受影响	不受影响
术中实时监测能力	没有	有
术中调整方案	没有机会	有机会
对术者手法的依赖	限定路径,对术者手法控制依赖降低	不限定路径,依赖术者的手法控制
不同区位同期手术	方便,易于操作	不方便,经常需要重新匹配、验证等流程
对余留天然牙要求	牙支持式要求高,条件差时有其他支持形式	牙固定式要求高,条件差时有其他固定形式
对张口度要求	前牙区要求不高,后牙区要求较高	无特殊要求
对设备要求	外包设计加工无需特殊设备;自行设计加工需要软件、3D打印机	需要导航仪器
对工具盒要求	需要特殊导航工具盒	不需要特殊工具盒

小结

1. 导板的优势

(1) 需要去骨导板引导精确去骨。

(2) 需要利用导板翻制模型,再在模型上预先制作临时修复体。

2. 导航的优势

(1) 时间紧迫,需要在 CBCT 扫描当日手术。

(2) 患者张口受限。

(3) 缺牙间隙有限,放不下金属导环。

(4) 种植体长,对角度偏差容忍度低,如穿颧种植。

(5) 可以根据导航引导定点,进行其他外科手术。

3. 和导板相比,导航的术前准备时间较短,不需要特殊备洞钻针;导航的手术视野清晰,降温效果好;对张口度、缺牙间隙没有特殊要求;术中可以实时监控,灵活调整手术方案。但是也存在一些缺点:需要购买特殊的仪器;需要一定的学习曲线;术中花费的时间较长;对于牙支持式的导航方式来说,对余留天然牙要求较高;不同的区段种植需要重新标定、配准。

参考文献

[1] BLOCK M S,EMERY R W,CULLUM D R,et al. Implant placement is more accurate using dynamic navigation. Journal of Oral and Maxillofacial Surgery,2017,75(7):1377-1386.

[2] 宿玉成. 口腔种植学. 北京:人民卫生出版社,2014.

[3] SCHNEIDER D,MARQUARDT P,ZWAHLEN M,et al. A systematic review on the accuracy and the clinical outcome of computer-guided template-based implant dentistry. UK:Centre for Reviews and Dissemination,2009.

[4] JUNG R E,SCHNEIDER D. Computer technology appliecations in surgical implant dentistry:a systematic review.Int J Oral maxillofac implants,2009,24:92-109.

[5] D'HAESE J,VAN DE VELDE T. Accuracy and complications using computer-designed stereolithographic surgical guides for oral rehabilitation by means of dental implants:a review of the literature. Clin Implant Dent Relat Res,2012,14(3):321-335.

[6] VAN ASSCHE N,VERCRUYSSEN M. Accuracy of computer-aided implant placement. Clin Oral Implants Res,2012,23(6):112-123.

[7] SCHERER U,STOETZER M,RUECKER M,et al. Template-guided vs. non-guided drilling in site preparation of dental implants. Clin Oral Investig,2015,19:1339-1346.

[8] NOHARET R,PETTERSSON A,BOURGEOIS D. Accuracy of implant placement in the posterior maxilla as related to 2 types of surgical guides:a pilot study in the human cadaver. J Prosthet Dent,2014,112:526-532.

[9] BERETTA M,POLI P P,MAIORANA C. Accuracy of computer-aided template-guided oral implant placement:a prospective clinical study. J Periodontal Implant Sci,2014, 44:184-193.

[10] ZHAO X Z,XU W H,TANG Z H,et al. Accuracy of computer-guided implant surgery by a CAD/CAM and laser scanning technique. Chin J Dent Res,2014,17:31-36.

[11] PETTERSSON A,KERO T,SODERBERG R,et al. Accuracy of virtually planned and CAD/CAM-guided implant surgery on plastic models. J Prosthet Dent,2014,112:1472-1478.

[12] VAN DE WIELE G,TEUGHELS W,VERCRUYSSEN M,et al. The accuracy of guided surgery via mucosa-supported stereolithographic surgical templates in the hands of surgeons with little experience. Clin Oral Implants Res,2014,26(12):1289-1294.

[13] VERCRUYSSEN M,COX C,COUCHE W,et al. A randomized clinical trial comparing guided implant surgery(bone- or mucosa- supported)with mental navigation or the use of a pilot-drill template. J Clin Periodontol,2014,41:717-723.

[14] WANSCHITZ F,BIRKFELLNER W. Computer-enhanced stereoscopic vision in a head-mounted display for oral implant surgery. Clin Oral Implants Res,2002,13(6):610-616.

[15] CHEN C K,YUH D Y,HUANG R Y,et al. Accuracy of implant placement with a navigation system,a laboratory guide,and freehand drilling. The International Journal of Oral & Maxillofacial Implants,2018,33(6):1213-1218.

[16] WAGNER A,WANSCHITZ F. Computer-aided placement of endosseous oral implants in patients after ablative tutor surgery:assessment of accuracy. Clin oral implants Res,2003,14(3):340-348.

[17] DECHAWAT K,PANMEKIZTE S,SUBBALEKHA K,et al.The accuracy of static vs. dynamic computer-assisted implant surgery in single tooth space:a randomized controlled trial. Clin Oral Implants Res,2019,30(6):505-514.

[18] EMERY R W,MERRITT S A,LANG K,et al. Accuracy of Dynamic Navigation for Dental Implant Placement-Model Based Evaluation. J Oral Implantol,2016,42(5):399-405.

[19] KAUFFMANN P,RAU A,ENGELKE W,et al.Accuracy of navigation-guided dental implant placement with screw versus hand template fixation in the edentulous mandible.Int J Oral Maxillofac Implants,2018,33(2):383-388.

[20] BLOCK M S,EMERY R W. Static or dynamic navigation for implant placement-choosing the method of guidance. Journal of Oral and Maxillofacial Surgery,2016,74(2): 269-277.

[21] HEMM S,BÖHRINGER S,GARNIER Q,et al. Accuracy investigation of dual mode markers for navigated dental implant surgery with a new 3D real time navigation system DENACAM. CAOS,2017,1:219-223.

[22] MA L,JIANG W,ZHANG B,et al. Augmented reality surgical navigation with accurate CBCT-patient registration for dental implant placement. Medical & Biological Engineering & Computing,2019,57(1):47-57.

[23] STEFANELLI L V,DEGROOT B S,LIPTON D I,et al. Accuracy of a dynamic dental implant navigation system in a private practice. International Journal of Oral & Maxillofacial Implants,2019,34(1):205-213.

[24] BLOCK M S,EMERY R W,LANK K,et al. Implant Placement Accuracy Using Dynamic Navigation. The International journal of oral & maxillofacial implants,2016,32(1): 92-99.

[25] STRONG E B,RAFII A,HOLHWEG-MAJERT B,et al. Comparison of 3 optical navigation systems for computer-aided maxillofacial surgery. Arch Otolaryngol Head Neck Surg,2008,134:1080-1084.

[26] CASAP N,WEXLER A,ELIASHAR R. Computerized navigation for surgery of the lower jaw:Comparison of 2 navigation systems. J Oral Maxillofac Surg,2008,66:1467-1475.

[27] POESCHL P W,SCHMIDT N,GUEVARA-ROJAS G,et al. Comparison of cone-beam and conventional multislice computed tomography for image-guided dental implant planning. Clin Oral Investig,2013,17:317-324.

[28] EWERS R,SCHICHO K,UNDT G,et al. Basic research and 12 years of clinical experience in computer-assisted navigation technology:a review. Int J Oral Maxillofac Surg, 2005,34:1-8.

[29] WITTWER G,ADEYEMO W L,SCHICHO K,et al. Prospective randomized clinical comparison of 2 dental implant navigation systems. J Oral Maxillofac Implant,2007,22:785-790.

[30] WANSCHITZ F,BIRKFELLNER W,WATZINGER F,et al. Evaluation of accuracy of computer-aided intraoperative positioning of endosseous oral implants in the edentulous mandible. Clin Oral Implants Res,2002,13:59-64.

[31] LUETH T C,WENGER T,RAUTENBERG A,et al. Robo-Dent and the change of needs in computer aided dental implantology during the past ten years. Presented at the 2011 IEEE International Conference on Robotics and Automation,2011,May 9-13.

[32] CASAP N,LAVIV A W. Computerized navigation for immediate loading of dental implants with a prefabricated metal frame:A feasibility study. J Oral Maxillofac Surg,2011, 69:512-519.

[33] SIESSEGGER M,SCHNEIDER B T,MISCHKOWSKI R A,et al. Use of an image-guided navigation system in dental implant surgery in anatomically complex operation sites. J Craniomaxillofac Surg,2001,29:276-281.

第六章

美学区种植手术基本操作技术和处理原则

刘　峰　王妙贞　詹雅琳　余　涛

在讨论了种植整体策略、种植位点和轴向、自由手及数字化引导精确植入等理念和技术后,本章开始进入到手术细节部分。

本章讨论了美学区种植手术的基本操作技术和处理原则。首先讨论美学区种植手术中的几个基本操作技术,包括切口设计、减张设计和缝合设计等,之后探讨微创和美学两个重要的处理原则。

在美学区,微创是一个非常关键的因素。需要明确的是,在制订手术总体方案时,我们并不是将"微创"作为核心关键要素来考虑,而是以术后整体美学效果作为核心目标。然而,落实到任何一个手术术式和手术处理过程中,我们都要遵守微创处理原则,尽量做到在确定的术式下进行最微创的治疗,以获得好的治疗效果。

当然,还有很多技术细节会带来美学上的差异,在美学区,我们要更多的从美学效果出发,确定手术操作细节,而这就是手术中的美学处理原则。

Dental implant in Esthetic Zone
From Design Concept to Clinical Practice

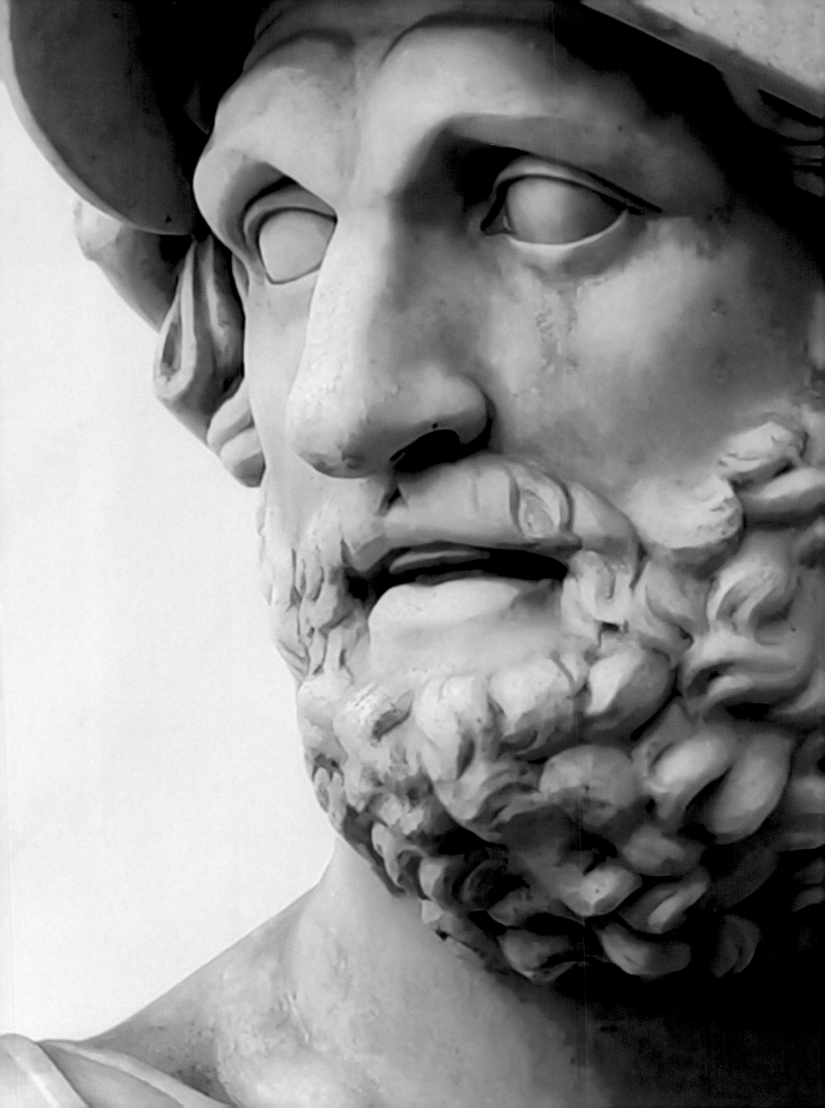

第一节　美学区种植手术基本操作技术

美学区种植手术的基本操作技术包括切口、翻瓣、减张等。

如前面章节所述,即刻种植大部分情况下不需要切开、缝合等操作[1]。本节重点谈谈几个在美学区早期种植或延期种植中常见的问题和思考。

一、牙槽嵴顶切口的形式和位置

1. 牙槽嵴顶环形切口(punch incision)的形式　根据软硬组织的条件,选择相应牙槽嵴顶切口(crestal incision)的形式。在软硬组织条件都非常理想的情况下,采用牙槽嵴顶环形切口、不翻瓣种植是操作最简便、创伤最小的操作形式[2,3](图6-1-1)。

这一类切口在后牙区骨量充足的情况下应用相对常见[4],而在美学区比较少见,并且通常需要配合数字化引导才能够精准的完成植入手术[5,6]。

大部分美学区种植需要采用牙槽嵴顶水平切口,翻瓣暴露牙槽嵴顶。此时需要考虑牙槽嵴顶水平切口的位置。

2. 牙槽嵴顶水平切口(horizontal incision)的位置　牙槽嵴顶水平切口可以切在正中、略偏腭侧或者略偏颊侧[7](图6-1-2~图6-1-4),各个位置均有利弊,临床上需要根据病例的临床特点进行选择。

牙槽嵴顶偏腭侧切口最有利于实现种植体偏腭侧植入的需求,可以更多地保留唇侧软组织,对于美学效果最有利,因此成为美学区种植的首选切口位置。但是要注意,偏腭侧不能过多,否则超过正中的软组织瓣供血会受到不良影响,进而影响术后的愈合。在进行垂直骨增量时,往往因为软组织的质或量不足以保护下方的植骨材料,出现术后伤口裂开的问题。

牙槽嵴顶正中切口最有利于软组织瓣的血供,利于术后愈合。如果软组织在术前已经因为长期慢性炎症,或者前期的手术处理而存在明显瘢痕,血供基础条件不佳,则建议采用牙槽嵴顶正中切口。也有文献报道,可以采用常规的牙槽嵴顶正中切口＋沟内切口＋半厚瓣减张进行水平骨增量[8]。这样做的好处可以避免垂直切口。

牙槽嵴顶偏唇侧切口在常规情况下应用较少,只有在进行大量的软硬组织重建时,由于腭侧组织减张潜力弱;而唇颊侧组织减张潜力大,采用偏唇侧切口可以将部分唇

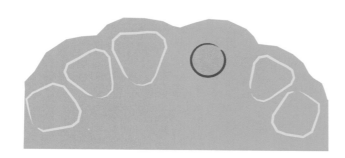

图 6-1-1
牙槽嵴顶环形切口

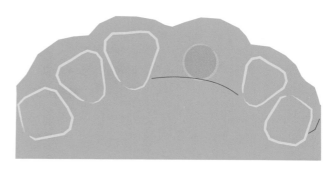

图 6-1-2
牙槽嵴偏腭侧水平切口

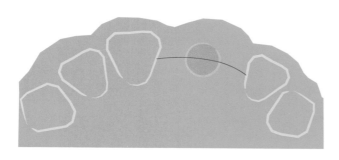

图 6-1-3
牙槽嵴正中水平切口

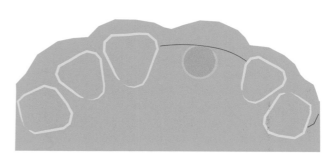

图 6-1-4
牙槽嵴偏唇侧水平切口

侧软组织转移至腭侧,实现双侧接近的减张效果,有利于对位缝合。但是这样的处理办法会造成唇侧角化龈减少、前庭沟变浅等问题,需要在后期的手术中予以纠正,因此通常情况下不考虑偏唇侧的切口位置。

二、美学核心区垂直切口的有限应用

垂直切口(vertical incision)是非常重要的减张方法,并且可以更轻松地实现软组织瓣冠向复位,非美学区必要的情况下是可以常规应用的。但是在美学区就有可能留下明显的瘢痕(图 6-1-5,图 6-1-6),影响粉色美学效果,尤其是高位笑线的患者,更需要尽量避免。

在美学区,如果患者的软硬组织条件很好,除了种植手术外无需额外的软硬组织增量,则可以选择不翻瓣手术,因其最微创,同时也能最大限度地维持软硬组织的初始状态;如果患者的种植体颈部少量缺骨,可以通过向邻牙延伸的沟内切口来获得手术空间和视野;如果中量到大量缺骨,沟内切口就需要延伸到尖牙的远中,然后在尖牙的远中做垂直切口来获得手术空间和视野;如果极大量缺骨,或者需要在邻牙根方收集自体骨,甚至需要延伸到两侧尖牙的远中,然后分别在两侧尖牙的远中各做一个垂直切口,来获得最大量的手术空间暴露和最清晰的手术视野,也便于整体的减张和冠向复位。

通过这样的方式,就可以避免在美学核心区做垂直切口,从而避免瘢痕的形成。这对于绝大多数病例是非常适用和实用的。

　　但是有些病例,不可避免地需要在美学区做垂直切口。例如,邻牙有明显的附着丧失,但是还有保留的价值,龈缘高度尤其是龈乳头高度还维持在看似正常的高度。这类患者在做常规的沟内切口后,术后邻牙的龈缘、龈乳头高度不一定能恢复到术前的水平,出现龈乳头区黑三角变大,唇侧龈退缩的表现。邻牙的粉色美学效果,在术前术后出现极大反差,患者往往难以接受。对于这类患者我们可以选择替代方案,在局部做垂直切口,做种植区域小范围的翻瓣,从而避免对邻牙的手术伤害。

　　那么在美学核心区不可避免的需要做垂直切口的情况下,如何能够减小瘢痕的形成呢?

　　1. 垂直切线周围能做半厚瓣的情况下,首选半厚瓣(图 6-1-7,图 6-1-8)。

　　2. 垂直切线周围必须做全厚瓣的情况下,非角化黏膜的垂直切线应做在根面凹陷根间纵沟上,并且冠根向走行为垂直向切线,而不是常规的斜行切线[9-11](图 6-1-9,图 6-1-10)(具体见第六章第三节)。

　　3. 建议一定要采用显微外科器械,细针、细线,精细对位缝合,减少术后瘢痕的形成[12,13]。

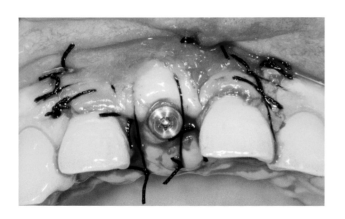

图 6-1-5
美学区的垂直切口,缝合对位基本良好

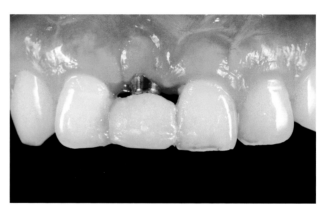

图 6-1-6
愈合后可见明显瘢痕,成为长期的美学微缺陷

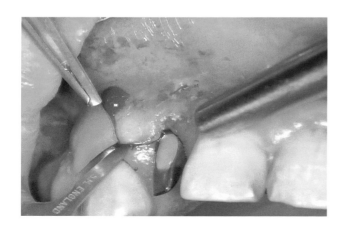

图 6-1-7
垂直切线附近用 15C 刀片做锐分离,制作半厚瓣

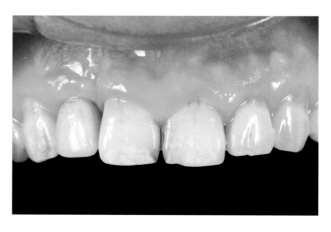

图 6-1-8
愈合后可见垂直切线附近瘢痕若隐若现,对粉色美学影响不大

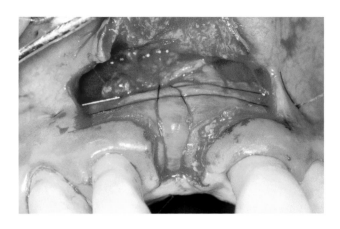

图 6-1-9
非角化黏膜区垂直切口切透骨膜,垂直向走行,翻全厚瓣

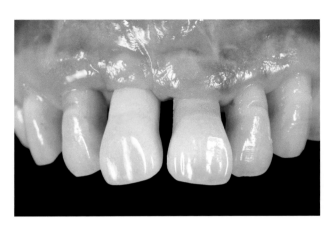

图 6-1-10
愈合后可见少量瘢痕

三、美学核心区垂直切口的替代方式

美学区种植手术,我们首先应判断需要减张的程度大小,有些属于完全原位缝合的,是不需要进行明显减张;对于确实需要比较广泛翻瓣、减张的种植和软硬组织增量手术,我们的基本策略是将必要的垂直切口推移到美学核心区以外,在美学核心区则采用其他替代的减张方式,如半厚瓣减张。

具体来讲,在尖牙远中面之后的位置通常可以行垂直切口;而在中切牙、侧切牙区、尖牙近中面都不应该采用垂直切口。比较常用的替代方式为骨膜切开和半厚瓣减张,也可以通过延伸沟内切口的办法,将垂直切口推移至非美学区(图 6-1-11~图 6-1-16)。

美学区的治疗除了需要认真综合考虑切口的设计外,翻瓣的处理也需要斟酌[14]。

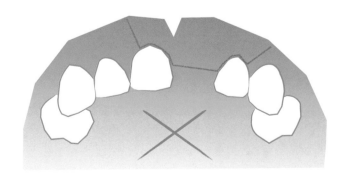

图 6-1-11
术区为中切牙的垂直切口方案,美学核心区存在比较大的美学风险

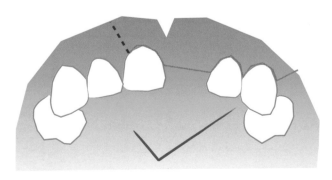

图 6-1-12
增加尖牙沟内切口,垂直切口推移至尖牙远中,美学核心区改为骨膜切开和半厚瓣减张

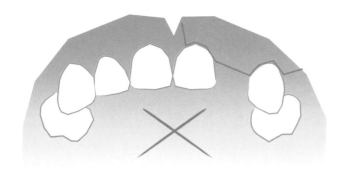

图 6-1-13
术区为侧切牙的垂直切口方案,美学核心区存在比较大的美学风险

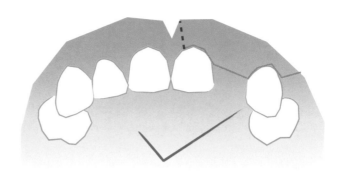

图 6-1-14
美学核心区改为骨膜切开和半厚瓣减张,减小美学风险

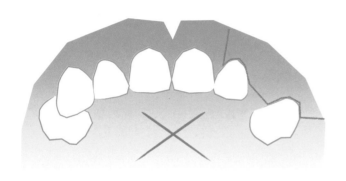

图 6-1-15
术区为尖牙的垂直切口方案,美学核心区存在比较大的美学风险

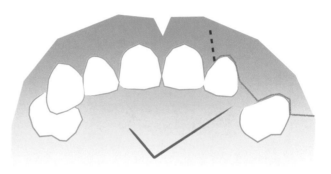

图 6-1-16
美学核心区改为骨膜切开和半厚瓣减张,减小美学风险

四、美学区唇侧瓣常用的减张方式

前述增加垂直切口是唇(颊)侧瓣减张的有效方式,但是在美学区并不推荐常规应用。除了会形成瘢痕组织影响美观外,还会影响血供,不利于组织愈合[11]。美学区常规应用的减张方式包括以下几类:

1. 骨膜切开减张(periostal releasing incision,PRI)骨膜是一层韧性非常好,但缺乏弹性的组织。翻开全厚瓣以后,瓣的弹性和动度依然非常有限,主要因为骨膜的牵张所致。

想增加瓣的动度、长度,获得减张效果,首先需要进行骨膜切开,这是最基本的减张方式。只要将骨膜横向轻轻切开,瓣就会立刻获得明显的松弛效果(图6-1-17)。对于轻微的减张需求,这样的处理获得的减张效果有可能是已经足够的;对于需要大量减张效果的情况,骨膜切开可以看作是进一步减张的第一步操作[15]。

在进行引导骨再生(GBR)的情况下,唇颊侧骨膜切开的位置需要在黏膜具有比较厚的厚度的位置,以保证减张后的黏膜仍然具有比较厚的厚度,从而保证稳定的健康效果和美学效果。否则在 GBR 骨增量处理后,如果存在减张后变得很薄弱的黏膜,就可能形成骨粉瘘,影响 GBR 的效果(图 6-1-18)。

另外,骨膜切开应该是出现一个清晰连续的切口,而不应多层、多次切断骨膜,造成骨膜破损,影响瓣的强度和韧性,也影响瓣的血运;在翻瓣剥离的过程中,要尽量应用钝性剥离器械,避免应用锐性器械将骨膜反复多次切开。

否则,将增加瘢痕挛缩的风险,在非常薄弱的位置也容易形成骨粉瘘,影响成骨效果,同时影响软组织的健康和美观效果(图6-1-18)。

2. 骨膜切开加黏膜下组织纵劈式减张　骨膜切开后,把瓣的整体纵劈为内外两层,内层含有骨膜,韧性大、弹性和动度小;外层弹性和动度较大。利用外层的弹性和动度,可以获得一定的减张效果,这种减张原理为黏膜纵劈式减张,实际上也就是半厚瓣切口(partial-thickness incision)减张。

根据半厚瓣的分层位置,还可以将这类减张分解为不强调清晰层次的常规半厚瓣减张(图6-1-19)、层次清晰的黏膜下减张及骨膜上减张三类。总体而言,外层瓣的厚度越小,外层瓣的动度越大,但是强度就越有限,越容易出现美学和健康并发症。因此,我们需要根据实际需要,确定半厚瓣的分层深度。

常规的半厚瓣减张一般在需要减张量比较小,且希望更为微创的情况下应用(见图6-1-19)。在仅需要少量减张的手术中,可以完全不进行垂直切口的减张,仅通过术区根方半厚瓣,就可以获得一定的减张效果。

当骨缺损相对较少、牙槽嵴高度也没有明显下降时,需要的减张量也相对较小,也可以采用半厚瓣减张技术,获得一定的减张量,同时整体创伤更小。一般在跨过骨缺损区后即进行骨膜切口,改为半厚瓣;如果骨缺损区尚未

超越膜龈联合,则应在跨过膜龈联合后改为半厚瓣。

具体操作就是在角化黏膜部分采用全厚瓣,跨过需要进行增量处理的部位后,即切开骨膜,继续锐分离翻开半厚瓣,利用半厚瓣表层良好的弹性,即可以达到一定的减张效果。非常少量的软硬组织增量手术即可以通过这样的操作完成(图6-1-20)。

即刻种植中,对于薄龈型患者采用隧道技术进行的软组织增量手术,实际上也是利用了这种减张方式:牙槽嵴顶首先采用全厚瓣,越过膜龈联合后改为半厚瓣[16,17](图6-1-21)。

前述美学核心区的替代垂直切口的半厚瓣减张技术,是在常规垂直减张切口的位置,改为从骨膜内部切开骨膜,而不是切开全部黏膜,因此不形成垂直切口;之后在骨膜外层继续锐分离翻开半厚瓣,并与根方的水平减张切口完全贯通;利用半厚瓣表层良好的弹性,与根方减张,以及远中非美学区域的垂直切口一起,可以实现更大程度的减张效果,可以满足一般程度软硬组织增量的减张要求(图6-1-22)。

在采用这个技术时,有一个细节需要注意:半厚瓣的骨膜切口,需要和根方的骨膜切口贯通、交叉,才能获得黏膜良好的动度,实现足够的减张效果。

另外,两类半厚瓣减张技术有着自己的特点和适应证。

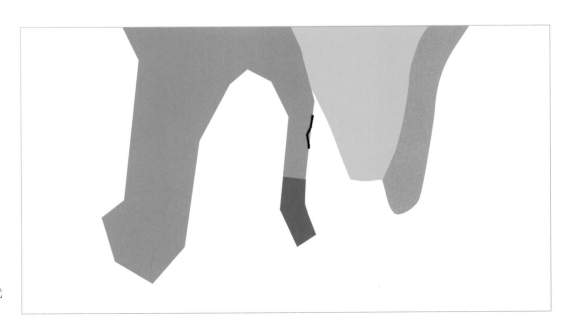

图6-1-17
只要将骨膜横向轻轻切开,瓣就会立刻获得明显松弛

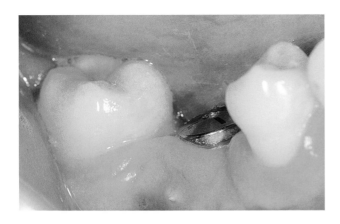

图 6-1-18
功能区 GBR 因黏膜过薄,形成骨粉瘘,影响成骨效果

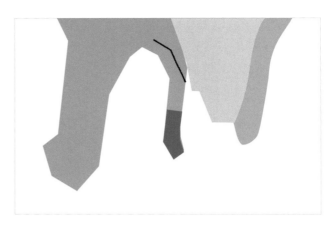

图 6-1-19
不强调清晰层次的常规半厚瓣减张

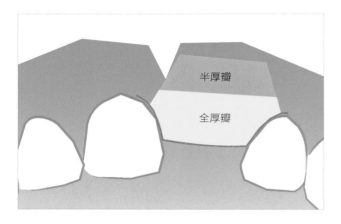

图 6-1-20
根方半厚瓣减张

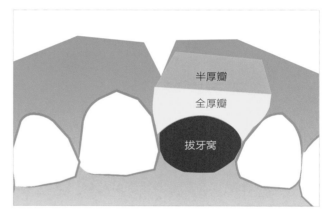

图 6-1-21
拔牙后即刻,采用隧道技术进行的软组织增量的根方半厚瓣减张技术

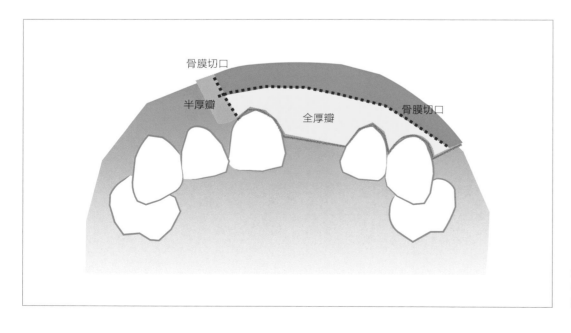

图 6-1-22
美学核心区代替垂直切口的半厚瓣减张技术

黏膜下半厚瓣(superifical split flap)减张主要应用于牙槽骨已经大量吸收、前庭沟很浅的病例,此时需要大量垂直骨增量,这种减张方法是在黏膜下纵向分离软组织,在到达前庭沟底后,顺应黏膜形态转向唇内层,因此可以借用唇内侧黏膜,获得大量的减张效果(图6-1-23)。

骨膜上半厚瓣(periosteal pocket flap)减张则是针对少量骨缺损,仅需创造出少量空间用于GBR植骨、少量减张效果即可关闭创口时,采用骨膜上减张即可满足减张要求,同时可以令表层瓣保存有最大的厚度,容易获得更好的美学效果和健康效果(图6-1-24)。

无论采用哪一种技术,都需要注意,在分离半厚瓣的时候,要给表层瓣留下足够的厚度,以免表层黏膜破裂、穿孔,或者影响血供。

对于过薄的黏膜,不适于采用半厚瓣技术。

3. 骨膜切开加黏膜下组织横断式减张 这种减张方法的原理,一方面是利用骨膜和骨膜下组织切开后的韧性降低、弹性增加;另一方面还可以获得直观的长度增加。一般来讲,这部分减张量相当于横断切口深度的2倍(图6-1-25,图6-1-26)。

采用这种方法时,骨膜切开的位置不能过于冠向,通常在前庭沟根方3~5mm的位置,在此位置黏膜下层具有足够的厚度,可以承受进一步的、较深的切口,从而获得足够的减张效果。

黏膜下组织横断包括两种形式:骨膜锐性切开(periosteal slitting technique)和骨膜钝性分离(periosteo-elastic technique)。

以往经常采用完全的锐性分离,也就是采用手术刀直接切到软组织较深的位置,俗称"一切到底",这样操作非常迅速,减张效果也很好。但是这种深切口还是存在一定的损伤血管或神经,切断肌肉纤维的风险,并且术中出血较多,术后出血、肿胀、疼痛等术后并发症比例较高,因此目前已经不是临床首选的减张方法。

现代的减张方法更强调采用钝性分离的方式。此时仅用刀片切开骨膜和骨膜下少许组织即可,之后使用工作端没有锋利刃部的器械,进行钝性分离,将软组织分为冠、根两部分,获得黏膜下组织的横断效果。待整个工作区完成钝性分离后,可将黏膜向冠方牵拉,分离成冠、根两部分的软组织被牵拉成直线,于是就可以获得非常明显的减张效果。

应用一些常用工具,比如笔者习惯应用中等锋利程度的大刮匙,就可以获得很好的钝性分离减张效果(图6-1-27~图6-1-30);另外也有很多专用的特殊减张工具,在特定的情况下可以获得高效率的减张效果(图6-1-31,图6-1-32)。

采用这些工具钝性分离黏膜下组织后,可能会残存一些纤维牵连着已经分离的部分,此时需要采用手术刀尖将纤维"挑断",就可以使减张效果更明显。

4. 肌肉分离法减张(detaching mucosa from muscles) 某些情况下,可以通过将与术区邻近的肌肉组织和骨膜或黏膜分离,减少了肌肉牵张,可以使软组织瓣获得明显动度,以达到减张效果。

这样方式在功能区较为常见,在下颌前牙区域有时也会应用,但在美学核心区很少应用,在此不进行详细描述。

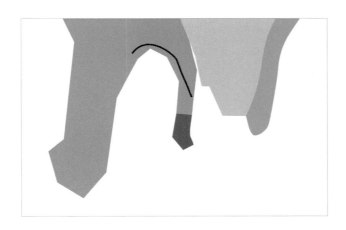

图6-1-23
黏膜下半厚瓣减张

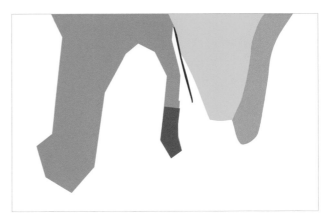

图6-1-24
骨膜上半厚瓣减张

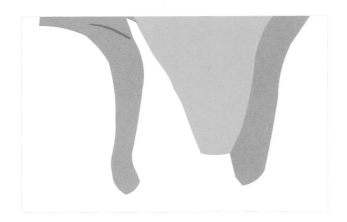

图 6-1-25
骨膜切开 + 黏膜下组织横断式减张

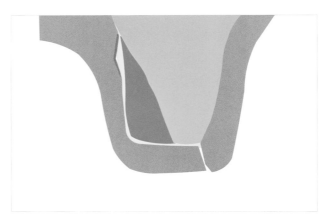

图 6-1-26
可以获得良好的减张效果

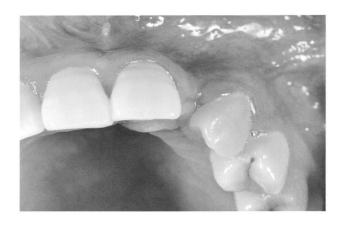

图 6-1-27
22 种植,软硬组织缺损非常明显

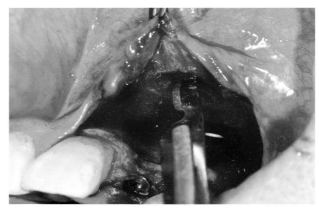

图 6-1-28
近中部分采用半厚瓣减张,根方首先进行骨膜切开

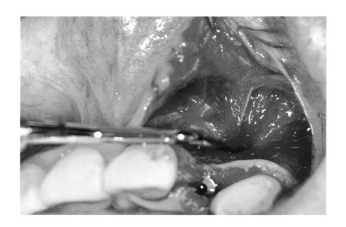

图 6-1-29
骨膜切开后,应用中等锋利程度的大刮匙,进行软组织钝性
分离减张。残存的牵连的纤维,可采用手术刀尖"挑断"

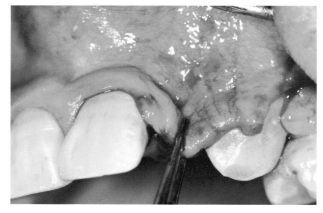

图 6-1-30
获得很好的减张效果

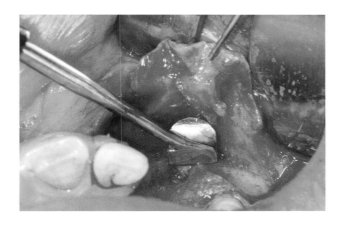

图 6-1-31
应用特殊专用工具进行软组织钝性分离减张

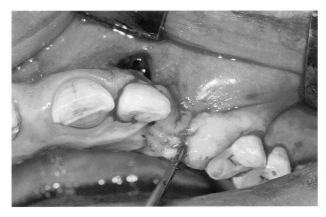

图 6-1-32
可以获得很好的减张效果

五、美学区种植手术的缝合

缝合是手术完成的尾声,看似技术含量并不高,所以有一些工作量非常大的手术者,会将缝合部分完全交给助手。

但实际上缝合是一个非常重要的步骤,缝合效果经常会直接影响术后软组织的恢复及美学效果,有时甚至会影响到手术整体的成败[18]。

关于手术缝合的多种基本方法、基本技术本书中不做详述,下面强调几个和软组织美学密切相关的理念和技术要素。

1. 张力缝合 我们通常强调术中做充分的减张、缝合要做到无张力。实际上这个概念并不十分准确。准确的概念应该是:边缘对位缝合应该是无张力缝合。当边缘存在张力情况下对位缝合,会出现伤口裂开和瘢痕形成[19-21]。而边缘的无张力缝合有时是需要依靠前期的深层张力缝合来保证的。

如果是简单的常规种植手术,并没有进行明显的软硬组织增量,软组织关闭过程中本来就没有过多的张力,手术过程中也不需要有明显的减张过程,也没有必要增加特殊的"张力缝合",此时边缘对位缝合可以比较容易的达到"无张力缝合",术后即可以获得很好的愈合效果(图6-1-33~ 图6-1-38)。

但是在大量软硬组织增量的病例中,因为软硬组织的轮廓发生了明显的变化,因此需要大量的、充分的减张,使软组织可以无张力的覆盖手术区域。但是由于此时软组织瓣通常需要有比较明显的转移、位置改变,而软组织存在向原始位置回弹的潜力,因此,即使是已经做了非常充分的减张,如果直接进行边缘区域的对位缝合,瓣的边缘仍然有可能处于一定的张力之下,而这对于术后的愈合是不利的。一项随机对照临床研究显示,软组织瓣的张力与根面覆盖的效果呈负相关[22]。

此时,应在相对较深的层次、软组织强度大的部位,采用相对粗、韧的缝线,施加比较大的力量,将瓣固定到预定转移的位置。这样的话这一针就是具有张力的,因此称之为"张力缝合"(图6-1-39,图6-1-40)。

张力缝合的意义,是解除因瓣具有回复原位的潜力造成的边缘张力,保证瓣边缘对位缝合的完全无张力,同时也可以避免张力对血供产生的影响[23]。

对于做了大量骨增量手术(如垂直骨增量)的患者,张力缝合的拆线时间,常规建议延长到4周,可以更好的保证软组织稳定在适当的位置愈合,避免拆线后由于口唇动度等造成伤口裂开。为方便拆线时保留张力缝合,建议应用和其他缝合不同的缝线,以便于拆线时轻松地辨别哪一针是张力缝合、应该保留(图6-1-41,图6-1-42)。

2. 无张力对位缝合的技术要点

（1）减张测试达到完全无张力、瓣没有回复力量的状态下，或者通过张力缝合已经完全解除了瓣边缘的回复力量的状态下，再进行边缘的对位缝合，可以获得完全无张力缝合。

（2）采用细线进行边缘的对位缝合，一方面缝合可以更精细，一方面可以检验减张效果。采用足够细的缝线，如果通过缝合强行牵拉，线就会被拉断。因此应用细线缝合不容易造成张力过大的问题。

（3）精确对位，尤其涉及龈缘、微笑暴露区的位置，对缝合精细程度要求更高。

（4）涉及龈乳头部分的缝合，要避免压迫力量，可选择垂直褥式缝合、悬吊缝合等方式，通过向冠方的牵拉效果，获得龈乳头高度的保存。

（5）绝大部分情况下，缝合必须严密（特殊情况将在第七章中详述）。

（6）在大量骨增量手术中，必要时采用双层缝合，保证严密关闭切口，避免因伤口裂开而造成术后风险或失败。

经过精确对位、严密缝合的软组织，一般可以获得非常好的愈合。愈合时间与患者机体的愈合能力密切相关，最快的愈合时间在 5 天左右，一般在 7~10 天可以获得良好的愈合。

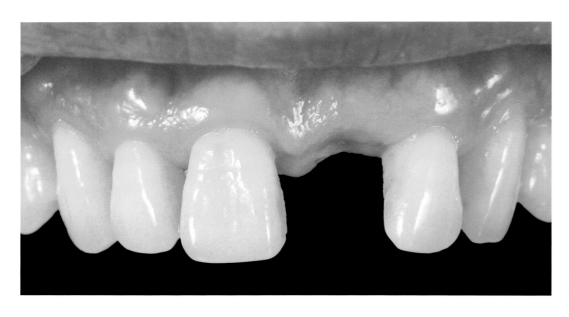

图 6-1-33
21 缺失，近远中间隙略大，软硬组织轮廓尚可

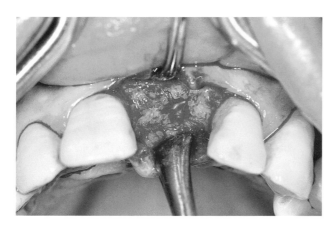

图 6-1-34
翻瓣后见骨轮廓良好

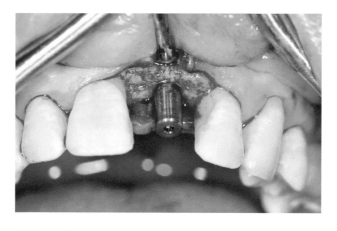

图 6-1-35
植入种植体，不需要大量减张

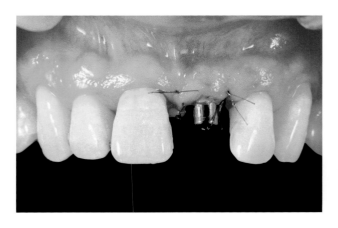

图 6-1-36
简单的转瓣处理,边缘无张力缝合

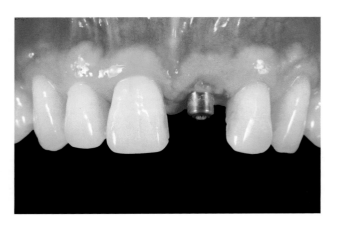

图 6-1-37
拆线时可见愈合良好

图 6-1-38
修复后软硬组织
状态良好,具体修
复流程见第九章

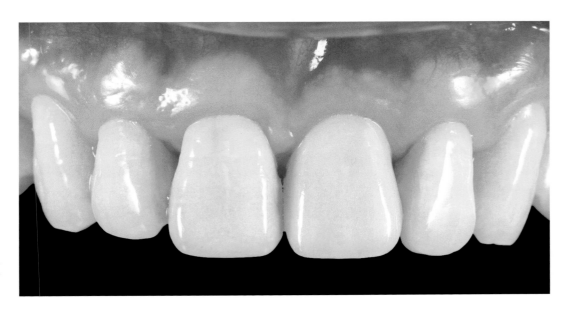

①扫描二维码
②下载 APP
③注册登录
④观看视频

视频 33　无需减张的种植手术和缝合

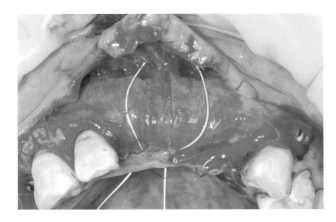

图 6-1-39
美学区大量骨增量,采用白色 4-0 特氟龙缝线进行深部缝合,解除瓣边缘张力。此缝合为张力缝合

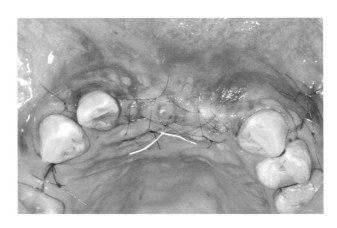

图 6-1-40
瓣边缘采用 6-0 细缝合线进行无张力的对位缝合

①扫描二维码
②下载 APP
③注册登录
④观看视频

视频 34　大量植骨、减张后的张力缝合

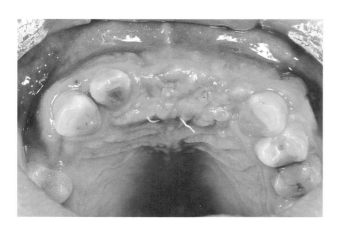

图 6-1-41
7 天后拆除所有对位缝合缝线,可见愈合状态良好;保存张力缝合暂时不拆,以保护伤口进一步愈合

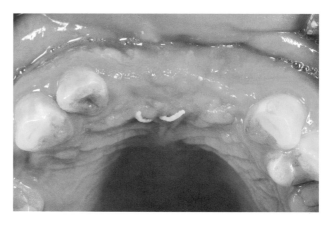

图 6-1-42
1 个月后,可见伤口整体愈合状态非常好,此时拆除张力缝合

六、病例实战

患者,女。上颌切牙因严重牙周病拔除 2 周,其他牙齿已经经过完善牙周治疗。患者急切希望进行种植手术。

口内检查见 12—22 拔除,软组织基本愈合,根方软硬组织缺损明显(图 6-1-43~图 6-1-46)。

术前 CBCT 显示骨量水平缺损严重,12、22 牙槽嵴顶骨宽度尚可,可以考虑早期种植 + 同期水平骨增量处理[24](图 6-1-47,图 6-1-48)。

翻开全厚瓣,去净肉芽组织,可见牙槽骨厚度薄,牙槽嵴顶不平整。应用锐利的先锋钻,确定种植位点和轴向,之后逐级备洞,完成种植窝洞的预备,植入种植体(图 6-1-49~图 6-1-54)。

植入后可见种植体近远中平齐牙槽嵴顶,唇侧较大范围种植体螺纹暴露,腭侧极少量暴露(图 6-1-55)。

应用取骨钻,在同一术区取骨,直接获得骨屑(图 6-1-56~图 6-1-59)。植骨受区形态属于有利型骨缺损,制取自体骨屑的位置有出血,成为良好的血供基础(图 6-1-60)。

预期移植量比较大,在植入移植物之前,就需要进行良好的减张处理。采用骨膜切开减张,不断检查减张量是否完全足够(图 6-1-61~图 6-1-63)。

腭侧稳定固定胶原膜,做好 GBR 准备(图 6-1-64)。

首先在种植体螺纹暴露位置覆盖自体骨,然后覆盖自体骨屑与 Bio-Oss 混合骨颗粒,最后采用 bio-Oss 骨粉进行过量植骨,表面覆盖双层胶原膜(图 6-1-65~图 6-1-69)。

再次检查减张效果,确定可以完全无张力缝合后,首先在牙槽嵴顶正中、距离切口约 5mm 位置,采用较粗缝线、水平褥式缝合,再在两侧同样进行水平褥式缝合,可以确保后续缝合完全无张力(图 6-1-70,图 6-1-71)。

牙槽嵴顶连续锁扣缝合,关闭切口(图 6-1-72,图 6-1-73)。

术后 CBCT 显示种植体位置良好,水平骨增量效果良好(图 6-1-74,图 6-1-75)。

10 天后拆线,软组织获得一期愈合,为后续处理和修复打下良好基础(图 6-1-76,图 6-1-77)。

术后 1 月,达到了良好的愈合状态(图 6-1-78)。

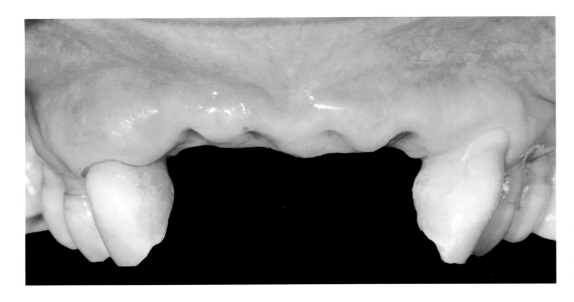

图 6-1-43
上颌切牙因牙周
病拔除 2 周,软组
织未完全愈合

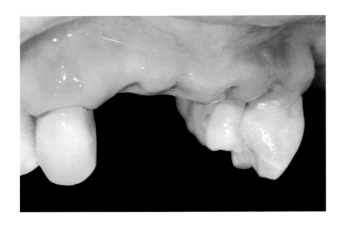

图 6-1-44
根方软硬组织缺损明显

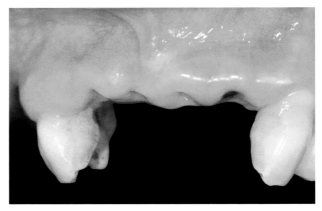

图 6-1-45
根方软硬组织缺损明显

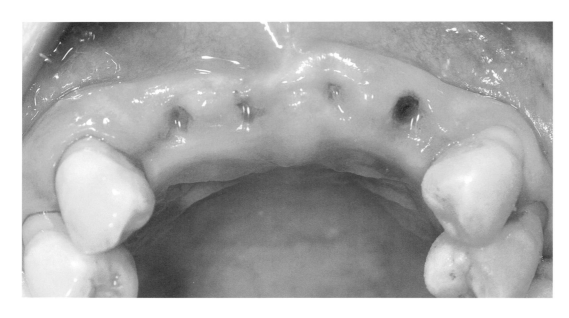

图 6-1-46
牙槽嵴顶骨轮廓、
软组织轮廓尚可

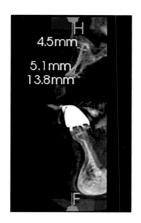

图 6-1-47
术前 CBCT

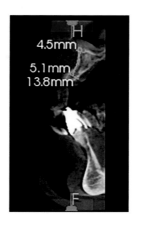

图 6-1-48
术前 CBCT

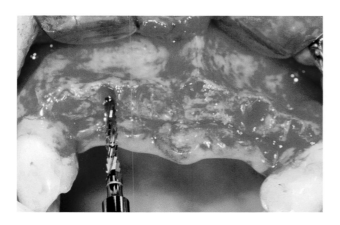

图 6-1-49
锐利的先锋钻确定植入位点和轴向

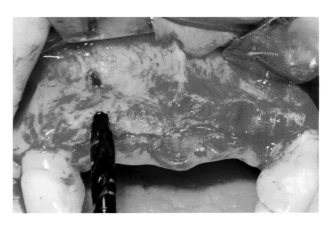

图 6-1-50
逐级备洞

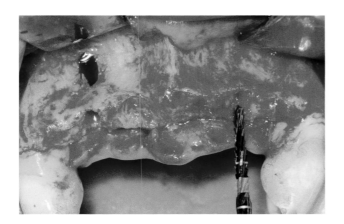

图 6-1-51
锐利的先锋钻确定植入位点和轴向

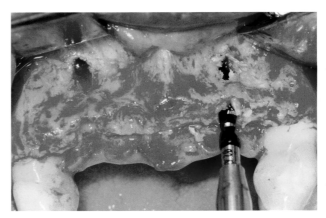

图 6-1-52
逐级备洞

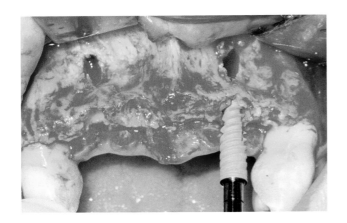

图 6-1-53
植入种植体

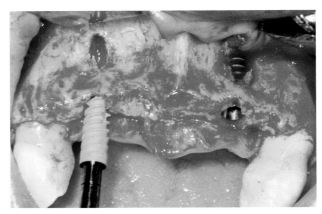

图 6-1-54
植入种植体

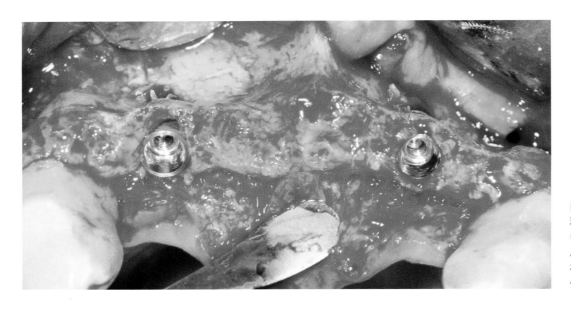

图 6-1-55
种植体植入,近远中平齐牙槽嵴顶,唇侧较大范围种植体螺纹暴露,腭侧极少量暴露

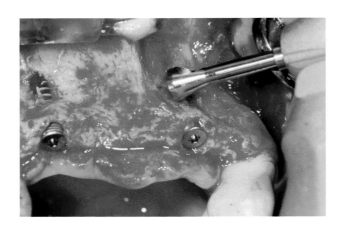

图 6-1-56
同一术区取骨钻取骨

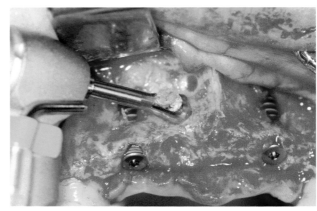

图 6-1-57
同一术区取骨钻取骨

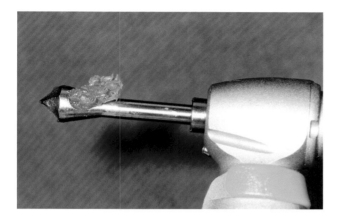

图 6-1-58

取出的自体骨屑

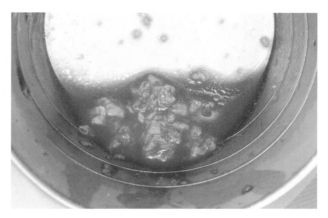

图 6-1-59

应用取骨钻和修整牙槽嵴获得的骨屑

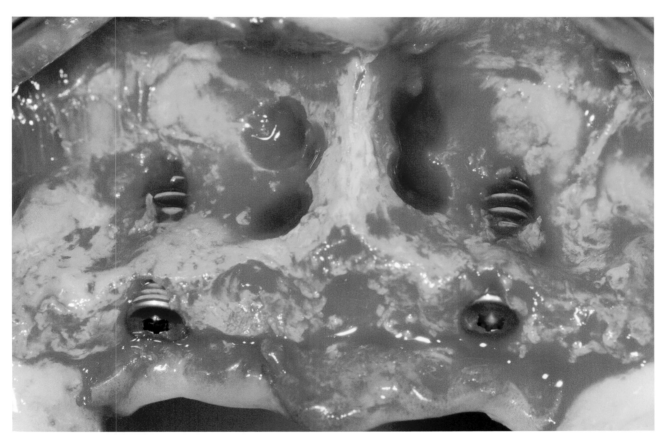

图 6-1-60

植骨受区形态属于有利型骨缺损,制取自体骨屑部分成为良好的血供基础

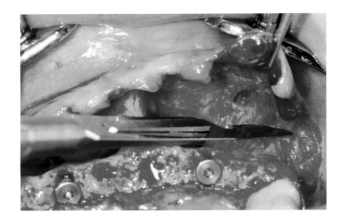

图 6-1-61
骨膜切开减张

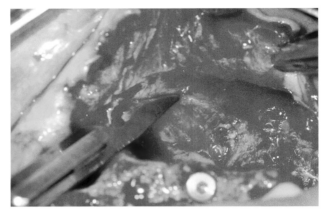

图 6-1-62
骨膜切开减张

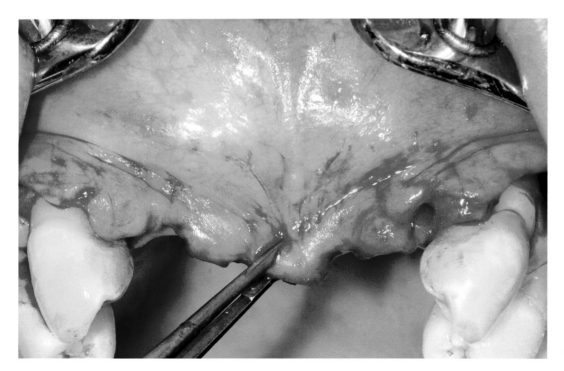

图 6-1-63
检查减张效果

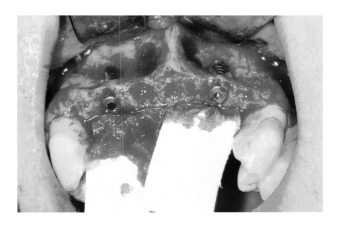

图 6-1-64
腭侧稳定固定胶原膜，做好 GBR 准备

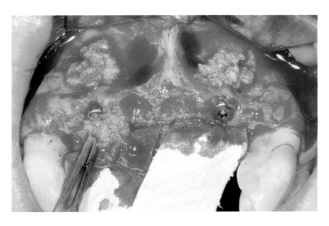

图 6-1-65
种植体螺纹表面覆盖自体骨屑

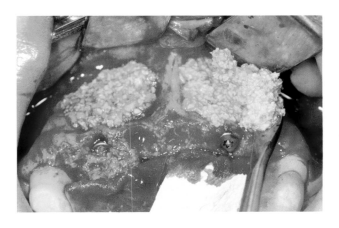

图 6-1-66
覆盖自体骨屑与 Bio-Oss 混合骨颗粒

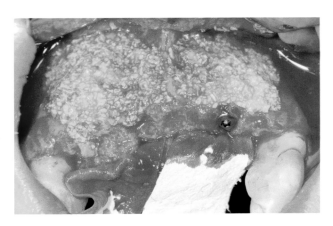

图 6-1-67
过量植骨

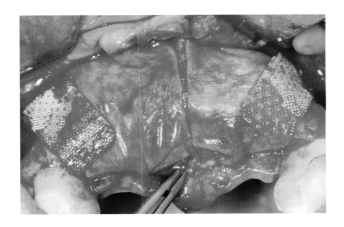

图 6-1-68
双层胶原膜覆盖

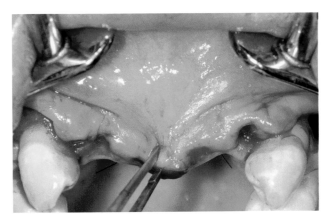

图 6-1-69
再次检查减张效果

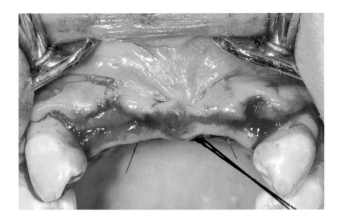

图 6-1-70
正中水平褥式缝合

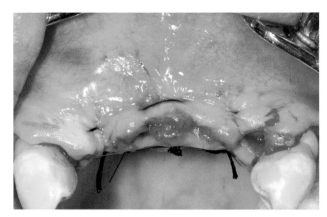

图 6-1-71
水平褥式缝合,确保后续缝合完全无张力

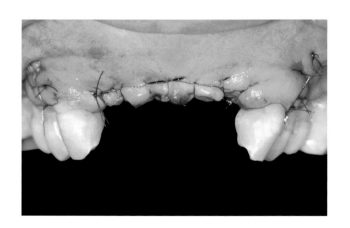

图 6-1-72
牙槽嵴顶连续锁扣缝合,关闭切口

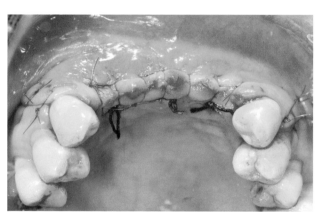

图 6-1-73
缝合后即刻口内像

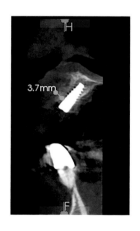

图 6-1-74
术后 CBCT

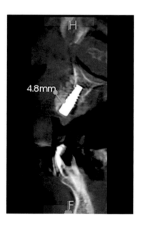

图 6-1-75
术后 CBCT

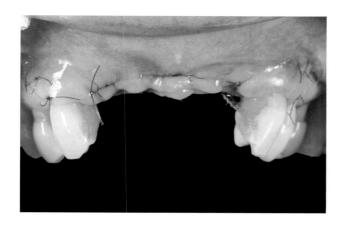

图 6-1-76
10 天拆线,达到一期愈合

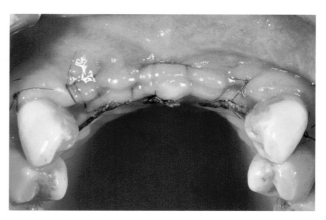

图 6-1-77
10 天拆线,达到一期愈合

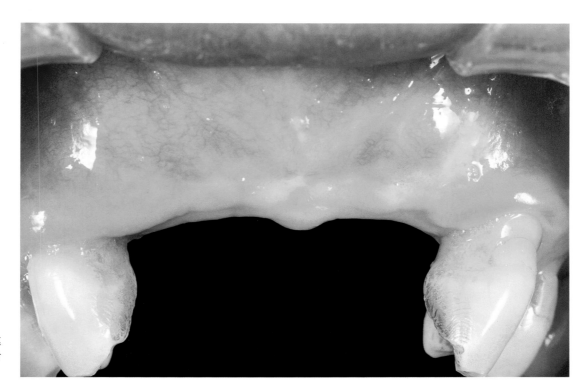

图 6-1-78
术后 1 个月,达
到良好的愈合
状态

小结

1. 牙槽嵴顶切口形式　常规正中稍偏腭侧切口；软组织质量不佳则正中切口；垂直骨增量则偏唇侧切口。

2. 美学核心区垂直切口的有限应用

(1) 垂直切线周围能做半厚瓣的情况下，首选半厚瓣。

(2) 垂直切线周围必须做全厚瓣的情况下，牙槽黏膜的垂直切线应做在根间纵沟上，并且冠根向走行为垂直向切线。

(3) 建议一定要采用显微细线，精细对位缝合，减少术后瘢痕的形成。

(4) 肌肉分离法减张：美学核心区较少应用。

3. 美学核心区垂直切口的替代方式　美学核心区采用骨膜切开和半厚瓣减张，远中通过沟内切口延伸，将垂直切口推移至非美学区。

4. 常用的减张方式

(1) 骨膜切开减张：应是一个清晰连续的切口，如有垂直切口，应该和垂直切口相连。

(2) 骨膜切开加黏膜下组织纵劈式减张：分为常规半厚瓣、黏膜下半厚瓣、骨膜上半厚瓣减张 3 类。

(3) 骨膜切开加黏膜下组织横断式减张：部位通常在前庭沟根方 3~5mm。横断式减张的方式可以是锐分离或钝分离，推荐钝分离。

5. 无张力对位缝合的技术要点

(1) 减张测试达到完全无张力、瓣没有回复力量的状态下，或通过张力缝合已完全解除了瓣边缘的回复力量的状态下，再进行边缘的对位缝合，可获得完全无张力缝合。

(2) 采用细线进行边缘的对位缝合，一方面缝合可以更精细；另一方面可以检验减张效果。采用足够细的缝线，如果通过缝合强行牵拉，线就会被拉断。因此应用细线缝合不容易造成张力过大的问题。

(3) 精确对位，尤其涉及龈缘、微笑暴露区的位置，对缝合精细程度要求更高。

(4) 涉及龈乳头部分的缝合，要避免压迫力量，可选择垂直褥式缝合、悬吊缝合等方式，通过向冠方的牵拉效果，获得龈乳头高度的保存。

(5) 绝大部分情况下，缝合必须严密。

(6) 在大量骨增量手术中，必要时采用双层缝合，保证严密关闭切口，避免因伤口裂开而造成术后风险或失败。

第二节　微创手术原则、器械和方法

微创是各类口腔疾病治疗过程中都需要遵循的原则。在尽量减小治疗创伤的前提下,获得良好的、可预期的治疗效果,对每一位患者来讲都是具有实际意义的[25];同时,在能保证治疗效果的前提下,尽量微创的治疗过程,也会带来更快速、更良好的术后愈合,为获得更好的治疗效果奠定基础。

本节首先根据笔者的临床经验,总结几点比较重要的微创手术技术(minimally invasive surgical technique)原则;之后根据笔者在日常手术中常规应用的手术器械,介绍一些临床微创操作的方法和技巧。

一、微创手术技术原则

1. 适度扩展术区　术区的扩展需要综合考虑术区暴露的需要、操作便利性的需要、减张需求以及微创需求等诸多方面,确定可以满足整体需求的最适合的手术方案。术区扩展首先必须满足术区暴露的需要。

最微创的种植体植入手术,是在软硬组织条件都极为充足的情况下,可以不做任何切开、翻瓣,直接利用穿龈车针穿透软组织,继而预备骨组织,在逐级扩大预备骨组织的同时,软组织获得修整,最终直接植入种植体(图 6-2-1~图 6-2-5)。

这样的植入过程治疗时间很短、治疗过程出血很少,由于没有进行翻瓣处理,术后反应极小,且不需要缝合、拆线,对患者来讲心理感受非常好。

但是,仅有少量患者的位点适合采取这样的手术方式,尤其是在美学区,可以实施这种手术的机会相对更少。美学区有一些条件比较好的情况下,会选择采用牙槽嵴顶环形切口、不翻瓣的手术设计,这在上一节已经介绍。

无切口或者环形切口、不翻瓣预备是最微创的种植预备和植入方式,但是对种植位点软硬组织的条件要求比较高,尤其是美学区域。

大部分美学要求比较高的病例,都有可能需要进行软硬组织增量处理,此时就需要进行牙槽嵴顶水平切口。对于需要植骨处理的病例,应进行全厚瓣剥离,暴露骨面,翻瓣范围至少需要较骨增量区域扩大 2mm,以保证胶原膜面积大于骨粉面积、缝合面积大于胶原膜面积,来保证良好的 GBR 植骨效果;对于需要软组织增量的病例,根据实际情况可以进行全厚瓣或半厚瓣剥离,剥离范围也应至少略大于移植物,以利于移植物平坦、稳定的植入。

除了容纳移植物的基本要求以外,还需要充分考虑减张、关闭创口的要求。

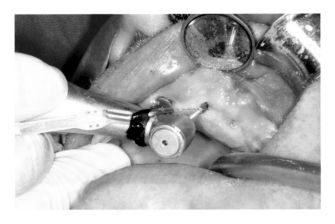

图 6-2-1
种植位点软硬组织条件充足，不做任何切口翻瓣，直接预备

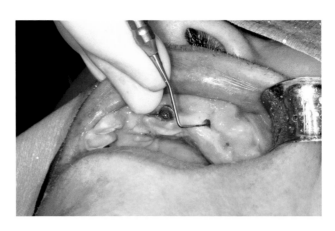

图 6-2-2
初步预备后牙周探针探查

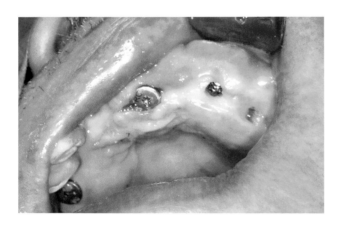

图 6-2-3
种植体植入后

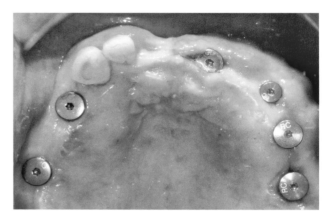

图 6-2-4
完成多个种植体的无切开、无翻瓣植入

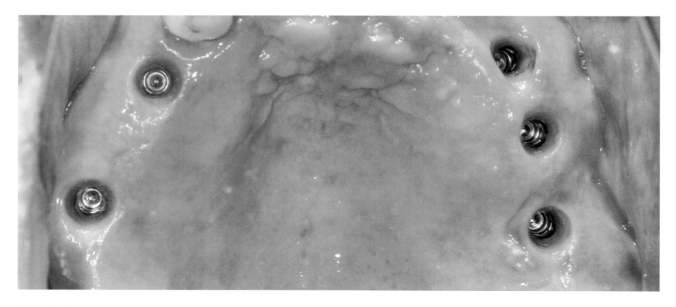

图 6-2-5
所有植体获得很好的骨结合，软组织状态良好

对于黏膜健康、弹性好、减张潜力大的位点,翻瓣面积可以相应局限,利用充分的局部减张,去除软组织张力,实现伤口的良好关闭;如果黏膜本身存在瘢痕挛缩、弹性不佳、减张潜力低的情况,就需要酌情扩大翻瓣面积。延伸沟内切口、扩大翻瓣牙位,从局部看是增大了手术创伤,但如果可以有效改善减张效果、降低术后伤口裂开的风险,则是非常值得的。

良好的、可预测的手术效果,比手术中局部的微创更有意义。

还有一些情况,当翻瓣面积较小时,操作会有一些困难,而扩大翻瓣面积会使操作更加便利,操作准确性、操作速度都会明显提高,操作失败引起的风险也会大大降低,此时略微扩大翻瓣面积是有意义的。当然,如果可以通过材料器械的改进,或者手术方法的改变,能够减小对翻瓣面积的要求,则是更好的解决方案。

比如,当考虑采用膜钉在根方固定胶原膜时,就需要将根方软组织充分剥离、翻开,使膜钉持针器可以垂直于骨面,才能保证膜钉固定稳定,否则膜钉的操作会非常困难,还有可能造成膜钉脱落进入口腔的问题,影响手术流程(图6-2-6)。

当然,在适合的情况下,我们也可以采用缝线固定胶原膜[26],这样,根方翻瓣面积就可以适当减小,只要能够超过GBR植骨区域就可以(图6-2-7)。

总体而言,在确定翻瓣范围时,需要首先以手术需要、减张需要、操作需要为基本出发点,在可能的情况下追求相对的微创,但切不可为了追求微创而刻意减小翻瓣暴露面积,给手术增加风险。

当然,在确定了翻瓣范围后,在翻瓣过程中,我们需要注意尽量减小创伤。相关的操作细节将在下文详述。

2. 切线清晰规整　美学区的手术中需要时刻注意对软组织的保护,尽量做到切线的连续、清晰、规整,这样的切线效果有利于术后良好的愈合,形成平整的愈合效果。而不连续、不规整的切线,有可能损失一部分边缘位置的软组织,也会增加准确对位缝合的难度,增加形成瘢痕的机会。

需要注意,在切开黏膜时,不要一开始就用刀尖抵住骨面用力切,这样会使刀片很快变钝,无法形成清晰连续规整的切线。形成清晰规整切线的方法是,首先用刀刃轻切,形成清晰连续的切线形态,之后再用刀尖抵住骨面用

力沿着已有的切线将软组织切透,这样就可以保持最先形成的清晰、规整切线了(图6-2-8)。

3. 翻瓣层次准确　根据临床实际需要不同、选择的术式不同,术中翻瓣的层次也不同。

对于需要进行骨增量处理的病例,需要翻全厚瓣,完全暴露骨面,并需要采用骨平整器等器械对骨面进行清理;对于需要软组织增量的病例,在可能的情况下,应该翻半厚瓣,以利于移植物获得最佳的血运效果,保证移植物的成活。

通常翻全厚瓣技术比较容易,只要采用适当的器械,抵住骨面,翻起软组织即可;而半厚瓣则相对较困难,需要根据不同的位置,采用常规刀片、显微刀片或者隧道刀片,在软组织内进行分层处理。

总体来讲,翻全厚瓣应采用钝性分离器械和手法,通常翻瓣层次是固定的,不容易发生偏差;而翻半厚瓣需要采用锐性分离,瓣的层次不固定,完全依赖医师的手感,具有较大的灵活性。在实际操作中,需要控制瓣的层次尽量统一、连续,才能获得最佳的移植效果和美学改善(图6-2-9,图6-2-10)。

4. 保证软组织瓣愈合能力　翻开以后的软组织瓣相对是薄弱的组织,需要予以保护,这是微创原则中非常重要的一部分。保证软组织瓣具有良好的愈合能力,其中非常关键的一点,就是保证瓣的血供,任何操作都不能明显影响瓣的血供[19]。

在瓣的设计、切开阶段,就要注意瓣的基底应该大于或等于冠部,形成三角形瓣、梯形瓣或者矩形瓣,而不能形成倒梯形瓣,否则血供就会成为问题[27]。

软组织瓣的厚度会影响组织愈合[9]。在进行骨膜切开减张及骨膜下组织分离减张时,注意要在黏膜厚度足够的位置,不能过于靠近冠方;否则如果减张部分黏膜没有足够厚度,减张后连接部过于薄弱,冠部软组织瓣就会缺少血运,影响愈合效果[27]。

翻瓣过程中应尽量保护骨膜不被破坏,这与软组织瓣的血供效果密切相关。

在操作过程中,对已经翻起的软组织瓣更要注意保护,不能采用无齿镊或其他软组织创伤大的器械夹持,以免损害软组织健康。对于非常薄弱的软组织瓣,即使应用显微齿镊,也要尽量减少对软组织瓣的夹持,避免对软组织瓣的损害。

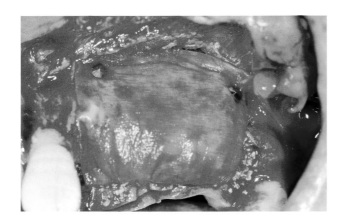

图 6-2-6
膜钉固定胶原膜对根方的翻瓣、剥离要求较高

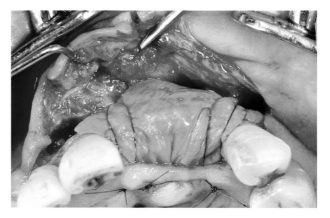

图 6-2-7
缝线固定胶原膜对根方的翻瓣、剥离要求相对较低

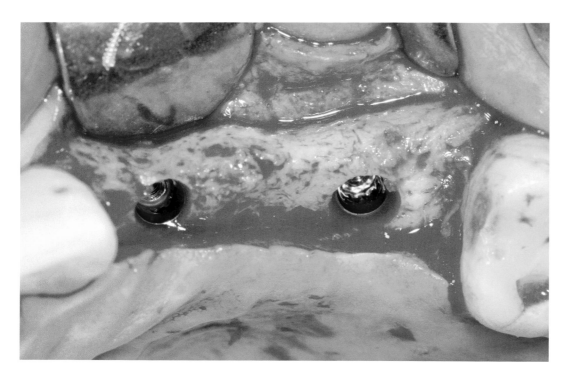

图 6-2-8
清晰、连续、规整
的切线,有利于术
后良好的愈合效果

　　再一次强调边缘的无张力缝合,一方面需要足够的减张效果;另一方面也需要深部张力缝合的保证。如果不能实现边缘部分的完全无张力对位缝合,也就是在边缘遗留张力,就会影响瓣边缘的血供,有可能影响软组织的愈合,甚至造成边缘裂开,影响手术愈合效果[23]。

　　另外,手术持续时间也会影响软组织瓣的愈合能力。总体来看,手术速度愈快、软组织瓣缺血时间越短,术后愈合效果越好;反之就会变差。因此,在保证手术精确度的前提下,我们建议尽量提高手术效率,缩短手术时间,有利于获得更好的术后效果。

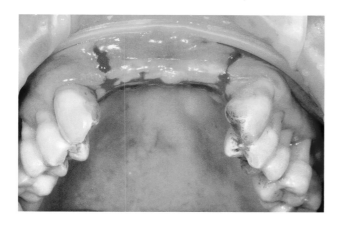

图 6-2-9
用刀刃轻切开表层黏膜

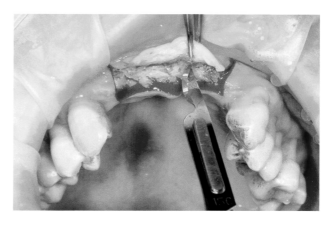

图 6-2-10
翻半厚瓣,瓣的层次尽量统一、连续

二、微创手术常用器械使用方法

1. 15C 刀片 口腔种植手术中最常用的刀片是15C,在大部分的术区切开、减张、制取结缔组织瓣的操作中,应用 15C 刀片就完全可以满足临床需要。

前文已经提到,应用 15C 刀片最初切开软组织的时候,应该使用刀刃部分切割软组织中上层,不需要完全达到骨面,此时刀片处于最锋利的状态,容易形成非常清晰连续的切线(图 6-2-11);待全部切线形成后,再将刀尖抵住骨面,按照已有的切线,将切口延伸到骨面(图6-2-12),此时刀片的锋利程度会逐渐降低,如果骨硬度比较大,则刀片的锋利程度会迅速降低。如果我们感受到刀片已经明显变钝,就应该及时更换。

对于常规的术区切开操作,刀片应与目标软组织垂直,即垂直切开软组织,保证切口两侧瓣的厚度一致,有利于创口的精确对位缝合,而不要形成一侧薄、一侧厚的切口,不利于对位缝合,薄的一侧软组织也更容易发生坏死。

在进行结缔组织制取、半厚瓣分离等操作时,刀片会有比较特殊的操作角度,这些问题将在第八章中详细介绍。

在所有操作中,都需要保证刀片是足够锋利的,一旦发现刀片明显变钝,就必须马上更换,应用锋利度不足的刀片切割软组织,会给软组织带来更大的创伤。

如果是进行结缔组织制取等精细的软组织手术操作,建议在操作前更换为全新的刀片,可以保证手术更加顺利的进行。

2. 显微刀片 在术区比较局限、需要在局部空间内切割比较特殊的切线,或者切口位于美学核心区、需要非常精细的手术效果时,以及在进行隧道制备过程中,尤其是贯穿龈乳头基底时,建议选择显微刀片或隧道刀[28]。

显微刀片通常是刀头小巧精细、两侧形态对称、双侧带刃,有利于非常精细的操作。无论是牙槽嵴顶切口,还是沟内切口,有条件者都可以采用显微刀片(图 6-2-13,图 6-2-14)。

应用显微刀片切割时,可以采用和 15C 刀片接近的方法,先连续切割软组织中上层,形成连续切线,再抵住骨面,切透软组织;在非常精细的位置,也可以采用连续插入式切割,即按照预期的切线形态,将刀刃连续的插入软组织内,最初也是不要完全插到骨面,以免刀尖变钝,相邻的进刀点要保证与前一刀切口相连,如此形成的,就是精细的、连续的切口形态,待切线完全形成后,可用刀尖抵住骨面,将深部软组织切透,形成完善的切口。

采用显微刀片,因双面有刃而便于操作,形成的切线位置、形态更加准确,不易因刀尖打滑而使切割形态不规整。采用连续插入法的话则更有利于精确确定切线位置,因此可以获得更精准的手术切口,有利于血供形成及组织愈合[29,30]。

关于制备隧道过程中如何应用显微刀片,将在第九章中详述。

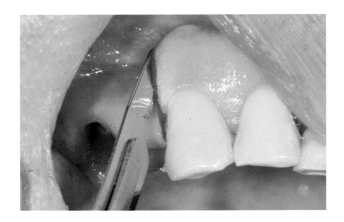

图 6-2-11
使用刀刃部分切割软组织中上层

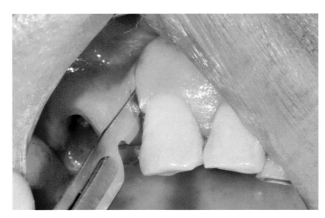

图 6-2-12
刀尖抵住骨面，将切口延伸到骨面

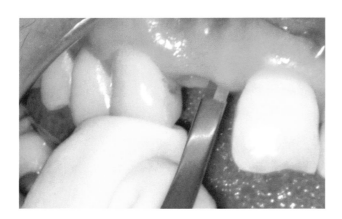

图 6-2-13
采用显微刀片进行微创牙槽嵴顶切口

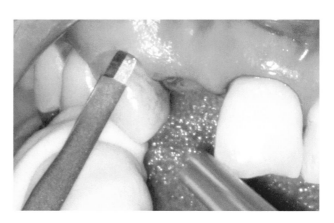

图 6-2-14
采用显微刀片进行微创沟内切口

①扫描二维码
②下载 APP
③注册登录
④观看视频

①扫描二维码
②下载 APP
③注册登录
④观看视频

视频 35　显微刀片连续插入式切割

视频 36　小型刮匙翻起软组织边缘

3. 微型小刮匙和龈乳头剥离子　完成精确的切线后,下一步需要的是同样精确、微创的翻瓣操作。

翻瓣范围大小的确定需要考虑很多问题,并不是完全以微创为原则。但是无论翻瓣范围多大,在实际操作中,都需要尽量精确、微创。其中的第一步,也是非常重要的一环,是软组织瓣边缘的无创伤翻起。

首先要确认整个切线已经完全切透,否则翻瓣过程中就有可能造成瓣边缘的撕裂。建议首先采用小体积的剥离子试探性地剥离,如果存在骨膜未完全切断的情况,在这种试探性剥离过程中就会发现,就有机会进一步切断。

接下来仍然建议用小体积的剥离子将软组织瓣边缘轻轻翻开,为后续大面积翻瓣做好准备。小体积的剥离子对软组织瓣边缘的损伤更小。

市售的龈乳头剥离子可以用于这一步操作(图6-2-15),但笔者更喜欢应用微型小刮匙(图6-2-16),其具有弧形的工作面,相较于平面工作面的龈乳头剥离子,更有利于保护软组织,微创地完成软组织瓣边缘的精确翻瓣工作(图6-2-17,图6-2-18)。

4. Buser剥离子　适用于大范围连续剥离。

软组织瓣边缘精确地翻开后,将进入到大范围剥离、翻瓣的程序,此时不建议仍然应用龈乳头剥离子或者微型小刮匙。一方面在大而平坦的骨面,采用相对大型的器械更有利于完整、无损伤的剥离骨膜,而一直采用小型器械,在大范围、快速剥离过程中,反而有可能损伤骨膜的完整性;另一方面,较大型的器械工作效率高,很快可以完成这一步工作,而小型器械效率则相对较低,即使可以获得同样的翻瓣效果,但更快速地完成治疗,实际上也是在一定程度上减小了对组织的创伤。

笔者一般习惯于应用Buser剥离子,其可以很好地完成大面积剥离(图6-2-19,图6-2-20)。

当然,在遇到局部骨形态不规则,尤其是存在骨突、骨尖的情况下,就应该换回微型小刮匙,来很好地完成局部精细的翻瓣和剥离,避免损伤骨膜(图6-2-21,图6-2-22)。

5. 隧道刀　隧道刀分为固定式和可弯式两类,通常可弯式隧道刀更方便应用(图6-2-23,图6-2-24),且可弯式隧道刀为一次性使用,更容易保证其锋利性,因此笔者推荐应用。

隧道刀的刀片只有单面带刃,用于制备半厚瓣[31]。隧道刀最主要的作用是用于制备隧道[32],其具体应用方法将于第九章详细介绍。

而在一些非制备隧道的半厚瓣制备过程中,如果应用常规刀片操作角度不良,操作存在较大困难时,也可以考虑应用可弯隧道刀片,将其弯制到适合的角度,再进行软组织瓣的分离,就会非常便于操作(图6-2-25,图6-2-26)[28]。

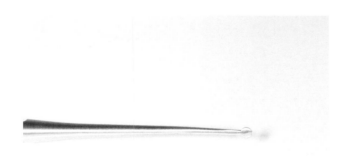

图6-2-15
龈乳头剥离子

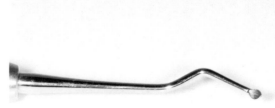

图6-2-16
用于微创精确剥离的小刮匙

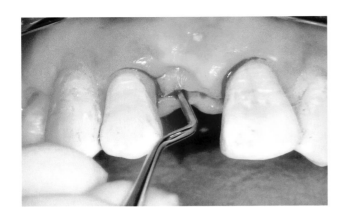

图 6-2-17
采用小刮匙进行牙槽嵴顶微创翻瓣

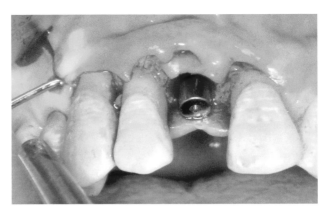

图 6-2-18
采用小刮匙进行唇侧附着龈微创翻瓣

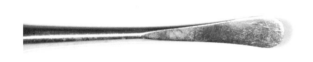

图 6-2-19
进行大范围剥离时经常采用的 Buser 剥离子

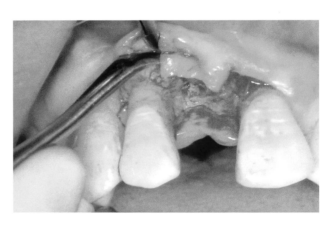

图 6-2-20
采用 Buser 剥离子进行大范围剥离

①扫描二维码
②下载 APP
③注册登录
④观看视频

①扫描二维码
②下载 APP
③注册登录
④观看视频

视频 37　Buser 剥离子大范围剥离

视频 38　小型剥离子剥离骨突骨尖部位

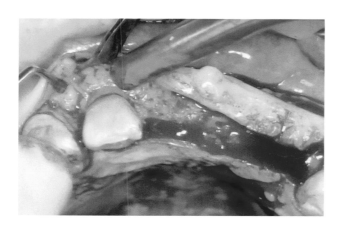

图 6-2-21
遇有骨尖、骨突等骨面不平整的情况,换回微型小刮匙这类小剥离子进行精细剥离

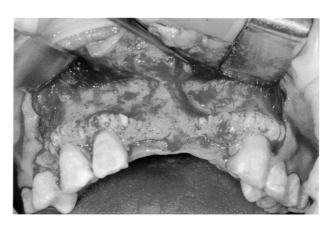

图 6-2-22
剥离完成后可见很多骨突,骨膜获得完整剥离,没有破损穿孔

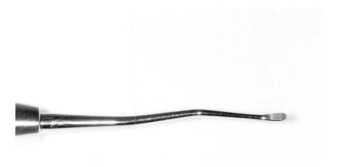

图 6-2-23
固定式隧道刀

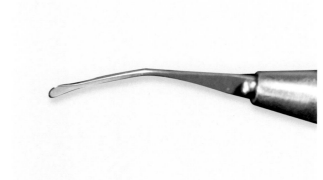

图 6-2-24
可弯式隧道刀

①扫描二维码
②下载 APP
③注册登录
④观看视频

视频 39 多次应用隧道刀的磨光处理

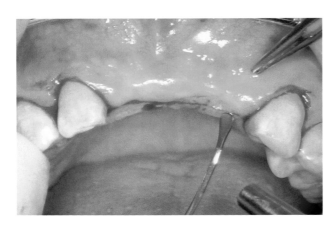

图 6-2-25
使用可弯式隧道刀进行反向角度半厚瓣剥离,较其他器械更方便操作

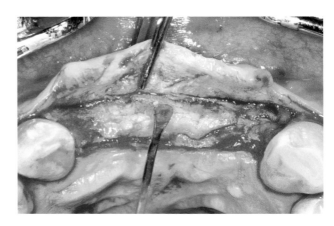

图 6-2-26
使用可弯式隧道刀轻松制备的半厚瓣

6. 带齿刮匙　翻瓣完成后,术区内如果存在一些感染、肉芽等组织,通常需要彻底去除,包括拔牙后即刻种植的拔牙窝,如果存在一些慢性炎症,也需要非常认真、彻底的刮除。

术区的彻底搔刮通常是必须的,这个过程虽然看似存在一定的创伤,但感染物质的彻底搔刮是手术后良好愈合的基本保证,所以这个过程不能省略,而且必须非常坚决、彻底的完成。

当然,在这个过程中,如果能够更快速、更高效的完成彻底搔刮,实际上也是在减小整体的创伤。笔者常规应用带齿刮匙,可以非常高效地完成这一步骤。带齿刮匙具有大小不同型号,需要根据搔刮位点的面积、形态选择适合的型号来应用(图 6-2-27,图 6-2-28)。

快速、高效地达到理想的处理结果,是减小手术创伤的重要手段。

7. 显微齿镊　在美学区种植手术中,常规使用显微齿镊,其尖端带有锋利的齿,镊子对合后并不会完全并拢,而是留有小间隙,镊子是利用局部的夹持作用锁住软组织,而不会给软组织带来整体的过大压力(图 6-2-29)。

虽然这样的设计对于软组织来讲已经属于最小创伤的夹持方式,但仍不可避免地会对软组织有一定的损伤。如果软组织本身比较厚实,是可以承受这样的微小创伤,且不会带来不良后果;但如果软组织本身就很薄弱、脆弱,即使是这种已经属于很微小的创伤,也有可能带来不良的后果。

此时最理想的处理办法是不夹持。

实际上,在美学区手术中,我们的原则就是尽量少的夹持软组织瓣。

对于软组织瓣的脆弱的边缘,要注意不要用齿镊直接夹持,如果可能,可以将镊子并拢在一起,用尖端拨开软组织瓣,即可以进行操作,这样的操作方式可以避免夹持对于软组织瓣的损伤(图 6-2-30,图 6-2-31)。夹持大范围的软组织瓣时,应尽量夹持在偏向根方、软组织较厚的位置(图 6-2-32)。

8. 吸引器　不吸薄弱的软组织。

在口腔科治疗所有操作中,助手通常都是手持吸唾器,协助术者清理术区和口腔内的水、唾液、血液等液体,以创造清晰的术野环境。在种植手术中也是同样,并且由于术中具有降温需求,喷水量相对也比较大,手术中通常会采用吸唾能力较强的金属吸引器,强力、快速地实现吸唾。

但是在美学区,这样的操作可能会存在一定的风险。

如果强力吸引器吸到了非常脆弱的软组织瓣,将其吸进金属吸引管内,对于脆弱的软组织瓣就会有非常明显的创伤,因此这种情况必须予以注意,并应避免。

对于存在薄弱软组织瓣的情况,吸唾器要尽量远离,或者减小吸力,如需清理术区,建议采用注射器注入生理盐水冲洗。

9. 显微针持　如前文所述,在美学区种植手术中,我们采用的最基本缝线为 5-0;对于美学要求更高、缝合精细程度要求更高的病例,我们有时还会选择 6-0 甚至 7-0 的缝线。不同缝线尺寸抗撕裂能力不同,7-0 缝合线在承受 3.6N 张力时,缝线就会自动断裂;而 3-0 缝合线在张

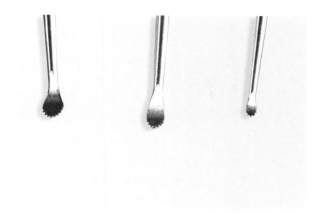

图 6-2-27
不同型号的带齿刮匙

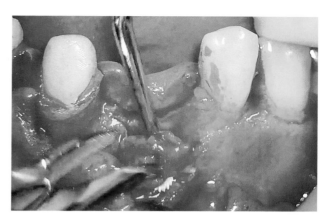

图 6-2-28
使用带齿刮匙能够更快速、更高效地完成术区的彻底搔刮

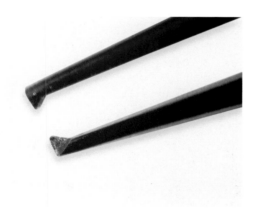

图 6-2-29
美学区常规应用的显微齿镊

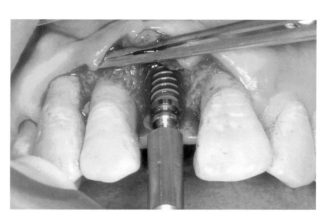

图 6-2-30
显微齿镊并拢在一起拨开软组织,避免夹持(1)

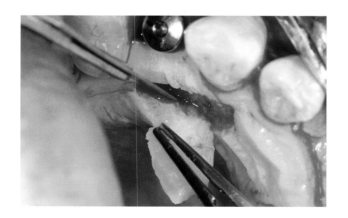

图 6-2-31
显微齿镊并拢在一起拨开软组织,避免夹持(2)

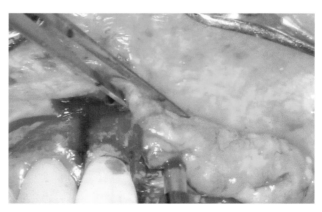

图 6-2-32
应尽量夹持瓣根方组织较厚的位置

①扫描二维码
②下载 APP
③注册登录
④观看视频

视频 40　普通针持的持针方法（前牙区）

①扫描二维码
②下载 APP
③注册登录
④观看视频

视频 41　普通针持的持针方法（后牙区）

①扫描二维码
②下载 APP
③注册登录
④观看视频

视频 42　显微针持的持针方法（前牙区）

①扫描二维码
②下载 APP
③注册登录
④观看视频

视频 43　显微针持的持针方法（后牙区）

力达到 13.4N 时会导致软组织撕裂，这意味着细的缝线在组织裂开前断裂起到了保护组织的作用[33]。

缝线越细，针相应的就越细小，缝合时就需要使用显微针持。如果应用普通针持，无法灵活的夹持、运用非常细小的针线。

应用显微针持需采用握笔式持握，与普通持针器有所区别，需要熟悉和练习。

10. 放大镜或显微镜　微创原则经常被认为是显微原则，笔者认为这两个概念是存在一定差别的。

微创是治疗中的理念，而显微则是一种手段，可以帮助医师达到更精确的治疗，间接的获得更好的治疗效果，降低术后并发症[34]。

实施微创的种植手术必须采用放大镜或者显微镜吗？笔者并不认为是必须的。

如果临床医师视力功能非常理想，在正常的工作距离下可以非常清晰地看清术野内的细节，裸眼即可完成非常精细的手术操作，则完全不需要戴用放大设备；但是如果临床医师的视力功能已经退化，在正常工作距离下已经不能非常清晰地看到术野内的所有细节，那么就非常有必要戴用放大设备了，否则就无法完成精确的微创手术。

一般来讲，2.5~3.5 倍的放大镜是比较合理的选择，戴用这一类放大镜可以允许医师比较灵活的进行各种处理，适当的放大比例可以帮助临床医师很好地完成微创种植手术。通常也不需要更大倍数的放大镜，否则视野较小，并不利于手术操作；而超广角的高倍率放大镜的价格非常高，并不是所有医师都有机会应用的。

同样的，种植手术中通常并不需要显微放大设备，小倍率下应用还不如应用放大镜灵活；过大的倍率又会造成术野过小而不利于手术操作。

临床医师一定要注意，放大设备是用来帮助我们更精确、更微创的完成手术的，而不是我们展示"精细操作"的道具，不能为了刻意达到"精细"，而放慢手术速度，追求绝对的"精细化"操作——过慢的手术速度、过长的手术时间，实际上会影响软硬组织的愈合，有可能反而加大患者的损伤。

精细、微创，同时高效、快速地完成手术，是最终达到微创手术效果的几个基本要素。我们需要在几个要素之间取得平衡，最终使患者获得微创的手术效果。

小结

1. 微创手术原则

(1) 适度扩展术区；

(2) 切线清晰规整；

(3) 翻瓣层次准确；

(4) 保证软组织愈合能力。

2. 常用器械和使用方法

(1) 15C 刀片：刀片应与目标软组织垂直，即垂直切开软组织；应该使用刀刃部分切割软组织中上层，此时刀片处于最锋利的状态，容易形成非常清晰连续的切线，待全部切线形成后，再将刀尖抵住骨面，按照已有的切线，将切口延伸到骨面。

(2) 显微刀片：可以采用和 15C 刀片接近的方法，先连续切割软组织中上层，形成连续切线，再抵住骨面，切透软组织。在非常精细的位置，也可以连续插入式切割。

(3) 微型小刮匙和龈乳头剥离子：用于小范围、精细的翻瓣。

(4) Buser 剥离子：大范围剥离。

(5) 隧道刀：工作端朝向骨面，保证表层半厚瓣厚度，避免软组织穿孔或因过薄愈合不良。

(6) 带齿刮匙：彻底清创。

(7) 显微齿镊：夹持软组织瓣。若软组织瓣过于脆弱，可以将镊子合拢，用尖端拨开软组织瓣。

(8) 吸引器：保持术区清洁，不吸脆弱的软组织。

(9) 显微针持：持笔式。

(10) 放大镜或显微镜：酌情使用。放大镜更加实用。

第三节　手术中的美学原则

在手术过程中,我们需要遵循一些整体的美学原则。

这些原则指的并不是如何塑造美、创造美的大原则,且这部分内容已经在第一章详尽阐述;本节所提到的美学原则,是指如何避免因手术带来的美学缺陷,如何减少因手术方案或者细节上的差错而导致的美学并发症。

一、维持与恢复牙槽嵴唇侧轮廓适当的丰满度

适度丰满的牙槽嵴唇侧轮廓,是美学区种植后获得良好美学效果的重要基础。

在美学区个别牙种植修复中,适度丰满的牙槽嵴唇侧轮廓非常重要。在丰满度正常的牙槽嵴基础上,可以形成自牙槽嵴顶自然萌出的穿龈形态,修复体容易获得自然、美观的效果。单纯的丰满度不足的情况,可能造成三种不同的结果——修复体牙长轴倾斜、修复体变长、修复体根方形态不协调(图 6-3-1~ 图 6-3-4)。

对于连续多颗前牙种植修复,存在应用义龈恢复软硬组织的机会。如果只是单纯的牙槽嵴高度不足,采用义龈修复,或者采用牙龈退缩的牙根形态,都有可能获得可以接受的美学效果;但如果牙槽嵴高度和丰满度均不足,则对美学效果的影响非常大,此时存在两种修复方式,但都存在一定问题:①义龈直接恢复正常突度,对嘴唇形成良好支撑,但在根方形成倒凹,易出现食物聚集残留;②义龈

不恢复正常突度,避免根方倒凹,但损失对口唇的支撑(图6-3-5,图 6-3-6)。

因此,在多牙种植修复中,如果牙槽嵴高度和丰满度均不足,即使不进行难度较大的垂直骨增量,也应该进行水平骨增量,努力恢复牙槽嵴恰当的丰满度。

总体来说,与牙槽嵴唇侧轮廓的保存、增强相比较,萎缩吸收后的牙槽嵴重建难度更大,因此,从治疗策略上讲,应该更加注重牙槽嵴的保存、增强。治疗的策略是结合具体病例,并综合生物学原理,以达到最佳的美学效果[35]。

具体治疗思路包括:

1. 软硬组织条件良好、存在无望牙的情况下,如果条件允许,尽量采用即刻种植－即刻修复策略,最有利于维持软组织轮廓[36,37]。

2. 硬组织条件良好、软组织条件略薄弱,且存在无望

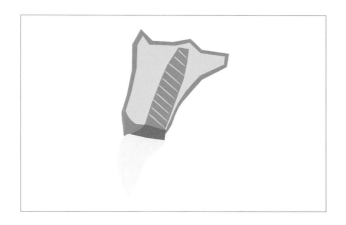

图 6-3-1
丰满度正常的牙槽嵴基础上,可以形成自牙槽嵴顶自然萌出
的穿龈形态

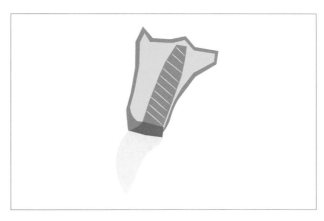

图 6-3-2
丰满度不足的牙槽嵴基础上,形成修复体牙长轴倾斜、唇面
形态不佳的状态

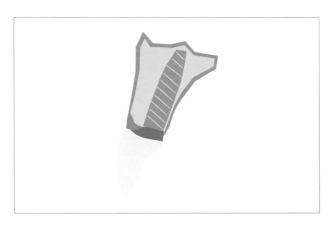

图 6-3-3
丰满度不足的牙槽嵴基础上,形成修复体变长的状态

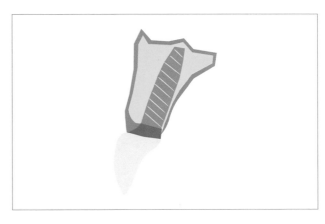

图 6-3-4
丰满度不足的牙槽嵴基础上,形成修复体根方形态不协调的
状态

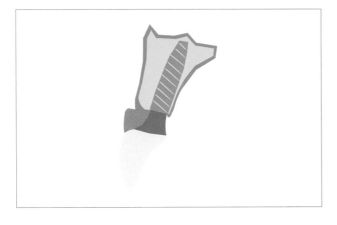

图 6-3-5
牙槽嵴高度和丰满度均不足,义龈直接恢复正常突度,但在
根方形成倒凹

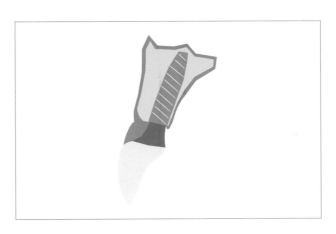

图 6-3-6
牙槽嵴高度和丰满度均不足,义龈不恢复正常突度,损失对
口唇的支撑

牙的情况下,如果条件允许,尽量采用即刻种植－即刻软组织移植－即刻修复策略,增强软组织状态,最有利于在修复后获得良好的软组织轮廓[38,39]。

3. 硬组织条件欠佳、存在无望牙,且不适合采用即刻种植的情况下,如果具备早期种植的条件,应选择在软组织获得基本愈合后的时期进行早期种植,避免软硬组织的明显萎缩吸收,减小牙槽嵴轮廓扩增的难度。必要时进行拔牙即刻软组织移植处理,以保持最佳的软组织轮廓,来进一步减小后期牙槽嵴轮廓扩增的难度[40]。

4. 硬组织条件欠佳、存在无望牙,且不适合采用即刻种植的情况下,如果也不具备早期种植的条件,应考虑在拔牙同期进行位点保存处理,维持牙槽嵴轮廓,减小后期牙槽嵴轮廓扩增的难度[41-43]。

5. 在牙槽嵴高度无缺损、丰满度有缺损的延期种植位点,应进行有效的水平骨增量处理或软组织移植处理,恢复牙槽嵴唇侧轮廓,以获得良好的修复效果[44]。

6. 在牙槽嵴高度有缺损、丰满度没有明显缺损的延期种植位点,可考虑进行垂直骨增量,以获得最佳的修复效果,但手术难度较大,术后出现并发症的机会多[45-47];也可以应用义龈修复或者形成自然的牙根形态,均能获得可以接受的美学效果。

7. 在牙槽嵴高度有缺损、丰满度也有缺损的延期种植位点,可考虑进行垂直和水平骨增量,以获得最佳的修复效果,但这种治疗难度非常大,出现并发症的机会很多[48,49];也可以只进行难度相对较小的水平骨增量,恢复唇侧轮廓,再应用义龈修复或者形成自然的牙根形态,均能获得可以接受的美学效果;或者应用覆盖义齿修复,舍弃一定的舒适便利性,获得更好的美学效果、口唇支撑及良好的清洁能力。

另外需要强调的一点是,牙槽嵴轮廓的扩增也是有限度的,并不是越丰满越好。

适度的丰满度对修复体给予适当的支持和承托,给人自然、美观的美学感受(丰满度不足带来的美学问题前文已经详述);而过丰满的唇侧轮廓则会给人拥挤、臃肿的视觉感受,并不能带来最美观的心理感受。

因此,在进行软硬组织增量的过程中,需要注意增量的控制。虽然在治疗过程中需要考虑到移植物的扩散、吸收,应进行一定程度的"过量"移植,但仅限于"微过量",不应该过分过量。否则一方面"过丰满"的轮廓并不美观;另一方面过分过量增加移植物,势必对减张、缝合提出更高要求,从而增加黏膜厚度降低、变薄弱及创口裂开的风险。

二、保持软组织良好质地

在保持轮廓之外,软组织的质地同样非常重要。

良好的软组织是平滑、具有顺应骨骼的自然起伏形态(图 6-3-7);而不佳的软组织则可能具有不规则、不平顺的起伏形态(图 6-3-8)。

质地不佳的软组织,即使轮廓丰满度良好,仍不能获得美观的视觉效果。

获得良好的软组织质地,可以从以下几方面入手:

1. 拔牙期干预,减少软组织不良改变 如前文所述,拔牙期进行适当干预,采用即刻种植、软组织保存、位点保存策略,可以最大程度地保存软组织轮廓,同时对于保存良好的软组织状态也具有明确的意义[36,37]。

如果拔牙期未进行干预,任由软硬组织自然愈合,发生吸收,则必须进行软硬组织移植来恢复组织轮廓。而经过大范围翻全厚瓣、植入非自体材料后,在软组织愈合后,该处质地通常会有或多或少的不良变化。

2. 减少手术次数,减少瘢痕挛缩 虽然精确、微创的手术技术可以降低软组织发生不良变化的程度,但是理论上讲,每一次翻瓣手术都可能出现一次瘢痕挛缩,造成软组织状态的恶化。因此,在可能的情况下,应尽量减少手术次数,以保持软组织相对良好的状态[48]。

3. 在必要的情况下首先加强软组织 越薄弱的软组织状态,就越有可能在遭受不良刺激后状态明显变差,因此在软组织状态明显不佳的情况下,应该首先进行软组织的加强。

如果软组织状态非常差,而术区需要明显的软硬组织增量,可以考虑首先进行软组织移植,增强软组织后再进行硬组织增量;如果软组织条件并非极差,也可以考虑在硬组织增量同时进行软组织移植,当然此时的移植并非为

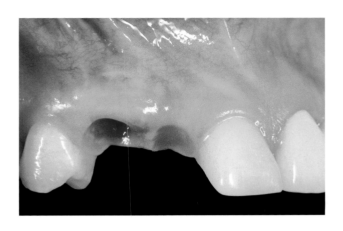

图 6-3-7
平滑、具有顺应骨骼的自然起伏形态

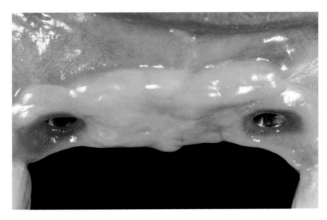

图 6-3-8
不规则、不平顺的软组织形态

了扩增软组织轮廓,而是为了加强软组织。术后伤口开裂将影响到成骨的效果[49,50]。

4. 减少人工骨粉材料对软组织的刺激　人工骨粉材料由于具有不规则的尖锐形态,通常对于软组织具有较强烈的刺激,手术中要尽量将人工骨粉材料和软组织严密隔离,同时还要考虑到血供问题。

采用了人工骨粉材料后,需要用人工膜材料严密覆盖,防止其对软组织产生刺激。

胶原膜比较柔软,对血供影响相对较小,在早期可以比较好地隔绝人工骨粉对软组织的刺激,且伤口开裂并发

症的发生率较低[51]。但胶原膜通常吸收时间较快,在其吸收后,人工骨粉周围尚未形成能很好地包绕人工骨粉的新骨,因此还会对软组织具有一定的刺激。采用双层膜技术,可以更好地隔绝人工骨粉对软组织的刺激,但因为不可吸收膜的隔绝作用非常好,所以本身会影响表层黏膜的血供。

在手术操作中,需要注意尽量避免骨粉遗落在术区之外,若不能被膜覆盖,就会刺激软组织。缝合软组织之前,需要将术区彻底清洁,避免遗留刺激物。

三、减少软组织瘢痕

在轮廓和质地之外,软组织美学的另一个要求是尽量减少瘢痕。

瘢痕是在软组织切口愈合过程中形成的明显的瘢痕挛缩。每一个人的伤口愈合过程中形成瘢痕的可能性并不相同。有些人不容易产生瘢痕,即使切开、缝合都很粗糙,也可以愈合的非常好;也有些人属于瘢痕体质,即使切开、缝合都非常精细,仍然不能阻止瘢痕的形成。

因此,在美学区手术中,应该注意以下几点,以避免瘢痕的形成。

1. 美学核心区不轻易采用垂直切口　采用垂直切口后,很容易在愈合过程中产生瘢痕,影响美学效果。因此,美学核心区不应轻易采用垂直切口,这个理念在前面的章节中已经反复强调。

2. 美学核心区的垂直切口不能斜切　如果在美学核心区必须采用垂直切口,则应该形成矩形切口,切口位于牙间凹陷位置,可以尽量减小瘢痕形成的可能性(图 6-3-9)。

要注意美学核心区的垂直切口不应斜切,也不应切在牙根凸起位置,否则瘢痕形成的机会就会明显增大(图 6-3-10,图 6-3-11)。

3. 黏膜骨膜尽量不同时切断　如果黏膜和骨膜层不同时切断,而是制备半厚瓣;或者虽然都切断,但位置存在差异,都可以在很大程度上减轻瘢痕的形成[52,53]。

也就是说,可以将黏膜和骨膜以及中间组织进行分离,根据实际需要,黏膜和骨膜分别在不同的位置切开,就

可以减弱瘢痕形成的可能性(图6-3-12)。

4. 黏膜尽量避免横切　对于黏膜部分,应该尽量避免横切,否则容易出现瘢痕。当然如果横切的位置在微笑完全不暴露的高度,则对于美学影响很小。

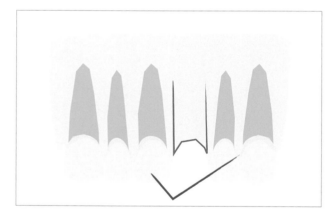

图 6-3-9
矩形切口,切口位于牙间凹陷位置

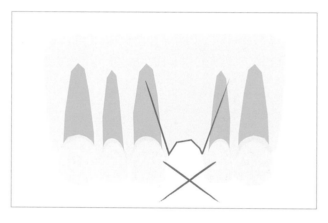

图 6-3-10
垂直切口不应斜切

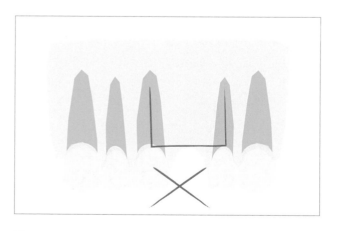

图 6-3-11
垂直切口不应切在牙根凸起位置

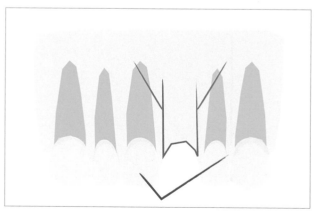

图 6-3-12
黏膜和骨膜分别在不同的位置切开

四、邻牙软组织美学状态的同期调整

在美学区种植手术中,除了需要关注种植位点的软组织美学状态,同时需要关注邻近牙齿及美学区内所有牙齿的软组织美学状态。

在相对复杂的情况下,比如整个美学区内软组织既有增量,又有减量;既有高度调整,又有轮廓丰满度调整的复杂病例,在一次手术中解决所有问题有时会比较困难,此时可以将邻牙的软组织美学调整分期、分阶段完成。

而在复杂程度不是非常高、有可能的情况下,通过对手术切口设计的调整,应用一些天然牙牙周美学处理的手术方式,在种植手术中对邻近天然牙的牙龈组织进行相应调整,使整个美学区软组织状态获得提升,是非常重要的美学原则。

如果不存在种植的需求,仅仅是出于改善天然牙牙周美学的考虑而建议患者进行牙周手术,很多患者是不愿意接受手术的;而对于已经准备接受种植手术的患者,如果同期进行一些附加的处理,使美学效果获得整体提高,这样的治疗方案可以被大部分患者所接受。可以说,种植手术是对美学区天然牙牙周软组织进行整体调整的一次非常好的时机,临床医师应该培养自己的美学意识,充分利用这样一个自然的手术机会,为患者带来有益的美学处理和收益。

在这类处理中,减量通常是比较简单的,包括单纯的牙龈切除手术,或者联合骨减量和骨修整的牙冠延长手术,其手术方式和常规天然牙处理基本没有区别。而增量手术相对难度略大。少量的增量可以通过隧道技术完成,这部分内容将在第八章详细介绍;如果是相对大量的增量处理,隧道技术无法获得足够的冠向复位效果,或者不易控制多颗牙的冠向复位幅度,则需要进行翻瓣手术来完成,此时的手术切口设计也相对特殊。

针对种植位点邻近天然牙牙龈退缩的手术切口,可以参考天然牙冠向复位瓣的形式[54,55](图 6-3-13,图 6-3-14);针对美学区非相邻牙齿牙龈退缩的手术切口,可参考天然牙多牙冠向复位信封瓣的切口设计[56](图 6-3-15,图 6-3-16)。两种切口的核心设计要点都是需要测量、计算切口位置,形成"手术龈乳头";同时需要针对"解剖龈乳头"进行去上皮化处理。冠向复位后"手术龈乳头"和"解剖龈乳头"重叠,在获得牙龈整体冠向复位的基础上,龈乳头也可以获得增强,避免因为手术创伤而退缩,影响美学效果。

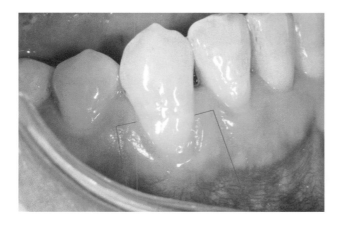

图 6-3-13
冠向复位瓣治疗 43 龈退缩

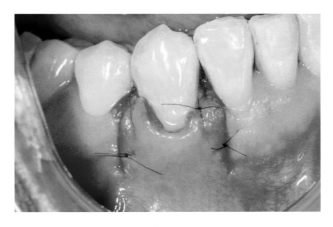

图 6-3-14
术后即刻,明显的冠向复位效果

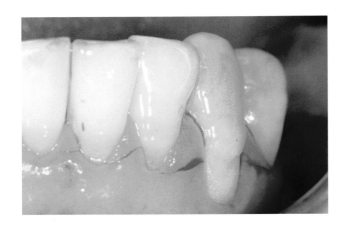

图 6-3-15
信封瓣治疗连续多颗牙的龈退缩

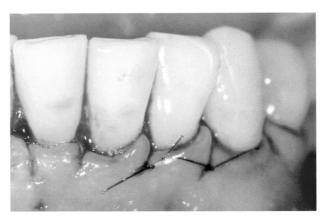

图 6-3-16
术后即刻,多颗牙冠向复位的效果

五、注意邻牙美学陷阱

种植手术中,在安全的前提下,我们会同时调整邻近牙齿、术区内的牙齿的美学状态,但同时需要注意避免邻牙的美学陷阱。也就是避免由于手术的创伤或者刺激,造成术区内的牙齿美学状态急剧恶化,从而引起患者的不理解、不满意,甚至引起医疗纠纷。

经常存在的邻牙美学陷阱包括:

1. 骨高度降低、软组织高度降低不明显　通常当骨吸收后,软组织会随之降低。但在少部分病例中,也会存在骨发生了吸收,而软组织未退缩;或者骨发生了明显的吸收,而软组织的退缩程度相对较弱。

这种情况可能发生在龈乳头区域,也可能发生在邻牙唇侧牙槽嵴。

正常龈乳头区域的软组织顶点到牙槽骨嵴间距应该是 5mm[57],而邻牙唇侧牙槽嵴顶到龈缘间距应该是 3mm。当 CBCT 测量或者口内探诊测量,实际距离超过这个距离时,就属于邻牙的美学陷阱(图 6-3-17,图 6-3-18)。

此时,如果进行了常规的龈乳头切开、沟内切口,全厚瓣分离,术后就可能出现龈乳头迅速塌陷、邻牙唇侧软组织迅速退缩,严重影响邻牙的美学效果。

面对这样的情况,可以有两种考虑:①告知患者存在这样的美学风险,仍然按照常规方式完成手术;②改变手术切口形式,规避邻牙美学风险,但改变了的手术方式将存在垂直切口,因此也会增加一定的美学风险。

常用的改良切口形式,包括龈乳头基底切口(papilla base incision,PBI)(图 6-3-19)、龈缘旁切口(paramarginal incision)和扩大的保护龈乳头切口(图 6-3-20)[34,58]。

2. 邻近已有种植修复体　另一类美学陷阱是邻牙为种植体。此时不能轻易切开种植修复体周围的沟内切口;不能轻易翻开种植体周软组织瓣,否则可能影响种植修复体的美学效果和健康状态。

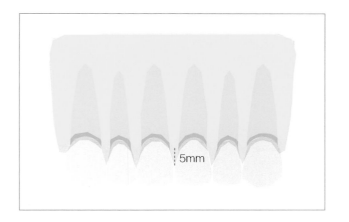

图 6-3-17
龈乳头区域的软组织顶点到牙槽骨嵴间距应该是 5mm

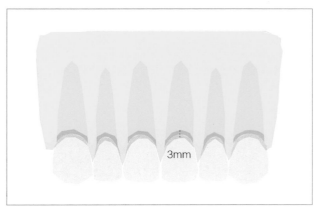

图 6-3-18
唇侧牙槽嵴顶到龈缘间距应该是 3mm

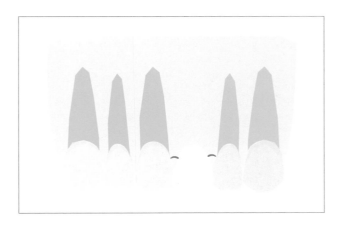

图 6-3-19
龈乳头基底切口

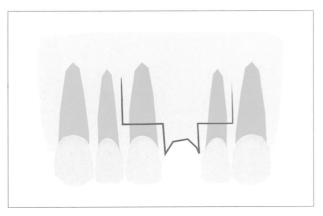

图 6-3-20
扩大的保护龈乳头切口

六、病例实战

（一）病例一

患者，男。上颌前牙缺失，一直戴用"隐形义齿"多年，现希望进行种植义齿修复。

口内检查见11缺失，软组织高度尚且良好，而12、21由于多年受到隐形义齿的压迫，唇侧牙龈退缩明显，严重影响美学效果（图6-3-21）。

牙弓𬌗面像可见11唇侧软组织轮廓欠丰满（图6-3-22）。

针对种植位点周边单牙牙龈退缩的病例，我们计划在种植同期进行邻牙的冠向复位，以改善整体美学效果。

邻牙切口采用龈乳头基底冠向复位切口，根据需要冠向复位的量，确定手术龈乳头水平切口高度；13远中行垂直切口减张，21远中行半厚瓣减张（图6-3-23）。

首先半厚瓣翻开手术龈乳头，之后全厚瓣翻开整个术区（图6-3-24，图6-3-25）。

逐级预备后，种植体植入到理想位点和轴向，可见唇侧骨缺损严重，较多种植体螺纹暴露（图6-3-26）。

应用相对稳定的腭侧瓣固定胶原膜，植入骨代用材料；盖胶原膜，骨膜缝合固定胶原膜（图6-3-27，图6-3-28）。

解剖龈乳头去上皮处理后，冠向复位缝合，使解剖龈乳头与手术龈乳头重叠，加强龈乳头，保障美学效果；牙槽嵴顶切口无张力对位缝合；经过GBR骨增量后唇侧软组织轮廓获得扩增（图6-3-29~图6-3-32）。

术后10天达到一期愈合，种植区软组织丰满度较术前有明显改善（图6-3-33，图6-3-34）。邻牙根面覆盖效果明显。术后1个月软组织基本稳定，趋于成熟（图6-3-25，图6-3-36）。

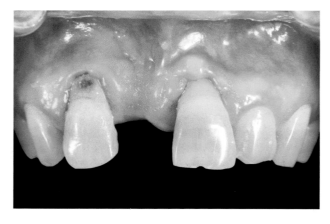

图6-3-21
11缺失，12、21牙龈退缩明显

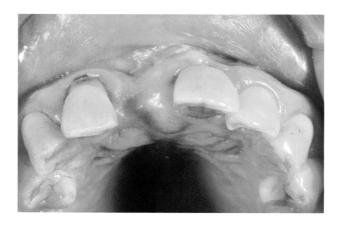

图6-3-22
11唇侧软组织轮廓欠丰满

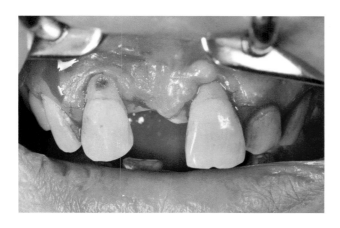

图 6-3-23
12、21 龈乳头基底切口，形成手术龈乳头

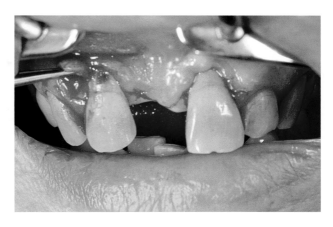

图 6-3-24
半厚瓣翻开手术龈乳头

①扫描二维码
②下载 APP
③注册登录
④观看视频

视频 44 种植及骨增量术区邻近天然牙的龈乳头基底切口

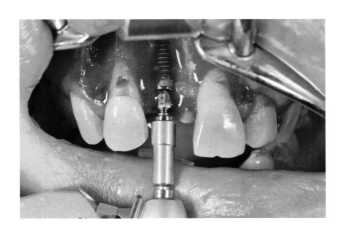

图 6-3-25
术区全厚瓣剥离，种植体植入到理想位点和轴向

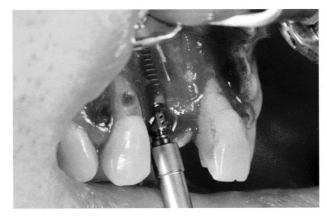

图 6-3-26
种植体植入到理想位点和轴向，唇侧较多种植体螺纹暴露

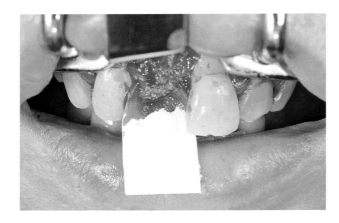

图 6-3-27
腭侧瓣固定胶原膜,植入骨代用材料

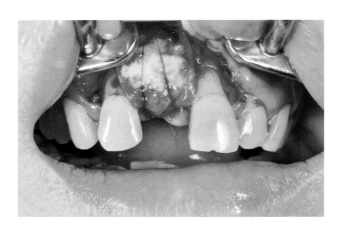

图 6-3-28
植入骨代用材料,盖胶原膜,骨膜缝合固定胶原膜

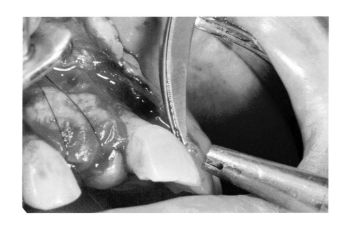

图 6-3-29
解剖龈乳头去上皮处理

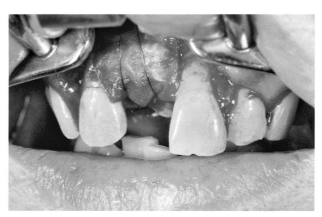

图 6-3-30
解剖龈乳头去上皮后

①扫描二维码
②下载 APP
③注册登录
④观看视频

视频 45　解剖龈乳头去上皮、缝合

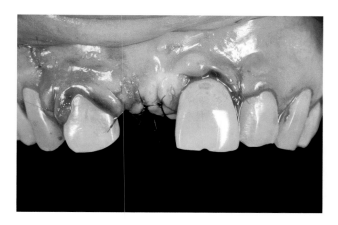

图 6-3-31

冠向复位缝合,解剖龈乳头与手术龈乳头重叠,加强龈乳头

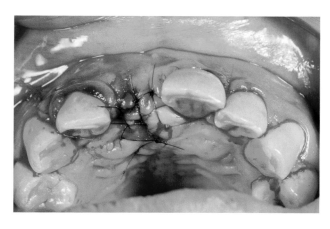

图 6-3-32

牙槽嵴顶切口无张力对位缝合,唇侧软组织轮廓获得扩增

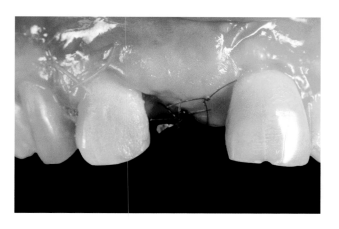

图 6-3-33

拆线

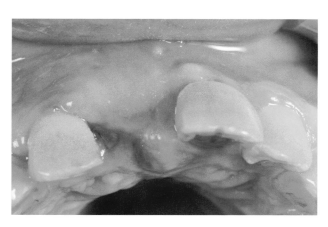

图 6-3-34

拆线

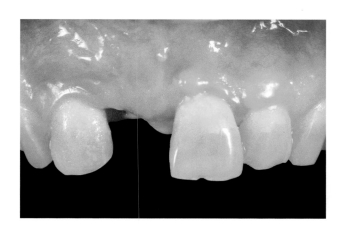

图 6-3-35

1 个月后

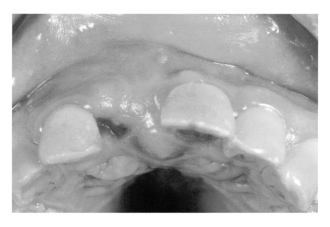

图 6-3-36

1 个月后

(二) 病例二

患者,女。上颌前牙拔除 6 周后,按要求进行早期种植手术。

术前检查见 11、12 缺失,软组织基本愈合,准备种植,22 牙龈退缩,患者接受种植 11、12,经过和患者沟通,同期略扩大切口范围,进行 22 牙龈曲线调整(图 6-3-37)。

由于需要冠向复位牙齿与种植位点相对分离,因此选择采用冠向复位的牙龈乳头基底斜切口的信封瓣设计。

首先修整 22 颈部形态至略凹形,使软组织更易于附着、生长(图 6-3-38,图 6-3-39)。

在 22 近远中区域采用龈乳头基底切口,创造冠向复位基础(图 6-3-40)。

手术龈乳头半厚瓣分离,接着分离全厚瓣;超过膜龈联合后,再转换为半厚瓣分离,以获得信封瓣的良好动度(图 6-3-41,图 6-3-42)。

测试冠向复位幅度,手术龈乳头可以轻松复位至解剖龈乳头位置(图 6-3-43)。

解剖龈乳头去上皮处理(图 6-3-44~ 图 6-3-46)。

冠向复位后,手术龈乳头和解剖龈乳头重叠(图 6-3-47,图 6-3-48)。

术后拆线前可以看到种植区软组织达到一期愈合,丰满度较术前有明显改善,天然牙列牙龈曲线协调(图 6-3-49)。

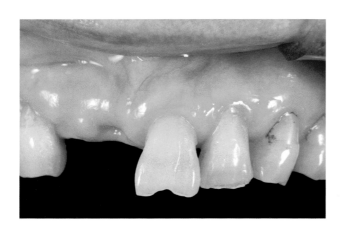

图 6-3-37
11、12 缺失,准备种植,22 牙龈退缩

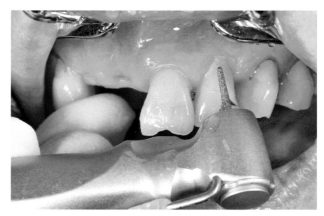

图 6-3-38
修整 22 颈部形态至略凹形

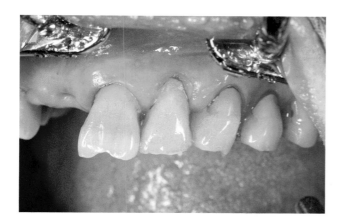

图 6-3-39
22 颈部形态修整抛光完成

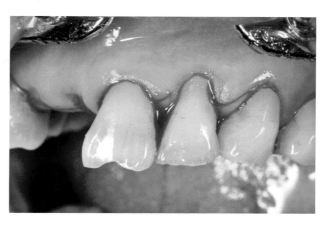

图 6-3-40
龈乳头基底切口

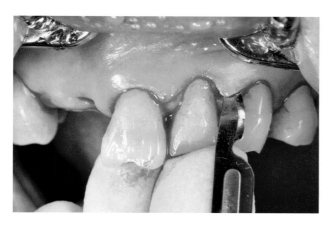

图 6-3-41
手术龈乳头半厚瓣分离

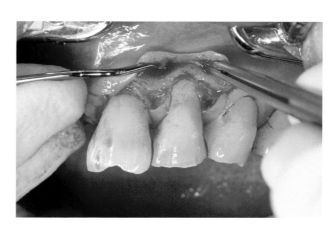

图 6-3-42
冠向复位瓣分离完成后

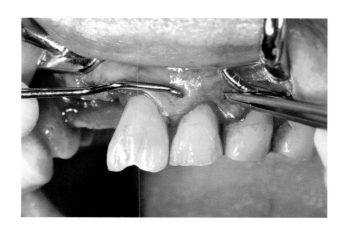

图 6-3-43
测试冠向复位幅度

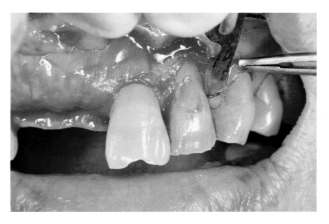

图 6-3-44
解剖龈乳头去上皮处理

①扫描二维码
②下载 APP
③注册登录
④观看视频

视频 46　种植术区非相邻天然牙龈乳头基底切口

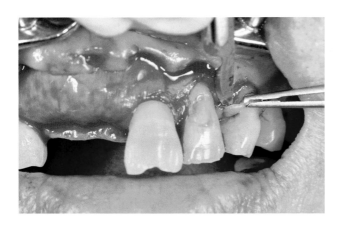

图 6-3-45
解剖龈乳头去上皮处理

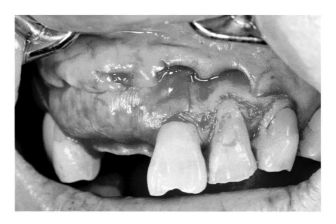

图 6-3-46
解剖龈乳头去上皮处理后

①扫描二维码
②下载 APP
③注册登录
④观看视频

视频 47　解剖龈乳头去上皮、缝合

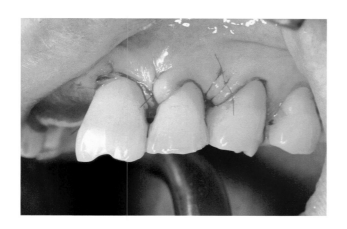

图 6-3-47
冠向复位后,手术龈乳头和解剖龈乳头重叠

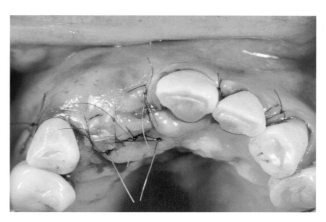

图 6-3-48
11、12 种植术后

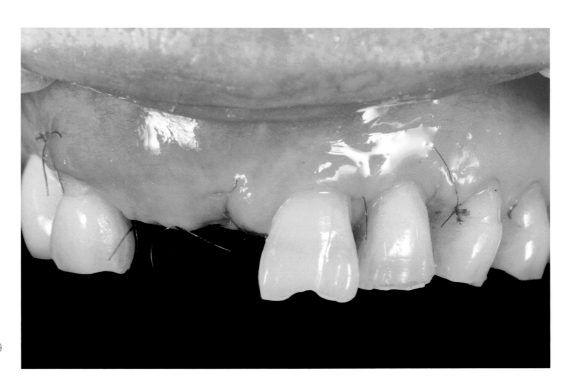

图 6-3-49
拆线前

（三）病例三

患者，男。因牙周病上颌前牙已拔除 1.5 个月，软组织基本愈合，余牙经过系统牙周治疗后，考虑接受种植义齿修复。牙周医师建议可以开始种植手术处理。

口内检查见 11 缺失，余牙牙周治疗后，口腔卫生良好，12、22 存在 Ⅰ 度轻微松动；美学区牙龈退缩明显，牙间均存在明显三角间隙；11 唇侧丰满度略有不足（图 6-3-50，图 6-3-51）。

患者微笑时暴露牙根，但因明显的牙龈退缩，并不暴露牙龈软组织（图 6-3-52）。

根据拔牙前放射资料，可见邻牙骨吸收明显，其程度超出了口内所见软组织退缩的程度，因此需要进一步检查，规避邻牙美学陷阱。11 位点虽然已经存在大量骨吸收，但根方骨量可达到种植需要（图 6-3-53，图 6-3-54）。

进一步检查邻牙情况，21 近中龈沟深度为 5mm，可推算 21 近中位点牙槽嵴顶 – 牙龈乳头间距大约为 7mm，超过了常规的 5mm。因此，此部位是一个美学陷阱，不建议进行常规的龈乳头切开，否则存在龈乳头迅速降低的可能性（图 6-3-55）。

同样的情况，测量 12 近中龈沟深度及唇侧龈沟深度，以及 21 唇侧龈沟深度，分别为 4mm、4mm 及 4.5mm，可推算出各部位骨嵴 – 软组织边缘的间距均超过了常规标准，因此均存在美学陷阱，不建议进行常规的龈乳头切开、沟内切口，剥离全厚瓣操作，以避免术后邻牙美学状态的迅速恶化（图 6-3-56~ 图 6-3-58）。

向患者交代邻牙美学状态，告知其常规术式可能带来的美学风险，以及避开这些美学风险所采用的切口可能带来的美学问题——垂直切口瘢痕。由于可能产生瘢痕的位置未位于美学暴露区域，因此患者选择改良切口方案。采用"保护龈乳头切口"的基本条件，是种植空间大于 8mm，实际测量 12—21 间距为 10mm，可以采用这一切口形式（图 6-3-59）。

避开龈乳头 2mm，垂直切开附着龈。由于 11 骨缺损范围较广，需要进行较大面积的骨增量，垂直切口仅位于 11 两侧牙间凹陷不足以完成良好的 GBR 操作，因此需向两侧延伸。横向延伸切口最好位于角化龈范围，可以减少术后瘢痕产生；测量距离膜龈联合 1mm 的位点均处于骨面上，在此位置行水平切口，延伸跨越一颗牙齿，到达邻牙的牙根凹陷位置，再次改为垂直切口，完成扩大型的保护龈乳头切口（图 6-3-60）。

翻瓣，植入种植体，达到完善的三维位点。GBR，骨膜缝合固定胶原膜，严密缝合，完成一期手术（图 6-3-61~ 图 6-3-65）。

二期手术前，术区局部存在一定的瘢痕，对美学效果稍有影响，患者可以接受；邻牙美学效果未受不良影响，患者非常满意；唇侧丰满度可以接受（图 6-3-66，图 6-3-67）。

经过二期手术、临时冠塑形软组织，获得了良好的种植体袖口（图 6-3-68）。

修复后软组织轮廓获得可接受的美学效果（图 6-3-69）。

11 修复体制作了和邻牙风格协调一致的牙根形态，虽然整体长度较 21 略长，唇侧存在垂直切口留下的瘢痕，但由于处于非美学暴露区，患者可接受；而邻牙美学状态与术前完全一致，没有任何不良变化，对此患者非常满意（图 6-3-70）。

微笑状态下修复体和天然牙列风格完全一致，非常好地融入天然牙列中，患者对最终的美学效果深感满意（图 6-3-71）。

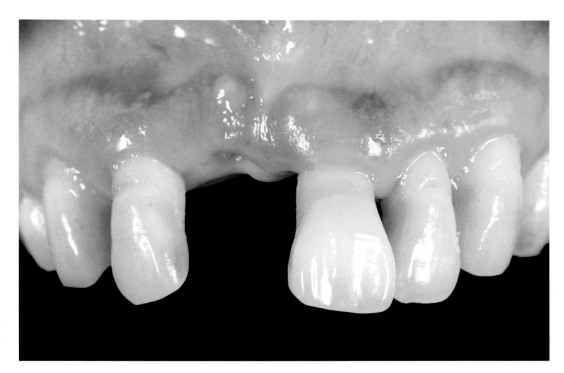

图 6-3-50
牙周病缺牙患者，
经过牙周系统治
疗后，考虑接受种
植义齿修复

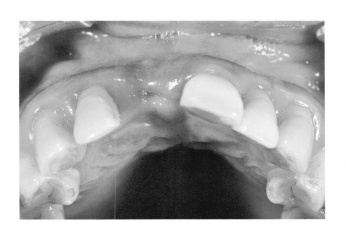

图 6-3-51
牙槽嵴丰满度略有欠缺

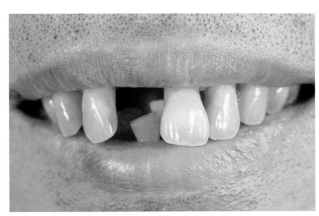

图 6-3-52
微笑时暴露牙根，因明显的牙龈退缩，不暴露牙龈软组织

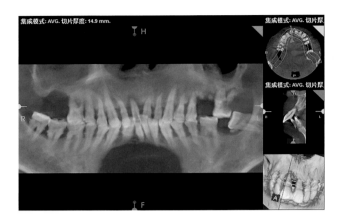

图 6-3-53
11 拔牙的前 CBCT 可见邻牙骨吸收明显

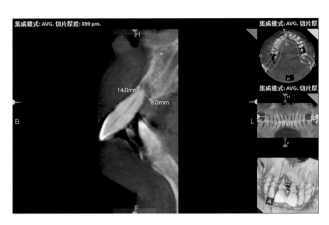

图 6-3-54
虽然存在大量骨吸收，根方骨量可达到种植需要

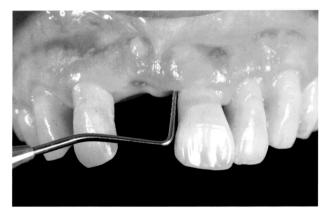

图 6-3-55
术前检查牙槽嵴顶 - 龈乳头间距，21 近中龈沟深度 5mm

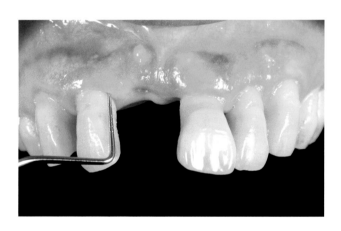

图 6-3-56
术前检查牙槽嵴顶 - 龈乳头间距，12 近中龈沟深度 4mm

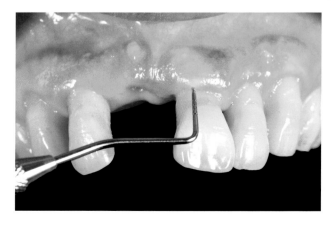

图 6-3-57
术前检查邻牙唇面牙槽嵴顶 - 龈缘间距，21 唇侧龈沟深度 4mm

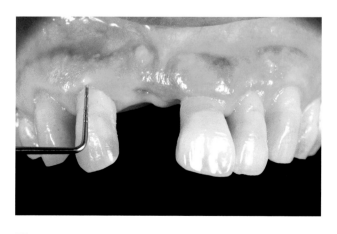

图 6-3-58
术前检查邻牙唇面牙槽嵴顶 - 龈缘间距，12 唇侧龈沟深度 4.5mm

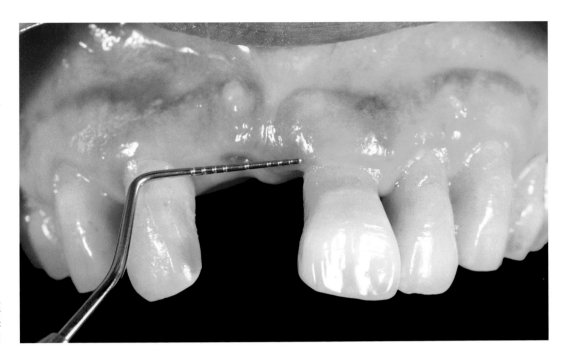

图 6-3-59
测量牙根间距,超过 10mm,可以采用保护龈乳头切口

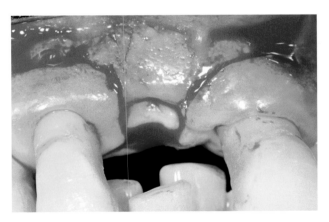

图 6-3-60
采用保护龈乳头切口,避开龈乳头及邻牙唇面薄弱的龈缘区域

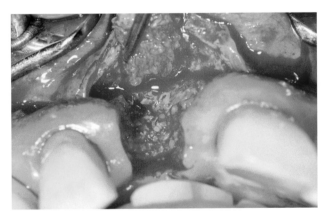

图 6-3-61
翻瓣后,未破坏龈乳头及邻牙唇面薄弱的龈缘区域

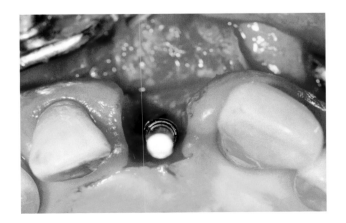

图 6-3-62
种植体植入恰当的三维位点

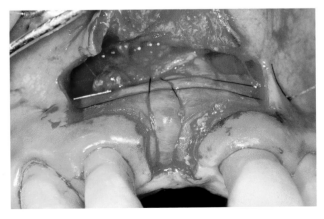

图 6-3-63
GBR,骨膜缝合固定

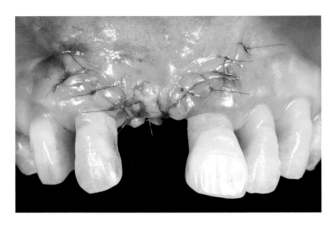

图 6-3-64
严密缝合关闭伤口

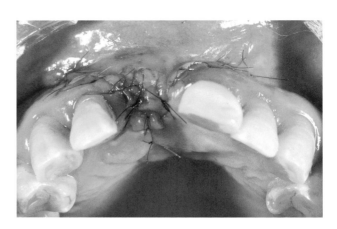

图 6-3-65
严密缝合关闭伤口

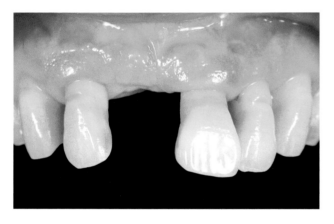

图 6-3-66
愈合后 4 个月,局部存在一定的瘢痕,对美学效果稍有影响,
患者可以接受;邻牙美学效果未受不良影响,患者非常满意

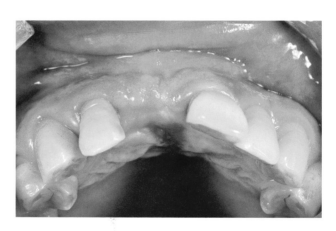

图 6-3-67
唇侧丰满度可以接受

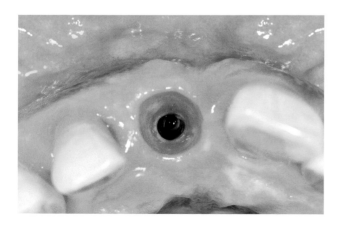

图 6-3-68
正式修复前的牙龈袖口

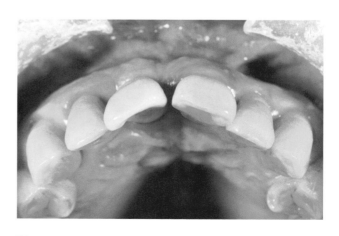

图 6-3-69
修复后,唇侧丰满度可接受

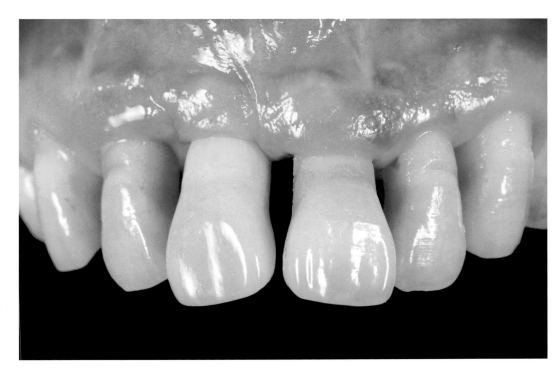

图 6-3-70
修复后,11 制作了和邻牙风格协调一致的牙根形态,虽然整体长度较 21 略长,唇侧存在垂直切口留下的瘢痕,但由于处于非美学暴露区,患者接受;邻牙美学状态与术前完全一致,没有不良变化,患者非常满意

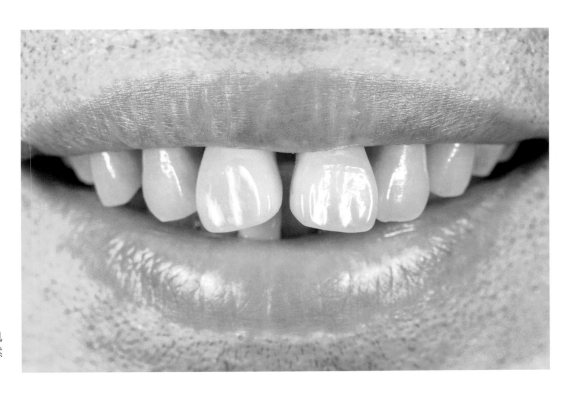

图 6-3-71
微笑状态下修复体和天然牙列风格完全一致,非常好地融入天然牙列中,患者非常满意

（四）病例四

患者，女。上颌前牙先天缺失，要求种植修复。

检查可见患者为极高微笑线，微笑时暴露上颌前牙牙列根方软组织超过 5mm；软组织整体健康状况良好、颜色正常，该高位微笑并非美学缺陷，但是对于种植手术来讲是非常大的美学风险，我们需要考虑尽量保存软组织的最佳质地，避免软组织的瘢痕（图6-3-72）。

侧方微笑像可见患者微笑时第一前磨牙完全暴露，处于美学核心区，这对于手术方案的确定具有指导意义（图 6-3-73）。

口内检查见 23 缺失，牙槽嵴高度未降低，唇侧软组织丰满度良好（图 6-3-74，图6-3-75）。

术前 CBCT 检查可见患者牙槽嵴顶骨宽度良好，根方骨凹陷，宽度比较局限（图6-3-76）。

此时如果过于追求偏腭侧穿出的植入轴向，则会在根尖位置形成突破状穿孔，不利于进行 GBR 骨增量；而如果采用妥协的、偏唇向穿出的植入轴向，则又会对后期修复带来不利影响。本病例必须采用严格的美学轴向植入种植体，既保证种植体轴向在未来修复体牙尖以内，又保证种植体在根尖仅为开裂状穿孔，利于进行根尖部 GBR。

确定需要进行根尖部 GBR，就应考虑、确定骨增量的手术入路。由于患者为极高微笑线，在微笑时可以暴露 23 根方非常高位的软组织，美学颊侧瓣（EBF）在这个病例中不是非常适用。如果采用了这种美学颊侧瓣，根方可能形成的瘢痕会严重影响术后的美学效果，因此，EBF 在微笑时切线能够隐藏在嘴唇内才可以应用。

因此，在本病例我们还是进行沟内切口、远中垂直切口的常规手术设计，在手术中需要尽量微创，保护软组织处于良好的状态。

通常来讲，垂直切口的位置设定在尖牙远中就不会对美学效果有非常大的影响；进行尖牙种植时，垂直切口设置在第一前磨牙远中即可。而对于这个患者，由于微笑时第一前磨牙根方软组织依然会大量暴露，因此需要将垂直切口再向后延伸，达到第二前磨牙远中。

依据此设计思路，进行沟内切口、25 远中垂直切口、22 近中半厚瓣减张，暴露 23 根方骨凹陷，直视下逐级备洞，可以控制根方为开裂状骨缺损；植入种植体（图 6-3-77~图6-3-80）。

根方骨开裂位置固定屏障膜；翻开屏障膜，暴露植骨空间；植入骨代用材料，完善覆盖屏障膜（图 6-3-81~ 图 6-3-84）。

充分减张，严密缝合关闭创口（图 6-3-85~ 图 6-3-87）。

术后 CBCT，可见植入位点、轴向精确，根尖部获得骨轮廓扩增（图 6-3-88）。

侧面微笑不会暴露垂直切口，切口不影响美学效果（图 6-3-89）。

拆线时良好的一期愈合，种植手术没有影响患者软组织的美学效果（图 6-3-90，图6-3-91）。

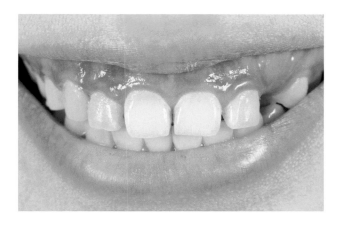

图 6-3-72
正面微笑像,极高笑线,极高美学风险

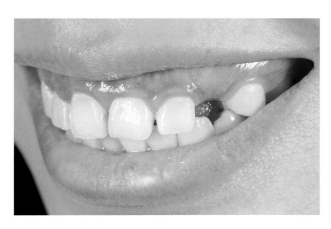

图 6-3-73
侧面微笑可见第一前磨牙完全显露,处于美学核心区

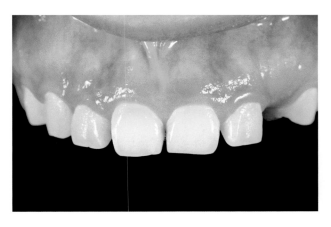

图 6-3-74
软组织质地健康,无瘢痕

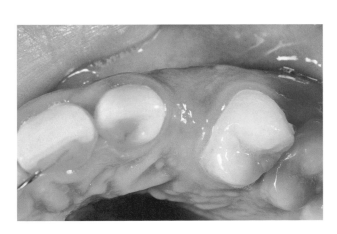

图 6-3-75
唇侧软组织丰满度良好

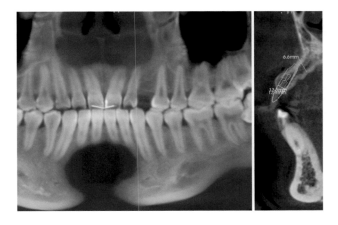

图 6-3-76
术前 CBCT 可见根方骨缺损,需根方 GBR

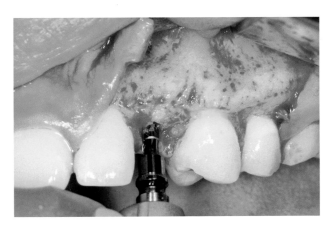

图 6-3-77
25 远中垂直切口,12 近中半厚瓣减张

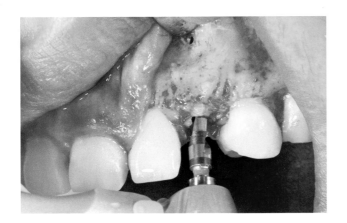

图 6-3-78
逐级备洞,可见根尖穿孔

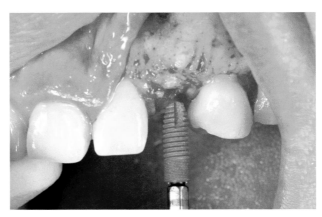

图 6-3-79
植入种植体

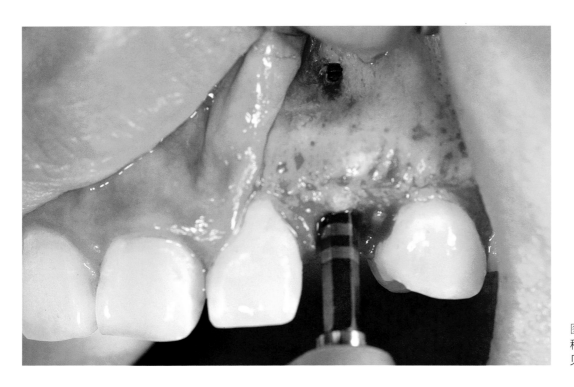

图 6-3-80
种植体植入后,可
见根尖部穿孔

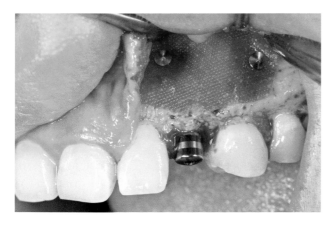

图 6-3-81
钛钉固定屏障膜

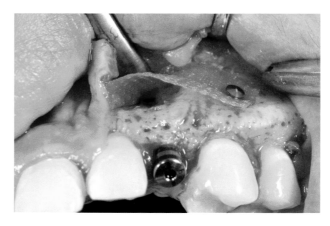

图 6-3-82
掀开屏障膜,暴露植骨空间

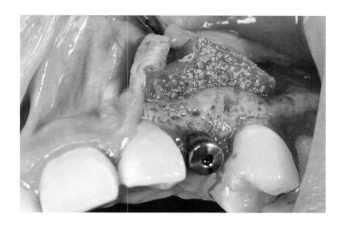

图 6-3-83
植入骨代用材料

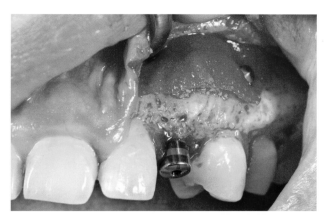

图 6-3-84
完善覆盖屏障膜

①扫描二维码
②下载 APP
③注册登录
④观看视频

视频 48 根尖区域局部 GBR 植骨

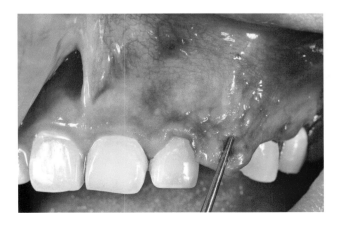

图 6-3-85
充分的减张效果

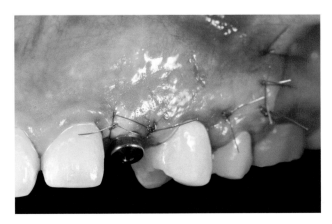

图 6-3-86
严密缝合关闭创口

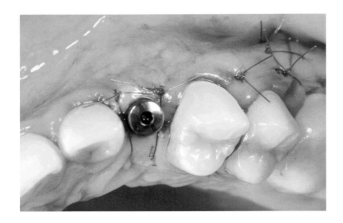

图 6-3-87
严密缝合关闭创口

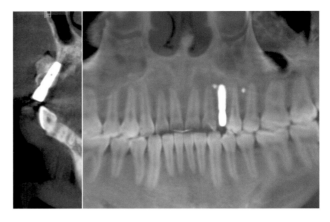

图 6-3-88
术后 CBCT,植入位点、轴向精确;根尖部获得骨轮廓扩增

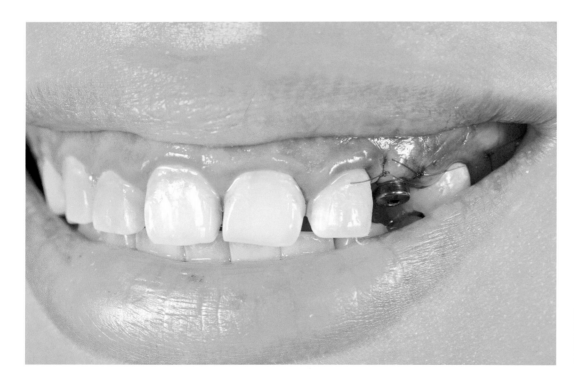

图 6-3-89
侧面微笑不会暴
露垂直切口,切口
不影响美学效果

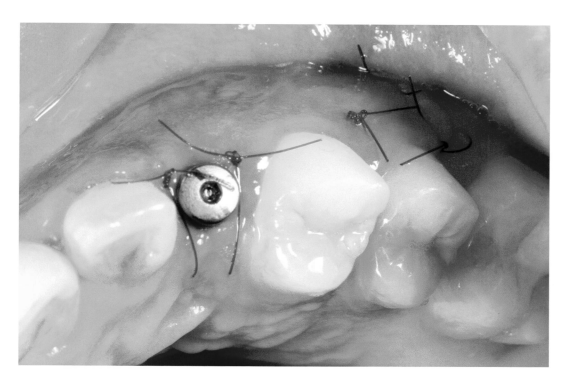

图 6-3-90
拆线时良好的一
期愈合

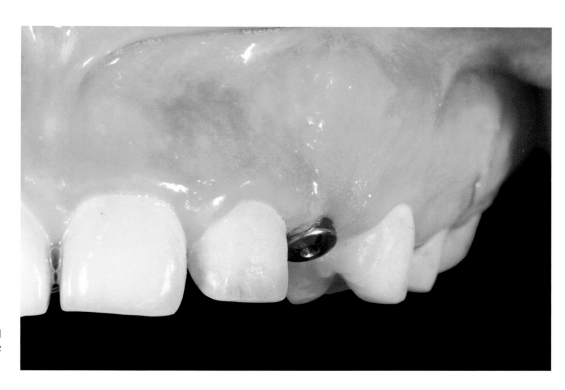

图 6-3-91
种植手术未影响
患者软组织美学
效果

小结

1. 手术中的美学原则

(1) 维持与恢复牙槽嵴唇侧轮廓适当的丰满度；

(2) 保持软组织良好质地；

(3) 减少软组织瘢痕；

(4) 邻牙软组织美学状态的同期调整；

(5) 注意邻牙美学陷阱。

2. 如何维持或恢复唇侧轮廓丰满度

(1) 软硬组织条件良好：即刻种植 - 即刻修复，最有利于维持软组织轮廓。

(2) 硬组织条件良好、软组织条件略薄弱：即刻种植 - 即刻软组织移植 - 即刻修复策略。

(3) 硬组织条件欠佳、不适合即刻种植：首选早期种植，必要时进行拔牙即刻软组织移植。

(4) 硬组织条件欠佳、不适合即刻种植及早期种植：应考虑在拔牙同期进行位点保存处理。

(5) 牙槽嵴高度无缺损、丰满度有缺损的愈合位点：水平骨增量处理或软组织移植。

(6) 牙槽嵴高度有缺损、丰满度没有明显缺损：垂直骨增量，应用义龈或者形成自然的牙根形态。

(7) 牙槽嵴高度、丰满度均有缺损：垂直和水平骨增量；或水平骨增量恢复唇侧轮廓，再应用义龈修复或者形成自然的牙根形态；或应用覆盖义齿修复。

3. 如何保持软组织良好质地

(1) 拔牙期干预，减少软组织不良改变；

(2) 尽量减少手术次数，减少瘢痕挛缩；

(3) 在必要的情况下首先加强软组织；

(4) 减少人工骨粉材料对软组织的刺激。

4. 如何减少软组织瘢痕

(1) 美学核心区尽量不应轻易采用垂直切口；

(2) 美学核心区的垂直切口不斜切；

(3) 黏膜骨膜尽量不同时切断；

(4) 黏膜尽量避免横切。

5. 注意邻牙美学陷阱

(1) 术前骨高度降低、软组织高度降低不明显，术后可能出现龈退缩。可以用龈乳头基底切口、龈缘旁切口或扩大的保护龈乳头切口。

(2) 邻牙已有种植修复体：尽量不轻易翻开种植体周软组织瓣。

参考文献

[1] GRASSI F R, GRASSI R, RAPONE B, et al. Dimensional changes of buccal bone plate in immediate implants inserted through open flap, open flap and bone grafting, and flapless technique. A CBCT randomized controlled clinical trial. Clinical Oral Implants Research, 2019, 30 (12): 1155-1164.

[2] YADAV M K, VERMA U P, PARIKH H, et al. Minimally invasive transgingival implant therapy: a literature review. Natl J Maxillofac Surg, 2018, 9 (2): 117-122.

[3] TSOUKAKI M, KALPIDIS C D, SAKELLARI D, et al. Clinical, radiographic, microbiological, and immunological outcomes of flapped vs. flapless dental implants: a prospective randomized controlled clinical trial. Clinical Oral Implants Research, 2013, 24 (9): 969-976.

[4] DOAN N, DU Z, CRAWFORD R, et al. Is flapless implant surgery a viable option in posterior maxilla? A review. Journal of Oral and Maxillofacial Surgery, 2012, 41 (9): 1064-1071.

[5] OH T J, SHOTWELL J, BILLY E, Flapless implant surgery in the esthetic region: advantages and precautions. International Journal of Periodontics and Restorative Dentistry, 2007, 27 (1): 27-33.

[6] LAVERTY D P, BUGLASS J, PATEL A. Flapless dental implant surgery and use of cone beam computer tomography guided surgery. British Dental Journal, 2018, 224 (8): 601-611.

[7] 宿玉成. 口腔种植学. 北京: 人民卫生出版社, 2014.

[8] KIM Y, KIM T K, LEEM D H. Clinical study of a flap advancement technique without vertical incision for guided bone regeneration. International Journal of Oral & Maxillofacial Implants, 2015, 30 (5): 1113-1138.

[9] COLDIES L, SMAHEL J. Thin and thick pedicle flap. Acta chirurgiae plasticae, 1972, 14 (1): 30-35.

[10] BURKHARDT R, LANG N P. Fundamental principles in periodontal plastic surgery and mucosal augmentation: a narrative review. Journal of Clinical Periodontology, 2014, 41 (15): S98-S107.

[11] KLEINHEINZ J, BUCHTER A, KRUSE-LOSLER B, et al. Incision design in implant dentistry based on vascularization of the mucosa. Clinical Oral Implants Research. 2005, 16: 518-523.

[12] BURKHARDT R, LANG N. Coverage of localized gingival recessions: comparison of micro- and macrosurgical techniques. Journal of clinical periodontology, 2005, 32: 287-293.

[13] CORTELLINI P, PINI P G. Coronally advanced flap and combination therapy for root coverage. Clinical strategies based on scientific evidence and clinical experience. Periodontology 2000, 2012, 59 (1): 158-184.

[14] HUTCHENS L H, BEAUCHAMP S D, MCLEOD S H, et al. Considerations for incision and flap design with implant therapy in the esthetic zone. Implant Dentisity, 2018, 27 (3): 381-387.

[15] PARK J C,KIM C S,CHOI S H,et al.Flap extension attained by vertical and periosteal-releasing incisions:a prospective cohort study. Clinical Oral Implants Research, 2012,23:993-998.

[16] ZUIDERVELD E G,MEIJER H J A,DEN Hartog L,et al. Effect of connective tissue grafting on peri-implant tissue in single immediate implant sites:a RCT. Journal of Clinical Periodontology,2018,45(2):253-264.

[17] LEVIN B P,CHU S J. Ridge augmentation simultaneous with immediate implant placement:the subperiosteal tunneling technique. Compendium of Continuing Education in Dentistry,2018,39(5):304-309.

[18] ZUHR O A,HURZELER M. Wound closure and wound healing. Suture techniques in contemporary periodontal and implant surgery:interactions,requirements,and practical considerations. Quintessence International,2017,20:647-660.

[19] BURGESS L P,MORIN G V,RAND M,et al. Wound healing. Relationship of wound closing tension to scar width in rats. Archives of Otolaryngology -- Head and Neck Surgery, 1990,116:798-802.

[20] BURKHARDT R,LANG N P. Role of flap tension in primary wound closure of mucoperiosteal flaps:a prospective cohort study. Clinical Oral Implants Research,2010,21: 50-54.

[21] NEDELEC B,GHAHARY A,SCOTT P G,et al. Control of wound contraction. Basic and clinical features. Hand Clinics,2000,16:289-302.

[22] PINI P G,PAGLIARO U,BALDI C,et al. Coronally advanced flap procedure for root coverage. Flap with tension versus flap without tension:a randomized controlled clinical study. Journal of Periodontology,2000,71:188-201.

[23] MCLEAN T N,SMITH B A,MORRISON E C,et al. Vascular changes following mucoperiosteal flap surgery:a fluorescein angiography study in dogs. Journal of Periodontology,1995,66:205-210.

[24] BUSER D,CHAPPUIS V,BELSER U C,et al. Implant placement post extraction in esthetic single tooth sites:when immediate,when early,when late? Periodontology 2000, 2017,73(1):84-102.

[25] LEMOS C A A,VERRI F R,CRUZ R S,et al. Comparison between flapless and open-flap implant placement:a systematic review and Meta-analysis. International Journal of Oral and Maxillofacial Surgery,2020,49:1220-1231.

[26] SHALEV T H,KURTZMAN G M,SHALEV A H,et al. Continuous periosteal strapping sutures for stabilization of osseous grafts with resorbable membranes for buccal ridge augmentation:a technique report. Journal of oral implantology,2017,43(4):283-290.

[27] MORMANN W,CIANCIO S G. Blood supply of human gingiva following periodontal surgery. A fluorescein angiographic study. Journal of Periodontology,1977,48:681-692.

[28] ZUHR O,FICKL S,WACHTEL H,et al. Covering of gingival recessions with a modified microsurgical tunnel technique:case report. International Journal of Periodontics and Restorative Dentistry,2007,27:457-463.

[29] CORTELLINI P,TONETTI M S. Microsurgical approach to periodontal regeneration. Initial evaluation in a case cohort. Journal of Periodontology,2001,72:559-569.

[30] FRANCETTI L,DEL Fabbro M,CALACE S,et al. Microsurgical treatment of gingival recession:a controlled clinical study. International Journal of Periodontics and Restorative Dentistry,2005,25:181-188.

[31] ZUHR O,FICKL S,WACHTEL H,et al. Covering of gingival recessions with a modified microsurgical tunnel technique:case report. International Journal of Periodontics and Restorative Dentistry,2007,27:457-463.

[32] ZUHR O,REBELE S F,CHEUNG S L,et al. Surgery without papilla incision: tunneling flap procedures in plastic periodontal and implant surgery. Periodontology 2000, 2018,77(1):123-149.

[33] BURKHARDT R,PREISS A,JOSS A,et al. Influence of suture tension to the tearing characteristics of the soft tissues:an in vitro experiment. Clinical Oral Implants Research, 2008,19:314-319.

[34] CORTELLINI P,TONETTI M. A minimally invasive surgical technique with an enamel matrix derivative in the regenerative treatment of intrabony defects:a novel approach to limit morbidity. Journal clinical periodontology,2007,34:87-93.

[35] CHAPPUIS V,ARAÚJO M G,BUSER D. Clinical relevance of dimensional bone and soft tissue alterations post-extraction in esthetic sites. Periodontology 2000,2017,73(1): 73-83.

[36] ARAÚJO M G,SILVA C O,SOUZA A B,et al. Socket healing with and without immediate implant placement. Periodontology 2000,2019,79(1):168-177.

[37] CHAN H L,GEORGE F,WANG I C,et al. A randomized controlled trial to compare aesthetic outcomes of immediately placed implants with and without immediate provisionalization. Journal of Clinical Periodontology,2019,46(10):1061-1069.

[38] THOMA D S,JUNG U W,GIL A,The effects of hard and soft tissue grafting and individualization of healing abutments at immediate implants:an experimental study in dogs. Journal of Periodontal and Implant Science,2019,49(3):171-184.

[39] NOELKEN R,GEIER J,KUNKEL M,et al. Influence of soft tissue grafting,orofacial implant position,and angulation on facial hard and soft tissue thickness at immediately inserted and provisionalized implants in the anterior maxilla. Clinical Oral Implants Research, 2018,20(5):674-682.

[40] GRAZIANI F,CHAPPUIS V,MOLINA A,et al. Effectiveness and clinical performance of early implant placement for the replacement of single teeth in anterior areas: a systematic review. Journal of Clinical Periodontology,2019,21:242-256.

[41] KALSI A S,KALSI J S,BASSI S. Alveolar ridge preservation:why,when and how. British Dental Journal,2019,227(4):264-274.

[42] AVILA-ORTIZ G,ELANGOVAN S,KRAMER K W,et al. Effect of alveolar ridge preservation after tooth extraction:a systematic review and Meta-analysis. Journal of Dental Research.2014,93(10):950-958.

[43] MASAKI C, NAKAMOTO T, MUKAIBO T, et al. Strategies for alveolar ridge reconstruction and preservation for implant therapy. Journal of Prosthodontic Research, 2015, 59(4):220-228.

[44] CHIAPASCO M, CASENTINI P. Horizontal bone-augmentation procedures in implant dentistry:prosthetically guided regeneration. Periodontology 2000, 2018, 77(1):213-240.

[45] URBAN I A, JOVANOVIC S A, LOZADA J L. Vertical ridge augmentation using guided bone regeneration (GBR)in three clinical scenarios prior to implant placement:a retrospective study of 35 patients 12 to 72 months after loading. International Journal of Oral & Maxillofacial Implants, 2009, 24(3):502-510.

[46] CHIAPASCO M, ROME E, CASENTINI P, et al. Alveolar distraction osteogenesis vs. vertical guided bone regeneration for the correction of vertically deficient edentulous ridges:a 1-3-year prospective study on humans. Clinical Oral Implants Research, 2004, 15(1):82-95.

[47] MOY P K, AGHALOO T. Risk factors in bone augmentation procedures. Periodontology 2000, 2019, 81(1):76-90.

[48] CUCCHI A, CHIERICO A, FONTANA F, et al. Statements and recommendations for guided bone regeneration:consensus report of the guided bone regeneration symposium held in Bologna, October 15 to 16, 2016. Implant Dentistry, 2019, 28(4):388-399.

[49] JEPSEN S, SCHWARZ F, CORDARO L, et al. Regeneration of alveolar ridge defects. Consensus report of group 4 of the 15th European Workshop on periodontology on bone regeneration. Journal of Clinical Periodontology, 2019, 21:277-286.

[50] GARCIA J, DODGE A, LUEPKE P, et al. Effect of membrane exposure on guided bone regeneration:a systematic review and Meta-analysis. Clinical Oral Implants Research, 2018, 29(3):328-338.

[51] SOLDATOS N K, STYLIANOU P, KOIDOU V P, et al. Limitations and options using resorbable versus nonresorbable membranes for successful guided bone regeneration. Quintessence International, 2017, 48:131-147.

[52] LEENSTRA T S, MALTHA J C, KUIJERS-JAGTMAN A M, et al. Wound healing in beagle dogs after palatal repair without denudation of bone. Cleft Palate-craniofacial Journal, 1995, 32(5):363-369.

[53] LEENSTRA T S, KUIjpers-Jagtman A M, MALTHA J C. The healing process of palatal tissues after operations with and without denudation of bone:an experimental study in dogs. Scand J Plast Reconstr Surg Hand Surg, 1999, 33(2):169-176.

[54] ALLEN E P, MILLER P D. Coronal positioning of existing gingiva:short-term results in the treatment of shallow marginal tissue recession. Journal of Periodontology, 1989, 60:316-319.

[55] GIOVANNI Z, LORENZO T, RAVIDÀ A, et al. Influence of tooth location on coronally advanced flap procedures for root coverage.Journal of Periodontology, 2018, 89:1428-1441.

[56] ZUCCELLI G, Sanctis M D E. Treatment of multiple recession-type defects in patients with esthetic demands. Journal of Periodontology, 2000, 71:1506-1514.

[57] TARNOW D P,MAGNER A W,FLETCHER P. The effect of the distance from the contact point to the crest of bone on the presence or absence of the interproximal dental papilla. Journal of Periodontology,1992,63(12):995-996.

[58] VELVART P. Papilla base incision:a new approach to recession-free healing of the interdental papilla after endodontic surgery. International Endodontic Journal,2002,35(5):453-460.

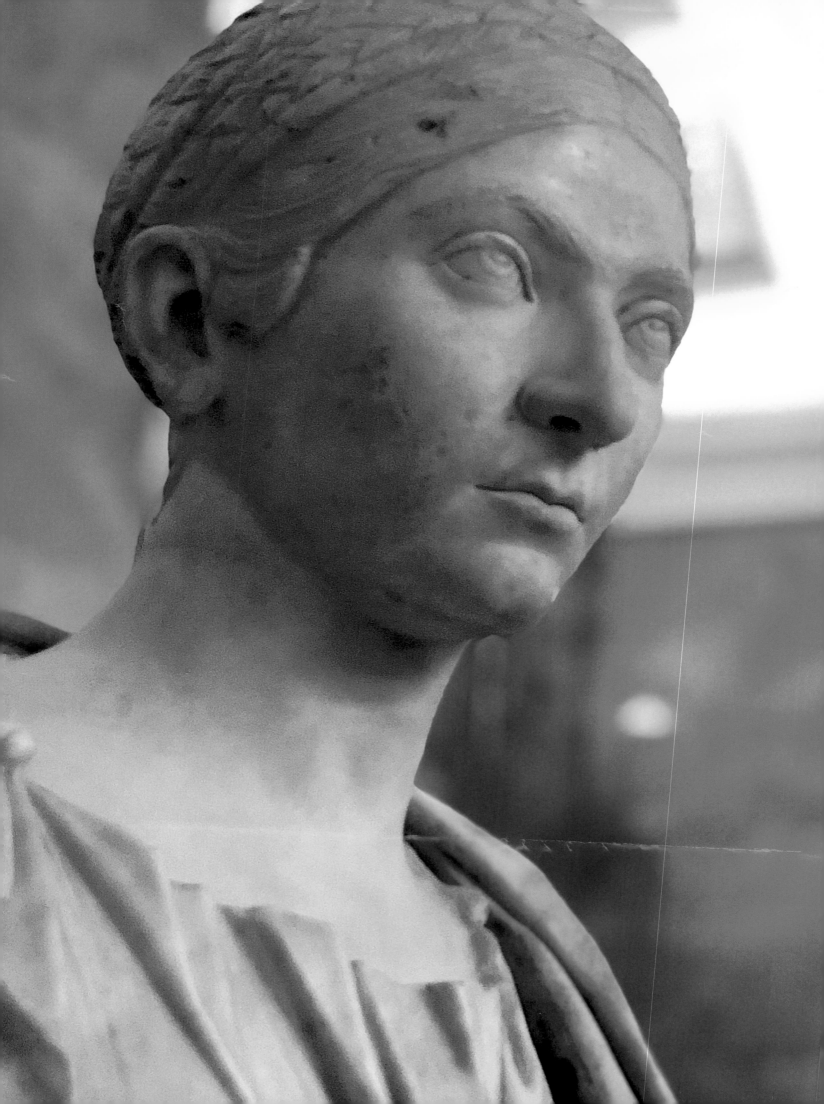

第七章

美学区骨组织缺损修复基本策略和方法

王妙贞　刘　峰　高　巍　张　晓　赵　旭

种植修复中，如果希望获得良好的修复美学效果，临床医师首先需要判断待修复区域存在的美学缺陷的准确来源，是骨组织缺陷，还是软组织缺陷，或者两者兼而有之。根据这一判断，可推测治疗策略是骨组织增量，还是软组织增量，或者两者均需要增量。这对于相对复杂的美学区种植来讲是关键的一步。

骨组织缺损的修复是一项难度很大的工作，是美学区种植中的一项关键技术，存在诸多方法、难点。临床医师必须明确，骨组织是软组织的基础，没有足够质和量的骨组织的支撑，是无法获得理想的软组织修复美学效果的。

本章将简要梳理美学区骨组织缺损的分类与修复的基本策略和方法。

Dental implant in Esthetic Zone
From Design Concept to Clinical Practice

第一节　美学区骨组织缺损的分级和基本处理策略

确定骨缺损的处理策略之前,需要首先对种植体周骨缺损的状态进行分级、分类,以此形成对应的处理策略。有很多专家进行过种植位点骨缺损的分类,分类方法体系与理论有很多[1-5]。

根据骨吸收的方向,可以分为水平向骨缺损和垂直向骨缺损。根据种植体周剩余的骨壁数目,可以分为一壁型骨缺损、二壁型骨缺损、三壁型骨缺损和四壁型骨缺损。根据骨缺损的修复性骨再生能力,可以分为有利型骨缺损和不利型骨缺损。根据种植体周骨缺损形状可以分为间隙性骨缺损、裂开式骨缺损和开窗式骨缺损[6]。

本节重点引用由 Hammerle 教授提出的、被广泛引用的 0~5 级的骨缺损分级[1],其对于临床治疗方案的确定具有比较清晰的指导意义。

一、美学区种植体周骨组织缺损的分级

美学区种植体周骨组织缺损的分级[1](图 7-1-1):

(1) 0 级:种植体周没有骨缺损,种植体可以植入在理想的三维位置,但存在骨轮廓缺陷;

(2) 1 级:种植体周 4 壁骨完整,骨壁和种植体之间有少量间隙;

(3) 2 级:唇侧骨板部分或全部缺失,但植骨材料仍然可以依赖骨床提供支持;

(4) 3 级:种植体周大量缺损,植骨材料不能完全依赖骨床提供支持;

(5) 4 级:水平骨缺损,牙槽嵴宽度严重不足(牙槽嵴宽度小于 4mm);

(6) 5 级:垂直骨缺损,牙槽嵴高度严重不足。

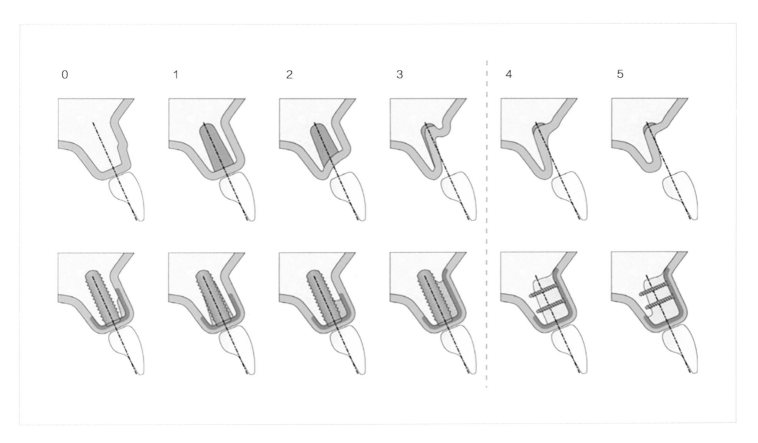

图 7-1-1
美学区骨组织缺损的分级（Hammerle，2014）

二、美学区种植体周骨组织缺损修复的基本策略

1. 0级　种植体周无骨缺损，有骨轮廓缺陷。

针对种植体周没有骨缺损，仅有少量骨轮廓缺陷的情况，由于种植体可以植入在理想的三维位置上，如果轮廓缺陷并不明显，患者并没有非常高的美学需求，完全可以不进行任何软硬组织增量处理，直接完成种植和修复（图7-1-2，图7-1-3）。

但是在美学区，会有部分患者有更完美的追求，希望获得更丰满的美学效果。

此时针对轻微的骨轮廓缺陷，是应该采用硬组织增量，还是采用软组织增量，不同的专家具有不同的经验和倾向。

在早期或者延期的种植手术中，已经进行翻瓣的术区，种植同期行少量植骨，实现轮廓扩增，是可行的治疗策略。但经过 GBR 处理的术区，通常需要进行比较大量的减张处理，有时还会采取埋入愈合，因此需要增加二次手术，并且整体治疗时间会延长。另外，也需要考虑 GBR 所增加的治疗成本和费用。

因此，此时可以采用软组织移植的手段，通常也可以获得很好的美学改善。并且从软组织的轮廓、质地等综合美学效果考虑，软组织移植的术后效果甚至会优于骨增量效果。但是，软组织移植需要开辟第二术区，提取患者自体结缔组织瓣，因此医师也需要考虑患者的愿望和接受程度。

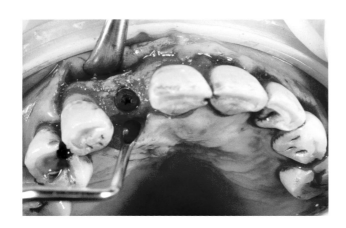

图 7-1-2
0 级骨缺损

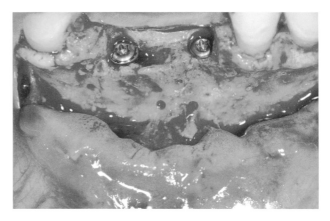

图 7-1-3
0 级骨缺损

2. 1级　骨壁完整,与种植体之间有间隙。

当种植体周具有完整的4壁骨,仅在骨壁和种植体之间有部分间隙时,处理策略可以包括以下三种:

(1) 不植骨;

(2) 仅在骨间隙内植骨;

(3) 在骨间隙内植骨,以及在唇侧骨壁的唇侧植骨,扩增轮廓。

这种情况经常发生在即刻种植或者早期种植方案中,由于存在拔牙窝,或者拔牙窝尚未愈合,种植体和骨壁之间容易存在间隙。这是由于拔除牙根的形态与种植体不同,尤其是在颈部,天然牙根会比种植体明显宽大。由此产生的种植体和骨壁之间的间隙,也称为跳跃间隙[7-9](图 7-1-4,图 7-1-5)。

在确定具体策略时,需要区分功能区(后牙区)和美学区,根据具体情况予以选择。

前面我们讲到,跳跃间隙是否植骨,并不影响种植体骨结合的成功,也不影响种植体的存留率、成功率,只是会影响到唇舌向的软组织轮廓丰满度,对种植体的粉色美学有影响[10]。因此我们团队对于后牙区1~2mm以内的跳跃间隙是不放置植骨材料的;而在美学区,为了更好地维持软硬组织轮廓,一旦种植体和骨壁之间存在间隙,就会用植骨材料进行严密填塞。

前文已经提到,在可能的情况下,我们建议在美学区域选择即刻种植或者早期种植方案,在这两种情况下,骨壁和种植体之间基本都会存在间隙。按照最理想的植入位点和轴向植入后,通常跳跃间隙会明显地集中在种植体唇侧。

早期研究认为,美学区的跳跃间隙如果不大(<2mm),同样可以不进行植骨[11],但是近年来的研究,更支持严密填塞跳跃间隙,以获得更好的软硬组织支撑。

除了在骨间隙内植骨,通过对植入位点骨轮廓的评估,有时还需要进行轮廓的扩增。

对于美学区的即刻种植来讲,如果仅存在少量的骨轮廓缺陷,不建议进行翻瓣植骨处理,建议通过隧道技术进行结缔组织的移植,以获得唇侧轮廓的改善,提升美学效果。相关技术将在第八章中具体介绍。

如果是翻瓣手术的早期种植或者延期种植,可以在唇侧骨壁的唇侧同时植骨,以扩增骨轮廓。这种操作通常需要增加延伸到美学核心区以外的垂直减张切口、翻全厚瓣的基础上完成,植骨后,需要覆盖可吸收膜,覆盖范围最好超过植骨区域2mm,之后严密缝合,关闭伤口。种植体可以选择埋入愈合或者非埋入愈合。

3. 2级　种植体唇侧部分骨缺损。

唇侧骨板部分缺失,但植骨材料可以依赖骨床提供支持,这种类型的骨缺损属于相对明显的骨缺损问题。很多不满足即刻种植、转而选择早期种植的病例,在实施种植手术时都属于这一级别的骨缺损(图 7-1-6,图 7-1-7)。

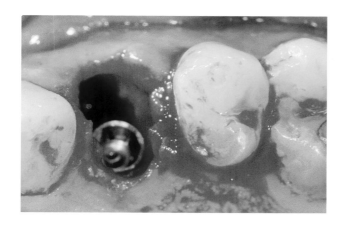

图 7-1-4
后牙区的跳跃间隙

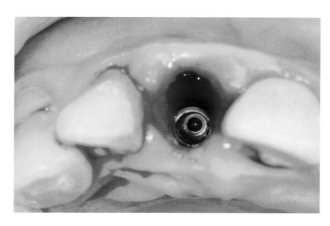

图 7-1-5
前牙区的跳跃间隙

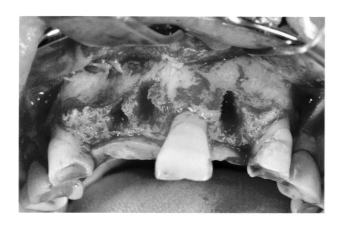

图 7-1-6
早期种植,翻瓣后可见唇侧骨裂

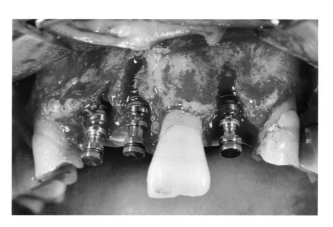

图 7-1-7
种植体植入后,唇侧骨板部分缺失

此类骨缺损需要进行典型的骨增量手术,通常引导骨再生(GBR)手术是适宜的骨增量术式[12]。因为在这种骨缺损的情况下,植骨材料可以依靠骨床提供良好的支持,植骨操作难度并不大[13]。

GBR 需要注意的技术细节将在下一节详细介绍。

针对美学要求比较高、基础条件比较差的病例,为了给二期手术进行软组织处理时争取更好的机会,建议采取埋入愈合的方式。在条件良好、没有进一步软组织处理必要或者意愿的情况下,采用非埋入愈合也是允许的。

根据文献报道,这种类型的种植手术中,种植体非埋入愈合和埋入愈合相比,具有同等的种植体存留率、邻面骨高度、软组织指标和患者满意度[14]。其他研究也得到了类似的结果[15-19]。在不存在其他风险的情况下,如果患者希望减少手术次数,采用非埋入愈合方式是可以接受的[20-23](图 7-1-8～图 7-1-13)。

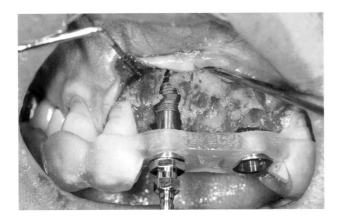

图 7-1-8
数字化导板辅助下早期种植

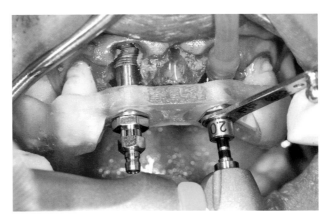

图 7-1-9
数字化导板辅助下早期种植

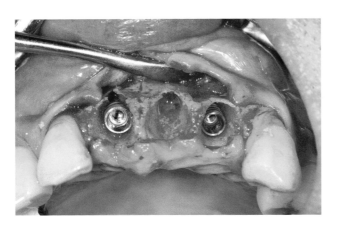

图 7-1-10
早期种植，种植体植入后可见唇侧骨缺损

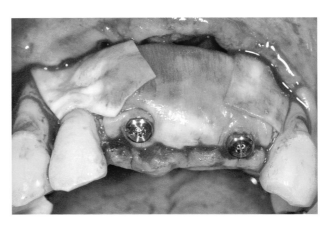

图 7-1-11
种植体上愈合基台，植骨、盖胶原膜用愈合基台在牙槽嵴顶位置稳定骨膜

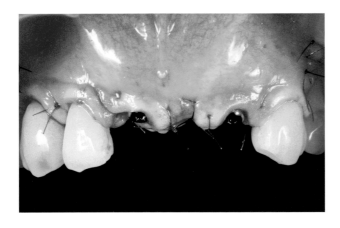

图 7-1-12
严密缝合，种植体穿出愈合

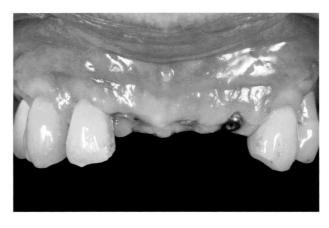

图 7-1-13
获得良好愈合效果

4. 3级　种植体周大量缺损。

当种植体周存在大量骨缺损,已经不能仅依靠骨床维持植骨材料的体积稳定时,常规的 GBR 植骨方式就不一定能够满足骨增量的需要。

此时引导骨再生(GBR)的方式仍然是首选的骨增量术式,仍然可以应用常用的可吸收胶原膜进行这类骨增量的处理。但是在术中需要注意尽量做好移植物的固定和稳定,有些情况还需要在后期手术中进行二次 GBR 骨增量处理。

对于此型缺损,GBR 和种植手术可以同时进行,也可以分阶进行。目前并没有足够的临床随机对照研究能够明确,分阶或同期,哪种方式可以取得最佳的临床效果[24,25]。从保证术区更好的血供考虑,分期手术更有优势;从减少手术次数、尽量保存软组织良好质地角度考虑,同期手术也具有明显的意义[26,27](图 7-1-14~ 图 7-1-17)。

临床实际病例中,如果判断种植体植入后可以获得良好的初期稳定性,我们会更倾向于同期植入种植体;如果预测种植体无法获得理想的初期稳定性,则会考虑分期手术。

在这一类比较大量植骨的情况下,如果同期进行种植体植入,种植体不建议选择穿出愈合,这样会大大增加骨增量失败的风险。此时必须经过良好的黏膜减张,做到严密的、无张力的缝合关闭伤口,使种植体埋入愈合。

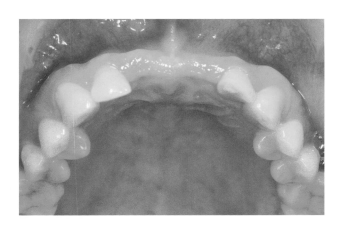

图 7-1-14
术前可见前牙区软硬组织吸收、萎缩明显

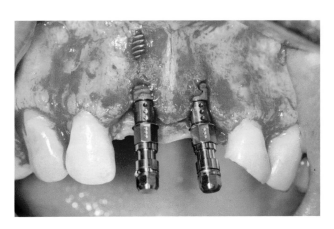

图 7-1-15
经过术前测量分析,认为可以获得种植体初期稳定性,因此决定同期植入

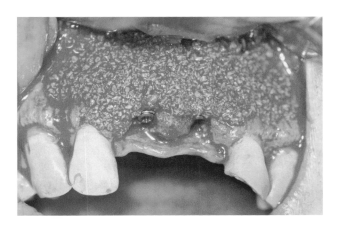

图 7-1-16
大量骨增量处理

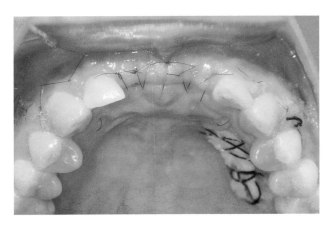

图 7-1-17
拆线时可见整个术区愈合状态良好,软组织状态良好

如果植骨区域软组织的质不够或者量不够，预期判断达到创口的无张力严密关闭存在比较大的困难，或者容易出现软组织过于薄弱的情况，应考虑在骨增量手术前先行软组织移植，以提高软组织的质和量，保证骨增量手术的成功。

5. 4级　牙槽嵴宽度严重不足，水平骨缺损。

当拟种植位点的牙槽嵴宽度小于 4mm 时，可简称为"水平骨缺损"。

由于窄直径的种植体直径也在 3mm 以上，<4mm 厚度的骨板对于种植来讲是非常具有挑战的，即使沿着骨壁轴向进行种植窝洞的预备，能够留存的骨壁也是所剩无几；再考虑到以最终修复需求为导向的植入理想三维位置，以此为目标进行预备，就可能有更大量的种植体完全暴露在骨面以外。

针对水平骨缺损，常规情况下应采用先植骨、后种植的分期治疗策略。如果采用种植同期 GBR 植骨，通常无法获得良好的效果。一方面种植体很难获得足够的初期稳定性；另一方面植骨材料很难获得空间维持和愈合中的稳定性，因此成骨效果很难保证。

此时引导骨再生（GBR）的方式仍然是首选的骨增量术式。如果有条件，建议采用具有钛支架的聚四氟乙烯膜（e-poly tetra fluoroethylene，e-PTFE）作为屏障膜（图 7-1-18），或者采用钛板作为加强，再使用胶原膜（图 7-1-19）[13,28-30]。这样可以为植骨材料提供更加足够的支撑，获得维持体积和保持稳定性的效果，如果采用常规的胶原膜，其效果会存在一定的折扣。应用 e-PTFE

膜后，也建议加盖一层可吸收膜，以促进软组织愈合。

移植物需要应用较高比例的自体骨，最理想为采用 50% 自体骨屑 +50% 人工骨粉。由于自体骨含有非胶原蛋白和生长因子 BMP，所含的骨细胞对骨原细胞有积极的影响作用，能促进骨愈合，因此这样的混合骨粉可以增加种植位点的骨生成效应[31]。

如果应用了 e-PTFE 膜，其早期暴露会明显增加感染风险，极易导致 GBR 失败[32,33]，因此需要采用可吸收膜予以覆盖、保护；在植骨区域更需要做到充分减张，必须达到完全无张力的、非常严密的伤口关闭状态[34,35]。

如果没有条件应用特殊的屏障膜，也可以采用常规的可吸收胶原膜[31]，在术中需要注意尽量做好移植物的固定和稳定。但是由于可吸收胶原膜维持空间的能力相对较弱，且吸收时间较早，因此其成骨效果会相对减弱，很多情况下需要在后期手术中进行二次 GBR 骨增量处理。

水平骨增量之后的愈合时间建议为 6~9 个月，然后进行种植手术。

针对水平骨缺损的情况，采用自体骨块移植（onlay bone graft）或者骨劈开技术（可以认为是自体骨的原位带蒂移植），通过这种自体骨的移植，首先获得骨厚度的直接增量；再结合骨粉材料的移植、胶原膜的覆盖，获得过量的骨增量效果，以抵消愈合过程的骨吸收，最终达到骨轮廓改善的目的[36]。

如果采用自体骨块 onlay 移植，因为移植骨块并不具有非常好的血运，一般不建议同期种植，而是充分减张、安全无张力缝合后 4~6 个月，再进行种植手术[13,37]。

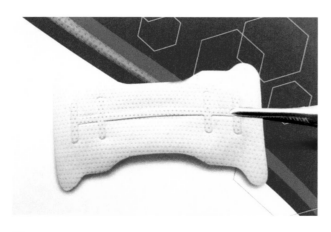

图 7-1-18
具有钛支架的聚四氟乙烯膜

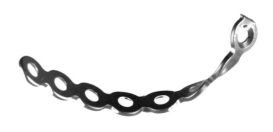

图 7-1-19
用于支撑胶原膜的钛板

如果采用骨劈开技术，由于劈开的骨块仍然具有相对良好的血运，一般建议同期进行种植体的植入，但是为了保证术后获得有保证的愈合效果，种植体要求必须埋入愈合。

关于自体骨块 onlay 移植以及骨劈开技术，将在第四节详细介绍。

大部分情况下，第一次植骨手术就可以获得明确的效果，但在愈合后仍可能存在一定程度的骨量不足问题；在种植手术同期，可以进行再一次的 GBR 植骨程序，以获得最终足够的骨量，因此这一治疗程序称为分阶段的 GBR 技术。

Khoury 教授提出的自体骨片移植技术（split bone block graft，SBB）也能获得良好的骨增量效果，但有较高的操作难度。

6. 5级　牙槽嵴高度明显不足，垂直骨缺损。

牙槽骨高度明显不足、需要垂直骨增量的情况，是种植修复中难度最大的骨增量处理，通常简称为"垂直骨增量"。

在牙槽骨高度降低非常严重的情况下，由于剩余牙槽嵴不能提供足够锚定的空间，种植体无法获得足够的初期稳定性，完全无法植入种植体；或者即使勉强植入种植体，也会过于偏向根方，有可能影响邻牙的骨高度稳定和健康；过深的种植体位置还会造成修复后临床牙冠过长，无法保证修复的美观效果；修复体穿龈过深，也会影响自洁，长期的健康效果也很难保证。

因此，大部分垂直骨缺损需要进行骨高度的增高处理。

针对垂直骨缺损，最可信赖、最有预期性的骨增量术式是自体骨块移植（onlay），当然一般也建议联合 GBR 技术，采用颗粒状植骨材料和屏障[38-41]，同时进行骨轮廓的扩展，以抵消愈合中的骨吸收[42]。

和 4 级骨缺损相比，由于垂直骨增量手术中无张力伤口关闭更加困难，因此这类手术的软组织相关并发症更高[13,43,44]。

垂直骨增量也可以考虑应用分阶段 GBR 技术，这一领域是目前国际上非常热门的技术。来自匈牙利的 Urban 医师目前是这一领域的权威专家，他发明的"香肠技术""改良香肠技术"，结合非常充分的减张技术，可以使患者获得非常明显的骨增量效果[45]。

Urban 医师采用的仍然是带有钛支架加强的 e-PTFE 膜，采用 50% 自体骨屑混合 50% 人工骨粉，进行骨增量处理，首次处理后建议愈合时间至少 9 个月；第一次植骨手术后通常还会存在部分骨缺损，建议在种植手术同期进行第二次 GBR 骨增量处理，即通过分阶段的多次 GBR 程序，获得最终的垂直骨增量效果[45]。

自体骨片移植技术（SBB）同样可以用于骨增量技术，但技术难度更高。

另外，对于涉及多牙区域的、严重的垂直骨缺损患者，如果患者对复杂手术的接受程度不高，美学需求相对有限时，可以不通过手术恢复牙槽嵴高度，采用义龈获得最终美学效果也是可以接受的治疗策略。需要注意的是，伴随垂直骨缺损，通常也存在水平骨缺损。即使不恢复垂直骨缺损，也应该尽可能地恢复水平骨缺损，以获得更好的修复后美学效果、口唇支撑效果和自洁效果。

小结

1. 骨缺损的分级

(1) 0 级：种植体周没有骨缺损，种植体可以植入在理想的三维位置，但存在骨轮廓缺陷；

(2) 1 级：种植体周 4 壁骨完整，骨壁和种植体之间有少量间隙；

(3) 2 级：唇侧骨板部分或全部缺失，但植骨材料仍然可以依赖骨床提供支持；

(4) 3 级：种植体周大量缺损，植骨材料不能完全依赖骨床提供支持；

(5) 4 级：水平骨缺损，牙槽嵴宽度严重不足（牙槽嵴宽度 <4mm）；

(6) 5 级：垂直骨缺损，牙槽嵴高度严重不足。

2. 不同骨缺损类型的治疗策略

(1) 0 级：种植 + CTG。

(2) 1 级：种植 + 跳跃间隙植骨 +CTG/GBR。

(3) 2 级：种植 +GBR，埋入或非埋入愈合。

(4) 3 级：GBR，同期种植（埋入愈合）或者分期种植，必要时提前行软组织移植。

(5) 4 级：植骨的方式包括：①GBR，建议选用 e-PTFE 膜，二期种植；②onlay 植骨，二期种植；③骨劈开，同期种植；④自体骨片移植技术。

(6) 5 级：onlay 或 GBR（e-PTFE）或自体骨片移植技术，二期种植。某些情况可以考虑使用义龈。

第二节　引导骨再生技术

　　针对骨缺损的修复,使用最广泛、研究最多的技术是引导骨再生技术(guided bone regeneration,GBR)。

　　引导组织再生技术最早是应用在牙周组织引导再生中,之后被引用到骨再生中,目前已证实引导骨再生是一种可以预期的骨增量手段。GBR 手术若想获得成功的骨再生效果,需要注意骨再生体积的创建和维持、移植物和种植体的稳定、创造血管化局部条件、严密关闭创口确保创口无干扰的愈合等技术细节。

　　本节将简要介绍引导骨再生技术的基本概况,以及我们在临床工作中体会到的技术要点。

一、引导骨再生技术的概述

　　引导组织再生技术开始于 20 世纪 80 年代。

　　基于一系列的实验性研究,Nyman 和 Karring 在 1980 年发现了伤口愈合的生物学原理[46]。他们发现,最先占据伤口的是何种细胞,最终这部分空间就会成为何种组织。由此,他们发明了这种技术——利用屏障膜阻止不利细胞长入,并给具有组织再生潜能的有利细胞提供生长空间,使得具有牙周再生潜能的细胞,分化再生出根面牙骨质、牙周膜韧带和牙槽骨[32,33,46]。

　　此后,引导组织再生技术被应用到引导骨再生的领域[47]。大量动物实验和临床实验的研究证实,引导骨再生是一项成熟的骨增量技术,可以用于种植位点骨量不足的情况。大量的研究认为,在种植体植入后,如果由于骨量不足,存在部分粗糙面暴露的情况时,采用引导骨再生是一种可以预期的骨增量手段[48-50]。

　　高质量的循证医学证据支持,GBR 植骨同期种植,或者先进行 GBR 植骨、二期再进行种植,与直接在条件佳的天然牙槽嵴上单纯种植,种植体的存留率接近,边缘骨的吸收率也是接近的[38,39]。这些证据都证明 GBR 是一种非常可靠的、可预期的骨增量技术,因此 GBR 技术也成为骨增量中最常用、最基本的实用技术[26,51]。

　　进行 GBR 骨增量,我们需要区分有利型骨缺损和不利型骨缺损。

　　1. 有利型骨缺损　有利型骨缺损就是有利于进行骨重建的缺损类型。

　　如果缺损在骨的整体轮廓之内,存在凹陷,也就是说在骨缺损的四周有一些高耸的骨壁,这样可以在凹陷处容纳骨替代材料或自体骨,高耸部分又可以支撑住人工膜、软组织,不易塌陷。也可以认为此类植骨是在恢复原有骨轮廓的缺损,这种情况下一般成骨效果会比较有保证(图 7-2-1,图 7-2-2)。此时骨移植材料可以依靠骨床提

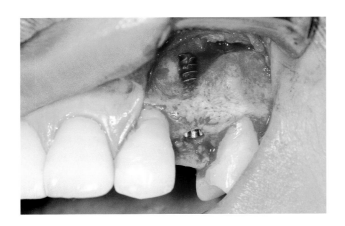

图 7-2-1
有利型骨缺损

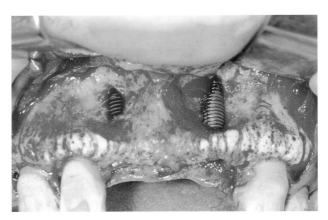

图 7-2-2
有利型骨缺损

供支撑,表面覆盖可吸收胶原膜即可。

2. 不利型骨缺损　不利型骨缺损就是不利于进行骨重建的缺损类型,也就是人工骨材料或自体骨不容易稳定、塑形在需要重塑的缺损空间内,或者说需要扩增骨轮廓。这种情况下操作难度更大,成骨效果的可预期性相对低一些。

不利型骨缺损包括两种不同的状态:一种是骨轮廓的整体缺损,缺损区平坦、四周没有高耸骨壁支撑,这种可称为平坦型不利骨缺损(图 7-2-3);另一种是垂直型的骨缺损,也就是需要凭空建立新的骨壁,这种可称为垂直型不利骨缺损(图 7-2-4)。以上两类均称为不利型骨缺损。

总体上讲,轻中度的水平骨缺损,都属于有利型骨缺损;而非常严重的水平骨缺损,以及所有的垂直骨缺损,都可以认为是不利型骨缺损。

对于不利型骨缺损进行引导骨再生时,由于骨床不容易对骨粉提供足够的支撑,建议采用有钛支架加强的聚四氟乙烯膜以维持植骨材料;或者采用钛网、钛支架加强,结合胶原膜,也可以获得类似的效果。

对于种植区域较大面积的平坦型不利型骨缺损,如果只能使用可吸收胶原膜,就需要扩大植骨范围、加大植骨区域的基底面积,提高植骨区域的整体厚度,以获得轮廓扩增的效果。此时胶原膜的塑形和固定非常重要,以此来获得形态扩增和稳定。

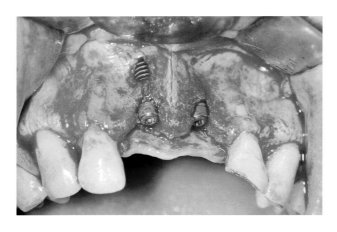

图 7-2-3
平坦型不利骨缺损

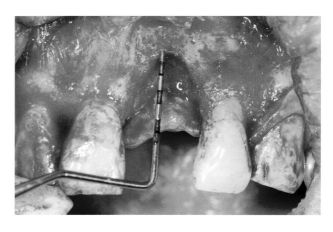

图 7-2-4
垂直型不利骨缺损

二、引导骨再生技术的时机

前文已多次提到,骨增量程序可以和种植同期进行,也可以分阶进行(先植骨再种植)。

条件允许的情况下首选同期,可以简化治疗程序,减少患者的痛苦和花费,更好地保存软组织的良好状态;但对于大量的骨缺损,导致种植体不能植入在理想的三维位置,或者不能获得足够的初期稳定性,再或者由于严重骨缺损导致软组织塌陷难以获得美观的形态,为了获得更有保证的修复效果,建议采用分阶手术,也就是先植骨,再种植,适时结合进行软组织的增量和处理。

引导骨再生成功的关键之一是无张力的伤口关闭,这就需要高质高量的软组织。在软组织非常不佳的情况下,可以考虑首先做软组织增量手术,以保证 GBR 的效果。

三、体积维持和稳定

对于硬组织增量手术来讲,术中完善的设计、操作是获得成功的主要因素,术后良好的愈合过程同样是获得成功的重要保证。

体积维持是保证种植各项手术成功的基本要求,这一理念需要贯穿在手术设计、操作和维护整个流程中,其对于即刻种植、GBR 骨增量等技术来讲更是至关重要。

前文已经详细讲过,对于即刻种植,我们需要在跳跃间隙内严密地填塞骨代用材料,目的就是给软硬组织足够的支撑,同时维持体积,给种植体周成骨预留出空间,以获得良好的修复美学效果(图 7-2-5,图 7-2-6)。

对于 GBR 骨增量手术来讲,植骨材料的作用主要也是体积创造和维持,而成骨和骨诱导的作用似乎很小[52];这种体积维持的目的是给成骨细胞提供迁徙、增殖的空间,并且把上皮细胞和结缔组织排除在外[49,53]。Oh TJ[54]通过动物实验观察到,膜暴露组,有效骨再生量都会明显较少,因此可以证明体积维持的重要性。

在 GBR 骨增量手术的设计和操作中,很多技术细节实际上都是为了获得更好的体积维持效果;同时,如果术后不能做到很好的体积维持,移植物受到压迫、变形、移位,也无法最终获得术前设计、术中努力形成的软硬组织增量效果。

以下是与获得良好的体积维持密切相关的一些问题:

1. 常规的 GBR 骨增量最适合应用在有利型骨缺损,即存在周边骨壁的凹陷型骨缺损,这类情况下的 GBR 植骨效果最具有可预期性。

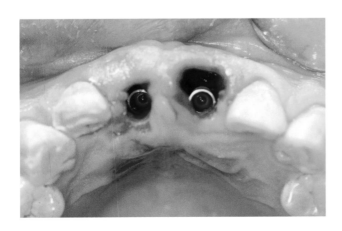

图 7-2-5
即刻种植,存在明显的跳跃间隙

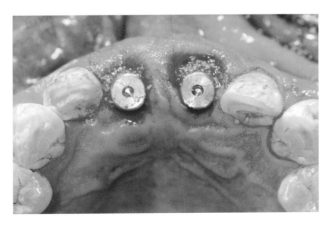

图 7-2-6
跳跃间隙内严密填塞骨代用材料

2. 对于存在较大量骨缺损的不利型骨缺损，直接采用 GBR 引导骨再生，最好采用带有纯钛支架的生物膜，或者钛支架、钛网结合胶原膜，通过有强度的机械支撑，实现 GBR 后有保证的体积维持。

3. 可以采用骨块、骨片建立有效的体积轮廓，再通过 GBR 骨移植实现容量扩充，容易获得更好的体积维持效果。当然，在移植物体积较大、层次较多的情况下，移植物的再血管化问题也是需要认真考虑的，如果不能获得很好的再血管化效果，就可能会出现移植物不能和受植区结合，甚至坏死失败的情况。

4. 自体牙块、牙片移植技术是相对较新的技术，其作用和自体骨片、骨块移植接近。但是牙块、牙片技术近远期成功率、与骨的结合效果，还需要更多的临床证据证明。

5. 无论是有利型骨缺损，还是不利型骨缺损，在进行 GBR 骨增量处理时，都需要按照"过量移植"的原则操作。一方面，在骨改建过程中会伴随骨吸收，使最终的成骨量降低；另一方面，也是为了抵消由于体积维持方面可能存在的轮廓塌陷问题。"过量移植"的最终结果，一般是适量的骨再生；如果移植过程中没有过量，成骨后就有可能会感觉不足。当然，所谓"过量"并不是"越过越好"。超过量的植骨，对于减张、缝合有更高的要求，术后发生并发症的机会也会明显增加。

6. 足够的减张对于体积维持也是至关重要的。如果植骨步骤做到了"过量"，但是软组织减张没有做到十分充足，就会在拉拢缝合过程中造成移植材料的塌陷、变形，无法获得理想的骨增量轮廓。

7. 对于大量软硬组织增量的患者，术后建议配戴特殊制作的活动义齿来维持植骨区空间。义齿需要做到基托完全不压迫黏膜，唇侧基托支撑口唇，减少口唇动度对植骨区的压迫，一方面避免移植物移位；另一方面减少因压力而造成的吸收（图 7-2-7~ 图 7-2-12）。

移植物稳定的概念和体积维持的概念有很大的交叉，但也存在一些区别。

稳定的状态，对于种植体的骨结合、软硬组织移植物的再生和愈合，都具有非常重要的意义。前文所提到的体积维持，都有利于移植物获得稳定的状态，因此利于移植物的组织再生和愈合。除此以外，还有一些与稳定相关的技术要点。

（1）种植体初期稳定性不足则需埋入[19]：种植体的初期稳定性是种植体长期存留率成功和引导骨再生成功的关键因素之一，缺少初期稳定性可能导致种植体微动，从而在种植体与骨之间有纤维长入。因此，我们在种植体植入的时候需要仔细观察植入扭矩，判断初期稳定性，并决定之后的治疗策略。

根据初期稳定性不同，可以选择即刻修复、安装愈合基台穿出愈合、安装覆盖螺丝埋入愈合等不同策略，以获得最理想的治疗效果。

（2）块状移植物的坚固固定：同样的道理，如果应用了骨块、骨片、牙块、牙片等技术与 GBR 联合应用，我们都需要对块状移植物进行坚固固定，通常采用钛钉进行固定，使这些移植物和受区组织紧密接触，获得稳定的状态，才容易形成血管化，最终成活、成骨；如果不能保证块状移植物的稳定，就可能会造成移植物坏死、GBR 成骨不良的结果。

我们要根据移植物的面积大小，确定采用一根钛钉或者是多根，目的就是要使移植物完全稳定。

（3）屏障膜的固定：在 GBR 骨增量技术中，屏障膜的稳定非常重要。

手术中需要根据骨移植量的大小，可以获得稳定状态的难度，决定是否需要固定屏障膜。当移植物量比较大、膜不稳定的机会比较大时，就应该进行屏障膜的固定，使移植物获得稳定的状态，以有利于成骨。

临床上较为多见的固定方式是膜钉固位，其稳定性高、固定效果显著，在需要获得明确的轮廓扩增时，可以得到相对更好的临床效果（图 7-2-13）。

在不容易采取膜钉固定的位置，或者并不需要进行明确的轮廓扩增的情况下，采用缝线固定屏障膜也是一种可取的方式（图 7-2-14）。

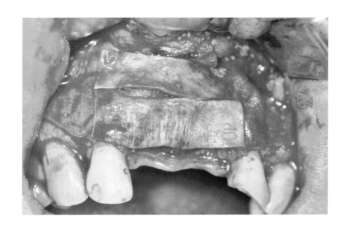

图 7-2-7
大量骨增量

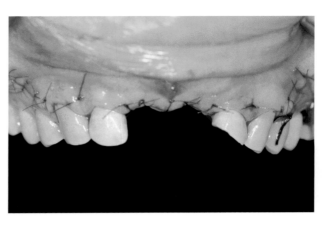

图 7-2-8
良好的减张后,严密缝合

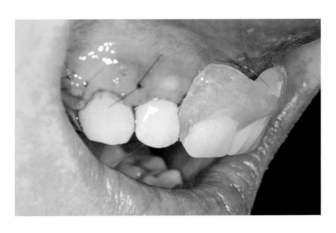

图 7-2-9
配戴活动义齿,维持植骨空间稳定

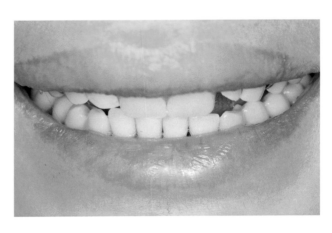

图 7-2-10
配戴活动义齿,起到临时修复体的美观作用

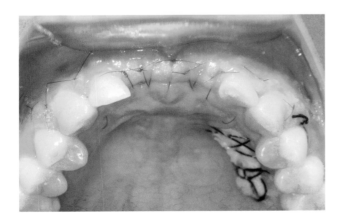

图 7-2-11
创口获得一期愈合

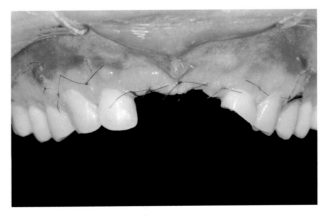

图 7-2-12
创口获得一期愈合

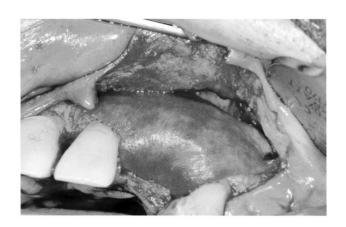

图 7-2-13
应用钛钉固定胶原膜

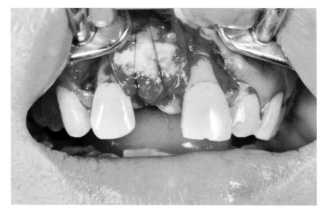

图 7-2-14
应用缝线固定胶原膜

①扫描二维码
②下载 APP
③注册登录
④观看视频

视频 49　膜钉固定屏障膜

①扫描二维码
②下载 APP
③注册登录
④观看视频

视频 50　缝线固定屏障膜

四、创造血管化的局部条件

血管化（ascularization）的含义，就是术后术区软硬组织、移植物都能尽快恢复、建立血管化的通路，形成组织进一步愈合的基础。促进血管化最重要的基础是术区在术后能够获得良好的血运。

良好的血运可以使软硬组织移植物更容易成活，促进新生骨的形成，也有利于种植体和骨组织之间形成骨结合，是手术获得良好愈合、预后的关键因素。

研究证明，种植体植入后的第 24 个小时，在种植体周以及膜下方植骨材料周围有血凝块形成。之后在中性粒细胞和巨噬细胞作用下，在数天至数周内，血凝块消失，取而代之的是肉芽组织。肉芽组织富含血管，这些血管是类骨质和后续矿化的编织骨形成的关键[55]。

影响术区血管化的因素非常多，术者要有强烈的"血管化"理念，在每一步操作中都要思考——这个操作方式对血管化是有利，还是有不利影响。

以下是影响术区血管化的一些技术细节：

1. 切口、翻瓣要考虑到软组织的血供特点，不要影响瓣的血供　通常来讲，不包含垂直切口的信封瓣血供最佳（图 7-2-15），含有单侧垂直切口的角形瓣次之（图7-2-16）。如果双侧均有垂直切口则血供相对最差。

在双侧垂直切口的瓣中，梯形瓣最有利于软组织瓣的血供，在美学核心区以外可以采用梯形瓣设计（图7-2-17）；在美学核心区，考虑到减少瘢痕，建议设计矩形瓣（图 7-2-18）。注意一定不要形成倒梯形瓣，也就是基底部宽度小于瓣边缘，这种情况下对血供影响非常大。

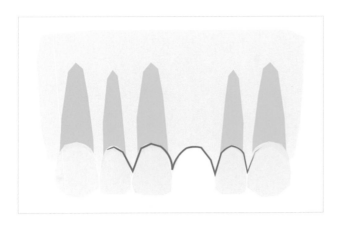

图 7-2-15
不包含垂直切口的信封瓣

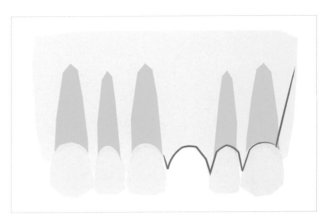

图 7-2-16
含有单侧垂直切口的角形瓣

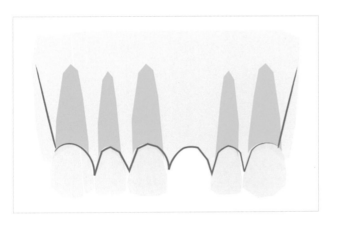

图 7-2-17
美学核心区以外可以采用梯形切口

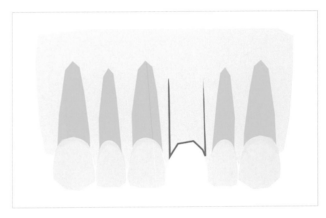

图 7-2-18
矩形瓣设计

另外需要注意,无论何时、任何位置,黏膜瓣的厚度都不能过薄,最薄不应低于 0.8mm,否则易因血供不足而坏死,进而影响其下方组织的血运和成活。

在进行减张操作时,需选择瓣厚度充足的部位进行,以免减张后瓣过薄、过于脆弱;不建议采用多层减张切口,否则对血运影响明显。

2. 骨皮质打孔　进行植骨等操作时,需要在受植床骨面上进行骨皮质穿孔,形成出血后,再放置移植物,以保证移植物可以获得持续的局部血运供给,这个基础操作对于帮助 GBR 获得成功的效果是非常必要的,尤其是在骨皮质完整的种植位点,需要利用小直径的球钻,彻底打透骨皮质(图 7-2-19,图 7-2-20)。

3. 混入自体骨　只要存在制取自体骨的可能性,在硬组织增量手术中就应该混入自体骨,可以有效促进成骨

(图 7-2-21)。种植体螺纹暴露位置,需采用自体骨屑覆盖,能够促进种植体形成有效骨结合,其上方再用混合骨颗粒进行骨轮廓扩增。其最理想的比例是混入 50% 自体骨颗粒。如果制取的自体骨颗粒不足,可以在最外层应用纯人工骨。

4. 应用血液制品　如果制取自体骨过于困难,可以采集静脉血液,经离心程序获取血液制品[富血小板纤维蛋白(platelet-rich fibrin,PRF)或者浓缩生长因子(concentrated growth factor,CGF)]。这类血液制品虽没有明确的促进成骨作用,但由于富含生长因子,对于促进伤口愈合有一定作用,间接的也会促进成骨效果[56](图 7-2-22)。

5. 充分减张、无张力对位缝合　再次强调充分减张、无张力缝合。如果存在缝合张力,会影响瓣的血运,进而影响再血管化和愈合效果。

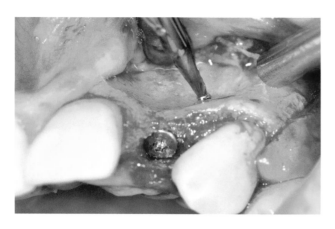

图 7-2-19
采用小球钻在骨皮质表面钻孔,打透骨皮质

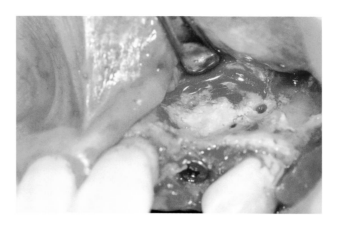

图 7-2-20
给移植物更好的血运供给

①扫描二维码
②下载 APP
③注册登录
④观看视频

视频 51　骨皮质打孔

①扫描二维码
②下载 APP
③注册登录
④观看视频

视频 52　处理 CGF 血液制品

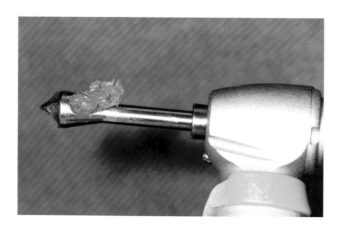

图 7-2-21
采用取骨钻制取自体骨屑

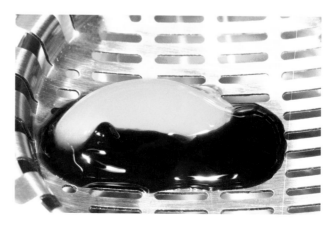

图 7-2-22
CGF 血液制品,富含生长因子

五、严密关闭创口,确保创口无干扰的愈合

手术伤口愈合包含两种形式,即一期愈合(primary healing)或者延期愈合。

一期愈合创缘为原位愈合,并且是在较短的时间内就可以实现的愈合。实现一期愈合最短的时间为 5 天,通常在 7~10 天即可完成全部愈合(图 7-2-23~ 图 7-2-26)。

只有获得一期愈合,才能够为移植而来的软硬组织提供一个无干扰的愈合环境,隔绝外界刺激和细菌,保证最终的良好组织愈合,进一步获得良好的功能和美学效果。

在 GBR 骨增量手术中,膜暴露与获得的骨体积呈负相关性。Machtei 等发现膜不暴露组,平均获得 3.01mm 的新生骨;膜暴露组平均只获得 0.56mm 的新生骨[57]。其他的许多研究也得到了类似的结果[58]。

即使没有明显的伤口裂开,不良的切口翻瓣减张设计、不良的伤口关闭也可能造成伤口愈合变慢,这时需要更多的胶原进行伤口的组织重塑,就有可能有更多瘢痕组织形成,影响术后的美学效果。

获得一期愈合还可以减小术后不适。

在简单种植手术中,因术区形态和张力改变不大,相对较易获得一期愈合;在软硬组织增量手术中,因术区形态和张力改变相对较大,一期愈合并不是轻而易举就可以获得的,但这却是临床医师应该努力追求、必须遵循的生物学原则。

合理的瓣的设计、无张力对位缝合、术后护理得当,是伤口获得一期愈合的关键。

如果瓣的设计不够合理或者存在减张不足,就可能造成伤口关闭不当。严重情况下可出现伤口裂开,造成移植物暴露、脱落,甚至术后感染,造成手术失败。

相关的一些技术细节已经在第六章中详述。

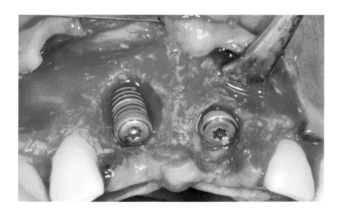

图 7-2-23
种植体植入,唇侧大量骨缺损

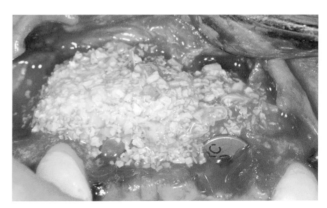

图 7-2-24
大范围 GBR

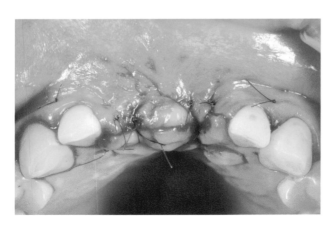

图 7-2-25
完善减张、缝合后

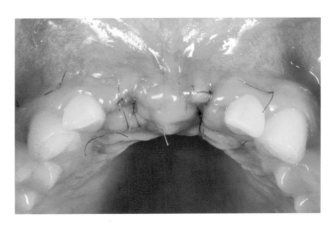

图 7-2-26
7 天后获得良好的一期愈合

六、病例实战

（一）病例一

患者，男。左侧上颌尖牙缺失多年，要求种植义齿修复。

口内检查可见 23 缺失，间隙正常，唇侧软硬组织缺损明显，从美学效果角度考虑，23 唇侧需要较大量的轮廓扩增，才能够获得自然、美观修复的效果（图 7-2-27，图 7-2-28）；CBCT 检查可见种植位点骨量良好，按照正确的轴向植入种植体后，颈部唇侧会存在骨缺损（图 7-2-29）。

为了获得更加准确的植入位点，术前制作了数字化导板，并在手术前口内试戴，以确保导板准确就位、足够稳定（图 7-2-30）。

翻瓣后可见明显的骨轮廓缺陷（图 7-2-31）。

再次试戴导板，在导板辅助下进行种植窝洞预备、种植体植入（图 7-2-32～图 7-2-34）。

植入种植体后可见唇侧明显骨裂开、骨缺损（图 7-2-35）。

在植骨前进行减张处理，这样可以具有更好的操作空间，且不会受到植骨材料的影响。首先进行骨膜切开，之后进行骨膜下组织钝分离减张，针对部分影响减张的纤维，用刀尖挑断；近中部分未采用垂直切口，而采用半厚瓣减张，可以获得非常充分的减张效果（图 7-2-36～图 7-2-38）。

在植骨受区骨皮质进行打孔处理，以获得局部良好的血运供给（图 7-2-39）。

骨开裂部位采用自体骨屑覆盖，以达到与周围骨平齐的状态（图 7-2-40）。

利用稳定的腭侧瓣缝合固定胶原膜，充分植入骨代用材料，盖胶原膜，膜钉固定（图 7-2-41，图 7-2-42）。

膜钉固定后在牙槽嵴顶形成丰满的骨轮廓，获得完善的颈部 GBR 骨轮廓扩增效果（图 7-2-43，图 7-2-44）。

由于减张处理到位，创口可以获得非常良好的缝合效果（图 7-2-45）。

10 天后拆线，获得非常完善的一期愈合效果（图 7-2-46，图 7-2-47）。

正式修复前，临时修复状态时，软组织健康，轮廓丰满（图 7-2-48，图 7-2-49）。

修复前取印模，可见健康、丰满的软组织袖口（图 7-2-50）。

戴入数字印模扫描杆制取数字印模（图 7-2-51）。

术后获得完美的修复效果（图 7-2-52）。

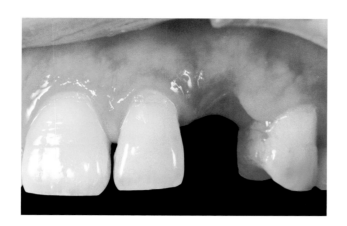

图 7-2-27
种植修复前,23 缺失

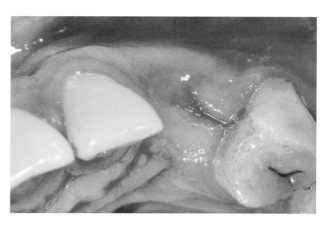

图 7-2-28
唇侧软硬组织明显缺损

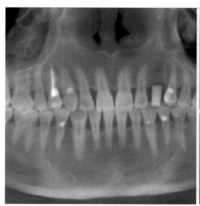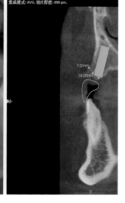

图 7-2-29
术前设计可见唇侧颈部存在骨缺损

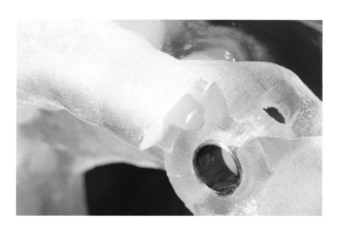

图 7-2-30
制作数字化导板,术前试戴

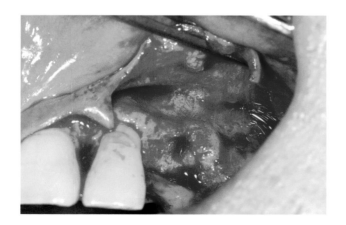

图 7-2-31
翻瓣后可见明显骨缺损

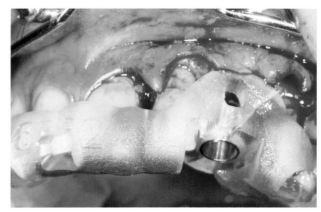

图 7-2-32
再次将导板就位

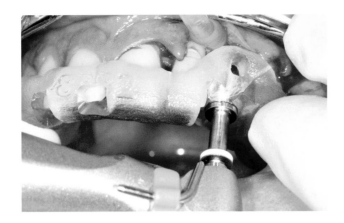

图 7-2-33
在导板引导下进行种植窝洞预备

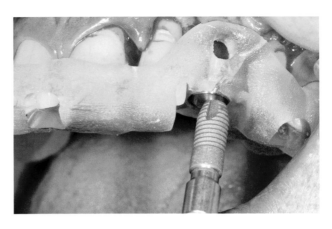

图 7-2-34
导板引导下植入种植体

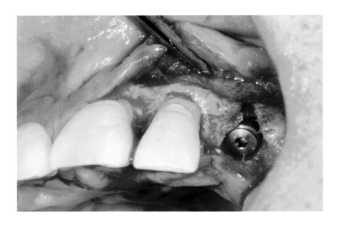

图 7-2-35
植入种植体后可见唇侧明显骨裂开

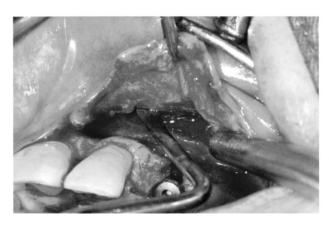

图 7-2-36
骨膜减张切口后,进行骨膜下组织钝性分离减张

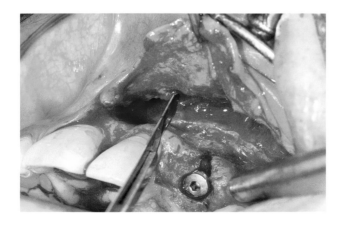

图 7-2-37
针对部分影响减张的纤维,用刀尖挑断

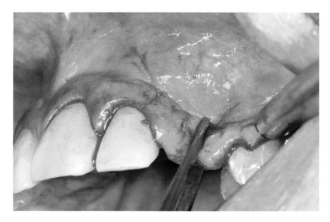

图 7-2-38
获得充分的减张效果

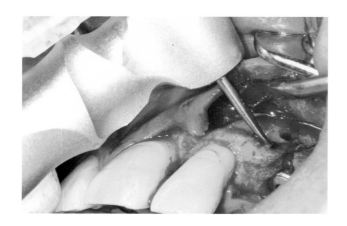

图 7-2-39
骨皮质打孔

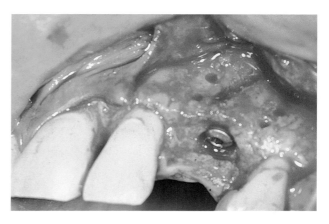

图 7-2-40
骨开裂部位采用自体骨屑覆盖，与周围骨平齐

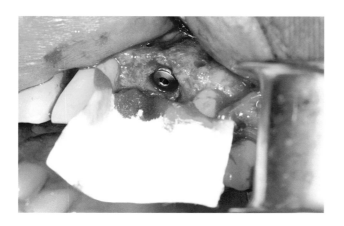

图 7-2-41
腭侧缝合固定胶原膜

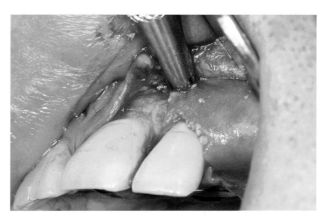

图 7-2-42
植入骨代用材料，盖胶原膜，膜钉固定

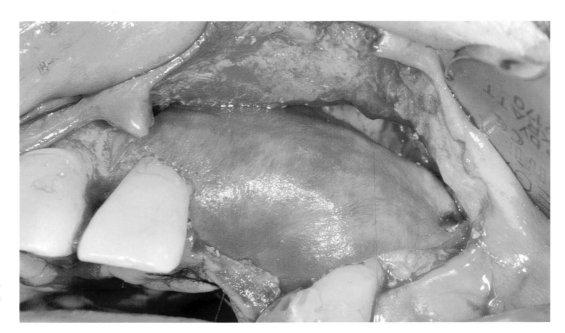

图 7-2-43
膜钉固定后在牙
槽嵴顶形成丰满
的骨轮廓

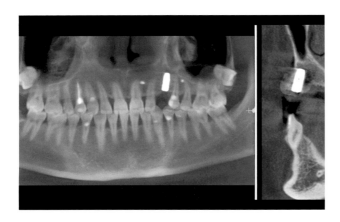

图 7-2-44
手术完成,完善的颈部骨轮廓扩增效果

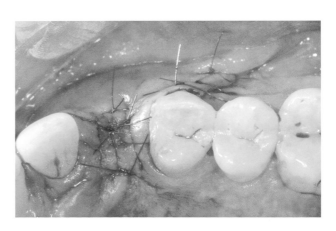

图 7-2-45
手术完成,缝合后

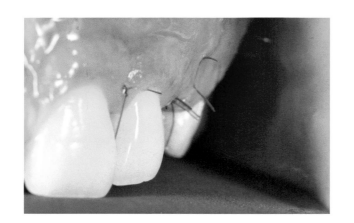

图 7-2-46
10 天拆线,获得一期愈合

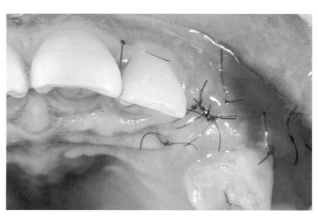

图 7-2-47
10 天拆线,获得一期愈合

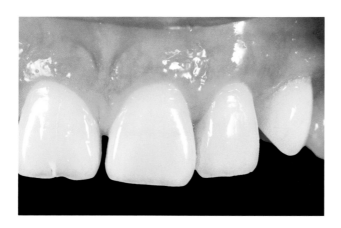

图 7-2-48
正式修复前,临时修复状态,软组织健康

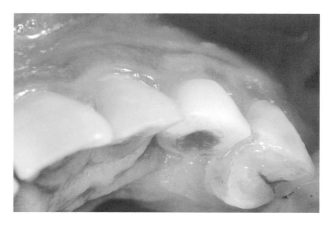

图 7-2-49
正式修复前,临时修复状态,软组织轮廓丰满

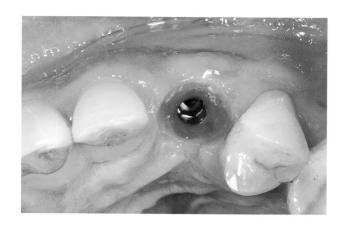

图 7-2-50
修复前取印模，可见健康、丰满的软组织袖口

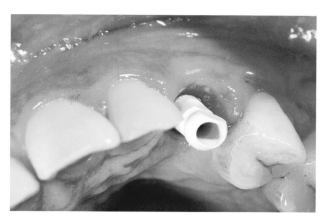

图 7-2-51
戴入数字印模扫描杆制取数字印模

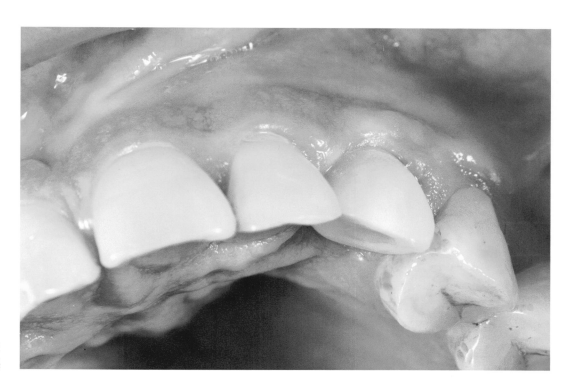

图 7-2-52
修复后效果

（二）病例二

患者，男。上颌前牙缺失多年，骨吸收明显，在数字化引导下进行了 11、22 种植体植入，相关内容已在第五章介绍。本部分将重点介绍后续的 GBR 骨增量过程。

在数字化引导下完成 11、22 种植体植入，获得理想的种植位点，唇侧骨缺损明显（图 7-2-53）。

在植骨受区进行骨皮质打孔，创造局部良好血运，保证成骨效果（图 7-2-54）。

在桥体区唇侧根方制取自体骨屑，注意保留鼻嵴形态，作为植骨的形态支撑（图 7-2-55~ 图 7-2-57）。

骨膜切开后，进行骨膜下组织钝性分离减张，获得充分、完善的减张效果（图 7-2-58，图 7-2-59）。

利用稳定的腭侧黏膜瓣缝合固定胶原膜；种植体螺纹暴露位置采用自体骨屑覆盖，自体骨与异种骨 1∶1 混合，恢复骨缺损区域，同时进行扩大基底面积的骨轮廓扩增；盖胶原膜，膜钉固定，形成稳定的、充足的植骨空间（图 7-2-60~ 图 7-2-62）。

首先通过软组织深层张力缝合，解除对位缝合的张力；再进行边缘无张力对位缝合（图 7-2-63，图 7-2-64）。

术后正面观，美学核心区软组织损伤很小；术后即刻戴入压模唇支撑器，避免口唇压迫植骨区域（图 7-2-65，图 7-2-66）。

10 天后拆线，可见软组织愈合良好；拆除所有对位缝合，保留软组织深层张力缝合（图 7-2-67~ 图 7-2-70）。

4 周后复查，软组织状态非常好，拆除软组织深层张力缝合（图 7-2-71，图 7-2-72）。

本病例后续软组织处理将在第八章中详细介绍。

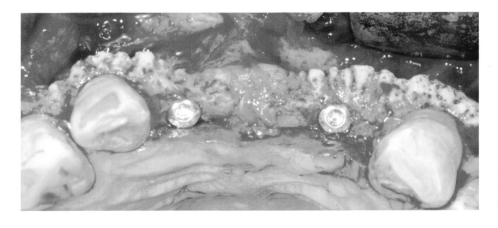

图 7-2-53
在数字化引导下完成 11、22 种植体植入，获得理想的种植位点，唇侧骨缺损明显

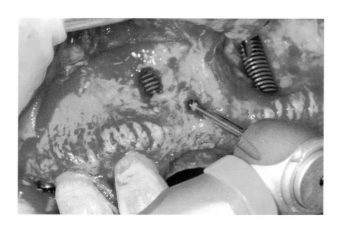

图 7-2-54
在植骨受区进行骨皮质打孔

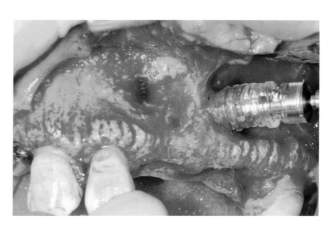

图 7-2-55
在桥体区唇侧根方制取自体骨屑

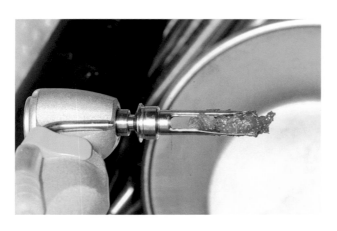

图 7-2-56
获得的自体骨屑

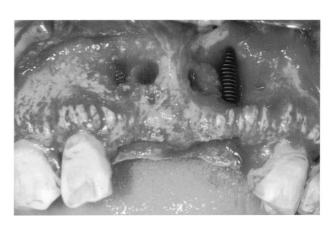

图 7-2-57
取骨后的状态,注意保留鼻嵴形态,作为植骨的形态支撑

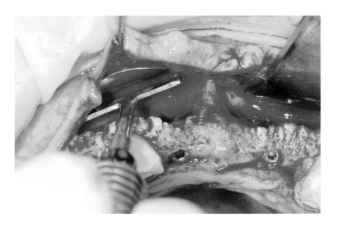

图 7-2-58
骨膜切开后,进行骨膜下组织钝性分离减张

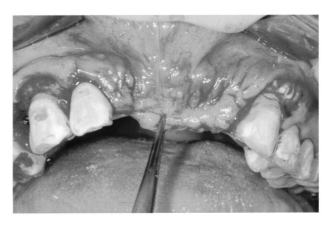

图 7-2-59
获得充分、完善的减张效果

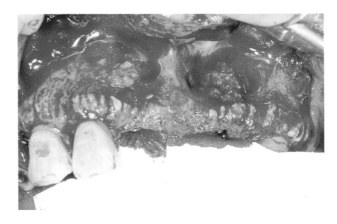

图 7-2-60
利用稳定的腭侧黏膜瓣缝合固定胶原膜,种植体螺纹暴露位置采用自体骨屑覆盖

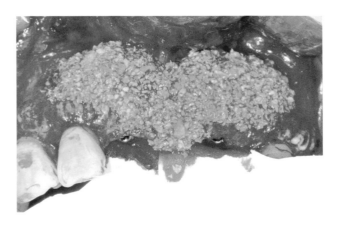

图 7-2-61
自体骨与异种骨 1:1 混合,恢复骨缺损区域,同时进行扩大基底面积的骨轮廓扩增

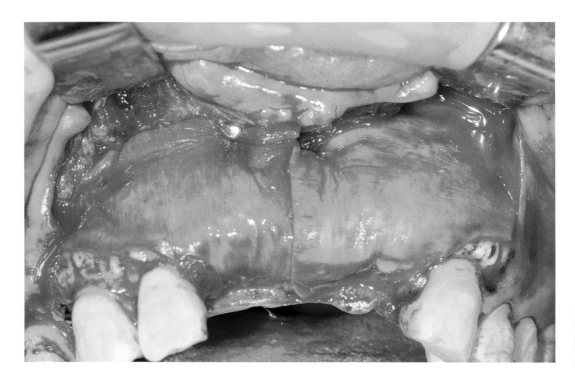

图 7-2-62
覆盖胶原膜,膜钉固定,形成稳定的、充足的植骨空间

视频 53　大范围 GBR 植骨

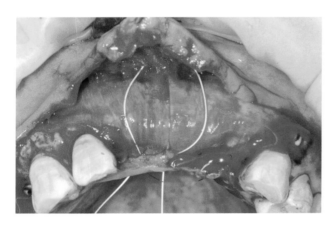

图 7-2-63
软组织深层张力缝合,解除对位缝合的张力

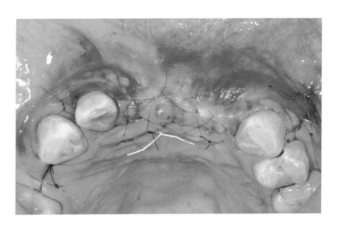

图 7-2-64
所有边缘无张力对位缝合

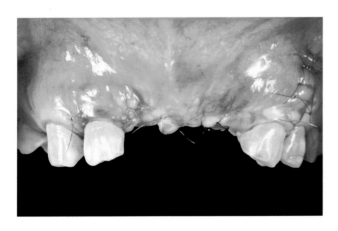

图 7-2-65
术后正面观,美学核心区软组织损伤很小

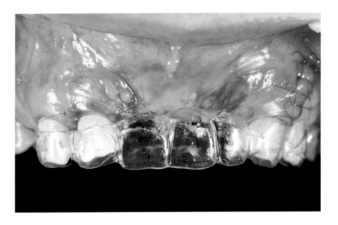

图 7-2-66
术后即刻戴入压模唇支撑器,避免口唇压迫植骨区域

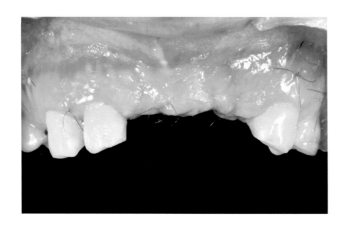

图 7-2-67
10 天后拆线,可见软组织愈合良好

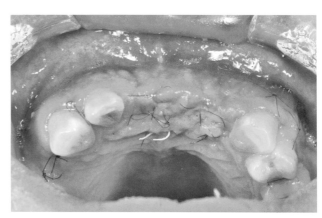

图 7-2-68
10 天后拆线,可见软组织愈合良好

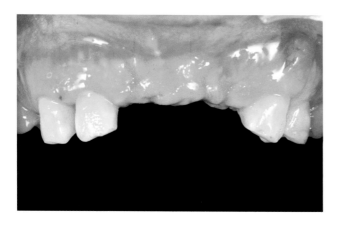

图 7-2-69
拆除所有对位缝合

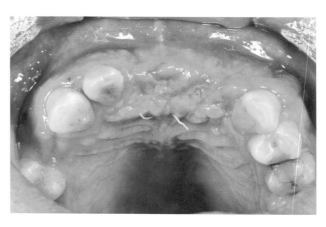

图 7-2-70
保留软组织深层张力缝合

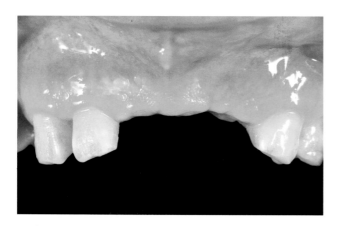

图 7-2-71
4 周后复查,软组织状态非常好

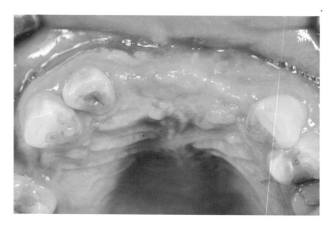

图 7-2-72
术后 4 周,拆除软组织深层张力缝合

（三）病例三

患者,女。因多颗上颌前牙牙周炎症、松动就诊。

检查可见12、11松动Ⅲ度,牙周溢脓;21、22松动Ⅱ度;11、12骨轮廓吸收明显;21、22骨轮廓尚丰满(图7-2-73,图7-2-74)。

CBCT检查见12位点骨吸收非常严重,11—22位点骨吸收严重(图7-2-75~图7-2-78)。

根据临床检查和CBCT检查,确定拔除12—22,彻底搔刮拔牙窝、去除感染,6周后待软组织愈合后早期种植。

患者接受治疗计划,按计划拔除12—22,彻底搔刮,去除根尖病变(图7-2-79)。

即刻戴用压模义齿,解决暂时性美观问题,同时减少口唇压力造成的大量骨吸收(图7-2-80)。

6周后,患者复诊,按计划开始种植手术。

手术前正面微笑,显示旧义齿对唇部突度支撑尚可(图7-2-81)。

口内检查见12—22拔除后,软硬组织吸收明显,骨轮廓欠丰满(图7-2-82~图7-2-84)。

根据拔牙后骨条件,拟定种植于11、22位点(图7-2-85,图7-2-86)。

翻瓣后可见骨轮廓欠缺明显,12、21位点骨缺损明显,11、22位点情况略好,符合术前CBCT诊断和设计(图7-2-87)。

按照理想种植位点和轴向,在11、22位点用先锋钻预备、逐级预备,获得11、22种植窝洞,可见唇侧根方存在骨开裂(图7-2-88~图7-2-94)。

11、22植入种植体,唇侧根方小范围种植体表面暴露(图7-2-95)。

从整体美学设计考虑,对13、23进行少量冠延长处理(图7-2-96)。

因植骨量较大,需制取较多自体骨屑。在可能的情况下首选同一术区。采用取骨钻自桥体根方位置制取自体骨屑,注意保存鼻嵴轮廓,以利于植骨扩增骨轮廓;取骨的同时,创造了很好的局部血运条件(图7-2-97,图7-2-98)。

利用稳定的腭侧瓣缝合固定屏障膜,应用自体骨屑覆盖种植体螺纹暴露区域,自体骨与异种骨1∶1混合,扩增骨轮廓;严密覆盖屏障膜,骨膜缝合固定,同时获得张力缝合效果;切口边缘无张力对位缝合(图7-2-99~图7-2-104)。

术后CBCT可见种植体周边和整个术区获得明显的骨轮廓扩增(图7-2-105,图7-2-106)。

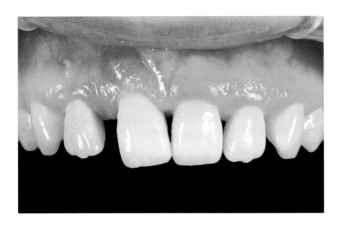

图 7-2-73
患者上颌前牙松动、溢脓

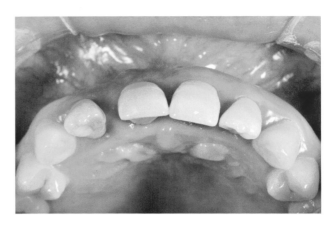

图 7-2-74
11、12 骨轮廓吸收明显，21、22 骨轮廓尚丰满

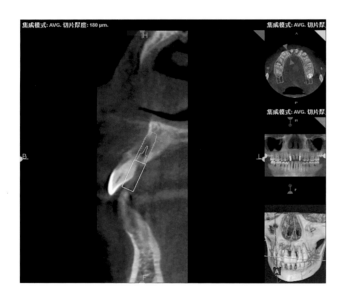

图 7-2-75
12 位点，骨吸收非常严重

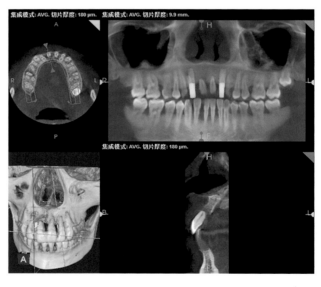

图 7-2-76
11 位点，骨吸收明显

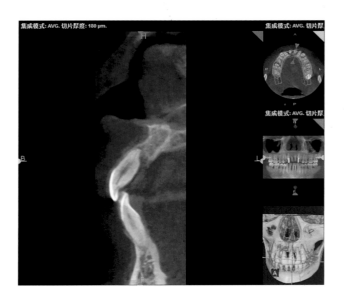

图 7-2-77
21 位点,骨吸收明显

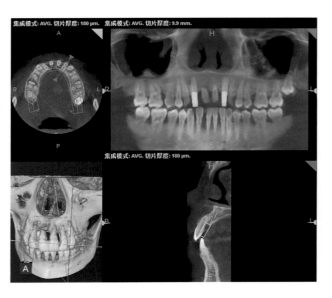

图 7-2-78
22 位点,骨吸收明显

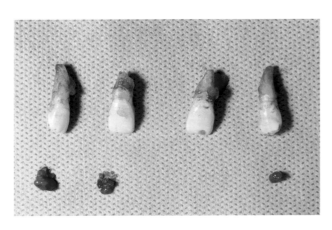

图 7-2-79
拔出的 12—22,彻底搔刮,去除根尖病变

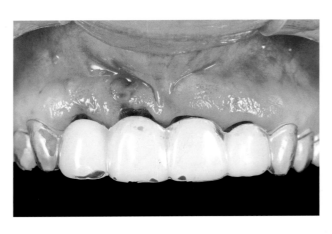

图 7-2-80
即刻戴用压模义齿,解决暂时性美观问题,同时减少口唇压力造成的大量骨吸收

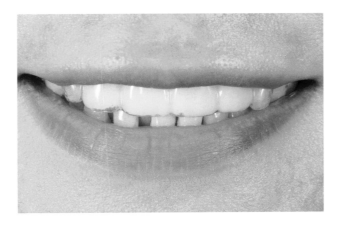

图 7-2-81
手术前正面微笑,旧义齿显示唇突度尚可

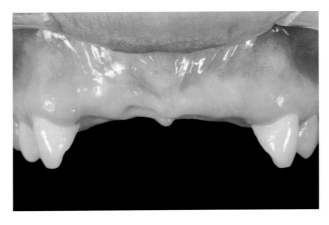

图 7-2-82
12—22 拔除后,软硬组织吸收明显

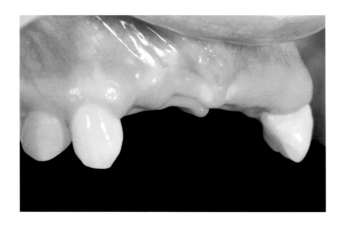

图 7-2-83
骨吸收明显,轮廓不足

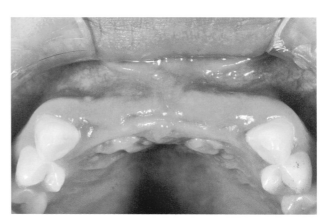

图 7-2-84
骨轮廓欠丰满

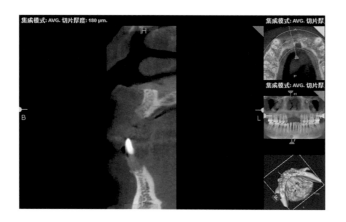

图 7-2-85
拟定种植的 11 位点骨条件

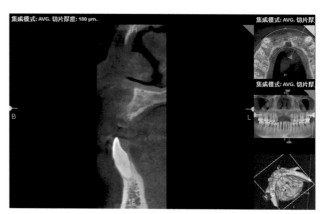

图 7-2-86
拟定种植的 22 位点骨条件

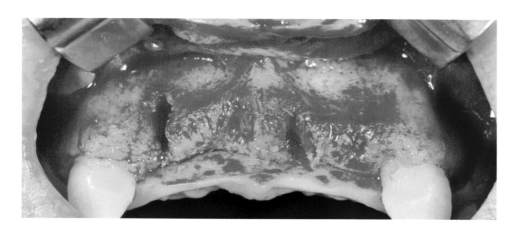

图 7-2-87
翻瓣后可见骨轮廓欠缺明显,12、21 位点骨缺损明显,11、22 位点情况略好,符合术前诊断

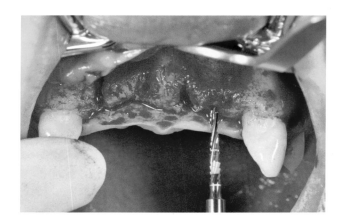

图 7-2-88
按照理想种植位点和轴线,22 位点先锋钻预备

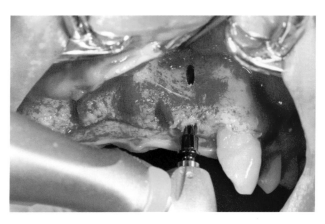

图 7-2-89
先缝钻预备到位,可见唇侧根方骨壁已有开窗

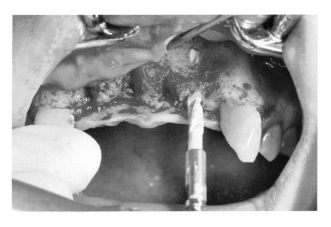

图 7-2-90
22 位点逐级扩大备洞

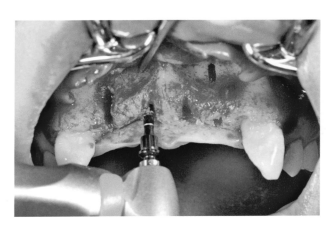

图 7-2-91
按照理想种植位点和轴向,11 位点先锋钻预备

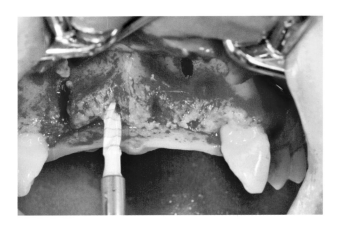

图 7-2-92
11 位点逐级扩大备洞

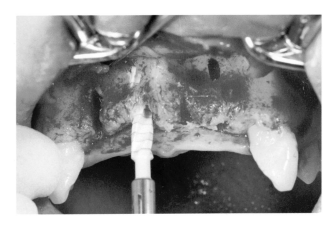

图 7-2-93
11 位点逐级扩大备洞

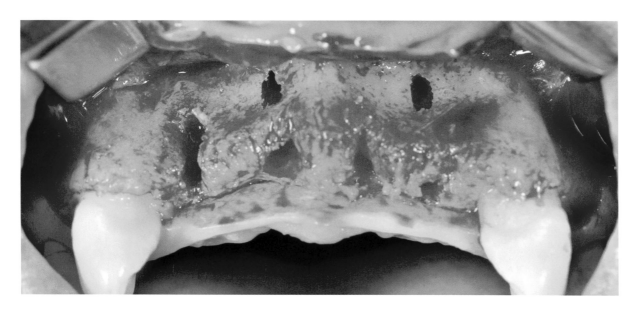

图 7-2-94
11、22 种植窝洞预备完成

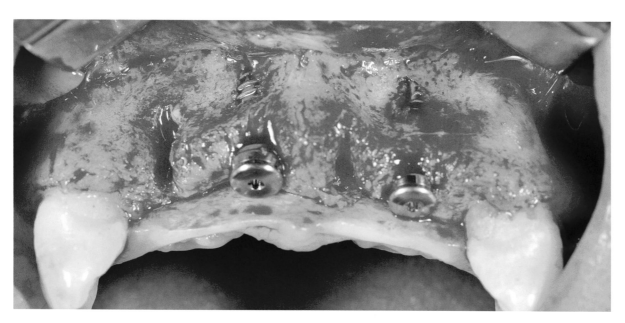

图 7-2-95
11、22 植入种植体,唇侧根方小范围种植体表面暴露

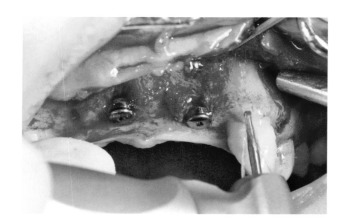

图 7-2-96
从整体美学设计考虑,对 13、23 进行少量冠延长处理

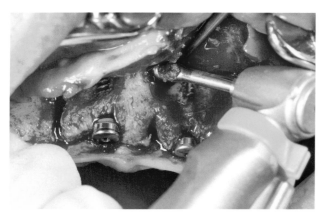

图 7-2-97
采用取骨钻自桥体根方位置制取自体骨屑

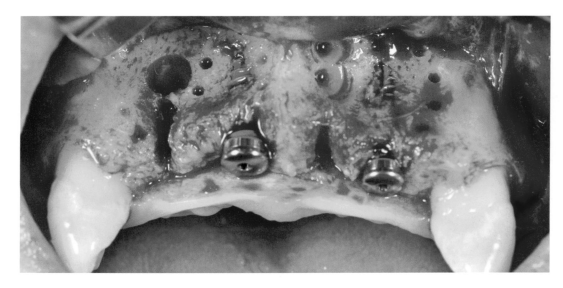

图 7-2-98
取自体骨屑后,同
时创造了很好的
局部血运条件

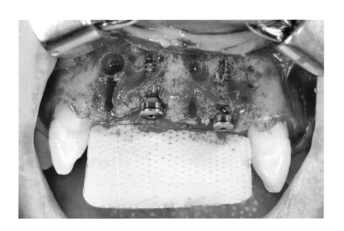

图 7-2-99
利用稳定的腭侧瓣缝合固定屏障膜

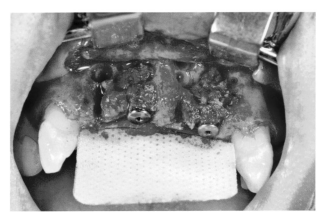

图 7-2-100
应用自体骨屑覆盖种植体螺纹暴露区域

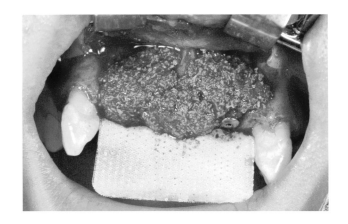

图 7-2-101
自体骨与异种骨 1:1 混合,扩增骨轮廓

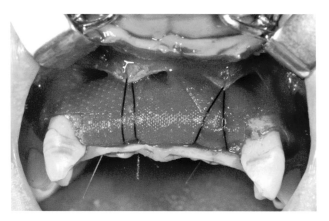

图 7-2-102
严密覆盖屏障膜,骨膜缝合固定,同时获得张力缝合效果

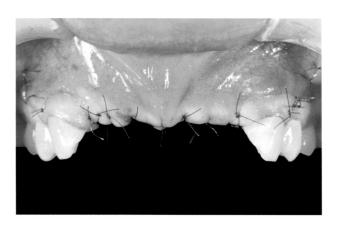

图 7-2-103
切口边缘无张力对位缝合

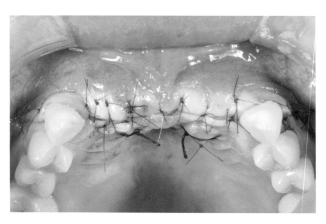

图 7-2-104
切口边缘无张力对位缝合

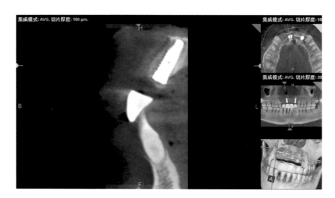

图 7-2-105
11 位点获得的骨轮廓扩增

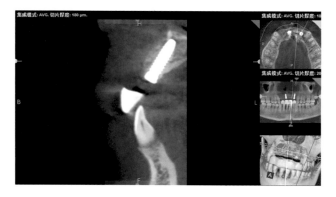

图 7-2-106
22 位点获得的骨轮廓扩增

（四）病例四

患者，男。上颌前牙因牙周炎症、松动拔除2个月后，软组织已经愈合，要求种植修复。

口内检查见牙龈曲线不协调，患者希望进行整体调整；进行美学分析和设计，以此确定种植体的植入位置（图7-2-107，图7-2-108）。

根据美学设计制作树脂导板，以利于手术中应用（图7-2-109）。

根据术前CBCT，可以预备种植位点需要明显的垂直骨增量（图7-2-110）。

口内试戴树脂导板，术中根据树脂导板行邻牙牙龈切除（图7-2-111，图7-2-112）。

翻瓣后见明显的垂直型骨缺损（图7-2-113）。

按照美学设计修整邻牙唇侧牙槽骨嵴（图7-2-114）。

再次试戴树脂导板，可预估需要垂直增量的高度（图7-2-115）。

翻开腭侧瓣（图7-2-116）。

在同一术区根方制取自体骨屑；制取自体骨屑后，受区进行骨皮质打孔（图7-2-117~图7-2-120）。

腭侧膜钉固定带有钛支架支撑的不可吸收膜，骨缺损区填塞混合骨粉；盖不可吸收膜，塑形至需要的轮廓，膜钉固定；覆盖胶原膜保护（图7-2-121~图7-2-124）。

无张力精确对位缝合（图7-2-125，图7-2-126）。

6个月后复查，软硬组织轮廓良好；CBCT显示成骨良好，为后续种植奠定了良好基础（图7-2-127~图7-2-130）。

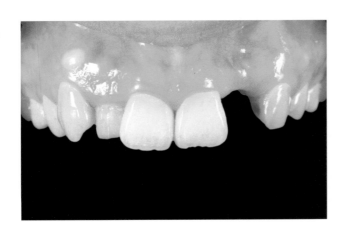

图 7-2-107
术前正面像，牙龈曲线不协调

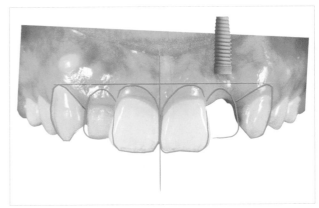

图 7-2-108
设计牙龈曲线，确定种植体位置

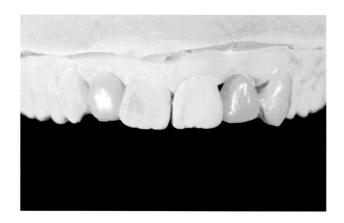

图 7-2-109
根据美学设计制作树脂导板

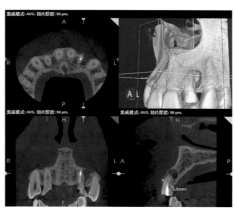

图 7-2-110
CBCT 预判需要垂直骨增量处理

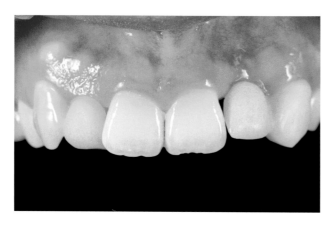

图 7-2-111
口内试戴树脂导板

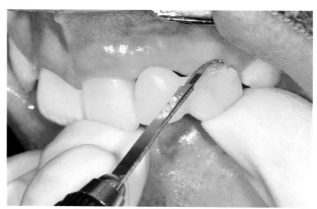

图 7-2-112
根据树脂导板行邻牙牙龈切除

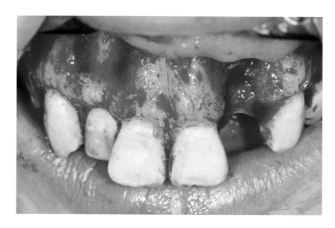

图 7-2-113
翻瓣后见明显垂直型骨缺损

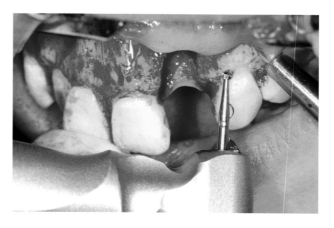

图 7-2-114
按照美学设计修整邻牙唇侧牙槽骨嵴

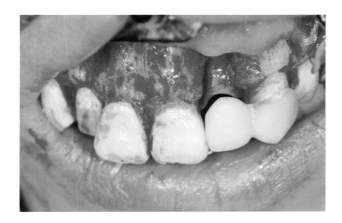

图 7-2-115
再次试戴树脂导板，可预估需要垂直增量的高度

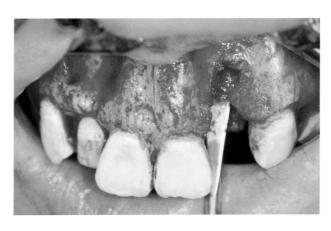

图 7-2-116
翻开腭侧瓣

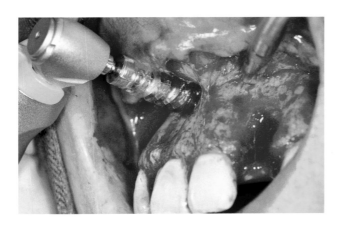

图 7-2-117
在同一术区根方制取自体骨屑

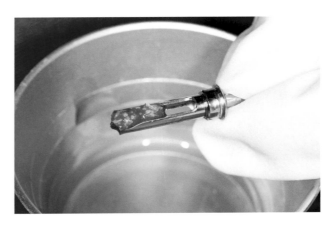

图 7-2-118
获得的自体骨屑

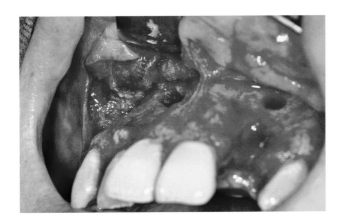

图 7-2-119
制取自体骨屑后

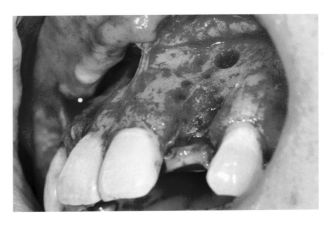

图 7-2-120
受区进行骨皮质打孔

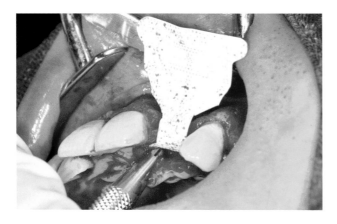

图 7-2-121
腭侧膜钉固定带有钛支架支撑的不可吸收膜

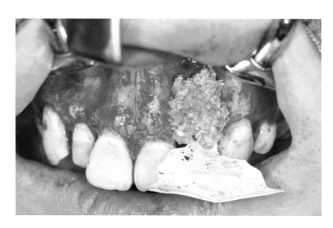

图 7-2-122
骨缺损区填塞混合骨粉

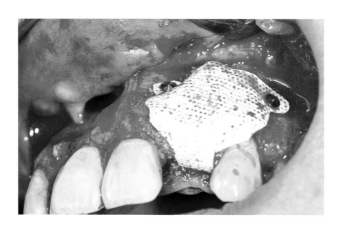

图 7-2-123
盖不可吸收膜，塑形至需要的轮廓，膜钉固定

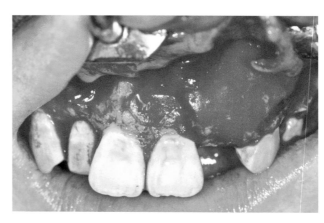

图 7-2-124
覆盖胶原膜保护

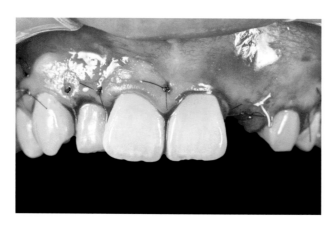

图 7-2-125
无张力精确对位缝合

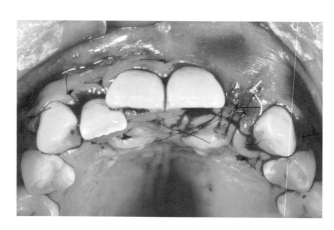

图 7-2-126
无张力精确对位缝合

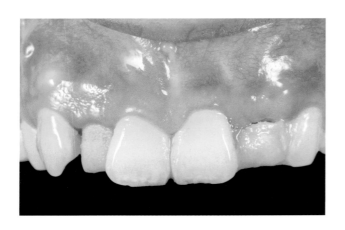

图 7-2-127
6 个月后复查,软硬组织轮廓良好

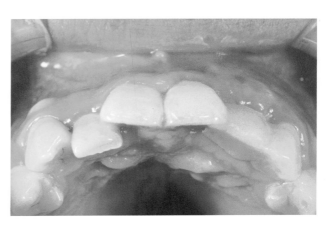

图 7-2-128
6 个月后复查,软硬组织轮廓良好

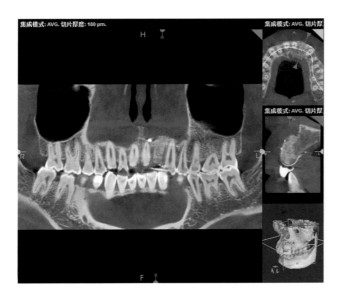

图 7-2-129
CBCT 显示成骨良好

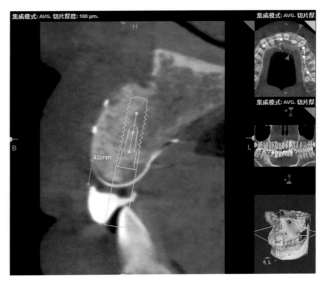

图 7-2-130
CBCT 显示成骨良好,为后续种植奠定良好基础

小结

1. GBR 手术若想获得成功的骨再生效果,需要注意骨再生体积的创建和维持、移植物和种植体的稳定、创造血管化局部条件、严密关闭创口确保创口无干扰的愈合等技术细节。

2. 如何获得良好的体积维持

(1) 常规的 GBR 最适合应用在有利型骨缺损,这类情况下的 GBR 植骨效果最具有可预期性。

(2) 对于存在较大量骨缺损的不利型骨缺损,最好采用带有纯钛支架的生物膜,或钛支架、钛网结合胶原膜,通过有强度的机械支撑,实现 GBR 后有保证的体积维持。

(3) 可以采用自体骨块、骨片移植建立有效的体积轮廓,再通过 GBR 骨移植实现容量扩充。

(4) 自体牙块、牙片移植技术是相对较新的技术,其作用和骨片、骨块接近。

(5) 在进行 GBR 骨增量处理时,都需要按照"过量移植"的原则操作。

(6) 足够的减张对于体积维持也是至关重要的。

(7) 对于大量软硬组织增量的患者,术后建议配戴特殊制作的活动义齿来维持植骨空间。

3. 如何获得良好的血供

(1) 切口、翻瓣要考虑到软组织的血供特点,不影响瓣的血供;

(2) 骨皮质打孔;

(3) 混入自体骨;

(4) 适当应用血液制品;

(5) 充分减张、无张力对位缝合。

第三节 美学区唇颊侧根方局部 GBR 植骨

除了上一节所述 GBR 常规方法与原则,在美学区还存在一些特殊的引导骨再生手术的处理方法,其中唇颊侧根方局部 GBR 植骨是非常常见的术式。

本节重点介绍这一术式的临床适应证、具体操作方法和技巧。

一、美学颊侧瓣的定义和适用范围

美学颊侧瓣(EBF)是指在美学区应用的、仅从唇颊侧非美学暴露区域切开的,并可用于根尖部植骨等处理的翻瓣术式[59]。

美学颊侧瓣最重要的意义,是在保证美学核心区——龈缘区域的软组织不受到手术影响的前提下,完成根尖部的骨增量处理。其适应证为美学核心区软组织状态良好,但由于牙槽骨长轴和理想修复体长轴存在夹角,按照理想位点植入种植体会造成根尖部穿孔、需要进行骨增量处理的病例。延期种植或者即刻种植都存在应用的可能性(图7-3-1,图 7-3-2)。

美学颊侧瓣包括水平切口和垂直切口。因为所有切口均有形成瘢痕的可能性,因此所有切口都需要处于微笑时口唇可以遮盖的高度,否则瘢痕会对美学效果造成明显的影响。其中水平切口最好位于角化龈范围内,可以相应地减少形成瘢痕的机会;垂直切口应位于牙间凹陷,可以减少形成瘢痕的机会,或者更容易隐藏瘢痕。

水平切口的跨度,根据植骨需要,可以局限在单颗牙,也可以向两侧扩展(图 7-3-3,图 7-3-4)。

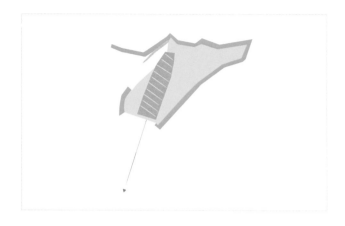

图 7-3-1
牙槽骨长轴和理想修复体长轴存在夹角,按照理想位点植入种植体会造成根尖部穿孔、需要进行骨增量处理的延期种植病例

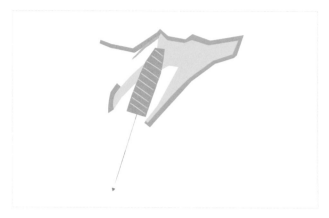

图 7-3-2
牙槽骨长轴和理想修复体长轴存在夹角,按照理想位点植入种植体会造成根尖部穿孔、需要进行骨增量处理的即刻种植病例

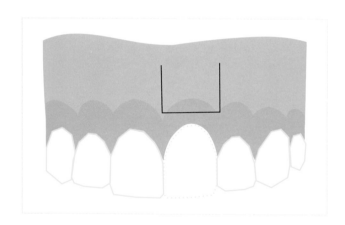

图 7-3-3
单颗牙跨度的美学颊侧瓣

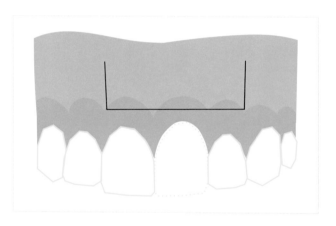

图 7-3-4
跨越多颗牙的美学颊侧瓣

二、应用于延期种植的美学颊侧瓣

当种植位点的美学核心区域——修复体颈部区域的软硬组织丰满度良好，牙槽嵴顶软组织厚度充足，能直接形成必要的龈乳头形态时，我们可以考虑应用对美学核心区创伤最小的牙槽嵴顶切口，即环形切口或者保留龈乳头局部切口，不破坏龈乳头结构。

当然，在临床实际工作中，具有这样好的条件的病例并不很多。

在这类病例中，如果牙槽嵴长轴和未来修复体长轴存在一定夹角，按照最理想的植入位点和美学轴向植入种植体后，就有可能形成根尖部骨穿孔，需要进行根尖部骨增量处理。此时就需要应用美学颊侧瓣（图7-3-5）。客观来说，在延期种植中需要应用到美学颊侧瓣的病例并不多。

遇到美学核心区条件适宜的病例，如果我们决定采用美学核心区微创切口，就需要在CBCT上认真地设计、测量，预判根尖部穿孔的可能性。

如果术前设计判断穿孔几率非常大，就应该在备洞过程中用手指感受唇侧骨板（具体技术在第四章已有介绍）。如果预备钻已经接近骨皮质，我们会感受到不同的震动，此时就应该进行美学颊侧瓣的准备。

首先在适合的位置做水平切口，最理想的位置是口唇部可以遮盖的角化龈区域，如果患者笑线位置很高则需要上移至黏膜部分；垂直切口位于根间纵沟。

翻全厚瓣至接近穿孔区域，在其冠方1~2mm切断骨膜，获得减张效果，必要时再行骨膜上半厚瓣减张，由于植骨量并不大，因此不需要很大的减张量；骨膜切口根方部分需继续剥离骨膜，达到超越穿孔区2mm，形成骨袋（图7-3-6）。

在保护骨袋不被破坏的前提下，继续进行种植预备以及种植体植入。需要注意，种植体只能有少量穿出，不应形成整个种植体根尖穿出的状态（图7-3-7）。

之后将胶原膜插入骨袋内，间隙植入骨代用材料，盖胶原膜。此情况下的骨增量不需要过于过量，只需要覆盖暴露的种植体2mm即可（图7-3-8）。

将胶原膜修剪至完全覆盖骨替代材料、略小于翻瓣区域，将其平整的覆盖于骨代用材料表面，不要有皱褶；采用缝合线，通过深入至骨膜层的水平褥式缝合，将胶原膜紧密的固定于骨面，以免植骨材料散落，而影响成骨效果（图7-3-9）。

这一步操作对于美学颊侧瓣的根尖部局部成骨效果，具有非常直观的影响。

最后对位缝合瓣边缘，初期稳定性充足的情况下可常规制作即刻修复体（图7-3-10）。

由于这种情况下植骨量通常并不大，因此不需要非常大的减张效果。常规的骨膜切开再加上部分骨膜上半厚瓣减张即可获得足够的减张效果。

缝合时通常先固定两个尖角，以便于瓣可以准确对位。瓣的对位越准确，术后产生瘢痕的机会就越少。

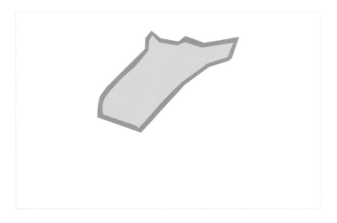

图 7-3-5
与未来修复体长轴存在夹角的牙槽嵴,牙槽嵴顶丰满度良好,可以考虑牙槽嵴顶微创切口,但预期在根尖部会存在穿孔

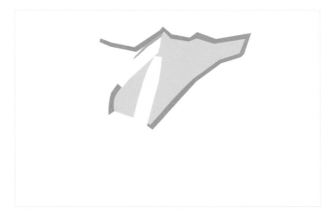

图 7-3-6
在预期根尖部将会穿孔之前,切开美学颊侧瓣,可利用骨膜上半厚瓣进行减张;同时翻开即将穿孔部分的骨膜,避免操作中损伤骨膜,同时形成可容纳植骨材料的骨袋

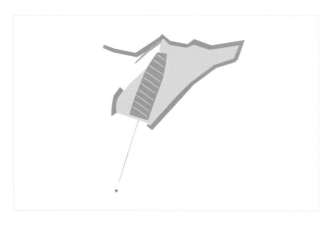

图 7-3-7
按计划在发生根尖部穿孔后,植入种植体,根尖部植骨、盖胶原膜

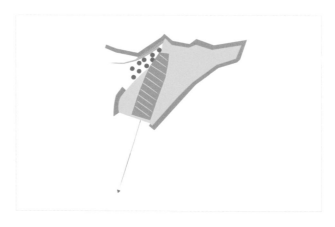

图 7-3-8
将胶原膜插入骨袋内,间隙植入骨代用材料,覆盖胶原膜

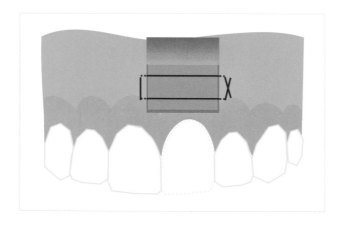

图 7-3-9
骨膜水平褥式缝合固定胶原膜

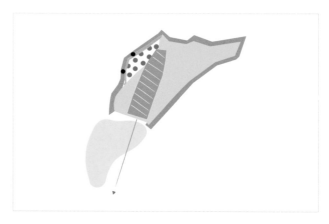

图 7-3-10
对位缝合完成后

三、应用于即刻种植的美学颊侧瓣

在即刻种植中,如果牙槽骨长轴与未来修复体长轴存在夹角,根方需要进行少量骨增量处理,而颈缘部分的美学效果良好,不需要进行颈部软硬组织增量的病例,就可以考虑应用美学颊侧瓣(图 7-3-11,图 7-3-12)。

这种情况比延期种植中更多见。

切开的时机同样最好是在根尖穿孔之前。术前设计中会穿孔的病例,或者已经感受到即将穿孔的病例,在穿孔前切开、翻瓣、翻开骨膜。同样需要注意的是,不要形成整个种植体根尖穿出的状态,否则会明显影响成骨效果(图 7-3-13)。

术者需要在术前判断,根尖部的骨量足以获得充分的初期稳定性。实际上,由于穿透表层骨皮质,依靠骨皮质固位,种植体通常可以获得良好的初期稳定性(图 7-3-14)。

之后的操作与延期种植中完全一致:胶原膜插入骨袋内,植入骨代用材料;骨膜覆盖骨代用材料,水平褥式骨膜缝合固定胶原膜;边缘对位缝合(图 7-3-15~ 图 7-3-17)。

最后在跳跃间隙内严密植骨,戴入即刻修复体(图 7-3-18)。

由于可以获得稳定性的骨量非常有限,此时的即刻修复体必须做到在任何功能状态下无任何咬合力量,否则术后出现失败的机会就会明显增大。

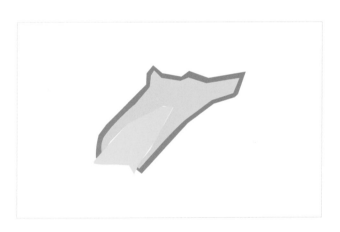

图 7-3-11
牙槽骨长轴和未来修复体长轴存在一定夹角的即刻种植病例

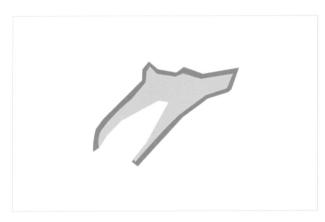

图 7-3-12
拔牙后再次判断根尖部骨量,是否有机会提供充足的初期稳定性

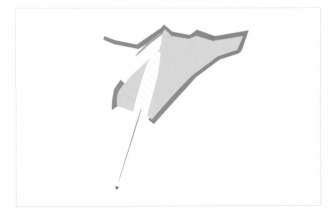

图 7-3-13
术前设计中会穿孔的病例,或者已经感受到即将穿孔的病例,在穿孔前切开、翻瓣、翻开骨膜

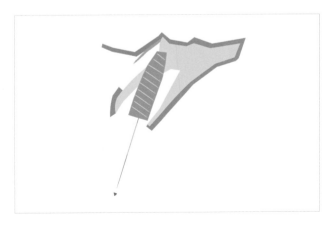

图 7-3-14
在保护好骨膜的前提下,继续预备、植入种植体

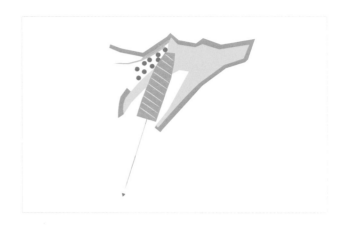

图 7-3-15
胶原膜插入骨袋内,植入骨代用材料

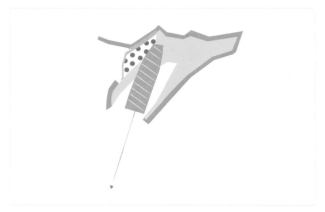

图 7-3-16
骨膜覆盖骨代用材料,水平褥式骨膜缝合固定胶原膜

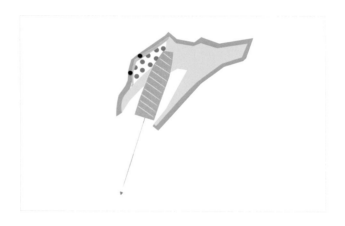

图 7-3-17
边缘对位缝合

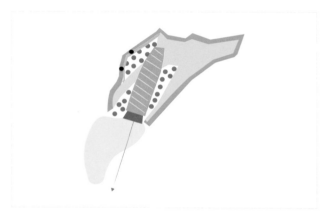

图 7-3-18
跳跃间隙植骨,戴入即刻修复体

四、病例实战

（一）病例一

患者,女。上颌前牙缺失半年,要求种植义齿修复。

检查见 21 缺失,美学核心区软硬组织轮廓良好(图 7-3-19~ 图 7-3-21)。

但是 CBCT 显示牙槽骨长轴与理想修复体长轴存在明显夹角,如果按照理想美学轴向植入种植体,根尖可能会出现穿孔(图 7-3-22)。

偏腭侧微创切口,逐级备洞。备洞过程中感受到唇侧根尖骨板很薄,但尚未穿孔;植入获得足够扭矩,植入接近到位时感受到唇侧根尖有穿孔。种植体植入后,可见位于位点和轴向均良好(图 7-3-23~ 图 7-3-26)。

由于前牙区骨轮廓非常平坦,为获得更好的植骨效果,采用切开跨越三个牙位的美学颊侧瓣,以利于扩大植骨的基底面积,保证植骨量(图 7-3-27)。

过程必须非常微创。首先采用微型小挖匙轻柔地翻开瓣边缘,再采用 Buser 骨膜剥离子剥开唇侧瓣(图 7-3-28,图 7-3-29)。

剥离过程中可见根尖部穿孔(图 7-3-30)。

在穿孔部位冠方 2mm 切开骨膜,再向根方行骨膜上半厚瓣减张,来获得足够的减张效果;根方骨膜剥离,形成骨袋(图 7-3-31)。

检查减张效果(图 7-3-32)。

在骨袋内插入胶原膜,胶原膜下植入骨代用材料(图 7-3-33,图 7-3-34)。

覆盖胶原膜,水平褥式骨膜缝合固定胶原膜(图 7-3-35)。

完成精细对位缝合,戴入即刻修复体(图 7-3-36,图 7-3-37)。

术后 CBCT 可见良好的根尖局部植骨效果(图 7-3-38)。

2 个月后复查,美学核心区软组织状态良好,软组织轮廓丰满,虽然根方水平切口处瘢痕比较明显,但其位置在口唇隐蔽范围内。微笑状态下美学核心区软组织美学状态非常好(图 7-3-39~ 图 7-3-41)。

最终获得良好的美学修复效果(图 7-3-42)。

永久修复过程将在第九章中详述。

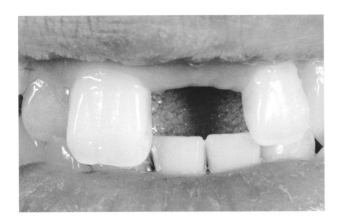

图 7-3-19
21 缺失,美学核心区软硬组织轮廓良好

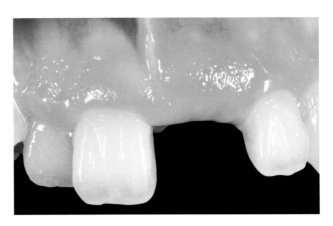

图 7-3-20
美学核心区软组织轮廓良好

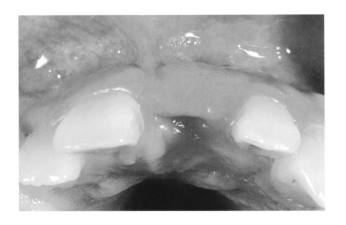

图 7-3-21
美学核心区软组织唇侧轮廓良好

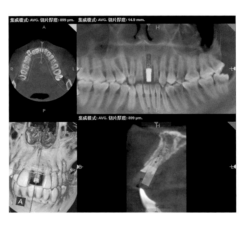

图 7-3-22
CBCT 显示按照理想美学轴向植入种植体,根尖可能会出现穿孔

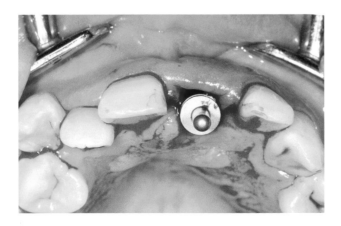

图 7-3-23
偏腭侧微创切口,逐级备洞

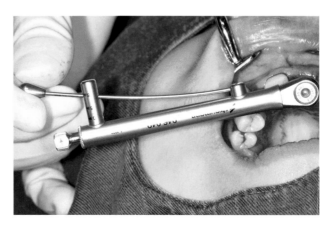

图 7-3-24
备洞过程中感受到唇侧根尖骨板很薄,但尚未穿孔;植入获得足够扭矩,植入接近到位时感受到唇侧根尖有穿孔

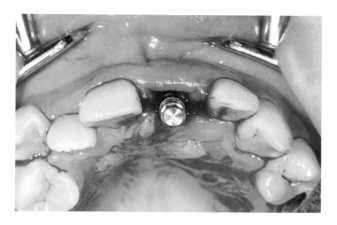

图 7-3-25
种植体植入后，可见位点良好

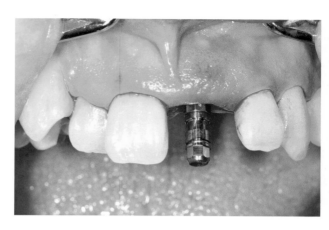

图 7-3-26
种植体植入后，可见轴向良好

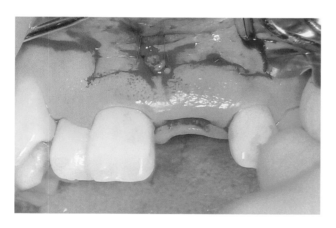

图 7-3-27
切开跨越 3 个牙位的美学颊侧瓣

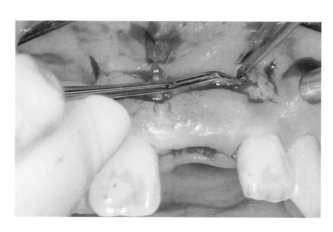

图 7-3-28
采用微型小挖匙轻柔地翻开瓣边缘

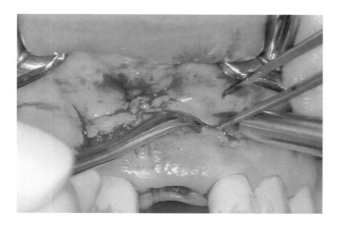

图 7-3-29
采用 Buser 骨膜剥离子剥开唇侧瓣

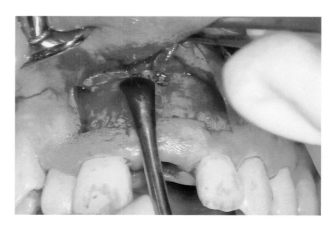

图 7-3-30
剥离过程中可见根尖部穿孔

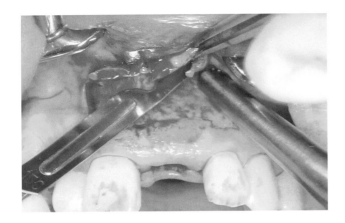

图 7-3-31
在穿孔部位冠方切开骨膜减张,根方形成骨袋

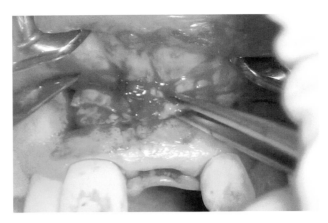

图 7-3-32
检查减张量是否充分

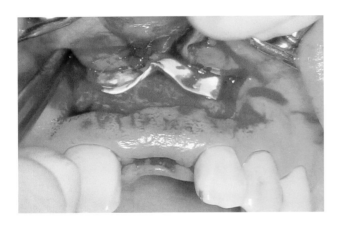

图 7-3-33
在骨袋内插入胶原膜

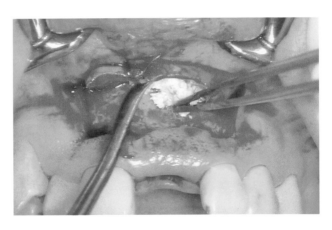

图 7-3-34
胶原膜下植入骨代用材料

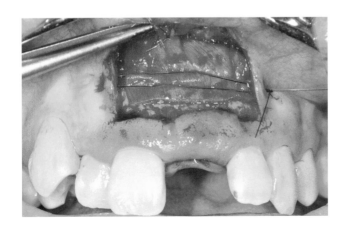

图 7-3-35
覆盖胶原膜,水平褥式骨膜缝合固定胶原膜

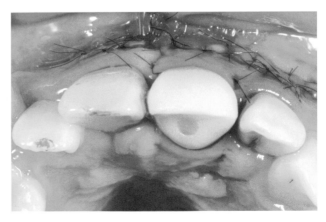

图 7-3-36
对位缝合完成后

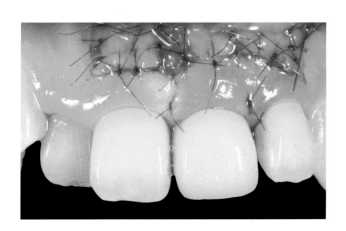

图 7-3-37
戴入即刻修复体

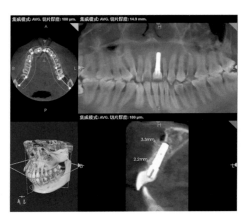

图 7-3-38
术后 CBCT 可见良好的根尖局部植骨效果

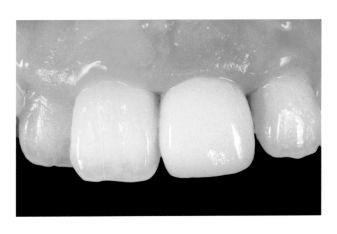

图 7-3-39
2 个月后复查,美学核心区软组织状态良好,根方水平切口处少量瘢痕

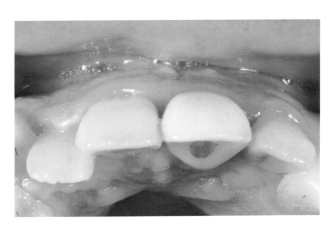

图 7-3-40
根方软组织轮廓丰满

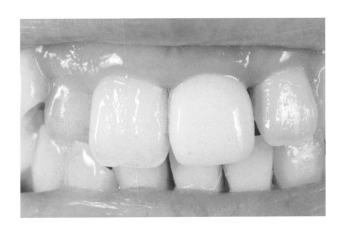

图 7-3-41
微笑状态下美学核心区软组织美学状态非常好

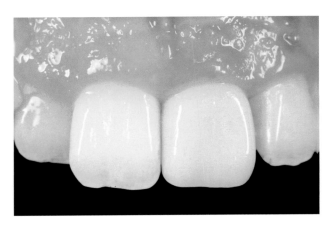

图 7-3-42
永久修复后

（二）病例二

患者,女。原有前牙牙冠脱落,牙体缺损达到龈下 3mm,且有继发龋坏,无法保留牙根,需重新修复。患者希望拔除患牙后即刻种植,对即刻修复具有强烈愿望。

初步检查可见患者为高位粉色美学笑线(PESL-4),微笑时可以暴露全部龈乳头、牙龈曲线以及 3mm 以上的根方软组织,因此存在非常大的美学风险(图 7-3-43)。

口内检查可见,患者牙周软组织为薄龈表现型,再次提示本病例存在比较高的美学风险。比较有利的方面,11 龈缘位置较 21 略低,术后 11 龈缘退缩 1mm 是可以接受的,这在一定程度上降低了美学风险;角化龈宽度充足,在必要的情况下,这是应用美学颊侧瓣的良好适应证(图 7-3-44)。

牙弓殆面像可见颈部软组织轮廓良好,无需软硬组织增量处理(图 7-3-45)。

CBCT 显示按照理想轴向植入种植体,颈部具有充足的跳跃间隙,可以保证良好的软硬组织厚度和美学效果,但根尖部穿孔风险较高,因此考虑应用美学颊侧瓣技术(图 7-3-46)。

微创拔除患牙,检查骨壁完整性(图 7-3-47,图 7-3-48)。

预备车针初始进入骨内的角度为朝向腭侧,且与拔牙窝骨壁呈接近 90° 角,这样的预备角度不容易出现打滑问题,可以保证进针位置准确。初步进针后,随即将车针预备方向调整为理想的美学轴向——与未来修复体唇面平行,从舌隆突位置穿出(图 7-3-49,图 7-3-50)。

在预备过程中时刻体会、检查唇侧根方情况,在感受到接近穿孔的情况下,提前进行美学颊侧瓣切开;继续预备,植入种植体。大部分情况下,车针会从设计的位置穿出,医师在直视下操作,可以控制车针不会整体穿出唇面,更容易获得较好的骨增量效果;也有少数情况,最终车针唇面保留极薄层骨皮质,并未从唇面穿出,本病例即属于这种情况(图 7-3-51~ 图 7-3-53)。

种植体植入后,可见种植体长轴方向良好,与邻牙牙冠平行;牙弓殆面像可见种植体穿出位点非常理想(图 7-3-54,图 7-3-55)。

虽然种植体并未从唇面穿出,但余留骨皮质已经非常菲薄,因此仍按照治疗计划进行唇侧根尖部植骨。

切开骨膜,向根方行骨膜上半厚瓣减张,获得适度减张效果;同时进行根方骨膜剥离,形成骨袋;将胶原膜修剪至适合形态,插入骨袋内;植入骨代用材料,覆盖胶原膜;水平褥式骨膜缝合固定胶原膜后,瓣复位、对位缝合(图 7-3-56~ 图 7-3-63)。

安装临时基台,制作即刻修复体(图 7-3-64,图 7-3-65)。

跳跃间隙内严密植骨(图 7-3-66,图 7-3-67)。

戴入椅旁制作的即刻修复体,患者的即刻美学效果获得保证,美学核心区的美学效果也得到了最大程度的保护(图 7-3-68~ 图 7-3-71)。

1 周后拆线,创口获得良好的一期愈合,龈乳头保持完善的充盈,软组织轮廓获得很好的维持(图 7-3-72,图 7-3-73)。

4 个月后,美学核心区获得很好的维持(图 7-3-74,图 7-3-75),最终修复后获得良好的美学效果(图 7-3-76,图 7-3-77)。

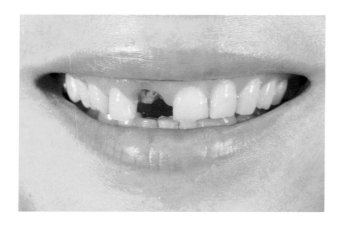

图 7-3-43

患者高位笑线,美学核心区软组织大量暴露

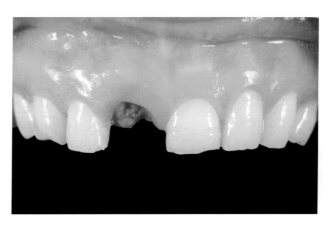

图 7-3-44

11 不能保留,龈缘位置较 21 略低;薄龈表现型,角化龈宽度充足

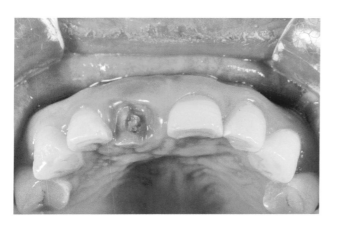

图 7-3-45

颈部软组织轮廓良好

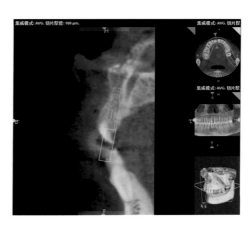

图 7-3-46

CBCT 显示按照理想轴向植入种植体,根尖部穿孔风险较高

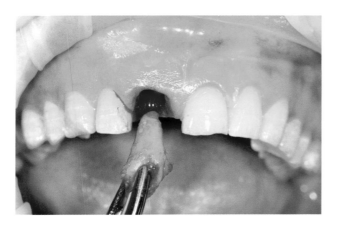

图 7-3-47

微创拔除患牙

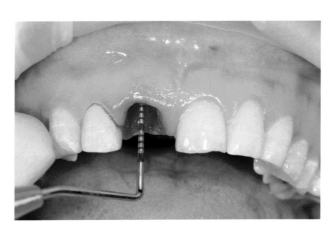

图 7-3-48

检查骨壁完整性

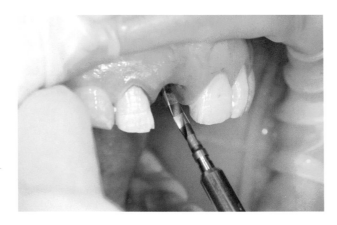

图 7-3-49
预备车针初始进入骨内的角度

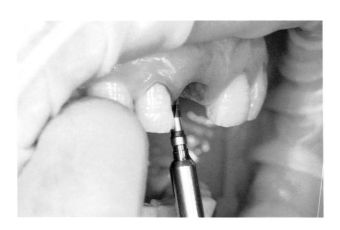

图 7-3-50
进入骨内后调整至正确角度,继续预备

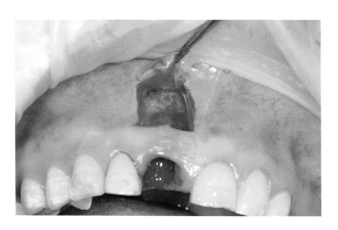

图 7-3-51
根据设计,术中根尖穿孔风险很高,故提前切开美学颊侧瓣

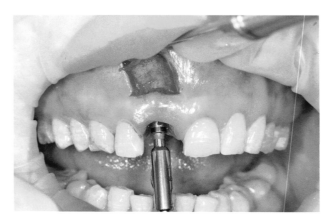

图 7-3-52
继续预备,未穿孔,但骨皮质菲薄

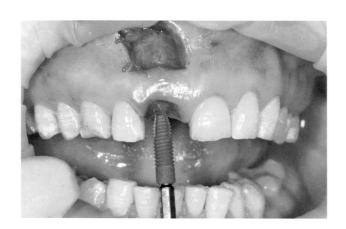

图 7-3-53
植入种植体

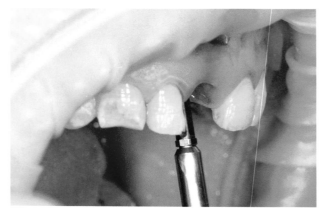

图 7-3-54
种植体植入后,可见种植体长轴方向良好,与邻牙牙冠平行

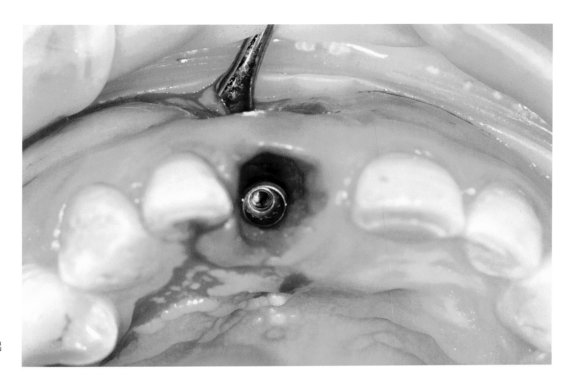

图 7-3-55
可见种植体穿出
位点非常理想

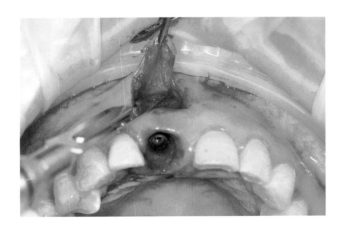

图 7-3-56
切开骨膜,向根方行骨膜上半厚瓣减张

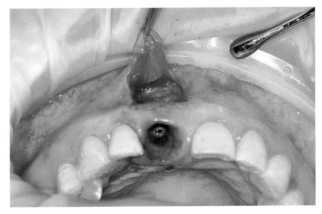

图 7-3-57
根方骨膜剥离,形成骨袋

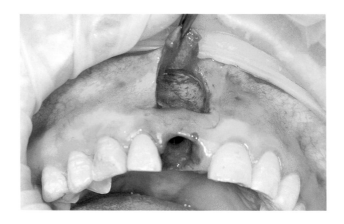

图 7-3-58
处理完成的瓣

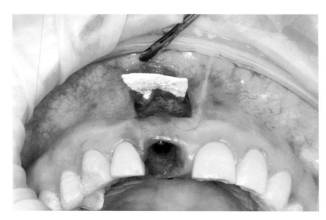

图 7-3-59
胶原膜插入骨袋内

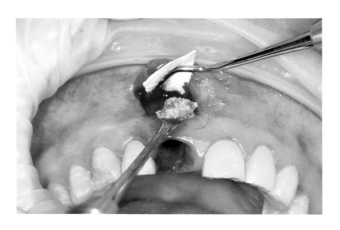

图 7-3-60
植入骨代用材料

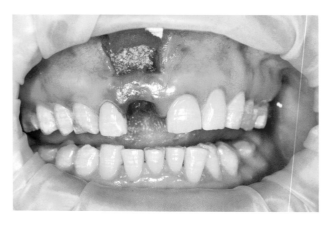

图 7-3-61
完成植骨

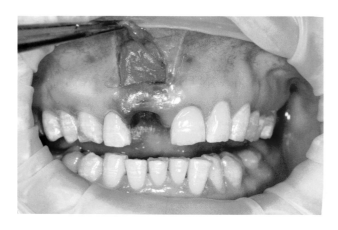

图 7-3-62
覆盖胶原膜

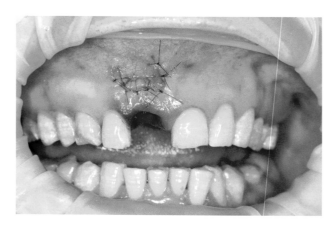

图 7-3-63
水平褥式骨膜缝合固定胶原膜后,瓣复位、对位缝合

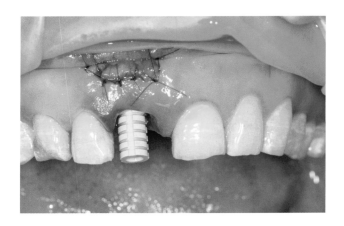

图 7-3-64
安装临时基台

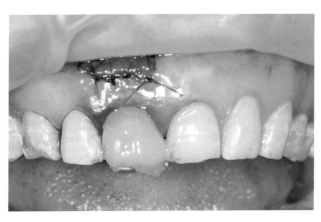

图 7-3-65
制作即刻修复体

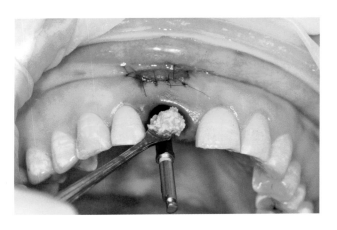

图 7-3-66
跳跃间隙内严密植骨

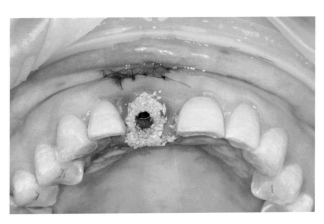

图 7-3-67
跳跃间隙内严密植骨

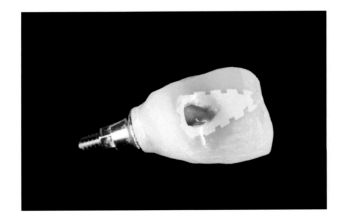

图 7-3-68
椅旁完成的即刻修复体

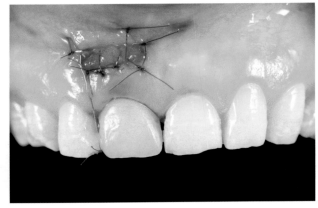

图 7-3-69
戴入即刻修复体

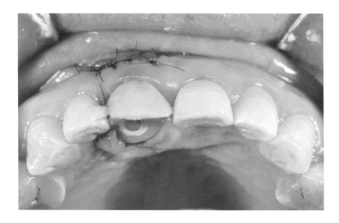

图 7-3-70
戴入即刻修复体

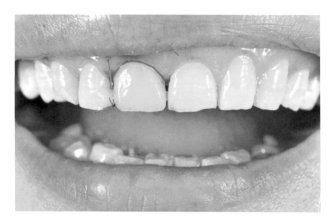

图 7-3-71
戴入即刻修复体

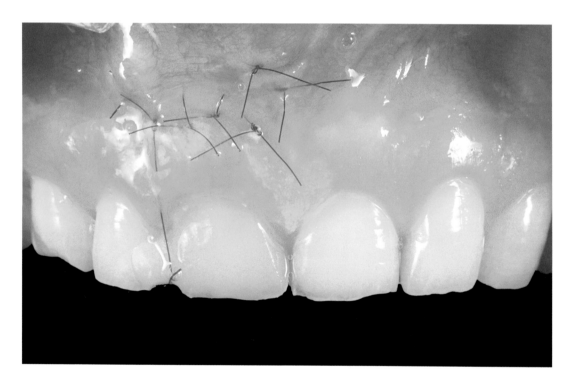

图 7-3-72
1周后拆线,创口
获得良好的一期
愈合,龈乳头保持
完善的充盈

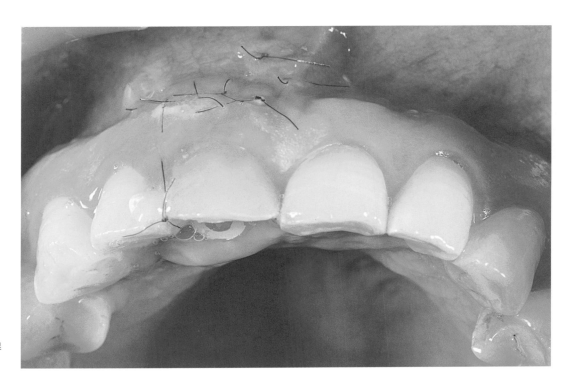

图 7-3-73
软组织轮廓获得
很好的维持

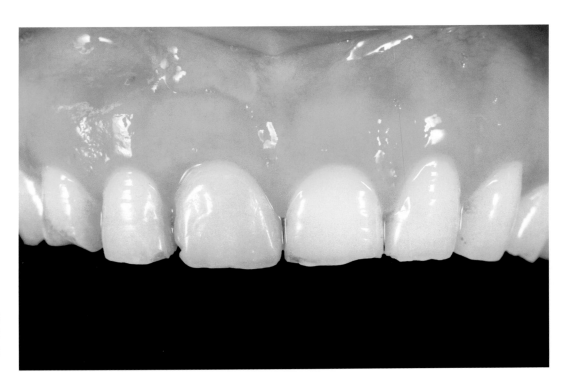

图 7-3-74
4 个月后,美学核
心区软组织状态
良好,水平切口处
仍可见轻微瘢痕

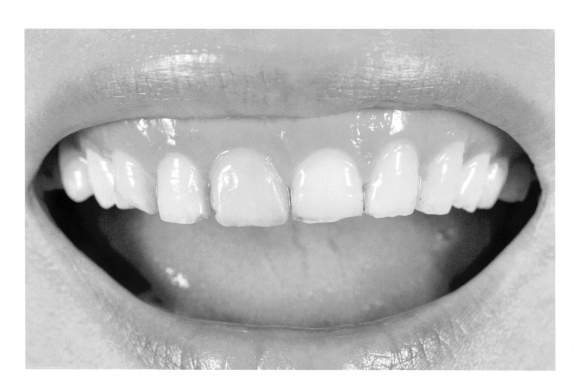

图 7-3-75
瘢痕位置为口唇部遮挡的位置，
对微笑美学效果没有不良影响

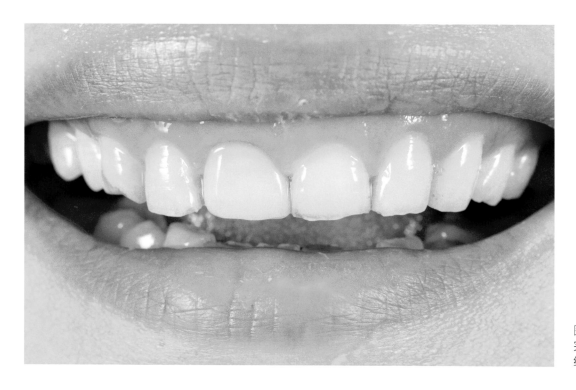

图 7-3-76
完成最终修复，美学核心区软组
织状态获得了最佳的维持

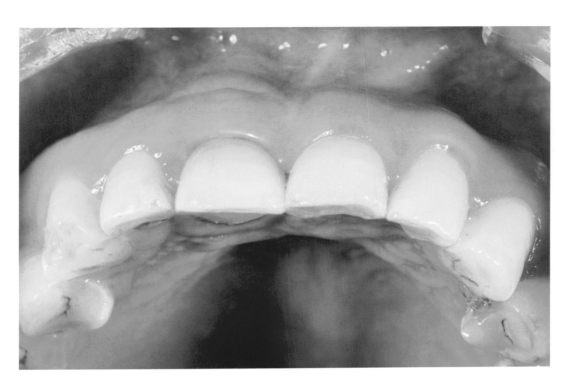

图 7-3-77
完成最终修复,美学核心区软组织状态获得了最佳的维持

小结

美学颊侧瓣是指在美学区应用的、仅从唇颊侧非美学暴露区域切开的、可用于根尖部植骨等处理的翻瓣术式。美学颊侧瓣最重要的意义是在保证美学核心区——龈缘区域的软组织不受到手术影响的前提下,完成根尖部的骨增量处理。其适应证为美学核心区软组织状态良好,但由于牙槽骨长轴和理想修复体长轴存在夹角,按照理想位点植入种植体会造成根尖部穿孔、需要进行骨增量处理的病例。

第四节 其他骨增量技术

在目前的临床工作中,美学区骨增量的最主要方式是引导骨再生。

当然,针对不同病例的实际情况,还有很多其他的骨增量技术可以选用。本节简要介绍几类在临床上可能应用的其他骨增量技术。

一、块状植骨技术

当患者为严重的水平骨吸收,或者存在垂直骨吸收的情况下,采用块状骨移植是一种可行的手术形式。

为了提高块状植骨技术(onlay bone graft)的可预期性,需要注意以下几个手术关键要点:

1. 精确修整骨块,应适应骨缺损形态,以保证骨块与受区密切吻合,有利于快速形成再血管化,保证移植骨的成活。

2. 用钛钉坚固固定植骨块 保证移植骨块的稳定性,也是促进移植骨块成活的重要因素(图 7-4-1)。

3. 必要时可以修整受植区,尤其是在进行垂直增加牙槽嵴高度时,适度的骨床修整可以使两部分尽量密切吻合,以促进成骨(图 7-4-2~ 图 7-4-5)。

4. 垂直增高的骨量是有限度的,主要考虑移植骨块是否可以获得足够的血供,血供不足的情况下易导致骨块坏死。

5. 无张力创口关闭,保证初期愈合 创口周围软组织充分减张,创口获得完全无张力的严密缝合,保证创口初期愈合。避免创口裂开导致感染,是确保良好术后预后的重要基础。

对于大部分块状骨移植,都需要与种植体植入分阶段进行,即首先保证块状骨的再血管化,完全成活后,再进行种植体的植入。个别情况下,某些改良的块状植骨技术允许植骨和种植同期进行,需要更特殊的手术技术。

对于骨块是否需要去骨皮质化,目前尚没有完全定论。

Buser 等学者认为去皮质化具有一定的意义。首先是便于有再血管化潜能和成骨潜能的细胞迁徙过来[60],与骨髓腔的交通可能促进再血管化,血液中的生长因子如血小板源性生长因子、骨形成蛋白可以促进种植体周骨形成[61,62];第二,成骨细胞有 3 个主要来源,骨膜外侧、骨膜内侧和间充质干细胞。骨髓腔富含未分化的细胞,这些细胞可以分化为成骨细胞和破骨细胞。此外,骨皮质的点状穿孔,也便于新生骨锚定在骨床上。而完整的骨皮质则阻断了植骨区和骨髓腔细胞和物质的交换,直到骨皮质吸收才得以交换。因此,很多学者建议采用去骨皮质化的处理。

当然也有相反的观点,他们认为是否去骨皮质化并不影响成骨的效果[63,64]。

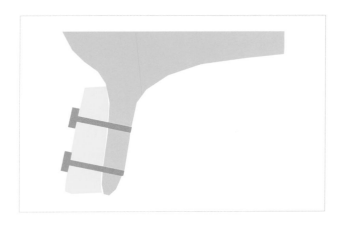

图 7-4-1
骨块与受区密切吻合,钛钉固定

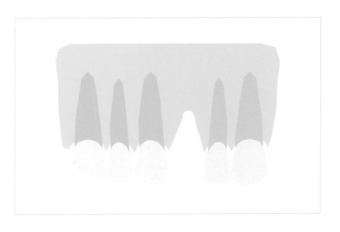

图 7-4-2
具有垂直骨缺损的位点

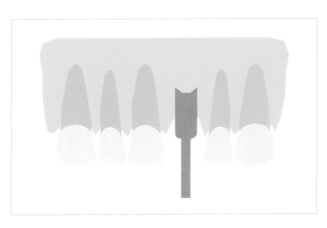

图 7-4-3
对受植区进行修整

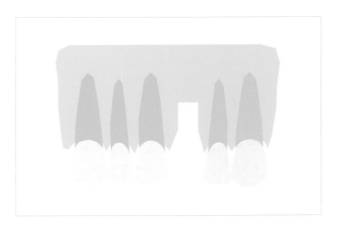

图 7-4-4
修整后获得规则的受区

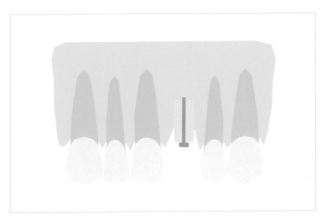

图 7-4-5
植入形态一致、密切吻合的骨块,钛钉进行坚固固定

二、骨壳技术或者骨片技术

Khoury 等[65,66]比较早的描述了应用骨壳技术或骨片技术(bone shell technique or split bone block)进行牙槽嵴三维重建。这种技术是应用薄骨片作为壳状结构,重建骨板,再用颗粒骨填塞空间,以获得骨重建效果的技术。

这项技术中,薄骨片经过坚固固定后,可以很好地维持成骨需要的体积。应用时根据实际需要,在处理水平型骨缺损的情况下可以仅应用单片骨板;在同时具有水平、垂直型骨缺损的情况下,可以在唇颊侧各应用一片骨片(图 7-4-6,图 7-4-7)。

应用该技术,可以从同一术区根方制取骨片,也可以从下颌骨外斜线区取得骨块,再应用特殊的器械把厚的自体骨块分成两片薄骨片。

与传统的 onlay 植骨相同,应用该技术的两个技术要点同样是稳定和血供。如果不能建立很好的血管化基础,或者骨片本身不能固定非常稳定,本技术也无法获得良好的成骨效果。

和传统的 onlay 植骨相比,本技术的优势是可以更有效地进行三维骨轮廓重建,在目前阶段是一种比较有效的骨增量技术。

三、自体牙块或者牙片移植技术

受到自体块状骨移植和骨片技术的启发,近年来有专家开始研究,并尝试自体牙块或牙片移植技术。

动物实验研究证实,牙本质有骨引导和骨诱导作用,并且能够参与骨重塑过程[67]。应用牙本质块做水平骨增量的动物实验[68,69],术后牙槽嵴得到了有效的增宽。组织学切片观察结果是牙本质块逐渐被替代吸收,替代的部分形成了平行的编织骨,周围有骨小梁形成,种植体和牙块之间有新骨长入,牙块中间有骨岛形成。

在体外研究的支持下,有些专家将这一技术应用在临床工作中。

2016 年,Schwarz F 首次报道了应用自体牙块技术进行水平骨增量的临床病例报告。2018 年刊登在 *Journal Clinical Periodontololgy* 的临床随机对照研究,实验组为 15 例牙块技术做水平骨增量,对照组为 15 例传统的 onlay 植骨,实验组牙槽嵴平均增加 5mm,对照组平均增加 4mm。该研究结论是自体牙块技术由于具有结构潜力和生物学潜力,可能成为自体骨块移植的替代方案,而牙块技术的体积维持可能优于自体骨块

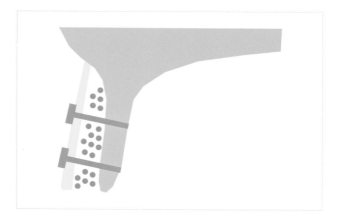

图 7-4-6
水平型骨缺损的情况下可以仅应用单片骨板

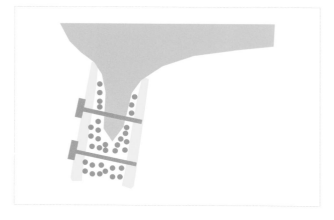

图 7-4-7
同时具有水平、垂直型骨缺损的情况下,可以在唇颊侧各应用一片骨片

移植。

最近也有专家应用按照骨片技术的流程,制作牙片,进行牙壳法植骨,也取得了可信的效果,这项技术的相关证据正在积累、确认过程中。

目前临床应用中的这一类技术,所选用的大部分是完全埋伏的埋伏牙,这类牙体组织未经任何污染,可以避免术后感染问题。应用中通常去除牙周膜、牙骨质,应用牙本质块或牙本质片作为植骨的框架结构。

如果未来有更多证据证明这类技术具有良好的预后,在适合的情况下,将可以在一定程度上取代传统的自体骨块移植技术,成为解决复杂骨缺损的另一种相对较为微创的治疗方式。

但由于牙块或牙片取材要求严格,因此这类技术仍然很难成为广泛推广的技术。如果可以利用拔除牙齿的骨内未感染部分,经过一定的处理,就可以制作成牙块或者牙片,则此类技术就有比较广泛推广的机会。

四、牙槽嵴骨劈开技术或扩张技术

牙槽嵴骨劈开技术(ridge splitting,RS)或扩张技术是一种非常古老的技术,对于特定的病例,牙槽嵴骨劈开和扩张技术对改善中度吸收的牙槽嵴条件有效。

牙槽嵴骨劈开技术或牙槽嵴扩张技术适用于缺牙区牙槽嵴水平向吸收,颊舌侧骨板之间存在骨松质,牙槽嵴长轴没有明显颊倾,且有足够的剩余牙槽嵴高度的病例(图 7-4-8,图 7-4-9)。

由于骨的脆性,下颌骨进行牙槽嵴骨劈开或者扩张通常较难,因此这两种技术主要应用于上颌骨。

由于劈开后的骨板与牙槽骨床带蒂连接、血供通常较好,通常情况下骨劈开和种植体植入可同期进行。由于血供条件良好,术后愈合时间也较 onlay 植骨明显要短,通常 3~4 个月就可以形成比较良好的骨结合,因此整个治疗疗程更短。

有文献证明,使用牙槽嵴骨劈开 / 扩张技术增量后,位点植入的种植体存留率与植入天然骨的种植体存留率类似[70]。并且由于不需要开辟第二术区收集自体骨,因此比 onlay 植骨技术相对更加微创[71-73]。

但是需要注意,上颌牙槽嵴过于唇倾的情况不适合应用此项技术,因为利用这个技术植入的种植体,难以获得以修复为导向的理想种植角度,很有可能出现非常偏向唇侧的植入轴向,对于美学效果有非常明显的不良影响[71,72]。并且需要排除天然邻牙可能存在感染的情况,因牙体或牙周存在的慢性感染可能会影响到植骨的成功[13]。

总体来讲,这项技术的临床应用近年来已经逐渐减少,目前已不是临床常用技术。

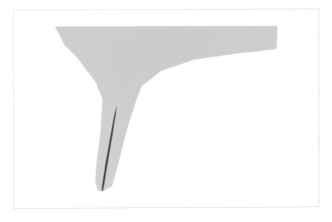

图 7-4-8
牙槽嵴水平向吸收明显,颊舌侧骨板之间存在松质骨,牙槽嵴长轴没有明显颊倾,且有足够的剩余牙槽嵴高度,此类病例可考虑应用牙槽嵴骨劈开技术

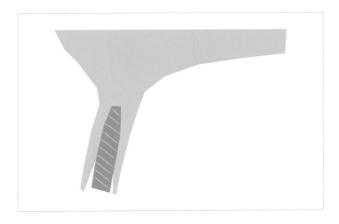

图 7-4-9
牙槽嵴骨劈开、种植体植入可同期完成

五、病例实战

(一)病例一

患者,男。上颌前牙多牙缺失多年,一直戴用活动义齿,舒适度不佳。现活动义齿损坏,要口内检查见软硬组织垂直吸收明显(图7-4-10,图7-4-11),术前CBCT可见明显骨吸收,尤其腭侧骨板吸收明显(图7-4-12,图7-4-13)。

拟定应用骨片技术进行骨轮廓扩增。

应用超声骨刀,在同一术区、对侧根方制取自体骨片(图7-4-14,图7-4-15)。

利用钛钉,将自体骨片稳定固定于腭侧骨缺损区域,获得GBR植骨空间(图7-4-16)。

在术区根方制取自体骨屑,自体骨与骨代用材料1:1混合(图7-4-17~图7-4-20)。

在骨片与自体骨之间填塞混合骨粉(图7-4-21,图7-4-22)。

利用稳定的腭侧软组织缝合固定胶原膜(图7-4-23)。

唇侧植入大量混合骨粉改善轮廓缺损,覆盖胶原膜,膜钉固定(图7-4-24,图7-4-25)。

充分减张,借位龈乳头严密缝合(图7-4-26,图7-4-27)。

骨增量后X线片及CBCT,可见明显垂直及水平骨增量(图7-4-28,图7-4-29)。

7天后拆线,创口愈合良好(图7-4-30,图7-4-31)。

6个月后,种植手术前,软组织状态良好(图7-4-32,图7-4-33)。

翻瓣后见成骨良好,骨轮廓获得充分扩增(图7-4-34)。

种植体植入后,为进一步扩增唇侧骨轮廓,拟定再次GBR植骨。利用缝线固定胶原膜于腭侧软组织,植入混合骨颗粒,膜钉固定胶原膜,检查减张效果(图7-4-35~图7-4-38)。

软组织深层张力缝合,切缘无张力对位缝合(图7-4-39~图7-4-42)。

1周拆线,愈合良好;保留张力缝合,1个月后拆除(图7-4-43~图7-4-45)。

X线片显示种植体位于适宜的位点(图7-4-46)。

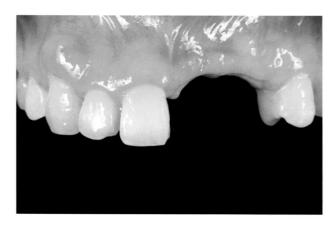

图7-4-10
术前正面像,可见软硬组织垂直吸收明显

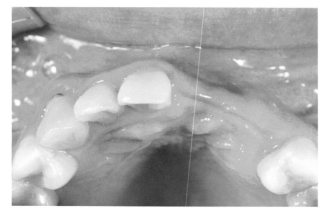

图7-4-11
术前牙弓𬌗面像,软硬组织水平吸收明显

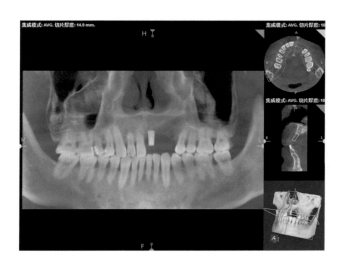

图 7-4-12
术前 CBCT，可见骨吸收明显

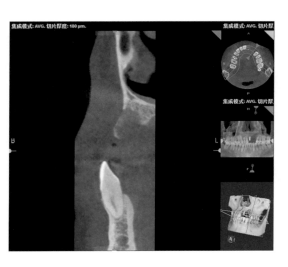

图 7-4-13
术前 CBCT，可见腭侧骨板吸收明显

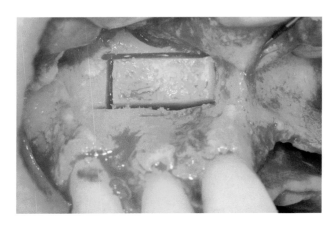

图 7-4-14
应用超声骨刀，在对侧根方制取自体骨片

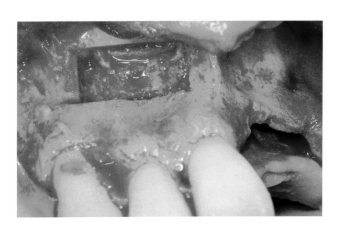

图 7-4-15
供区取下自体骨片后

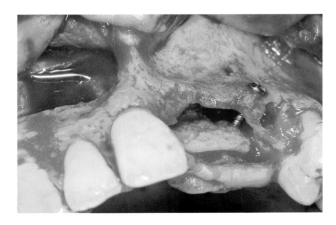

图 7-4-16
利用钛钉，将自体骨片稳定固定于腭侧骨缺损区域，获得
GBR 植骨空间

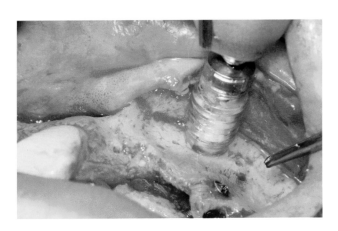

图 7-4-17
在术区根方制取自体骨屑

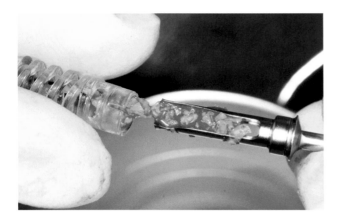

图 7-4-18
取出的自体骨屑

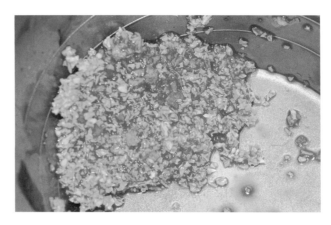

图 7-4-19
自体骨与骨代用材料 1：1 混合

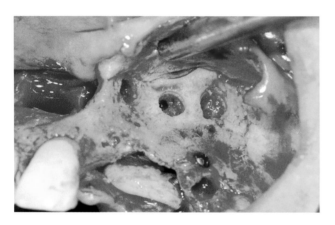

图 7-4-20
制取骨屑后的受植床

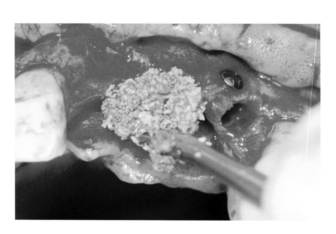

图 7-4-21
在骨片与自体骨之间填塞混合骨粉

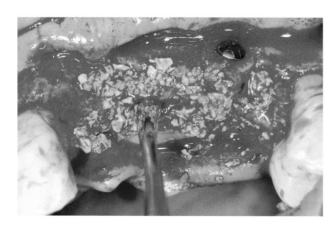

图 7-4-22
在骨片与自体骨之间填塞混合骨粉

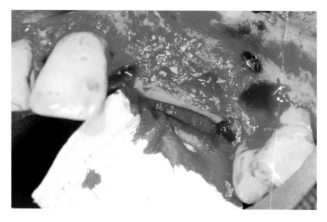

图 7-4-23
利用稳定的腭侧软组织缝合固定胶原膜

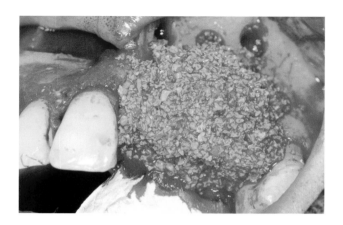

图 7-4-24

唇侧植入大量混合骨粉改善轮廓缺损

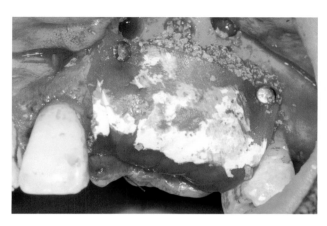

图 7-4-25

覆盖胶原膜，膜钉固定

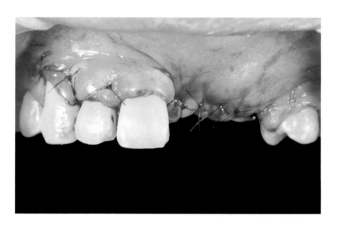

图 7-4-26

充分减张，借位龈乳头缝合

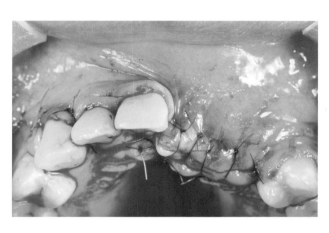

图 7-4-27

严密缝合后

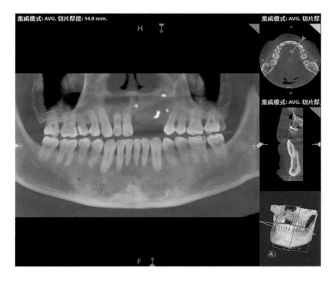

图 7-4-28

骨增量后 CBCT

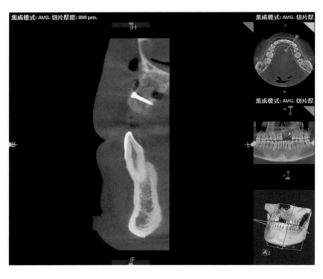

图 7-4-29

骨增量后 CBCT，可见明显垂直及水平骨增量

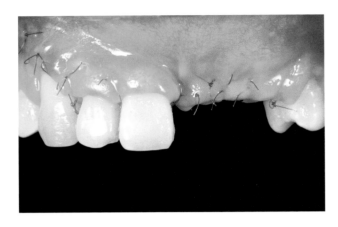

图 7-4-30
7 天拆线,创口愈合良好

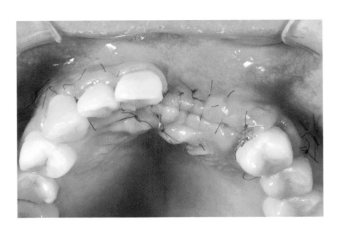

图 7-4-31
7 天拆线,创口愈合良好

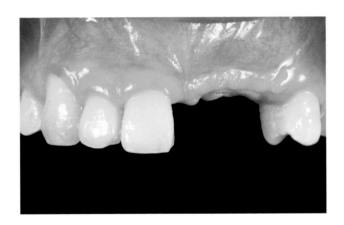

图 7-4-32
6 个月后,种植手术前,软组织状态良好

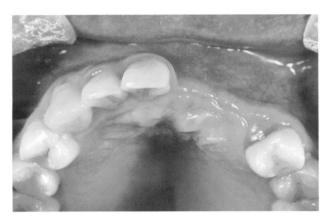

图 7-4-33
6 个月后,种植手术前,软组织状态良好

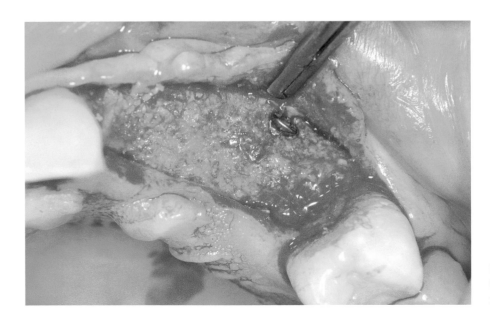

图 7-4-34
翻瓣后见成骨良好,骨轮廓获得充
分扩增

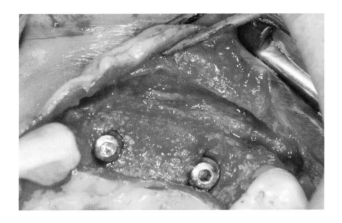

图 7-4-35
种植体植入后

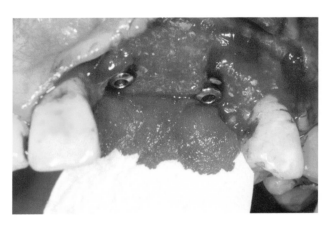

图 7-4-36
为进一步扩增唇侧骨轮廓,拟定再次 GBR 植骨,利用缝线
固定胶原膜于腭侧软组织

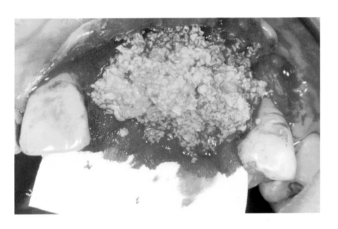

图 7-4-37
植入混合骨颗粒

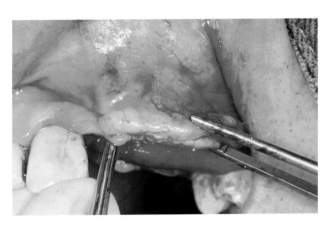

图 7-4-38
膜钉固定胶原膜,检查减张效果

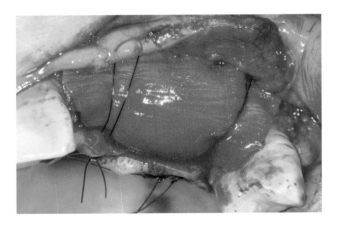

图 7-4-39
软组织深层张力缝合

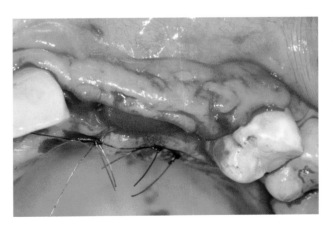

图 7-4-40
完成软组织深层张力缝合,边缘对位缝合将非常轻松

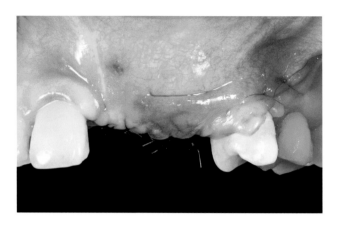

图 7-4-41
边缘无张力对位缝合

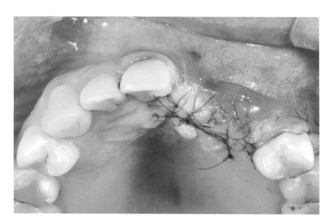

图 7-4-42
边缘无张力对位缝合

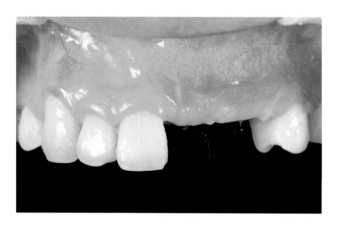

图 7-4-43
1 周拆线愈合良好

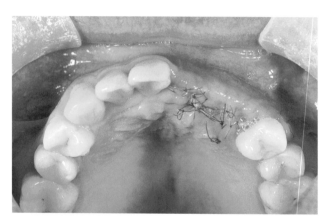

图 7-4-44
1 周拆线愈合良好

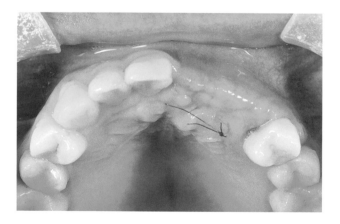

图 7-4-45
1 周拆线,保留张力缝合,1 个月拆除

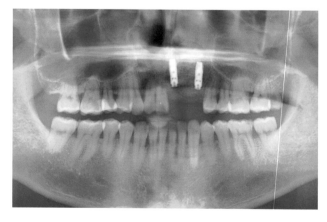

图 7-4-46
X 线片显示种植体位于适宜的位点

（二）病例二

患者，男。上颌前牙先天缺失，空间减小，正在进行种植前正畸治疗，拟获得良好植入空间后再进行种植手术（图 7-4-47，图 7-4-48）。

CBCT 见牙槽嵴宽度不足，根方有埋伏牙（图 7-4-49）。

翻瓣暴露阻生牙所在区域，应用超声骨刀，在埋伏牙区域开窗，取下开窗的骨片（图 7-4-50～图 7-4-54）。

取下开窗的骨片后，暴露出埋伏牙（图 7-4-55）。

对埋伏牙进行截冠处理，分别取出牙齿冠部和根部（图 7-4-56～图 7-4-60）。

将根方开窗取下的骨片固定于冠部，用于骨轮廓扩增；在受床上制备螺孔及进行皮质骨打孔（图 7-4-61～图 7-4-63）。

自体骨片用钛钉固定于唇侧凹陷中，增强稳定的支持（图 7-4-64，图 7-4-65）。

骨膜切开减张，骨膜下组织钝性分离减张，以利于达到充足的减张效果（图 7-4-66～图 7-4-68）。

骨片 - 牙槽嵴之间严密填塞混合骨粉，其他倒凹空间继续进行骨增量处理，之后进一步扩增骨轮廓；覆盖胶原膜，无张力对位缝合（图 7-4-69～图 7-4-72）。

9 个月后，软组织愈合状态完好，骨轮廓明显扩增（图 7-4-73～图 7-4-76）。

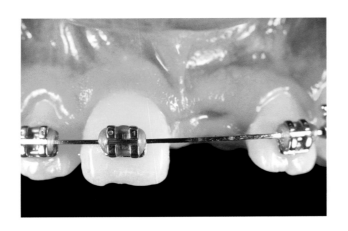

图 7-4-47
上颌前牙缺失，间隙较小，正畸调整间隙过程中

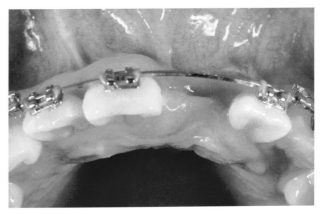

图 7-4-48
牙弓𬌗面像可见软硬组织轮廓欠缺明显

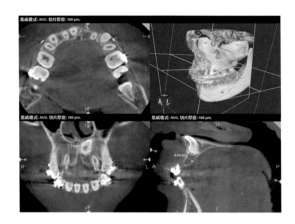

图 7-4-49
CBCT 见牙槽嵴宽度不足,根方有埋伏牙

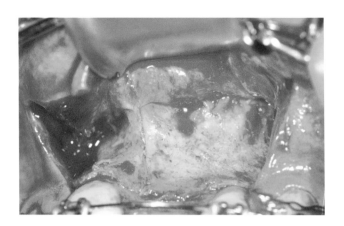

图 7-4-50
翻瓣暴露阻生牙所在区域

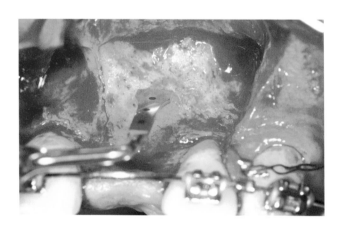

图 7-4-51
应用超声骨刀,在埋伏牙区域开窗

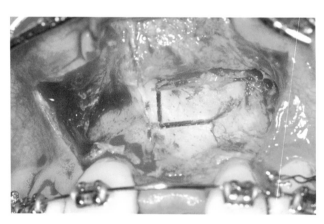

图 7-4-52
超声骨刀预备完成

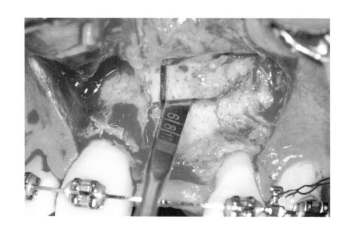

图 7-4-53
取下开窗的骨片

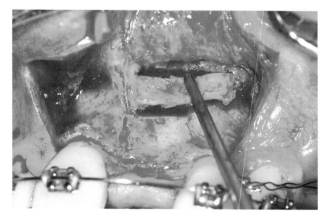

图 7-4-54
取下开窗的骨片

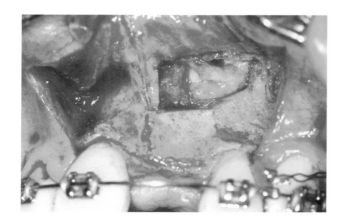

图 7-4-55
暴露出埋伏牙

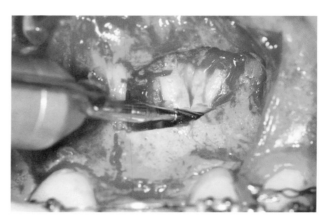

图 7-4-56
对埋伏牙进行截冠处理

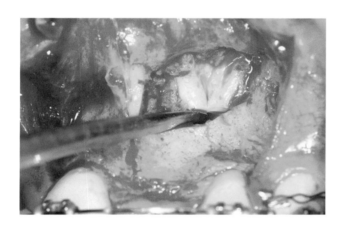

图 7-4-57
取出牙齿冠部

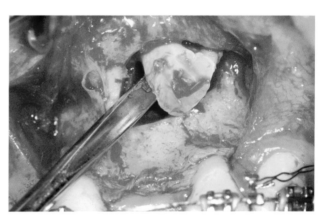

图 7-4-58
取出牙齿冠部

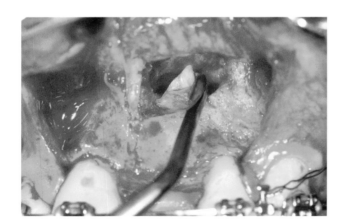

图 7-4-59
取出牙齿根部

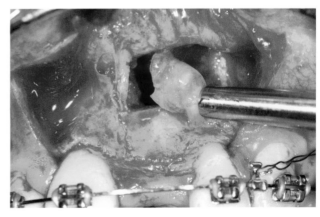

图 7-4-60
取出牙齿根部

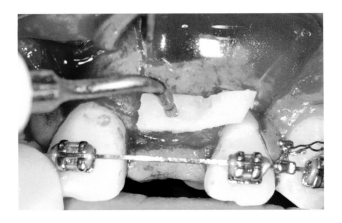

图 7-4-61
将根方开窗取下的骨片固定于冠部,用于骨轮廓扩增

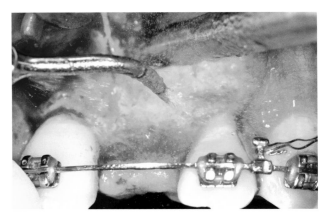

图 7-4-62
在受床上制备螺孔及进行骨皮质打孔

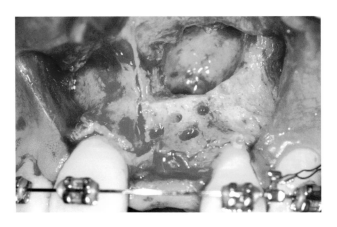

图 7-4-63
处理完成的受床

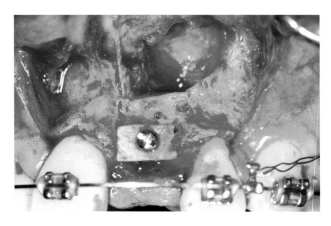

图 7-4-64
自体骨片用钛钉固定于唇侧凹陷中,增强稳定的支持

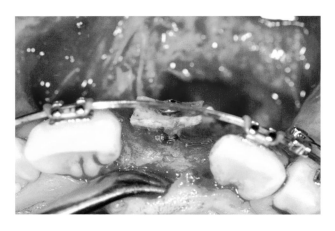

图 7-4-65
骨片固定后

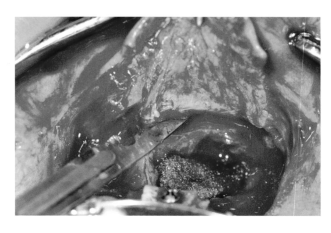

图 7-4-66
骨膜切开减张

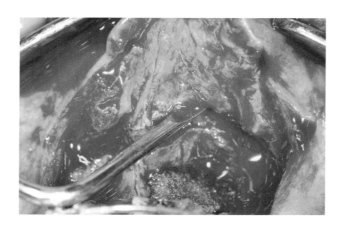

图 7-4-67
骨膜下组织钝性分离减张

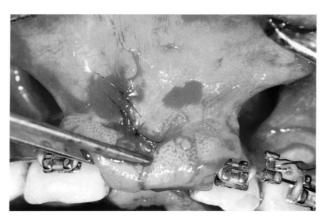

图 7-4-68
检查减张效果

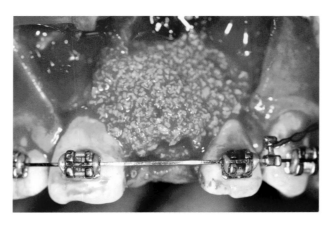

图 7-4-69
牙片 - 牙槽嵴之间严密填塞混合骨粉,其他倒凹空间继续进行骨增量处理,之后进一步扩增骨轮廓

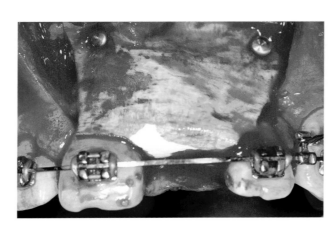

图 7-4-70
覆盖胶原膜

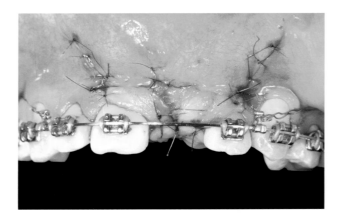

图 7-4-71
无张力对位缝合后

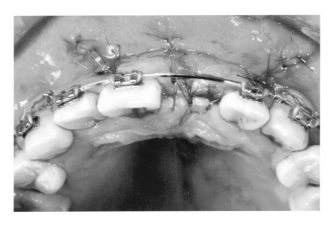

图 7-4-72
无张力对位缝合后

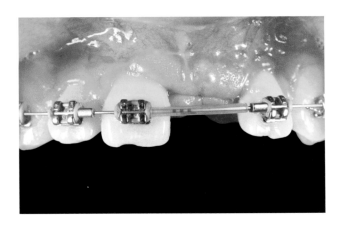

图 7-4-73
9 个月后,软组织愈合状态良好

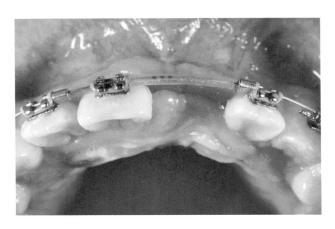

图 7-4-74
9 个月后,软组织愈合状态良好

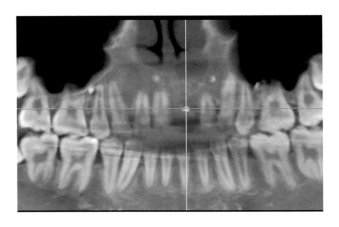

图 7-4-75
9 个月后,骨轮廓明显扩增

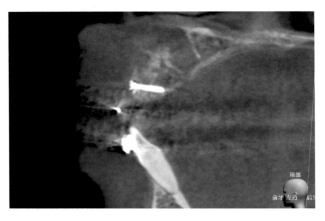

图 7-4-76
9 个月后,骨轮廓明显扩增

（三）病例三

患者，男。多年前，右侧上颌前牙因外伤拔除，后长期戴用可摘义齿，感觉不舒适，希望更改为种植义齿修复。

口内检查见 11、12 缺失，骨高度轻微降低，骨宽度明显缩窄，牙弓𬌗面像可见牙槽嵴水平向严重萎缩（图 7-4-77，图 7-4-78）。

术前 CBCT 可见，种植位点牙槽骨宽度仅为 4mm 左右，属于 3~4 级牙槽嵴缺损，可称为水平型骨缺损（图 7-4-79，图 7-4-80）。

针对这种类型的缺损，常规的 GBR 技术已经不能获得很好的预期效果，可以选择的治疗方式包括：

（1）应用带有钛支架的 e-PTFE 膜进行分阶段 GBR 骨增量技术；

（2）Onlay 植骨；

（3）骨劈开。

结合临床可用材料情况，及患者不希望开辟第二术区的要求和局部骨条件，考虑应用骨劈开技术，经测量、分析术前 CBCT 后，确定本病例中骨劈开技术是可行的。

翻全厚瓣，去除少量肉芽组织后，可见骨面比较平整、完整，没有明显缺损，具备骨劈开需要的骨质基本条件（图 7-4-81）。

经过测量，确定 11、12 的植入位点，先锋钻预备，确定种植体的植入位置（图 7-4-82~图 7-4-84）。

采用超声骨刀，按照预期骨劈开的面积、位置，切开、切透骨皮质，降低骨劈开的阻力（图 7-4-85，图 7-4-86）。

使用锐利的、具有适当宽度的骨凿，逐步、轻柔的劈开骨质。

劈开过程中不能使用暴力，避免破坏骨组织；骨凿方向应该在骨壁中央的方向，尽量使唇腭两侧获得相对均等的厚度，否则易造成意外骨折，影响预后效果；选用骨凿应该有适合的宽度，过窄易造成局部受力，破坏骨质，过宽则易造成周边骨质的损伤；劈开应该逐步、整体深入，不应在某一个局部过深、过快的劈开，否则也容易造成骨质损伤，或者意外骨折（图 7-4-87~图 7-4-91）。

骨劈开完成后，形成容纳种植体的骨内腔隙（图 7-4-92）。

种植位点进一步准备后，植入种植体（图 7-4-93）。

为了使劈开的骨片具有更好的固位和稳定效果，采用钛钉进行骨片的固定（图 7-4-94）。

经过大量植骨处理后，必须做到完全的减张，无张力的严密缝合，而减张操作需要在植骨之前进行。因此，在骨劈开、种植体植入完成后，就需要进行充分的减张。反复验证减张效果，在维持一定的黏膜松弛度、预留植骨空间的状态下，可以非常轻松地拉拢到黏膜切口的舌侧 5mm，证明已经获得了良好的减张效果（图 7-4-95）。

骨劈开内部空间植骨，不能留下死腔；外部同时植骨，增加骨轮廓，也可以抵抗愈合过程的骨吸收（图 7-4-96）。

覆盖胶原膜，覆盖面积超过植骨区域 2mm（图 7-4-97）。

术后 X 线片可见种植体植入位点理想（图 7-4-98）。

完全无张力对位缝合。为进一步减小口唇动度带来的张力，在术中进行了唇系带延长处理（图 7-4-99，图 7-4-100）。

　　1 周拆线,可见软组织愈合良好。4 个月后复诊检查,牙弓殆面像可见骨轮廓获得了非常明显的改善,为后期进一步软组织处理和最终修复奠定了非常好的基础(图7-4-101,图7-4-102)。

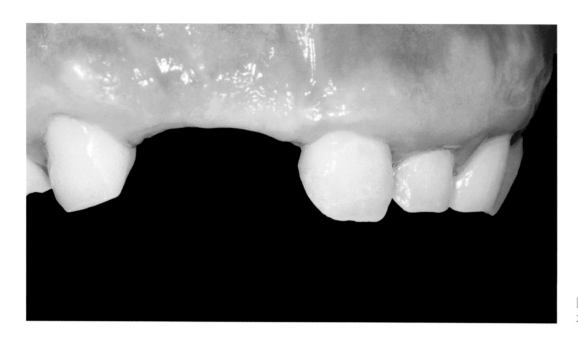

图 7-4-77
术前牙列侧面影像,12、11 缺失

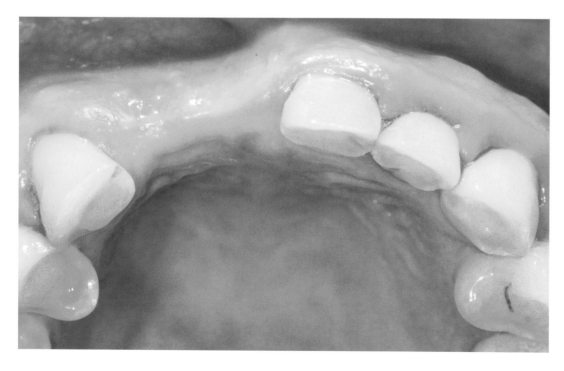

图 7-4-78
牙弓殆面像可见软硬组织缺损严重

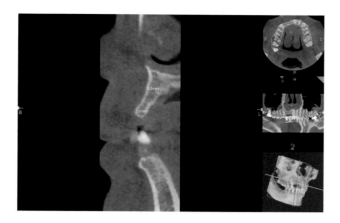

图 7-4-79
术前 CBCT 可见种植位点骨厚度不足

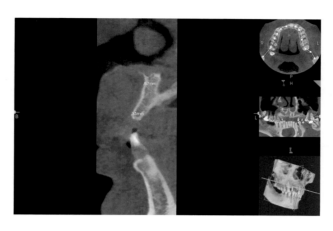

图 7-4-80
术前 CBCT 可见种植位点骨厚度不足

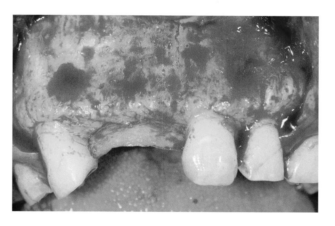

图 7-4-81
翻全厚瓣，去除肉芽组织后

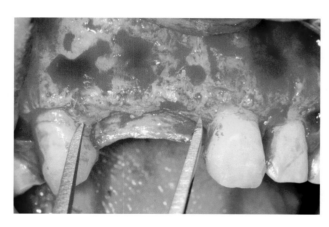

图 7-4-82
测量缺失近远中间隙

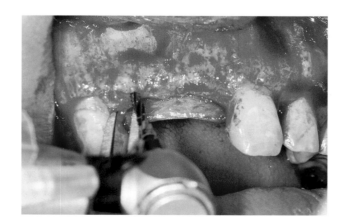

图 7-4-83
根据测量确定种植位点

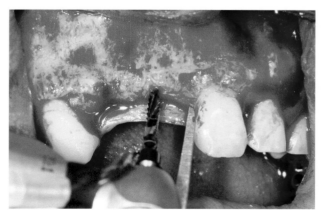

图 7-4-84
根据测量确定种植位点

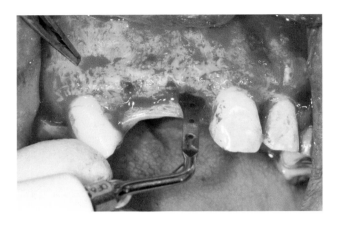

图 7-4-85
采用超声骨刀,按照骨劈开位置需要,进行骨皮质切开

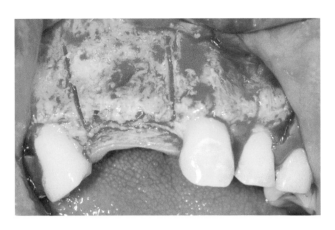

图 7-4-86
骨皮质切开后

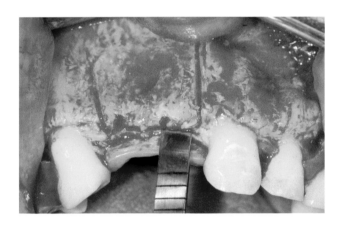

图 7-4-87
利用骨凿轻柔地劈开骨片

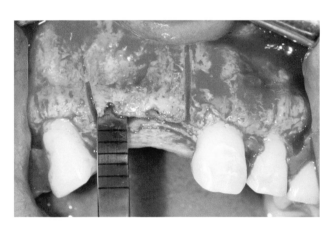

图 7-4-88
利用骨凿轻柔地劈开骨片

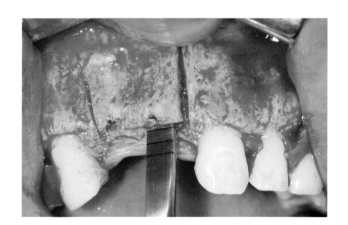

图 7-4-89
利用骨凿逐渐劈开骨片

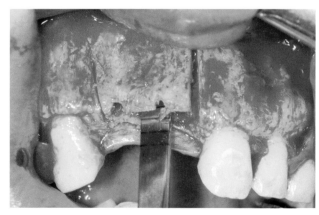

图 7-4-90
利用骨凿逐渐劈开骨片

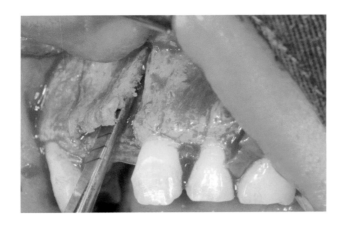

图 7-4-91
利用骨凿逐渐劈开骨片

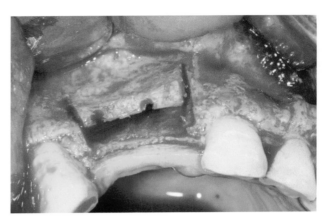

图 7-4-92
骨片被劈开后

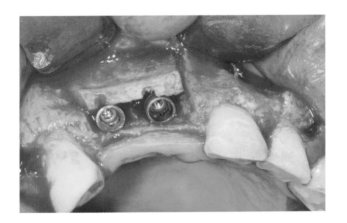

图 7-4-93
植入种植体

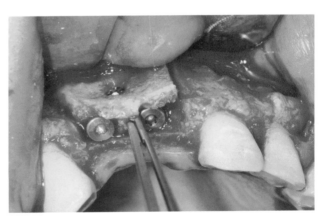

图 7-4-94
钛钉加强固定骨片

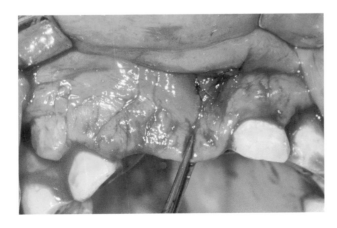

图 7-4-95
测试减张效果,可以获得完全无张力的缝合,再开始进行
植骨

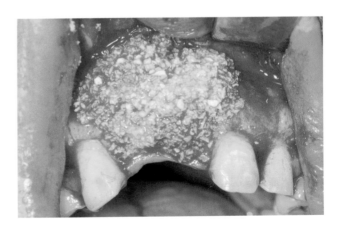

图 7-4-96
骨片之间及外侧用骨粉填充,充分恢复骨轮廓

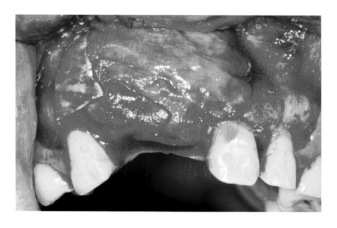

图 7-4-97
植骨区覆盖双层 Bio-Guide 胶原膜

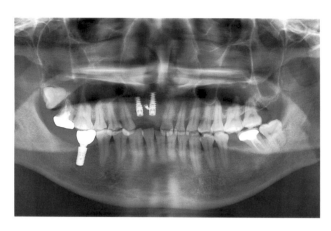

图 7-4-98
术后 X 线片可见植入位点良好

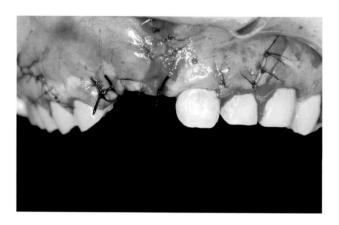

图 7-4-99
无张力精细缝合(为进一步减小口唇动度带来的张力,进行了唇系带延长处理)

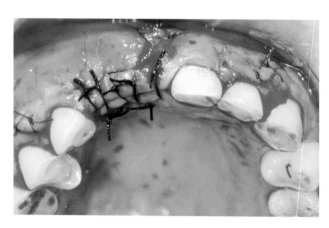

图 7-4-100
无张力严密缝合

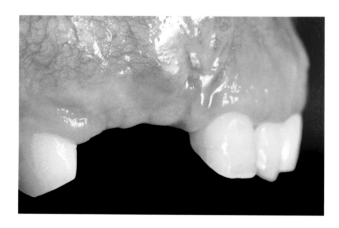

图 7-4-101
术后 4 个月,骨增量效果明显

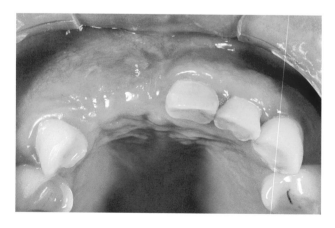

图 7-4-102
术后 4 个月,骨轮廓扩增效果明显

小结

在目前的临床工作中,美学区骨增量的最主要方式是引导骨再生。针对不同的病例实际情况,还有很多其他的骨增量技术可选用,包括块状植骨技术、骨壳技术或骨片技术、自体牙块移植和自体牙片移植技术、牙槽嵴骨劈开技术／扩张技术等。

为了提高块状植骨技术的可预期性,需要注意以下几个手术关键要点:

(1) 精确修整骨块,以适应骨缺损形态,保证骨块与受区密切吻合;

(2) 用钛钉坚固固定植骨块,保证移植骨块的稳定性;

(3) 必要时,可修整受植区;

(4) 无张力初期创口关闭。

参考文献

[1] BENIC G I, HAMMERLE C H. Horizontal bone augmentation by means of guided bone regeneration. Periodontology 2000, 2014, 66(1): 13-40.

[2] TINTI C, PARMA-BENFENATI S. Clinical classification of bone defects concerning the placement of dental implants. International Journal of Periodontics & Restorative Dentistry, 2003, 23(2)147-155.

[3] KHOJASTEH A, MORAD G, BEHNIA H. Clinical importance of recipient site characteristics for vertical ridge augmentation: a systematic review of literature and proposal of a classification. Journal of Oral Implantology, 2013, 39(3): 386-398.

[4] TOLSTUNOV L. Classification of the alveolar ridge width: implant-driven treatment considerations for the horizontally deficient alveolar ridges. Journal of Oral Implantology, 2014, 40(1): 365-370.

[5] CAPLANIS N, LOZADA J L, KAN J Y K. Extraction defect assessment, classification, and management. Cda Journal, 2005, 33(11): 853-863.

[6] 宿玉成. 口腔种植学. 北京: 人民卫生出版社, 2014.

[7] MORTON D, CHEN S T, MARTIN W C, et al. Consensus statements and recommended clinical procedures regarding optimizing esthetic outcomes in Implant Dentistry, Int J Oral Maxillofac Implants, 2014: 29: 216-220.

[8] BOTTICELLI D, BERGLUNDH T, BUSER D, et al. The jumping distance revisited: an experimental study in the dog. Clinical Oral Implants Research, 2003, 14(1): 35-42.

[9] ORTEGA-MARTÍNEZ J, PÉREZ-PASCUAL T, MAREQUE-BUENO S, et al. Immediate implants following tooth extraction. A systematic review. Medicina Oral, Patologia Oral Cirugia Bucal, 2012, 17(2): e251-261.

[10] SPINATO S, AGNINI A, CHIESI M, et al. Comparison between graft and no-graft in an immediate placed and immediate nonfunctional loaded implant. Implant Dentistry, 2012, 21(2): 97-103.

[11] SPINATO S, AGNINI A, CHIESI M, et al. Comparison between graft and no-graft in an immediate placed and immediate nonfunctional loaded implant. Implant Dentistry, 2012, 21(2): 97-103.

[12] BUSER D, HART C, BORNSTEIN M, et al. Early implant placement with simultaneous GBR following single-tooth extraction in the esthetic zone: 12-month results of a prospective study with 20 consecutive patients. J Periodontol, 2009, 80(1): 152-162.

[13] HÄMMERLE C H, JUNG R E, YAMAN D, et al. Ridge augmentation by applying bioresorbable membranes and deproteinized bovine bone mineral: a report of twelve consecutive cases. Clinical Oral Implants Research, 2010, 19(1): 19-25.

[14] HAMMERLE C H, CHEN S T, WILSON T G. Consensus statements and recommended clinical procedures regarding the placement of implants in extraction sockets. Int J Oral Maxillofac Implants, 2004, 19: 26-28.

[15] CECCHINATO D,BENGSZI F,BLASI G,et al. Bone level alterations at implants placed in the posterior segments of the dentition:outcome of sub-merged/non-submerged healing. A 5-year multicenter,randomized,controlled clinical trial. Clin Oral Implants Res,2008,19:429-431.

[16] CECCHINATO D,OLSSON C,LINDHE J. Submerged or non-sub-merged healing of endosseous implants to be used in the rehabilitation of partially dentate patients. J Clin Periodontol,2004,31:299-308.

[17] ELIASSON A,NARBY B,EKSTRAND K,et al. A 5-year prospective clinical study of sub-merged and nonsubmerged Paragon system implants in the edentulous mandible. Int J Prosthodont,2010,23:231-238.

[18] ENKLING N,JOHREN P,KLINBERG T,et al. Open or submerged healing of implants with platform switching:a randomized,controlled clinical trial. J Clin Periodontol,2011,38:374-384.

[19] TALLARICO M,VACCARELLA A,MARZI GC. Clinical and radiological outcomes of 1-versus 2-stage implant placement:1-year results of a randomised clinical trial. Eur J Oral Implantol,2011,4:13-20.

[20] CORODARO L,TORSELLO F,ROCCUZZO M. Clinical outcome of submerged vs. non-submerged implants placed in fresh extraction sockets. Clinical Oral Implants Research,2009,20(12):1307-1313.

[21] CORDARO L,TORSELLO F,CHEN S,et al. Implant-supported single tooth restoration in the aesthetic zone:transmucosal and submerged healing provide similar outcome when simultaneous bone augmentation is needed. Clinical Oral Implants Research,2013,24(10):1130-1136.

[22] DE BOEVER A L,DE BOEVER J A. Guided bone regeneration around non-submerged implants in narrow alveolar ridges:a prospective long-term clinical study. Clinical Oral Implants Research,2005,16(5):549-556.

[23] CHRCANOVIC B R,ALBREKTSSON T,WENNERBERG A. Immediately loaded non-submerged versus delayed loaded submerged dental implants:a Meta-analysis. International Journal of Oral and Maxillofacial Surgery,2015,44(4):493-506.

[24] DONOS N,MARDAS N,CHADHA V. Clinical outcomes of implants following lateral bone augmentation:systematic assessment of available options(barrier membranes,bone grafts,split osteotomy). J Clin Periodontol,2008,35:173-202.

[25] TONETTI M S,HAMMERLE C H. Advances in bone augmentation to enable dental implant placement:Consensus Report of the Sixth European Workshop on Periodontology. J Clin Periodontol,2008,35:168-172.

[26] JUNG R E,FENNER N,HÄMMERLE C H F,et al. Long-term outcome of implants placed with guided bone regeneration(GBR) using resorbable and non-resorbable membranes after 12-14 years. Clinical Oral Implants Research,2013,24(10):1065-1073.

[27] CHEN S T,BUSER D. Esthetic outcomes following immediate and early implant placement in the anterior maxilla:a systematic review. Int J Oral Maxillofac Implants,2014,29:186-215.

[28] CHIAPASCO M,ZANIBONI M. Clinical outcomes of GBR procedures to correct peri-implant dehiscences and fenestrations:a systematic review. Clinical Oral Implants Research,2009,20:113-123.

[29] URBAN I A,LOZADA J L,JOVANOVIC S A,et al. Vertical ridge augmentation with titanium-reinforced,dense-PTFE membranes and a combination of particulated autogenous bone and anorganic bovine bone-derived mineral:a prospective case series in 19 patients. International Journal of Oral & Maxillofacial Implants,2014,29(1):185-193.

[30] URBAN I A,MONJE A. Guided bone regeneration in alveolar bone reconstruction. Oral and Maxillofacial Surgery Clinics,2019,31(2):331-338.

[31] MELONI S M,JOVANOVIC S A,URBAN I,et al. Horizontal ridge augmentation using GBR with a native collagen membrane and 1 : 1 ratio of particulate xenograft and autologous bone:A 3-year after final loading prospective clinical study. Clinical Implant Dentistry and Related Research,2019,21(4):669-677.

[32] KARRING T,NYMAN S,GOTTLOW J A N,et al. Development of the biological concept of guided tissue regeneration—animal and human studies. Periodontology 2000,1993,1(1):26-35.

[33] PONTORIERO R,LINDHE J,NYMAN S,et al. Guided tissue regeneration in degree II furcation-involved mandibular molars:a clinical study. Journal of Clinical Periodontology,1988,15(4):247-254.

[34] MARIDATI P C,CREMONESI S,FONTANA F,et al. Management of d-ptfe membrane exposure for having final clinical success. Journal of Oral Implantology,2016,42(3):289-291.

[35] SOLDATOS N K,STYLIANOU P,KOIDOU V P,et al. Limitations and options using resorbable versus nonresorbable membranes for successful guided bone regeneration. Quintessence International,2017,48(2):131-147.

[36] BASSETTI M A,BASSETTI R G,BOSSHARDT D D. The alveolar ridge splitting/expansion technique:a systematic review. Clinical Oral Implants Research,2016,27(3):310-324.

[37] CHIAPASCO M,ZANIBONI M,RIMONDINI L. Autogenous onlay bone grafts vs. alveolar distraction osteogenesis for the correction of vertically deficient edentulous ridges:a 2-4-year prospective study on humans. Clinical Oral Implants Research,2007,18(4):432-440.

[38] KLEIN M O,AL-NAWAS B. For which clinical indications in dental implantology is the use of bone substitute materials scientifically substantiated? Eur J Oral Implantol,2011,4:11-29.

[39] JENSEN S S,TERHEYDEN H. Bone augmentation procedures in localized defects in the alveolar ridge:clinical results with different bone grafts and bone-substitute materials. Int J Oral Maxillofac Implants,2009,24:218-236.

[40] SIMION M,FONTANA F,RASPERINI G,et al. Vertical ridge augmentation by expanded-polytetrafluoroethylene membrane and a combination of intraoral autogenous bone graft and deproteinized anorganic bovine bone(Bio Oss). Clinical Oral Implants Research,2007,18(5):620-629.

[41] ROCCHIETTA I,SIMION M,HOFFMMANN M,et al. Vertical bone augmentation with an autogenous block or particles in combination with guided bone regeneration:a clinical and histological preliminary study in humans. Clinical implant dentistry and related research, 2016,18(1):19-29.

[42] FRIBERG B. Bone augmentation for single tooth implants:a review of the literature. Eur J Oral Implantol,2016,9(1):S123-134.

[43] ROCCHIETTA I,FONTANA F,SIMION M. Clinical outcomes of vertical bone augmentation to enable dental implant placement:a systematic review. J Clin Periodontol, 2008,35:203-215.

[44] ALTIPARMAK N,AKDENIZ S S,BAYRAM B,et al. Alveolar ridge splitting versus autogenous onlay bone grafting:complications and implant survival rates. Implant Dentistry, 2017,26(2):284-287.

[45] URBAN I. Vertical and horizontal ridge augmentation:new perspectives. Berlin: Quintessence Publishing,2017.

[46] NYMAN S,KARRING T,LINDHE J,et al. Healing following implantation of periodontitis-affected roots into gingival connective tissue. Journal of Clinical Periodontology, 1980,7(5):394-401.

[47] BUSER D,DULA K,BELSER U,et al. Localized ridge augmentation using guided bone regeneration. I. Surgical procedure in the maxilla. International Journal of Periodontics & Restorative Dentistry,1993,13(1):29-45.

[48] NYMAN S,LANG N P,BUSER D,et al. Bone regeneration adjacent to titanium dental implants using guided tissue regeneration:a report of two cases. International Journal of Oral & Maxillofacial Implants,1990,5(1):9-14.

[49] BUSER D,DAHLIN C,SCHENK R K. Guided bone regeneration. Chicago: Quintessence,1994.

[50] OH T J,MERAW S J,LEE E J,et al. Comparative analysis of collagen membranes for the treatment of implant dehiscence defects. Clinical Oral Implants Research,2003, 14(1):80-90.

[51] BUSER D,DULA K,BELSER U C,et al. Localized ridge augmentation using guided bone regeneration. II. Surgical procedure in the mandible. The International journal of Periodontics & Restorative Dentistry,1995,15(1):10-29.

[52] LIU J,KERNS D G. Suppl 1:Mechanisms of guided bone regeneration:a review. The open dentistry journal,2014,8:56-65.

[53] BLANCO J,ALONSO A,SANZ M. Long-term results and survival rate of implants treated with guided bone regeneration:a 5-year case series prospective study. Clinical Oral Implants Research,2005,16(3):294-301.

[54] OH T J,MERAW S J,LEE E J,et al. Comparative analysis of collagen membranes for the treatment of implant dehiscence defects. Clinical Oral Implants Research,2003, 14(1):80-90.

[55] SCHENK R K,BUSER D,HARDWICK W R,et al. Healing pattern of bone regeneration in membrane-protected defects:a histologic study in the canine mandible. International Journal of Oral & Maxillofacial Implants,1994,9(1):13-29.

[56] DEL C M,VERVELLE A,SIMONPIERI A,et al. Current knowledge and perspectives for the use of platelet-rich plasma (PRP) and platelet-rich fibrin (PRF) in oral and maxillofacial surgery part 1:periodontal and dentoalveolar surgery. Current Pharmaceutical Biotechnology,2012,13(7):1207-1230.

[57] MACHTEI E E. The effect of membrane exposure on the outcome of regenerative procedures in humans a Meta-analysis. J Periodontol,2001,72:512-516.

[58] MACHTEI E E. The effect of membrane exposure on the outcome of regenerative procedures in humans a Meta-analysis. J Periodontol,2001,72:512-516.

[59] STEIGMANN M,WANG H L. Esthetic buccal flap for correction of buccal fenestration defects during flapless immediate implant surgery. Journal of periodontology, 2006,77(3):517-522.

[60] BUSER D,DULA K,HIRT H P,et al.Lateral ridge augmentation using autografts and barrier membranes:a clinical study with 40 partially edentulous patients. J Oral Maxillofac Surg,1996,54:420-432.

[61] MIN S,SATO S,MURAI M,et al. Effects of marrow penetration on bone augmentation within a titanium cap in rabbit calvarium. Journal of periodontology,2007,78(10):1978-1984.

[62] SCHMID J,WALLKAMM B,HÄMMERLE C H,et al. The significance of angiogenesis in guided bone regeneration. A case report of a rabbit experiment. Clin Oral Implants Res,1997,8(3):244-248.

[63] ADEYEMO W L,REUTHER T,BLOCH W,et al. Influence of host periosteum and recipient bed perforation on the healing of onlay mandibular bone graft:an experimental pilot study in the sheep. Oral Maxillofac Surg,2008,12(1):19-28.

[64] CANTO F R,GARCIA S B,ISSA J P,et al.Influence of decortication of the recipient graft bed on graft integration and tissue neoformation in the graft-recipient bed interface. Eur Spine J,2008,17(5):706-714.

[65] KHOURY F,KHOURY C H. Bone augmentation in oral implantology. London: Quintessence,2007.

[66] KHOURY F,HANSER T. Mandibular bone block harvesting from the retromolar region:a 10-year prospective clinical study. Int Oral Maxillofac Implants,2015,30:688-697.

[67] CATANZARO-GUIMAR E S A,CATANZARO B P N,GARCIA G R B,et al. Osteogenic potential of autogenic demineralized dentin implanted in bony defects in dogs. International Journal of Oral and Maxillofacial Surgery,1986,15(2):160-169.

[68] SCHWARZ F,GOLUBOVIC V,MIHATOVIC I,et al. Periodontally diseased tooth roots used for lateral alveolar ridge augmentation. A proof-of-concept study. Journal of Clinical Periodontology,2016,43(4):345-353.

[69] SCHWARZ F,GOLUBOVIC V,MIHATOVIC I,et al. Periodontally diseased tooth roots used for lateral alveolar ridge augmentation. A proof-of-concept study. Journal of Clinical Periodontology,2016,43(9):797-803.

[70] AGHALOO TL,MOY PK. Which hard tissue augmentation techniques are the most successful in furnishing bony support for implant placement? Int J Oral Maxillofac Implants, 2007,22(1):49-70.

[71] DONOS N,MARDAS N,CHADHA V. Clinical outcomes of implants following lateral bone augmentation:systematic assessment of available options(barrier membranes,bone grafts,split osteotomy). Journal of Clinical Periodontology,2008,35(8):173-202.

[72] CHIAPASCO M,CASENTINI P,ZANIBONI M. Bone augmentation procedures in Implant Dentistry,International Journal of Oral & Maxillofacial Implants,2009,24(I):237-259.

[73] NISHIOKA R S,KOJIMA A N. Screw spreading:technical considerations and case report. International Journal of Periodontics & Restorative Dentistry,2011,31(2):141-147.

第八章

软组织缺损增量
手术处理

王妙贞　刘　峰　詹雅琳

软组织美学是体现美学区种植效果的重要组成部分，没有良好的软组织美学效果，再成功的骨再生、骨结合，再逼真的修复体，也无法获得最终完善的美学效果。

针对术前非常好的软组织状态，我们可以通过即刻种植、即刻修复等治疗手段予以保持，这部分内容在前面的章节已经详述；针对软组织量较多的情况，我们可以通过过渡修复体塑形、引导，进行软组织美学的精细调整，这部分内容将在第九章详述。

然而，临床上更常见的情况是软组织状态不佳、量不足，此时需要进行有效的软组织增量和重建，这是获得美学区种植最佳效果的一个关键步骤。本章将主要介绍与软组织缺损增量相关的手术处理方法和技巧。

Dental implant in Esthetic Zone
From Design Concept to Clinical Practice

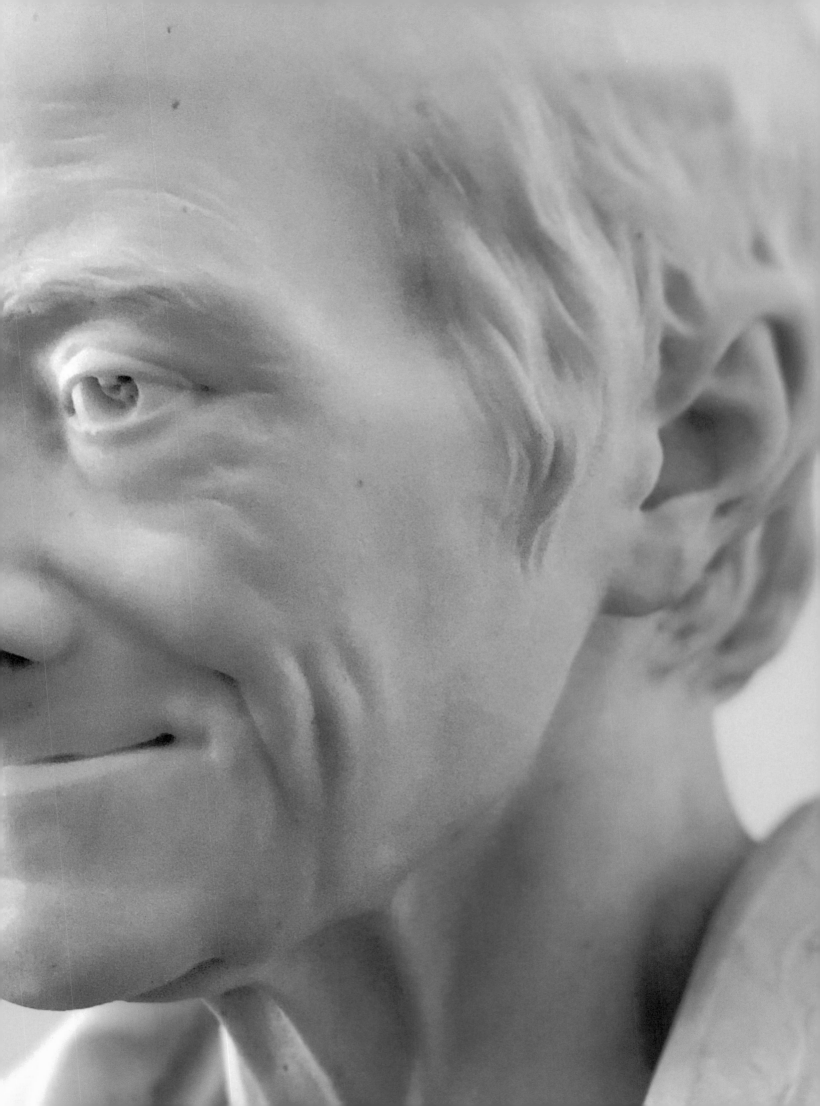

第一节　软组织增量手术处理的目的和时机

美学区软组织增量（soft tissue augmentation）手术处理，包括种植区域和天然牙区域两个方面。

美学区种植体周软组织增量处理时机，是相对灵活的。理论上说，在任何一个阶段都有机会进行软组织增量手术处理，包括拔牙同期、种植或者植骨前、种植／植骨同期、二期手术前、二期手术同期、二期手术后、临时／永久修复后等。有文献认为在不同阶段进行软组织增量处理都可以取得满意的效果[1]。

但是，在临床实践工作中，从患者的感受角度考虑，二期手术以前进行的软组织增量处理，患者会认为这些处理是整体手术计划中针对软组织的"重建"处理；而如果在二期手术之后，再进行软组织增量处理，患者更容易认为这些处理是整体计划之外的"弥补"措施，因而影响患者对治疗的心理感受（图 8-1-1）。另外，有些学者认为，在二期之前进行软组织增量更具有临床可预期性[2-4]。因此，一般来说，在最初制订整体治疗计划时，如果有进行软组织增量的计划，建议安排在二期手术之前。

另外，在考虑软组织处理的时机时，还需要明确软组织处理的目的。目的不同，所选择的时机也会不同。

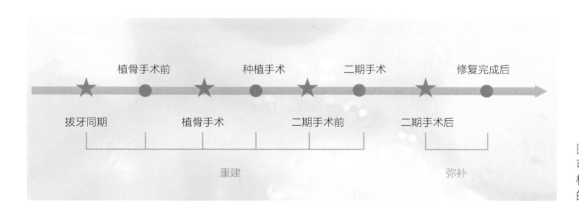

图 8-1-1
可以进行软组织重建的不同时机；不同阶段会给患者带来不同的心理感受

一、种植体周软组织的基本要求

种植体周具有良好的软组织封闭和软组织美学状态，是保证种植体健康、稳定和美学效果的重要基础。种植体周软组织应达到以下要求：

1. 充足的角化黏膜 有研究认为种植体周角化黏膜宽度不足 2mm 时，患者容易出现刷牙不适，菌斑堆积，软组织炎症的风险[5]。

在美学区软硬组织增量中，需要考虑膜龈联合位置改变、移位的问题。如果原始角化黏膜非常充足，由于软硬组织增量、局部减张等原因，造成一定程度的膜龈联合冠向移位，不一定会产生明显的问题；但如果初始角化黏膜宽度就不充足，或者膜龈联合移动量较大，就会造成种植体周角化黏膜不足的问题。

这种情况下，在术前需要认真考虑手术方案，尽量避免膜龈联合的大范围移动，或者增加后期手术，进行角化龈的根向复位，或者角化黏膜移植，使膜龈联合相对地回复到正确位置，保证种植体周角化黏膜的宽度。

2. 足够的软组织厚度 种植体周足够厚度的软组织对于维持骨的稳定性具有重要意义，因此足够的软组织厚度也间接地支持着种植体的健康、稳定和美学效果。

种植体周需要的最低软组织厚度同样为 2mm，如果软组织过薄，则会增加边缘骨吸收的风险，间接增加软组织退缩的风险。

当然，种植体周过厚的软组织厚度容易形成种植体周深袋，会积存菌斑微生物，也是不利于种植体的健康。一般来讲，种植体周软组织厚度在 2~4mm 比较适宜，如果过厚，可以考虑在手术阶段进行减量处理。

3. 围绕在种植体周形成良好的软组织结合和封闭 软组织不仅需要足够的量，同时需要和种植体形成软组织结合和封闭，才能保证种植体的健康和稳定。

4. 对于美学区来讲，还需要考虑到美学上的要求，主要包括软组织的高度、轮廓的丰满度等，具体要求和标准，已经在第一章详细论述。

二、软组织增量处理的目的

有充足的文献支持，美学区通过自体的结缔组织移植，可以增加软组织的厚度，降低种植术后龈退缩的风险，更利于形成协调、美观的穿龈形态[6-10]。如果希望提高美学效果的可预期性，建议辅助结缔组织移植[11-13]。另一方面，通过增加种植体周的黏膜厚度，有利于保护下方的骨组织，减少边缘骨吸收，进而维持或者扩增美学轮廓[14-16]。

总体来讲，软组织处理的目的包括四类，其应用的时机和方法既有相同之处，也有存在差别的部分。

1. 增高 从美学效果讲，对软组织处理的最直观目标经常是增高，无论是龈乳头增高，还是软组织边缘的冠向复位，都属于软组织增高的范畴，这样的改变通常可以带来美学效果的改善。但是，通常来讲，单纯的软组织增高并不容易实现，增高必须要一起伴随着增厚才有可能实现。

2. 增厚 软组织增厚包括两种可能，即单纯增厚，或者增厚的同时增高。

对于薄龈生物型的即刻种植位点，为了保证种植手术后软组织不发生退缩，需要在手术中增厚软组织；在软组织菲薄的位点进行大量骨增量，为保证在手术后不发生软组织穿孔，也应该考虑在术中增厚软组织，或者提前进行软组织增厚处理。这些情况属于单纯的增厚处理。

还有很多时候，如前文所述，增厚是为了增高。

软组织的厚度和高度是成比例的，理论上讲，软组织的厚度：高度 =1∶1.5[17]（图 8-1-2）。

3. 增质 除了关注软组织的高度和厚度，软组织的基本状态也需要关注。如果软组织质地薄弱，或者存在瘘管口，都需要提前做相应处理，或者在术中进行软组织转移或增量处理，以避免存在问题的软组织成为术后愈合的薄弱环节。因此，增质主要是从功能角度考虑。

4. 增加角化黏膜 前文已经提到，充足的角化黏膜宽度对于种植体的稳定与健康非常重要，如果种植体周缺乏角化龈，或者由于大量软硬组织增量、膜龈联合冠向移动过大，就需要进行增加角化黏膜的手术处理。

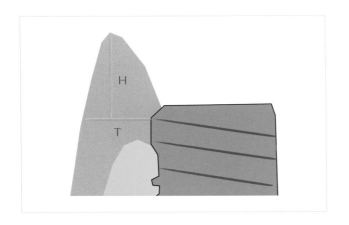

图 8-1-2
软组织的厚度(T)高度(H)比为 1∶1.5

增加角化黏膜最基本的手术方式是角化龈移植。但需要注意的是,进行角化龈移植后,移植物的颜色和受区颜色经常会存在一定的色差。这对于功能区来讲并不是明显的问题,而对于美学区来讲,将会是一个比较重要的问题。

因此,对于美学区来讲,增加角化黏膜的方式通常不应首选游离角化龈移植,而应该考虑进行结合根向复位的综合性软组织增量手术,具体术式将在后续详细介绍。

三、种植体周软组织增量的时机

在不同时间节点进行种植体周软组织移植都有文献报道。

1. 拔牙同期软组织移植　对于美学要求高的,但是又不满足即刻种植条件的患者,为了减少在拔牙窝愈合中的软硬组织塌陷,可以考虑在拔牙同期做牙槽嵴保存术,包括拔牙窝保存或者软组织保存。具体细节详见第三章第一节。

为了获得最佳的软组织保存状态,可以在拔牙同期进行角化龈移植[18]。其技术要点包括:

(1) 由于角化龈移植物没有被受区周围软组织覆盖,而是外露在口腔环境中,相对容易坏死。因此,应该制取尽量厚的角化龈移植物,即把骨膜保留在骨面上的前提下,尽量获取最大厚度;并使角化龈移植物与拔牙窝形态、大小尽量一致,以减少扩散作用与再血管化的距离。可以考虑用直径合适的黏膜环切钻处理受区,并在供区制取移植物,这样可以保证两者大小形态完全一致。

(2) 应用手术刀、环切刀或者钻针,将拔牙窝洞口的组织去上皮化,形成一个出血的供床,以利于移植物的再血管化。

(3) 移植物在拔牙窝洞中位置略深,保证其与受区软组织的接触面积充足,并稳定缝合,以利于移植物的再血管化。

(4) 冠方最好应用马里兰桥保护、塑形,桥体与移植物应轻接触。

2. 骨增量手术前软组织移植　有些情况下,可能会在种植体植入前即进行硬组织增量。比如,针对非常严重的垂直骨缺损或者水平骨缺损,预计需要大量植骨的情况,此时软组织的质和量是术后完好关闭创口、获得成功引导骨再生效果的前提。

如果软组织的质和量不足,有可能会造成骨增量手术的困难。如果预计到软组织的条件关闭创口困难、不能很好地保护下方的植骨材料,此时可以考虑首先进行软组织增量手术,再进行其他序列手术。

但是这样的手术程序增加了手术次数、治疗周期和患者的痛苦,如非常必要,更建议考虑替代方案。如果软组织的条件尚可,可以选择在植骨同期做软组织移植手术,比如应用带蒂瓣,协助关闭手术创口。当然,这样的手术难度可能会有所增加。

3. 骨增量手术同期软组织移植　对于牙槽嵴重度萎缩,剩余牙槽嵴不足以容纳种植体,或者植骨同期种植难以获得理想的种植位置,再或者难以获得足够的初期稳定性,这样的患者都需要先进行单独的植骨手术,以恢复充足的骨量。

在大量植骨的情况下,有时会存在关闭伤口难度较大的问题,而且大范围翻瓣、减张会导致膜龈联合向冠方移动过多,美学和功能效果欠佳。此时可以考虑通过结缔组织移植物来辅助关闭伤口,保护下方的骨移植物和再生膜。可以应用游离的结缔组织移植,而带蒂 CTG 血供更好。

当然,如前文所述,如果预判植骨手术后关闭创口非常困难,或者术前软组织状态非常不良,也可以提前进行一次软组织增量处理,创造良好的软组织条件后再进行骨增量手术。

4. 种植同期进行软组织移植　种植同期进行软组织移植包含在即刻种植和早期或延期愈合位点种植两种情况。

(1) 即刻种植同期进行软组织移植:美学区条件良好的拔牙、种植位点,从治疗策略上首选即刻种植。如果患者属于厚龈生物型、牙龈曲线良好,尤其是在种植位点牙龈退缩 1mm 仍不影响美学效果的时候,就可以只进行即刻种植、即刻修复,尽量保持原有软组织的美学状态(图 8-1-3)。

如果种植位点的骨条件具备即刻种植的要求,但软硬组织状态并非最佳状态——非厚龈生物型、软组织质地不佳、唇侧骨板略薄、美学效果上不能接受龈缘轻微退缩等情况,则应在即刻种植的同时进行软组织移植,增强软组织,保证术后软组织处于良好的美学状态,软组织轮廓不发生明显退缩或塌陷(图 8-1-4)。

这是一种目前临床上非常常用的处理策略,后文将详细介绍该技术细节。

还有一种特殊情况,设定的策略为即刻种植,但由于设计考虑不周,或者操作不当等各种问题,造成种植体植入初期稳定性不佳,不能暴露愈合,需要埋入愈合。此时为了获得更好的治疗效果,可以考虑进行同期软组织移植,以利于关闭创口,使得种植体可以获得安全的愈合条件。

即刻种植的拔牙窝洞口直接关闭难度较大,大范围翻瓣、减张会导致膜龈联合向冠方移动过多,美学和功能效果欠佳,在美学区通常不能进行这样的操作。如果一定需要关闭拔牙窝,可以考虑通过结缔组织移植物来辅助关闭伤口,保护下方的种植体及骨移植物等[19]。

此时应用的可以是游离的结缔组织移植,也可以是带蒂的结缔组织移植。游离结缔组织制取和移植操作相对简单,通常为首选的方式,但如果移植物在受区暴露较多,则存在移植物坏死的风险,就应考虑带蒂的结缔组织移植。

但是,总体来讲,这种方式并不是临床常用治疗策略,只是在发生特殊情况下的补充治疗手段。

(2) 延期种植位点种植同期进行软组织移植:对于延期种植位点,如果骨量充足——满足以修复为导向的种植体植入位置和轴向要求,且种植体周有足量的骨组织(唇侧 1.5~2mm,近远中 1.5mm,腭侧 1mm),但是唇侧软组织轮廓有少量塌陷,或者为了维持或增加种植体周龈缘高度/龈乳头高度,可以在种植同期行结缔组织移植。

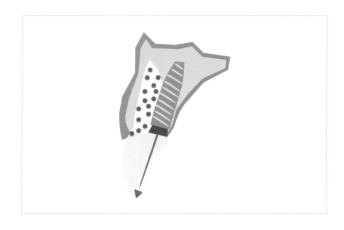

图 8-1-3
良好的即刻种植位点可不进行软组织移植,保持原有软组织美学状态

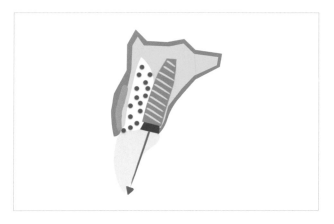

图 8-1-4
软硬组织状态并非最佳的即刻种植位点,应同期进行软组织移植

此时由于没有植骨,软组织伤口很容易获得无张力地严密关闭,移植物完全不暴露,血供很好,因此选择游离结缔组织移植即可达到很好的移植效果。

对于延期种植位点,即使牙槽嵴存在轻中度缺损,也可以在种植同期行引导骨再生,同时进行结缔组织移植。此时结缔组织移植的目的可能有两种,一种是从美学效果角度,增加软组织的量;另一种是从功能角度,辅助关闭伤口。

总体来讲,延期种植位点种植同期进行软组织移植,同样也是临床上非常常用的治疗策略。对于延期种植来讲,如果需要软组织移植,我们通常首先考虑在种植同期进行,如果因存在其他问题不适合在这一时期进行,再考虑其他时机。

根据软组织增量的目标位置不同,我们会将结缔组织应用、固定在不同的部位,相应技术细节将在后文详述。

5. 二期手术前进行软组织移植　在种植手术和二期手术之间,单独增加一次软组织移植手术,在一些专家看来是软组织移植的黄金时间点[20]。其最重要原因,在于这一时机的受床血供最好,因此有机会获得最佳的软组织移植效果。

与种植手术同期进行软组织移植相比较,二期手术前进行软组织移植,受床没有刚刚植入的种植体、骨粉、胶原膜等影响血运的结构,已经建立相对较好的血运,有利于移植物的成活;与二期手术同期进行软组织移植相比较,二期手术前单独进行软组织移植,因为受床没有愈合基台等结构,并且软组织是埋入愈合,因此也可以获得更好的移植效果。

如果在一期手术后发现软组织存在少量的软组织缺损,是可以在二期手术中同期解决的;但如果发现软组织缺损比较明显,需要相对较大量的软组织增量,在二期手术中进行软组织移植不一定可以获得足够的治疗效果,就应该考虑在二期手术前单独进行软组织增量处理。

对于在植骨时软组织大量减张、膜龈联合向冠方移位、唇侧角化黏膜减少明显的病例,需要在后期手术纠正、改善软组织状态。此时最理想的方案是在二期手术前做根向复位、软组织增量,同时增宽唇侧角化黏膜等处理。

当然,如果有机会在种植或者二期手术中进行软组织移植,并且获得可预期的治疗效果,就不一定需要增加手术次数。

为了尽量减少对治疗周期的延长,同时不破坏种植体的骨结合,二期手术前进行软组织移植的时机,应选在确保种植体形成骨结合以后的最短时间内。此时整个手术区域都需要控制在半厚瓣内操作;如果此时进行了全厚瓣翻瓣,就有可能引起种植体周骨结合的破坏。

如果进行了二期手术前的软组织移植处理,二期手术就应该在 8 周以后进行。

6. 二期手术同期进行软组织移植　在二期手术的同时进行软组织增量,是一种容易操作、对患者来讲也是非常容易接受的手术时机。

在美学区二期手术之前,我们需要观察软组织的质和量,判断是否需要进行软组织增量。如果需要的增量范围不大,可以在二期手术中采取比较微创的术式满足要求,最理想就是在二期手术中进行,这样不增加手术次数、不增加患者痛苦,更容易被患者接受;但如果此时发现需要进行较大范围的软组织增量,就应该如前文所述,在二期手术前单独进行一次软组织移植处理,以获得更有预期的移植效果。

总体来讲,对于埋入式愈合的种植体来说,二期手术同期进行软组织移植,是有些专家推荐的治疗时机[21],也是我们比较推荐的一个手术时机,但这个时机可以获得的软组织增量效果通常比较有限。

7. 二期手术后进行软组织移植　二期手术完成后,愈合基台已经暴露于口腔内,此时患者会认为已经完成了"手术阶段"的治疗,进入到"修复阶段"。

如果这个时候向患者提出需要再一次手术治疗来进行软组织增量,就容易被患者认为是前期的治疗效果不够理想,而需要进行手术弥补,在心理上就不容易接受。因此,通常不会将软组织移植处理安排在二期手术之后。

当然有一种情况属于例外——之前仅进行过一次植入手术、种植体安装了愈合基台暴露愈合、术前交代了后期可能考虑进行软组织移植处理的。

这种情况通常是在一期手术中采取了比较简单、微创的处理形式,对于软组织美学效果未进行充分的处理,或者在一期手术中患者对于软组织处理的必要性了解不足、未完全接受,而医师为此与患者进行过铺垫性的沟通,为后期补充进行软组织移植做好了沟通准备。

待骨结合形成后,如果发现软组织美学效果存在一定的问题——主要是轮廓塌陷问题,此时进行软组织移植是有机会获得明显改善的。并且由于之前的手术治疗相对简单微创,患者对于增加一次软组织手术的恐惧并不强烈,通常还比较好接受。

有文献详细描述了二期手术后进行软组织增量的方法。Irinakis T 和 Aldahlawi S 将这种方法称为 dome technique(穹顶技术)[22],就是将愈合基台的穿出通道作为入路,制备种植体周半厚瓣隧道,植入软组织移植物,以达到增加种植体周软组织厚度的目的。

不论怎样,对于患者来讲,二期手术后再进行软组织增量,还是具有一些"弥补"的意味,因此并不建议将这种方式作为首选治疗方案。当然,二期手术后发现软组织存在一定的缺陷时,我们应该知道,此时还有手术机会来弥补这一问题。

8. 修复后进行软组织移植　修复完成后发现软组织不足、影响美学效果,或者修复体戴用一段时间后,发生软组织退缩、影响美学效果,这些情况下再向患者提出进行软组织移植,则显然是在弥补之前治疗遗留的问题。

修复后再进行软组织移植,显然不是常规治疗程序中的一环,患者也最不容易接受。但是,在种植量越来越大以后,无法避免个别病例在常规治疗后遗留一些美学问题,需要通过软组织移植来进行解决,因此这种治疗方式也是有必要了解和学习的[23]。

修复后的软组织移植处理有以下两类治疗思路:

(1) 以修复体为基础进行软组织移植:Roccuzzo M 等在 2014 年发表的前瞻性研究表明,永久修复后通过半厚瓣联合结缔组织移植(STF+sCTG)能改善种植修复体唇侧龈缘退缩的问题[24]。治疗前唇侧龈缘退缩量平均为 2.0mm,术后 1 年平均退缩量减小至 0.3mm。平均根面覆盖率达到 89.6%。有 56.3% 的患者术后达到 100% 根面覆盖。Bassetti R 等在 2008 年发表的前瞻性队列研究表明,永久修复后通过冠向复位瓣联合结缔组织移植(CAF+sCTG)能改善种植修复体唇侧龈缘退缩的问题[23]。术后半年平均覆盖率为 66%。

这两篇研究均是直接以修复体为基础进行软组织增量处理,取得了可以接受的效果。但是,可以看到这种治疗策略的可预期性并不十分理想。

这提示我们,种植修复后直接以修复体为基础再进行"弥补"并非不可能,但显然不是最佳方案。

(2) 更换为基台后进行软组织移植:Zucchelli G 等在 2013 年发表的研究结果显示,通过冠向复位瓣 + 结缔组织移植的方式,可以有效改善永久修复后唇侧龈缘退缩的问题。治疗前唇侧龈缘退缩量平均为 2.72mm,术后 20 个月随访,平均退缩量降低到 0.10mm。平均根面覆盖率高达 96.3%。有 75% 的患者,术后达到了 100% 的根面覆盖[25]。

为何 Bassetti R 和 Zucchelli G 采用相似的术式改善相似的临床问题,术后效果有如此显著的差异?Zucchelli G 认为有可能是以下原因:

首先,Zucchelli G 在软组织手术前,先把永久修复体取下,换成小直径的金属基台。这样可以给移植物和解剖龈乳头留出更大的结缔组织受床,利于血供。其次,Zucchelli G 通过去上皮法取得的结缔组织移植物质量更高,具有更多的胶原成分;而通过直接切取法得到的结缔组织移植物具有更多的脂肪、腺体的成分。

因此,针对种植修复后暴露出的软组织美学效果不佳,且有必要进行软组织增量处理的病例,Zucchelli G 和 Wang HL 均认为应该取下修复体、修复基台,更换为愈合基台,或者特殊加工的细直径的修复基台,在此基础上进行软组织处理,待软组织状态稳定后,重新进行修复[25]。

这样实际上相当于将软组织处理反推到二期手术之后的状态,美学效果相对可控,但治疗程序相对复杂很多。从美学效果的角度看,如果修复后发生的美学问题,需要进行软组织处理,我们建议采取这样的治疗策略和流程。

以上我们探讨了不同治疗时机进行软组织移植处理的差异。

在临床策略的制订中,我们的总体原则如下:

1) 如果从功能角度需要软组织移植,则只要需要就是适合的时机;

2) 如果从美学角度考虑,与一期手术同时进行是我们的首选;

3) 如果二期手术前发现需要的软组织增量比较多,则需要考虑在二期手术前单独进行软组织处理;

4) 每一个美学区种植的二期手术中,我们都会进行一定的软组织处理,以提高软组织美学效果,但其可以获得的效果相对有限;

5) 二期手术后通常不考虑进行软组织移植手术,除了在治疗开始前已经和患者沟通、确定过方案,或者确实出现了美学问题需要进行手术弥补的情况。

大部分情况下,单次软组织移植处理就可以达到治疗的目的;但有时单次增量不能,或者很难达到最理想的效果,如果患者存在较高的美学需求,在取得患者知情同意后,也可以制订多次软组织移植的手术方案;或者从功能、美观角度考虑,在多个治疗时机都有必要进行软组织增量

处理,这需要在术前沟通中和患者说明必要性,获得患者对治疗方案的认可。

如果美学区天然牙也需要进行牙周美学的调整和改善,则应该与种植体周软组织移植整体考虑。天然牙的软组织增量手术应尽量和种植体周软组织增量手术同时进行,便于龈缘整体冠向复位。

小结

1. 种植体周软组织的基本要求(功能角度)　充足的角化黏膜(2mm),足够的软组织厚度(2mm),围绕在种植体周形成良好的软组织结合和封闭。

2. 软组织增量处理的目的　增高、增厚、增质、增加角化黏膜。

3. 种植体周软组织移植的时机　拔牙同期软组织移植、骨增量前软组织移植、骨增量同时软组织移植、种植同期软组织移植、延期种植同期软组织移植、二期手术前软组织移植、二期手术中软组织移植、二期手术后软组织移植、修复后软组织移植(建议更换为小直径、光滑金属基台)。

4. 总体原则如下

(1) 如果从功能角度需要软组织移植,则只要需要就是适合的时机;

(2) 如果从美学角度考虑,与一期手术同时进行是我们的首选;

(3) 如果二期手术前发现需要的软组织增量比较多,则需要考虑在二期手术前单独进行软组织处理;

(4) 每一个美学区种植的二期手术中,我们都会进行一定的软组织处理,以提高软组织美学效果,但其可以获得的效果相对有限;

(5) 二期手术后通常不考虑进行软组织移植手术,除了在治疗开始前已经和患者沟通、确定过方案,或者确实出现了美学问题需要进行手术弥补的情况。

第二节　供区选择和操作要点

　　了解了软组织移植的目的和时机后,下面开始详细介绍美学区软组织移植的具体技术,本节首先介绍供区选择和操作要点。

一、供区选择

　　1. 供区大体部位选择和特点　常见供区包括腭部和上颌结节,腭部又可分为前磨牙区和磨牙区(图 8-2-1)。此外,还可以选择从种植区域的腭侧转瓣获取结缔组织移植物。

　　不同部位的软组织性质、特点有所不同,适合的应用情况和应用技术特点既有交叉,又有不同。不同的专家、不同的团队的供区选择习惯有所不同,比如有一些专家习惯于应用上颌结节部位的软组织,而本团队和更多的专家主要采用腭部作为软组织供区[26]。一般来讲,从上腭容易获取相对较长的、薄的移植物;而从上颌结节更容易获取相对较厚的、短的移植物。

　　腭部的角化黏膜是制取软组织移植物的常用区域,因此我们需要熟悉和了解腭部解剖。腭部的黏膜可以分为 3 个部分,上皮层、固有层和黏膜下层。上皮层含有大约 300μm 厚的角化层[27]。固有层细胞成分少,但是富含致密的高质量的胶原纤维,因此质地较韧。而且越靠近表层,再上皮化的潜能更高,此层是我们获取移植物的理想层次。黏膜下层的胶原纤维成分减少,富含脂肪、腺体和血管,质地疏松。在黏膜下层与骨面之间有一层菲薄的但是质地坚韧的骨膜。

　　腭部的软组织厚度,不同个体之间差异较大。目前的研究表明,腭部的软组织厚度和牙龈生物型有一定相关性。薄龈表现型的患者往往腭部黏膜也较薄,而厚龈表现型的患者往往腭部黏膜较厚[28]。腭部的软组织厚度和性别也有一定相关性,女性的腭部黏膜更薄,而男性的更厚[29]。

　　腭部的软组织,在同一个体、不同牙位有不同的解剖结构和特征。

　　上颌前磨牙区整体软组织厚度比较大[29],相对远离危险的解剖结构,临床上出现出血机会较少,因此成为很多临

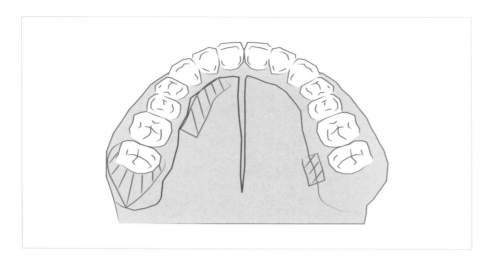

图 8-2-1
常见供区：上腭前磨牙区、上腭磨牙区、上颌结节

床医师的首选供区部位，但其脂肪、腺体层相对较厚，而高质量的结缔组织厚度较薄，因此总体质量略低(图 8-2-2)。

　　制取此部位软组织，应以上颌前磨牙腭侧为核心；根据需要可以向近中扩展至尖牙腭侧，甚至至侧切牙腭侧，但是越向近中扩展，腭皱襞就越深，就会影响制取的结缔组织的质量；向远中一般延伸到第一磨牙近中，到此部位通常属于比较安全的区域，不容易出现因破坏深层血管而

出血的问题。

　　上颌磨牙区整体软组织厚度虽然相对较薄，但其脂肪、腺体层很薄，而高质量的结缔组织厚度较大，因此总体质量更好(图 8-2-3)。但是这个部位相对距离危险的解剖结构比较近，如果操作不当，临床上出现出血的机会较多，因此只有具有充足临床经验的医师才会将这个部位作为首选。

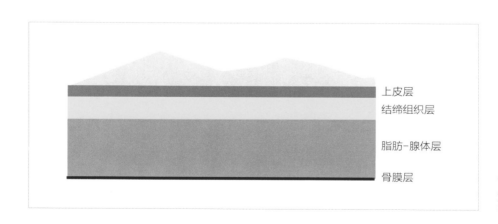

上皮层
结缔组织层
脂肪-腺体层
骨膜层

图 8-2-2
上颌前磨牙区腭部组织，整体厚度较厚，但脂肪腺体层相对较厚，高质量的结缔组织厚度较小

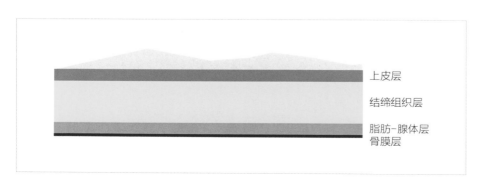

上皮层
结缔组织层
脂肪-腺体层
骨膜层

图 8-2-3
上颌磨牙区腭部组织，整体厚度虽然较薄，但脂肪腺体层相对较薄，高质量的结缔组织厚度较厚

制取此部位结缔组织,通常就是控制在上腭第一磨牙到第三磨牙腭侧区域,由于此区域深层存在较大血管,因此通常制取层次需要控制在较浅区域,也不能过于向根方延展。结缔组织的制取必须在保证充分的手术安全基础之上完成。

但有些患者的腭部解剖形态并不适合作为供区,如腭部形态特别低平(腭部神经血管束太靠近冠方)或者腭部黏膜菲薄。我们可以转而考虑是否能从上颌结节处获取移植物。

如果患者存在明显的上颌结节结构,没有上颌智齿,则有机会自上颌结节部位制取非常致密的结缔组织。此部位制取的结缔组织质量较好、厚度较厚,总体质量比较好。同时这个部位距离危险的解剖结构也是相对比较远,临床上出现出血机会较少,因此有一些专家和团队愿意将这个部位作为获得结缔组织的首选部位。

但是此部位制取的结缔组织形态不规则,取出后通常需要经过修剪才能应用,会有一定的浪费;并且此部分制取的结缔组织非常致密,再血管化相对困难,因此存在一定的坏死机会。在应用中必须将其完善的覆盖在软组织瓣以内,不能有任何暴露,这对受区的软组织基本状况,以及减张缝合都提出了更高的要求,否则就可能出现移植失败的风险。

在适合的解剖情况下,有一些患者可以从上颌结节部位制取到大量的、高质量的结缔组织;但也有一些患者受限于局部解剖条件,在此部位无法制取到适合的结缔组织。

2. 供区冠根向位置选择 制取结缔组织的大体位置确定后,下一步需要确定的是冠根向位置。

首先我们需要了解正常的腭部解剖结构,了解治疗中的风险,并规避。制取结缔组织中最大的风险是损伤深层血管,造成手术中出血。

腭部的神经血管束与釉牙骨质界(cemento-enamel junction,CEJ)之间的距离相对恒定。在腭盖极其高的供组,平均的距离为17mm;在腭盖极其低平组,平均的距离为7mm;在正常组,平均的距离为12mm[30]。也就是说,一般情况下,腭部深层血管位于腭侧CEJ根方12mm的深层软组织内,只要不切取到这个深度和层次,制取结缔组织通常是非常安全的。Yu等观察到,腭部的软组织越靠近腭中缝,固有层越薄[31];越靠近CEJ,固有层越厚。

因此,制取结缔组织时,通常靠近冠方的第一切口在龈缘下2mm,以让开龈沟深度,也令软组织具有一定的厚

度,避免过于菲薄的软组织边缘;第二切口的安全距离最大限度,为位于龈缘下10mm。这样通常可以制取的结缔组织宽度为7~8mm(图8-2-4)。

实际操作中,需要注意检查腭侧龈沟深度,检查是否存有牙周袋,如果有深在的牙周袋,则该区域就无法作为结缔组织供区应用;另外要考虑到腭侧牙龈退缩的程度,如果存在明显的牙龈退缩,则第二切口就需要酌情上移,而不应该简单的设定在龈缘下10mm的位置,否则就有可能损伤到深层血管。

从避免损伤深层血管角度考虑,如果希望制取宽度较宽的结缔组织,则应在偏向表层的位置切取,此时第二切口可适当向根方延伸;如果希望制取相对厚度较大的结缔组织,就需要切取到相对深层的位置,而此时必须准确控制冠根向位置,才能保证制取过程的安全。切取层次越深,则冠根向位置控制越需严格。

3. 供区深度层次的选择和方法 如前文所述,上腭部软组织在不同部位、不同深度层次性质差异比较大。

如果希望获取的是比较致密、质量比较高的结缔组织,应该从相对浅层切取,此时建议切取带上皮的结缔组织,口外去上皮。切取的厚度大约为1.5mm,去上皮的厚度控制在0.5mm,可以获得1mm厚度的高质量结缔组织(图8-2-5)。这种致密的结缔组织最好完全被软组织瓣所覆盖,不建议暴露在口腔内,否则存在坏死的风险,且愈合后易出现与邻牙软组织颜色差异。

如果希望制取的结缔组织可以少部分暴露在口腔内,就需要切取相对中层的位置,此部分结缔组织相对疏松,再血管化能力强。切取的方法为不带上皮、不带骨膜的结缔组织。通常表层软组织需要留存0.8~1mm,过薄则容易出现坏死;底层骨膜留存厚度至少为0.5mm,这样可以切取出大约1mm厚度的中层疏松结缔组织(图8-2-6)。

如果希望制取更厚的软组织,可以切取不带上皮、带骨膜的结缔组织。切取方法仍为保留0.8~1mm的上皮层,切取出以下包含骨膜的所有组织,一般可以获得超过1.5mm厚度的结缔组织(图8-2-7)。采用这种方法时需要注意表层组织必须留存足够的厚度,否则如果一旦坏死,因底层已无骨膜保护骨面,患者的疼痛不适感会非常强烈。另外因为切取的层次很深,因此必须严格控制冠根向深度,以避免损伤深层血管。采用这种方法制取的结缔组织,因有骨膜存在,故体积可以获得相对更好的维持,不易发生收缩。

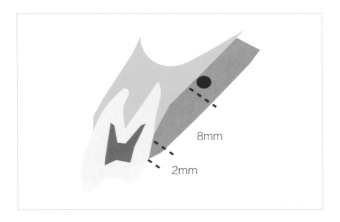

图 8-2-4
通常情况下第一切口在龈缘下 2mm,第二切口位于龈缘下 10mm,制取的结缔组织宽度为 7~8mm

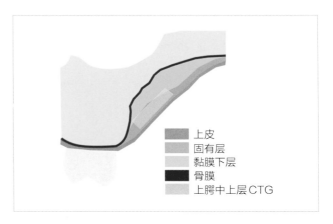

图 8-2-5
如果希望获取的是比较致密、质量比较高的结缔组织,应该从相对浅层切取带上皮的结缔组织,口外去上皮

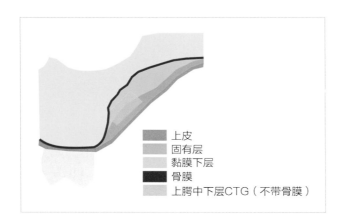

图 8-2-6
如果希望制取的结缔组织可以少部分暴露在口腔内,就需要切取相对中层的位置,此部分结缔组织相对疏松,再血管化能力强

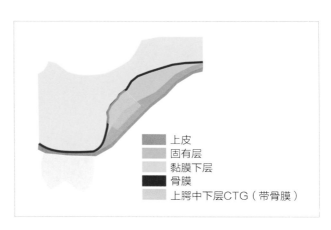

图 8-2-7
如果希望制取更厚的软组织,可以切取不带上皮、带骨膜的结缔组织

①扫描二维码
②下载 APP
③注册登录
④观看视频

视频 54　猪头示教带上皮结缔组织切取

　　移植物的形式,可以是游离的结缔组织,带蒂的结缔组织,部分带上皮的结缔组织和角化龈上皮多种形式[32]。本节主要介绍游离结缔组织移植物制取的方式,包括带上皮法和直接切取法两个大类。两种技术的操作要点各有不同,两种方式获得的移植物特性不尽相同。这两种方式都是我们临床上经常需要应用到的技术,下面分别展开介绍。

二、带上皮结缔组织切取的操作流程和要点

Zucchelli G 等建议通过切取带上皮的结缔组织,再在口外去掉薄层上皮的办法来获取结缔组织[33]。这项技术的优势是获取的移植物更靠近表层,富含丰富的胶原纤维,质地更加致密[34]。移植物术后不仅不容易收缩,反而会出现爬行(creeping)生长的现象。

在各类软组织的切取技术中,带上皮结缔组织的切取相对操作最简单,这种技术可以成为软组织处理的入门技术。

掌握了这项技术,首先可以获取角化龈移植需要的移植物;在获取移植物后,在口外进行去上皮处理后,又可以获得质量非常好的结缔组织,用于结缔组织增量处理。

1. 切取流程和技巧　整个切取过程,可以分解为冠方切口、范围框定、平行深入、根方切断几个流程。以下介绍一种可行的操作流程,当然根据个人经验的不同,操作方法和流程是非常灵活的。

(1) 冠方切口:首先检查供区牙齿的牙周状态,确认没有严重的牙龈退缩、没有深牙周袋后,可以确定供区位置。在距离腭侧龈缘 2mm 的位置,垂直腭侧黏膜进刀,深度大约为 1.5mm,按照预先设计、测量的长度,开辟冠方切口(图 8-2-8~ 图 8-2-10)。

(2) 范围框定:在冠方切口的近远中终点位置,垂直于冠方切口切开,成为近远中切口,刀片进入深度均匀为 1.5mm。近远中切口的长度根据术前设计及需要的软组织宽度设定,通常不应超过 8mm,否则存在损伤深层血管的可能性。最后初步切开根方切口,需要注意,此时根方切口只切入一个浅切口,一方面形成一个标记,另一方面有利于翻开软组织瓣,真正切断根方切口需要在平行深入之后再进行(图 8-2-11)。

(3) 平行深入:这一步操作是这项技术的核心,实际上也是这一类技术的核心要点。

首先将刀片从垂直腭侧黏膜倾斜到与黏膜呈 60° 角,在冠方切口最深处轻轻切开一道浅浅的切口;然后再将刀片倾斜到与黏膜呈 30° 角,仍然是在切口最深处,再切开一道浅浅的切口;接着继续将刀片旋转到平行于黏膜表面,继续切开一道浅切口;之后,沿着平行于腭侧黏膜表面的方向,均匀的切断表层软组织与根方软组织,保持表层厚度为 1.5mm,直到达到根方切口下方,不要再深入,以免损伤根方深层血管(图 8-2-12~ 图 8-2-15)。

平行深入的过程需要逐层深入、精细操作,切不可一次进刀过深,否则很容易造成切取厚度不一致的问题。

每一层次的进刀都应该从瓣的一侧向另一侧移动,可以首先翻开远中轴角,之后从远中向近中逐步切开,也可以首先翻开近中轴角,之后从近中向远中逐步翻开。逐步切到根方,刀片不要继续深入(图 8-2-16~ 图 8-2-19)。

(4) 根方切断:用刀片沿着最初设定的浅根方切口伸入切开,直到切断根方连接,取下带上皮软组织。

在这一步操作中,需要用到齿镊轻轻夹持住即将游离的结缔组织,以免脱落。需要强调的是,在这一步之前,为了避免结缔组织的损伤,应该尽量减少齿镊的夹持,可以将齿镊合并在一起,协助刀片拨开软组织,但是夹持越少越好(图 8-2-20~ 图 8-2-23)。

另一方面,在切取过程中,通常会有一定的出血,在前期切取过程中,可以用吸唾器将切取位置附近的出血吸走,但是要注意不要让吸唾器直接吸到游离软组织,以免造成损伤。而在切取的最后阶段,软组织即将游离的阶段,绝对不能把吸唾器放到切取部位附近,以免软组织游离后被吸唾器吸走,造成整个切取过程前功尽弃。

在切取的过程中,有少量出血是正常的,如果出血量增加,若判断切取范围是在安全范围以内,则首选压迫止血。采用纱布卷,在出血部位用力按压 1~2 分钟,或者压迫腭大孔对应的腭表面,通常出血可以减少;也可以在术区附近注射含有肾上腺素的局麻药,因其具有缩血管作用,也可以起到一定的止血作用。

2. 关闭创口　取出带上皮结缔组织后,可以先将其置于生理盐水饱和浸泡的纱布内备用,之后迅速处理供区创口。

为了促进创口的快速愈合,建议在创口内放置胶原蛋白海绵;为了防止术后创口出血,通常采用缝合的方式进行止血。缝合可以采用平行交叉水平悬吊缝合(parallel and crossed horizontal sling sutures),也可以采用局部交叉和褥式缝合(图 8-2-24,图 8-2-25)。

通常在 7~10 天后拆线时,可以看到创口的完全愈合,不会有明显的创伤痕迹(图 8-2-26,图 8-2-27)。

对于腭盖高拱的患者,常规的缝合不能起到很好的压迫止血作用,可以考虑应用碘仿纱条压迫缝合,以获得更有效的压迫止血效果(图 8-2-28)。

对于存在比较明显出血倾向的患者,应在术前压制腭护板。在手术后戴用,可以起到很好的止血、促进愈合作用(图 8-2-29)。

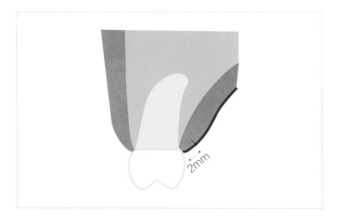

图 8-2-8
常规情况下,冠方切口位于腭侧龈缘下 2mm

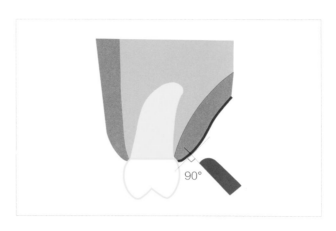

图 8-2-9
刀片垂直于黏膜,切入 1.5mm

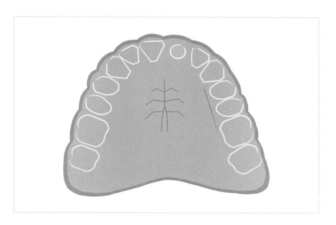

图 8-2-10
首先确定切取范围,核心区域为上颌第一、第二前磨牙腭侧

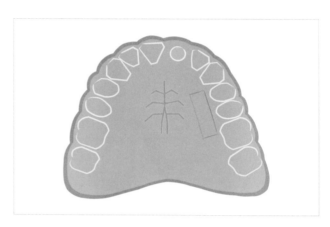

图 8-2-11
按照需要的软组织尺寸,切开近远中切口,根方切口只切一个浅切口,暂时不切到足够深度

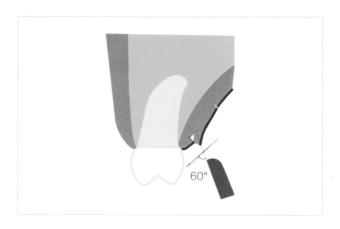

图 8-2-12
逐渐倾斜刀片,从 90° 到 60°

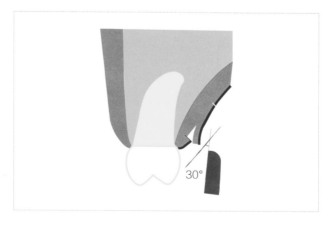

图 8-2-13
逐渐倾斜刀片,从 60° 到 30°

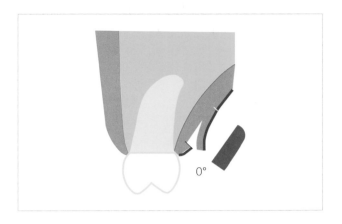

图 8-2-14
逐渐倾斜刀片，从 30°到与黏膜表面平行

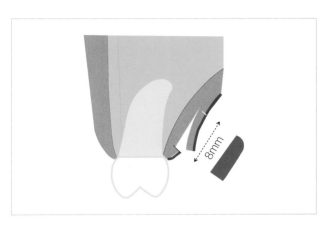

图 8-2-15
平行切取，达到 8mm 宽度，即根方切口位置

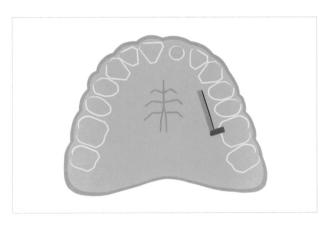

图 8-2-16
每一层切开均从远中轴角开始，逐步切开，刀片走向为从远中到近中

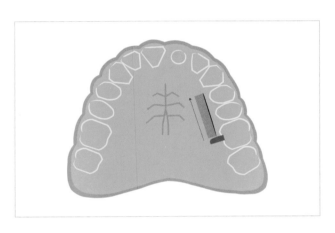

图 8-2-17
每一层切开均从远中轴角开始，逐步切开，刀片走向为从远中到近中

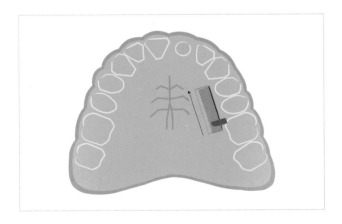

图 8-2-18
每一层切开均从远中轴角开始，逐步切开，刀片走向为从远中到近中

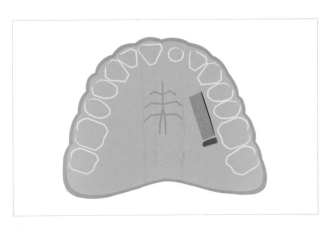

图 8-2-19
逐步切到拟切取宽度的根方，刀片不要继续深入

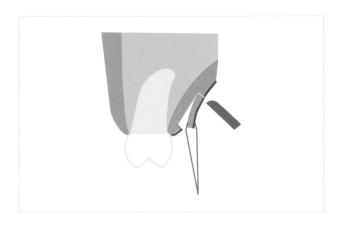

图 8-2-20
齿镊轻轻夹持软组织瓣，刀片切断根方切口

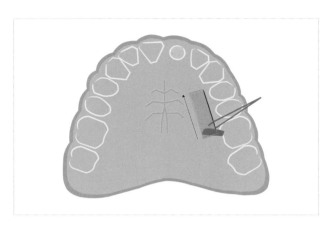

图 8-2-21
齿镊轻轻夹持软组织瓣，刀片切断根方连接

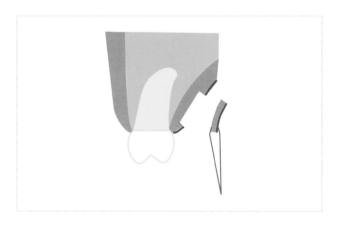

图 8-2-22
切取下带上皮结缔组织

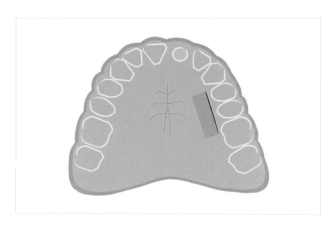

图 8-2-23
切取下带上皮结缔组织后的供区

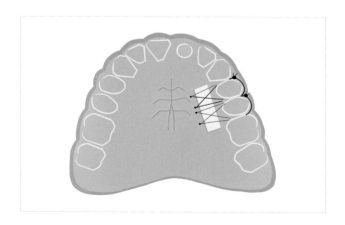

图 8-2-24
创口内放置胶原蛋白海绵，交叉和褥式缝合

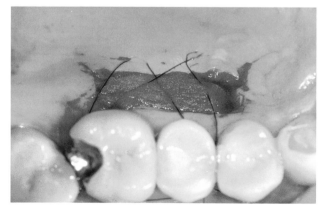

图 8-2-25
创口内放置胶原蛋白海绵，交叉和褥式缝合

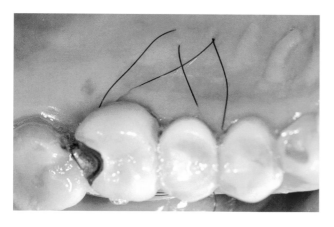

图 8-2-26

10 天后拆线,创口完好的愈合状态

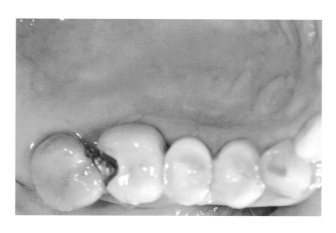

图 8-2-27

拆线后可见软组织愈合非常好

①扫描二维码

②下载 APP

③注册登录

④观看视频

视频 55　猪头示教带上皮结缔组织切取后供区处理

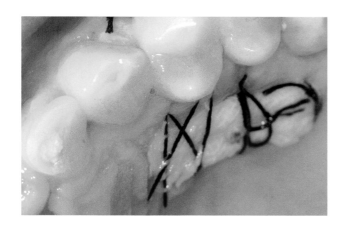

图 8-2-28

对于腭盖高拱的患者,应用碘仿纱条压迫缝合

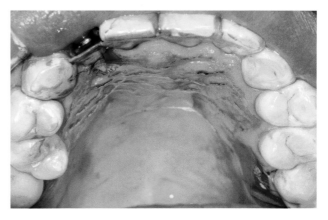

图 8-2-29

存在明显出血倾向的患者,术后戴用腭护板

三、带上皮结缔组织去上皮

前文制取的带上皮结缔组织,可以直接用于角化龈移植;但对于美学区种植来讲,角化龈移植并不非常常用,更多的时候需要的是结缔组织移植。

此时,需要将前文所取出的带上皮结缔组织进行去上皮处理。

将结缔组织平放于台面,润湿表面;用刀片平行于结缔组织表面,轻轻切入上皮与结缔组织分界处,均匀切除上皮 0.2~0.3mm 厚(图 8-2-30~ 图 8-2-32)。要保证所有边角部分都彻底去净上皮(图 8-2-33,图 8-2-34),最终获得高质量的去上皮结缔组织移植物(图 8-2-35)。

在去上皮过程中,对于刀片的锋利程度要求非常高,最好更换新的刀片,会令操作更顺畅;强烈建议戴用放大镜进行这一步操作,以便于观察上皮是否彻底去净。如果残留上皮组织,未来在受区会存在产生囊肿的风险。另外所有操作过程要保证移植物处于湿润状态,以免过于干燥,而失去活性。

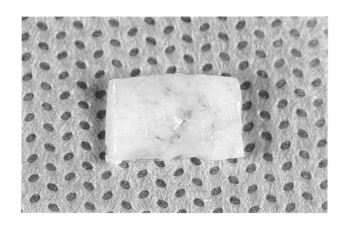

图 8-2-30
取出的带上皮结缔组织

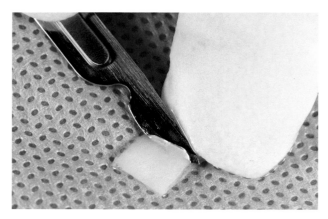

图 8-2-31
用刀片平行于结缔组织表面,轻轻切入组织内

①扫描二维码
②下载 APP
③注册登录
④观看视频

视频 56　猪头示教带上皮结缔组织口外去上皮

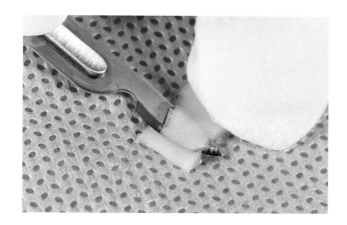

图 8-2-32
均匀切除 0.2~0.3mm

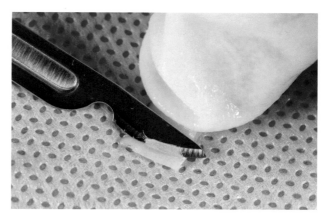

图 8-2-33
保证所有边角部分都彻底去净上皮

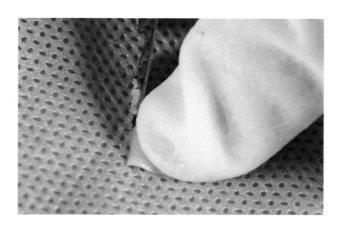

图 8-2-34
保证所有边角部分都彻底去净上皮

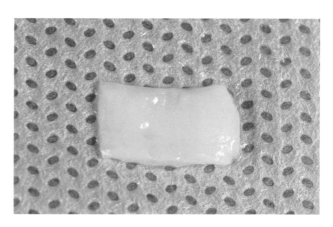

图 8-2-35
获得高质量的去上皮结缔组织移植物

四、切取不带上皮结缔组织的操作流程和要点

1. 切口设计 对于美学区的结缔组织增量需求,也可以从口内直接切取不带上皮的结缔组织。

这种操作较前文所述切取带上皮结缔组织难度稍大一些,同时由于切取位置较深,冠根向位置必须更加仔细控制。该技术切取的结缔组织相对疏松、易于血管化,也有机会切取较厚的结缔组织;术后口腔内没有暴露的创口,患者心理感受更好。有研究证实,这项技术取得的结缔组织质地较疏松,术后观察到47%的体积收缩[35]。

本技术可以切取不带骨膜的结缔组织或者带骨膜的结缔组织(图8-2-36,图8-2-37),其区别在前文已经详述,临床上应根据具体需要,选择适合的切取层次。

切口设计有三种:信封法、L形法和活门法。

信封法只有冠方一个水平切口,术后出血最少,术后不适反应相对最小[36,37],但是切取难度相对最大;L形法增加了近中垂直切口,有利于操作;活门法增加近远中两个垂直切口,最方便切取组织,但术后缝合止血的难度相对大一些。临床上根据对手术微创和操作便利性进行权衡,决定具体的手术切口设计。

需要注意,垂直切口和冠方水平切口之间应有交叉,更容易实现组织的切取;远中没有垂直切口的部位,需要将刀片反向进行补充的水平片断,才能使远中获得足够的水平片断;在应用信封法或者L形法切取结缔组织时,在未采用垂直切口的部位,需适当延伸水平切口,才能够获取需要的长度的结缔组织,否则就会出现取下的移植物过小的问题(图8-2-38~图8-2-41)。

2. 切取操作流程和技巧 介绍两类结缔组织的切取,分别是带骨膜结缔组织和不带上皮、不带骨膜的结缔组织。

(1)带骨膜结缔组织的切取相对简单。

翻开表层软组织的过程和切取带上皮结缔组织的过程类似。表层软组织通常保留0.8~1mm(图8-2-42);在冠方切口根方0.5mm处切开深层冠方切口,以此形成一个软组织架台,便于术后瓣对位缝合[38],此切口直达骨面(图8-2-43);在设计的宽度和深度位置切开根方水平切口和近远中垂直切口,直达骨面(图8-2-44);利用骨膜剥离子剥离骨膜(图8-2-45);在齿镊的夹持下,切断根方牵连的组织(图8-2-46),切取出带骨膜结缔组织(图8-2-47)。

(2)不带上皮、不带骨膜的结缔组织直接切取操作难度最大。

表层软组织仍然保留0.8~1mm(图8-2-48);同样在冠方切口根方0.5mm处切入深层切口,以此形成一个小台阶,便于术后对位缝合,此切口不达骨面,止于需要切取的厚度(图8-2-49);保留骨膜层,在骨膜上行第二层切口(图8-2-50);平行于黏膜表面,保证中层结缔组织厚度一致(图8-2-51);在齿镊的夹持下,切断根方牵连的组织(图8-2-52),切取出不带骨膜结缔组织(图8-2-53)。

3. 关闭创口 保留表层软组织的供区缝合,基本方式也是平行-交叉双悬吊缝合。

这种缝合方式是利用天然牙列进行缝合,其操作比较简便,常规情况下对创口压力较好,具有比较好的止血、促进愈合作用。其操作核心是实现将针线从颊侧穿过牙间隙到达腭侧,交叉褥式悬吊缝合后,再穿过邻近牙间隙到达颊侧,打结,将获得悬吊压迫作用。之后再进行同一牙位的水平褥式悬吊缝合,就可以获得非常好的缝合止血作用(图8-2-54~图8-2-57)。

由于切取结缔组织时,在冠方留下一个0.5mm的软组织台阶,因此软组织也很容易实现对位——如果没有保留软组织台阶,这一步操作将会存在困难。

平行-交叉双悬吊缝合并不是唯一的方式,也可以选择其他种缝合方式(图8-2-58,图8-2-59)。如果患者腭盖高拱,光靠缝合不能获得很好的压迫止血作用,可以辅助腭护板进一步加压缝合[38]。

经过完善缝合后的供区,在7~10天拆线时均可达到一期愈合(图8-2-60~图8-2-63)。

少部分不能获得一期愈合的,通常是由于表层软组织留存厚度不足,而这在腭弓高拱、弯曲转折的位置比较容易发生,在切取的时候要多加注意(图8-2-64,图8-2-65)。

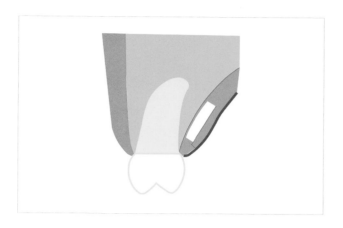

图 8-2-36
供区取出不带骨膜的结缔组织后

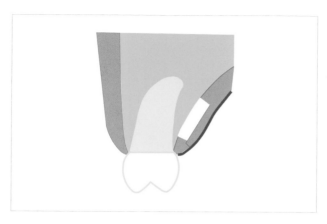

图 8-2-37
供区取出带骨膜的结缔组织后

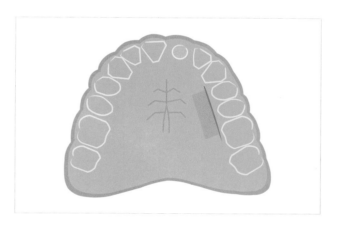

图 8-2-38
信封法切取结缔组织，双侧均需适当延伸水平切口

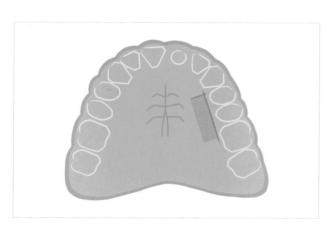

图 8-2-39
L 形法切取结缔组织，无垂直切口侧需适当延伸水平切口

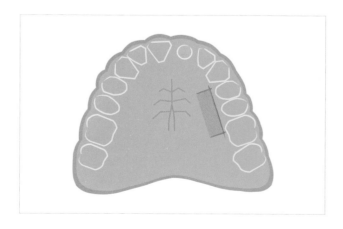

图 8-2-40
活门法切取结缔组织

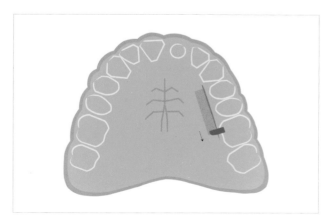

图 8-2-41
没有垂直切口的部位，刀片反向水平片断

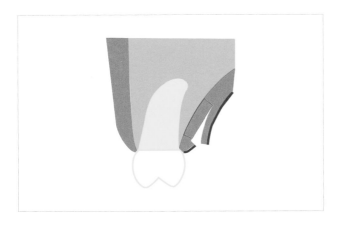

图 8-2-42
表层软组织通常保留 0.8~1mm

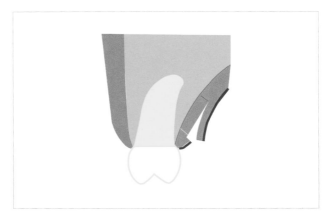

图 8-2-43
在冠方切口的根方 0.5mm 处切开深层冠方切口

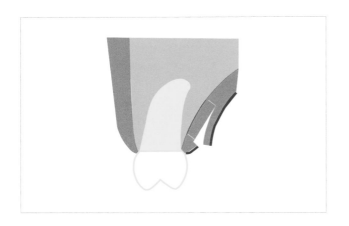

图 8-2-44
切开根方水平切口和近远中垂直切口，直达骨面

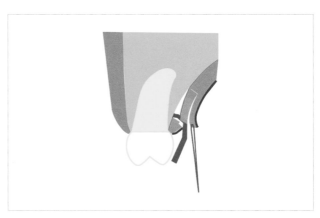

图 8-2-45
利用骨膜剥离子剥离骨膜

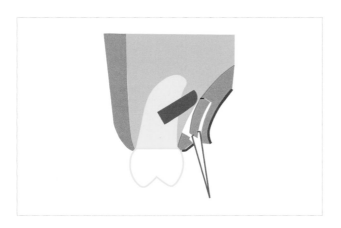

图 8-2-46
在齿镊的夹持下，切断根方牵连的组织

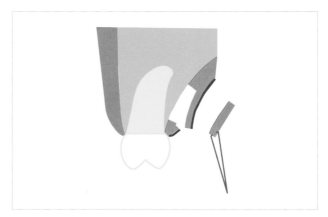

图 8-2-47
切取出带骨膜结缔组织

视频 57　猪头示教切取带骨膜、不带上皮结缔组织

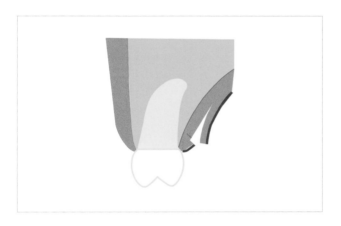

图 8-2-48
表层软组织通常保留 0.8~1mm

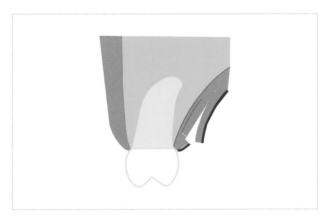

图 8-2-49
在冠方切口根方 0.5mm 处切入深层冠方切口

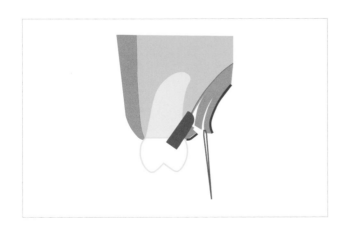

图 8-2-50
保留骨膜层，在骨膜上行第二层切口

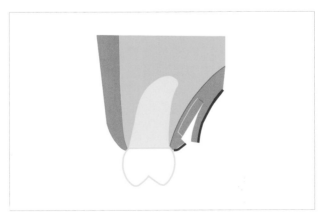

图 8-2-51
平行于黏膜表面完成第二层切口，保证中层结缔组织厚度一致

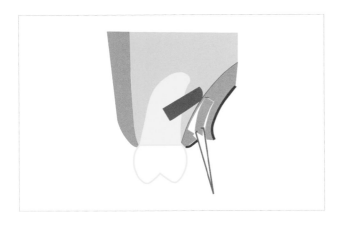

图 8-2-52
在齿镊的夹持下，切断根方牵连的组织

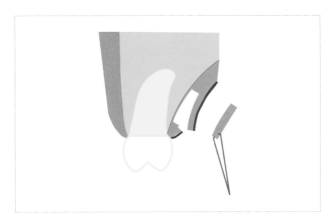

图 8-2-53
切取出不带骨膜结缔组织

①扫描二维码
②下载 APP
③注册登录
④观看视频

视频 58　猪头示教切取不带骨膜、不带上皮结缔组织

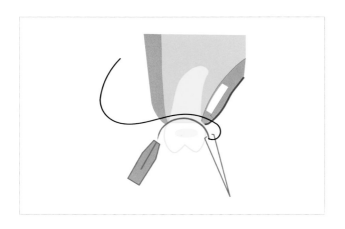

图 8-2-54
将针线从颊侧穿过牙间隙到达腭侧

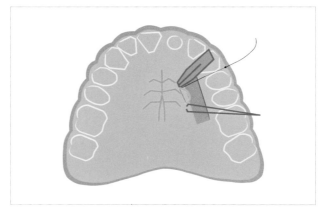

图 8-2-55
首先进行交叉褥式悬吊缝合

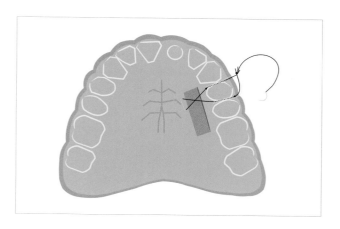

图 8-2-56
交叉褥式悬吊缝合完成后

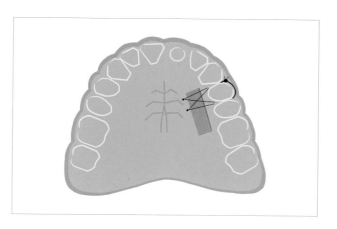

图 8-2-57
水平褥式悬吊缝合完成后

①扫描二维码
②下载 APP
③注册登录
④观看视频

视频 59　猪头示教切取不带上皮结缔组织后关闭创口

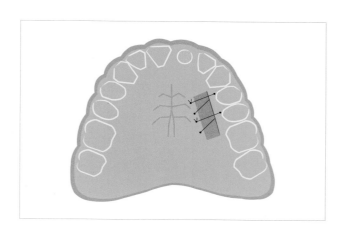

图 8-2-58
如果患者腭盖高拱,在局部拉拢缝合

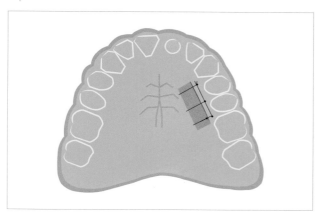

图 8-2-59
如果患者腭盖高拱,在局部拉拢缝合

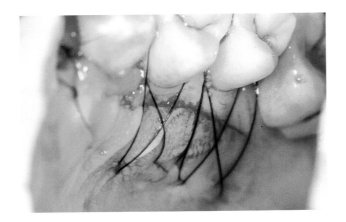

图 8-2-60
信封法切取结缔组织,缝合后

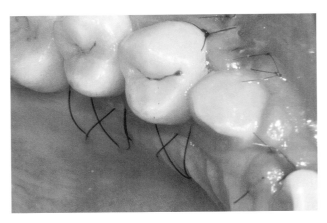

图 8-2-61
10 天拆线,获得完美的一期愈合

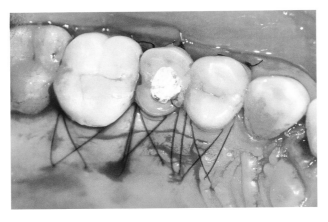

图 8-2-62
信封法切取结缔组织,缝合后

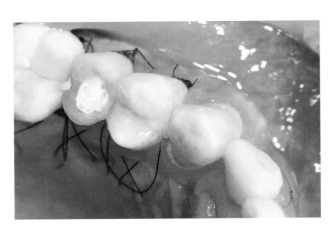

图 8-2-63
10 天拆线,获得很好的愈合状态

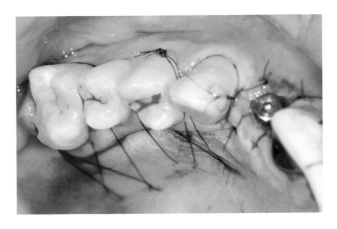

图 8-2-64
信封法切取结缔组织,缝合后

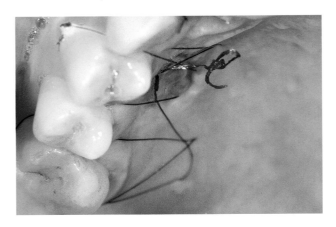

图 8-2-65
10 天拆线,可见腭弓高拱、弯曲转折的位置存在愈合不良状态,这可能与该部位表层组织过薄有关

小结

1. 供区的选择　腭部或者上颌结节。

（1）腭部不同牙位的差别：前磨牙区软组织的厚度最厚，磨牙区的结缔组织质量最高；

（2）腭部与上颌结节的差别：上颌结节结缔组织质地最韧、量最大，但再血管化能力较差。

2. 冠根向位置　一般是龈缘下 2~10mm。

3. 制取游离结缔组织的方法包括去上皮法和直接切取法。直接切取法包括信封法、L 形法和活门法 3 种方法。不同方法的操作流程和技术要点各有不同。

第三节　受区的准备和结缔组织的就位缝合

受区的准备通常在切取移植物之前。首先对受区进行处理，准备好良好的受床，然后精确地测量受床的尺寸、大小，以此为依据，进行移植物的切取。

移植物切取出来以后，首先用生理盐水饱和浸润的湿纱布包裹，保护移植物；接着迅速处理供区，避免大量出血；如果移植物需要处理，可以同时由另一名术者进行移植物的修剪、去上皮等处理；之后就可以很迅速的开始进行移植物的就位与缝合。

总之，应该尽量缩短移植物在体外的时间，以保护其生物活性，可以更快地形成再血管化，保证其成活。

如前文所述，美学区最常用的软组织增量处理就是结缔组织移植。本节重点介绍游离结缔组织的就位和缝合，包括在翻瓣手术中同时进行结缔组织增量，以及应用隧道技术进行结缔组织增量，这两种是临床上最常用的软组织移植基本技术。

当然，临床工作中应用的软组织移植技术实际上种类非常多，很多时候术式处理也非常灵活。有关其他术式，比如带蒂结缔组织移植、部分带上皮结缔组织移植、角化龈移植、二期手术软组织卷瓣处理等，将在后文病例实战中予以介绍。

一、利用翻瓣手术进行结缔组织移植

在常规翻瓣进行的种植或者植骨手术中，如果存在软组织移植的需要，可以同期进行；如果需要冠向复位的量比较多，超过3mm，建议行翻瓣手术进行；如果在种植手术后发现仍存在较明显的软组织缺陷，可以在二期手术前进行单独的软组织移植手术，此时通常也是进行翻瓣手术。而这两种手术的翻瓣层次通常是不同的。

1. 翻瓣层次

（1）常规翻瓣进行的种植或者植骨手术中进行软组

织移植:这一类手术通常需要翻起全厚瓣,暴露骨面。如果未经植骨,移植物就可以和骨面完全贴合,获得良好的血运供给;如果进行了 GBR 骨增量处理,骨面已被骨粉、胶原膜等人工材料覆盖,就会在一定程度上减弱对移植物的血运供给,此时移植物的血运就主要需要依靠软组织瓣,临床上需要评价软组织瓣的血运状况,如果血运很好,就可以同期进行软组织移植,如果条件并不好,则应考虑分期再进行软组织移植。

(2)在种植手术后、二期手术前进行单独的软组织移植手术:此时的翻瓣应该控制在半厚瓣的层次。如果此时翻起全厚瓣,将对种植体周骨的稳定性造成不利影响,如果是 GBR 骨增量以后,也可能会对术区的成骨造成不良影响。将移植物置于两层半厚瓣之间,也更有利于移植物获得良好的血供,有利于移植物的快速成活。

有文献认为,如果不考虑患者的手术次数、手术创伤,仅从手术效果考虑,在二期手术前单独进行软组织移植,可以获得最佳的手术效果。

2. 移植物的固定　移植物需要准确、稳定地固定在需要进行增量的位置。

一方面避免移植物在外力作用下移动到其他位置,造成增量位置的偏差;另一方面,稳定的固定也有利于移植物和基底组织最大范围、紧密的接触,以获得最佳的血运供给,以利于再血管化,并迅速成活。

固定移植物的方法主要有两类:缝合在瓣上,或者加压锚定在受床上。根据软组织增量的目标位置不同,以及周边软硬组织的实际条件不同,我们可以灵活选用这两种固定形式。

(1)将软组织缝合在唇侧软组织瓣上:用缝线将移植物固定在唇侧软组织瓣上,在关闭创口的同时,就可以将移植软组织稳定固定在需要的位置上。

根据需要移植物的位置不同,需要将移植物缝合在不同的高度上。

如果只希望获得唇侧软组织轮廓扩增的作用,移植物固定位置应该相对较深,关闭创口后移植物在牙槽骨唇侧(图 8-3-1~ 图 8-3-5);如果希望软组织处理既起到唇侧轮廓扩增的作用,又希望获得维持或增加种植体周龈缘高度的作用,就应该将移植物固定位置稍浅,关闭创口后移植物在牙槽骨唇侧和牙槽嵴顶转折处,就可以同时获得这两方面的作用(图 8-3-6~ 图 8-3-10)。

采用这种方式固定移植物,需要对唇侧瓣的减张、复位位置有准确判断。如果经过较大范围 GBR 骨增量,软组织需要进行比较明显的减张、冠向复位才能获得无张力的对位缝合,就需要首先进行这些处理,对软组织缝合后真正的位置有准确判断后,再进行移植物的固定。

还需要注意的一点,进行软组织增量后,对于软组织瓣的减张就会提出更高一步的要求,因此在判断减张量是否充足的时候,需要将软组织移植需要的空间同时考虑,才能够获得最充分的减张效果,保证术后的安全愈合。

在临床实际操作中,将移植物缝合在唇侧瓣上有时不容易判断最终的位置。

因此,虽然这种技术操作非常简单,但并不是最推荐的软组织固定技术。如果是由于唇侧软组织瓣存在瘘管、质地薄弱,为了加强唇侧软组织的质量而进行软组织增量处理,通常建议采用这种直接缝合技术,将软组织瓣准确固定于需要加强的软组织位置。

而对于更需要控制与种植位点之间位置准确性的情况,则建议采用加压锚定移植物的方式,而这种形式也更有利于移植物的血管化。

(2)加压锚定移植物:在进行结缔组织移植时,为了移植物获得更好的血管化效果,可以采用加压锚定的方式,代替直接缝合的形式固定移植组织。常用的技术称为"软组织锚定缝合",也就是通过邻近软组织的拉拢缝合,将移植物固定、捆绑、轻轻加压固定于最适合的受区位置,并使移植结缔组织和受区紧密贴合。

实际操作中,将移植物直接放置在需要增量的位置,采用缝线交叉加压锚定在相应的位置,确保移植物稳定固定在需要的位置,再进行表层软组织瓣的关闭。

这种操作方式的好处是,可以非常准确地固定移植物的位置。除了前述扩增牙槽嵴唇侧轮廓、维持或改善龈缘位置外,采用这种固定方式还有机会获得龈乳头高度的改善和提升。此时需要把移植物平铺在牙槽嵴顶,注意要盖满种植区域的近远中缺隙,并锚定缝合,固定移植物(图 8-3-11~ 图 8-3-14)。

需要注意的是,此时的加压锚定,是对软组织施加适度的压力,既保证其稳定固定,且与受床密切贴合,又不能有过大的压迫力量,而造成移植物严重变形,或者局部压迫缺血,而影响移植物的顺利成活。

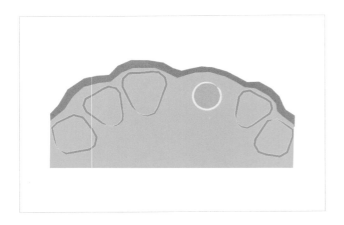

图 8-3-1
种植位点丰满度略欠缺

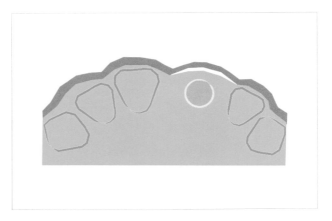

图 8-3-2
种植同期翻开唇侧瓣

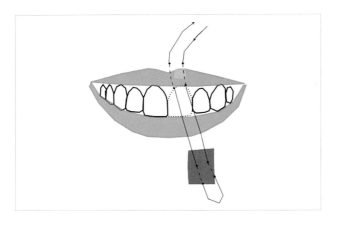

图 8-3-3
将移植物缝合在唇侧瓣内部较深位置

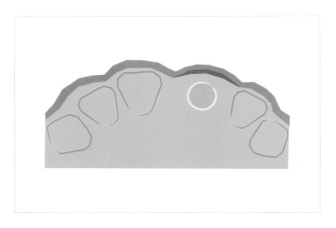

图 8-3-4
关闭创口后,移植物稳定固定于种植位点牙槽骨唇侧

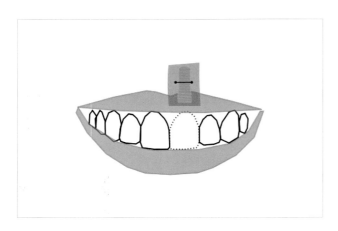

图 8-3-5
种植位点唇侧可获得相应的轮廓扩增

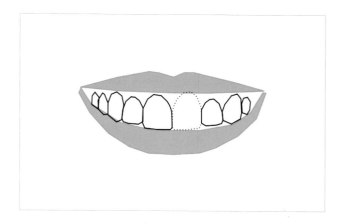

图 8-3-6
种植位点唇侧龈缘位置需改善

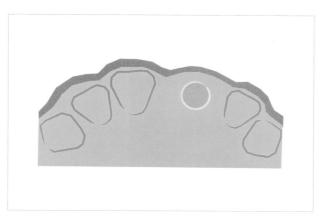

图 8-3-7
种植位点唇侧轮廓需改善

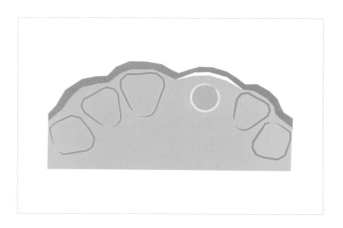

图 8-3-8
种植同期翻开唇侧瓣

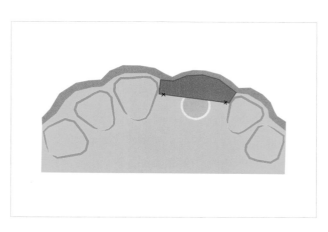

图 8-3-9
将结缔组织缝合固定于唇侧瓣稍浅位置,创口关闭后移植物位于牙槽嵴顶与牙槽骨唇侧转折位置

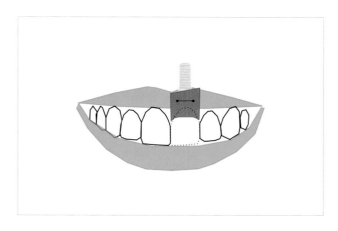

图 8-3-10
同时起到唇侧轮廓扩增、维持或增加种植体周龈缘高度的作用

①扫描二维码
②下载 APP
③注册登录
④观看视频

视频 60　CTG 缝合在较浅位置

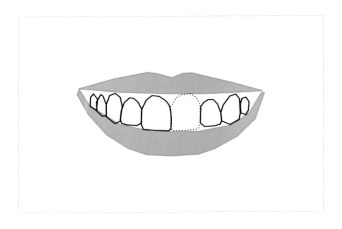

图 8-3-11
牙槽嵴顶和龈乳头轻微退缩,需要进行一定的改善

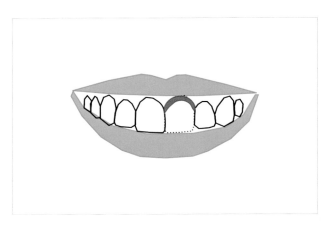

图 8-3-12
将移植物平铺于牙槽嵴顶

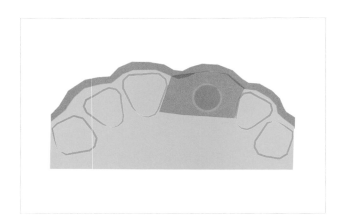

图 8-3-13
将移植物平铺于牙槽嵴顶

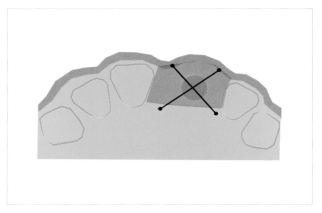

图 8-3-14
加压锚定固定移植物后,关闭软组织瓣

二、利用隧道技术进行结缔组织移植

隧道技术(tunnel technique)是目前临床上非常常用的技术,其相较于翻瓣手术更加微创,术后局部血供更好,有益于软组织的成活和愈合。

1. 适合隧道技术的情况

(1) 对于即刻种植,如果仅仅是改善唇侧软组织轮廓的丰满度,则通过隧道手术进行结缔组织移植完全可以获得满意的效果,并且手术操作非常简便,此时隧道技术是首选治疗策略。

(2) 无论种植修复还是天然牙,如果希望通过冠向复位改善龈缘曲线,如果冠向复位量不超过3mm,也可以通过隧道技术来实现。

(3) 在一些特定的情况下,可以通过软组织微量暴露在隧道外,来获得龈缘形态更大范围的改善。其前提是在隧道内的组织需要有足够的面积,才能保证移植物的成活。

(4) 当应用部分带上皮结缔组织等特殊种类的移植物时,去上皮部分通常置于隧道内,以获得更好的血供,同时也可以起到一定的轮廓扩增作用。

2. 隧道的制备和移植物就位与缝合 以下重点介绍两种临床常见情况的处理流程:即刻种植同期结缔组织移植、改善唇侧软组织丰满度,或者改善软组织厚度及质量。

不仅改善种植体及邻近天然牙唇侧软组织丰满度,同时冠向复位改善龈缘形态。

(1) 即刻种植同期结缔组织移植:假设一个美学区位点即刻种植完成后,希望增加唇侧软组织厚度,保证龈缘位置的稳定性,此时我们首选隧道技术进行软组织移植,种植体周为部分全厚瓣、部分半厚瓣设计(图8-3-15,图8-3-16)。

首先采用显微刀片,这种刀片体积轻巧、具有双刃。应用其从种植位点唇侧颈缘贴近骨面进刀,做沟内切口,深入切开约2mm,通常不切到龈乳头基底(图8-3-17~图8-3-21)。

接下来应用小型骨膜剥离子进行全厚瓣剥离,超过膜龈联合(图8-3-22~图8-3-24)。

之后应用隧道刀,进行黏膜区域的半厚瓣分离,移植物体积越大(图8-3-25~图8-3-27)。

半厚瓣分离完成,隧道具有良好的动度后,切取移植物,修整至和受区形态一致(图8-3-28)。

利用双水平褥式法缝合固定移植物,牵拉移植物进入隧道内(图8-3-29)。

将移植物牵引,确定稳定于需要的位置后,收紧缝合线、打结,将移植物稳定固定于需要的位置(图8-3-30)。

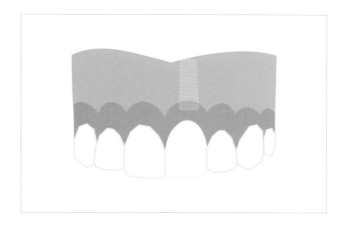

图8-3-15
21即刻种植完成后,希望增加唇侧软组织厚度,保证龈缘位置的稳定性

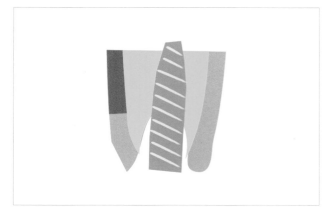

图8-3-16
21即刻种植完成后,希望增加唇侧软组织厚度,保证龈缘位置的稳定性

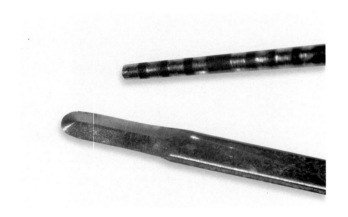

图 8-3-17
采用的显微刀片,其体积轻巧,具有双刃

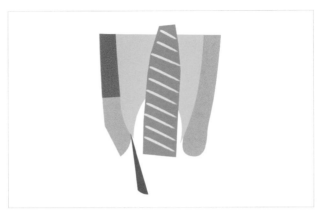

图 8-3-18
显微刀片从唇侧颈缘贴近骨面进刀,做沟内切口

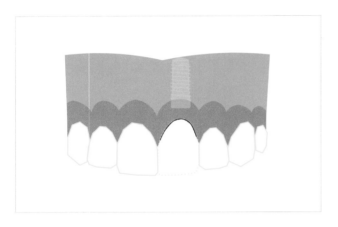

图 8-3-19
最初的沟内切口,通常不切到龈乳头基底

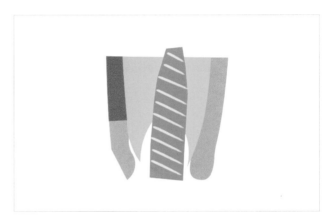

图 8-3-20
深入切开约 2mm

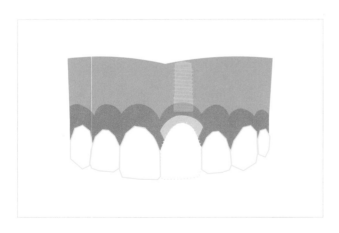

图 8-3-21
深入切开约 2mm

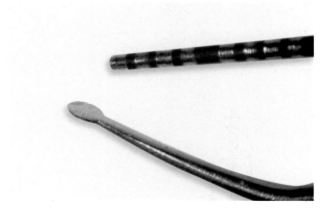

图 8-3-22
应用小型骨膜剥离子进行全厚瓣剥离

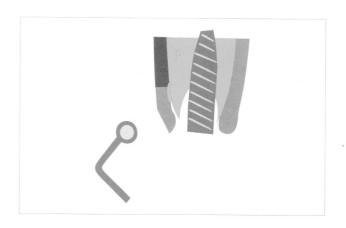

图 8-3-23
应用小型骨膜剥离子进行全厚瓣剥离,超过膜龈联合

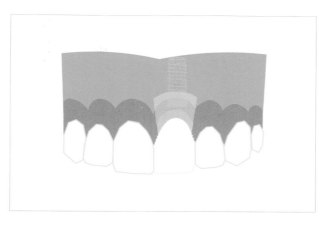

图 8-3-24
应用小型骨膜剥离子进行全厚瓣剥离,超过膜龈联合

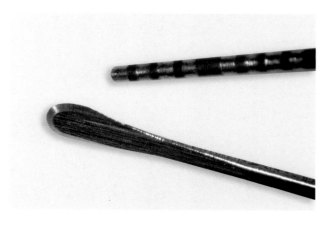

图 8-3-25
应用隧道刀,进行黏膜区域的半厚瓣分离

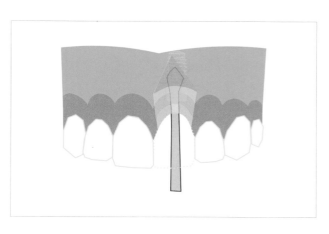

图 8-3-26
应用隧道刀,进行黏膜区域的半厚瓣分离

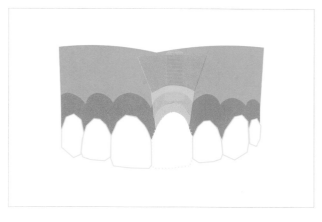

图 8-3-27
移植物体积越大,需要冠向复位范围越大,分离半厚瓣的范围就需要越大

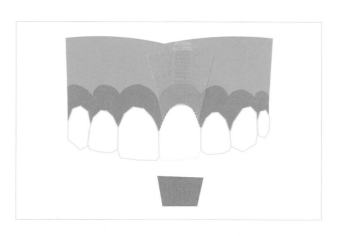

图 8-3-28
半厚瓣分离完成,隧道具有良好的动度后,切取移植物,修整至和受区形态一致

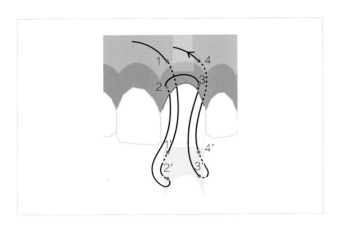

图 8-3-29
利用双水平褥式法缝合固定移植物,牵拉移植物进入隧道内

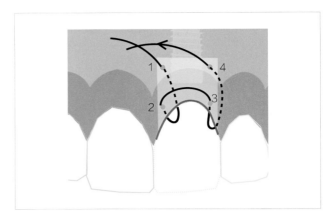

图 8-3-30
将移植物牵引,确定稳定于需要的位置后,收紧缝合线、打结,将移植物稳定固定于需要的位置

①扫描二维码
②下载 APP
③注册登录
④观看视频

视频 61　猪头示教即刻种植同期单牙隧道 CTG

(2) 改善种植体及邻近天然牙唇侧软组织丰满度、同时冠向复位改善龈缘形态:这种情况下通常需要制备一个贯穿多个牙位的隧道,并且切取一块长度更长、可以覆盖多个牙位唇侧面的移植物;如果种植同期进行软组织移植,种植体周隧道制备方法和层次与前述方法一致;如果是在二期手术或二期手术后,则需全部为半厚瓣制备。邻近天然牙隧道的制备最重要的难点是要使不同牙位制备的隧道在同一层次,保证可以贯穿;另一方面要注意尽量保护龈乳头部位不被撕裂,避免影响美学效果。

其操作基本流程如下:

假设 21 种植二期手术后,希望通过软组织移植改善11—22 唇侧软组织轮廓,同时希望 21 轻微冠向复位,改善龈缘曲线(图 8-3-31)。

隧道制备在种植体周边从种植体穿龈区域进入,取下愈合基台后,应用显微刀片进行半厚瓣制备,达到膜龈联合。邻近天然牙隧道的沟内切口涉及邻近多个牙位,天然牙的沟内切口抵达骨面(图 8-3-32~ 图 8-3-35)。

沟内切口完成后,应用显微刀片切开龈乳头基底,使多牙切口贯通,这一步极其重要,既要使切口完全贯通,又不能切断龈乳头。有些专家建议这一步骤在更晚的时期再进行,临床医师可以根据自己的临床感受进行调整(图8-3-36)。

天然牙区域应用龈乳头剥离子进行全厚瓣剥离,超过膜龈联合(图 8-3-37,图 8-3-38)。

应用隧道刀,进行膜龈联合根方部分的半厚瓣预备,冠向复位需求越明显,半厚瓣的制备区域就要越广泛,才能够获得足够的冠向复位幅度(图8-3-39)。

隧道制备完成后,进行移植物切取、修整。此时的移植物需要更长的长度(图8-3-40)。

利用缝线穿过隧道,牵引移植物,将移植物牵拉至隧道内,置于最适合的位置,同时进行相应的冠向复位。重新戴入愈合基台,将软组织全部调整适合后,进行缝合、固定(图8-3-41,图8-3-42)。

移植物牵引到位后,采用适合的缝合方法固定也是非常重要的。不正确的缝合技术,会造成移植物不能稳定固定于需要的位置,如果同时进行软组织冠向复位,软组织也可能无法稳定于希望的位置。在这样的临床情况下,最常应用的缝合技术是双悬吊缝合。

首先利用光敏树脂形成牙间树脂连接(图8-3-43);

从唇侧进针,穿过移植物,由舌侧穿出,绕树脂连接一周(图8-3-44);

从舌侧进针,穿过移植物,由唇侧穿出,再绕树脂连接一周(图8-3-45,图8-3-46);

形成龈乳头垂直双悬吊缝合(vertical double-crossed sutures),将移植物稳定缝合、固定,并实现软组织整体冠向复位,可以保证良好的术后美学效果(图8-3-47,图8-3-48)。

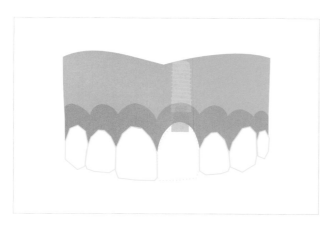

图 8-3-31
假设21种植术后,希望通过软组织移植改善11-22唇侧软组织轮廓,同时希望21轻微冠向复位,改善龈缘曲线

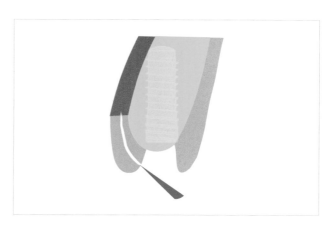

图 8-3-32
在种植体周边从穿龈区域进入,制备半厚瓣隧道,达到膜龈联合

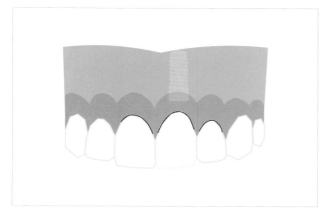

图 8-3-33
沟内切口涉及邻近多个牙位

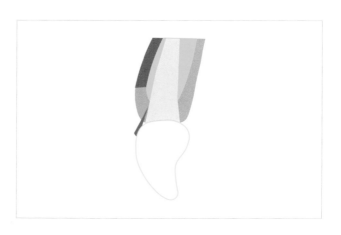

图 8-3-34
邻牙沟内切口,抵达骨面

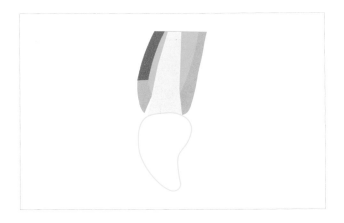

图 8-3-35
沟内切口完成后

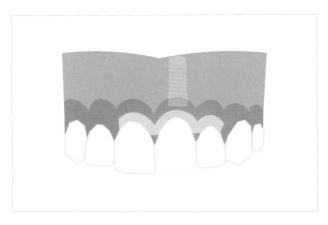

图 8-3-36
应用显微刀片切开龈乳头基底,使多牙切口贯通

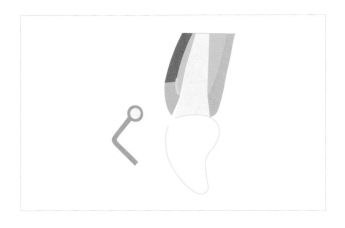

图 8-3-37
天然牙区域应用龈乳头剥离子进行全厚瓣剥离,超过膜龈联合

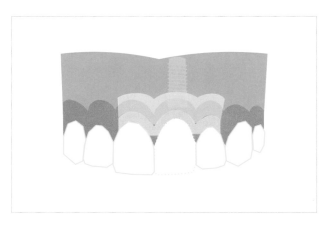

图 8-3-38
天然牙区域应用龈乳头剥离子进行全厚瓣剥离,超过膜龈联合

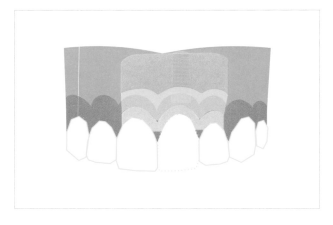

图 8-3-39
应用隧道刀,针对种植体和天然牙整体进行膜龈联合根方部分的半厚瓣预备,冠向复位需求越明显,半厚瓣的制备区域就要越广泛,才能够获得足够的冠向复位幅度

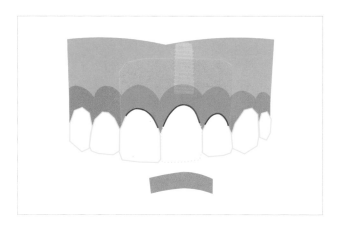

图 8-3-40
隧道制备完成后,进行移植物切取、修整。此时的移植物需要更长的长度

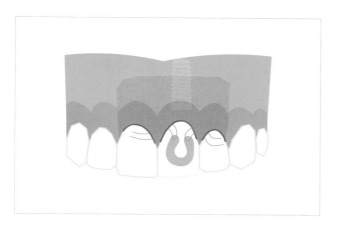

图 8-3-41
利用缝线穿过隧道,牵引移植物

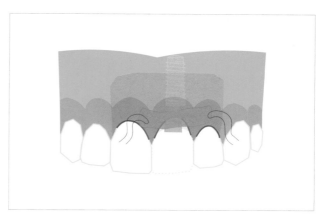

图 8-3-42
将移植物牵拉至隧道内,置于最适合的位置,同时进行相应的冠向复位;将软组织全部调整适合后,进行缝合、固定

①扫描二维码
②下载 APP
③注册登录
④观看视频

视频 62　猪头示教多牙隧道制备

①扫描二维码
②下载 APP
③注册登录
④观看视频

视频 63　猪头示教多牙隧道植入 CTG

①扫描二维码
②下载 APP
③注册登录
④观看视频

视频 64　猪头示教多牙隧道 CTG 缝合固定

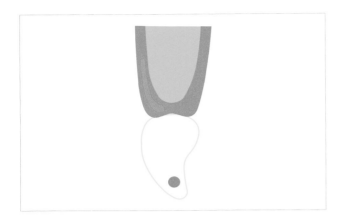

图 8-3-43
光敏树脂形成牙间树脂连接

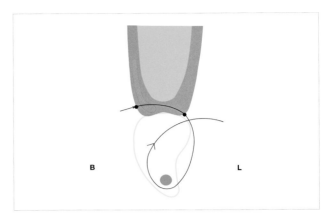

图 8-3-44
唇侧进针,穿过移植物,由舌侧穿出,绕树脂连接一周

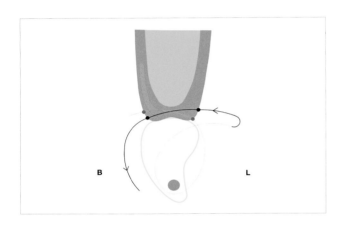

图 8-3-45
舌侧进针,穿过移植物,由唇侧穿出

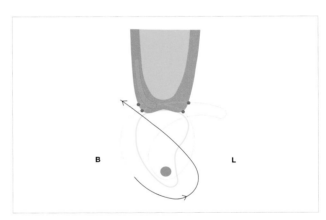

图 8-3-46
再绕树脂连接一周

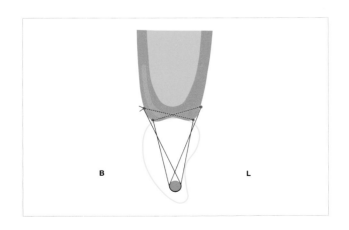

图 8-3-47
形成龈乳头双悬吊缝合

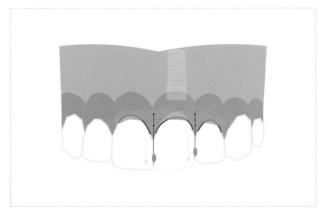

图 8-3-48
将移植物稳定缝合、固定,实现软组织整体冠向复位

小结

受区的准备包括翻瓣和隧道两种方式。

（1）翻瓣：种植或植骨同期软组织移植一般选择全厚瓣，二期手术同时软组织移植一般选择半厚瓣。移植物的缝合固定方式，可以缝合在瓣上，也可以加压锚定在受床。

（2）隧道：只为了改善唇侧丰满度，需要制备单颗牙位的隧道，移植物通过双水平褥式缝合固定。如果希望冠向复位改善龈缘高度，需要制备多颗牙的隧道，通过龈乳头的双悬吊缝合来达到缝合固定移植物，并冠向复位龈瓣的效果。

第四节　病例实战——即刻种植同期软组织增量

前文已经反复提到,如果可以在拔牙期干预,在条件理想的情况下,我们的治疗方案首选即刻种植,相关具体内容详见第三章。

在种植位点软硬组织条件都非常理想的情况下,即刻种植后不一定需要进行软组织移植,只要能够保持天然牙阶段的软组织美学状态,就可以获得修复的美学成功。可以采用"保持"策略完成的病例,需要具备以下几个基本条件:

(1) 拔牙窝骨壁完整;

(2) 拔牙窝骨壁具有一定的厚度,最理想为 1mm 以上;

(3) 牙龈生物型为厚龈表现型;

(4) 骨条件允许将种植体植入在美学位点和轴向,且可以获得良好的初期稳定性。

如果具备以上几个条件,就有非常大的机会达到良好的"保持"效果;如果龈缘发生 0.5~1mm 退缩,对美学效果没有严重影响,则该病例更可以认为是相对安全的病例。

如果患者的骨条件允许进行即刻种植,但软组织状态并不非常理想,则在即刻种植的同期,应该考虑进行结缔组织移植处理,以增厚、增强软组织,使软组织可以达到最佳的愈合状态,同时可以保护下方的骨组织,减少骨吸收,促进骨结合。

　　总体来讲,如果移植物可以全部埋入到软组织瓣内愈合,我们会倾向于应用质量更好的去上皮结缔组织;如果移植物有可能出现一定程度的暴露,我们会倾向于应用相对疏松的、更利于血管化的、信封法直接切取的中层结缔组织。

　　在希望同时改善牙槽嵴顶软组织高度和唇侧软组织轮廓,同时不希望改变唇侧膜龈联合位置的情况下,可以选择部分带上皮结缔组织或者带蒂结缔组织两种特殊的手术方式。

　　本节将通过几个典型病例,向大家介绍在即刻种植同期进行软组织移植的手术流程和操作技巧。主要包括以下几类:

　　(1)即刻种植,同期采用去上皮法制取的结缔组织,用于增厚唇侧软组织;

　　(2)即刻种植,同期采用信封法直接制取的结缔组织,用于增厚唇侧软组织;

　　(3)即刻种植,同期采用信封法直接制取的结缔组织,用于增厚并少量增高唇侧软组织;

　　(4)即刻种植,同期采用去上皮法制取的结缔组织,用于修补唇侧软组织瘘管;

　　(5)即刻种植,同期采用直接制取的部分带上皮结缔组织,用于增高牙槽嵴顶并增厚唇侧软组织;

　　(6)即刻种植,需要埋入愈合的情况下,同期应用带蒂结缔组织,用于协助关闭拔牙窝,并改善唇侧软组织轮廓、牙槽嵴顶软组织高度和龈乳头高度。

（一）病例一

患者,女。上颌前牙冠折无法保留,考虑拔除后即刻种植(图8-4-1)。

口内检查见22冠折达牙龈以下,唇侧软组织轮廓略有欠缺,拟通过即刻种植同期软组织移植进行改善(图8-4-2)。

拔除残根,彻底搔刮,清除根尖肉芽;清理拔牙窝,可见四壁骨完整(图8-4-3,图8-4-4)。

按照理想的位点和轴线,逐级备洞,侧面观预备轴向非常理想(图8-4-5,图8-4-6)。

植入种植体,种植体位于良好位点,初期稳定性良好,可以制作种植支持临时修复体(图8-4-7,图8-4-8)。

安放临时基台,可见种植位点、轴向良好,口内初步堆塑临时修复体冠部形态(图8-4-9,图8-4-10)。

取下临时修复基台,口外继续堆塑、修整形态,形成临时修复体(图8-4-11,图8-4-12)。

跳跃间隙严密植入骨代用材料(图8-4-13)。

显微刀片切开唇侧沟内切口达到骨面,龈乳头剥离子剥离全厚瓣。由于患者附着龈宽度充足,仅剥离角化龈区域即可获得良好的动度,因此不需要进行膜龈联合根方组织的大量剥离,剥离范围仅略超过膜龈联合即可(图8-4-14~图8-4-16)。

由于种植体初期稳定性充足,可以制作种植支持临时修复体,移植物可以完全埋入隧道内愈合,因此可以应用质量更好的去上皮结缔组织。

自上颌第一磨牙腭侧切取带上皮结缔组织,供区覆盖胶原蛋白海绵后交叉缝合(图8-4-17,图8-4-18)。

检查切取的带上皮结缔组织,测量其长度、宽度,口外去上皮,获得质地良好的去上皮结缔组织(图8-4-19~图8-4-23)。

按照受区形态精确修剪移植物形态(图8-4-24)。

采用水平双褥式缝合固定移植物(图8-4-25)。

将移植物送入隧道中,打结,固定移植物,移植物被固定在理想的位置(图8-4-26,图8-4-27)。

安放临时修复体,可见软组织轮廓获得改善(图8-4-28)。

永久修复戴入后可见软组织轮廓获得改善,并获得优秀的美学效果(图8-4-29)。

①扫描二维码
②下载 APP
③注册登录
④观看视频

①扫描二维码
②下载 APP
③注册登录
④观看视频

视频 65　单牙隧道制备　　　　视频 66　去上皮 CTG 的制取

①扫描二维码
②下载 APP
③注册登录
④观看视频

视频 67　CTG 植入及固定

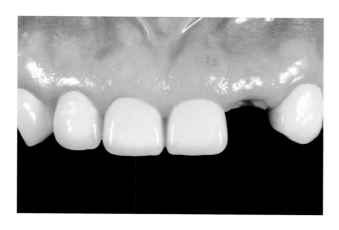

图 8-4-1
术前正面像，22 冠折，拟拔除即刻种植

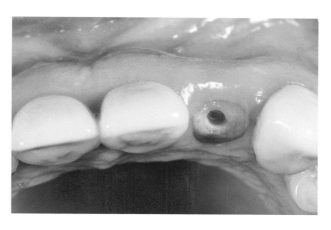

图 8-4-2
22 位点唇侧软组织轮廓略有欠缺，拟通过软组织移植进行改善

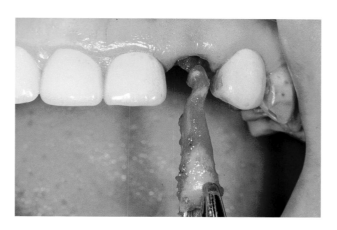

图 8-4-3
拔除残根，彻底搔刮，清除根尖肉芽

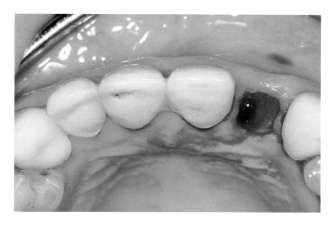

图 8-4-4
清理完成的拔牙窝，四壁骨完整

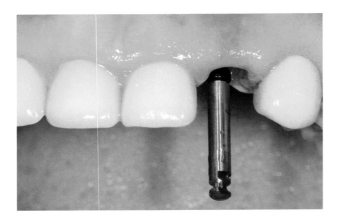

图 8-4-5
按照理想的位点和轴线,逐级备洞

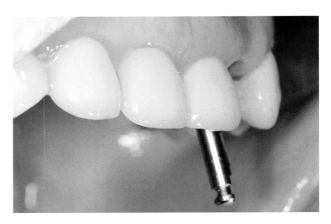

图 8-4-6
侧面观预备轴向非常理想

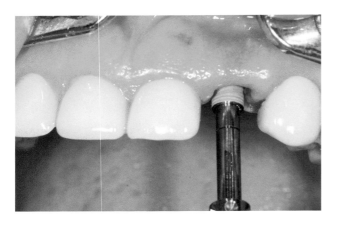

图 8-4-7
植入种植体,初期稳定性良好

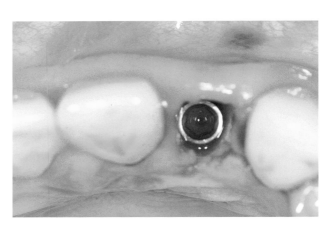

图 8-4-8
种植体位于良好位点,可以制作种植支持临时修复体

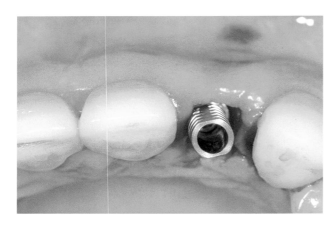

图 8-4-9
安放临时基台,可见位点、轴向良好

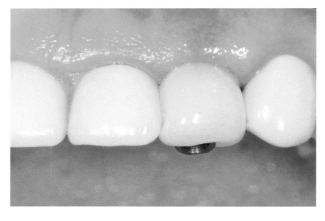

图 8-4-10
口内初步堆塑临时修复体冠部形态

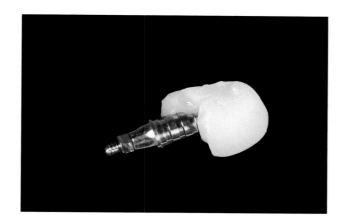

图 8-4-11
取下临时修复基台

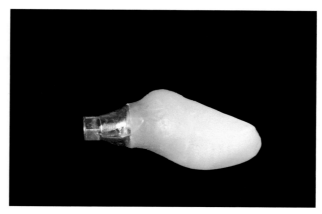

图 8-4-12
口外继续堆塑、修整形态，形成临时修复体

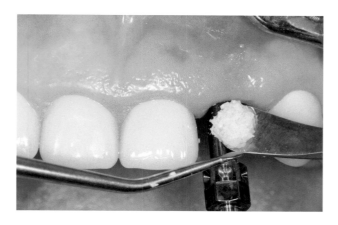

图 8-4-13
跳跃间隙严密植入骨代用材料

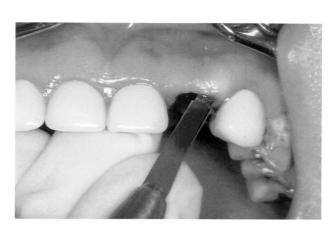

图 8-4-14
显微刀片切开唇侧沟内切口达到骨面

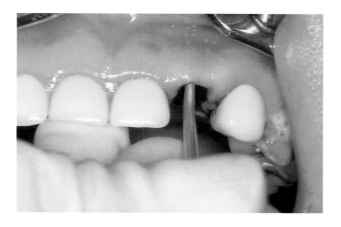

图 8-4-15
龈乳头剥离子剥离全厚瓣

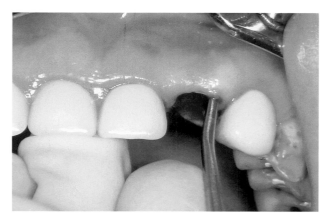

图 8-4-16
剥离范围略超过膜龈联合即可

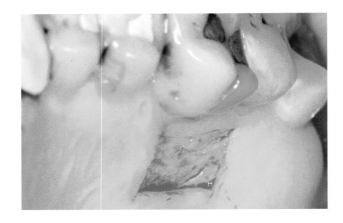

图 8-4-17
上颌第一磨牙腭侧切取带上皮结缔组织

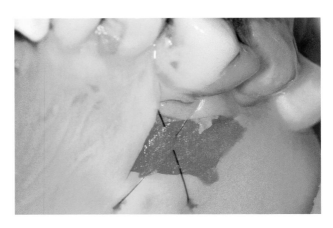

图 8-4-18
供区覆盖胶原蛋白海绵后交叉缝合

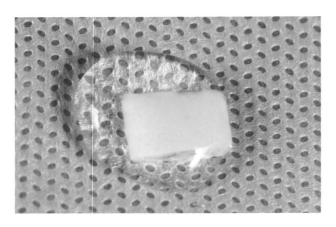

图 8-4-19
切取的带上皮结缔组织

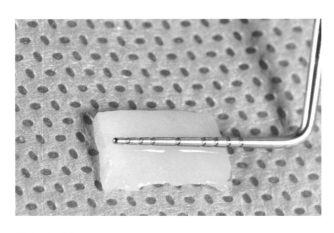

图 8-4-20
测量移植物长度

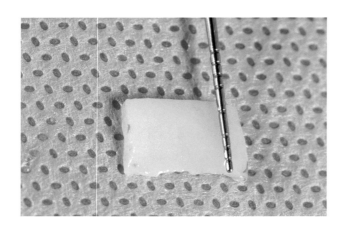

图 8-4-21
测量移植物宽度

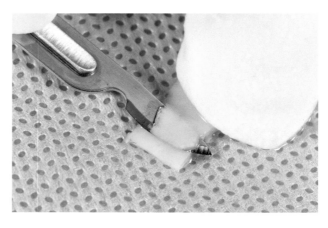

图 8-4-22
口外去上皮

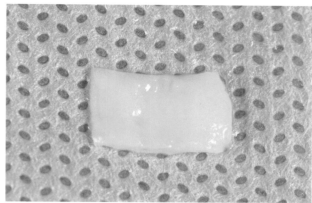

图 8-4-23
质地良好的去上皮结缔组织

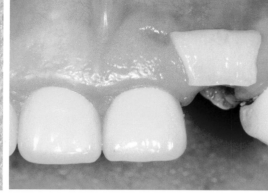

图 8-4-24
按照受区形态精确修剪移植物形态

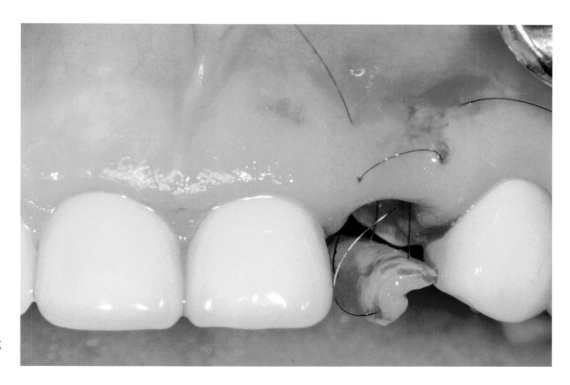

图 8-4-25
采用水平双褥式
缝合固定移植物

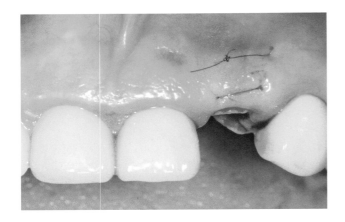

图 8-4-26
将移植物送入隧道中,打结,固定移植物

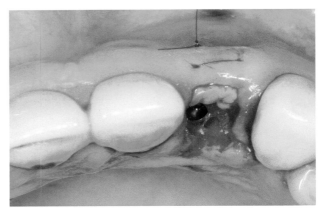

图 8-4-27
移植物被固定在理想的位置

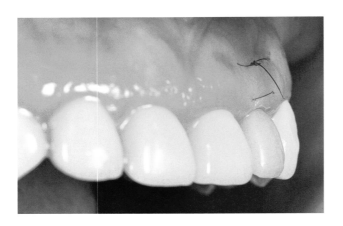

图 8-4-28
安放临时修复体,可见软组织轮廓获得改善

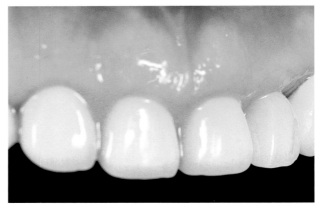

图 8-4-29
安放永久修复体,可见软组织轮廓获得改善,获得优秀的美学效果

（二）病例二

患者，男。上颌前牙原桩冠冠折、脱位，无法保留，考虑拔除后即刻种植。

口内检查见 21 冠折脱位，龈缘较 11 略有退缩，软组织较薄，唇侧软组织轮廓尚可（图 8-4-30，图 8-4-31）。

拔除残根，拔牙窝四壁骨完整（图 8-4-32，图 8-4-33）。

按照理想位点和轴向逐级备洞，可见种植通道与原牙根通道方向具有明显差异（图 8-4-34～图 8-4-37）。

种植体植入到位，穿出位点良好，但初期稳定性不够理想（图 8-4-38，图 8-4-39）。

跳跃间隙严密填塞骨代用材料（图 8-4-40）。

在初期稳定性不足的情况下，不建议应用种植支持临时修复体，而建议选用马里兰桥作为临时修复。由于没有种植支持临时修复体协助保护移植物，移植物有可能会有部分暴露于口腔，因此拟选择上腭部直接切取的结缔组织，其具有更好的再血管化能力，少部分暴露不会影响其成活。自上颌腭侧直接切取结缔组织（图 8-4-41）。

植入结缔组织，缝合固定，轻拉拢创口缝合，从牙弓殆面可见愈合基台唇侧有少量结缔组织暴露（图 8-4-42，图 8-4-43）。

拆线时可见软组织非常丰满（图 8-4-44，图 8-4-45）。

戴用马里兰桥，1 个月复查，软组织保持很好的丰满度（图 8-4-46，图 8-4-47）。

戴用马里兰桥，2 个月复查，软组织保持正常丰满度（图 8-4-48，图 8-4-49）。

戴用马里兰桥，4 个月复查，软组织保持正常丰满度（图 8-4-50，图 8-4-51）。

手术后 4 个月，换种植支持临时修复体，龈缘位置与术前比保持稳定，软组织保持正常丰满度；后期 11 将进行少量龈切除处理，以获得美学区龈缘曲线的协调、统一（图 8-4-52，图 8-4-53）。

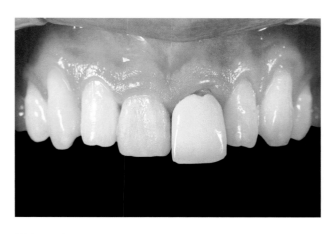

图 8-4-30
21 冠折脱位，无法保留，考虑即刻种植，龈缘较 11 略有退缩，软组织较薄

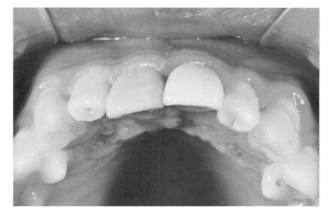

图 8-4-31
21 唇侧软组织轮廓尚可

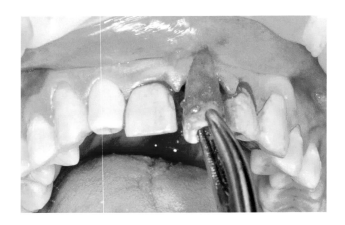

图 8-4-32
拔除残根

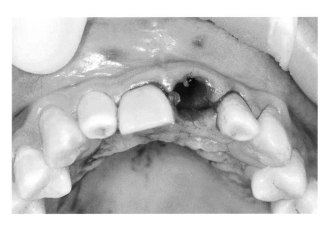

图 8-4-33
拔牙窝四壁骨完整

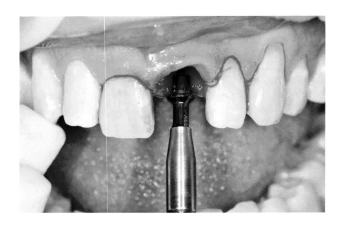

图 8-4-34
按照理想位点和轴向逐级备洞

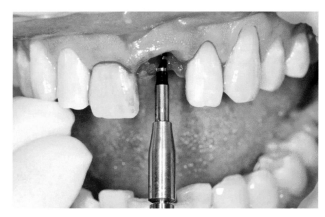

图 8-4-35
按照理想位点和轴向逐级备洞

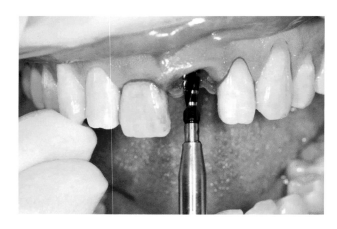

图 8-4-36
按照理想位点和轴向逐级备洞

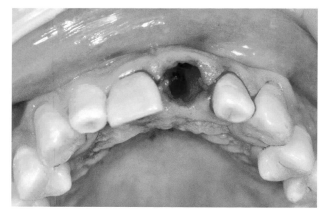

图 8-4-37
种植通道与原牙根通道方向具有明显差异

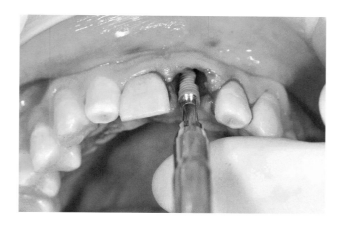

图 8-4-38
植入种植体

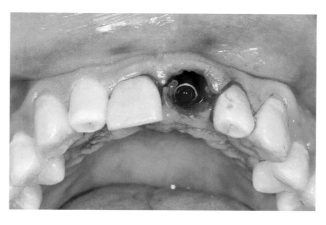

图 8-4-39
种植体植入到位，穿出位点良好，但初期稳定性不够理想

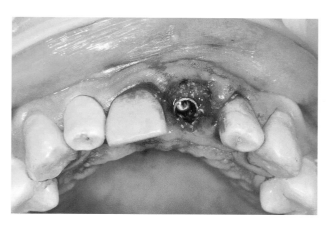

图 8-4-40
跳跃间隙严密填塞骨代用材料

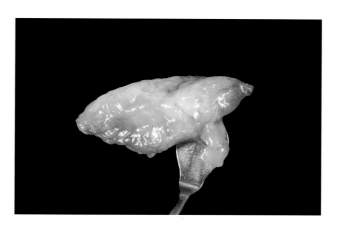

图 8-4-41
上颌腭侧直接切取结缔组织

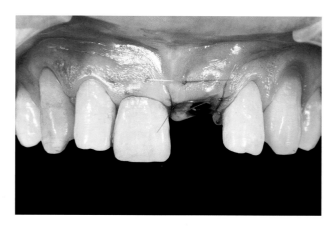

图 8-4-42
植入结缔组织，缝合固定，轻拉拢创口缝合

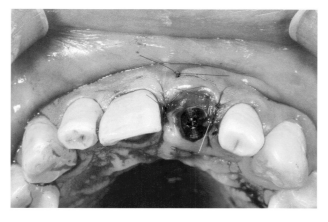

图 8-4-43
牙弓𬌗面可见愈合基台唇侧有少量结缔组织暴露

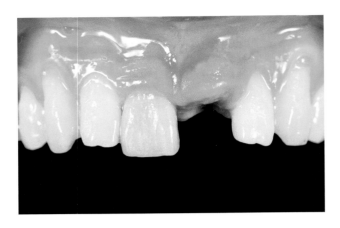

图 8-4-44
拆线时可见软组织非常丰满

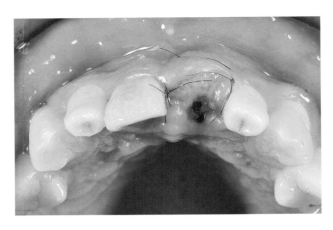

图 8-4-45
拆线时可见软组织非常丰满

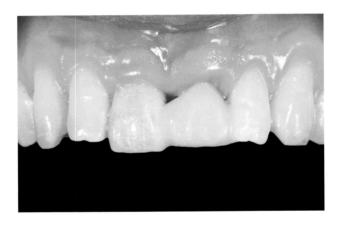

图 8-4-46
戴用粘接桥，1 个月复查

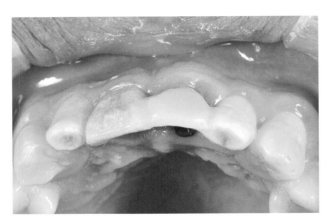

图 8-4-47
软组织保持很好的丰满度

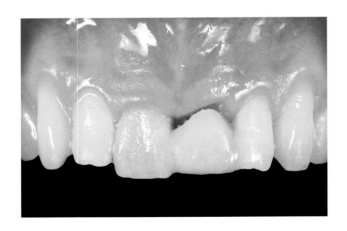

图 8-4-48
戴用粘接桥，2 个月复查

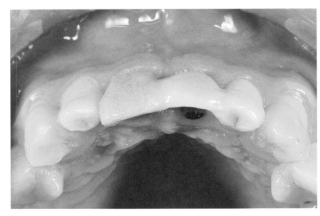

图 8-4-49
软组织恢复正常丰满度

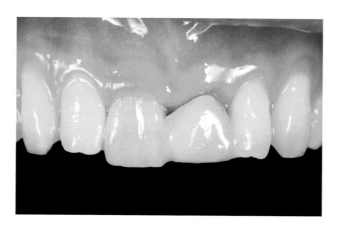

图 8-4-50
戴用粘接桥,4 个月复查

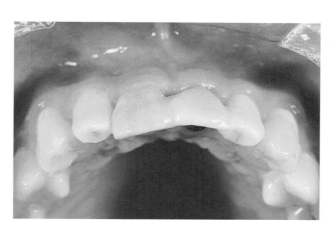

图 8-4-51
软组织保持正常丰满度

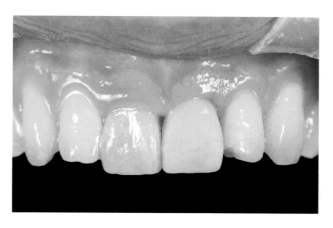

图 8-4-52
手术后 4 个月,换种植支持临时修复体,龈缘位置与术前比
保持稳定,后期 11 将进行少量龈切处理

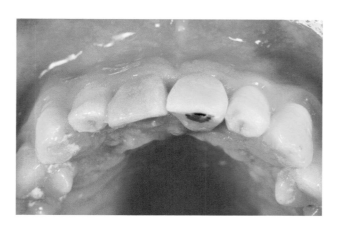

图 8-4-53
软组织保持正常丰满度

（三）病例三

患者，男。上颌前牙冠折不能保留，拟进行拔牙即刻种植（图 8-4-54）。

术前正面牙列像显示 22 冠折达龈下，牙龈退缩，22 颈部牙龈边缘已经高于 21、23 颈部牙龈边缘连线，如不改善，将影响修复后的美学效果。如果拔除、种植后牙龈进一步退缩，则存在更大的美学风险（图 8-4-55）。

牙弓𬌗面像显示，患牙唇侧软硬组织轮廓尚可，未出现明显吸收（图 8-4-56）。

综合考虑种植位点的软组织状态，决定在即刻种植同期进行结缔组织移植，以增厚唇侧软组织轮廓，首先保证术后软组织不再退缩。考虑到目前已经存在的龈缘曲线不协调，希望软组织移植还能获得一定的龈缘曲线来改善效果。因此拟定应用直接切取的不带上皮结缔组织，利用其相对疏松、易于血管化的特性，将其暴露于隧道外 1mm，以利于最终龈缘曲线的改善。

微创拔除残根，采用边缘带刃的刮匙彻底搔刮拔牙窝（图 8-4-57~ 图 8-4-60）。

过氧化氢 - 生理盐水交替冲洗，获得清洁的拔牙窝（图 8-4-61，图 8-4-62）。

术前制作了种植导板，试戴种植导板，确定准确就位和稳定，导板引导下逐级备洞（图 8-4-63~ 图 8-4-66）。

探查预备完成的种植窝洞，导板引导下种植体植入（图 8-4-67，图 8-4-68）。

种植体完全就位，咬合硅橡胶连接种植体携带体和导板，此装置可用于技师在椅旁协助完成即刻修复体的制作，具体方法将在第九章介绍（图 8-4-69，图 8-4-70）。

采用龈乳头剥离子，进行附着龈区域全厚瓣的精细分离（图 8-4-71，图 8-4-72）。

采用可弯隧道刀，进行膜龈联合根方的半厚瓣分离，形成隧道结构（图 8-4-73，图 8-4-74）。

腭部制取上皮下结缔组织。首先平行于龈缘进行垂直切口；平行于腭黏膜行第一层切口，保留表层上皮层和一部分结缔组织；在黏膜深层行第二层切口，获得上腭中层结缔组织，切取出上腭中层结缔组织（图 8-4-75~ 图 8-4-79）。

将结缔组织摆放于种植体唇侧，设计就位位置和方向（图 8-4-80）。

缝合线穿过隧道，从牙槽嵴顶穿出，用以牵拉结缔组织就位并固定；牵拉结缔组织就位并放置于适宜的位置和高度，将结缔组织放置于可以稍微暴露（1mm 为宜）的位置（图 8-4-81~ 图 8-4-83）。

跳跃间隙严密填塞骨代用材料（图 8-4-84）。

技师在椅旁利用导板和携带体迅速制作完成即刻修复体（图 8-4-85）。

安装即刻修复体，注意保证结缔组织位于暴露 1mm 的位置。

即刻修复体稳定就位、加扭矩后，封闭螺丝孔（图 8-4-86~ 图 8-4-88）。

1 周后复查，软组织愈合良好，龈缘高度较术前有轻微改善，牙弓𬌗面像显示种植体唇侧软组织丰满度良好，供区愈合良好（图 8-4-89，图 8-4-90）。

术后 4 个月，龈缘位置稳定，没有明显退缩，唇侧轮廓没有发生明显萎缩塌陷，可以进行永久修复（图 8-4-91，图 8-4-92）。

取下临时修复体可见良好的软组织袖口(图8-4-93)。

术后效果,龈缘曲线正常,唇侧软组织丰满度良好,患者获得了满意的微笑美学效果(图8-4-94~图8-4-96)。

通过本病例可见,隧道法结缔组织移植手术创伤较小,可以增加种植体周软组织厚度,避免种植后软组织进一步退缩,并且可以通过少量暴露实现龈缘高度的微量改善。

①扫描二维码
②下载 APP
③注册登录
④观看视频

①扫描二维码
②下载 APP
③注册登录
④观看视频

视频 68　即刻种植同期 CTG 移植改善软组织轻微退缩　　　视频 69　即刻种植同期 CTG 移植改善软组织瘘管

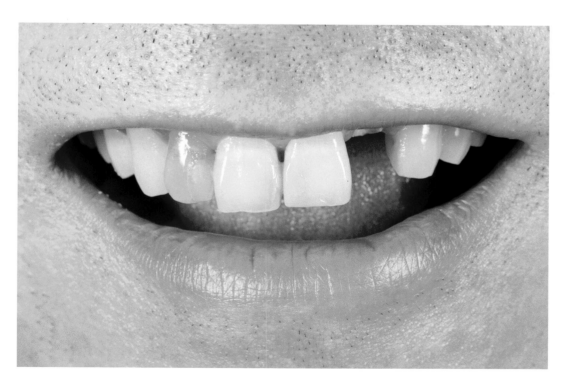

图 8-4-54
中年男性患者,22
残根,希望拔除即
刻种植修复

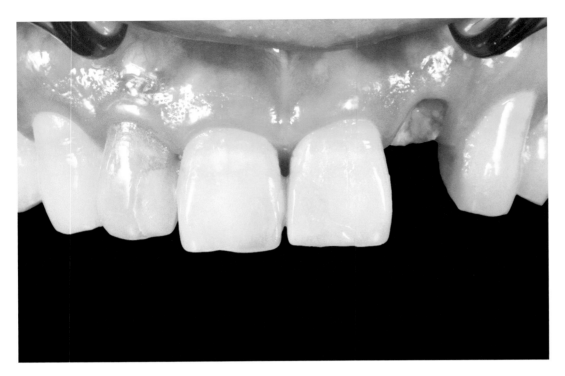

图 8-4-55
正面牙列像显示 22 牙龈退缩，
颈部牙龈边缘已经高于 21、23
颈部牙龈边缘连线，如不改善，将
影响修复后的美学效果；如果拔
除、种植后牙龈进一步退缩，则存
在更大的美学风险

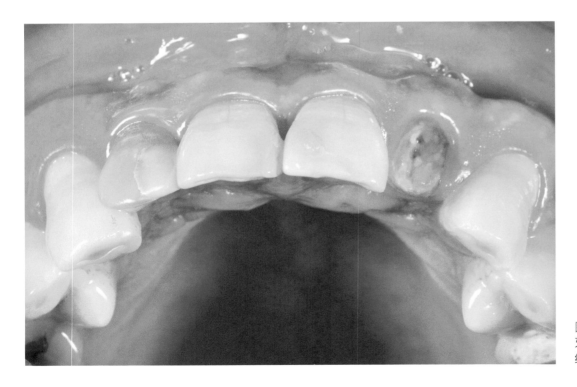

图 8-4-56
牙弓殆面像显示，患牙唇侧软硬
组织轮廓尚可，未出现明显吸收

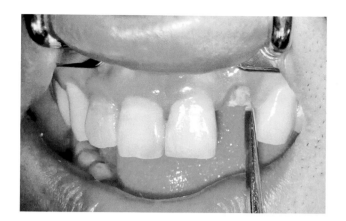

图 8-4-57
微创拔除残根

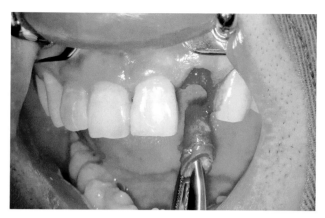

图 8-4-58
微创拔除残根

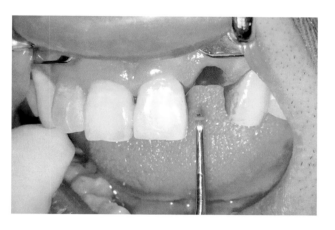

图 8-4-59
采用边缘带刃的刮匙搔刮拔牙窝

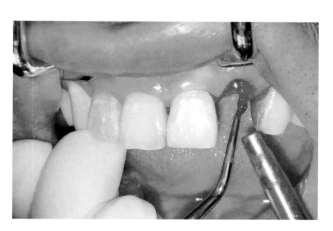

图 8-4-60
彻底搔刮拔牙窝

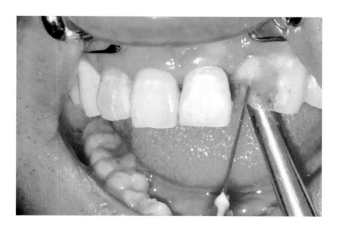

图 8-4-61
过氧化氢 - 生理盐水交替冲洗

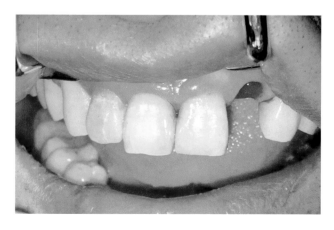

图 8-4-62
清理好的拔牙窝

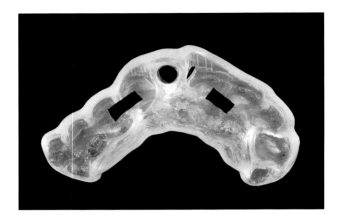

图 8-4-63
种植导板

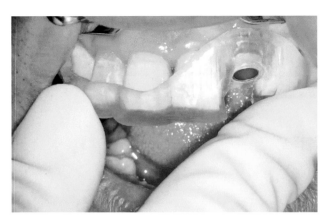

图 8-4-64
试戴种植导板,确定准确就位和稳定

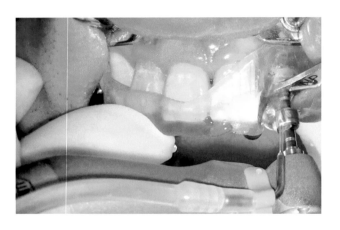

图 8-4-65
导板引导下逐级备洞

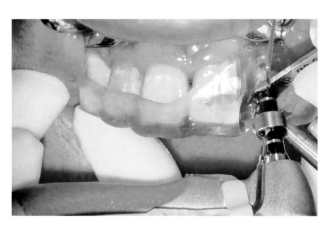

图 8-4-66
导板引导下逐级备洞

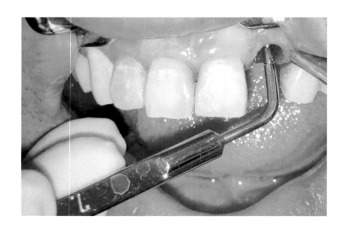

图 8-4-67
探查预备完成的种植窝洞

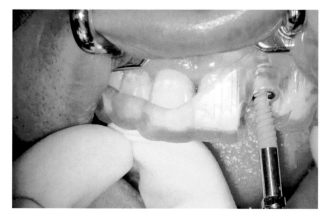

图 8-4-68
导板引导下植入种植体

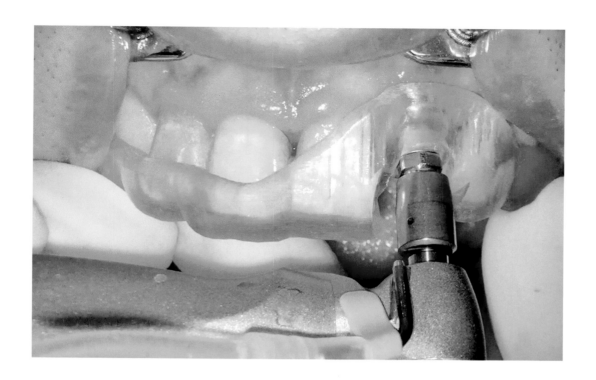

图 8-4-69
导板引导下种植体完全就位

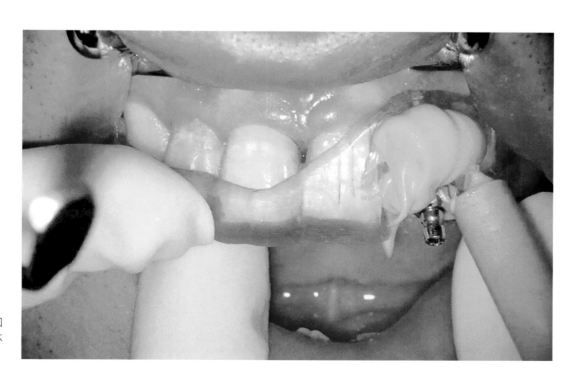

图 8-4-70
咬合硅橡胶连接种植体携带体和
导板，此装置可用于即刻修复体
的制作

即刻修复体的制作详见第九章第二节。

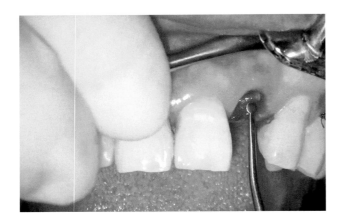

图 8-4-71
采用龈乳头剥离子,进行附着龈区域全厚瓣的精细分离

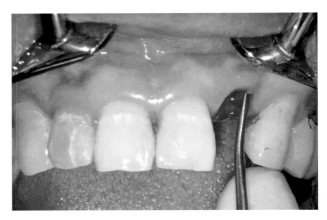

图 8-4-72
采用龈乳头剥离子,进行附着龈区域全厚瓣的精细分离

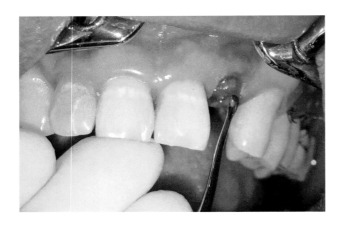

图 8-4-73
采用可弯隧道刀,进行膜龈联合根方的半厚瓣分离

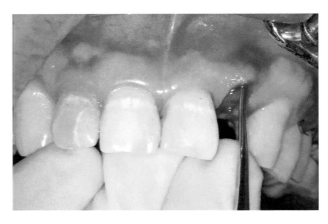

图 8-4-74
形成可以容纳结缔组织的隧道结构

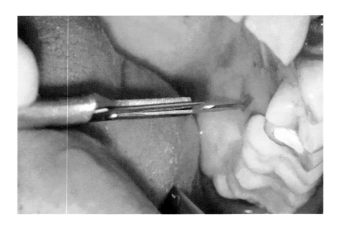

图 8-4-75
腭部制取上皮下结缔组织,首先平行于龈缘进行垂直切口

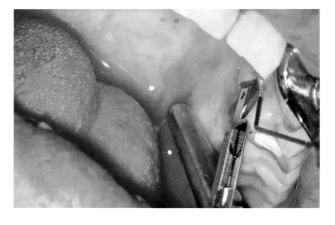

图 8-4-76
平行于腭黏膜行第一层切开,保留表层上皮层和一部分结缔组织

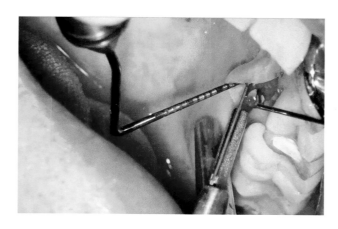

图 8-4-77
在黏膜深层行第二层切开,获得上腭中层结缔组织

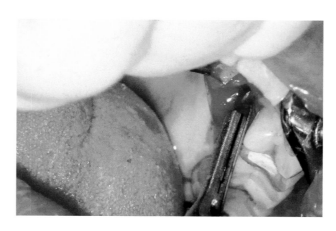

图 8-4-78
切取出腭中层结缔组织

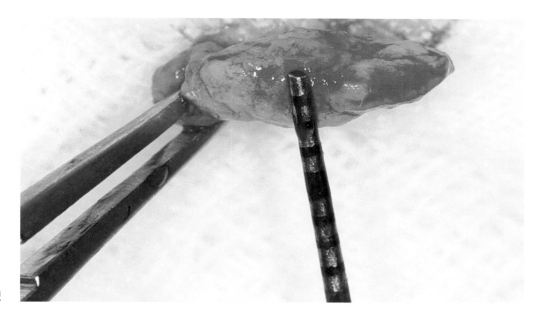

图 8-4-79
获得的腭中层结缔组织

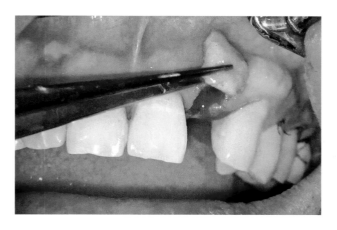

图 8-4-80
将结缔组织摆放于种植体唇侧,设计就位位置和方向

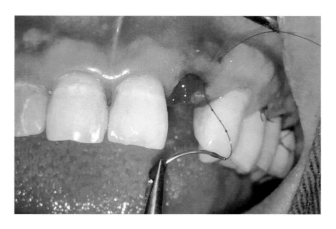

图 8-4-81
缝合线穿过隧道,从牙槽嵴顶穿出,用以牵拉结缔组织就位并固定

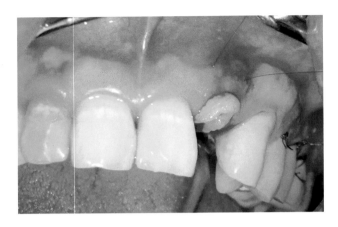

图 8-4-82
牵拉结缔组织就位并放置于适宜的位置和高度

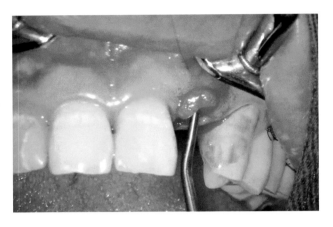

图 8-4-83
将结缔组织放置于可以稍微暴露（1mm 为宜）的位置

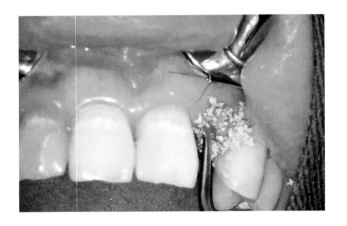

图 8-4-84
跳跃间隙严密填塞骨代用材料

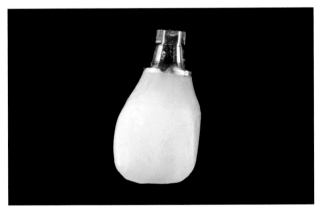

图 8-4-85
利用导板和携带体制作完成的即刻修复体

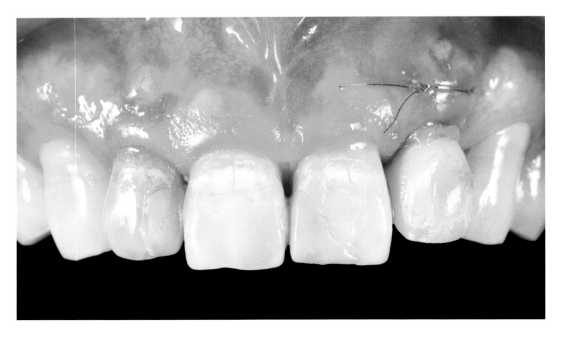

图 8-4-86
完成即刻种植、隧道法结缔组织移植、即刻修复后。隧道法结缔组织移植手术创伤较小，可以增加种植体周软组织厚度，避免种植后软组织进一步退缩，并且可以通过少量暴露实现龈缘高度的微量改善

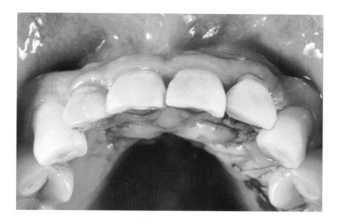

图 8-4-87
手术后即刻唇侧丰满度良好

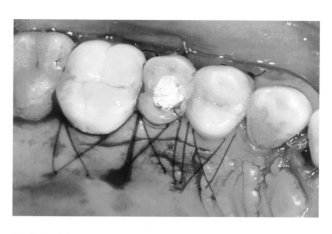

图 8-4-88
供区双悬吊缝合后

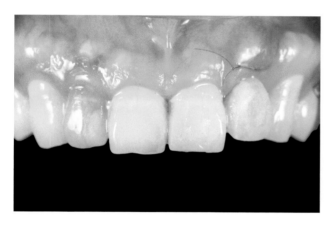

图 8-4-89
1 周复查,软组织愈合良好,龈缘高度较术前有轻微改善

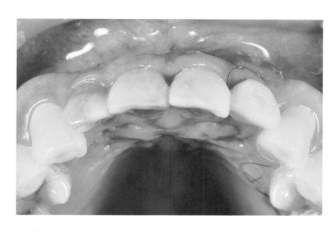

图 8-4-90
牙弓𬌗面像显示种植体唇侧软组织丰满度良好

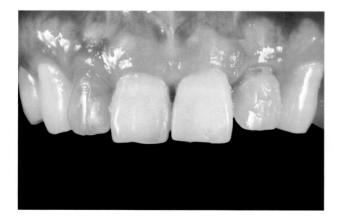

图 8-4-91
术后 4 个月,龈缘位置稳定,没有发生明显退缩,可以进行
永久修复

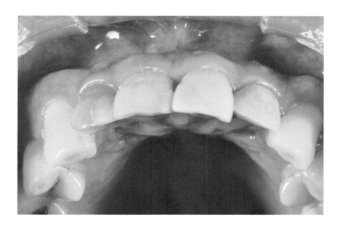

图 8-4-92
术后 4 个月,软组织唇侧轮廓稳定,没有发生明显萎缩塌陷

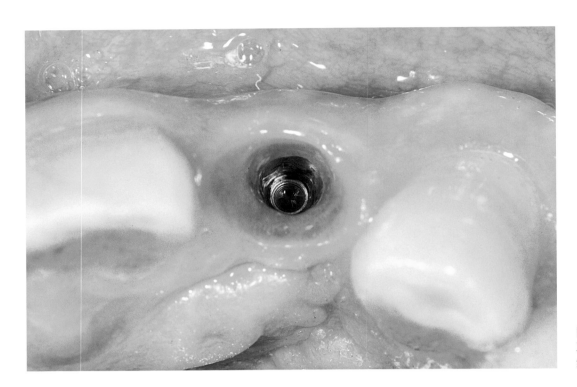

图 8-4-93
取下临时修复体可见良好的软组织袖口

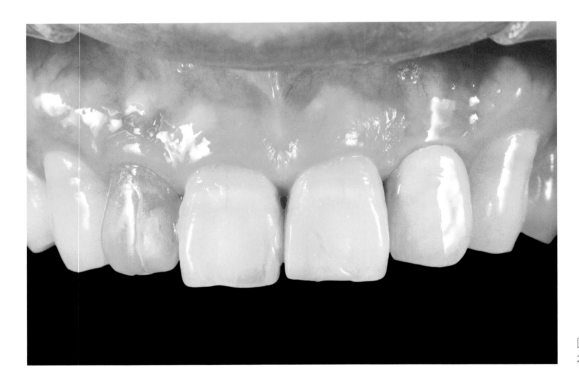

图 8-4-94
术后效果，龈缘曲线良好

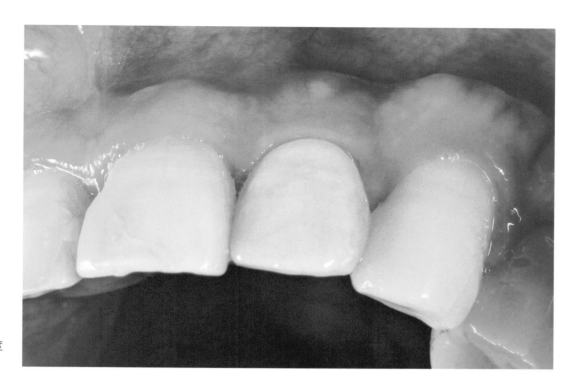

图 8-4-95
术后效果，唇侧软组织丰满度
良好

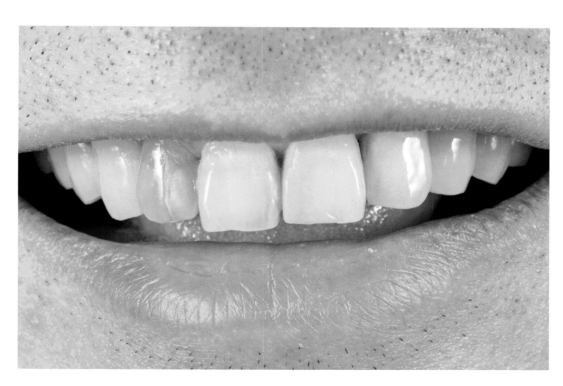

图 8-4-96
术后效果，患者获得满意的微笑
美学效果

（四）病例四

患者，男。因外伤造成上颌前牙广泛松动，其中双侧上颌中切牙松动明显，在外院暂时进行钢丝固定后，双侧上颌中切牙松动无法缓解，X线片检查见根部存在根折影像，不能保留，考虑行双侧上颌中切牙拔除即刻种植（图8-4-97）。

口内检查见21牙根部位已经有瘘管，考虑在即刻种植同时进行结缔组织移植，以加强、保护唇侧软组织，避免术后愈合不良，以及软组织状态不良（图8-4-98）。

分别拔除11、21的冠部和折断牙根（图8-4-99~图8-4-102）。

按照理想种植位点和轴向逐级预备，植入11、21种植体（图8-4-103~图8-4-106）。

11、21种植体位于良好穿出位点，唇侧跳跃间隙充足（图8-4-107）。

由于瘘管口位置比较靠近根方，移植物可以完全埋入软组织瓣中，因此可以应用质量更好的去上皮结缔组织。

制备隧道后，采用胶原蛋白海绵，规划结缔组织移植物的形态尺寸（图8-4-108）。

按照胶原蛋白海绵的形态，切取带上皮结缔组织（图8-4-109）。

将胶原蛋白海绵覆盖在供区，交叉 - 平行双悬吊缝合，并在术后戴用腭托，协助压迫止血（图8-4-110，图8-4-111）。

口外去上皮，获得质地良好的去上皮结缔组织（图8-4-112，图8-4-113）。

双水平褥式缝合固定移植物，将移植物安置到位，打结固定（图8-4-114）。

21唇侧准备应用胶原膜，进一步保护软组织，避免骨代用材料对唇侧软组织带来的刺激和创伤。将胶原膜修剪成适合隧道的形态，将胶原膜放置在隧道内、软组织和骨之间（图8-4-115，图8-4-116）。

跳跃间隙严密填塞骨代用材料（图8-4-117~图8-4-120）。

本病例未制作种植支持的临时修复体，其原因包括：邻牙均存在轻微的松动度，不能对中切牙种植支持临时修复体起到足够的分担、保护作用；双侧上颌中切牙很难避免前伸过程中的咬合力量，这对于即刻种植体存在比较大的风险。

安装愈合基台，轻轻拉拢缝合，以减少骨代用材料的脱落（图8-4-121，图8-4-122）。

7天后拆线，可见软组织愈合良好，21根部瘘管口已经闭合，软组织轮廓丰满，其中21位置的丰满度更明显（图8-4-123，图8-4-124）。

安装粘接桥过渡修复体，对软组织起到一定的承托、引导作用，患者微笑美学效果获得改善（图8-4-125，图8-4-126）。

术后2个月，可见软组织美学状态稳定，切端可见双侧上颌中切牙软组织唇侧轮廓保持了良好的丰满度，进行了软组织移植的21丰满度优于11（图8-4-127~图8-4-129）。

术后4个月，软组织轮廓、高度稳定，可以开始修复（图8-4-130，图8-4-131）。

取下愈合基台，更换临时基台，口内制作过渡修复体（图8-4-132~图8-4-135）。

过渡性修复体引导软组织成熟、稳定（图8-4-136，图8-4-137）。

获得良好的牙龈袖口，安放数字化扫描杆进行数字印模（图8-4-138，图8-4-139）。

最终获得良好的美学效果（图8-4-140，图8-4-141）。

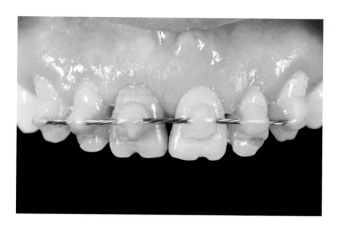

图 8-4-97
上颌前牙外伤、钢丝固定后

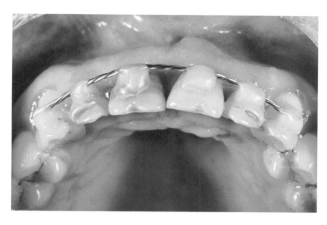

图 8-4-98
双侧上颌中切牙松动明显,21 牙根部位已经有瘘管,决定拔除 11、21,即刻种植

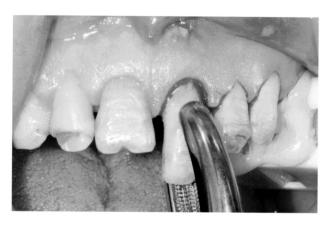

图 8-4-99
拔除 21 冠部

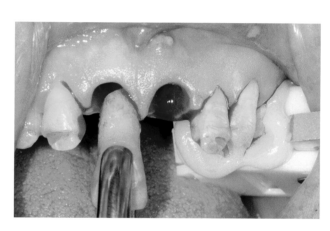

图 8-4-100
拔除 11 冠部

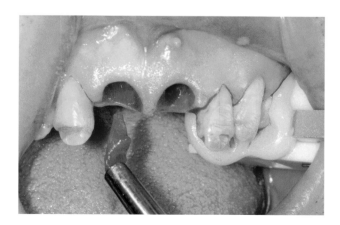

图 8-4-101
拔除 11 折断残根

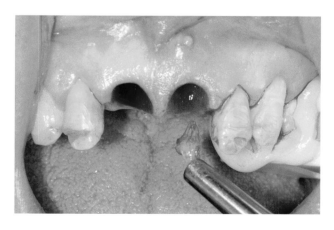

图 8-4-102
拔除 21 折断残根

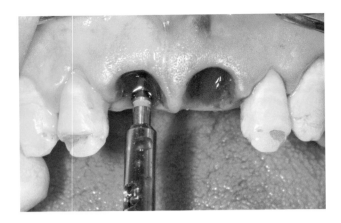

图 8-4-103
按照理想种植位点和轴向逐级预备

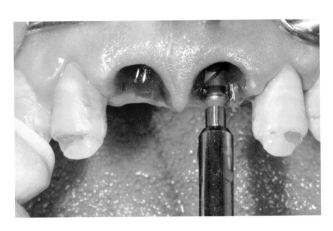

图 8-4-104
按照理想种植位点和轴向逐级预备

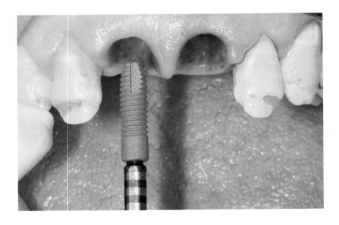

图 8-4-105
植入 11 种植体

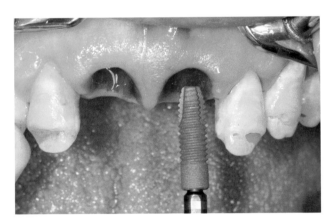

图 8-4-106
植入 21 种植体

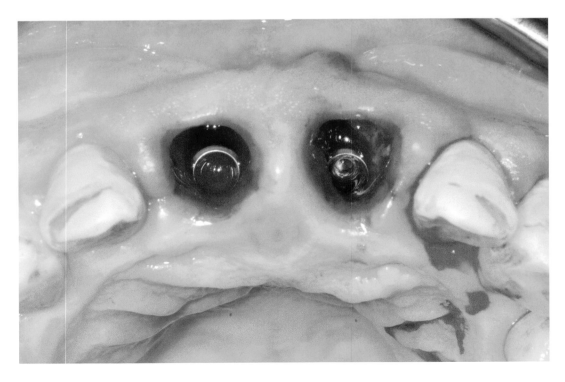

图 8-4-107
11、21 种 植 体 位
于良好穿出位点，
唇侧跳跃间隙充足

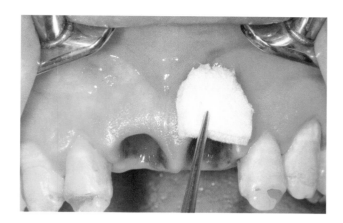

图 8-4-108

唇侧隧道制备完成后,采用胶原蛋白海绵,规划结缔组织移植物的形态尺寸

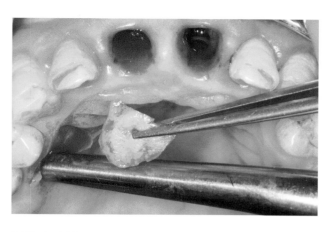

图 8-4-109

按照胶原蛋白海绵的形态,切取带上皮结缔组织

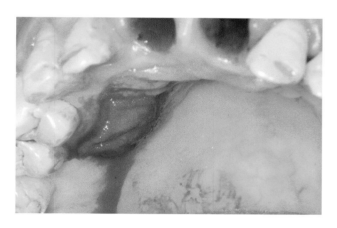

图 8-4-110

将胶原蛋白海绵覆盖在供区

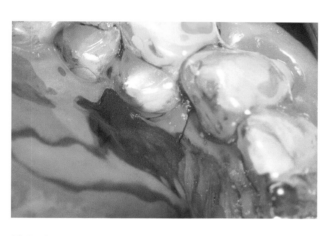

图 8-4-111

交叉 - 平行双悬吊缝合,术后戴用腭托协助压迫止血

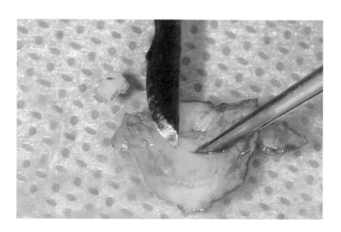

图 8-4-112

口外去上皮

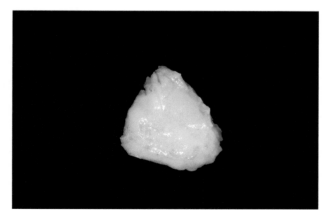

图 8-4-113

去净上皮的结缔组织

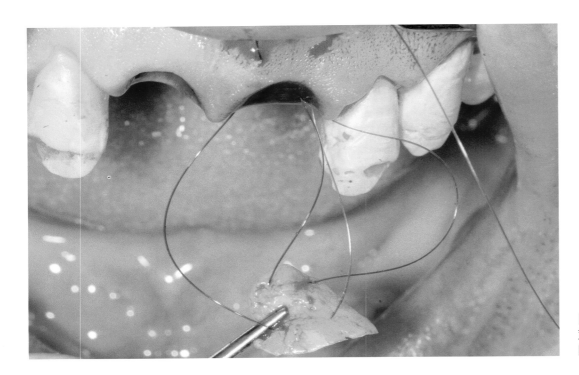

图 8-4-114
双水平褥式缝合
固定移植物

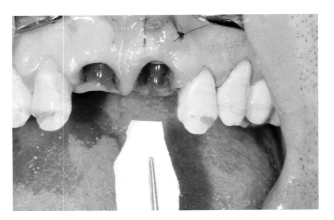

图 8-4-115
将移植物安置到位,打结固定。21 唇侧准备胶原膜进一步
保护软组织

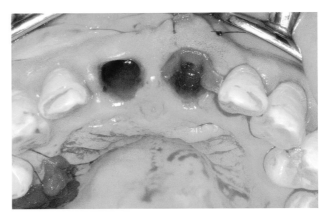

图 8-4-116
将胶原膜放置在隧道内、软组织和骨之间

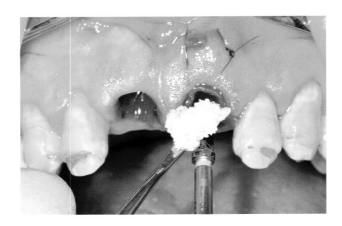

图 8-4-117
跳跃间隙严密填塞骨代用材料

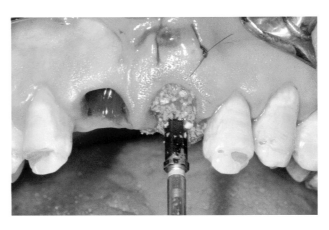

图 8-4-118
跳跃间隙严密填塞骨代用材料

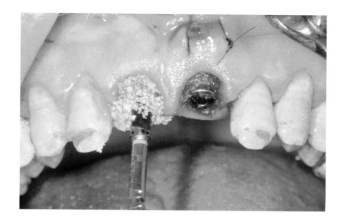

图 8-4-119
11 跳跃间隙直接填塞骨代用材料

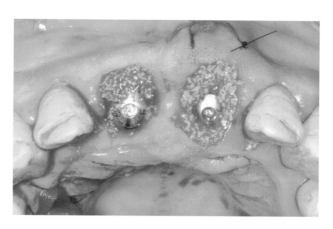

图 8-4-120
植骨完成后

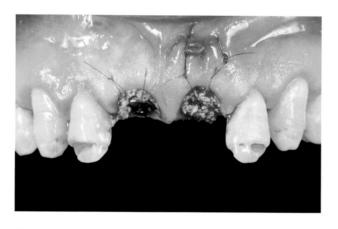

图 8-4-121
轻轻拉拢缝合,减少骨代用材料的脱落

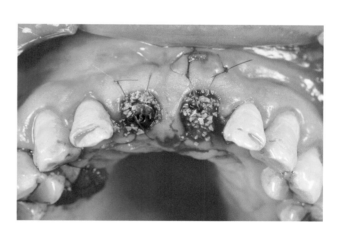

图 8-4-122
轻轻拉拢缝合后

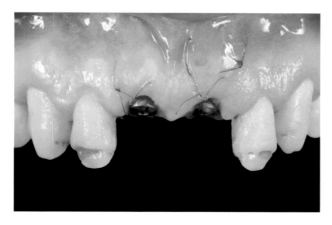

图 8-4-123
7 天后拆线,可见软组织愈合良好,21 根部瘘管口已经闭合

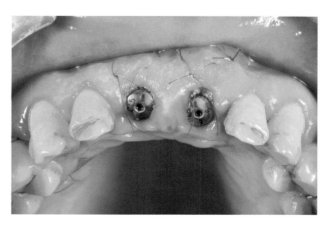

图 8-4-124
7 天后拆线,可见软组织轮廓丰满,21 位置更丰满

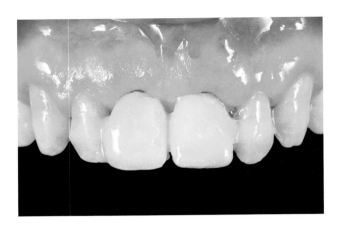

图 8-4-125
安装粘接桥过渡修复体，对软组织起到一定的承托、引导作用

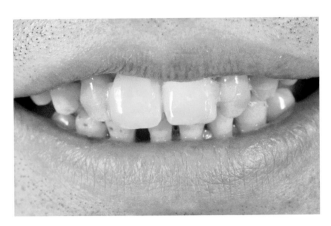

图 8-4-126
患者微笑美学效果获得改善

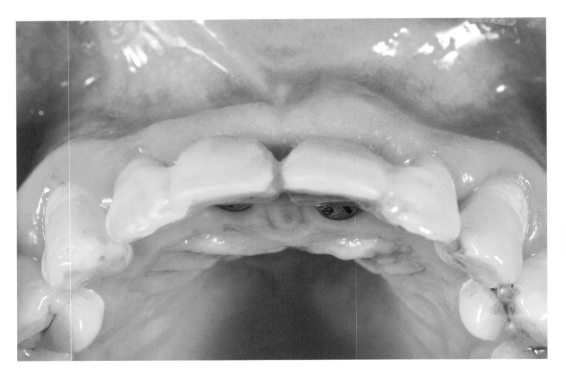

图 8-4-127
术后 2 个月，可见软组织美学状态稳定，切端可见双侧上颌中切牙软组织唇侧轮廓保持了良好的丰满度，进行了软组织移植的 21 丰满度优于 11

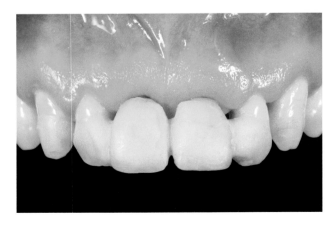

图 8-4-128
种植术后 2 个月复查，软组织形态、轮廓稳定

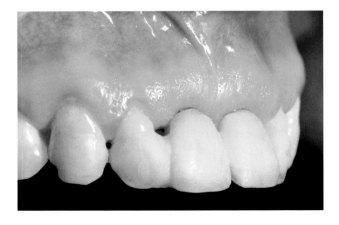

图 8-4-129
种植术后 2 个月复查，软组织轮廓稳定

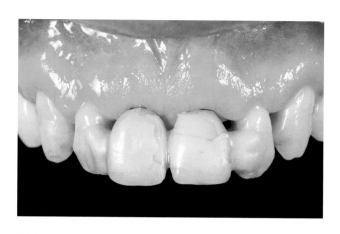

图 8-4-130
种植术后 4 个月复查,软组织形态、轮廓稳定

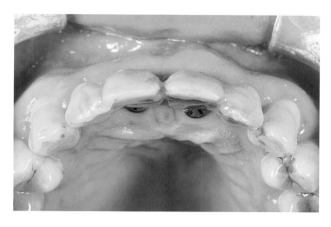

图 8-4-131
种植术后 4 个月复查,软组织轮廓稳定

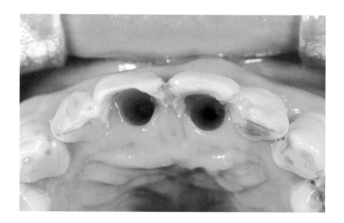

图 8-4-132
取出愈合基台

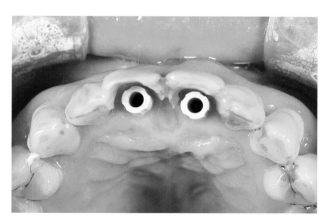

图 8-4-133
更换临时基台

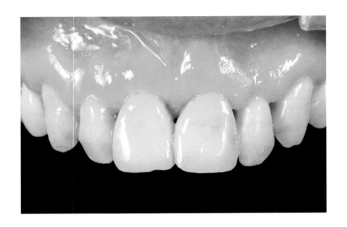

图 8-4-134
制作椅旁过渡修复体

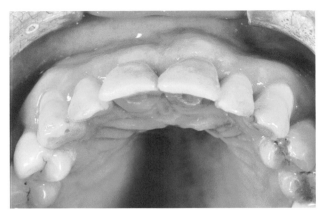

图 8-4-135
制作椅旁过渡修复体

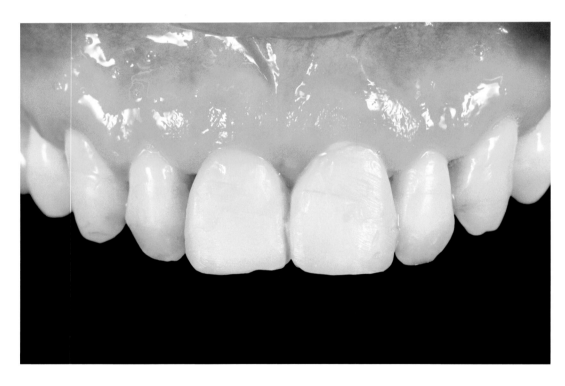

图 8-4-136
过渡修复体引导
软组织成熟、稳定

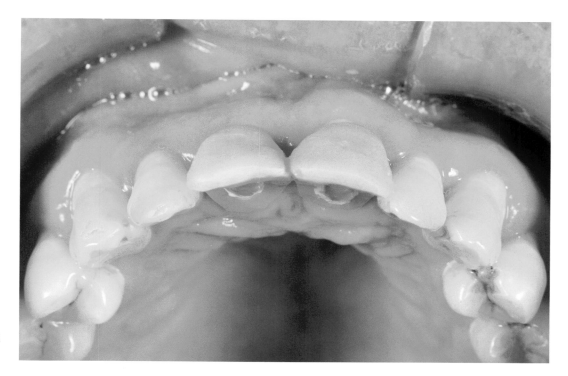

图 8-4-137
过渡修复体引导
软组织成熟、稳定

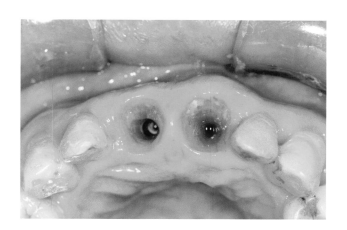

图 8-4-138
获得良好的穿龈袖口

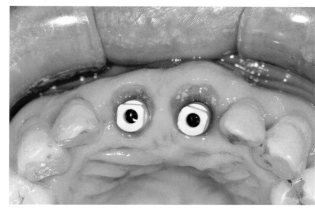

图 8-4-139
安放数字化扫描杆进行数字印模

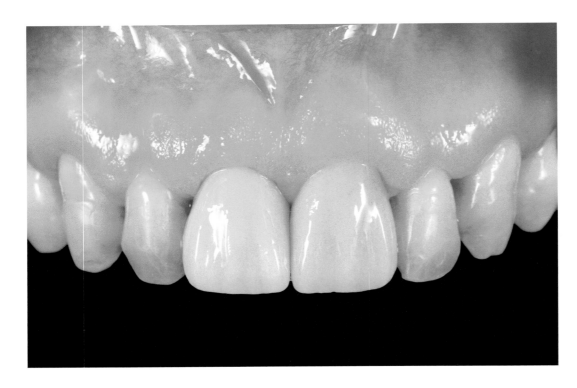

图 8-4-140
修复后获得良好的美学效果

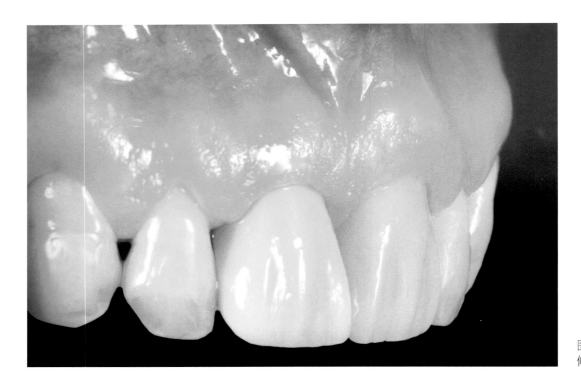

图 8-4-141
修复后获得良好的美学效果

（五）病例五

患者,女。上颌前牙固定义齿修复多年,近期脱落,要求种植义齿修复。

口内检查见 12 缺失,间隙较小;11 为树脂临时冠修复;13 残根,龋坏达龈下较深,不能保留,同时可见 13 牙龈较薄,角化龈宽度较小、膜龈联合位置较靠向冠方;颈缘位置略高,牙槽嵴顶软组织状态不佳(图 8-4-142~ 图 8-4-145)。

术前CBCT可见13、12种植区域近远中骨空间不足,因此设计植入13,单端桥修复;根据 CBCT 设计种植体植入位点和轴向,可以按照良好的美学位点和轴向植入,但唇侧骨板略薄,需要更厚的软组织予以保护,避免吸收(图 8-4-146,图 8-4-147)。

根据术前情况,以及 CBCT 分析,确定 13 可以拔除后即刻种植,但需要进行软组织移植,增高牙槽嵴顶软组织,同时增厚唇侧软组织轮廓,也可以对骨组织形成更好的保护;并且在软组织移植后不希望改变 13 膜龈联合位置。基于以上对软组织移植的需求,我们决定采用相对特殊的部分带上皮结缔组织。

微创拔除患牙牙根,搔刮拔牙窝,去除根尖病变,过氧化氢－生理盐水交替冲洗,获得清洁的拔牙窝(图 8-4-148~ 图 8-4-151)。

试戴导板,导板辅助下逐级备洞、颈部成形、植入种植体(图 8-4-152~ 图 8-4-160)。

安装 4×2 愈合基台,基台顶端在龈缘下 1mm(图 8-4-161)。

龈乳头剥离子剥离附着龈全厚瓣,略超过膜龈联合;可弯隧道刀制备半厚瓣隧道,保证黏膜具有一定的动度(图 8-4-162~ 图 8-4-164)。

应用胶原蛋白海绵确定拔牙窝洞口形态、面积(图 8-4-165)。

跳跃间隙内严密填塞骨代用材料(图 8-4-166,图 8-4-167)。

将胶原蛋白海绵置于供区;按照胶原蛋白海绵形态,切出浅切口,标志移植物形态;按照标记切取部分带上皮结缔组织移植物(图 8-4-168~ 图 8-4-171)。

供区覆盖胶原蛋白海绵,交叉－水平双悬吊缝合,压迫止血(图 8-4-172,图 8-4-173)。

将移植物置于受区比对形态、大小,将不带上皮部分分别插入唇腭侧隧道内,用于增厚唇侧软组织轮廓;带上皮部分封闭拔牙窝,同时增高牙槽嵴顶软组织厚度(图 8-4-174,图 8-4-175)。

交叉轻加压缝合,边缘对位精确缝合(图 8-4-176,图 8-4-177)。

制作临时桥体,保护移植物;制作腭护板,保护临时桥体,同时保护供区减少出血(图 8-4-178,图 8-4-179)。

7 天后复查,可见软组织愈合良好(图 8-4-180,图 8-4-181)。

二期手术前,软组织健康、丰满,13 唇侧软组织轮廓丰满,牙槽嵴顶高度有所改善(图 8-4-182,图 8-4-183)。

二期手术及修复过程将在后文中介绍。

最终修复后,龈缘曲线获得良好改善,13 唇侧丰满度良好,获得了完美的修复效果(图 8-4-184,图 8-4-185)。

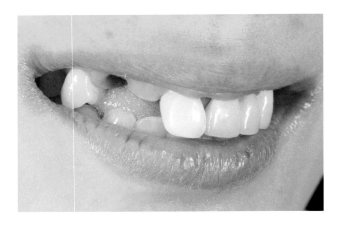

图 8-4-142
上颌前牙固定桥脱落,尖牙龋坏严重,不能保留

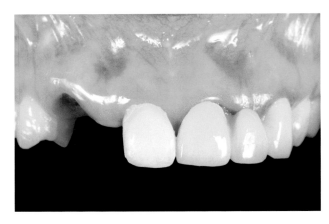

图 8-4-143
12 缺失,11 临时冠修复,13 颈缘位置略高

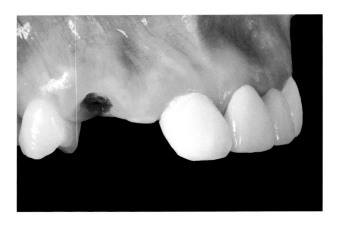

图 8-4-144
侧面观 13 角化龈宽度小,膜龈联合靠近冠方

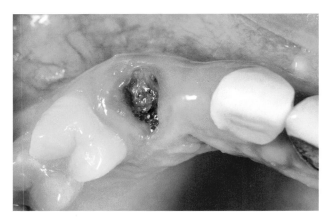

图 8-4-145
13 牙龈较薄,牙槽嵴顶软组织状态不佳

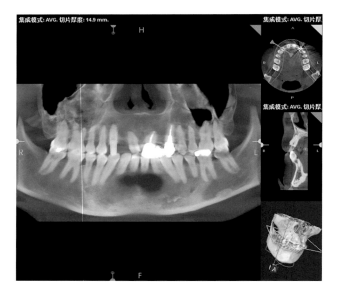

图 8-4-146
术前 CBCT,近远中骨空间不足,设计植入 13,单端桥修复

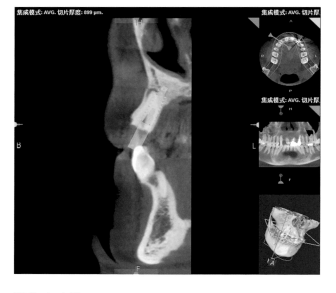

图 8-4-147
术前 CBCT 设计,种植体可以按照良好的美学轴向植入,唇侧骨板略薄

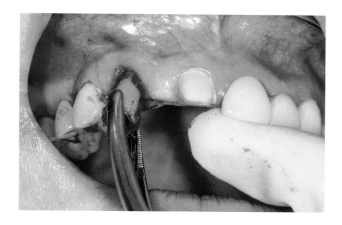

图 8-4-148

微创拔除牙根

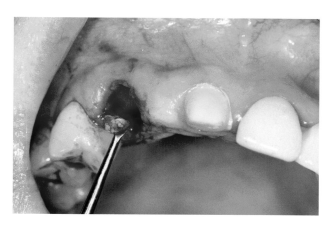

图 8-4-149

搔刮拔牙窝,去除根尖病变

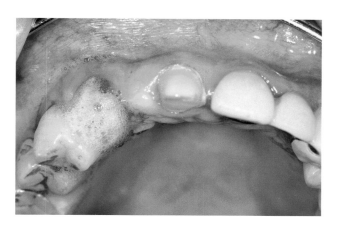

图 8-4-150

过氧化氢 – 生理盐水交替冲洗

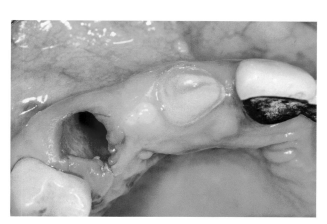

图 8-4-151

清洁的拔牙窝

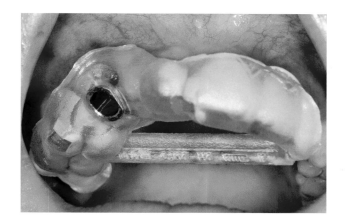

图 8-4-152

试戴导板

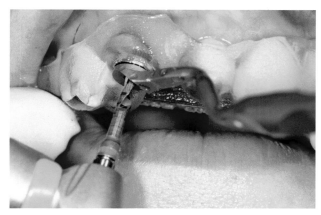

图 8-4-153

导板辅助下逐级备洞

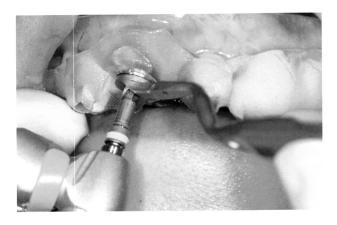

图 8-4-154
导板辅助下逐级备洞

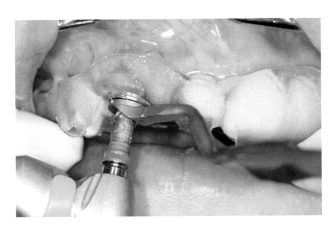

图 8-4-155
导板辅助下逐级备洞

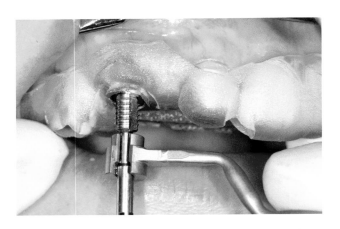

图 8-4-156
导板辅助下颈部成形

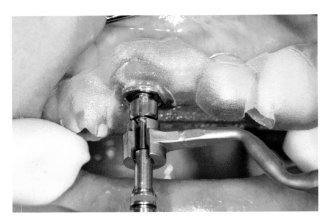

图 8-4-157
导板辅助下颈部成形

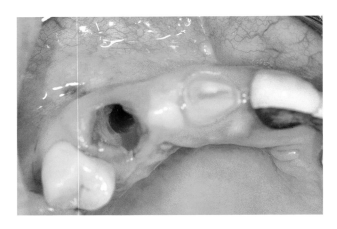

图 8-4-158
预备完成的种植窝洞

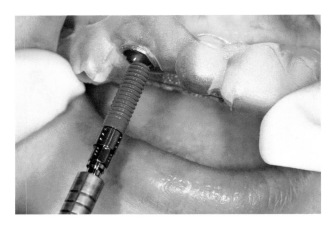

图 8-4-159
导板辅助下植入种植体

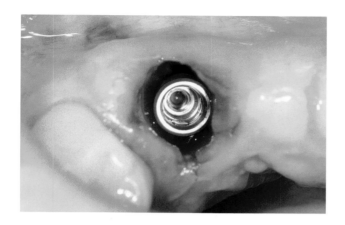

图 8-4-160
种植体植入后

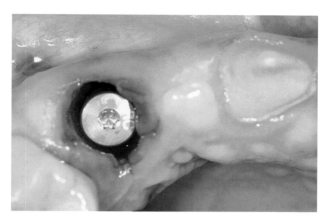

图 8-4-161
安装 4×2 愈合基台,基台顶端在龈缘下 1mm

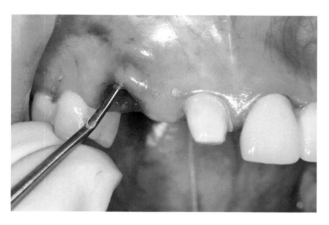

图 8-4-162
龈乳头剥离子剥离附着龈全厚瓣,略超过膜龈联合

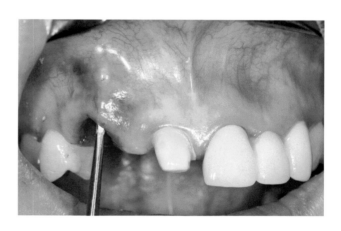

图 8-4-163
可弯隧道刀制备半厚瓣隧道

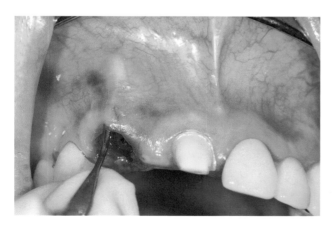

图 8-4-164
可弯隧道刀制备半厚瓣隧道,保证黏膜具有一定的动度

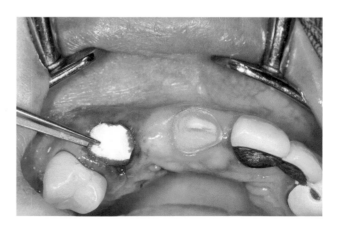

图 8-4-165
应用胶原蛋白海绵确定拔牙窝洞口形态、面积

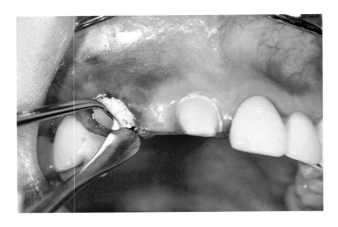

图 8-4-166
跳跃间隙内严密填塞骨代用材料

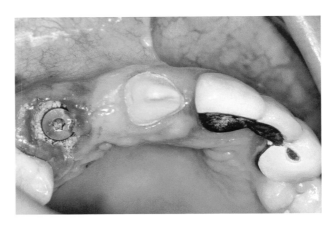

图 8-4-167
跳跃间隙内严密填塞骨代用材料

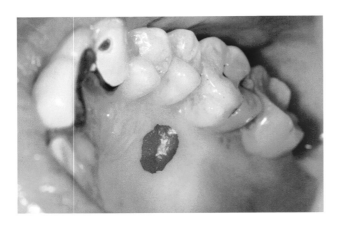

图 8-4-168
将胶原蛋白海绵置于供区

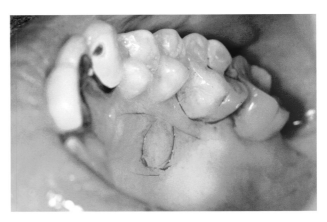

图 8-4-169
按照胶原蛋白海绵形态，切出浅切口，标志移植物形态

①扫描二维码
②下载 APP
③注册登录
④观看视频

视频 70　即刻种植同期部分带上皮 CTG 移植改善龈缘曲线和唇侧丰满度

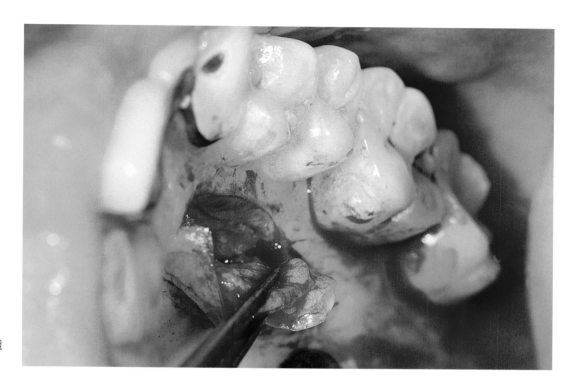

图 8-4-170
按照标记切取部分带上皮结缔组
织移植物

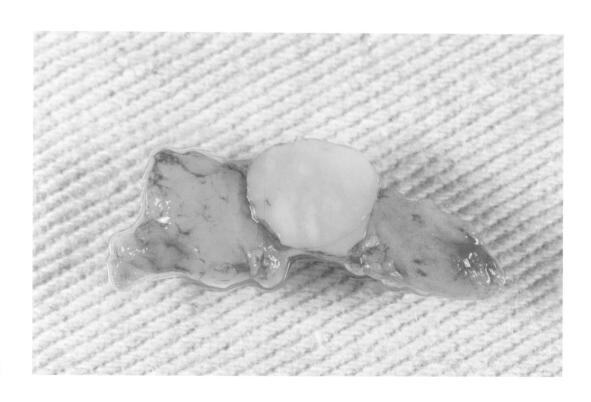

图 8-4-171
切取出的部分带上皮结缔组织

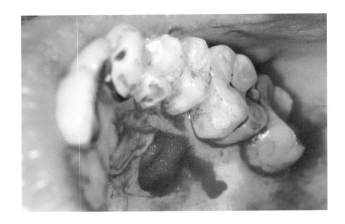

图 8-4-172
切取完移植物的供区

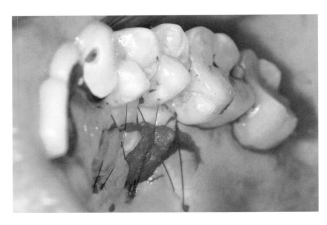

图 8-4-173
供区覆盖胶原蛋白海绵,交叉－水平双悬吊缝合,压迫止血

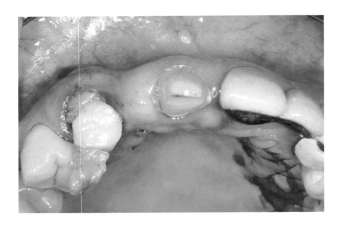

图 8-4-174
将移植物置于受区比对形态、大小

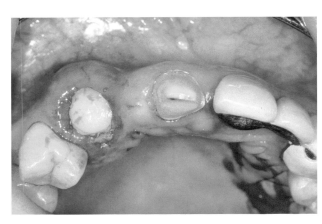

图 8-4-175
将不带上皮部分分别插入唇腭侧隧道内

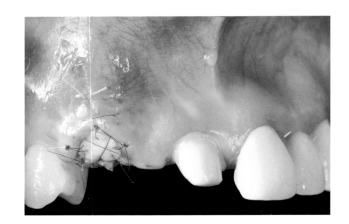

图 8-4-176
交叉轻加压缝合,边缘对位精确缝合

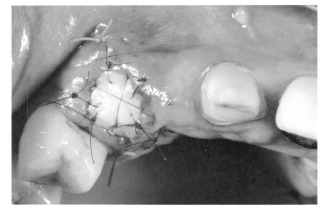

图 8-4-177
交叉轻加压缝合,边缘对位精确缝合

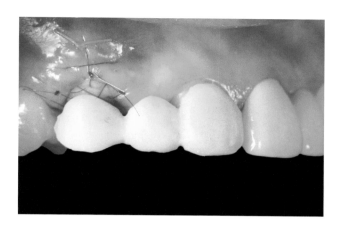

图 8-4-178
制作临时桥体,保护移植物

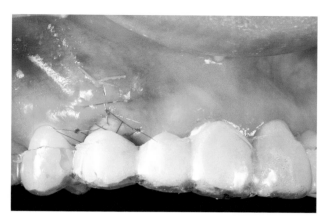

图 8-4-179
制作腭护板,保护临时桥体,同时保护供区减少出血

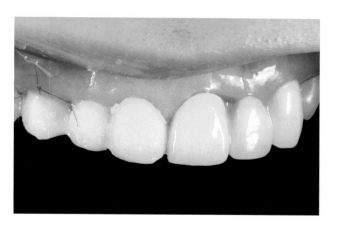

图 8-4-180
7 天后复查,可见软组织愈合良好

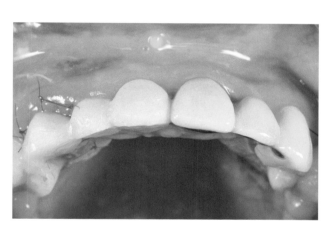

图 8-4-181
7 天后复查,可见软组织愈合良好

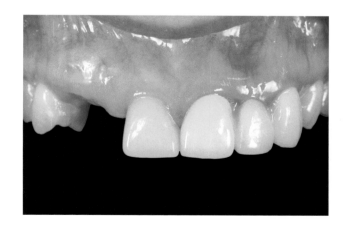

图 8-4-182
二期手术前,软组织健康、丰满,13 牙槽嵴顶高度有所改善

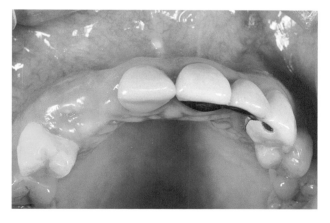

图 8-4-183
二期手术前,软组织健康,唇侧软组织轮廓丰满

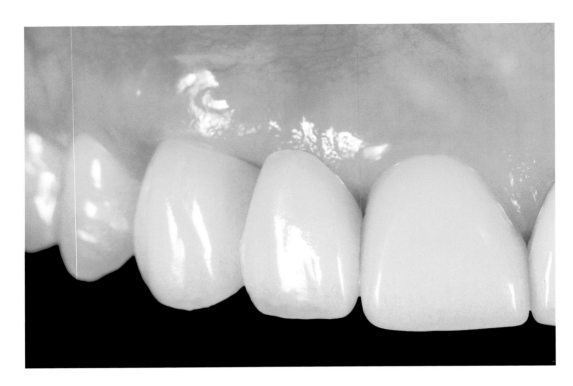

图 8-4-184
最终修复后，龈缘曲线获得良好
改善，获得完美修复效果

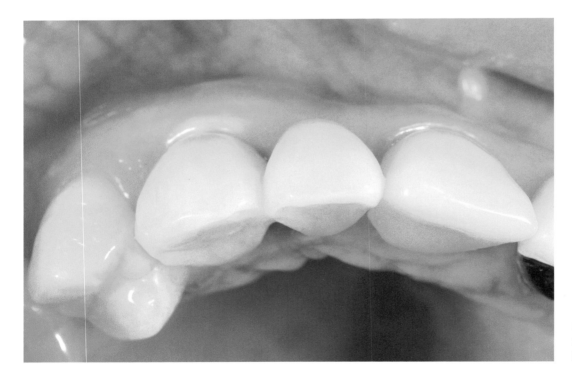

图 8-4-185
最终修复后，13 唇侧丰满度良好，
获得完美修复效果

（六）病例六

患者，女。上颌前牙冠折达龈下，不能保存，考虑拔除后即刻种植。

患者微笑时可暴露龈乳头，属于中低位粉色美学微笑（PESL-2）。口内检查见 11 冠折，龈缘位置较 21 靠根方；11 软组织薄，唇侧角化龈宽度低，唇侧软组织轮廓丰满度尚可（图 8-4-186~ 图 8-4-189）。

术前 CBCT 显示种植位点可行即刻种植，唇侧骨壁完整，可按照理想位点和轴向植入种植体（图 8-4-190，图 8-4-191）。

考虑到种植位点唇侧软组织厚度、龈缘曲线均需要进行一定的改善，同时不希望改变唇侧膜龈联合位置，可以应用的软组织移植技术包括部分带上皮结缔组织，或者带蒂结缔组织瓣。为了更好的恢复近中部分软组织高度、保证近中龈乳头的充盈，我们选择应用带蒂结缔组织瓣。

拔除残根，拔牙窝可见四壁骨完整（图 8-4-192，图 8-4-193）。

导板辅助下逐级备洞、颈部成形（图 8-4-194~ 图 8-4-196）。

植入种植体，因为考虑同期进行带蒂结缔组织移植，故采用埋入愈合（图 8-4-197）。

龈乳头剥离子剥离附着龈，略超过膜龈联合（图 8-4-198，图 8-4-199）。

应用隧道刀做根方半厚瓣分离，分离达到较深位置，利于瓣的活动（图 8-4-200，图 8-4-201）。

跳跃间隙严密填塞骨代用材料（图 8-4-202，图 8-4-203）。

上腭部切取带蒂结缔组织瓣，将瓣转移至创口，严密覆盖创口，并插入唇侧隧道内，以增厚唇侧软组织，改善唇侧软组织轮廓，改善未来龈缘位置（图 8-4-204~ 图 8-4-206）。

插入隧道内的移植物缝合固定，拔牙窝交叉轻加压缝合固定移植物，完成严密缝合（图 8-4-207~ 图 8-4-210）。

二期手术后制作临时修复体塑形近中龈乳头形态（图 8-4-211）。

调整临时修复体形态，促进软组织塑形（图 8-4-212）。

最终修复后，近中部分软组织获得完好重塑，微笑状态下，近中龈乳头呈现完美状态（图 8-4-213，图 8-4-214）。

术后右侧微笑美学效果，11 近中龈乳头非常完美；远中龈乳头有一定欠缺，但对美学效果影响相对较小。术后左侧微笑美学效果非常完美（图 8-4-215，图 8-4-216）。

①扫描二维码
②下载 APP
③注册登录
④观看视频

视频 71　即刻种植同期带蒂 CTG 移植改善龈缘曲线和软组织厚度

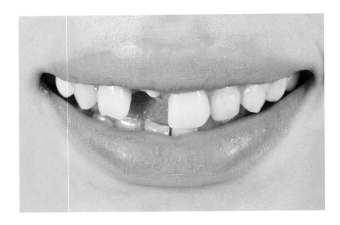

图 8-4-186
患者上颌前牙冠折,微笑可暴露龈乳头

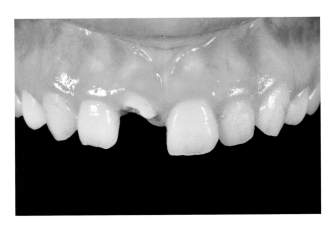

图 8-4-187
11 冠折,牙龈薄,龈缘位置较 21 靠根方

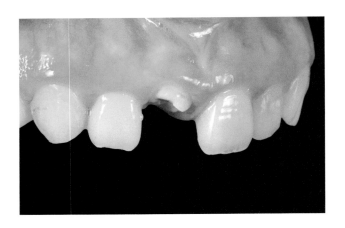

图 8-4-188
11 唇侧角化龈宽度低

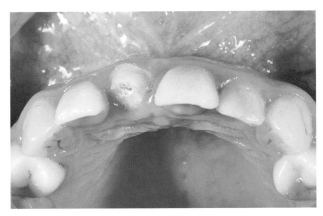

图 8-4-189
11 唇侧软组织轮廓丰满度尚可

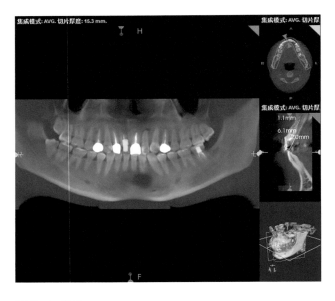

图 8-4-190
术前 CBCT 示可行即刻种植

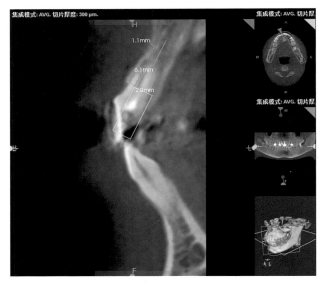

图 8-4-191
CBCT 显示唇侧骨壁完整,可按照最理想位点和轴向植入种植体

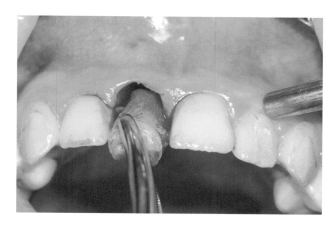

图 8-4-192
拔除残根

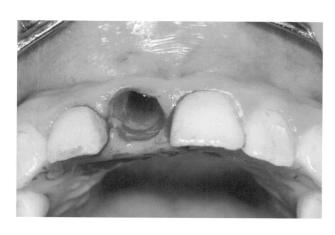

图 8-4-193
拔牙窝可见四壁骨完整

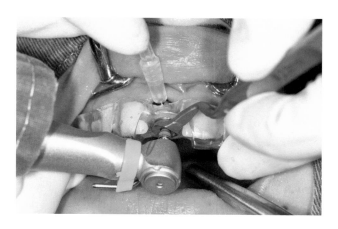

图 8-4-194
导板辅助下逐级备洞

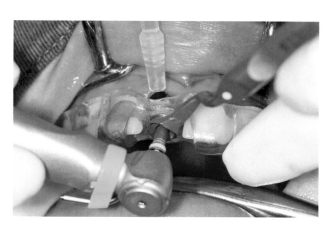

图 8-4-195
导板辅助下逐级备洞

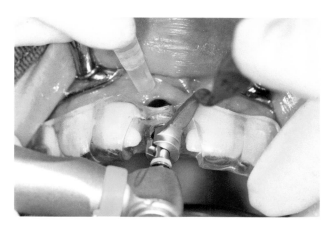

图 8-4-196
导板辅助下颈部成形

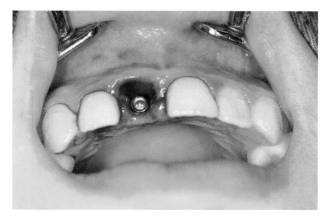

图 8-4-197
植入种植体,因为考虑进行带蒂结缔组织移植,故采用埋入愈合

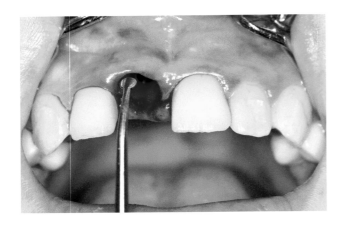

图 8-4-198
龈乳头剥离子剥离附着龈

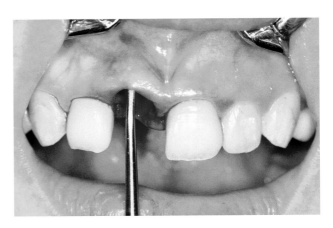

图 8-4-199
龈乳头剥离子剥离略超过膜龈联合

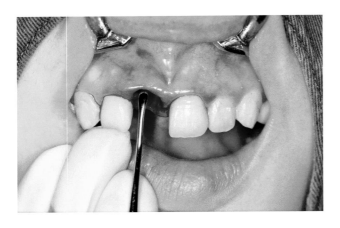

图 8-4-200
应用隧道刀做根方半厚瓣分离

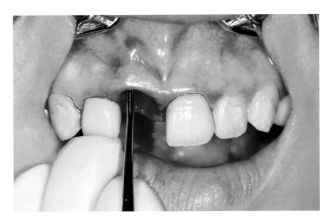

图 8-4-201
根方半厚瓣分离达到较深位置，利于瓣的活动

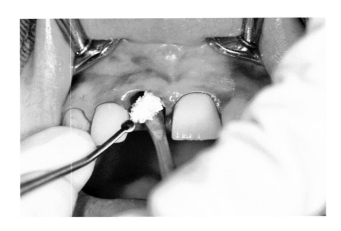

图 8-4-202
跳跃间隙严密填塞骨代用材料

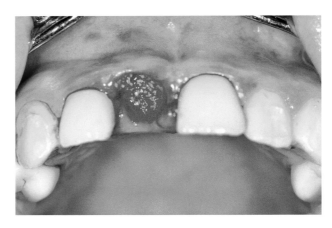

图 8-4-203
跳跃间隙严密填塞骨代用材料

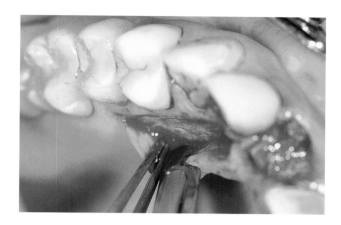

图 8-4-204
上腭部切取带蒂结缔组织瓣

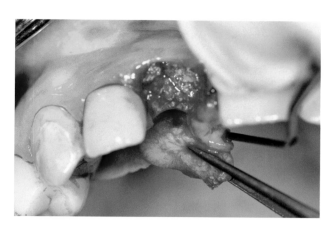

图 8-4-205
将瓣转移至创口

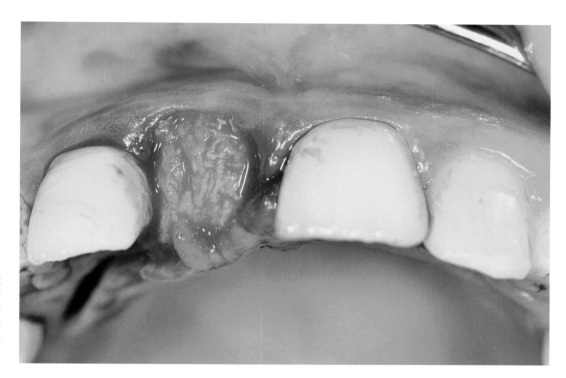

图 8-4-206
带蒂瓣严密覆盖
创口,并插入唇侧
隧道内,以增厚唇
侧软组织,改善唇
侧软组织轮廓,改
善未来龈缘位置

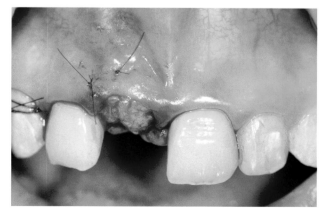

图 8-4-207
插入隧道内的移植物缝合固定

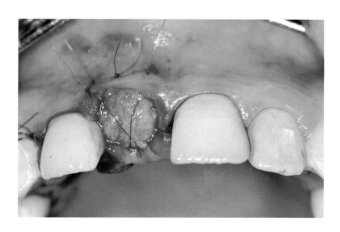

图 8-4-208
拔牙窝交叉轻加压缝合固定移植物

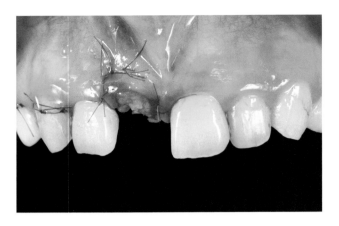

图 8-4-209
严密缝合后

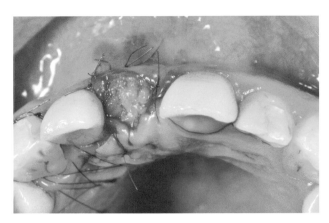

图 8-4-210
严密缝合后

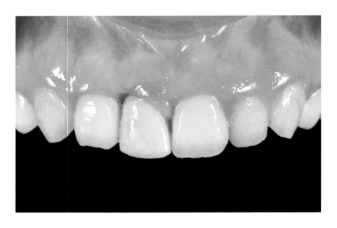

图 8-4-211
二期手术后制作临时修复体塑形近中龈乳头形态

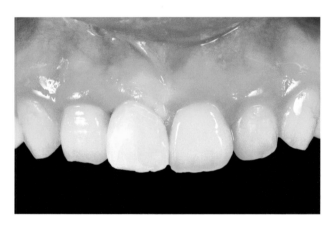

图 8-4-212
调整临时修复体形态,促进软组织塑形

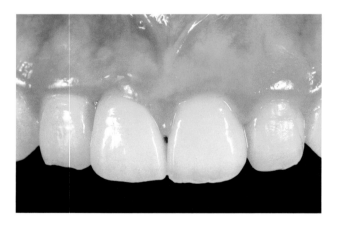

图 8-4-213
最终修复后,近中部分软组织获得完好重塑

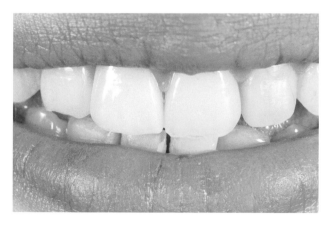

图 8-4-214
微笑状态下,近中龈乳头呈现完美状态

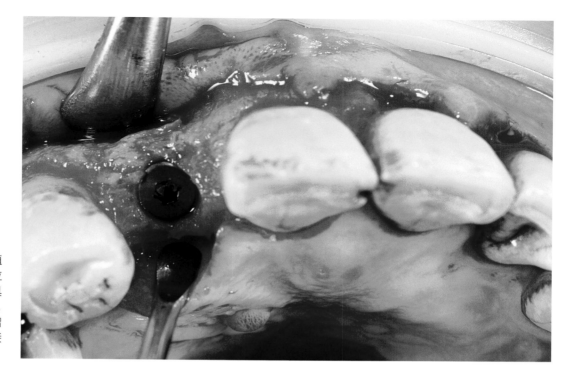

图 8-5-5
翻瓣种植,22 植入在理想种植位点和轴向,唇侧具有足够厚度的骨,不需要进行骨增量处理,可以直接行结缔组织移植

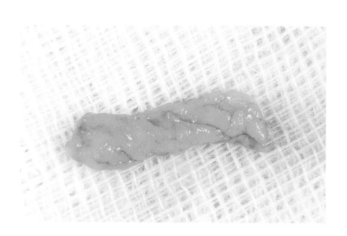

图 8-5-6
腭部切取结缔组织,分成大小两部分应用

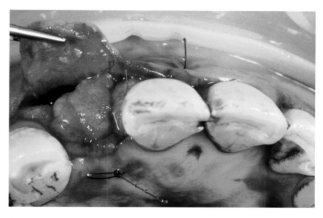

图 8-5-7
大部分移植物应用于 22 位点,置于牙槽嵴顶和唇侧转折处,用于同时增高牙槽嵴顶和增厚唇侧软组织轮廓

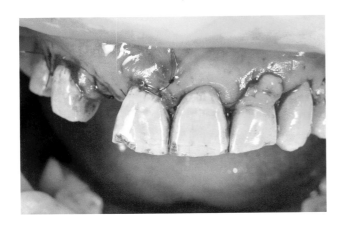

图 8-5-8
少部分移植物用于辅助 22 冠向复位

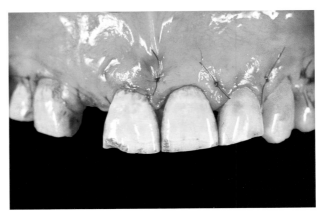

图 8-5-9
冠向复位,缝合完成

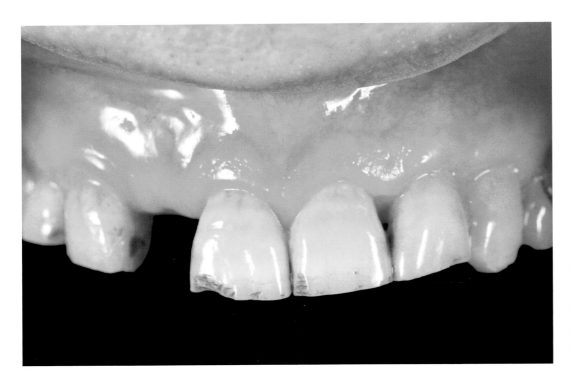

图 8-5-10
4 个月后,上颌前牙牙龈曲线获得明显改善,12 唇侧软组织轮廓也获得明显改善,为后期修复做好了准备

（二）病例二

患者,女。上颌前牙缺失,高位微笑,软硬组织存在缺失,要求种植修复(图8-5-11)。

口内检查可见,12软组织量不足;侧面牙列像中可以更明显地看到缺牙区软组织量不足;牙弓𬌗面像可以更直接地反映软硬组织的缺损(图8-5-12~图8-5-14)。

术前CBCT可见12唇侧有明显骨轮廓缺损,预计种植体植入后唇侧中部会有骨开窗,需要进行少量骨增量处理。由于植骨量可预估到并不大,因此计划同期进行软组织移植处理(图8-5-15)。

由于术区空间较小,为了减小对软组织的不必要创伤,提高手术精度,采用显微刀片切开全厚瓣、邻牙沟内切口(图8-5-16,图8-5-17)。

龈乳头剥离子初始分离全厚瓣,之后换Buser骨膜剥离子剥开整体全厚瓣(图8-5-18)。

应用显微隧道刀进行近中部分的半厚瓣减张(图8-5-19)。

检查减张效果,为软硬组织增量做好充分准备(图8-5-20)。

先锋钻预备种植窝洞,逐级预备种植窝洞,植入种植体,种植体从唇面少量暴露(图8-5-21~图8-5-23)。

小球钻点状磨穿骨皮质,为植骨创造有利的血运条件(图8-5-24)。

用骨凿在邻近骨突处取骨屑,置于暴露的种植体表面(图8-5-25)。

骨缺损处植入Bio-Oss骨粉,植骨区覆盖Bio-Guide胶原膜(图8-5-26,图8-5-27)。

从腭部切取游离结缔组织瓣(图8-5-28)。

缝合远中垂直切口;将游离结缔组织从牙槽嵴顶置入,放置在唇面和牙槽嵴顶转折位置,利于增高、增厚种植体周软组织,以保证修复后的美学效果(图8-5-29)。

黏膜深部交叉轻加压缝合,固定移植物,保证移植物稳定在最适合的位置,同时起到创口减张缝合的作用(图8-5-30)。

切缘无张力严密对位缝合,供区为水平-交叉双悬吊缝合(图8-5-31~图8-5-34)。

7天后复诊,拆线前,可见创口一期愈合(primary healing),唇颊侧软硬组织丰满度良好(图8-5-35,图8-5-36)。

拆线后即刻,见软组织愈合非常好,高度明显改善,为后期修复奠定了非常好的基础;由于近中未增加垂直切口,软组织状态非常健康,11龈缘形态没有变化;牙弓𬌗面像可见软硬组织轮廓获得明显改善,非常丰满,为后期修复奠定良好基础(图8-5-37,图8-5-38)。

本病例二期手术、后期修复将在第九章第三、第四节中详细介绍。

①扫描二维码
②下载 APP
③注册登录
④观看视频

视频 73　延期种植同期植骨、CTG 移植

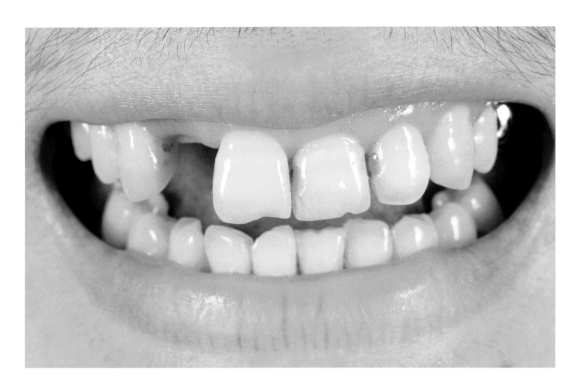

图 8-5-11
年轻女性患者,12 缺失,高位微
笑,软硬组织存在缺失

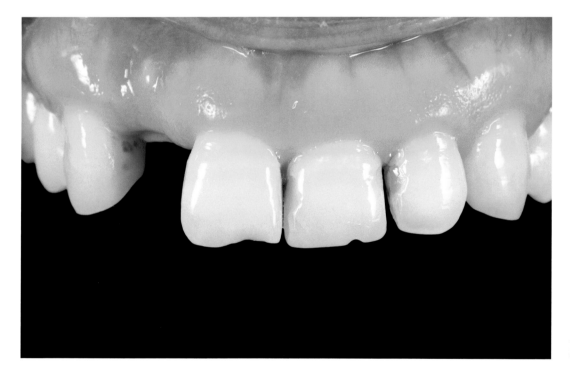

图 8-5-12
正面牙列像,可见 12 软组织量
不足

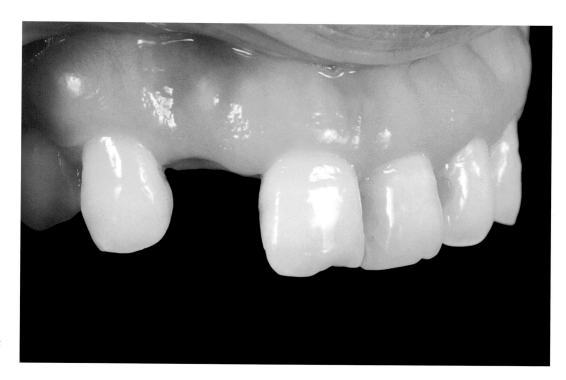

图 8-5-13

侧面牙列像可以更明显地看到缺牙区软组织量不足

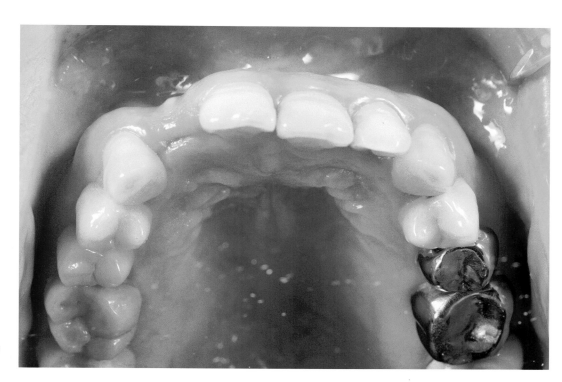

图 8-5-14

牙弓殆面像可以更直接地反映软硬组织的缺损

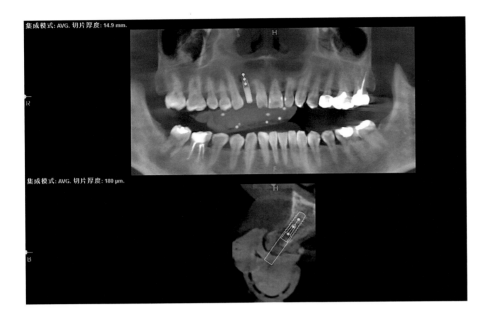

图 8-5-15
术前 CBCT 可见唇侧明显骨轮廓缺损,预计种植体植入后唇侧中部会有骨开窗,需要进行少量骨增量处理,计划同期进行软组织移植处理

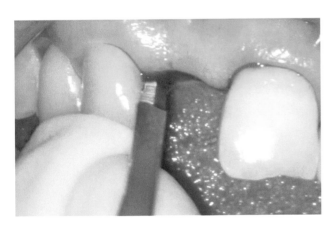

图 8-5-16
由于术区空间较小,为了减小对软组织的不必要创伤,提高手术精度,采用显微刀片切开全厚瓣

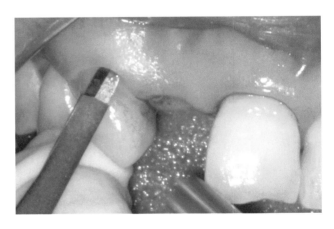

图 8-5-17
显微刀片行邻牙沟内切口

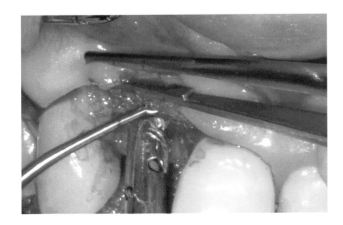

图 8-5-18
龈乳头剥离子分离全厚瓣

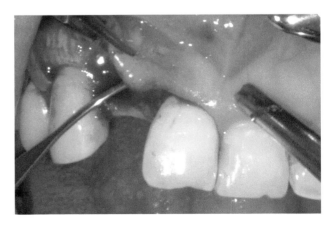

图 8-5-19
显微隧道刀进行近中部分的半厚瓣减张

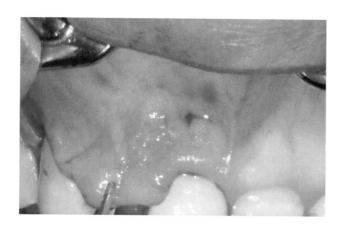

图 8-5-20
检查减张效果,为软硬组织增量做好充分准备

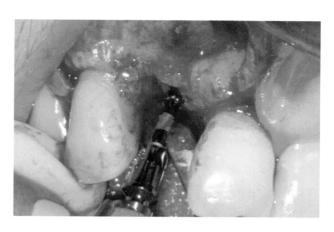

图 8-5-21
先锋钻预备种植窝洞

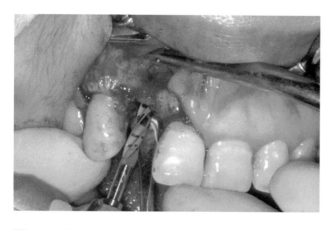

图 8-5-22
逐级预备种植窝洞

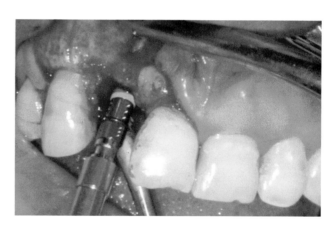

图 8-5-23
植入种植体,少量种植体从唇面暴露

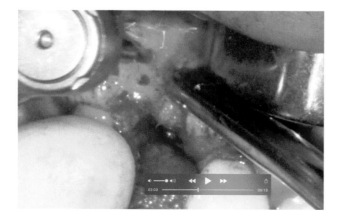

图 8-5-24
小球钻点状磨除骨皮质,为植骨创造有利的血运条件

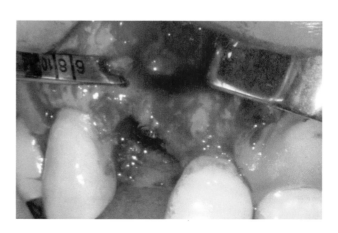

图 8-5-25
利用骨凿在邻近骨突处取骨屑,置于暴露的种植体表面

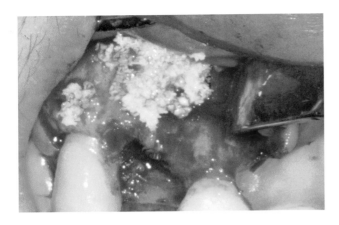

图 8-5-26
骨缺损处植入 Bio-Oss 骨粉

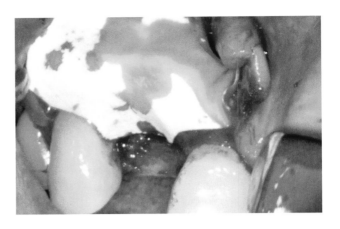

图 8-5-27
植骨区覆盖 Bio-Guide 胶原膜

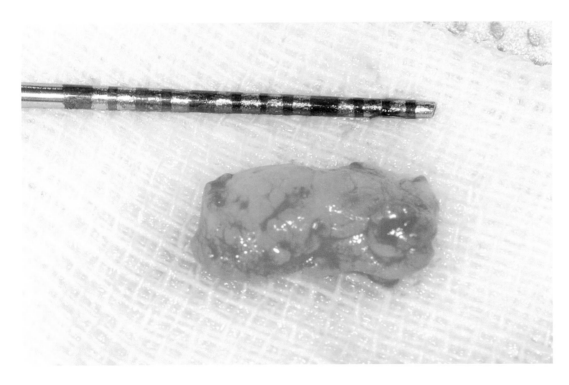

图 8-5-28
从腭部切取游离
结缔组织瓣

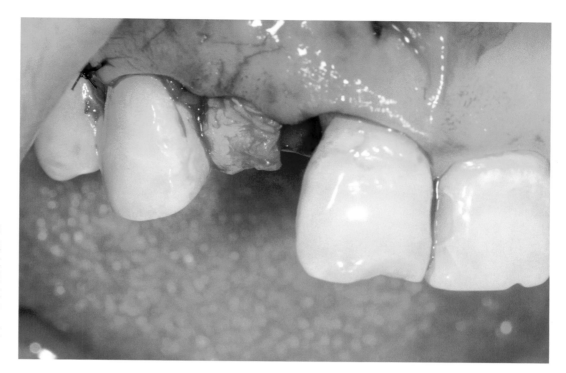

图 8-5-29
缝合远中垂直切口；将游离结缔组织从牙槽嵴顶置入，放置在唇面和牙槽嵴顶转折位置，利于增高、增厚种植体周软组织，以保证修复后的美学效果

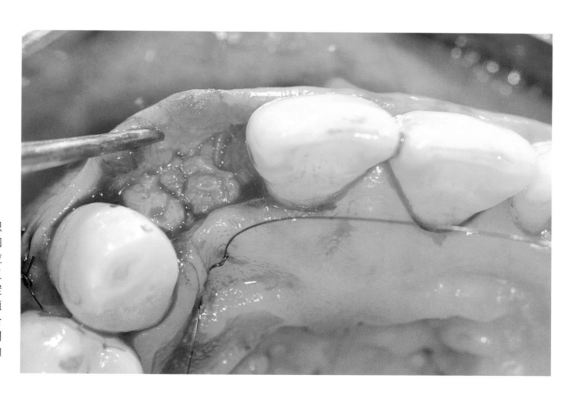

图 8-5-30
将游离结缔组织置于牙槽嵴顶和唇侧转折处的位置，黏膜深部交叉轻加压缝合，固定移植物，保证移植物稳定在最适合的位置，同时起到创口减张缝合的作用

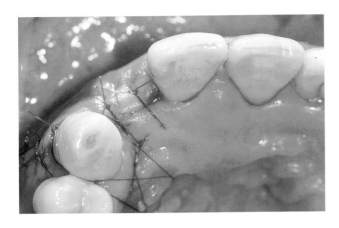

图 8-5-31
切缘无张力严密对位缝合后

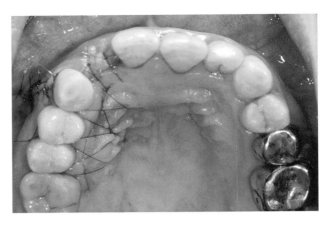

图 8-5-32
严密缝合后,供区为水平 – 交叉双悬吊缝合

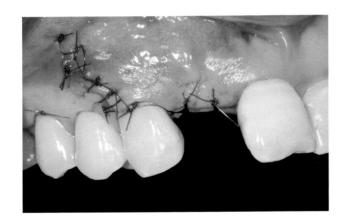

图 8-5-33
严密缝合后

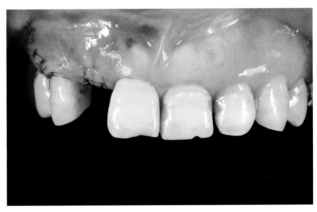

图 8-5-34
严密缝合后

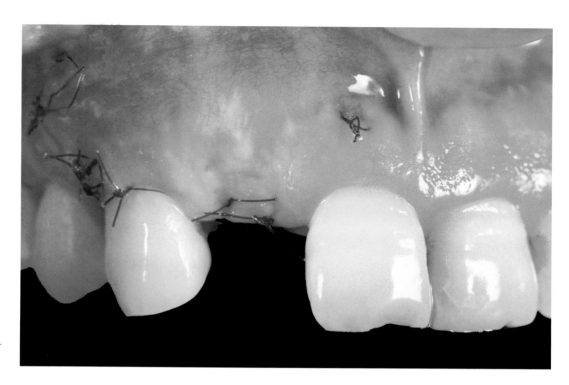

图 8-5-35
7 天后复诊,拆线前,可见创口一期愈合

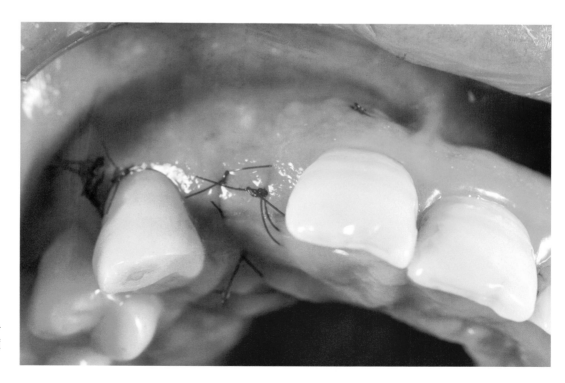

图 8-5-36
7 天后复诊,拆线前,可见创口一期愈合,唇颊侧软硬组织丰满度良好

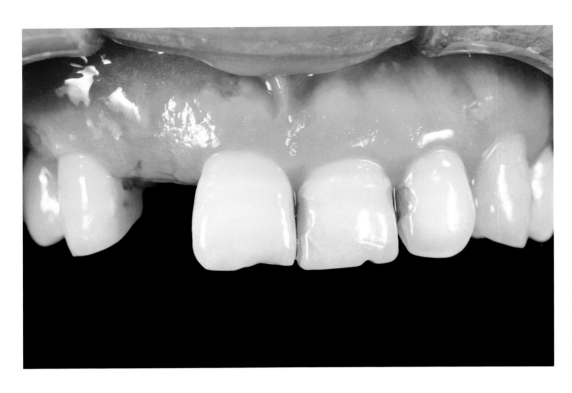

图 8-5-37
拆线后即刻,见软组织愈合非常好,高度明显改善,为后期修复奠定了非常好的基础;由于近中未增加垂直切口,软组织状态非常健康,11 龈缘形态没有变化

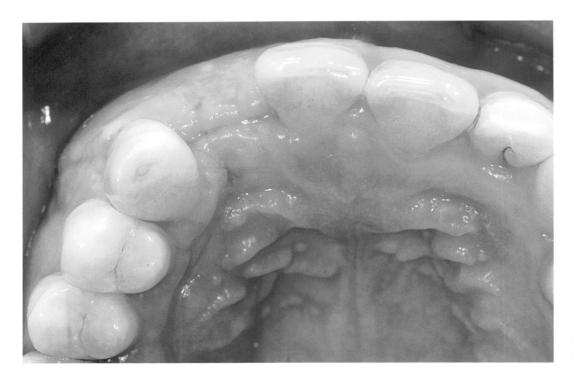

图 8-5-38
牙弓殆面像可见软硬组织轮廓获得明显改善,非常丰满,为后期修复奠定良好基础

（三）病例三

患者，女。上颌前牙缺失多年，软硬组织轮廓萎缩明显，要求种植修复，并改善牙列不齐（图 8-5-39）。

翻瓣后见牙槽嵴宽度非常小，骨缺损明显，需要较大量 GBR 骨增量。在这种软硬组织缺损明显的病例中，同期进行软组织增量，加厚、加高软组织，对于软组织美学也是有意义的（图 8-5-40）。

导板辅助下逐级备洞，植入种植体，位于良好穿出位点（图 8-5-41～图 8-5-43）。

由于唇侧拟较大范围 GBR 植骨，需要进行比较大量的减张。首先骨膜切开，再进行骨膜下组织钝分离，检查减张效果良好、充足（图 8-5-44～图 8-5-46）。

植骨受区骨皮质打孔，植入骨代用材料，微过量恢复缺损的骨轮廓，覆盖胶原膜，膜钉固定，令骨增量材料可以稳定于受植区（图 8-5-47～图 8-5-50）。

自上腭部采用信封瓣直接切取带骨膜结缔组织，以获得厚度较厚的带骨膜移植物（图 8-5-51～图 8-5-54）。

将移植物放置于牙槽嵴顶和唇侧转折位置，软组织深部交叉缝合，轻加压固定移植物，同时起到减张缝合作用（图 8-5-55，图 8-5-56）。

切口无张力对位缝合，供区水平 - 交叉双悬吊缝合（图 8-5-57，图 8-5-58）。

10 天后拆线，种植位点获得一期愈合，供区同样愈合良好。

在等待种植体骨结合及植骨成骨的过程中，进行正畸治疗，改善牙列排列不齐。

正畸结束后永久修复，获得良好的美学效果及微笑美学效果（图 8-5-59，图 8-5-60）。

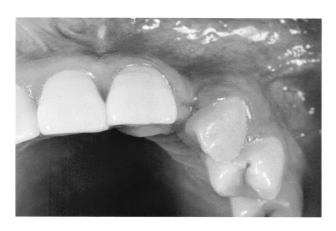

图 8-5-39
22 缺失多年，牙槽嵴萎缩明显

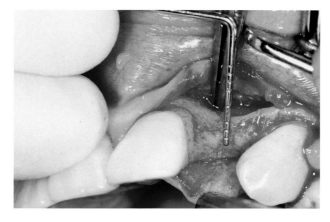

图 8-5-40
翻瓣后见牙槽嵴宽度非常窄，骨缺损明显

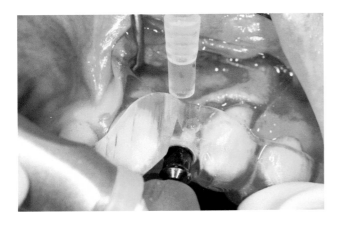

图 8-5-41
导板辅助下逐级备洞

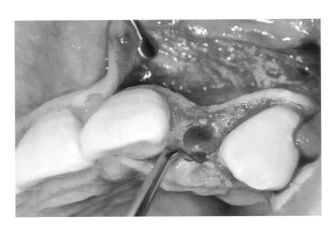

图 8-5-42
预备完成的种植窝洞

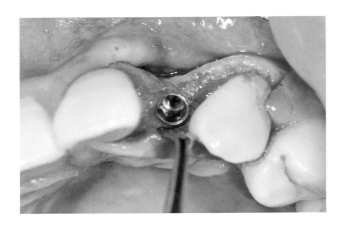

图 8-5-43
植入种植体,位于良好穿出位点

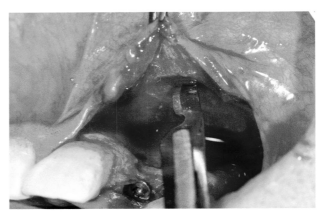

图 8-5-44
唇侧需较大范围 GBR 植骨,需要进行减张,首先骨膜切开

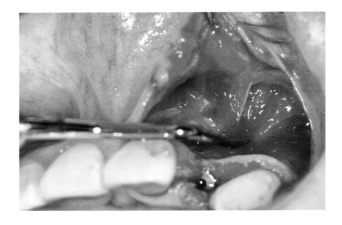

图 8-5-45
骨膜下组织钝分离,获得良好的减张效果

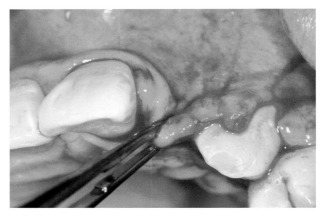

图 8-5-46
检查减张效果充分

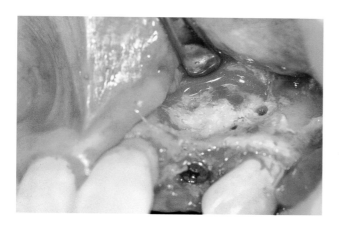

图 8-5-47
植骨受区骨皮质打孔

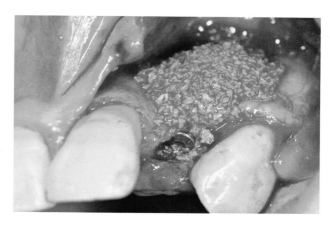

图 8-5-48
植入骨代用材料，微过量恢复缺损的骨轮廓

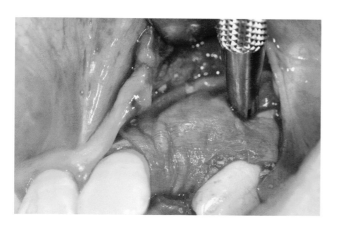

图 8-5-49
覆盖胶原膜，膜钉固定

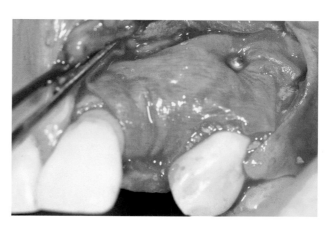

图 8-5-50
膜钉固定完成

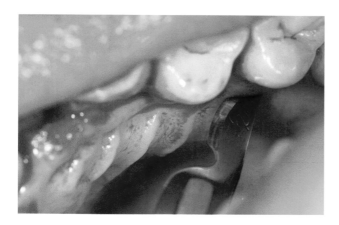

图 8-5-51
自上腭部切取结缔组织

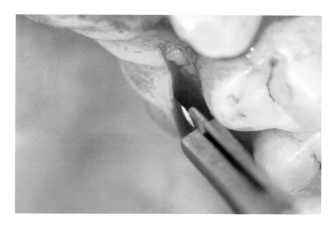

图 8-5-52
采用信封瓣直接切取带骨膜结缔组织

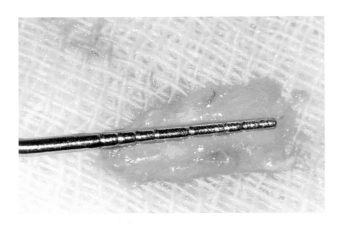

图 8-5-53
获得的带骨膜移植物

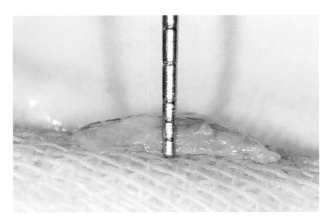

图 8-5-54
厚度较厚的带骨膜移植物

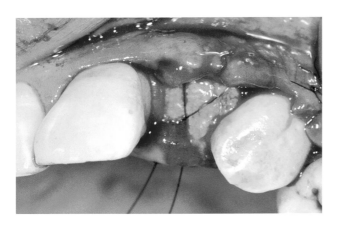

图 8-5-55
将移植物放置于牙槽嵴顶和唇侧转折位置,软组织深部交叉缝合,轻加压固定移植物,同时起到减张缝合作用

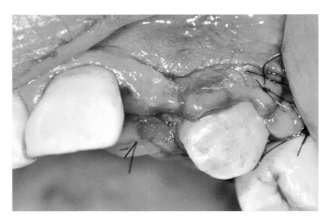

图 8-5-56
软组织深部交叉缝合后,起到减张缝合作用

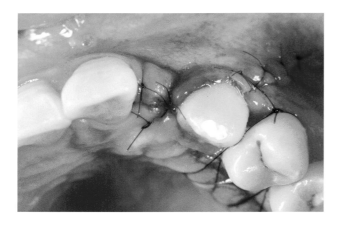

图 8-5-57
切口无张力对位缝合

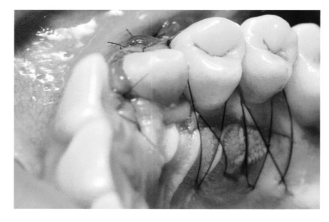

图 8-5-58
供区水平 - 交叉双悬吊缝合

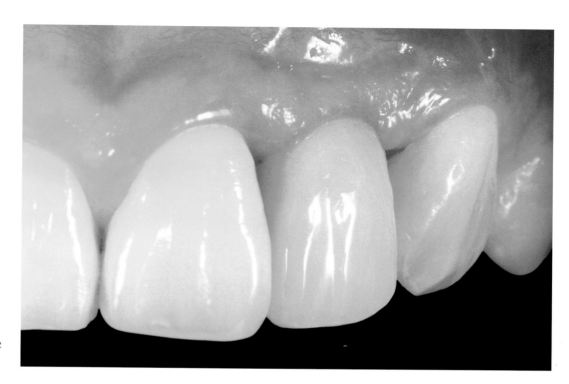

图 8-5-59

永久修复完成，获得良好的美学效果

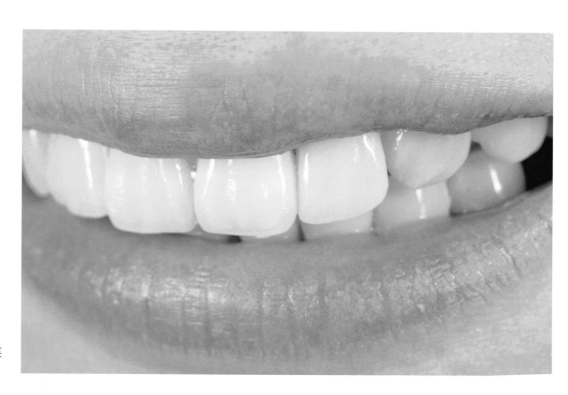

图 8-5-60

永久修复完成，获得良好的微笑美学效果

（四）病例四

患者,男。上颌前牙因反复炎症、反复治疗不愈,于6周前拔除,按照建议,6周后进行早期种植治疗。口内检查可见21位点骨吸收明显,软组织状态不佳,附着龈极少;牙弓殆面可见骨吸收明显,软组织轮廓塌陷(图8-5-61,图8-5-62)。

翻瓣后,可见骨缺损明显,需要进行较大量GBR骨增量处理;唇侧黏膜明显瘢痕,预计减张存在比较明显的困难。首先逐级备洞,将种植体植入在适当位置(图8-5-63)。

大范围GBR植骨,盖胶原膜,膜钉固定(图8-5-64)。

因唇侧黏膜瘢痕明显,软组织质地不佳,存在比较明显的减张困难,如果强行减张,容易造成软组织过于薄弱,愈合中容易穿孔,导致GBR骨增量失败。并且由于本病例唇侧膜龈联合接近冠方、附着龈极少,如果通过减张、冠向复位关闭创口,则会明显改变膜龈联合位置,对于种植区的美学和健康都会有不利影响,因此考虑采用结缔组织辅助关闭创口(图8-5-65)。

故本病例不通过唇侧减张来关闭创口。取而代之的是,我们准备应用结缔组织移植物来协助关闭创口。自上腭部信封法切取带骨膜结缔组织,获得长度、厚度均较大的结缔组织移植物(图8-5-66~图8-5-70)。

将移植物放置于牙槽嵴顶上方,唇腭侧均插入软组织瓣内,以获得良好的血供;固定移植物,相对严密关闭创口,牙槽嵴顶部分移植物暴露(图8-5-71,图8-5-72)。

缝合完成后,种植位点膜龈联合位置没有发生改变(图8-5-73)。

愈合过程中,牙槽嵴顶尚未完全封闭,有少量移植物暴露(图8-5-74)。

完全愈合后,牙槽嵴顶软组织获得了良好的增量效果,同时保有足量的附着龈。

二期手术进一步调整、改善唇侧丰满度(图8-5-75)。

种植位点获得了良好的穿龈袖口,软组织厚度充足(图8-5-76)。

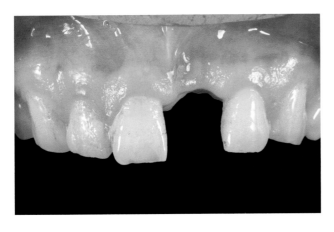

图 8-5-61
上颌前牙拔除6周后,骨吸收明显,转组织状态不佳,附着龈极少

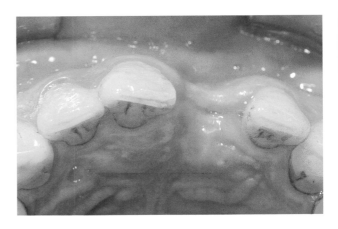

图 8-5-62
牙弓殆面可见骨吸收明显,软组织轮廓塌陷

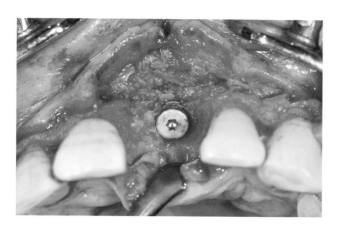

图 8-5-63
翻瓣后,可见唇侧黏膜明显瘢痕,减张存在比较明显的困难;种植体植入在适当位置

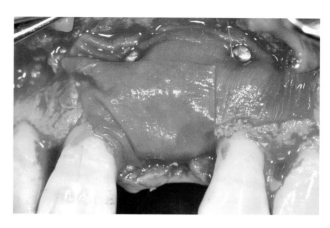

图 8-5-64
大范围 GBR 植骨,覆盖胶原膜,膜钉固定

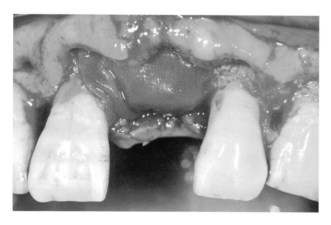

图 8-5-65
如果通过减张、冠向复位关闭创口,则会明显改变膜龈联合位置,对于种植区的美学和健康都会有不利影响,因此考虑采用结缔组织辅助关闭创口

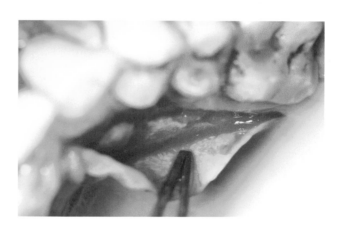

图 8-5-66
自上腭部信封法切取带骨膜结缔组织

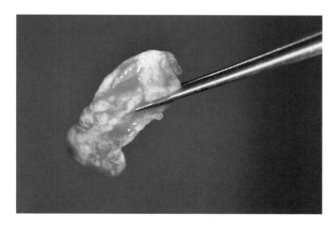

图 8-5-67
切取出的移植物

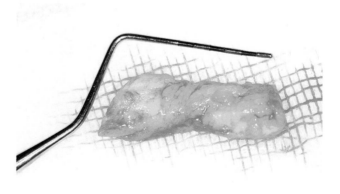

图 8-5-68
测量移植物的长度

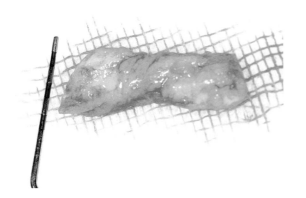

图 8-5-69
测量移植物的宽度

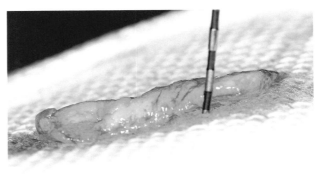

图 8-5-70
测量移植物的厚度

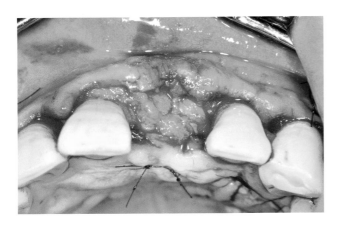

图 8-5-71
将移植物放置于牙槽嵴顶上方，唇腭侧均插入软组织瓣内，
以获得良好的血供

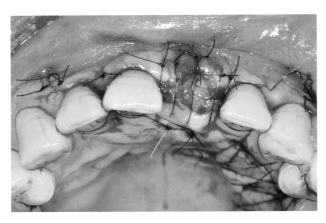

图 8-5-72
固定移植物，相对严密关闭创口，牙槽嵴顶部分移植物暴露

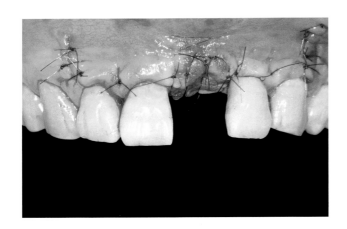

图 8-5-73
缝合完成后，种植位点膜龈联合位置没有发生改变

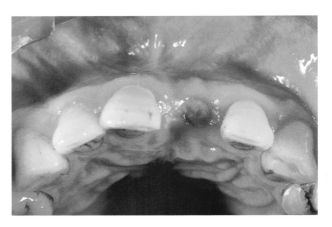

图 8-5-74
愈合过程中，牙槽嵴顶尚未完全封闭，有少量移植物暴露

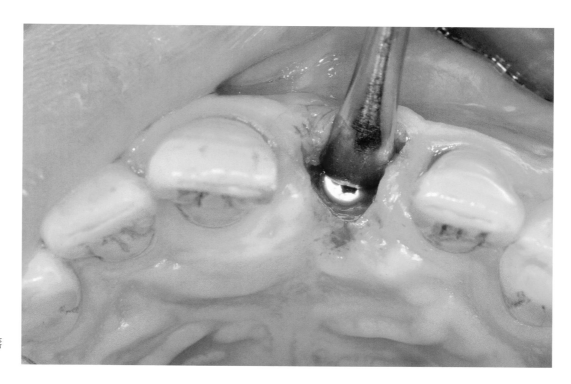

图 8-5-75
二期手术中进一步调整,改善唇侧软组织丰满度

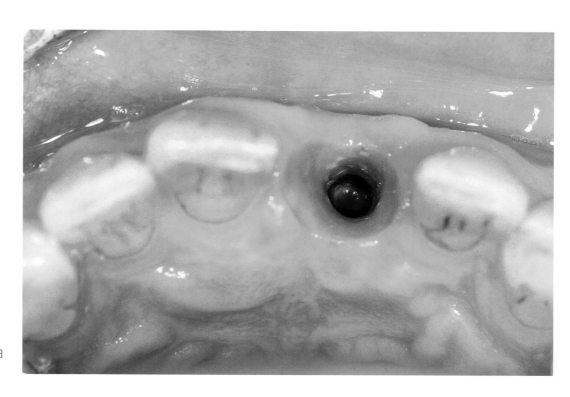

图 8-5-76
种植位点获得了良好的穿龈袖口,软组织厚度充足

（五）病例五

患者,男。上颌前牙多个修复体松动,反复病变,无法保留,软组织状态不佳,软硬组织轮廓略有吸收(图 8-5-77,图 8-5-78)。

建议患者拔除 12、11、21,6 周后待软组织初步愈合后,进行早期种植手术。

拔牙 6 周后,患者复诊,可见软组织初步愈合,软组织状态较拔牙前有明显改善,牙弓殆面可见软组织轮廓维持尚可;11 根方原有的软组织瘘管,现已基本闭合,但软组织仍然很薄;22 牙槽嵴顶软组织较薄弱(图 8-5-79,图 8-5-80)。

翻瓣后见唇侧明显骨开裂,根方骨轮廓不足,牙槽嵴顶骨轮廓尚可(图 8-5-81)。

每一个种植位点均首先利用空心取骨钻作为初始预备钻,注意控制良好的预备位点和轴向(图 8-5-82,图 8-5-83)。

空心钻中取出部分自体骨(图 8-5-84,图 8-5-85)。

继续逐级预备,植入种植体,始终控制良好的位点和轴向(图 8-5-86~ 图 8-5-89)。

完成 12、11、21 三个种植体的植入,位点、轴向均非常良好,种植体植入初期稳定性好,因需要进行加大范围骨增量处理,选择上覆盖螺丝、埋入愈合(图 8-5-90,图 8-5-91)。

在靠近根方的位置,骨膜切开、骨膜下组织钝性分离减张,避免损伤黏膜质量不佳的部位,检查减张效果非常充足(图 8-5-92,图 8-5-93)。

在 22 位点根方,取出骨膜减张切线根方的部分带骨膜结缔组织,作为移植物,增强 22 牙槽嵴顶的薄弱软组织(图 8-5-94~ 图 8-5-96)。

受植区骨皮质打孔,获得良好血运供给(图 8-5-97)。

利用腭侧稳定的软组织瓣缝合固定胶原膜;利用自体骨屑覆盖种植体螺位暴露区域;表面覆盖骨代用材料,恢复适当的骨轮廓;覆盖胶原膜,膜钉固定,使骨代用材料可以稳定地固定于受植区(图 8-5-98~ 图 8-5-101)。

11 根方因拔牙前存在瘘管,目前虽然瘘管闭合,但软组织仍然菲薄。因此考虑自 12 根方切取带蒂结缔组织,局部转瓣至 11 根方,保护 11 根方薄弱的软组织。采用水平褥式缝合,将 12 根方软组织瓣转至 11 根方缝合固定(图 8-5-102~ 图 8-5-104)。

将从 22 根方切取的移植物,采用双水平褥式方法,缝合在 22 薄弱的牙槽嵴顶软组织区域,以加强、保护这一区域的软组织状态(图 8-5-105,图 8-5-106)。

缝合后,薄弱的软组织区域通过软组织移植获得了增强和保护(图 8-5-107,图 8-5-108)。

①扫描二维码
②下载 APP
③注册登录
④观看视频

视频 74 根方 CTG 及局部带蒂旋转 CTG 改善软组织状态

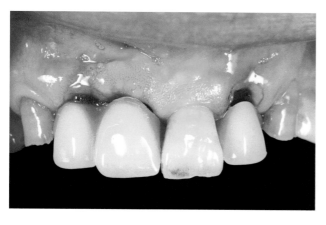

图 8-5-77
上颌前牙多个修复体松动,反复病变,无法保留,软组织状态不佳

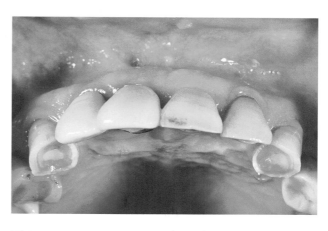

图 8-5-78
软硬组织轮廓略有吸收

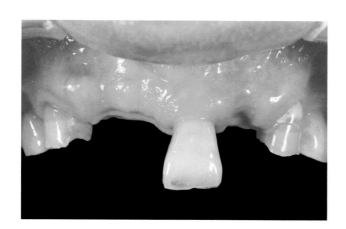

图 8-5-79
拔牙 6 周后,软组织获得基本愈合,按要求进行早期种植,11 根方瘘管口基本闭合,黏膜薄弱

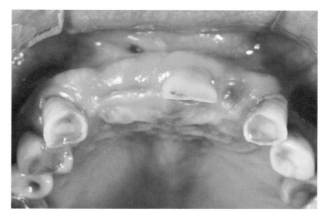

图 8-5-80
软组织轮廓维持尚可,22 牙槽嵴顶黏膜薄弱

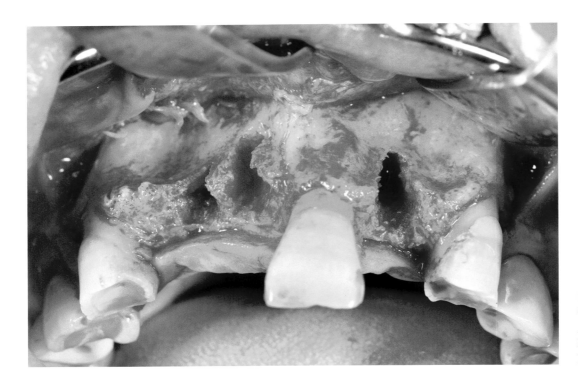

图 8-5-81
翻瓣后见唇侧明显骨开裂,根方骨轮廓不足,牙槽嵴顶骨轮廓尚可

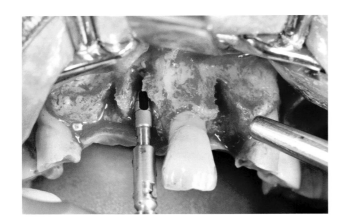

图 8-5-82
利用空心取骨钻作为初始预备钻

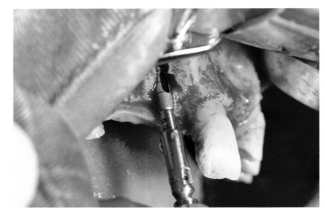

图 8-5-83
良好的预备位点和轴向

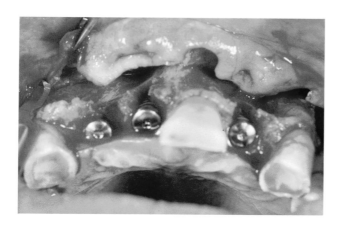

图 8-5-92
在靠近根方的位置，骨膜切开、骨膜下组织钝性分离减张，避免损伤黏膜质量不佳的部位

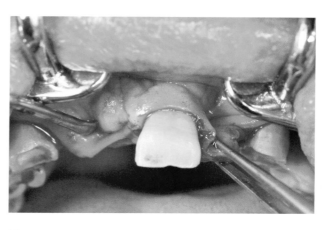

图 8-5-93
检查减张效果非常充足

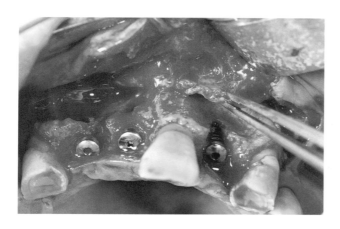

图 8-5-94
在 22 位点根方，取出骨膜减张切线根方部分带骨膜结缔组织，作为移植物，增强 21 牙槽嵴顶薄弱的软组织

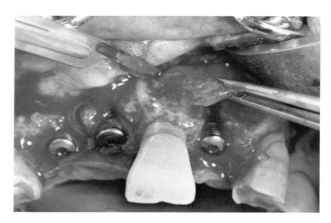

图 8-5-95
切取出深部带骨膜移植物

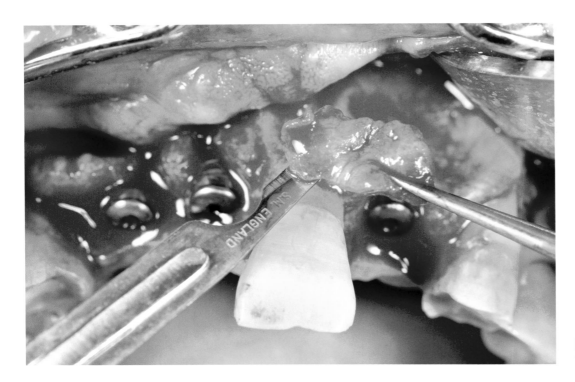

图 8-5-96
切取出来的移植物

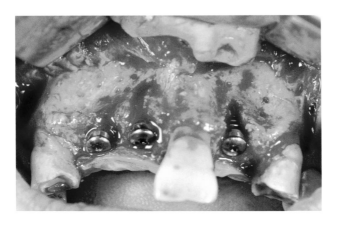

图 8-5-97
受植区骨皮质打孔，获得良好的血运供给

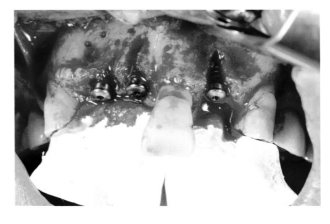

图 8-5-98
利用腭侧稳定的软组织瓣缝合固定胶原膜

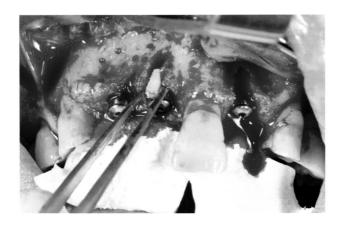

图 8-5-99
利用自体骨屑覆盖种植体螺位暴露区域

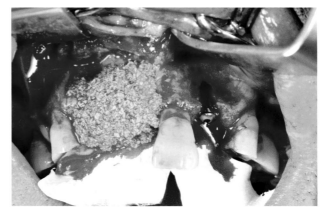

图 8-5-100
表面覆盖骨代用材料，恢复适当的骨轮廓

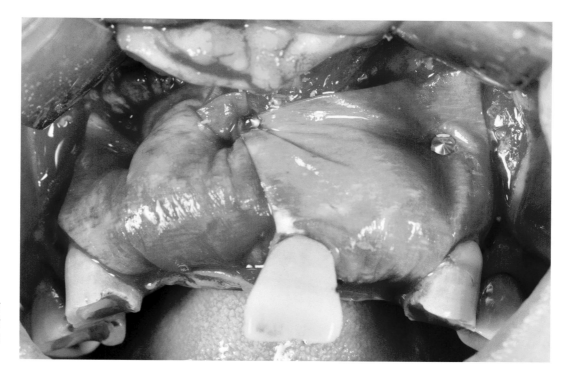

图 8-5-101
覆盖胶原膜,膜钉固定,使骨代用材料可以稳定的固定于受植区

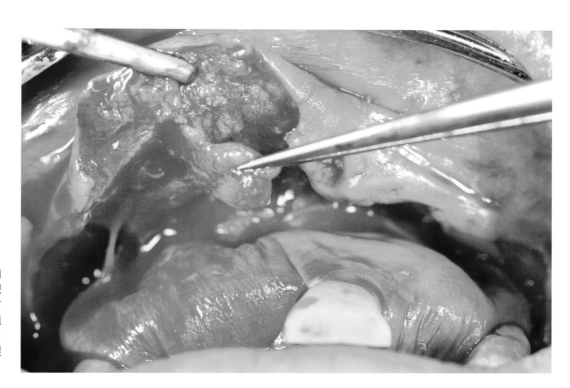

图 8-5-102
11 根方因拔牙前存在瘘管,软组织菲薄,自 12 根方切取带蒂结缔组织,局部转瓣至 11 根方,保护 11 根方薄弱的软组织

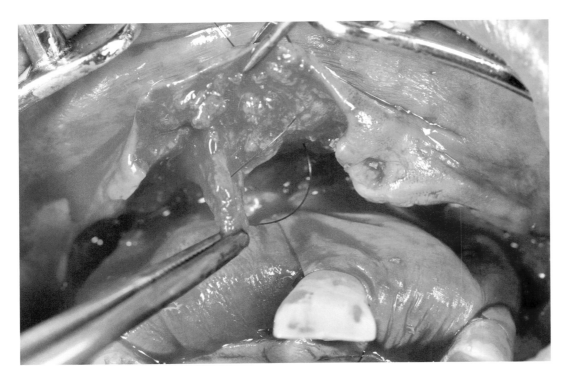

图 8-5-103
水平褥式缝合，将软组织瓣转至
11 根方

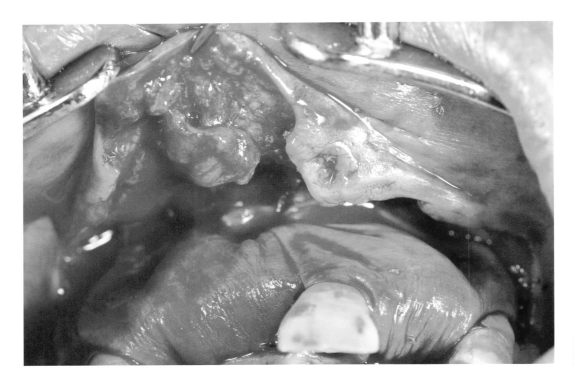

图 8-5-104
完成转瓣缝合

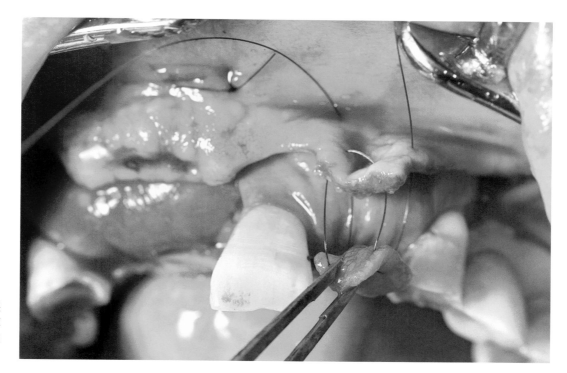

图 8-5-105
将从 22 根方切取的移植物,采用双水平褥式方法,缝合在 22 薄弱的牙槽嵴顶软组织区域,以加强、保护这一区域的软组织状态

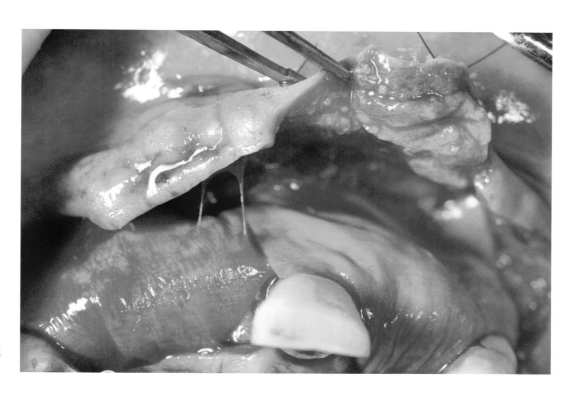

图 8-5-106
移植物缝合在 22 牙槽嵴顶软组织处

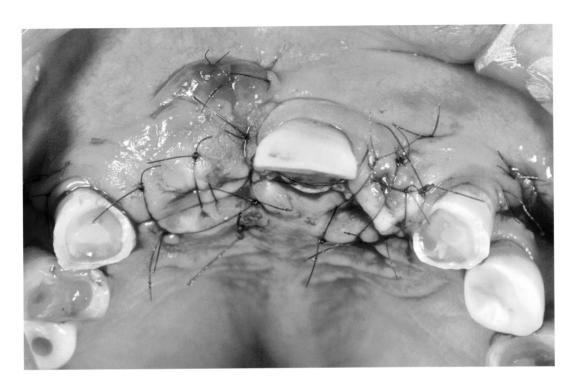

图 8-5-107
缝合后,薄弱的软组织区域通过
软组织移植获得了增强和保护

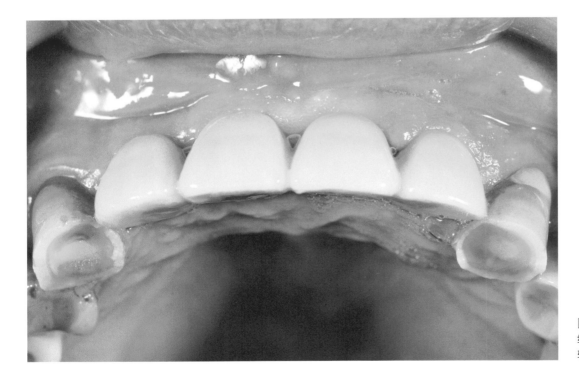

图 8-5-108
缝合后,薄弱的软组织区域通过
软组织移植获得了增强和保护

小结

在早期或者延期种植中,如果从美学角度需要进行软组织增量处理,我们会首先考虑在种植体植入手术同期,是否适合同时进行。如果这个时机是成立的,我们会首选这一时机。

早期或者延期种植手术,通常存在牙槽嵴顶切口、翻全厚瓣,在这一手术时机,可以非常便利的将移植物放置在需要的位置,不需要单独进行制备隧道等手术处理,相对更简便。其关键问题是要确保移植物能够具备良好的血供——骨床,或者软组织瓣。

本节通过几个典型病例,接受在早期或者延期种植手术同期进行软组织移植的技术和技巧。具体包括:

(1) 延期种植,骨轮廓少量缺陷,未植骨,直接软组织移植,结合天然牙结缔组织移植和冠向复位;

(2) 延期种植,骨轮廓少量缺损,少量 GBR 植骨,同期软组织移植;

(3) 延期种植,骨轮廓中量缺损,中量 GBR 植骨,同期软组织移植;

(4) 早期种植,骨轮廓大量缺损,大量 GBR 植骨,为协助关闭创口,同期软组织移植;

(5) 早期种植,骨轮廓大量缺损,大量 GBR 植骨,为增强薄弱的软组织,同期软组织移植。

第六节 病例实战——二期手术同期软组织增量

对于埋入愈合,且需要进行二期手术的病例,由于正常疗程中本身就存在第二次手术的机会,因此这也是一次适合软组织移植的手术时机。

另一方面,也可以说,这是在正常手术流程中最后一次处理软组织的机会,在此之后,患者就会认为治疗的"手术阶段"已经完成,之后就应该是创伤和痛苦明显减少的"修复阶段"了。

因此,如果到二期手术阶段发现还有软组织缺损的问题,且希望解决,就应该抓住这个正常治疗流程中的最后机会。

当然,在临床实际治疗策略中,我们通常希望较大范围的软组织增量手术在相对早期进行,比如在种植体植入同期进行,或者在一期、二期手术之间单独进行(本章第七节将介绍相应的病例实战),使二期手术可以相对微创地进行。在必要的时候,也可以在二期手术中进行相对复杂的软组织增量手术。

牙槽嵴顶软组织卷入唇侧技术(pouch roll technique),是我们在微创二期手术中最常用的手术策略,可以说是二期手术的常规——如果没有其他软组织移植需要,我们就会应用这一技术,不浪费牙槽嵴顶切口部分的软组织,进行唇侧软组织轮廓的扩增。当然这种手术措施的效果相对有限——越微创的手术切口,可以获得的软组织轮廓扩增效果越有限,只能起到锦上添花的作用;越希望有明显软组织轮廓扩增效果的情况,就越需要较大的切口,获得更多的软组织转瓣,有时甚至会达到腭侧,形成腭侧软组织卷入唇侧技术,但创伤相对越大,软组织恢复到自然、健康的轮廓外形越需要更长的时间。

本节主要通过几个典型病例,详解牙槽嵴顶软组织卷入唇侧技术,之后介绍一例在二期手术同期进行软组织移植的方法。

（一）病例一

患者,女。12缺失,13残根,在一期手术中进行了13拔除即刻种植,同期部分带上皮结缔组织移植,改善了牙槽嵴顶高度和唇侧软组织轮廓。

在一期手术后4个月,二期手术前,口内检查可见牙槽嵴顶软组织高度良好,软组织轮廓丰满度良好(图8-6-1,图8-6-2)。

二期手术中,若想做到相对微创的效果,迅速、准确地找到种植体是必要的。如果是单牙种植,种植穿出位点掌握准确,则准确地找到种植体并不困难。而对于多牙种植位点,准确找到种植体就稍微存在一点点难度。

在本病例中,我们应用了一期手术中的手术导板,协助寻找种植体。由于一期手术中对于牙槽嵴顶的软组织进行了增量,因此在导板轻就位后,其内部的金属导环就对牙槽嵴顶的软组织产生了压痕,清楚显示了种植体的所在位置(图8-6-3,图8-6-4)。

按照压痕切开软组织瓣,注意保留唇侧部分不切开,并保留和基底软组织的连接,形成唇侧带蒂瓣,便于将瓣向唇侧旋转(图8-6-5)。

由于翻瓣部位准确对准种植体,因此可以非常方便地取下愈合基台,安装数字扫描杆(图8-6-6,图8-6-7)。

术前我们已经制取了全牙列数字印模,术中只需要补扫扫描杆区域,即可以非常快速的获得种植印模(图8-6-8,图8-6-9)。

通过术前数字印模产生的3D模型,可以清楚地看到软组织具有比较好的轮廓和高度,因此二期手术的软组织转瓣增量处理,只是起到锦上添花的作用(图8-6-10,图8-6-11)。

通过制取的下颌印模、咬合信息,获得完整的数字印模(图8-6-12,图8-6-13)。

牙槽嵴顶软组织去上皮,翻至唇侧,在等待制作临时修复体的过程中,暂时戴用小直径愈合基台,可见形成了明显的唇侧牙根隆起形态(图8-6-14~图8-6-17)。

戴用过渡修复体,可见13唇侧轮廓较二期术前更加丰满,呈现很好的软组织轮廓,为最终修复体奠定了良好的基础(图8-6-18)。

本病例的最终修复方法,将在第九章中介绍。

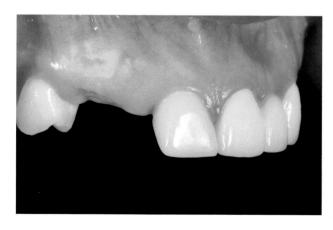

图8-6-1
一期手术后4个月,牙槽嵴顶软组织高度良好

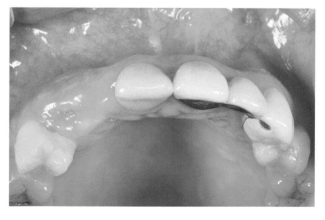

图8-6-2
一期手术后4个月,软组织轮廓丰满度良好

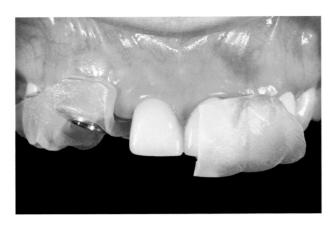

图 8-6-3
利用一期手术的导板,帮助术者准确标定种植体所在位置

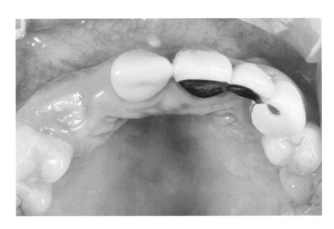

图 8-6-4
根据压痕可见种植体所在位置

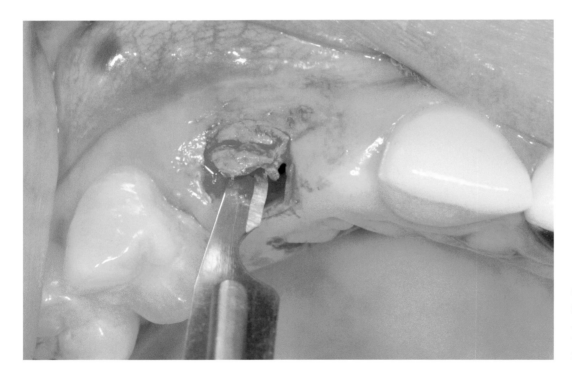

图 8-6-5
按照压痕切开软组织瓣,注意保留唇侧部分不切开,保留和基底软组织的连接

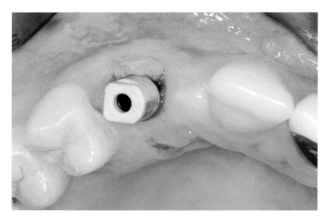

图 8-6-6
翻瓣部位准确对准种植体,取下愈合基台,安装数字扫描杆

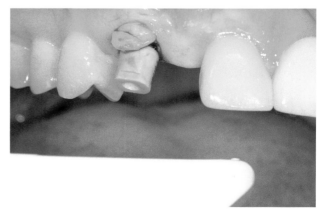

图 8-6-7
扫描杆安装完成,扫描数字印模

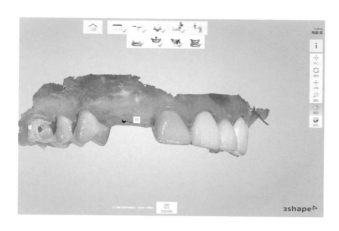

图 8-6-8
二期手术前提前扫描的全牙列数字印模

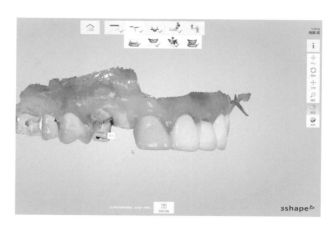

图 8-6-9
术中只补扫扫描杆区域

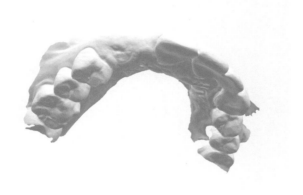

图 8-6-10
通过术前数字印模产生的 3D 模型,可以清楚地看到软组织具有比较好的轮廓

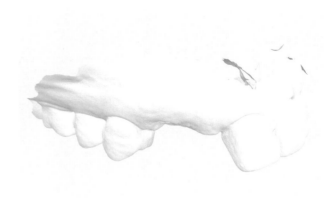

图 8-6-11
通过术前数字印模产生的 3D 模型,可以清楚地看到软组织具有比较好的高度

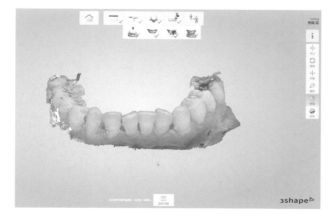

图 8-6-12
制取的下颌数字印模

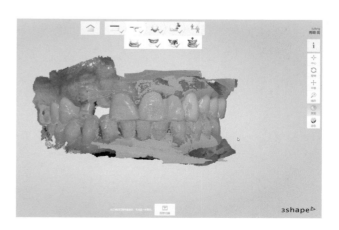

图 8-6-13
根据咬合信息确定数字模型的咬合状态

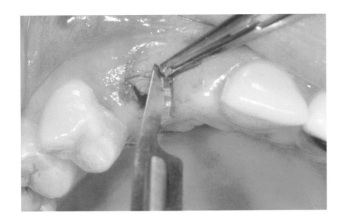

图 8-6-14
牙槽嵴顶软组织去上皮

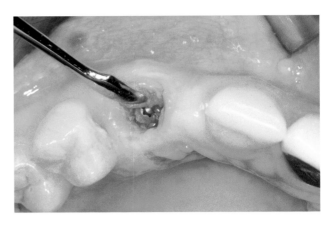

图 8-6-15
将牙槽嵴顶软组织翻至唇侧

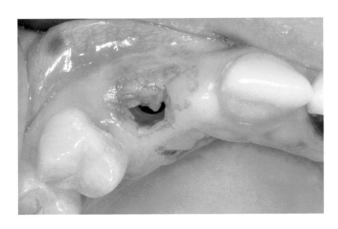

图 8-6-16
牙槽嵴顶软组织翻至唇侧

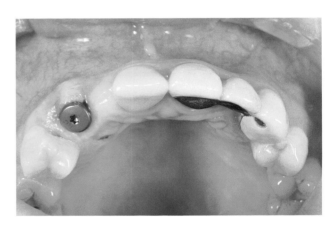

图 8-6-17
在等待制作临时修复体的过程中，暂时戴用小直径愈合基台，可见形成了明显的唇侧牙根隆起形态

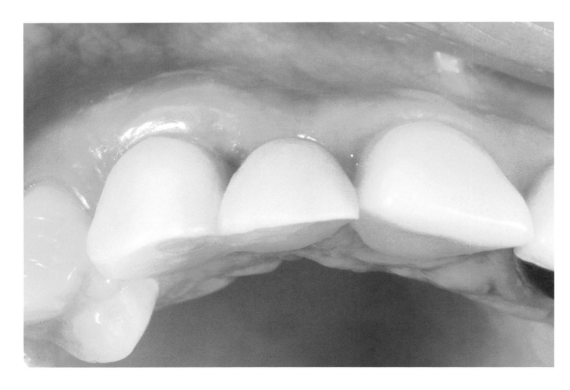

图 8-6-18
戴用过渡修复体，可见 13 唇侧轮廓较二期术前更加丰满，呈现很好的软组织轮廓

（二）病例二

患者,男。一期手术为延期种植,骨轮廓少量塌陷,未植骨,只进行了结缔组织移植。

4 个月后,拟进行二期手术,术前检查见牙槽嵴顶软组织高度良好,唇侧软组织轮廓仍有少量欠缺,可以在二期手术期间进一步改善(图 8-6-19,图 8-6-20)。

翻开牙槽嵴顶软组织瓣,暴露种植体,翻瓣范围略大,可以应用更多的牙槽嵴顶软组织转向唇侧;切线达到接近未来唇侧颈缘 1mm 的位置,保证唇侧部分形态结构不破坏(图 8-6-21)。

安装临时基台,可见种植体位置、轴向良好(图 8-6-22)。

口内初步堆塑过渡修复体的唇侧形态;取下临时基台,口外进一步堆塑形态;口内试戴,对于存在过突的形态部位画线调整;完成过渡修复体的制作(图 8-6-23~ 图 8-6-26)。

牙槽嵴顶软组织去上皮后卷入唇侧,安放临时修复体,轻拉拢缝合固定软组织瓣,即刻可见唇侧软组织丰满度提高(图 8-6-27,图 8-6-28)。

7 天拆线,可见唇侧软组织轮廓非常丰满(图 8-6-29,图 8-6-30)。

二期手术后 2 个月,可见唇侧轮廓恢复到正常丰满度,较二期术前有明显改善(图 8-6-31)。

正式修复完成,获得满意的粉白美学效果,12 软组织高度、丰满度与整体牙列相协调;牙弓𬌗面可见 12 唇侧软组织丰满度正常,较二期手术前有明显改善(图 8-6-32,图 8-6-33)。

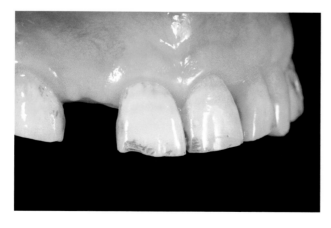

图 8-6-19
12 种植及同期软组织移植术后,牙槽嵴顶软组织高度良好

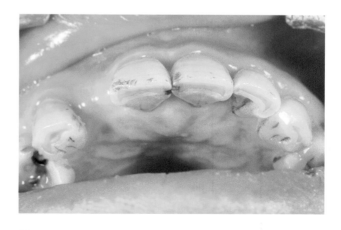

图 8-6-20
12 种植及同期软组织移植术后,唇侧软组织轮廓仍有少量欠缺

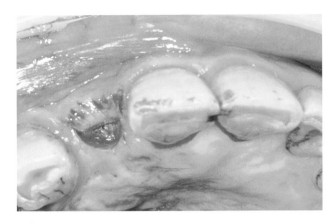

图 8-6-21
翻开牙槽嵴顶软组织瓣,暴露种植体,翻瓣范围略大,可以应用更多的牙槽嵴顶软组织转向唇侧

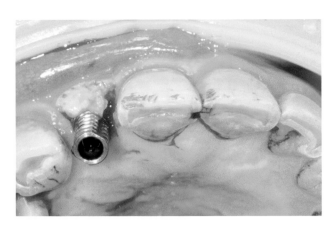

图 8-6-22
安装临时基台,可见种植体位置、轴向良好

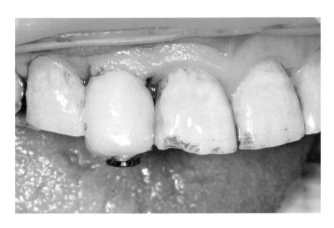

图 8-6-23
口内初步堆塑过渡修复体的唇侧形态

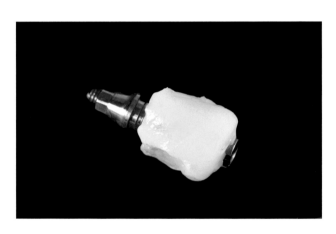

图 8-6-24
取下临时基台,口外进一步堆塑形态

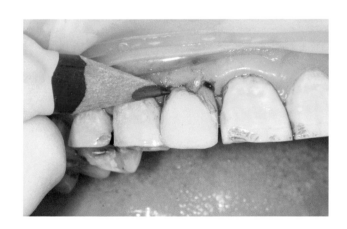

图 8-6-25
口内试戴,存在过突的形态部位画线调整

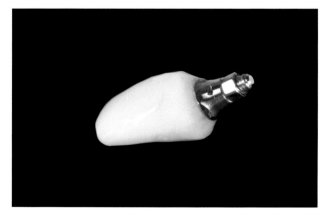

图 8-6-26
调整完成的过渡修复体

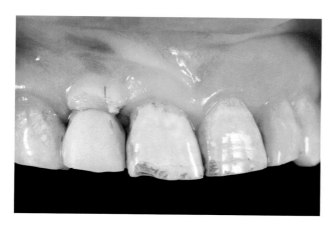

图 8-6-27
牙槽嵴顶软组织去上皮后卷入唇侧,安放临时修复体,轻拉拢缝合固定软组织瓣

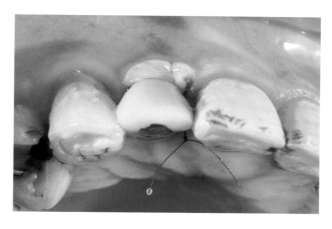

图 8-6-28
牙槽嵴顶软组织卷入唇侧后,即刻可见唇侧软组织丰满度提高

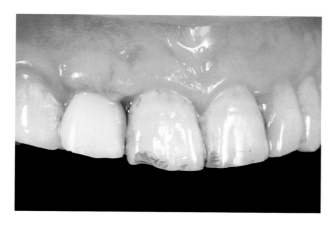

图 8-6-29
7 天后拆线,可见唇侧软组织轮廓非常丰满

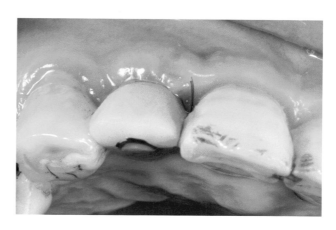

图 8-6-30
7 天后拆线,可见唇侧软组织轮廓非常丰满

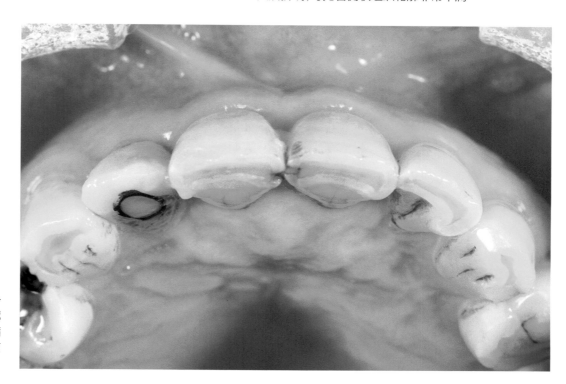

图 8-6-31
二期手术后 2 个月,可见唇侧轮廓恢复到正常丰满度,较二期术前有明显改善

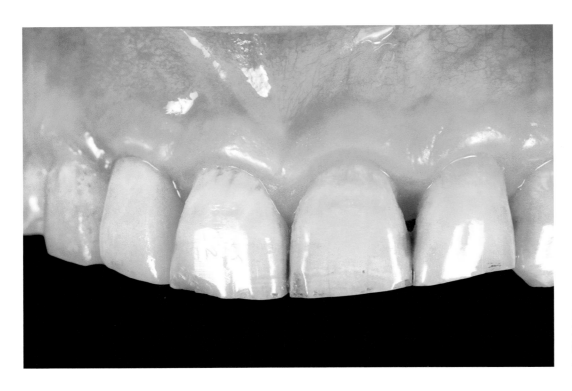

图 8-6-32
正式修复完成,获得满意的粉白
美学效果,12 软组织高度、丰满
度与整体牙列相协调

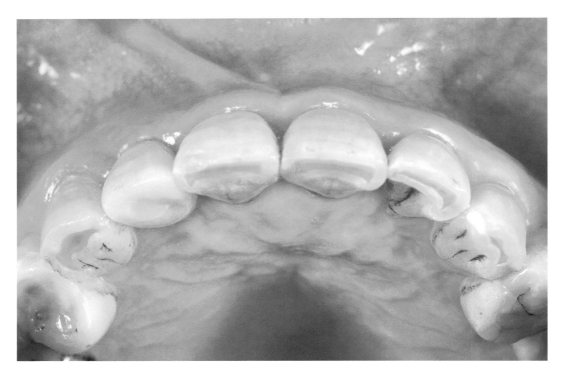

图 8-6-33
牙弓殆面可见 12 唇侧软组织丰
满度正常,较二期手术前有明显
改善

（三）病例三

患者,女。因牙周病拔除上颌前牙,其他牙齿经过牙周系统治疗,有轻微松动度,但均可以保留。口内检查见种植位点软硬组织缺损明显,由于牙周病造成了牙齿间散在三角间隙(图 8-6-34,图 8-6-35)。

患者对治疗恐惧心理很强烈,希望通过相对最微创的手术完成治疗,不接受种植同期软组织移植处理。

常规翻瓣,将种植体植入到理想位点和轴向,尽可能完善的 GBR 植骨,以改善唇侧轮廓;覆盖胶原膜,减张缝合,关闭创口(图 8-6-36~ 图 8-6-39)。

7 天后拆线,可见创口愈合良好,软组织高度和唇侧轮廓丰满度均有所改善(图 8-6-40,图 8-6-41)。

二期手术前,软组织保持较好状态,较术前明显改善,只是唇侧软组织轮廓略欠丰满(图 8-6-42,图 8-6-43)。

12、21、22 树脂修复,关闭牙间隙,调整形态,为 11 修复预留适合的间隙(图 8-6-44,图 8-6-45)。

切开牙槽嵴顶软组织瓣,保留唇侧部分,牙槽嵴顶部分去上皮,将牙槽嵴顶软组织内翻推送至唇侧,戴入 11 过渡修复体,软组织丰满度获得改善,患者微笑美学效果获得明显提升(图 8-6-46~ 图 8-6-49)。

过渡修复体戴用 2 个月后,软组织成熟稳定,穿龈部分软组织丰满度良好(图 8-6-50,图 8-6-51)。

戴永久修复体,可见 11 龈缘高度稍稍高于 21,软组织丰满度良好,美学效果较术前具有非常明显的提升,患者获得了术前没有预想到的美丽微笑(图 8-6-52~ 图 8-6-54)。

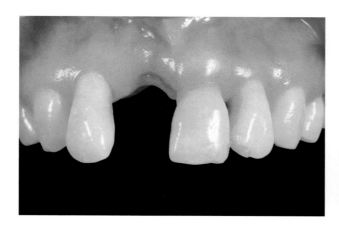

图 8-6-34
种植位点软硬组织缺损明显

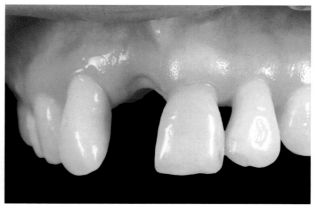

图 8-6-35
牙周病治疗后,邻牙散在三角间隙

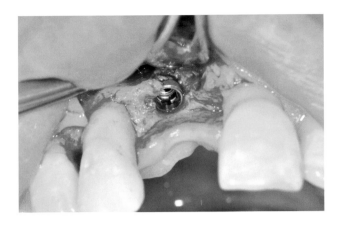

图 8-6-36
翻瓣,植入种植体到理想位点和轴向

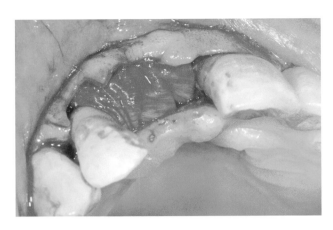

图 8-6-37
GBR 植骨,覆盖胶原膜

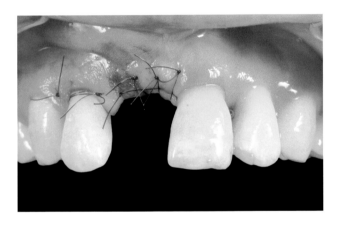

图 8-6-38
减张缝合,关闭创口

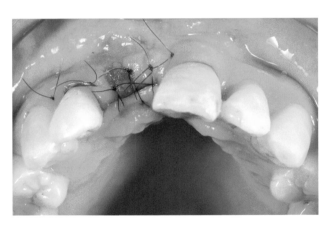

图 8-6-39
减张缝合,关闭创口

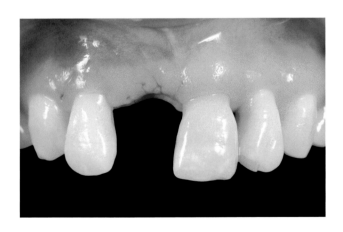

图 8-6-40
7 天后拆线,可见创口愈合良好,软组织高度有所改善

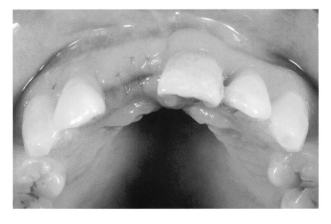

图 8-6-41
7 天后拆线,可见创口愈合良好,唇侧软组织丰满度有所改善

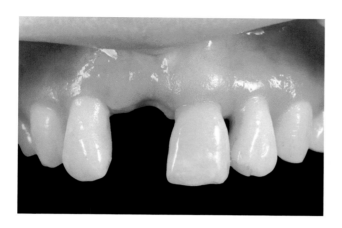

图 8-6-42
二期手术前,软组织保持较好状态,较术前明显改善

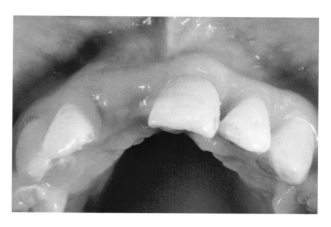

图 8-6-43
二期手术前,软组织保持较好状态,较术前明显改善,唇侧软组织轮廓略欠丰满

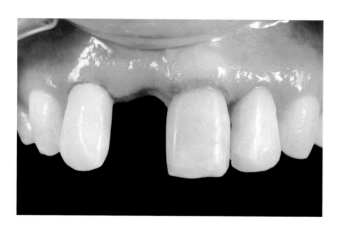

图 8-6-44
12、21、22 树脂修复,关闭牙间隙,调整形态

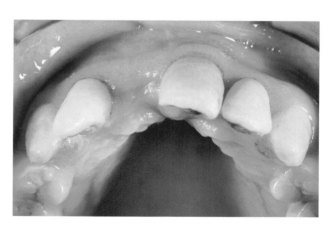

图 8-6-45
为 11 修复预留适合的间隙

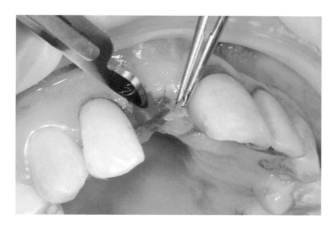

图 8-6-46
切开牙槽嵴顶软组织瓣,保留唇侧部分,牙槽嵴顶部分去上皮

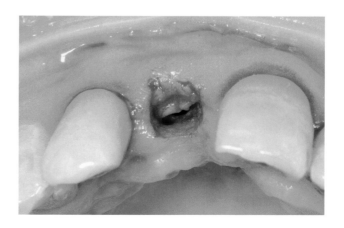

图 8-6-47
将牙槽嵴顶软组织内翻推送至唇侧

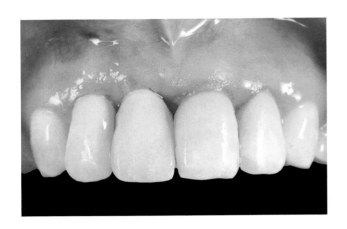

图 8-6-48
戴入 11 过渡修复体,软组织丰满度获得改善

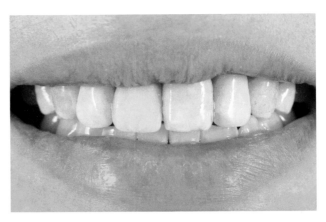

图 8-6-49
患者微笑美学效果获得明显提升

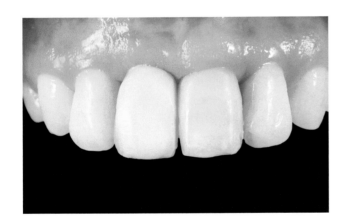

图 8-6-50
过渡修复体戴用 2 个月后,软组织成熟稳定

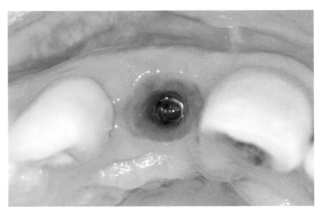

图 8-6-51
穿龈部分软组织丰满度良好

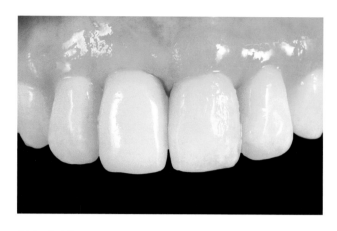

图 8-6-52
戴永久修复体,可见 11 龈缘高度稍稍高于 21,软组织丰满度良好,美学效果较术前具有非常明显的提升

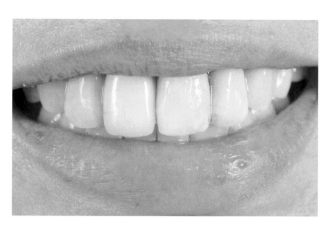

图 8-6-53
患者获得了术前没有预想到的美丽微笑

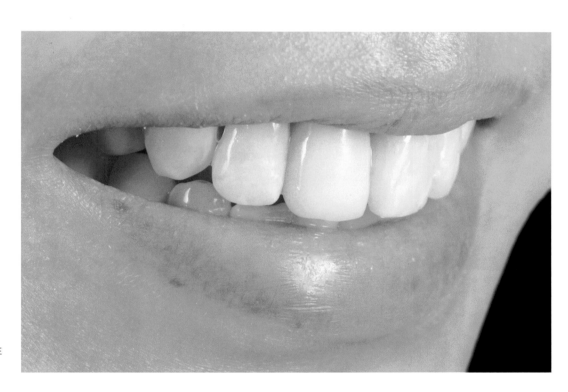

图 8-6-54
侧面微笑同样非常美丽

第七节 病例实战——其他时机的软组织增量

在第一节我们已经论述过软组织移植的不同时机。

理论上,在每个时机都有机会进行软组织移植,几乎每一个时机都可以找到相应的文献支持。

从临床实践角度,我们更推荐在种植同期进行软组织移植,如果有必要、有机会进行二期手术,还可以在二期手术中进行补充性的软组织移植。关于这几个主要手术时机的相关内容在前面几节已经通过大量病例进行了详细介绍。

然而,针对一些病例的实际情况,我们会选择相对特殊的时机,进行软组织移植。

本节将通过三个典型病例,介绍其他三个不同的软组织移植时机。

1. 一期手术为大量 GBR 骨增量,不适合同期进行软组织移植;而临床实际情况患者又需要比较大量的软组织移植处理,二期手术同期进行的补充性的软组织处理不足以达到需要的效果,此时就应该考虑在一期、二期手术之间,选择适合的时间点,进行单独的软组织增量手术。

2. 愈合基台暴露以后,没有进行修复之前,如果发现软组织存在丰满度不足的问题,可以在愈合基台的基础上,进行软组织移植,改善软组织状态,再进行后期修复。

3. 愈合基台暴露以后,没有进行修复之前,如果发现软组织存在比较明显的缺陷,可以制作特殊的修复基台,以此为基础进行唇侧半厚瓣冠向复位结合软组织移植,改善软组织状态,再进行后期修复。

（一）病例一

患者，男。一期手术进行了种植手术及大量 GBR 骨增量，不适于同期进行软组织移植，前期治疗过程已经在第五章和第七章进行了详述（图 8-7-1，图 8-7-2）。

6 个月后，二期手术前，软组织状态良好，但高度存在不足，膜龈联合过于偏向冠方，唇侧轮廓丰满度也存在不足（图 8-7-3，图 8-7-4）。

根据美学设计，可见牙槽嵴顶软组织高度需要增加，唇侧轮廓丰满度也需要增加；13、23 可进行少量牙冠延长处理，使之与 12、22 协调（图 8-7-5，图 8-7-6）。

检查可见患者属于厚龈表现型，测量 23、12、13 龈沟深度，根据美学设计确定各个位点冠延长后 Z 点位置（图 8-7-7～图 8-7-12）。

根据美学设计首先进行 13、12、23 龈切处理，获得良好的牙龈曲线基础（图 8-7-13）。

本病例的软组织处理需要同时解决以下三个问题：

1. 大量增高牙槽嵴顶软组织高度；

2. 大量改善唇侧软组织轮廓；

3. 同时改善膜龈联合过于偏向冠向的问题。

同时解决以上三个问题，我们选择在二期手术之前，单独进行软组织处理，移植物选择部分带上皮结缔组织，结合牙槽嵴顶、唇侧半厚瓣的根向复位手术。

首先偏腭侧切开软组织，不切开骨膜；之后应用可弯隧道刀，弯折成适合的角度，进行牙槽嵴顶软组织的半厚瓣剥离；接着调整可弯隧道刀的角度，使之顺应唇侧轮廓形态，继续向唇侧分离半厚瓣（图 8-7-14～图 8-7-18）。

在整个半厚瓣分离的操作中，需要时刻注意保留完整的骨膜在骨面，以免影响一期手术中大量骨增量效果的稳定。

12、13 牙位翻全厚瓣，以利于进行牙冠延长去骨操作，12 近中可见明显的全厚瓣和半厚瓣分界线；修整 12、13 骨缘高度、形态，达到美学设计要求（图 8-7-19～图 8-7-21）。

同样的方式修整 23 骨缘高度、形态（图 8-7-22）。

13、12、23 牙冠延长骨缘高度、形态处理后，尝试根向复位幅度，测量需要的移植物大小（图 8-7-23）。

根据测量结果，确定供区位置、大小，从上腭部制取厚度较厚的带上皮结缔组织；在安全的范围内，切取的移植物厚度尽量厚，有利于术后获得更好的效果（图 8-7-24～图 8-7-26）。

供区覆盖胶原蛋白海绵，交叉 - 平行双悬吊压迫缝合止血（图 8-7-27，图 8-7-28）。

将切取出的带上皮结缔组织移植物覆盖于受区，评估形态、尺寸，过长的部位进一步修整，使之可以与受区密切吻合（图 8-7-29～图 8-7-30）。

根据受区需要，在移植物中央划线，区分带上皮区域和去上皮区域。去上皮区域进行去上皮化处理，边角位置彻底去上皮化处理；修整完成部分带上皮结缔组织移植物（图 8-7-31～图 8-7-35）。

口内再次试移植物，完全适合于受植区（图 8-7-36）。

首先采用可吸收线交叉褥式轻加压缝合，将移植物准确地固定在受区（图 8-7-37）。

接着将软组织半厚瓣根向复位到适合的位置，使半厚瓣与带上皮部分精确对位，6-0 缝合线将移植物与半厚瓣精确对位缝合（图 8-7-38，图 8-7-39）。

最后采用腭侧黏膜和唇侧根方骨膜交叉轻加压缝合,进一步稳定移植物,同时稳定根向复位瓣;缝合固定完成后,所有组织均应完全稳定、没有动度(图 8-7-40,图 8-7-41)。

10 天后拆线,创口获得非常完善的愈合,牙槽嵴顶软组织高度获得明显增高,软组织唇侧轮廓获得明显改善(图 8-7-42~ 图 8-7-45)。

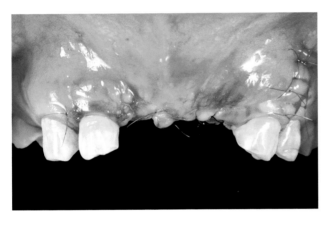

图 8-7-1
一期种植手术同期大量 GBR 骨增量术后

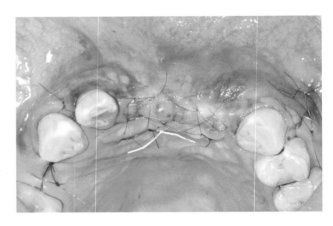

图 8-7-2
一期种植手术同期大量 GBR 骨增量术后

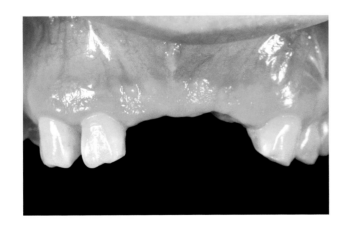

图 8-7-3
6 个月后,二期手术前,软组织状态良好,但高度存在不足,膜龈联合偏冠方

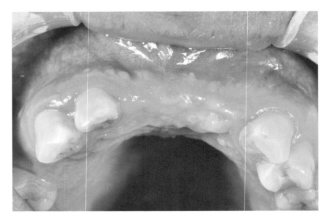

图 8-7-4
6 个月后,二期手术前,软组织状态良好,但唇侧轮廓丰满度存在不足

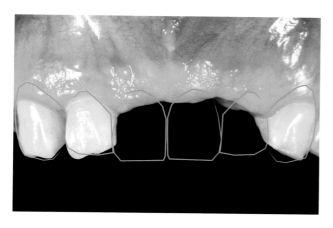

图 8-7-5
根据美学设计,可见牙槽嵴顶软组织高度需要增加,13、23
可进行少量牙冠延长处理,使之与 12、22 协调

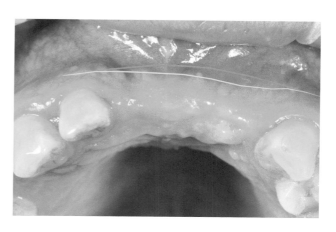

图 8-7-6
根据美学设计,可见唇侧轮廓丰满度需要增加

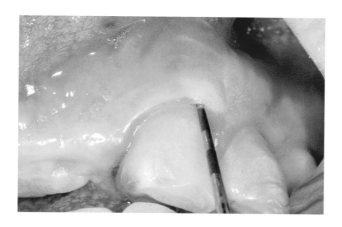

图 8-7-7
测量 23 龈沟深度,可见患者属于厚龈表现型

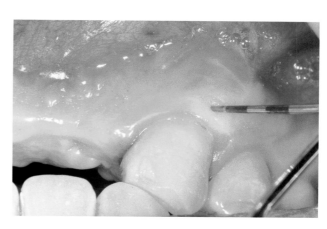

图 8-7-8
根据美学设计确定 23 位点冠延长后 Z 点位置

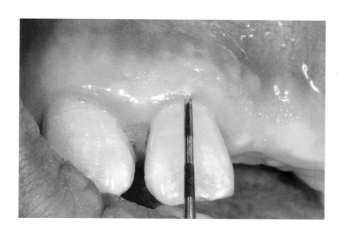

图 8-7-9
测量 12 龈沟深度

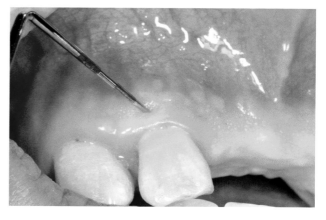

图 8-7-10
根据美学设计确定 12 位点冠延长后 Z 点位置

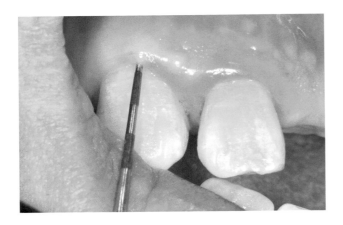

图 8-7-11
测量 13 龈沟深度

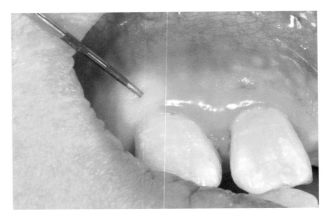

图 8-7-12
根据美学设计确定 13 位点冠延长后 Z 点位置

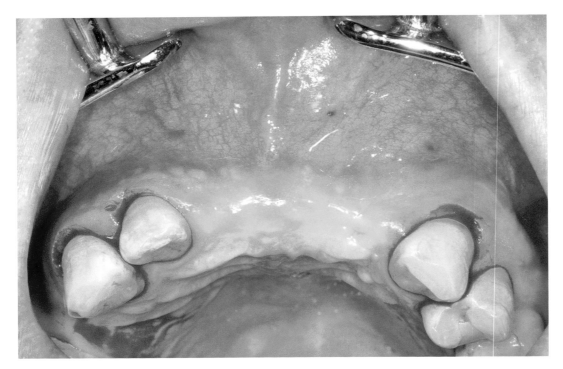

图 8-7-13
根据美学设计首先进行 13、12、23 龈切处理，获得良好的牙龈曲线基础

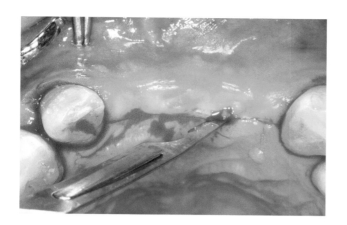

图 8-7-14
偏腭侧切开软组织,不切开骨膜

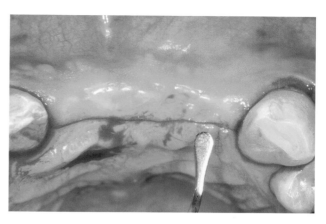

图 8-7-15
应用可弯隧道刀,弯折成适合的角度,进行半厚瓣剥离

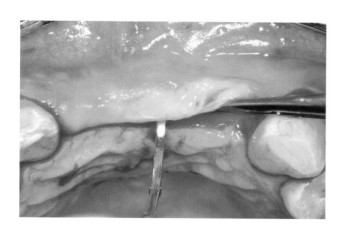

图 8-7-16
首先进行牙槽嵴顶半厚瓣剥离

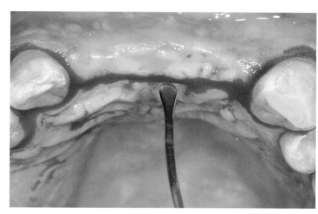

图 8-7-17
调整可弯隧道刀的角度,使之顺应唇侧轮廓形态

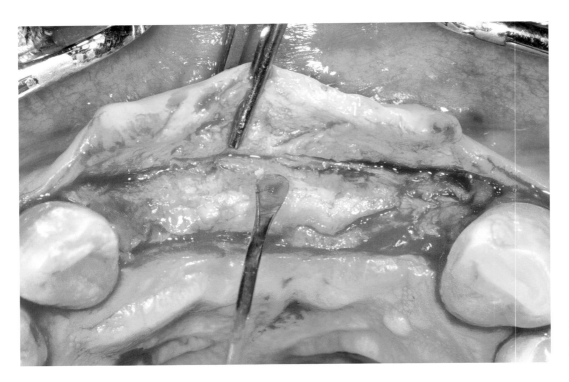

图 8-7-18
继续向唇侧分离半厚瓣,注意保留完整的骨膜在骨面

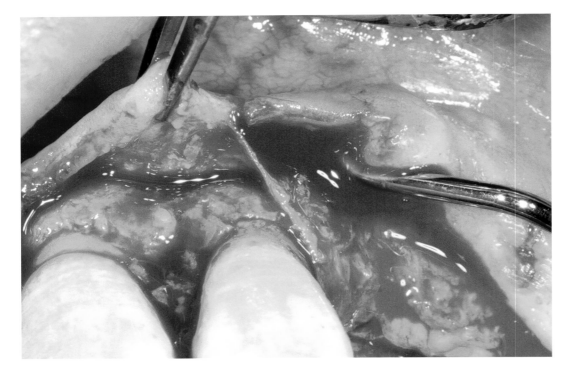

图 8-7-19
12、13 牙位翻全厚瓣,以利于进行牙冠延长去骨操作,12 近中可见明显的全厚瓣和半厚瓣分界线

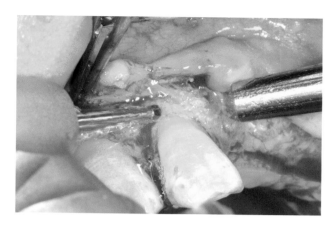

图 8-7-20
修整 12 骨缘高度、形态,达到美学设计要求

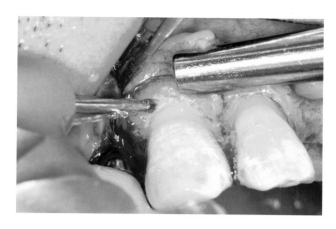

图 8-7-21
修整 13 骨缘高度、形态,达到美学设计要求

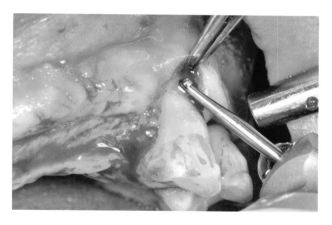

图 8-7-22
同样的方式修整 23 骨缘高度、形态

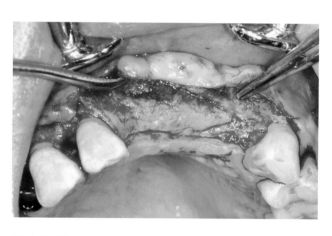

图 8-7-23
13、12、23 牙冠延长骨缘高度、形态处理后,尝试根向复位幅度,测量需要的移植物大小

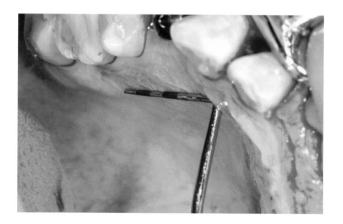

图 8-7-24
根据测量结果,确定供区位置、大小

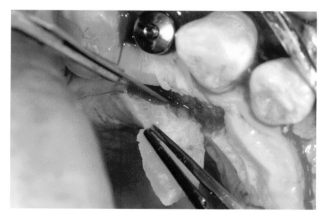

图 8-7-25
制取厚度较厚的带上皮结缔组织

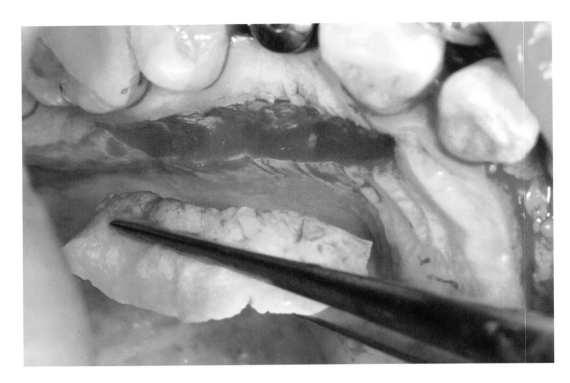

图 8-7-26
制取出的厚度较厚的带上皮结缔组织

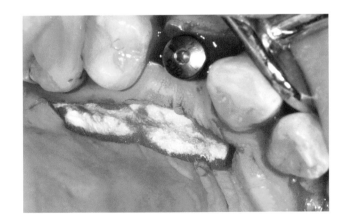

图 8-7-27
供区覆盖胶原蛋白海绵

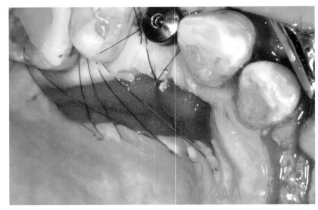

图 8-7-28
供区交叉 - 平行双悬吊压迫缝合止血

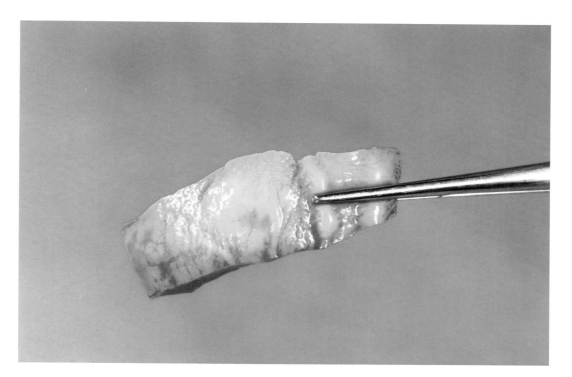

图 8-7-29
切取出的带上皮
结缔组织移植物

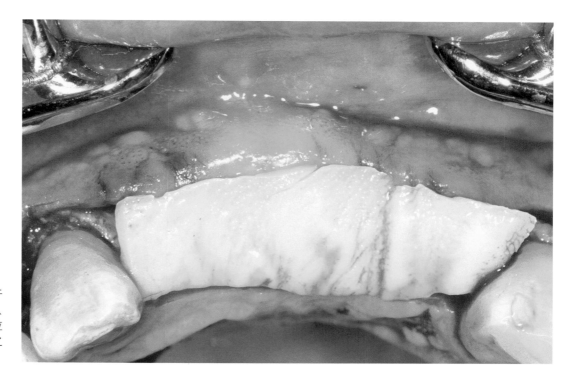

图 8-7-30
将移植物覆盖于
受区,评估形态、
尺寸,过长的部位
进一步修整,使之
与受区密切吻合

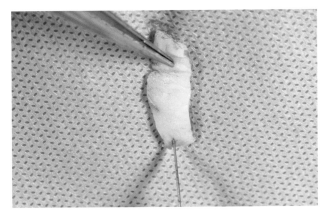

图 8-7-31
根据受区需要,在移植物中央划线,区分带上皮区域和去上皮区域

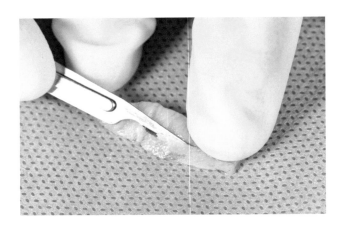

图 8-7-32
去上皮区域进行去上皮化处理

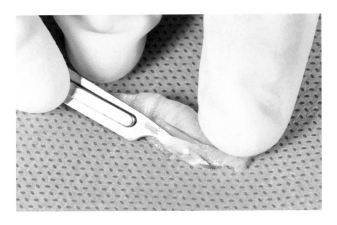

图 8-7-33
去上皮区域进行去上皮化处理

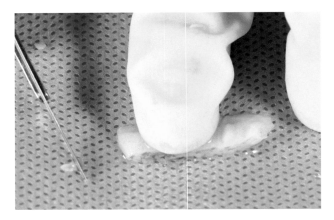

图 8-7-34
边角位置彻底去上皮化处理

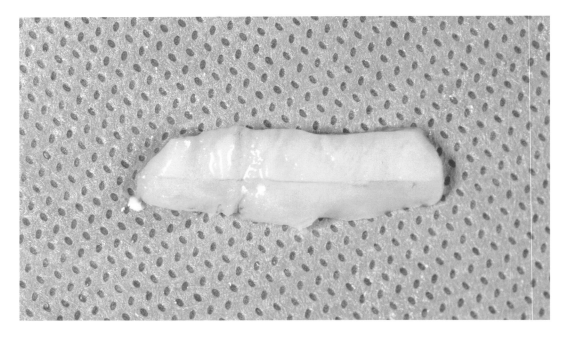

图 8-7-35
修整完成的部分带上皮结缔组织移植物

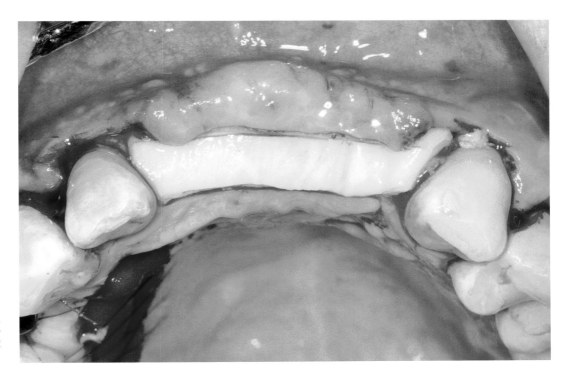

图 8-7-36
口内再次试移植物,完全适合于受植区

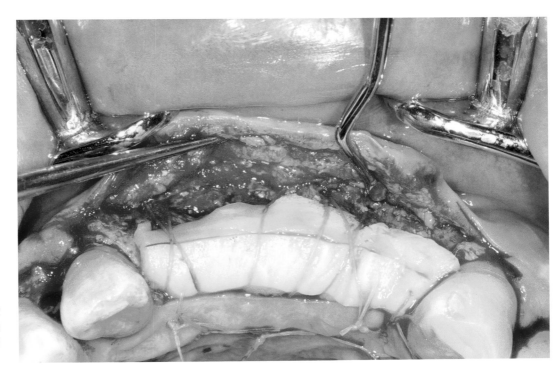

图 8-7-37
采用可吸收线交叉褥式轻加压缝合,将移植物准确地固定在受区

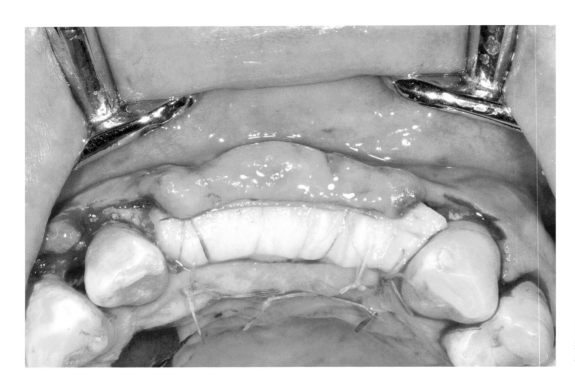

图 8-7-38
软组织半厚瓣根向复位到适合的
位置

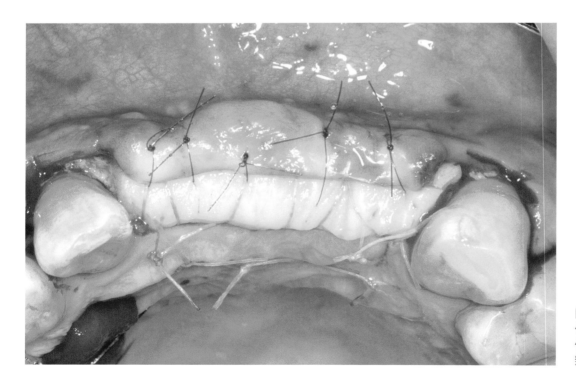

图 8-7-39
使半厚瓣与带上皮部分精确对
位,6-0 缝合线将移植物与半厚
瓣精确对位缝合

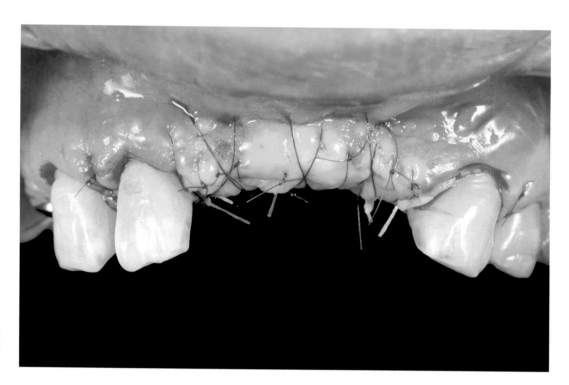

图 8-7-40
腭侧黏膜和唇侧根方骨膜交叉轻加压缝合,进一步稳定移植物,同时稳定根向复位瓣

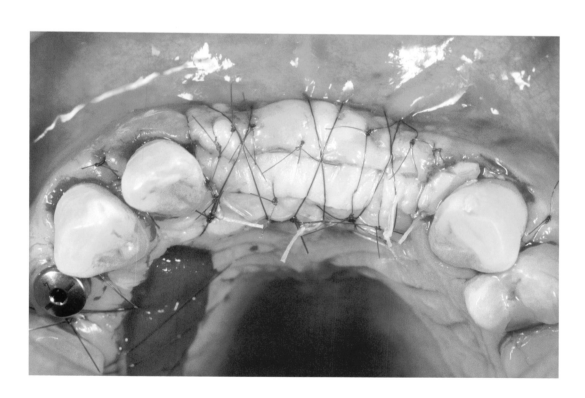

图 8-7-41
缝合固定完成后

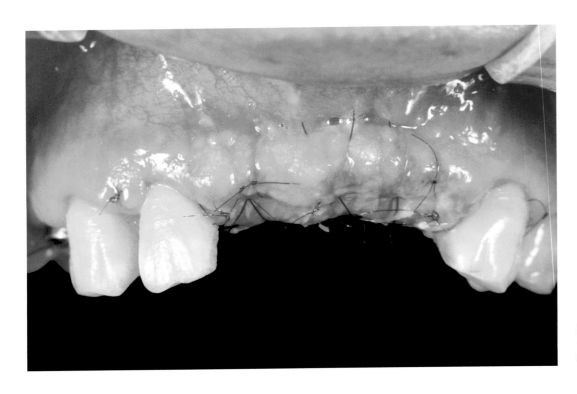

图 8-7-42
10 天后拆线前,创口获得非常完善的愈合

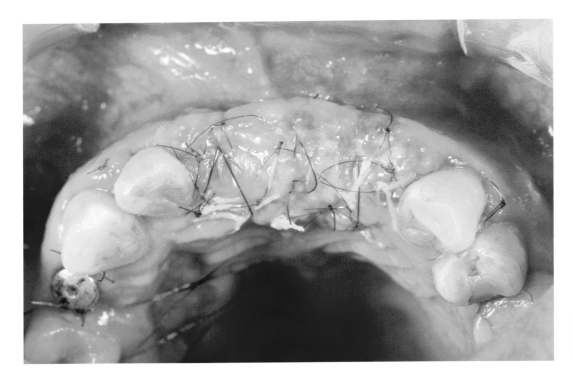

图 8-7-43
10 天后拆线前,创口获得非常完善的愈合

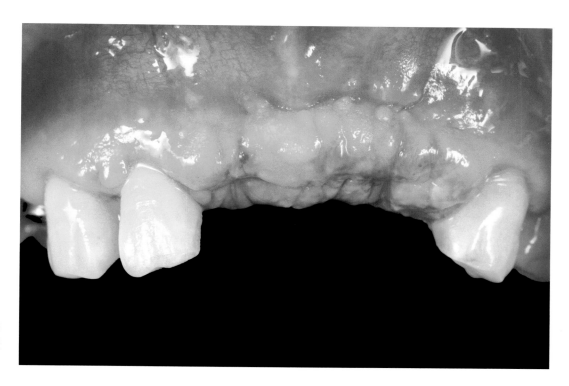

图 8-7-44
10 天后拆线,创口获得非常完善的愈合,牙槽嵴顶软组织高度获得明显增高

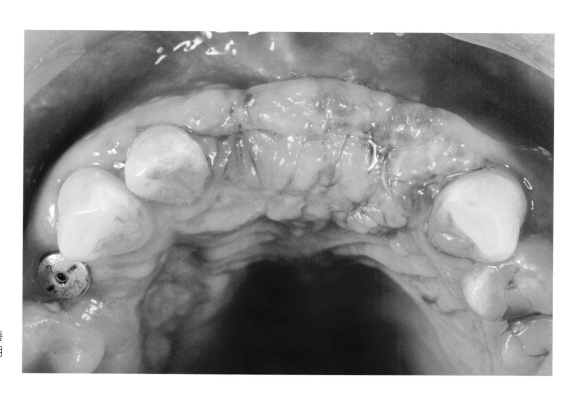

图 8-7-45
10 天后拆线,创口获得非常完善的愈合,软组织唇侧轮廓获得明显改善

（二）病例二

患者,女。上颌前牙种植后,一期手术中没有考虑进行软组织移植,采用愈合基台穿出愈合。

种植手术后患者感受到软组织丰满度不足带来的美学缺陷,希望予以改善(图8-7-46)。

口内检查,牙弓殆面像可见种植体周软组织轮廓明显不足(图8-7-47)。

愈合基台穿出愈合的病例,此时进行软组织手术有一些"弥补"的意味。

此时需评价产生问题的原因,是单纯的软组织厚度不足造成单纯的唇侧软组织轮廓不足,还是由于软组织质地不佳而造成软组织厚度、高度均不足的相对复杂的问题。本病例软组织问题主要是厚度不足,因此可以在愈合基台的基础上进行软组织增量手术。

制备种植体唇侧隧道,测量需要的结缔组织量(图8-7-48)。

腭部制取上皮下结缔组织(图8-7-49)。

将结缔组织牵拉进入隧道,缝合、结扎、固定(图8-7-50,图8-7-51)。

2周后拆线,可见种植体周软组织丰满度明显改善,牙弓殆面像可见种植体周软组织轮廓明显改善(图8-7-52,图8-7-53)。

修复取模前,可见种植体良好的穿龈轮廓,唇侧软组织丰满度良好;修复完成后,可见种植修复体唇侧软组织丰满度良好(图8-7-54,图8-7-55)。

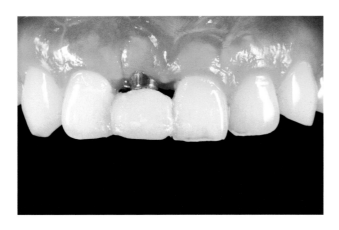

图 8-7-46
种植穿出后,希望改善种植体周软组织丰满度不足的问题

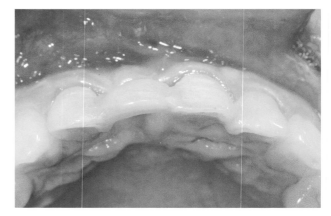

图 8-7-47
牙弓殆面像可见种植体周软组织轮廓明显不足

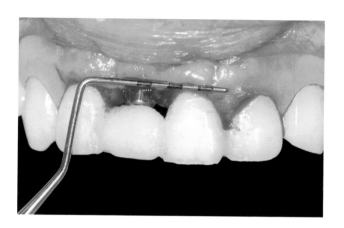

图 8-7-48
制备种植体唇侧隧道,测量需要的结缔组织量

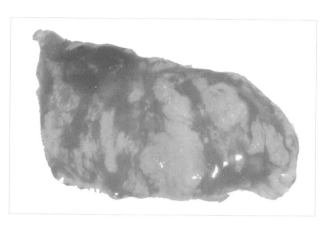

图 8-7-49
上腭部制取的上皮下结缔组织

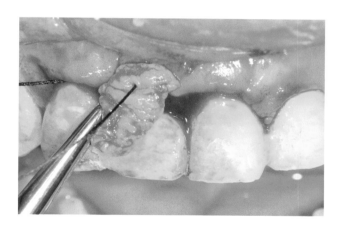

图 8-7-50
将结缔组织牵拉进入隧道

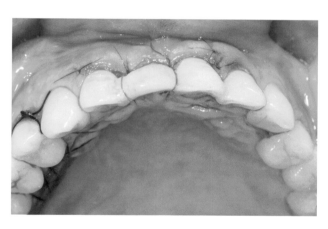

图 8-7-51
结缔组织在隧道内缝合、结扎、固定

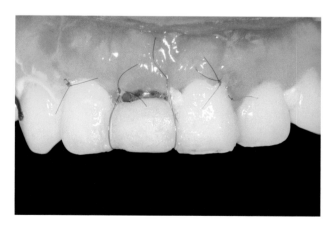

图 8-7-52
2 周后拆线,可见种植体周软组织丰满度明显改善

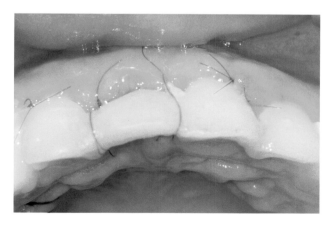

图 8-7-53
牙弓𬌗面像可见种植体周软组织轮廓明显改善

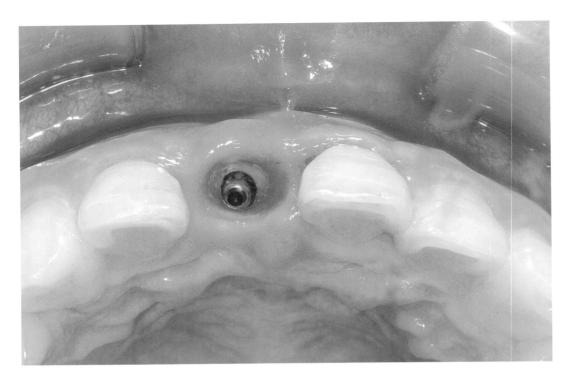

图 8-7-54
修复取模前,可见种植体良好的穿龈轮廓,唇侧软组织丰满度良好

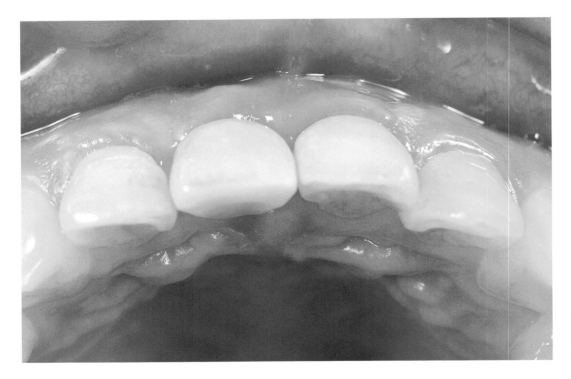

图 8-7-55
修复完成后,可见种植修复体唇侧软组织丰满度良好

（三）病例三

患者,男。因上颌前牙反复发炎、肿胀、溢脓就诊,要求拔除患牙后种植修复。

口内检查可见 12 广泛根尖病变、唇侧瘘管,软组织状态不佳(图 8-7-56)。

拔除 12,种植同期 GBR 骨增量处理,但在一期手术中未进行软组织移植增强唇侧薄弱的软组织(图 8-7-57)。

种植骨结合后,可见唇侧软组织仍然菲薄、状态不佳,有骨粉自软组织薄弱部分排出;唇侧软组织轮廓有一定欠缺,牙槽嵴顶软组织高度尚可(图 8-7-58)。

此时需要考虑进行软组织移植处理,增强唇侧薄弱的软组织状态,保护骨组织,同时对唇侧软组织进行一定的冠向复位,提高美学效果和稳定的成骨效果。

此时的治疗策略是:

1. 基于纯钛修复基台进行　这一类手术需要基于纯钛修复基台进行,首先纯钛基台便于软组织爬行和生长,修复基台的形式可以为软组织的生长提供空间和支持;同时,在手术后不宜再进行更换基台的操作,否则手术后建立的软组织状态就有可能再次遭到破坏。

2. 应用个性化小直径、大角度修复基台　在保证强度的基础上,尽量减小修复基台的直径,可以为种植体周软组织生长存留创造更多的空间;通过角度基台,在不影响咬合的情况下,从种植体平面可向腭侧调整轴向,进一步在唇侧预留出更多软组织生长存留的空间。只有创造出足够的空间,软组织才有机会留存在适当的位置。

3. 手术冠向复位唇侧软组织半厚瓣,并同时行结缔组织移植,加强唇侧软组织的质和量,以利于获得稳定的冠向复位效果,改善唇侧软组织轮廓。

4. 术后待软组织基本稳定后,戴用临时修复体,精确塑形软组织,待软组织完全稳定后再进行最终修复体的制作。

本病例患者接受这一治疗策略。

安放个性化角度基台,测量需要冠向复位的位置和量(图 8-7-59)。

制备唇侧冠向复位半厚瓣(图 8-7-60)。

应用胶原蛋白海绵设计移植物的形态;将胶原蛋白海绵置于供区,以此为指示来切取移植物;切取带上皮结缔组织,口外去上皮(图 8-7-61~ 图 8-7-63)。

将移植物覆盖于需冠向复位的位置,缝合固定;冠向复位唇侧半厚瓣,关闭创口(图 8-7-64,图 8-7-65)。

术后 10 天拆线,软组织愈合状态良好(图 8-7-66)。

术后 2 个月,愈合状态良好,软组织龈缘高度保持在理想的高度,软组织质地也有明显改善(图 8-7-67)。

戴入临时修复体,软组织获得了良好的美学状态(图 8-7-68)。

因此,无论即刻、早期还是延期种植,在种植手术中,如遇到唇侧软组织菲薄、质地脆弱、状况不佳的情况,首选第一时间进行软组织移植,对软组织进行增强,同时对下方成骨和种植体骨结合起到保护作用;如果在种植后发现软组织存在状态不佳的情况,仍有机会采用软组织移植方式进行增强处理。

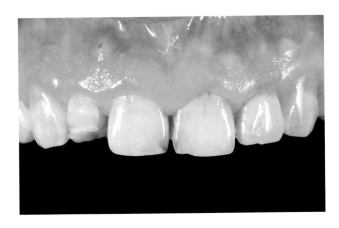

图 8-7-56
12 根尖病变、唇侧瘘管，软组织状态不佳

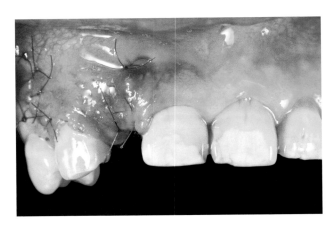

图 8-7-57
种植手术完成后，术中未进行软组织移植

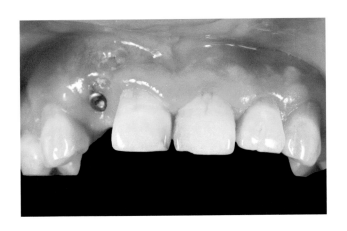

图 8-7-58
种植体骨结合后，唇侧软组织仍然很薄，状态不佳，牙槽嵴顶软组织高度尚可

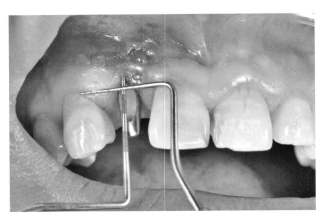

图 8-7-59
安放个性化角度基台，测量需要冠向复位的位置和量

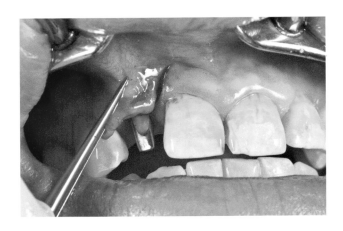

图 8-7-60
制取唇侧冠向复位半厚瓣

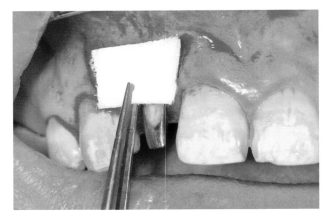

图 8-7-61
应用胶原蛋白海绵设计移植物的形态

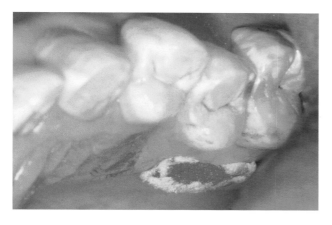

图 8-7-62
将胶原蛋白海绵置于供区,以此为指示切取移植物

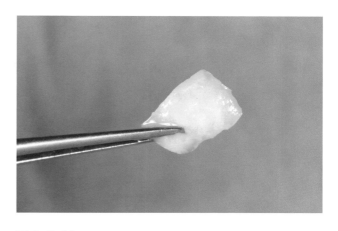

图 8-7-63
切取带上皮结缔组织,口外去上皮后,获得高质量去上皮结缔组织移植物

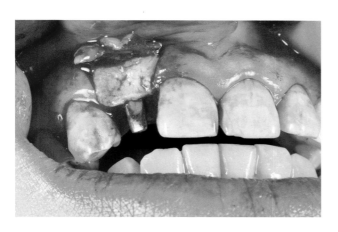

图 8-7-64
将移植物覆盖于需冠向复位的位置,缝合固定

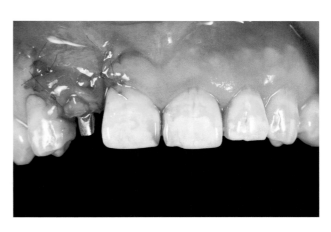

图 8-7-65
冠向复位唇侧半厚瓣,关闭创口

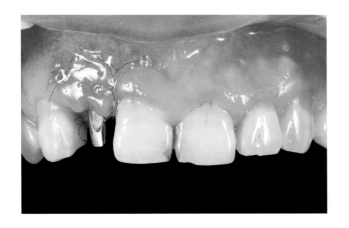

图 8-7-66
10 天后拆线,愈合状态良好

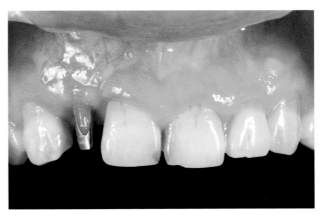

图 8-7-67
术后 2 个月,愈合状态良好,软组织龈缘高度保持在理想的高度,软组织质地较术前有明显改善

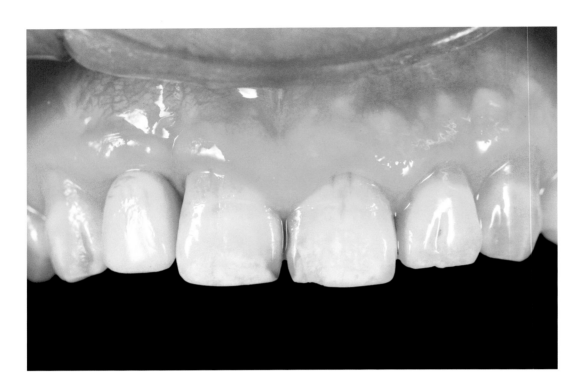

图 8-7-68
戴入临时修复体,软组织获得了
良好的美学状态

小结

　　针对一些病例的实际情况,我们会选择相对特殊的时机,进行软组织移植。

　　本节将通过三个典型病例,介绍其他三个不同的软组织移植时机。

　　(1) 一期手术为大量 GBR 骨增量,不适合同期进行软组织移植;而临床实际情况为患者需要大量的软组织移植处理,此时就应考虑在一、二期手术之间,选择适合的时间点,进行单独的软组织增量手术。

　　(2) 愈合基台暴露以后,没有进行修复之前,如果发现软组织存在丰满度不足的问题,可以在愈合基台的基础上,进行软组织移植改善软组织状态,再进行后期修复。

　　(3) 愈合基台暴露以后,没有进行修复之前,如果发现软组织存在比较明显的缺陷,可以制作特殊的修复基,以此为基础进行唇侧半厚瓣冠向复位结合软组织移植,改善软组织状态,再进行后期修复。

参考文献

[1] LIN C Y, CHEN Z, PAN W L, et al. Impact of timing on soft tissue augmentation during implant treatment: a systematic review and Meta-analysis. Clinical Oral Implants Research, 2018, 29 (5): 508-521.

[2] BASSETTI M, KAUFMANN R, SALVI G E, et al. Soft tissue grafting to improve the attached mucosa at dental implants: a review of the literature and proposal of a decision tree. Quintessence International, 2015, 46: 499-510.

[3] SHIBLI J A, D'AVILA S, MARCANTONIO E. Connective tissue graft to correct peri-implant soft tissue margin: a clinical report. J Prosthet Dent, 2004, 91: 119-122.

[4] YAN J J, TSAI A Y, WONG M Y, et al. Comparison of acellular dermal graft and palatal autograft in the reconstruction of keratinized gingiva around dental implants: a case report. Int J Periodontics Restorative Dent, 2006, 26: 287-292.

[5] SOUZA A B, TORMENA M, MATARAZZO F, et al. The influence of peri-implant keratinized mucosa on brushing discomfort and peri-implant tissue health. Clinical Oral Implants Research, 2016, 27: 650-655.

[6] KAN J Y, RUNGCHARASSAENG K, LOZADA J L. Bilaminar subepithelial connective tissue grafts for immediate implant placement and provisionalization in the esthetic zone. Journal of the California Dental Association, 2005, 33 (11): 865-871.

[7] KOIS J C. Predictable single-tooth peri-implant esthetics: five diagnostic keys. Compendium of Continuing Education in Dentistry, 2001, 22 (3): 199-206.

[8] JOVANOVIC S A. Esthetic therapy with standard and scalloped implant designs: the five biologic elements for success. Journal of the California Dental Association, 2005, 33 (11): 873-880.

[9] EVANS C D J, CHEN S T. Esthetic outcomes of immediate implant placement. Clinical Oral Implants Research, 2008, 19 (1): 73-80.

[10] CHEN S T, DARBY I B, REYNOLDS E C, et al. Immediate implant placement postextraction without flap elevation. Journal of Periodontology, 2009, 80 (1): 163-172.

[11] DELIBERADOR T M, VIEIRA J S, BONACIN R, et al. Connective tissue graft combined with autogenous bone graft in the treatment of peri-implant soft and hard tissue defect. Quintessence International, 2015, 46 (2): 139-144.

[12] SOHN J Y, PARK J C, CHO K S, et al. Simultaneous placement of an interpositional free gingival graft with nonsubmerged implant placement. Journal of Periodontal & Implant Science., 2014, 44 (2): 94-99.

[13] ANDERSON L E, INGLEHART M R, ELKHOLY K, et al. Implant associated soft tissue defects in the anterior maxilla: a randomized control trial comparing subepithelial connective tissue graft and acellular dermal matrix allograft. Implant Dentistry, 2014, 23 (4): 416-425.

[14] LINKEVICIUS T, PUISYS A, STEIGMANN M, et al. Influence of vertical soft tissue thickness on crestal bone changes around implants with platform switching: a comparative clinical study. Clinical Implant Dentistry & Related Research, 2015, 17 (6): 1228-1236.

[15] LINKEVICIUS T,APSE P,GRYBAUSKAS S,et al. The influence of soft tissue thickness on crestal bone changes around implants:a 1-year prospective controlled clinical trial. Int J Oral Maxillofac Implants,2009,24(4):712-719.

[16] LINKEVICIUS T,PUISYS A,LINKEVCUENE L,et al. Crestal bone stability around implants with horizontally matching connection after soft tissue thickening:a prospective clinical trial. Clinical Implant Dentistry and Related Research,2015,17(3):497-508.

[17] CARDAROPOLI G,LEKHOLM U,JAN L W. Tissue alterations at implant-supported single-tooth replacements:a 1-year prospective clinical study. Clin Oral Implants Res,2010,17(2):165-171.

[18] JUNG R,SIEGENTHALER D,HAMMERLE C. Postextraction tissue management:a soft tissue punch technique. Int J Periodontics Restorative Dent,2004,24:545-553.

[19] CHEN S,DAHLIN G. Connective tissue grafting for primary closure of extraction sockets treated with an osteopromotive membrane technique:Surgical technique and clinical results. Int J Periodontics Restorative Dent,1996,16:348-355.

[20] THOMA D S,MÜHLEMANN,SVEN,et al.. Critical soft-tissue dimensions with dental implants and treatment concepts. Periodontology 2000,2014,66(1):106-118.

[21] 宿玉成. 口腔种植学. 北京:人民卫生出版社,2014.

[22] IRINAKIS T,ALDAHLAWI S. The dome technique:a new surgical technique to enhance soft-tissue margins and emergence profiles around implants placed in the esthetic zone. Clinical,Cosmetic and Investigational Dentistry,2018,10:1-7.

[23] BURKHARDT R,JOSS A,LANG N P. Soft tissue dehiscence coverage around endosseous implants:a prospective cohort study. Clin Oral Implants Research,2008,19:451-457.

[24] ROCCUZZO M,GAUDIOSO L,BUNINO M,et al. Surgical treatment of buccal soft tissue recessions around single implants:1-year results from a prospective pilot study / ELETTRONICO. Clinical Oral Implants Research,2014,25(6):641-646.

[25] ZUCCHELLI G,MAZZOTTI C,MOUNSSIF I,et al. A novel surgical-prosthetic approach for soft tissue dehiscence coverage around single implant. Clinical Oral Implants Research,2013,24(9):957-962.

[26] EDEL A. The use of a free connective tissue graft to increase the width of attached gingiva. Oral Surgery Oral Medicine & Oral Pathology,1975,39(3):341-346.

[27] ZUHR O,BÄUMER D,HÜRZELER M. The addition of soft tissue replacement grafts in plastic periodontal and implant surgery:critical elements in design and execution. Journal of Clinical Periodontology,2014,41(s15):S123-S142.

[28] MÜLLER H P,SCHALLER N,EGER T,et al. Thickness of masticatory mucosa. Journal of Clinical Periodontology,2010,27(6):621-626.

[29] SONG J E,UM Y J,KIM C S,et al. Thickness of posterior palatal masticatory mucosa:the use of computerized tomography. Journal of Periodontology,2008,79(3):406-412.

[30] RERSER G M,BRUNO J F,MAHAN P E,et al. The subepithelial connective tissue graft palatal donor site:anatomic considerations for surgeons. International Journal of Periodontics & Restorative Dentistry,1996,16(2):130-137.

[31] YU S K,LEE B H,LEE M H,et al. Histomorphometric analysis of the palatal mucosa associated with periodontal plastic surgery on cadavers. Surgical & Radiologic Anatomy, 2013,35(6):463-469.

[32] SCLAR A G. Guidelines for flapless surgery. J Oral Maxillofac Surg,2007,65(7 Suppl 1):20-32.

[33] ZUCCHELLI G,MOUNSSIF I,MAZZOTTI C,et al. Does the dimension of the graft influence patient morbidity and root coverage outcomes? A randomized controlled clinical trial. Journal of Clinical Periodontology,2014,41(7):708-716.

[34] ZUCCHELLI G,MAZZOTTI C,BENTIVOGLI V,et al. The connective tissue platform technique for soft tissue augmentation. International Journal of Periodontics & Restorative Dentistry,2012,32(6):665-675.

[35] SCLAR A G. Soft tissue and esthetic considerations in implant therapy/soft tissue and esthetic considerations in implant therapy. Chicago:Quintessence,2004.

[36] DEL P M,MODICA F,BETHAZ N,et al. The connective tissue graft:a comparative clinical evaluation of wound healing at the palatal donor site. A preliminary study. Journal of Clinical Periodontology,2010,29(9):848-854.

[37] WESSEL J R,TATAKIS D N. Patient outcomes following subepithelial connective tissue graft and free gingival graft procedures. Journal of Periodontology.2008,79(3):425-430.

[38] THALMAIR T,FICKL S,HINZE M,et al. Modifizierte technik zur entnahme eines subepitheliales bindegewebstrans plantates. Parodontologie,2010,21(3):100-105.

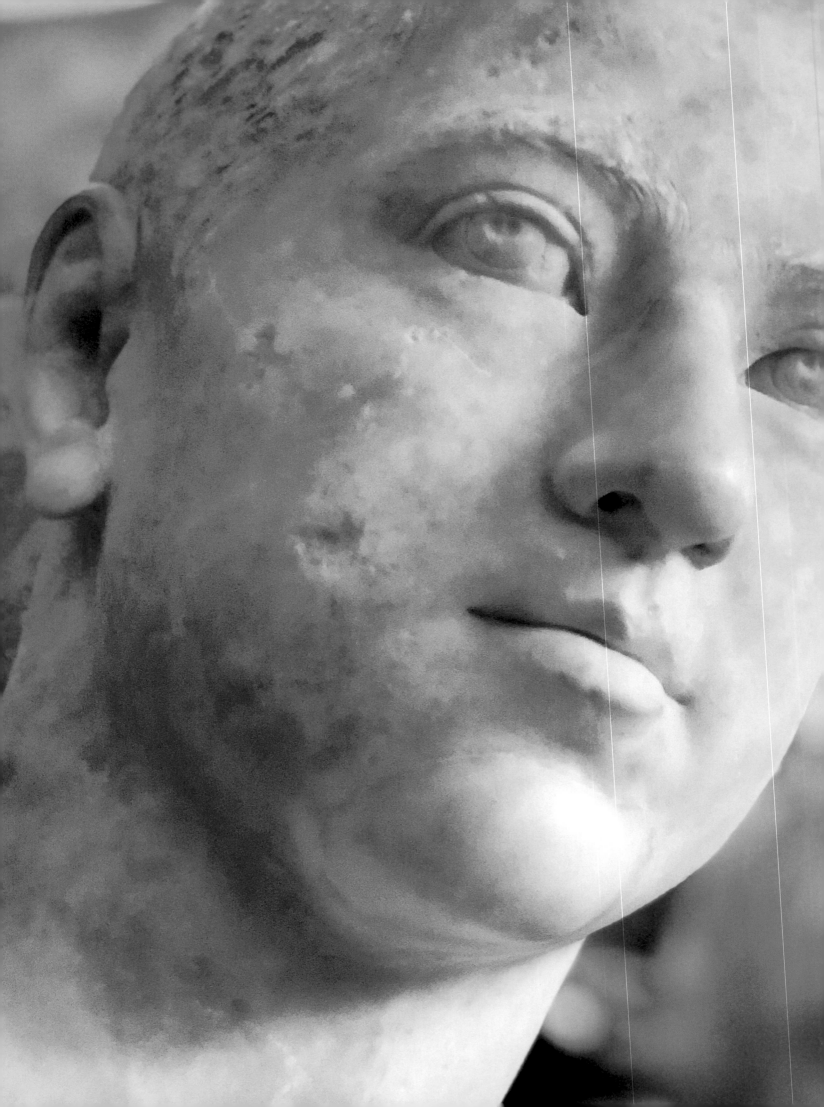

第九章

美学区种植修复体的设计与制作

刘　峰　李　祎　师晓蕊　刘诗铭　刘欣然　刘　星　余　涛

在讨论过美学设计、种植体周软组织结构和特点、拔牙期处理策略、正确的种植位点和精确实现、手术基本原则和技术、各种软硬组织增量技术之后，终于进入到种植上部结构设计制作的部分。

Last but not least ——种植上部修复写在最后，绝不是修复部分不那么重要，或者不那么有难度。

口腔种植的最终目标就是帮助患者获得最佳效果的修复体，以帮助患者获得美学、功能上的恢复或提升，因此，种植修复部分是非常重要的。并且，在种植修复中同样具有很多理念和技术的规范，同时还包括基台和冠桥部分材料和结构的选择等问题，因此口腔种植医师也必须认真学习和思考。

还有一个观念需要强调：整个种植工作中虽然是包含着种植外科和种植修复两个不同专业的工作内容，但是这两部分内容不是截然的分为两个阶段。尤其是在美学区种植，想获得最佳的治疗效果，种植手术和种植修复两种治疗手段应该是时刻伴随、互相协助、交相辉映的。

本章将从修复体的穿龈轮廓、即刻修复体的制作、过渡修复体调整穿龈轮廓、永久修复体穿龈轮廓的复制、永久修复体材料和结构的选择、邻牙同期修复、种植修复体咬合调整等方面，介绍种植修复在美学区种植全流程工作中所发挥的作用。

Dental Implant in Esthetic Zone
From Design Concept to Clinical Practice

第一节　种植修复体的穿龈轮廓

在第二章中，我们已经从生物学的角度简要介绍了穿龈轮廓（emergence profile）的概念，并且简要介绍了天然牙穿龈轮廓和种植修复体穿龈轮廓之间的差异。

穿龈轮廓是种植修复中一个非常重要、非常核心的概念，我们在种植修复临床中所做的很大一部分工作都是围绕"穿龈轮廓"的保持、调整、复制等进行的。在进入到各项实践技术之前，我们对种植修复体的穿龈轮廓再进行一些深入的介绍。

一、种植修复体穿龈轮廓的概念

种植修复体的穿龈轮廓，指修复体从种植体颈部延伸到游离龈这部分结构的形态（图9-1-1）。

穿龈轮廓的概念最初并不是特别为了种植修复体而定义的，广义上的修复体在软组织内的形态都可称为穿龈轮廓。种植体的植入位置决定了上部修复体穿龈轮廓的范围比传统修复体更大，并且，种植修复体穿龈轮廓还具有重要的软组织支持作用，对美学效果有着直接的影响。

不仅如此，由于种植体周软组织与天然牙的牙周结构有显著的不同，种植体与周围软组织并不像天然牙一样有穿通纤维的存在，而是以半桥粒的方式形成一个较为薄弱的联结，因此穿龈轮廓的形态是否合理会直接影响种植体周软组织的稳定与健康。

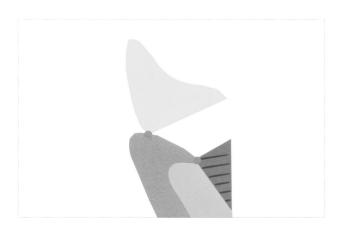

图9-1-1
穿龈轮廓的起始和终止位置

二、穿龈轮廓的形态分型

穿龈轮廓的形态直接影响着种植体周软组织的位置与外形。一般来说,临床上可以看到的穿龈轮廓的大体形态包括"平直形"、"微凹形"和"微凸形"(图 9-1-2~ 图 9-1-4)。

1. 微凹形穿龈轮廓　在即刻种植、即刻修复的病例中,通常建议将即刻修复体的唇侧穿龈轮廓设计为"微凹形",此时临时基台与软组织之间可以存在间隙,在手术中首先应用骨代用材料占据,为后期软组织继续生长保存住相应的空间,之后软组织会逐渐长入,形成较厚的软组织。

Rompen 等 2007 年的研究中,采用了试验性微凹形基台修复,以观察其对软组织边缘的影响。在修复后的 1、3、6、12、18、24 个月,采用数字化照相、软组织垂直水平测量、主观评分评价种植体周软组织的形态,结果显示 87% 的病例种植体唇面软组织在修复后保持稳定或获得了垂直高度的轻度增加;13% 的病例观察到有软组织退缩,退缩不超过 0.5mm。据此得出推论,在美学区使用微凹形穿龈轮廓的基台能获得更加可预期的、稳定的软组织,而这一效果在钛基台与氧化锆基台组之间并无统计学差异[1]。

Redemagni 等在 2009 年的研究中对 28 例采用微凹形氧化锆基台的单牙种植修复体进行了平均 20.8 个月的观察,结果也支持这一形态利于获得稳定的种植体周软组织,降低退缩风险[2]。

目前的基本共识,在可能的情况下,修复体的唇侧应首选微凹形穿龈轮廓,获得更厚的软组织状态,继而更容易获得软组织高度的维持,以保持良好的长期美学效果。

在进行软组织塑形的过程中,如果软组织具有足够的厚度,有意识地增加修复体穿龈部分的微凹区域,可以在一定程度上获得引导软组织向冠方生长,得到减小临床冠长度的美学效果(图 9-1-5)。

需要强调的是,"微凹"的程度不能随意加大,过凹的穿龈轮廓将导致对软组织的支持不足,造成软组织轮廓塌陷,继而可能造成软组织高度退缩(图 9-1-6)。

2. 微凸形穿龈轮廓　美学区的唇侧,通常不将凸形穿龈轮廓作为首选,因为这种状况有可能挤压软组织的生长空间,降低软组织厚度,从而影响短期或者长期的美学效果。微凹形是美学区唇侧穿龈轮廓的首选。

当然,在一些软组织厚度比较大,但是唇侧软组织轮廓仍有少量丰满度不足的情况,可以将微凹形穿龈轮廓调整为平直形,甚至是微凸形穿龈轮廓,这样可以在一定程度内起到向唇侧推移软组织、扩增软组织唇侧轮廓丰满度的效果(图 9-1-7)。

在种植修复体的邻面区域,如果种植体距离邻牙间距较大、邻面软硬组织厚度充足,可以将穿龈轮廓设计为微凸形,这样可以给修复体间的软组织以一定的挤压、支撑力量,有利于塑造、维持龈乳头的形态(图 9-1-8)。

但是需要强调的是,不论是唇侧还是邻面区域,过凸的穿龈轮廓都会挤占软组织空间,使软组织变薄,影响其维持高度的能力;同时过凸的穿龈轮廓还会对软组织形成持续压力,最终造成软组织向根方移动、临床冠变长、牙间乳头丧失,影响长期的美学效果。

因此,"凸形"的设计不是随意而为的,如有必要,可以微凸,但绝不能形成过凸的状态,否则就有可能明显地破坏美学效果。

3. 平直形穿龈轮廓　从种植体平台到修复体龈缘的形态大体为直线形。

这是一种比较简单易行的穿龈轮廓塑造形式,其性质介于微凹形与微凸形之间,既为软组织留存一定的空间,同时也对软组织保持一定的支撑作用。

在修复体唇面或者邻面,当需要将穿龈轮廓从微凹形向微凸形转换、进行软组织塑形处理的时候,可以先形成平直形穿龈轮廓,观察效果。如果已经达到效果,可以避免形成微凸形穿龈轮廓;如果效果仍然不足,而软组织还有足够厚度,则可以进行进一步塑形。

在修复体的舌腭侧,可以考虑直接形成平直形穿龈轮廓。一方面该位点对美学要求并不高;另一方面平直形穿龈轮廓可以获得比微凹形更大的修复体厚度,可以更好的保证修复体强度(图 9-1-9,图 9-1-10)。

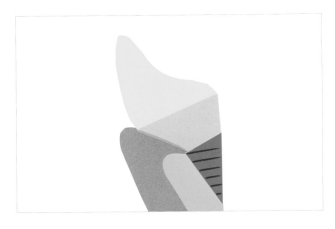

图 9-1-2
平直形穿龈轮廓

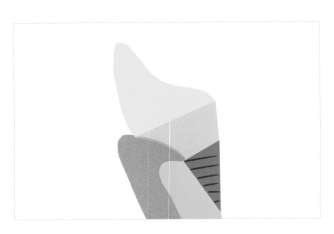

图 9-1-3
微凹形穿龈轮廓

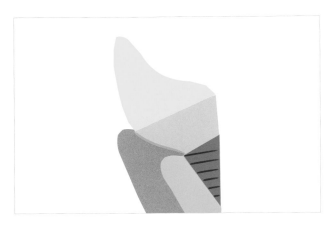

图 9-1-4
微凸形穿龈轮廓

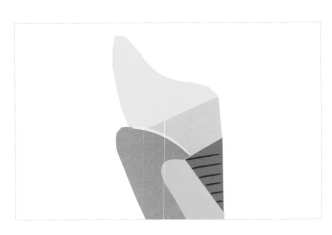

图 9-1-5
增加修复体穿龈部分的微凹区域,可以在一定程度上获得引导软组织向冠方生长的效果

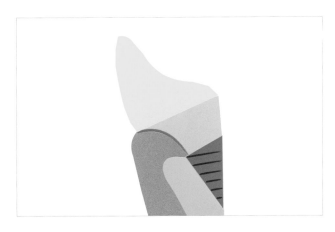

图 9-1-6
过凹的穿龈轮廓将导致对软组织的支撑不足,造成软组织轮廓塌陷,继而造成软组织高度退缩

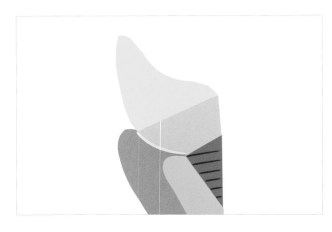

图 9-1-7
微凸形穿龈轮廓可以在一定程度内起到向唇侧推移软组织、扩增软组织唇侧轮廓丰满度的效果

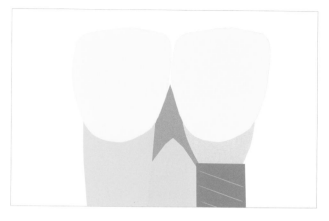

图 9-1-8
种植修复体的邻面区域穿龈轮廓设计为微凸形,可以给修复体间的软组织以一定的挤压、支撑力量,有利于塑造、维持龈乳头形态

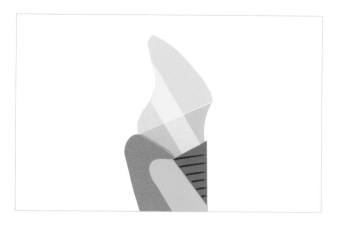

图 9-1-9
修复体舌腭侧形成平直形穿龈轮廓,可以更好的保证修复体强度

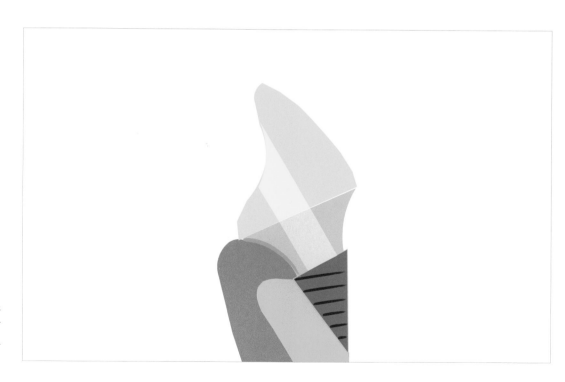

图 9-1-10
修复体舌腭侧形成微凹形穿龈轮廓,对于修复体强度有不利影响

三、穿龈轮廓的设计细节

通过前面的讨论,我们已经知道了在美学区种植修复体的唇侧部位,我们通常将穿龈轮廓设计为微凹形。经常会有医师询问,其具体的倾斜度和曲度是多少?

1. 唇侧穿龈轮廓的倾斜度　首先需要明确,唇侧穿龈轮廓的倾斜度并不是在修复阶段"设计"出来的,而是基于种植体植入位置、未来修复体所在的位置预测出来的。

根据前面章节详述的内容,我们已经知道,种植体的植入深度应该是在未来修复体的唇侧软组织顶点根方3~4mm;而修复完成后种植体唇侧最理想应该保存有2mm的骨和2mm的软组织,也就是种植体的唇侧外边缘应该处于修复体唇侧龈缘位置腭侧4mm的位置。计算穿龈轮廓倾斜度时,需要减掉龈缘厚度1mm,以此可知,在比较理想的情况下,唇侧穿龈轮廓的整体倾斜度大约为60°~45°(图9-1-11,图9-1-12)。

当然实际的口内情况会有一些变化。

如果种植体植入位点过于偏唇侧,造成唇侧骨板厚度不足2mm,此时如果仍希望维持最适合的修复体形态,所形成的穿龈轮廓倾斜度就会>60°,而这会比较明显地挤压软组织空间,对于维持软组织高度非常不利(图9-1-13)。也正因为这个原因,如果种植体植入位点偏唇,通常就更需要通过软组织处理,将软组织厚度增加,才有机会维持软组织高度。

另一方面,如果种植体植入位点明显偏腭侧,则会减小穿龈轮廓的倾斜度(图9-1-14)。这种状况下,只要保持"微凹"形态,就不会对软组织有不良影响;如果需要调整软组织轮廓,这种软组织状态还可以承受一定的"微凸"形态的挤压。因此,对于明显偏腭侧的植入位点,从美学上是可以接受的,当然还要考虑到咬合以及机械强度上可能带来的问题。

2. 唇侧穿龈轮廓的双曲度形态　以上我们探讨的都是穿龈轮廓的整体形态、整体倾斜度,而在实际操作中,我们强调唇侧的穿龈轮廓是一个双曲度的形态[3](图9-1-15,图9-1-16)。

可以将唇侧整体穿龈轮廓划分为两个区域:

(1)关键区域(critical contour area):唇侧龈缘下1mm以内。这一区域对于未来龈缘形态和Z点具有决定性影响,在设计、制作中需要非常精细。

修复体穿出软组织的曲线极其重要,它构成了修复体的龈缘形态;其位置、形态应该满足美学设计的要求,保证修复体与邻牙以及整个牙列形态、排列相协调。在此曲线以下1mm的区域,应形成与天然牙龈缘下、龈沟内类似的略凸形态,以便对龈缘形成良好支撑,获得必要的形态细节(图9-1-17)。

在制作种植修复体的良好的模型上,通常可以在人工牙龈上清晰地看到这一区域的存在(图9-1-18)。

(2)次关键区域(subcritical contour area):唇侧龈缘下1mm至种植体平面。相对而讲,这一区域形态的重要程度没有关键区域高,形成的时候具有一定程度的自由度、灵活度。也就是说,在唇侧,只要保证"微凹"的整体原则不变,非关键区域的曲度大一些、小一些对于最终的效果影响不会非常大。

从原则上讲,在不影响修复体强度的前提下,通过修复体设计,尽量保留更大的软组织厚度对于远期美学效果是最有利的。因此,可以在穿出种植体以上的部分保持相对较窄的修复体直径,到靠近穿龈部位再加大曲度,和关键区域融合,这样最有利于保证软组织的厚度(图9-1-19,图9-1-20)。

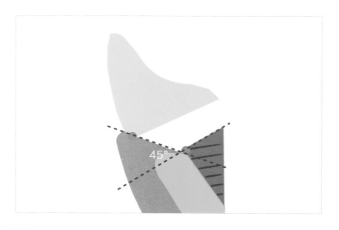

图 9-1-11
植入深度为 3mm、唇侧软硬组织厚度正常时,穿龈轮廓整体倾斜度为 45°

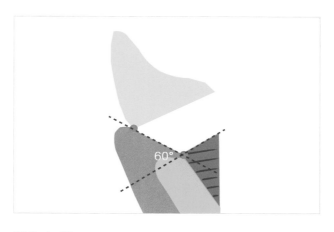

图 9-1-12
植入深度为 4mm、唇侧软硬组织厚度正常时,穿龈轮廓整体倾斜度为 60°

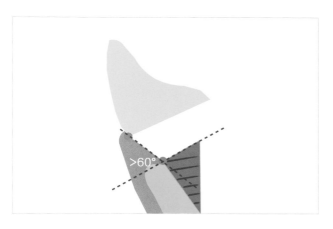

图 9-1-13
植入位置偏唇侧,唇侧软硬组织厚度不足时,穿龈轮廓整体倾斜度大于 60°

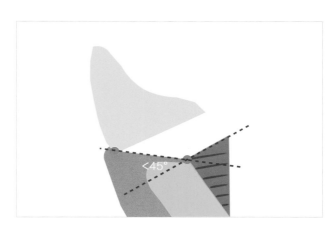

图 9-1-14
植入位置偏腭侧、唇侧软硬组织厚度较大时,穿龈轮廓整体倾斜度为小于 45°

图 9-1-15
种植修复体唇侧穿龈轮廓分为微凸形的关键区域(a:龈缘下 1mm 以内)和微凹形的次关键区域(b:龈缘下 1mm 到种植体平台)两个区域

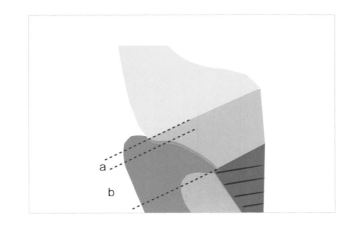

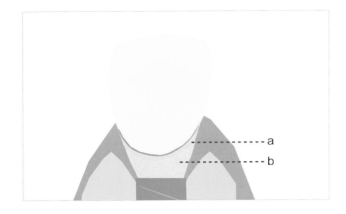

图 9-1-16
种植修复体穿出软组织的曲线需要满足美学设计的要求,其下方 1mm 为关键区域,需呈微凸形态,以支撑软组织,获得精确的外形轮廓(a);更向根方的位置则为次关键区域,呈微凹形态(b)

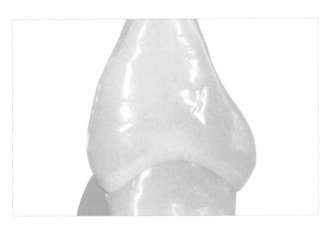

图 9-1-17
天然牙龈缘下 1mm 以下为微凸形态

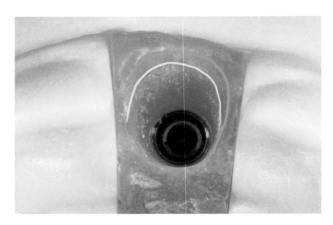

图 9-1-18
在模型人工牙龈上可以看到穿龈袖口形态分为两部分,蓝线冠方为关键区域,具有微凸形态;蓝线根方为次关键区域,为微凹形态

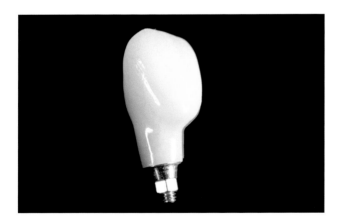

图 9-1-19
种植体处于正常的偏腭侧位置和深度,在保证修复体强度的基础上,减小穿出种植体平面部分的直径,给软组织留出尽量多的空间,接近龈缘后加大曲度,和关键区域相融合

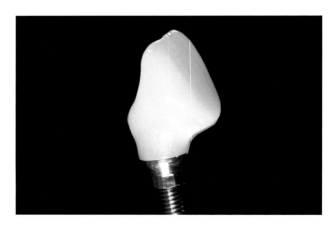

图 9-1-20
种植体处于明显偏腭侧的位置,唇侧软硬组织空间非常充足,且厚度充足,穿龈部分次关键区域保持微凹形态即可,不需要明显缩窄穿出种植体平面部分的直径

四、穿龈轮廓概念在美学区种植修复中的应用意义

美学区种植修复实际上就是围绕着穿龈轮廓的概念进行的，几乎所有的修复操作都是为了获得最终理想的穿龈轮廓而不断努力、推进的。最终种植体冠方获得了良好的穿龈袖口，就有机会获得满足最初美学设计的修复体，获得理想的美学修复效果。

具体应用意义包括以下几点：

1. 即刻种植修复体支撑软组织，维持原有天然牙良好的牙龈美学效果　在即刻种植中，如果天然牙本身具有良好的牙龈美学效果，通过即刻种植外科技术的良好把握，以及即刻修复体良好的穿龈轮廓的控制，引导拔牙窝形成良好的穿龈袖口形态，使天然牙良好的牙龈状态得以保留，维持种植体周良好的穿龈袖口。

2. 二期手术，引导软组织愈合成熟　在二期手术中，直接安装具有理想穿龈轮廓的过渡修复体，使种植体周软组织按照理想的状态愈合、逐渐成熟，直接获得理想的种植体周良好的穿龈袖口。

3. 精细调整、塑形软组织轮廓　针对已经戴用的过渡修复体，对其穿龈轮廓进行精细调整，以获得对软组织轮廓的精确塑形，以获得最佳的美学效果。

4. 精确复制过渡修复体的穿龈轮廓　当应用过渡修复体形成了理想的种植体周牙龈袖口，获得了满意的过渡期美学效果，在制作正式修复体时，需要精确的复制过渡修复体的穿龈轮廓，才能获得稳定的、可预期的最终美学效果。

作为良好的种植修复医师，需要随时保证对穿龈轮廓的敏感和把握，才能最终获得理想的美学效果。在本章后面的部分，将对这些内容进行一一详述。

小结

1. 穿龈轮廓可以分为平直形、微凹形和微凸形。

(1) 微凹：美学区唇侧，尤其是即刻种植、即刻修复，应首选微凹形穿龈轮廓。

(2) 微凸：软组织厚度大、高度正常或过量，但是唇侧仍有少量丰满度不足的情况，可以选择微凸形；相邻种植体间距离较大，邻面制作成微凸形有利于龈乳头塑形。

(3) 平直：修复体舌腭侧。

2. 唇侧穿龈轮廓的细节

(1) 唇侧穿龈轮廓的倾斜度：理想值范围为 45°~60°。种植体过于偏唇侧，倾斜度大于 60°，应考虑软组织增量；种植体过于偏腭侧，倾斜度小于 45°，可以选择微凸形穿龈。

(2) 唇侧穿龈的双曲度形态：分为 a 区和 b 区。a 区为唇侧龈缘下 1mm 以内，决定了唇侧龈缘和 Z 点的位置，微凸；b 区：种植体平面至唇侧龈缘下 1mm，一般为微凹，给软组织留出空间。

3. 穿龈轮廓的应用意义

(1) 即刻种植、即刻修复：维持软组织初始形态。

(2) 二期手术同时临时修复：引导软组织按设计形态愈合、成熟。

(3) 调整、塑形软组织形态。

(4) 永久修复体：精确复制过渡修复体的穿龈形态。

第二节　即刻修复维持软组织轮廓

在前面的章节已经反复强调即刻修复的重要性。

在美学区存在无望牙时,如果符合即刻种植的条件,我们会首选即刻种植治疗策略;在即刻种植过程中,只要天然牙软硬组织适当、植入具有足够的初期稳定性,我们就会首选即刻修复。

通过即刻修复体形成对软组织的支撑,可以最大程度地获得软组织轮廓的维持,这对于即刻种植获得最终完美的治疗效果是非常重要的。同时,采取这样的治疗流程,会令整个治疗过程更简明。

完好的即刻修复体,可以即刻支撑拔牙后薄弱的软硬组织不致快速塌陷,同时可以维持足够的空间,保护内部跳跃间隙的新骨形成,以及软组织的增厚、成形和稳定。

关于临床上可以进行即刻修复的判断标准,已经在第三章介绍。

本节主要结合多个病例实战,介绍临床上制作即刻修复体的多种方式,临床上需要根据实际条件选择最方便、简洁、安全的方式进行制作。

总体来讲,即刻修复体的制作包含以下几类方式:

一、术中口内直接完成

1. 树脂直接堆塑　种植体植入完成后,直接安放临时基台,采用树脂堆塑形成唇面、舌腭面形态,然后取下,在口外堆塑近远中面及穿龈部分,经过调磨、修整、抛光后获得即刻修复体。

本方法的优势在于操作非常便捷、快速;缺点是存在污染手术创口的风险,如果需要进行植骨等操作,应在种植后、植骨之前进行这些操作,然后彻底清洁术区,再进行植骨。本方法的局限性在于需要临床医师具有良好的树脂操作能力,对于牙齿外形以及穿龈轮廓有很好的理解,才能够将形态控制准确。

2. 牙片法 如果患者存在折断牙齿的唇侧牙片,则可以在术前将牙齿断片磨削成比较薄的唇侧牙片,在术中应用其作为临时修复体的唇面。

同样是在种植体植入完成后,直接安放临时基台,将牙片调整到理想的位置,用树脂将牙片与临时基台粘接,形成即刻修复体的唇面。之后的步骤和用树脂直接堆塑相同,就可以完成即刻修复体。

本方法的优势是易于获得良好的唇面美学效果,不需要手工堆塑。局限性在于需要有适合的牙片可以应用;操作中需要注意牙片组织面应进行完善的酸蚀、粘接处理,保证粘接强度,否则如果后期牙片脱落将很难

处理。

3. 牙壳法 如果患者没有可用的牙片,术者又不具备口内直接堆塑形成修复体唇面的能力,可以考虑术前制作人工牙壳,在术中应用,能简化手术中的操作。

牙壳的制作,可以通过制取印模、翻制模型,模拟拔牙后,由技师在模型上制作获得;也可以术前制取数字印模,通过 CAD/CAM 的方式设计、加工出数字化牙壳。

牙壳法的优势在于简化术中操作,有利于没有修复基础的医师获得即刻修复体;其缺点在于术前准备相对复杂。如果在加工厂进行了导板制作,很多加工厂可以同时提供牙壳,供术中制作临时修复体使用。

二、术中制取印模完成

希望在口内直接完成即刻修复的病例,对于种植体轴向的控制要求更为严格。

按照理想位点和轴向植入的种植体——从舌隆突位置穿出,且与修复体牙体长轴平行,口内制作即刻修复体相对非常简便;如果轴向发生了偏差,种植体从修复体唇侧穿出,也就是临时基台从修复体唇侧穿出,则口内堆塑即刻修复体就存在一定的难度。此时,可以通过制取模型的方式,将口内情况转移到模型上,在模型上制作修复体。

这种方式也适用于临床医师完全不具备口内制作修复体的能力,但椅旁有适合的助手可以协助完成这一工作。

制取印模的方式包括以下几种方法:

1. 局部印模转移法 种植体植入后直接制取常规的物理印模存在一定的问题,可采用局部印模转移法。

例如如果是即刻种植,存在跳跃间隙,不适于接触未消毒的修复材料,一方面需要考虑污染术区问题;另一方面也需要防止修复材料遗留在创口深部,影响骨结合和软组织愈合。

如果是经过严密缝合的创口,则需要考虑缝合线在制取印模过程中的安全性问题,否则如果印模材料凝固时混入了缝合线,脱模时就会存在困难,甚至造成伤口撕裂。因此,这种情况下制取印模需要做好创口、缝线的隔离,故会比较繁琐。

术中比较简单的制取印模方式,是采用流动树脂形成局部印模,将印模转移杆和邻牙之间的位置关系转移到术

前灌制的全口模型上,形成种植模型,之后由技师制作即刻修复体。

本方式的优势在于术中术者操作非常简便,同时对于种植体轴向不是非常理想的病例也可以顺利的应用;局限性在于台下制作相对比较复杂,需要有适合的助手在椅旁协助制作。

2. 全程导板翻制法 对于术前已经进行全程导板设计、加工的病例,在术前准备好临时修复体并不难。

如果术前并没有做这一步工作,而术中又希望迅速获得即刻修复体的病例,可以在种植体植入后,利用咬合关系硅橡胶,将种植体携带体与导板固定,然后同时取下,这样实际就形成了一个种植后的物理印模。椅旁技师可以利用这个装置迅速翻制出种植后的模型,接着就可以制作即刻修复体。

3. 数字印模法[4] 数字印模现今已经逐渐成为口腔修复的主流,在种植修复中也已经可以常规应用。在即刻修复体的制作中,如果具有数字印模和椅旁加工的能力,则可以考虑在术中制取数字印模,通过数字化辅助设计和加工获得即刻修复体。

数字印模的优点在于可以完全不污染术区,并且即刻修复体的数据留下后,在进行永久修复中也可以发挥作用,这在第四节将继续介绍;而其局限性也很明显,就是需要具有适合的口内扫描设备和配件,同时数字化设计、加工的修复体成本通常较手工制作的更高。

三、病例实战

(一) 病例一

患者,女。13缺失,间隙局限,唇侧软组织丰满度良好(图9-2-1,图9-2-2)。

在数字化导航引导下,完成牙槽嵴顶软组织环切,逐级预备,种植体植入到理想位点和轴向(图9-2-3)。

由于种植体轴向良好,因此可以直接安放临时基台(图9-2-4)。

唇侧采用树脂大体堆塑唇面形态和舌腭面形态(图9-2-5,图9-2-6)。

取下临时基台和已堆塑一部分的修复体,继续堆塑、调磨、抛光,形成椅旁修整完成的即刻修复体(图9-2-7,图9-2-8)。

戴入即刻修复体,对软组织存在一定的挤压,唇侧软组织轮廓保持良好(图9-2-9,图9-2-10)。

2个月复查,可见软组织健康,软组织曲线良好,唇侧软组织轮廓保持良好(图9-2-11,图9-2-12)。

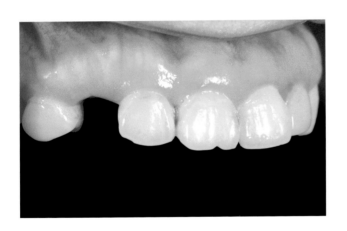

图 9-2-1
13缺失,间隙局限

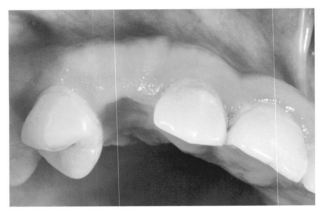

图 9-2-2
13缺失,唇侧丰满度良好

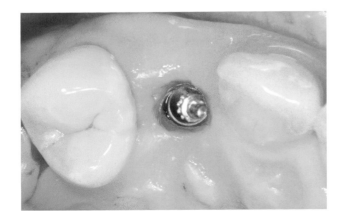

图 9-2-3
牙龈环切,逐级预备,种植体植入后

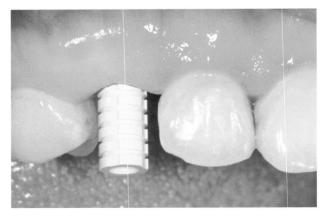

图 9-2-4
种植体轴向良好,直接安放临时基台

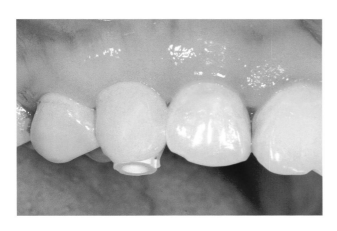

图 9-2-5
唇侧采用树脂大体堆塑唇面形态

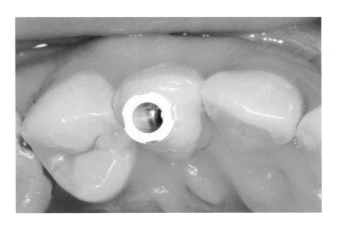

图 9-2-6
舌腭侧大体堆塑形态

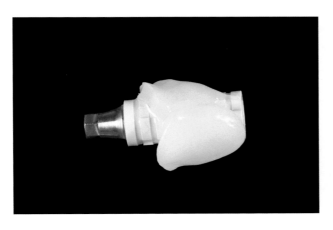

图 9-2-7
取下临时基台,继续堆塑、调磨、抛光

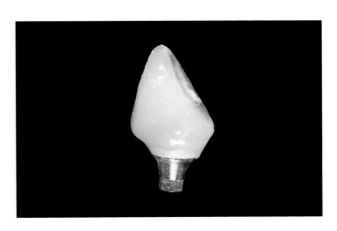

图 9-2-8
椅旁修整完成的即刻修复体

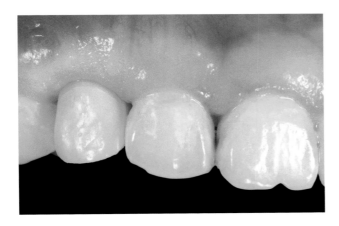

图 9-2-9
戴入即刻修复体,对软组织存在一定的挤压

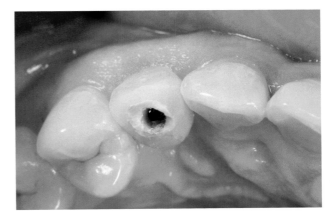

图 9-2-10
戴入即刻修复体

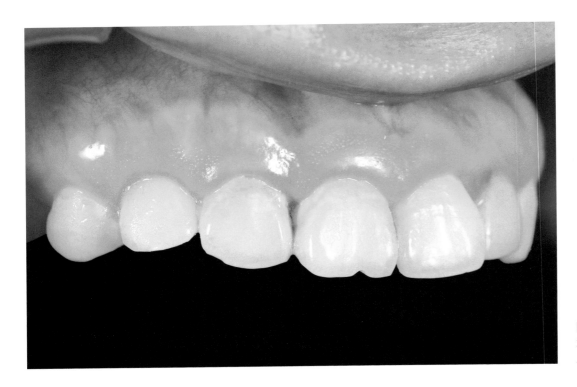

图 9-2-11
术后 2 个月复查,可见软组织健康,软组织曲线良好

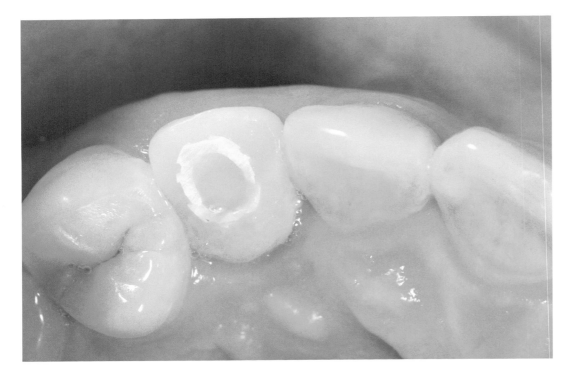

图 9-2-12
术后 2 个月复查,可见唇侧软组织轮廓保持良好

（二）病例二

患者,女。11、21 全冠修复体,11 外伤冠根折,不能保留,希望拔除后即刻种植(图 9-2-13)。

口内检查可见软硬组织状态良好,唇侧丰满度尚可(图 9-2-14)。

依次拔除 11 残冠、残根,搔刮、清洗拔牙窝,获得洁净的种植位点(图 9-2-15~ 图 9-2-17)。

按照理想的种植位点和轴向逐级预备后,可见种植预备通道与原牙根通道呈明显不同的角度(图 9-2-18)。

种植体植入后,获得足够的初期稳定性,可以制作即刻修复体(图 9-2-19)。

直接安放临时基台,可见良好的穿出位点和轴向,非常有利于临时修复体的制作(图 9-2-20)。

口内堆塑修复体唇面形态和舌腭面形态,之后取下(图 9-2-21)。

彻底清洁种植窝洞后,再进行跳跃间隙内严密植骨处理(图 9-2-22)。

口外继续堆塑、调整、抛光形成良好的即刻修复体,戴入即刻修复体,软组织获得适宜的支撑(图 9-2-23,图 9-2-24)。

永久修复后,软组织状态获得良好维持(图 9-2-25)。

①扫描二维码
②下载 APP
③注册登录
④观看视频

视频 75　即刻种植即刻修复(口内堆塑)

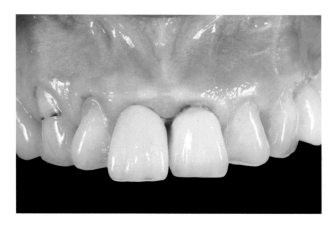

图 9-2-13
11 冠根折,不能保留

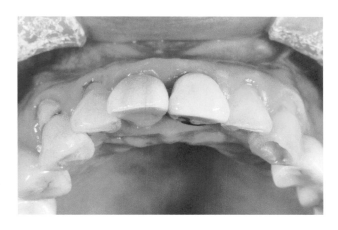

图 9-2-14
11 唇侧丰满度尚可

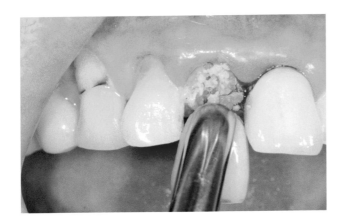

图 9-2-15
拔除 11 残冠

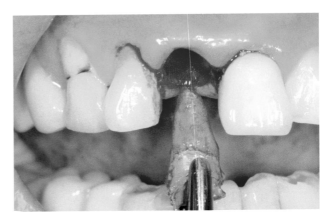

图 9-2-16
拔除 11 残根

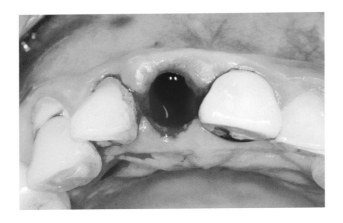

图 9-2-17
清洁的拔牙窝

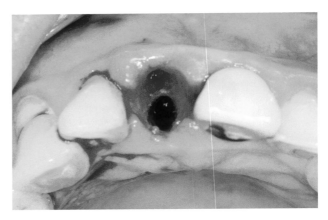

图 9-2-18
种植预备通道与原牙根通道呈明显不同的角度

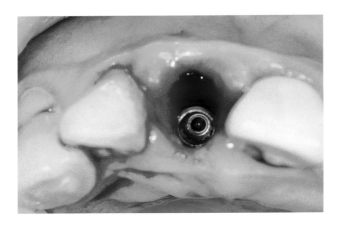

图 9-2-19
种植体植入后

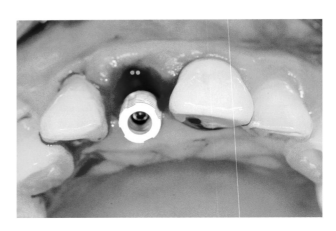

图 9-2-20
安放临时基台，可见良好的穿出位点和轴向，非常有利于临时修复体的制作

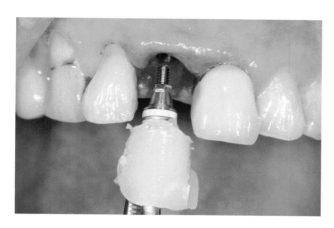

图 9-2-21
口内堆塑修复体唇面形态和舌腭面形态

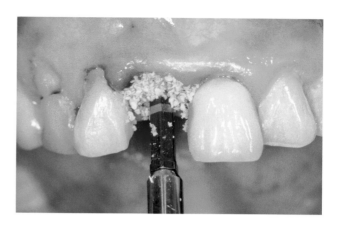

图 9-2-22
彻底清洁种植窝洞后再进行跳跃间隙植骨处理

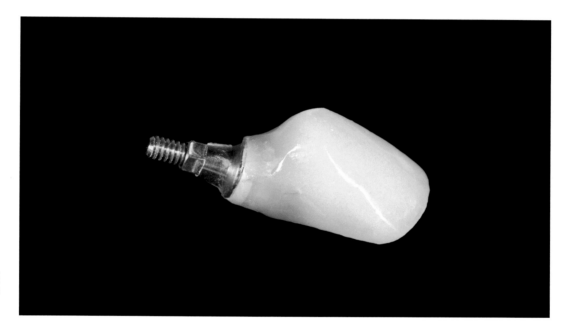

图 9-2-23
口外继续堆塑、调整、抛光形成良好的即刻修复体

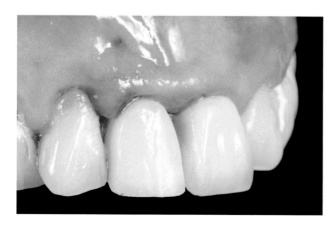

图 9-2-24
戴入即刻修复体

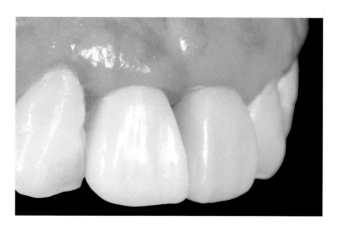

图 9-2-25
永久修复后,软组织状态获得良好维持

（三）病例三

患者，女。因外伤造成上颌前牙冠根折，不能保留，患者希望即刻种植、即刻修复。

患者为高位微笑，对美观要求较高，因此属于高美学风险病例（图9-2-26）。

口内检查见天然牙软组织健康状况、美观状况良好（图9-2-27）。

拔除折断牙的牙冠部分，其唇侧部分基本完整，可以辅助进行临时修复（图9-2-28）。

微创拔除残根（图9-2-29）。

按照理想种植位点和轴向逐级预备，植入种植体，获得良好的初期稳定性，可以进行即刻修复（图9-2-30~图9-2-33）。

直接安放临时基台，临时基台处于良好轴向，唇侧存在修复空间（图9-2-34，图9-2-35）。

将天然牙冠调磨成唇侧牙片，口内复位唇侧牙片，树脂连接牙片，堆塑修复体（图9-2-36~图9-2-38）。

取下临时基台后，继续堆塑、修整、抛光，获得即刻修复体（图9-2-39）。

安装即刻修复体，患者获得即刻良好的微笑效果（图9-2-40，图9-2-41）。

正式修复前，软组织健康状况、美学状况获得良好维持（图9-2-42）。正式修复后，唇侧软组织轮廓丰满度、微笑美学效果获得良好维持（图9-2-43，图9-2-44）。

①扫描二维码
②下载 APP
③注册登录
④观看视频

视频76　即刻种植即刻修复（天然牙壳）

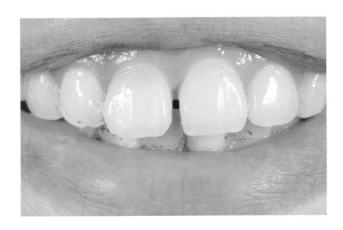

图9-2-26
11冠根折，不能保留，高位微笑

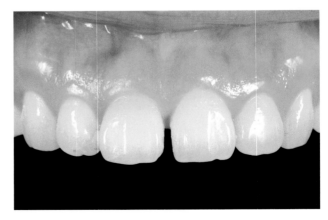

图9-2-27
天然牙软组织健康状况、美观状况良好

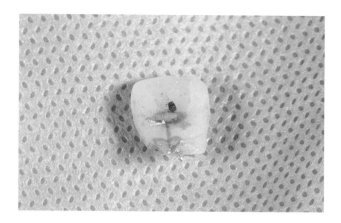

图 9-2-28
拔除折断牙的牙冠部分

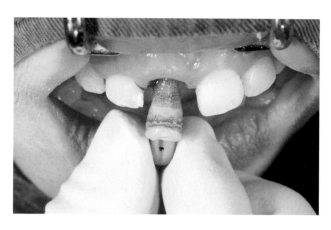

图 9-2-29
微创拔除残根

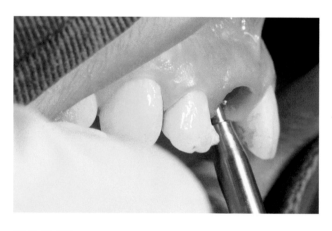

图 9-2-30
按照理想种植位点和轴向逐级预备

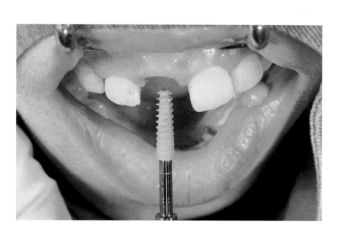

图 9-2-31
植入种植体

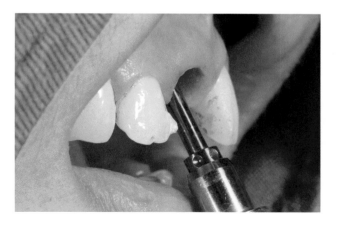

图 9-2-32
按照理想种植位点和轴向植入种植体

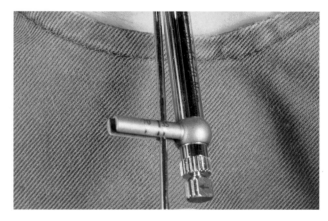

图 9-2-33
获得良好的初期稳定性

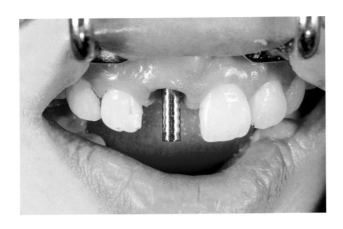

图 9-2-34
直接安放临时基台

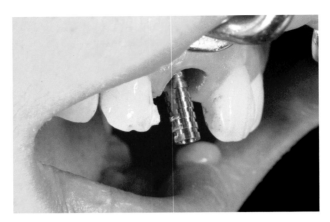

图 9-2-35
临时基台处于良好轴向,唇侧存在修复空间

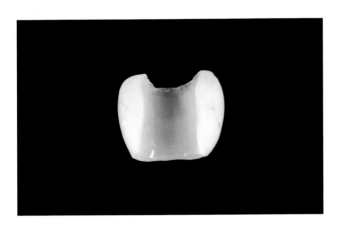

图 9-2-36
将天然牙冠调磨成唇侧牙片

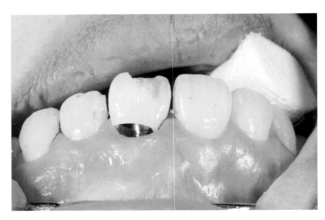

图 9-2-37
口内复位唇侧牙片

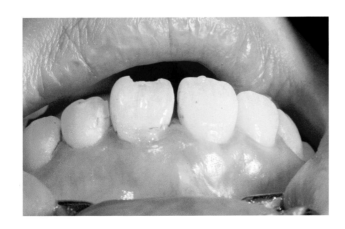

图 9-2-38
树脂连接牙片,堆塑修复体

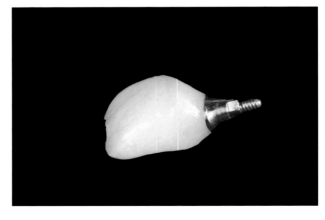

图 9-2-39
修整、抛光完成的即刻修复体

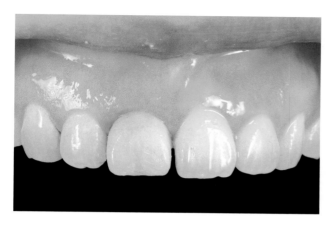

图 9-2-40
安装即刻修复体

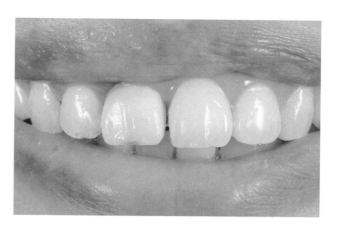

图 9-2-41
患者获得即刻良好的微笑效果

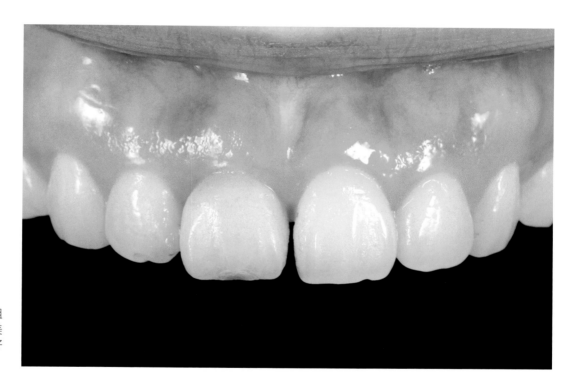

图 9-2-42
正式修复前,软组织健康状况、美学状况获得良好维持

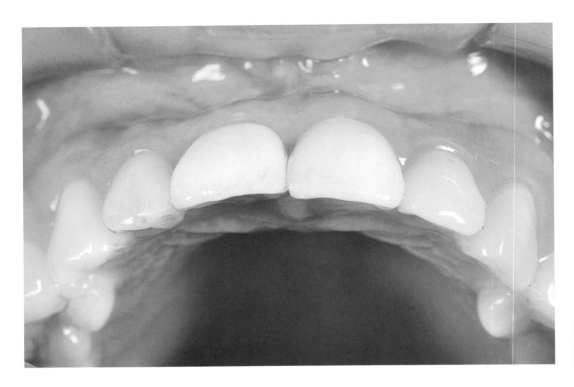

图 9-2-43
永久修复后,唇侧软组织轮廓丰
满度获得良好维持

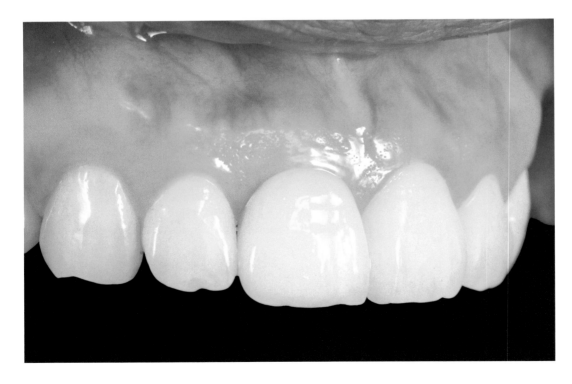

图 9-2-44
永久修复后,患者微笑美学效果
获得良好维持

（四）病例四

患者,男。11 冠根折,不能保留,考虑微创即刻种植。按照患者的要求,进行数字化导板设计,规避根尖部植骨,种植轴向略偏唇侧,穿出位点位于切缘稍偏唇侧位置(图 9-2-45,图 9-2-46)。

在设计、制作导板的同时,应用椅旁 CAD/CAM 系统扫描数字印模,进行 12-21 粘接桥设计,切削完成树脂粘接桥,形成辅助制作即刻修复体的"牙壳"(图 9-2-47~ 图 9-2-50)。

拔除患牙,在导板的辅助下种植预备、植入种植体(图 9-2-51,图 9-2-52)。

连接临时基台。由于采用了微创手术策略,螺丝穿出位点不是位于舌腭侧,因此需要提前对临时基台进行调磨,使之不影响事先制作的牙壳的就位(图 9-2-53)。

粘接桥就位,流动树脂连接贴面桥和临时基台(图 9-2-54,图 9-2-55)。

取下粘接桥和临时基台,树脂进一步完善即刻修复体的形态,调磨、抛光,完成即刻修复体(图 9-2-56~ 图 9-2-58)。

戴入即刻修复体后,软组织获得即刻支撑(图 9-2-59,图 9-2-60)。

4 个月后,种植体骨结合良好,软组织成熟、稳定,轮廓丰满(图 9-2-61)。

永久修复体就位后,获得了良好的美学效果,软组织轮廓丰满,非常健康(图 9-2-62~图 9-2-64)。

导板种植手术具体见第五章第三节。

①扫描二维码
②下载 APP
③注册登录
④观看视频

视频 77　即刻种植即刻修复(数字化牙壳)

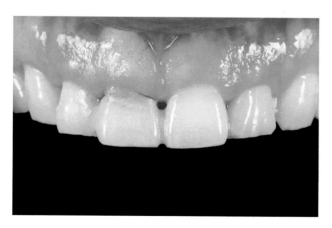

图 9-2-45
术前,11 冠根折

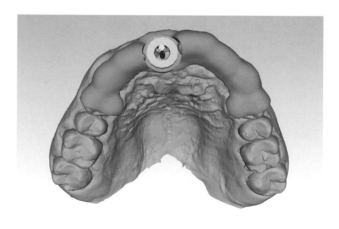

图 9-2-46
导板设计

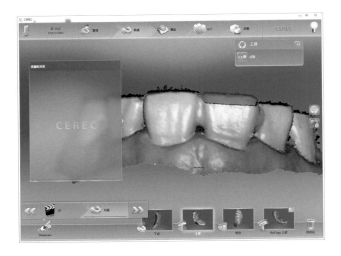

图 9-2-47
数字印模

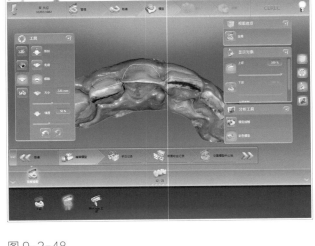

图 9-2-48
临时修复体准备

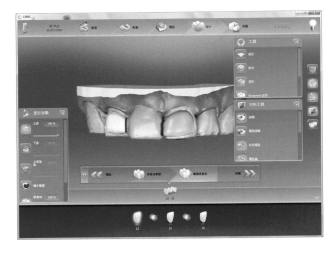

图 9-2-49
粘接桥设计

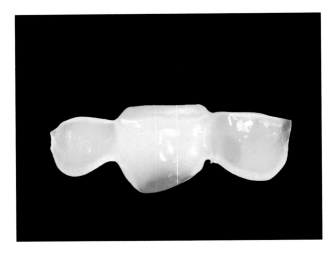

图 9-2-50
切削完成的粘接桥

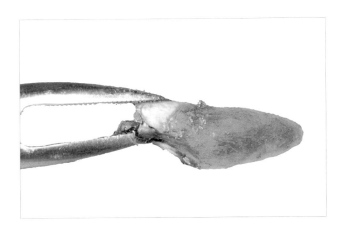

图 9-2-51
拔出的患牙

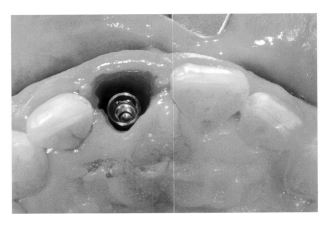

图 9-2-52
导板辅助植入种植体

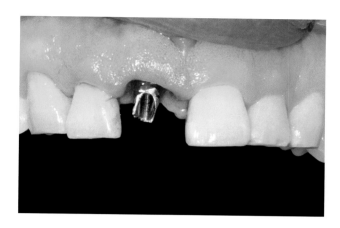

图 9-2-53
连接临时基台

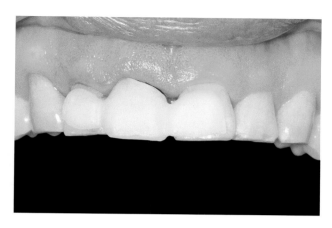

图 9-2-54
粘接桥就位

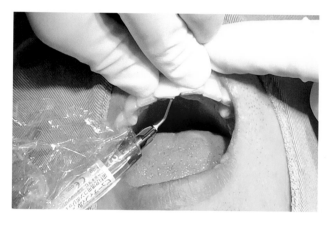

图 9-2-55
流动树脂连接粘接桥和临时基台

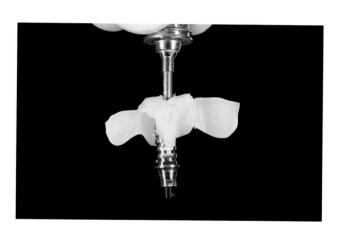

图 9-2-56
取下粘接桥和临时基台

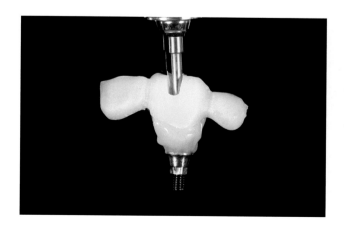

图 9-2-57
树脂完善即刻修复体的形态

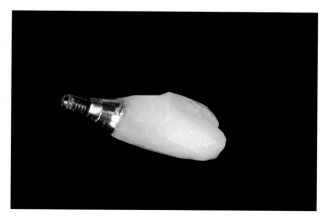

图 9-2-58
调磨即刻修复体的形态,形成即刻修复体

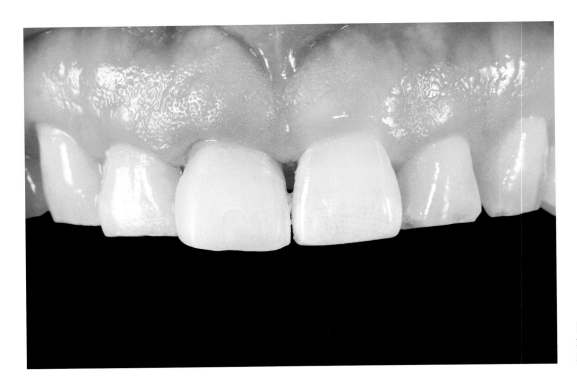

图 9-2-59
戴入即刻修复体,软组织获得即
刻支撑

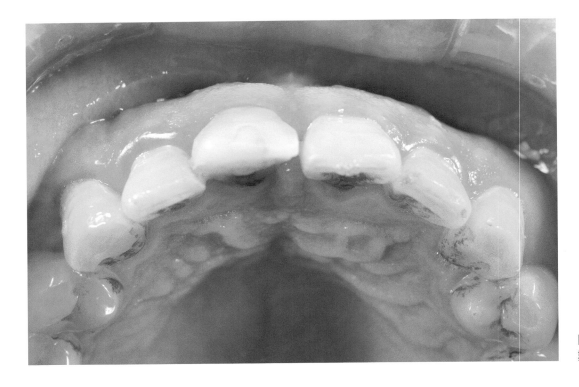

图 9-2-60
戴入即刻修复体,牙弓殆面像

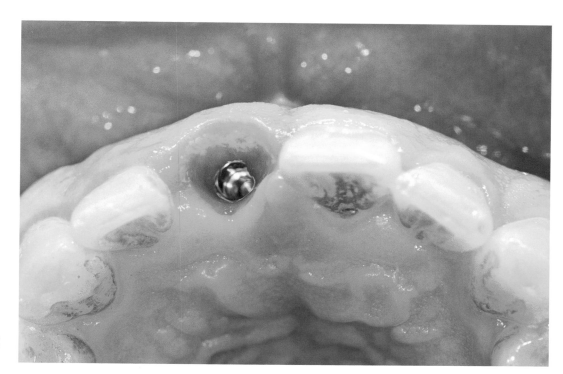

图 9-2-61
4 个月后,种植体骨结合良好,软组织成熟、稳定,轮廓丰满

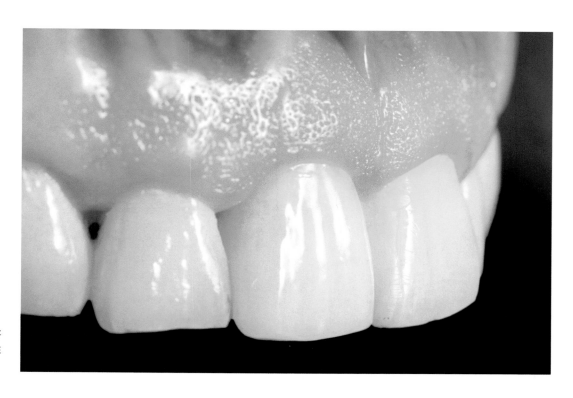

图 9-2-62
永久修复体就位后,获得了良好的美学效果,软组织轮廓丰满,非常健康

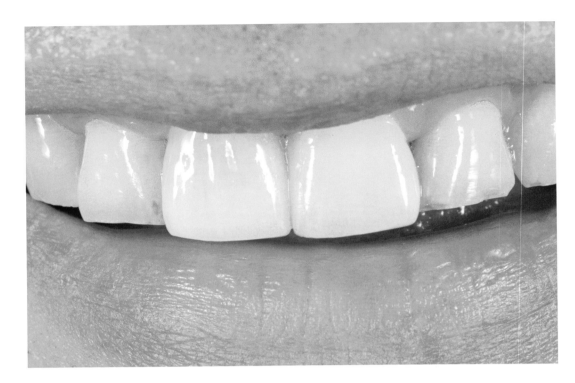

图 9-2-63
修复后正面微笑效果

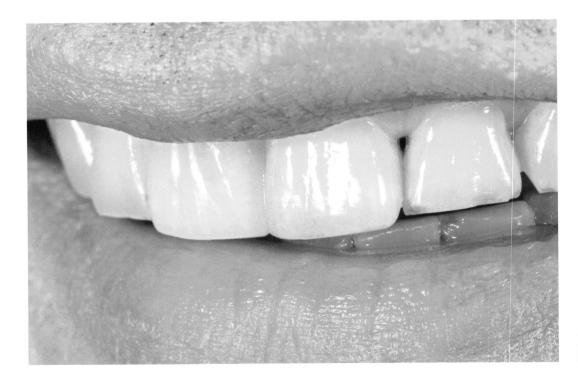

图 9-2-64
修复后 45°微笑效果

（五）病例五

患者,女。上颌前牙冠折不能保留。按照患者要求,采取微创策略,完成即刻种植,种植体轴向略偏唇侧(图9-2-65)。

具体种植和修复过程已经在第三章介绍。

口内安装印模转移杆(图9-2-66)。

采用流动树脂连接邻牙唇面和印模转移杆,转移种植体和邻近牙齿之间的位置关系,以此作为局部转移印模,获取种植体信息(图9-2-67~图9-2-69)。

在术前制取翻制的模型上,按照口内的种植轴向,手动预备出种植通道;利用转移装置将种植体代型固定在正确的位置,成形树脂固定;安放临时基台,在临时基台上初步形成临时修复体轮廓(图9-2-70~图9-2-74)。

取下临时基台,口外继续堆塑树脂,打磨、修整外形,获得即刻修复体(图9-2-75~图9-2-78)。

戴入即刻修复体,软组织获得即刻支撑(图9-2-79,图9-2-80)。

术后6周,调整过渡修复体外形,软组织保持良好状态,外形、轮廓良好(图9-2-81)。

正式修复后,软组织保持非常健康的状态,软组织曲线、轮廓均非常好(图9-2-82)。

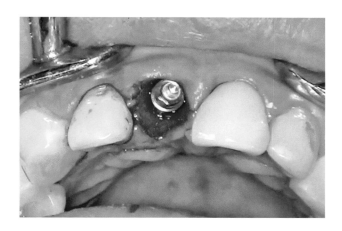

图9-2-65
11 按照微创方案种植后

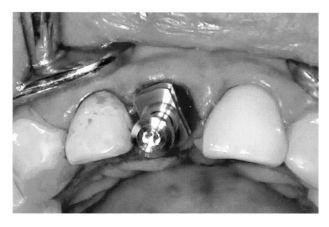

图9-2-66
安装印模转移杆

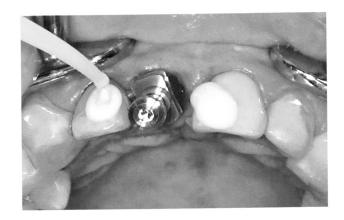

图 9-2-67
采用流动树脂转移位置关系

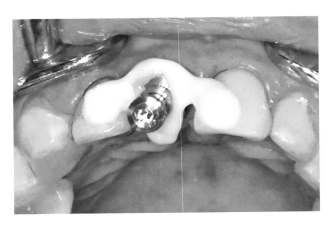

图 9-2-68
流动树脂连接邻牙唇面和印模转移杆

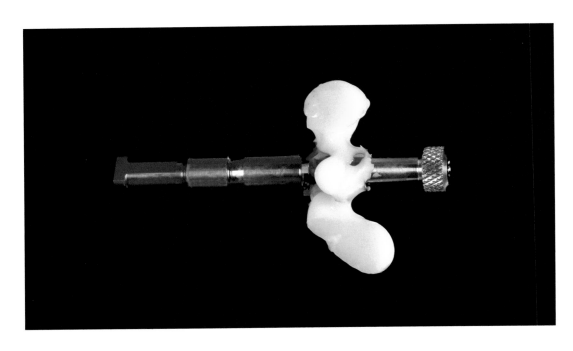

图 9-2-69
取下的局部印模
转移装置

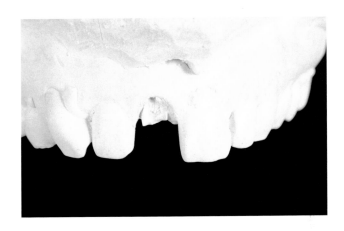

图 9-2-70
术前制取翻制的模型

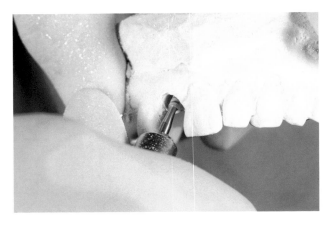

图 9-2-71
手动预备出种植通道

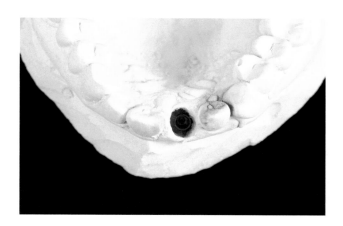

图 9-2-72
利用转移装置将种植替代型固定在正确的位置

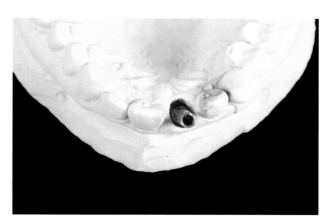

图 9-2-73
安放临时基台

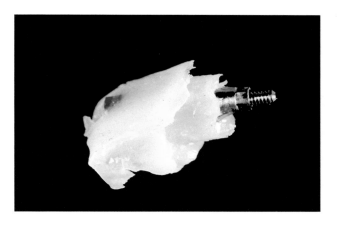

图 9-2-74
在临时基台上初步形成临时修复体轮廓

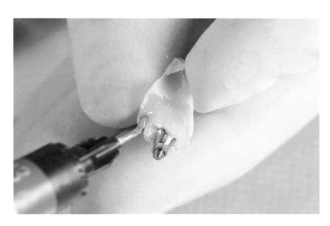

图 9-2-75
取下临时基台，口外继续堆塑树脂

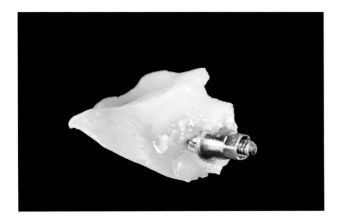

图 9-2-76
树脂堆塑后

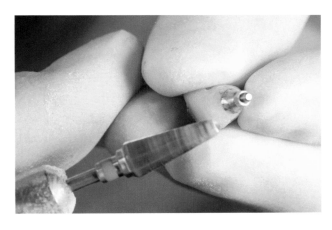

图 9-2-77
打磨、修整外形

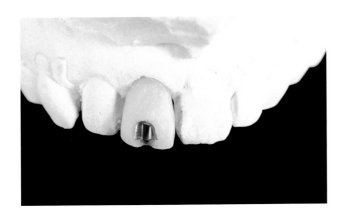

图 9-2-78
完成的即刻修复体

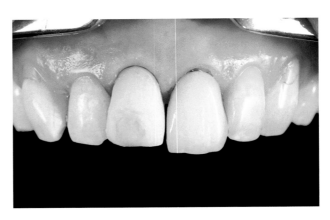

图 9-2-79
戴入即刻修复体

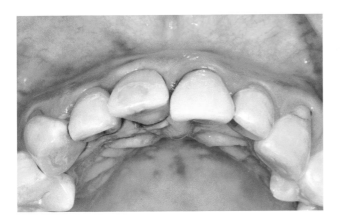

图 9-2-80
软组织获得即刻支撑

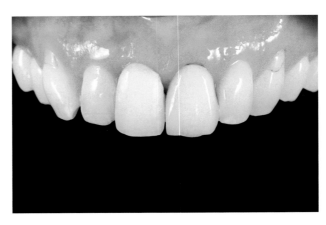

图 9-2-81
术后 6 周,调整过渡修复体外形,软组织保持良好状态,外
形、轮廓良好

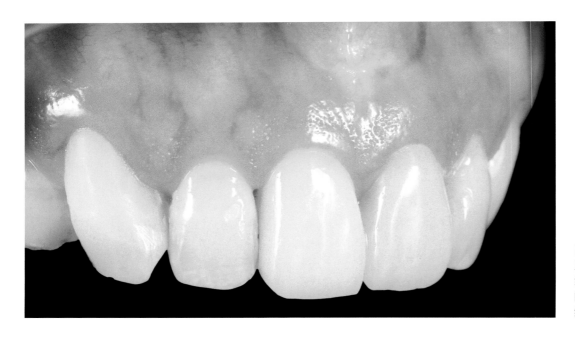

图 9-2-82
正式修复后,软组
织保持非常健康
的状态,软组织曲
线、轮廓均非常好

（六）病例六

患者，男。上颌前牙冠折不能保留，要求即刻种植。按照患者的要求采用微创策略，设计全程植入导板，规避根尖部穿孔（图9-2-83）。

具体种植和修复过程已经在第八章介绍。

全程导板辅助下植入种植体完全就位后，采用咬合硅橡胶固定携带体和导板（图9-2-84）。

完整取下携带体和导板连接装置，安装种植体替代体，翻制硅橡胶局部印模，迅速获得种植体周边的局部印模（图9-2-85~图9-2-88）。

在硅橡胶模型上，安放临时基台；模型上制作即刻修复体的龈上部分，口外进行即刻修复体穿龈部分及其他部分的堆塑，并修整、抛光，完成即刻修复体（图9-2-89~图9-2-91）。

即刻修复体戴入口内，为软组织轮廓的稳定带来充分保证（图9-2-92）。

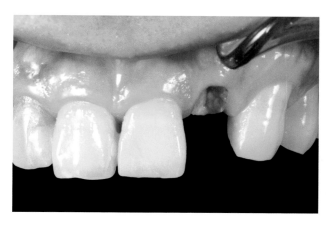

图9-2-83
22 残根拟即刻种植、即刻修复

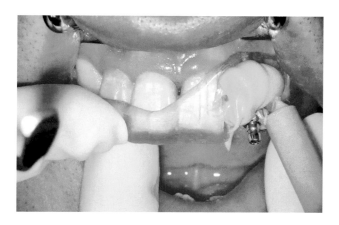

图9-2-84
全程导航植入后，用硅橡胶将携带体和导板稳定连接固定

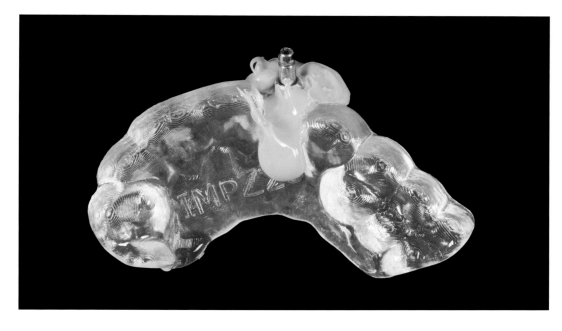

图9-2-85
取下的携带体和
导板连接装置

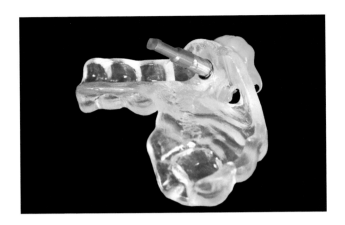

图 9-2-86
携带体上安放种植体替代体

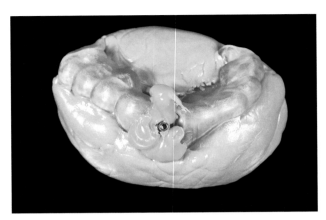

图 9-2-87
翻制硅橡胶局部模型

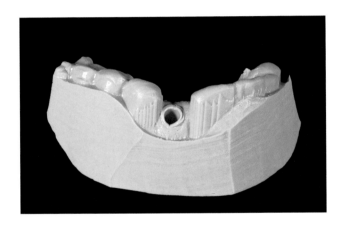

图 9-2-88
翻制出的局部模型

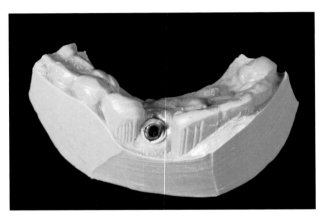

图 9-2-89
安放临时基台

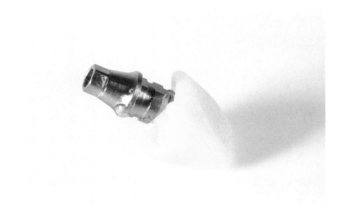

图 9-2-90
模型上制作即刻修复体的龈上部分

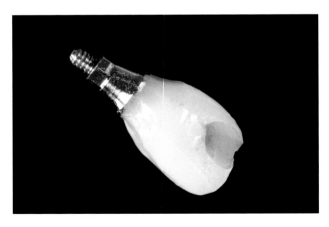

图 9-2-91
口外进行即刻修复体穿龈部分的堆塑,并修整、抛光,完成即刻修复体

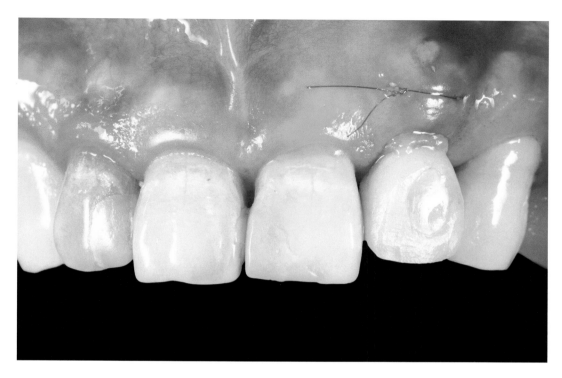

图 9-2-92
即刻修复体戴入口内

（七）病例七

患者,女。上颌前牙根折不能保留,要求即刻种植。

患者高位微笑,对美观要求较高,属于高美学风险病例(图 9-2-93)。

口内检查见 11 松动,龈缘略红肿(图 9-2-94)。

为了更精确地完成种植,计划采用数字化导板。本病例应用 CEREC 导板系统,同时准备应用 CEREC 系统进行即刻修复。术前 CEREC 扫描数字印模(图 9-2-95,图 9-2-96)。

结合 CBCT 数据,设计数字化导板,切削获得导板(图 9-2-97~ 图 9-2-100)。

微创牙龈刀分离牙周韧带,微创拔牙(图 9-2-101,图 9-2-102)。

CEREC 导板引导下种植窝洞预备(图 9-2-103,图 9-2-104)。

种植体植入,植入扭矩达到 35Ncm,可以进行即刻修复[5](图 9-2-105,图 9-2-106)。

安放 CEREC 扫描杆;将预扫描的数字印模切除工作区域,补扫工作区域,形成工作模型(图 9-2-107~ 图 9-2-110)。

设置基台参数,设计临时基台和即刻修复体,切削研磨(图 9-2-111~ 图 9-2-116)。

即刻修复体戴入,软组织获得即刻支撑,患者微笑美学效果获得很好的维持(图 9-2-117,图 9-2-118)。

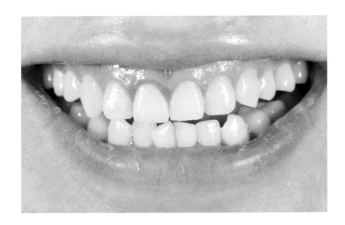

图 9-2-93
11 根折,高位微笑,拟行即刻种植、即刻修复

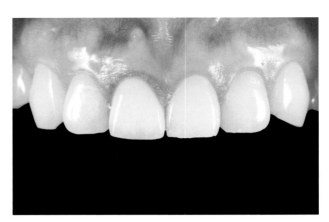

图 9-2-94
11 龈缘略红肿

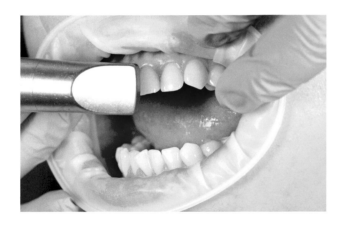

图 9-2-95
术前 CEREC 扫描数字印模,拟行种植导板手术、CEREC 即刻修复体制作

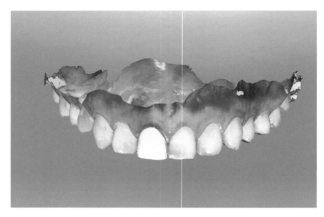

图 9-2-96
术前制取的 CEREC 数字印模

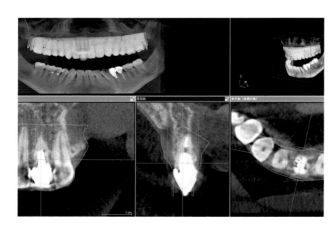

图 9-2-97
CBCT 结合 CEREC 数字印模设计种植体三维位置

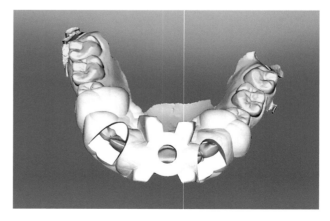

图 9-2-98
根据种植体设计生成的 CEREC 种植导板

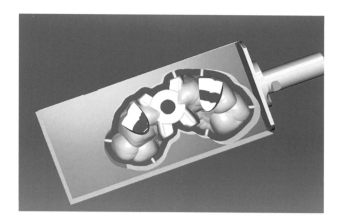

图 9-2-99
生成的 CEREC 种植导板

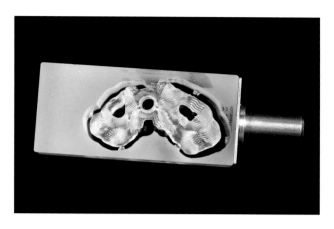

图 9-2-100
研磨完成的 CEREC 种植导板

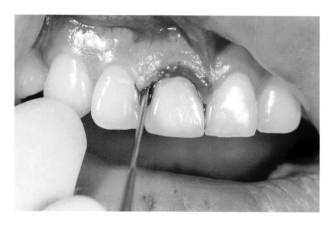

图 9-2-101
微创牙龈刀分离牙周韧带

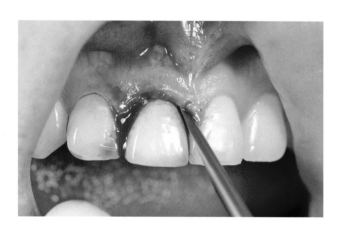

图 9-2-102
微创拔除患牙

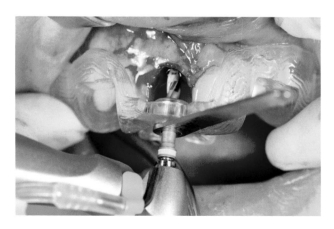

图 9-2-103
CEREC 导板引导下种植窝洞预备

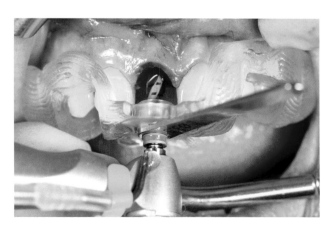

图 9-2-104
CEREC 导板引导下种植窝洞预备

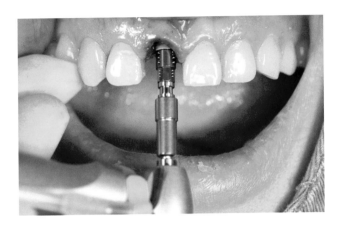

图 9-2-105
种植体植入

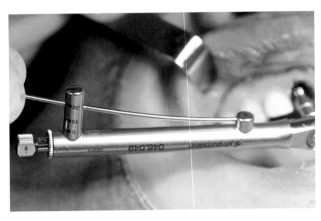

图 9-2-106
种植体植入扭矩达到 35Ncm，可以进行即刻修复

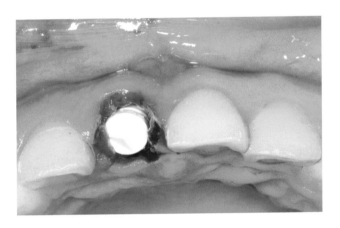

图 9-2-107
安放 CEREC 扫描杆

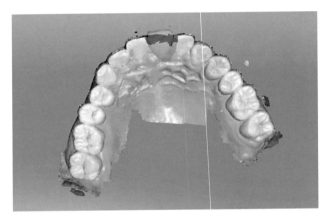

图 9-2-108
将预扫描的数字印模切除工作区域

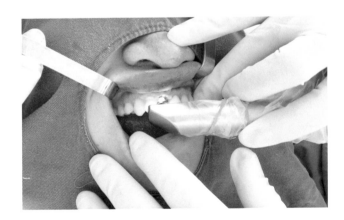

图 9-2-109
补扫工作区域

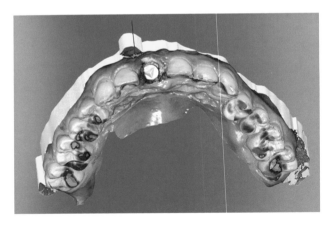

图 9-2-110
完成补扫，形成工作模型

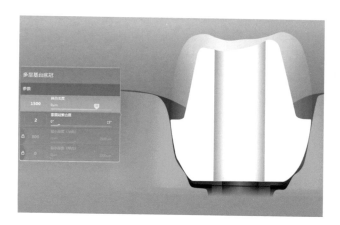

图 9-2-111
设置基台参数

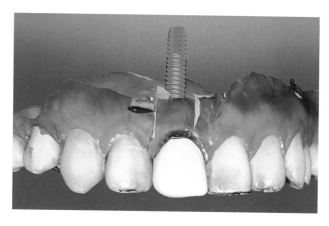

图 9-2-112
设计临时基台和即刻修复体

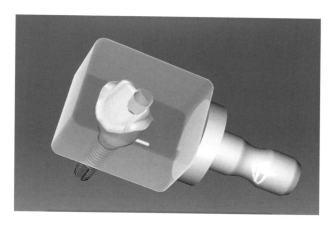

图 9-2-113
临时基台设计

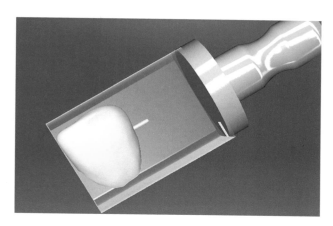

图 9-2-114
即刻冠修复体设计

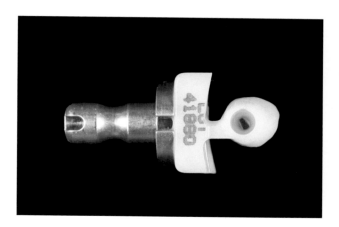

图 9-2-115
研磨完成的临时基台

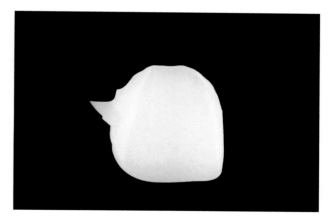

图 9-2-116
研磨完成的即刻冠修复体

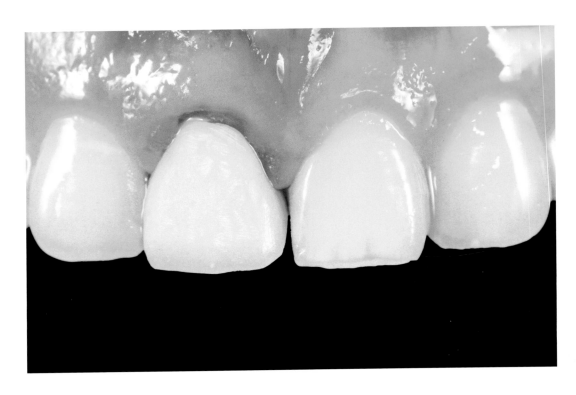

图 9-2-117
即刻修复体戴入完毕,软组织获得支撑

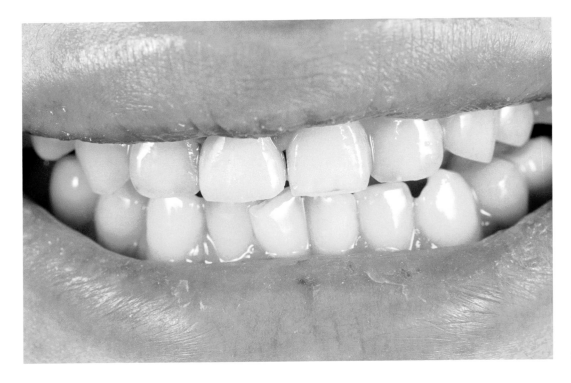

图 9-2-118
即刻修复体戴入完毕,患者微笑美学效果获得很好的维持

（八）病例八

患者,男。多颗上颌前牙缺失、松动,希望拔除后即刻种植、即刻修复。

口内检查见 12、22 缺失,11、21 松动,11、21 唇侧软组织轮廓良好(图 9-2-119,图 9-2-120)。

拔除 21,以 11 轴向为参考,进行 21 种植通道预备;逐级预备,保持理想的植入位点和轴向,植入种植体至理想位点(图 9-2-121~ 图 9-2-126)。

拔除 11,以 21 轴向为参考,进行 11 种植通道预备;逐级预备,保持理想的植入位点和轴向,植入 11 种植体(图 9-2-127~ 图 9-2-130)。

11、21 种植体植入后,均获得良好的初期稳定性,可以进行即刻修复(图 9-2-131)。

安放 UNI 基台、上部修复二级基台(图 9-2-132,图 9-2-133)。

CEREC 扫描上部修复二级基台,基于上部修复二级基台,设计 12、22 即刻修复体;切削完成后,粘接上部修复二级基台,完成即刻修复体(图 9-2-134~ 图 9-2-137)。

安装即刻修复体,11、21 软组织获得即刻支撑,患者过渡期美观问题获得解决(图 9-2-138,图 9-2-139)。

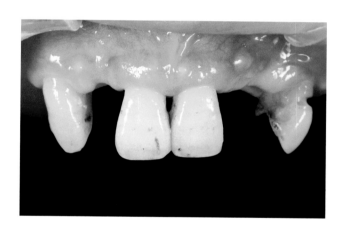

图 9-2-119
12、22 缺失,11、21 松动

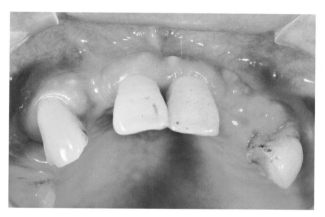

图 9-2-120
11、21 唇侧软组织轮廓良好

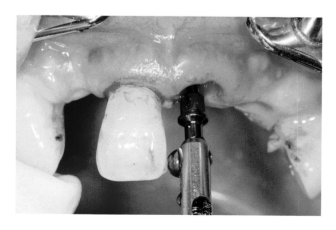

图 9-2-121
拔除 21

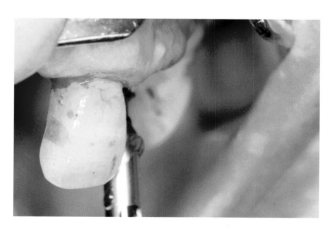

图 9-2-122
以 11 轴向为参考,进行 21 种植通道预备

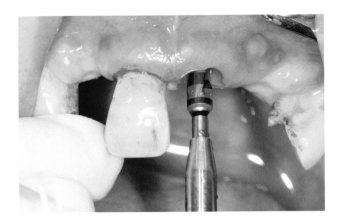

图 9-2-123
逐级预备,保持理想的植入位点和轴向

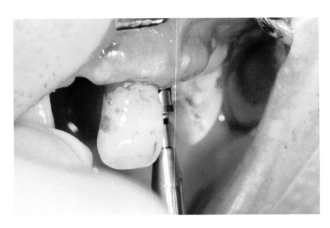

图 9-2-124
逐级预备,保持理想的植入位点和轴向

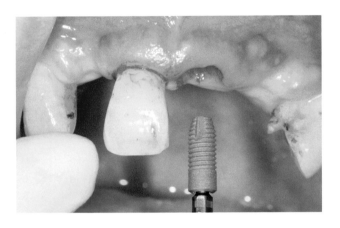

图 9-2-125
植入 21 种植体

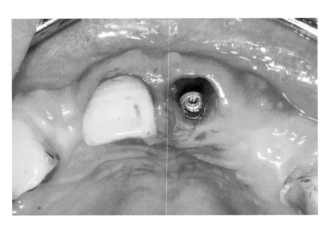

图 9-2-126
植入到理想的种植位点

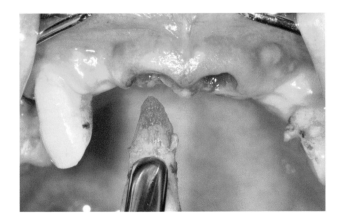

图 9-2-127
拔除 11

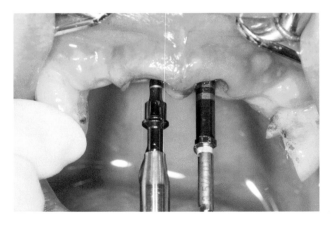

图 9-2-128
以 21 轴向为参考,进行 11 种植通道预备

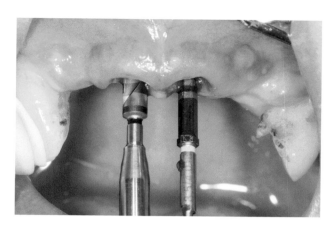

图 9-2-129
逐级预备,保持理想的植入位点和轴向

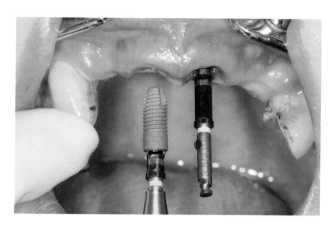

图 9-2-130
植入 11 种植体

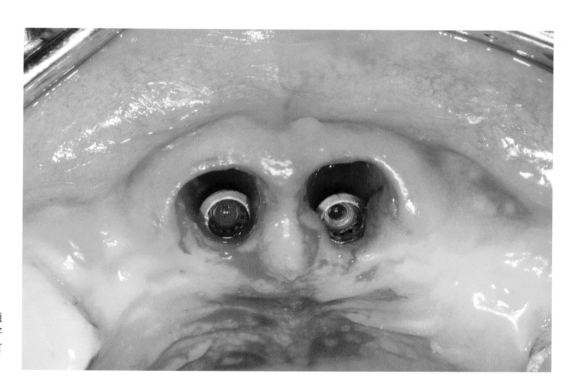

图 9-2-131
11、21 种植体植
入后,均获得良好
的初期稳定性,可
以进行即刻修复

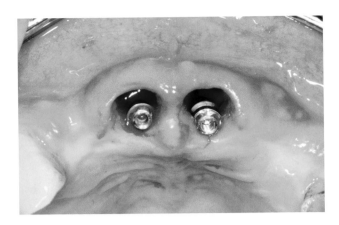

图 9-2-132
安放 UNI 基台

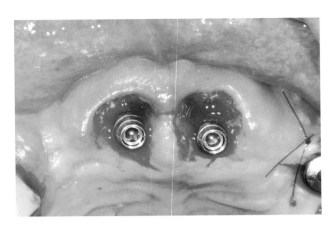

图 9-2-133
安放上部修复二级基台

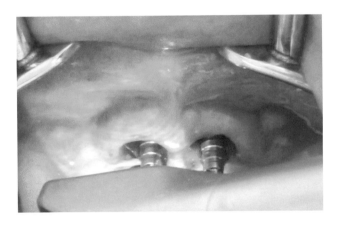

图 9-2-134
CEREC 扫描上部修复二级基台

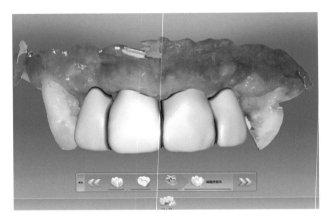

图 9-2-135
CEREC 设计即刻修复体

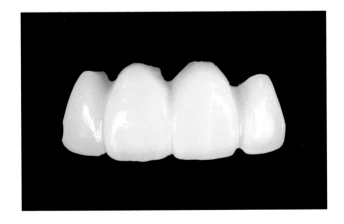

图 9-2-136
研磨完成的即刻修复体

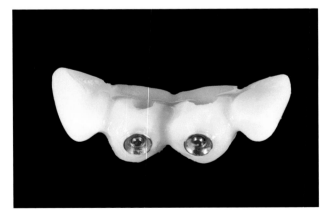

图 9-2-137
粘接上部修复二级基台后

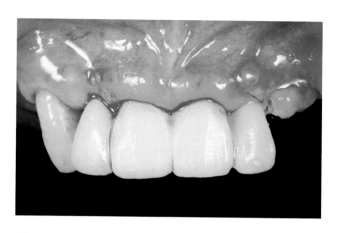

图 9-2-138

安装即刻修复体,解决患者过渡期美观问题

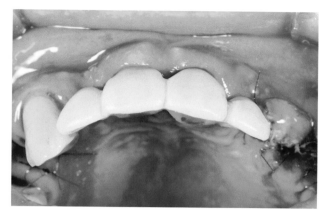

图 9-2-139

安装即刻修复体,11、21 软组织获得即刻支撑

小结

即刻修复体的制作方式:

1. 口内直接制作　包括树脂直接堆塑、牙片法、牙壳法。
2. 术中制取物理印模完成　包括局部印模转移法、全程导板翻制法。
3. 术中数字印模法制作。

第三节 利用过渡修复体进行粉色美学调整

进行美学区种植修复时,为了达到理想的美学效果,经常需要采用过渡修复体进行软组织的引导、塑形和调整。

上一节中主要探讨的是即刻种植中即刻修复体的制作和应用,其本质也是应用过渡修复体进行软组织的引导和塑形。本节将继续探讨在其他情况下的类似处理,以及通过对临时修复体进行调整而获得软组织调整的原理和方法。

一、永久修复前采用过渡修复体塑形的必要性

美学区修复体的穿龈轮廓会直接影响软组织最终的表现,间接影响到修复后的临床冠外形、唇侧软组织轮廓丰满度表现等,因此对于美学效果影响非常明显。

即使是条件非常理想的病例,如果没有试戴过渡修复体,没有给软组织适应、稳定、成熟的过程和机会,直接制作和戴用永久修复体,仍然很难预测最终美学效果,也就是失去了对美学效果的把控。这对于美学区种植修复来讲是非常危险的。

另一方面,确实有一定比例的临床病例,需要通过过渡修复体对软组织进行引导,将软组织塑形到满意的美学状态后,才有可能进行最终的永久修复。比如许多进行了软硬组织增量的病例,在手术中都会相对过量的进行组织增量,为后期修复创造充足的软硬组织基础。此时,永久修复前必须通过过渡修复体塑形软组织形态,使其形成与天然牙匹配的唇颊侧软组织轮廓、龈缘位置及形态。

如果没有过渡修复体的过渡就直接进行永久修复,临床医师将面临很多不确定性以及修复的美学风险。

二、过渡修复体塑形软组织的技术方法和理念进步

1. 软组织塑形的技术方法　种植体周软组织具有一定的塑形潜能，这是我们进行塑形调整的生物学基础。特别是经过软组织增量手术后，基台周围软组织具有一定厚度，能够在适当的压力作用下扩大轮廓、调整形态；当短时压力去除时，软组织又会恢复到初始形态轮廓；如果压力持续时间较长，软组织形态就会稳定在调整后的状态。

应用过渡修复体对种植体周软组织进行形态塑形，是种植修复医师必须掌握的一项基本技术。其技术核心是通过对过渡修复体唇面轮廓顶点（穿出软组织位置根方约1mm）的位置和形态调整，造成对种植体周软组织的定向压力，形成软组织形态的改建（图 9-3-1~ 图 9-3-6）；或者给软组织让出一定的生长、增厚的空间，引导软组织达到需要的高度和位置（图 9-3-7，图 9-3-8）。

在调整过程中，通常是依靠在过渡修复体相应部分增加树脂的方式来获得减量效果。最重要也是最难控制的就是每次添加树脂的量。操作者需要尽量减少摘戴基台的次数，避免反复破坏已经形成的牙周生物屏障；同时也要避免因为一次添加过多的树脂，对软组织造成过大的压力而出现软组织缺血坏死的严重后果。

在调整过渡修复体穿龈部分形态时，医师需要密切观察修复体戴入时的阻力以及周围软组织的颜色。软组织在受压时颜色会变得灰白，当软组织颜色能够在较短的时间内（临床观察 15 分钟以内）恢复为粉红色，并且就位阻力适中，说明所添加的树脂没有超量，软组织可以接受这样的压力；否则就说明一次添加的树脂过多，需要取出修复体并少量磨除所添加的树脂。

在美学区，软组织塑形调整的重点主要包括两个部分：唇侧——整塑软组织曲线；近远中——整塑龈乳头。

需要强调的是，软组织曲线无论整塑方向如何，唇侧穿龈轮廓都应该尽量保持微凹 - 微凸双曲度状态，也就是保持软组织边缘 1mm 的位置为微凸形，根方到种植体平台为微凹形；所调整的，实际上是"微凸"部分的位置和突度，但整体的微凹曲度不应该改变（图 9-3-1~ 图 9-3-8）。

理论上讲，龈乳头的位置是由邻面牙槽嵴顶的高度与临床冠接触区的根向位置决定的，软组织整塑并不能对龈乳头高度产生决定性的改变。但是，通过对接触区下方修复体的外形曲度的调整，确实可以获得轻微挤压龈乳头，使其高度增加并且稳定的效果。当然，这种挤压效果必须非常轻柔，如果力量过大，且过于挤占龈乳头空间，龈乳头就会快速退缩。

临时修复体在每一次戴入前都需要对其表面进行高度抛光。树脂材料与瓷材料相比，本来就具有更高的菌斑粘附性。如果没有进行高度抛光就将临时修复体戴入口内，则容易引起种植体周炎症。

2. 软组织塑形的技术理念进步　软组织塑形技术在临床上已经应用了很长的时间，在这期间，操作技术理念有一定的调整。

以往非常强调"逐级调整"的理念，也就是每一次调整量不要过大，给软组织一定的时间适应、改建和稳定，之后再次调整、塑形。经过多次"逐级"塑形之后，软组织可以获得最佳的健康和美学效果。

这样的方式相对保守、稳健，可以保证软组织的健康，且不会发生过度受压、坏死的问题，但同时也存在一些问题。

首先，显而易见的是，增加了患者的复诊治疗次数。其一方面增加了患者的治疗周期和花费（相关费用和时间）；另一方面会占用医师过多的椅位时间。如果每一个美学区种植修复的患者都需要经过多次塑形才能进行永久修复，则种植修复医师的椅位时间就会存在非常大的压力。

第二，也是同样非常重要的，即多次拆卸基台、塑形对于种植体周软硬组织稳定存在的不良影响。有很多研究认为，骨整合后更换基台会破坏种植体与基台之间的生物屏障或者会有细菌侵入，进而造成边缘骨吸收和软组织退缩。

因此，很多学者建议尽量减少拆卸、更换基台的次数；还有一些学者提出在种植体植入同期即放置永久基台，待骨整合后取基台水平的印模，制作永久修复体，以避免更换基台带来的生物学并发症，这就是"一次性安放永久基台（one abutment at one time）"理念[6,7]。

当然，目前"One abutment at one time"理念并没有成为被广泛接受的金标准。在大部分种植病例中，尤其是美学区种植病例中，仍然是需要更换基台的。但是，我们还应是要考虑反复、多次更换基台对于种植体周软硬组织的不良影响。

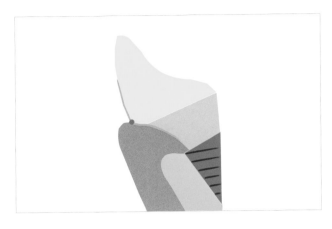

图 9-3-1
修复体穿龈轮廓双曲度最凸点位置非常重要

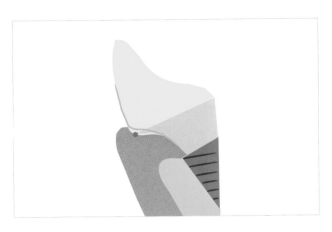

图 9-3-2
向根方调整最凸点位置

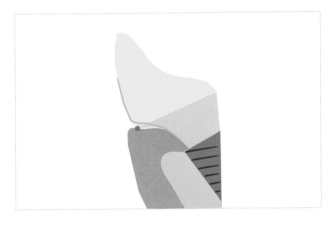

图 9-3-3
软组织会随之受压向根方改建

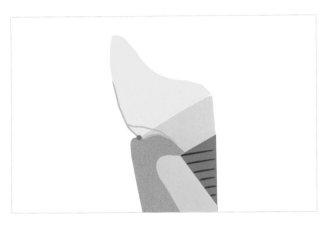

图 9-3-4
穿龈轮廓最凸点继续向根方移动,则软组织继续受压向根方改建

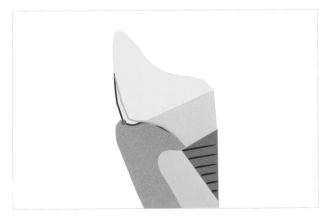

图 9-3-5
穿龈轮廓最凸点向唇侧移动,挤占唇侧软组织空间,软组织受到向唇侧挤压的力量

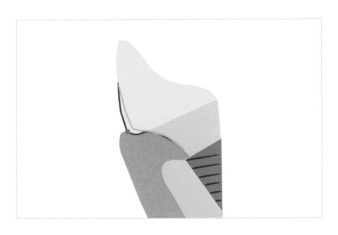

图 9-3-6
随着软组织厚度减小,也会产生一定的根向改建

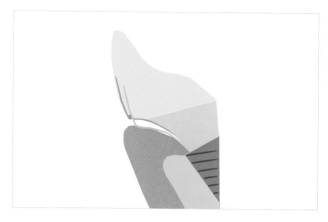

图 9-3-7
穿龈轮廓最凸点向冠方移动,出现空隙,给软组织让出生长、成熟的空间

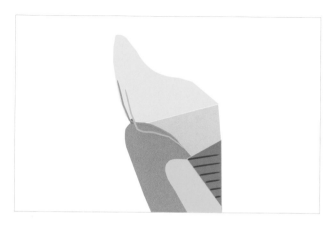

图 9-3-8
在具备足够厚度的前提下,软组织会向冠方生长,填补空隙

在现代的临床工作中,我们的塑形原则是力争减少拆卸基台的次数、力争一次性获得塑形的成功。即使是在需要较大范围塑形的病例中,也要争取做到一次塑形到位。

这个理念在操作技术上的体现,在于过渡修复体制作的软组织目标不同。

以往在制作过渡修复体时,是基于软组织现状制作过渡修复体,戴入以后再根据临床医师的经验,逐级、分次进行穿龈轮廓的增量、调整,以获得软组织的逐渐调整;而现在的治疗中,制作临时修复体前首先会对模型进行修整,修整目标是达到最美观的软组织状态,之后基于最佳的软组织状态加工过渡修复体,然后口内试戴这一修复体,力争应用这样的修复体直接将软组织塑形到最佳美学状态。如果试戴过程中压力过大,还是需要进行调整的,必要时后期再进行少次的调整、塑形。

三、二期手术后应用过渡修复体引导软组织成形

并不是只有复杂的、需要进行加大范围调整的病例才有必要进行过渡修复体的制作。在美学区种植修复中,只要患者具有一定的美学要求,并希望获得可控的美学效果,进行过渡修复体的制作、软组织引导就是非常有意义的。

有一些病例,在愈合基台暴露之前没有机会进行过渡修复体的制作;或者在一些医疗机构,种植外科和种植修复是完全独立的,很多美学区种植患者在"外科"阶段都没有机会进行过渡修复体的制作。

种植修复医师在接手这一类病例时,应该首先考虑进行过渡修复体的制作,引导软组织在适合的位置成熟、稳定,之后再进行正式修复体的制作。

制作过渡修复体的方法可分为口内法和口外法两种。

1. 口内法　基本流程和即刻种植术中口内制作即刻修复体非常接近。在口内取下愈合基台,直接换用临时基台,在口内用树脂堆塑修复体唇面、舌腭面后。取下临时基台,在口外继续堆塑其他面及穿龈部分,调磨、抛光后戴入。

采用这种方法制作时,应注意在需要给予软组织压力的部位有意识地增加树脂,以获得必要的软组织压力;关于龈乳头的位置,在进行过渡修复体制作时,并不需要强求关闭所有三角间隙,只要接触点到牙槽嵴顶之间的距离适宜,戴入临时冠时存在的一些微小间隙,可以在戴入修复体后一段时间自行封闭。

如果种植体轴向理想,穿出位点在修复体舌腭侧,采用口内法制作过渡修复体带来很大的便利;如果种植体轴向不理想,穿出位点在修复体唇侧,在口内直接塑形制作过渡修复体就会存在一定的困难,应该考虑应用口外法来制作。

2. 口外法　取下愈合基台,直接制取印模,交给技师。技师在模型上修整出理想的软组织状态,以此为基础制作过渡修复体,回到口内试戴、就位,必要时进行调整、塑形。

四、二期手术期间应用过渡修复体引导软组织成形

如果种植修复医师能够在二期手术中介入,可以选择在二期手术中进行过渡修复体的制作,术后不再戴用常规的愈合基台,而是戴用个性化制作的过渡修复体。

在软组织愈合过程中,软组织会在过渡修复体的引导下,逐渐生长成与过渡修复体相适应的形态轮廓。如果过渡修复体形态设计正确,后期有可能不需要再进行调整,因此治疗效率会有所提高。

当然,在软组织成熟稳定后,如有必要还可以进行进一步的精细调整。

二期手术中应用过渡修复体,通常是采用口内法在椅旁直接加工完成;也有利用一期手术留下的数据信息,提前加工完成;还有少部分是在术前设计期间就制作完成了过渡修复体,在一期手术中由于初期稳定性不能应用,可以留存到二期手术中再应用。

五、过渡修复体的类型

永久修复体包括螺丝固位修复体和粘接固位修复体,其特点和选择将在第五节详述。进行过渡修复时,在可能的情况下,应首选螺丝固位修复体。

当需要通过修复体给予软组织一定的压力,引导软组织改建、塑形时,螺丝固位修复体更容易稳定、不脱落,给予软组织持续的压力和轮廓引导,因此是首选方案。并且

无论种植体轴向是否理想,在过渡修复体阶段,都可以制作螺丝固位修复体,即使存在偏唇侧的螺丝开孔,采用树脂封闭后,也不会对美观有很明显的影响。

个别情况下如果选用了粘接式的过渡修复体,需要保证每一次试戴、调整后都能够获得有效的粘接。如果在引导过程中冠修复体脱落,就会明显影响软组织塑形的效果。

六、软组织塑形效果的预判

并不是所有病例都可以通过软组织塑形获得足够的美学效果,这一点种植修复医师必须非常清晰,并且在修复前应该有准确的预判。

软组织塑形是否可行的评价标准,主要在于软组织的量是否充足。如果修复体理想形态的颈部龈缘位置完全处于软组织轮廓内,则有机会通过软组织塑形获得良好的效果;如果理想修复体的颈部龈缘并没有在软组织内,则证明软组织的量不足,此时即使进行塑形,也无法获得最理想的美学效果(图 9-3-9,图 9-3-10)。

需要注意的是,应从三维的角度进行评价。有一些病例中,软组织的冠向高度不存在问题,但唇侧丰满度不足。

如果按照理想的龈缘高度制作修复体,则会因唇侧软组织丰满度不足而造成修复体颈缘位于软组织外,或者因适应局部软组织条件而调整修复体形态,影响最终美学效果(图 9-3-11~ 图 9-3-13)。

通过修复前分析和预判,对于有条件通过软组织塑形获得美学效果的病例,应该通过塑形努力达到最佳效果;没有条件进行塑形的,要考虑是否还有机会进行进一步的手术处理,获得良好的软组织基础,再进行塑形(图 9-3-14);或者和患者清晰的交代条件的局限性,告知患者预期的美学效果和可能遗留的美学缺陷,避免术后问题。

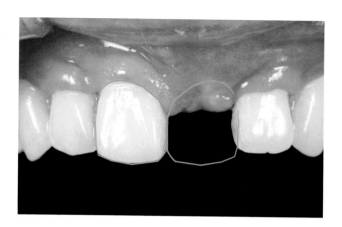

图 9-3-9
软组织高度良好,正面分析可以获得良好的美学效果

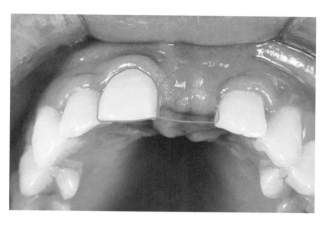

图 9-3-10
唇侧软组织轮廓不足,切端美学分析可见,在理想龈缘位置,修复体处于软组织轮廓之外

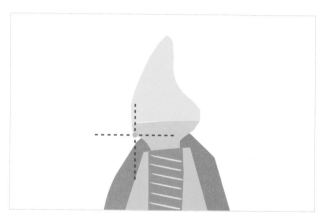

图 9-3-11
在理想龈缘位置,修复体处于软组织轮廓之外

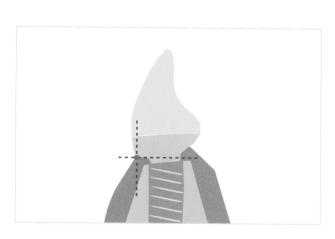

图 9-3-12
将牙冠外形高点移至软组织边缘,造成临床冠过长

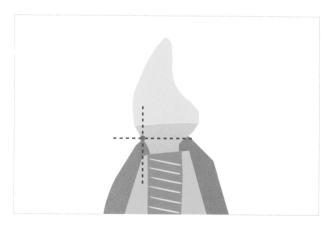

图 9-3-13
将牙冠外形高点移至软组织边缘,造成临床冠颈部过于舌倾,影响美学效果

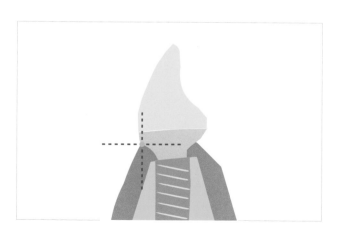

图 9-3-14
如果可以进行进一步软组织增量,增加唇侧软组织轮廓,可以获得最佳的美学效果

七、病例实战

（一）病例一

本病例于 2008 年完成治疗,代表着早期软组织"逐级塑形"的理念。

患者,女。上颌前牙外伤冠折不能保留,拔除即刻种植后,拉拢缝合破坏了软组织状态(图 9-3-15,图 9-3-16)。

口内检查见软组织量充足,状况不佳(图 9-3-17~ 图 9-3-19)。

首先根据软组织状态完成过渡修复体,口内戴入修复体后可见基本适应实际的软组织状态,颈部有少量压力(图 9-3-20,图 9-3-21)。

1 周后复查,临时修复体颈部软组织向根方少量退缩(图 9-3-22)。

取下过渡修复体,调整过渡修复体的穿龈外形,将唇面凸点向根方轻微移动;戴入可见对颈部软组织存在一定的压力(图 9-3-23,图 9-3-24)。

3 周后复查,软组织已经适应修复体的形态,软组织向根方改建;再次取下过渡修复体,调整过渡修复体的穿龈外形,将唇面凸点向根方轻微移动;戴入可见对颈部软组织存在一定的压力(图 9-3-25,图 9-3-26)。

9 周后复查,软组织再一次适应了修复体的形态,软组织向根方改建;再次取下过渡修复体,调整过渡修复体的穿龈外形,将唇面凸点向根方轻微移动;戴入可见对颈部软组织存在一定的压力(图 9-3-27,图 9-3-28)。

第 15 周复查,经过反复调整过渡修复体的穿龈外形后,种植体周软组织逐渐被过渡修复体塑形出适宜的曲线形态;取下过渡修复体,可见种植体周软组织形成了良好的穿龈曲线(图 9-3-29~ 图 9-3-31)。

患者认为原 11 过长、不美观,要求调短 11、21 形态。按患者要求调磨后,进行永久修复(图 9-3-32)。

修复后 1 年、2 年、4 年、5 年复查,修复体和周围软组织稳定、健康,获得了成功的治疗效果(图 9-3-33~ 图 9-3-37)。

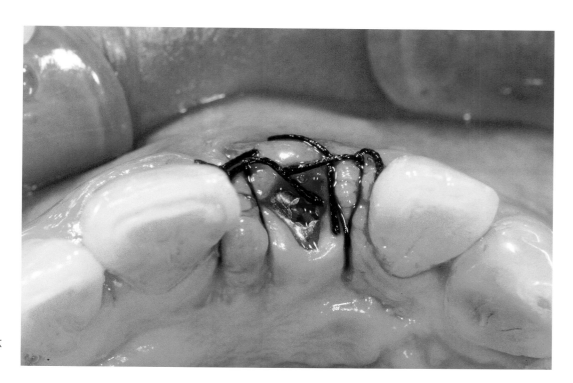

图 9-3-15
即刻种植术后,因拉拢缝合,破坏
了软组织状态(2008 年)

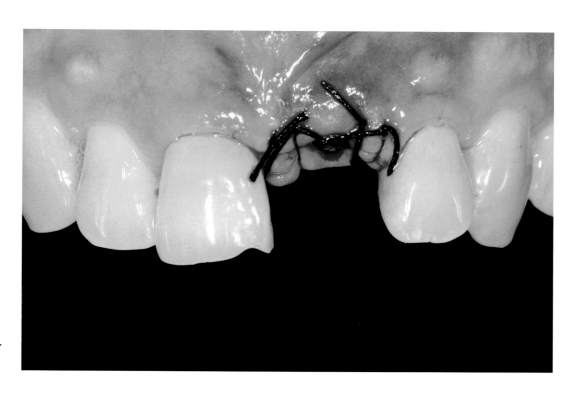

图 9-3-16
即刻种植术后拉拢缝合,破坏了
软组织状态(2008 年)

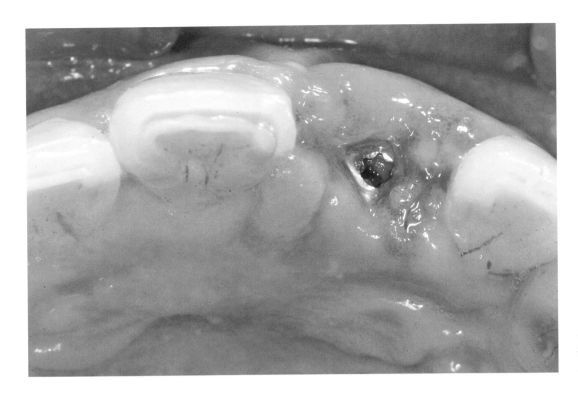

图 9-3-17
修复前牙弓𬌗面像,软组织量充
足,状况不佳

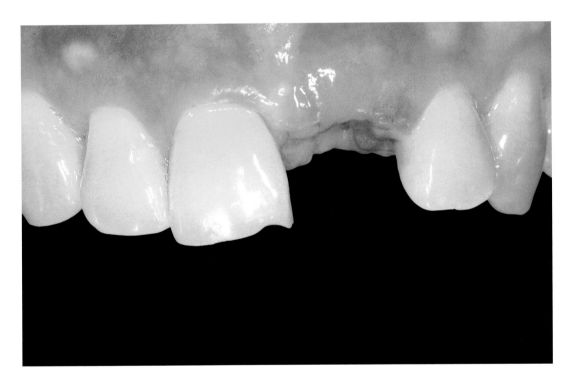

图 9-3-18
修复前正面像,软组织量充足,状
况不佳

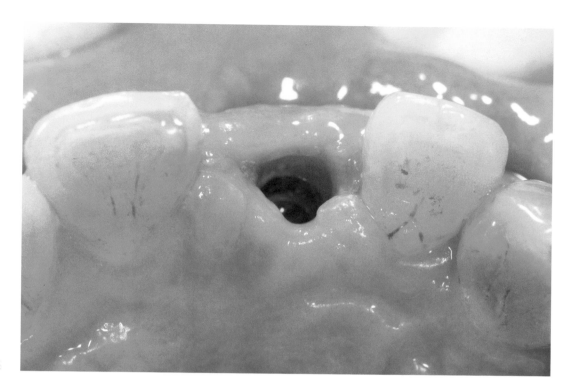

图 9-3-19
修复前不良的软组织状态

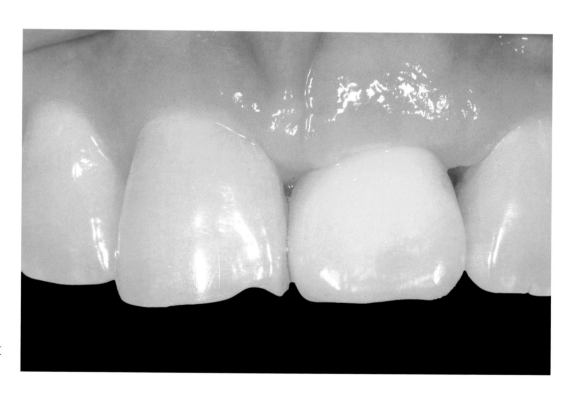

图 9-3-20
根据软组织状态完成的过
渡修复体

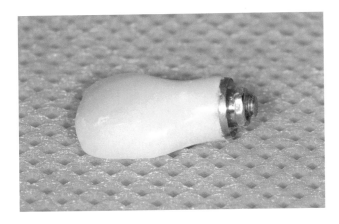

图 9-3-21
最初的过渡修复体

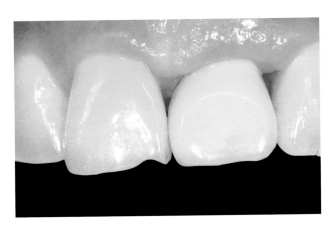

图 9-3-22
过渡修复体戴用 1 周后

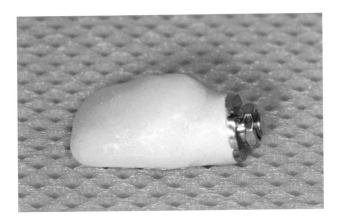

图 9-3-23
调整过渡修复体的穿龈外形

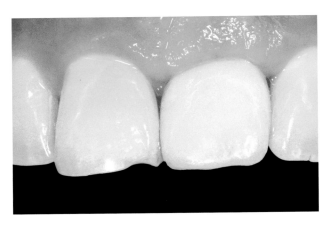

图 9-3-24
戴入修整后的过渡修复体

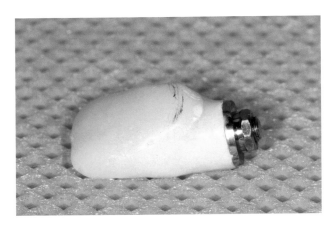

图 9-3-25
3 周后,再次调整过渡修复体的穿龈外形

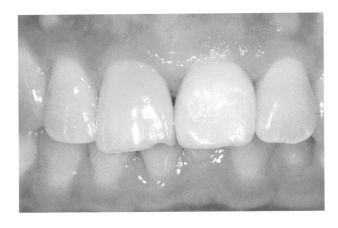

图 9-3-26
戴入修整后的过渡修复体

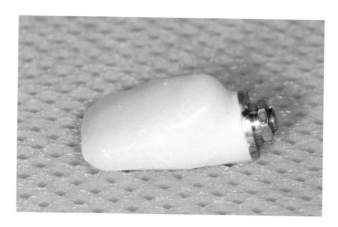

图 9-3-27
9 周后,再次调整过渡修复体的穿龈外形

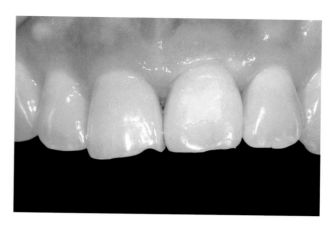

图 9-3-28
戴入修整后的过渡修复体

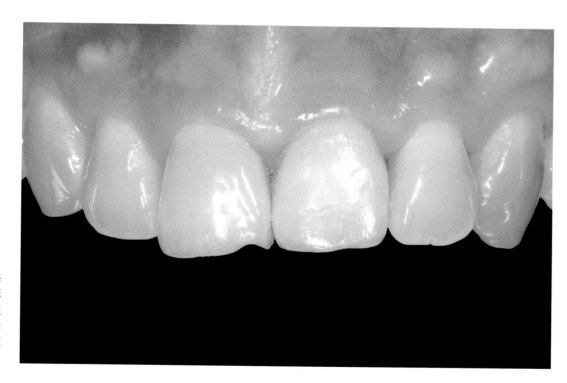

图 9-3-29
反复调整过渡修
复体的穿龈外形
后,种植体周软组
织逐渐被过渡修
复体塑形出适宜
的曲线形态

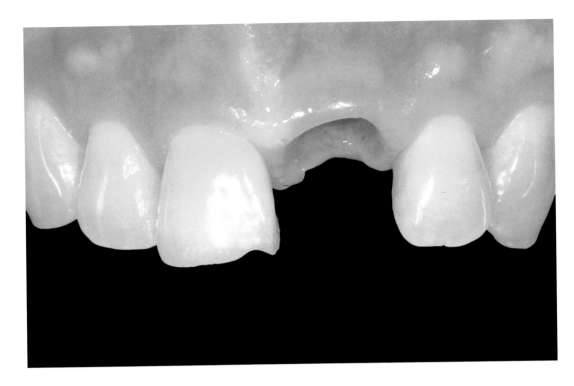

图 9-3-30
取下过渡修复体，可见种植体周软组织形成了良好的穿龈曲线

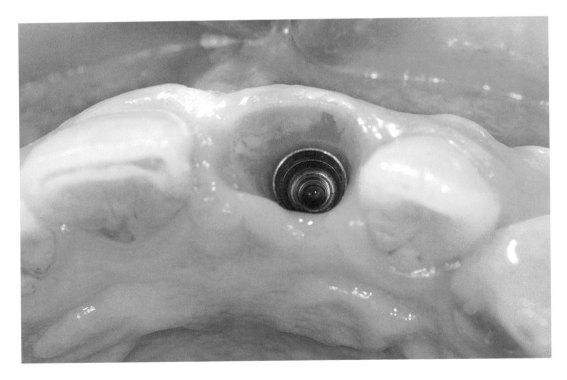

图 9-3-31
过渡修复体引导形成良好的软组织穿龈轮廓

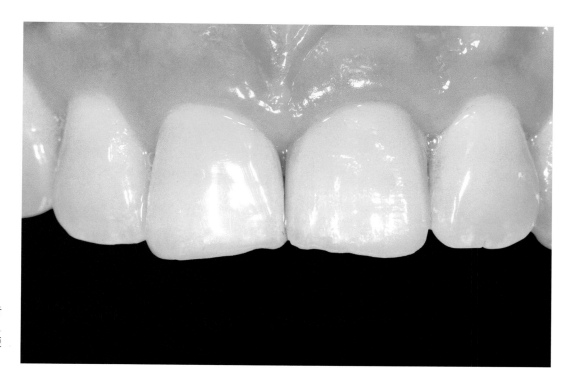

图 9-3-32
修复后即刻（患者认为原 11 过长、不美观，要求调短 11、21 形态）

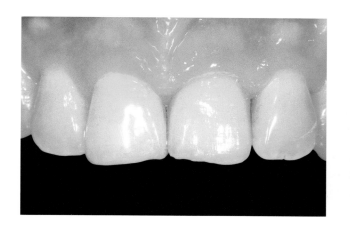

图 9-3-33
修复后 1 年复查

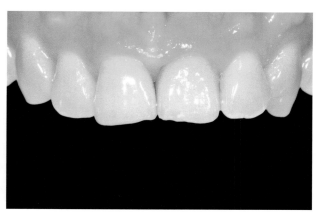

图 9-3-34
修复后 2 年复查

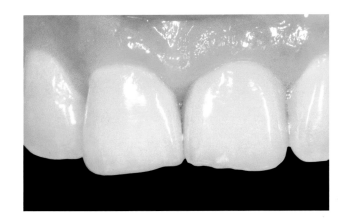

图 9-3-35
修复后 4 年复查

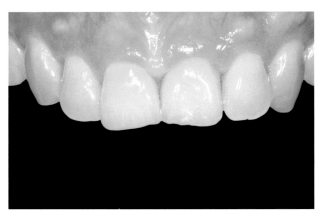

图 9-3-36
修复后 5 年复查

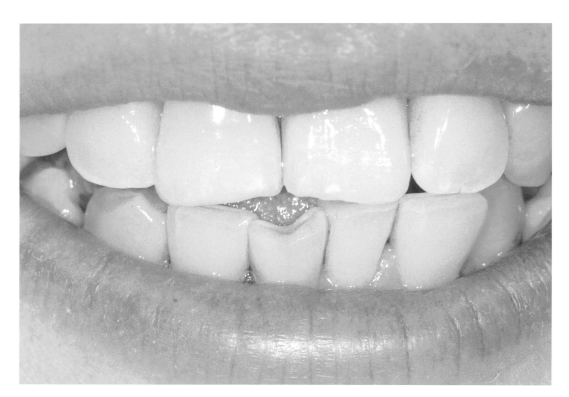

图 9-3-37
修复后微笑像

（二）病例二

患者,女。上颌前牙缺失、间隙很小,在数字化导航的协助下将种植体精确地植入骨内。

本病例的数字化种植过程已在第五章中详细介绍。

种植术后4个月,软组织愈合良好,量充足,轮廓丰满,需要进行软组织塑形处理(图9-3-38)。

上印模转移杆,直接制取印模(图9-3-39)。

显微镜下可见此时的种植体周软组织愈合状况非常健康,但是直径较小,需要通过戴用过渡修复体进行塑形(图9-3-40)。

在模型上直接修整人工牙龈,获得良好的牙龈曲线和穿龈轮廓(图9-3-41,图9-3-42)。

在模型上安放临时基台,调整形态;根据修整好的穿龈轮廓和牙龈曲线完成临时修复体(图9-3-43,图9-3-44)。

口内逐步戴入临时修复体,如无法就位则对软组织进行微量调整;观察修复体对软组织维持一定的压力,但压力不能过大,逐渐加压直至完全就位。开始试戴时压力比较大,软组织发白,观察软组织15分钟后,由于压力造成的软组织灰白逐渐减轻、恢复,证明软组织可以适应这样的压力(图9-3-45~图9-3-47)。

临时修复体戴用2周后,软组织完全适应,牙龈曲线非常协调,患者对美学效果非常满意;取下临时修复体,显微镜下可见软组织穿龈袖口健康、成熟(图9-3-48~图9-3-50)。

复制临时修复体穿龈形态,制作永久修复体,试戴基台,可见明显的穿龈轮廓(图9-3-51)。

口外粘接基台和永久修复体,形成螺丝固位一体冠修复体(图9-3-52)。

修复后正面、侧面牙列像,可见无论是白色组织还是粉色组织都获得了良好的美学效果,患者恢复了术前被破坏的微笑美学效果(图9-3-53~图9-3-56)。

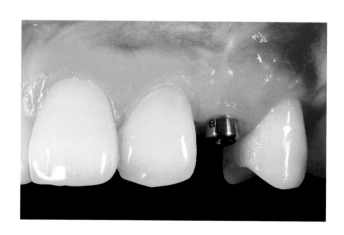

图 9-3-38
手术后4个月,软组织量充足

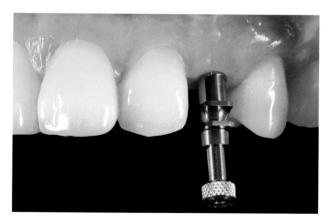

图 9-3-39
直接制取印模

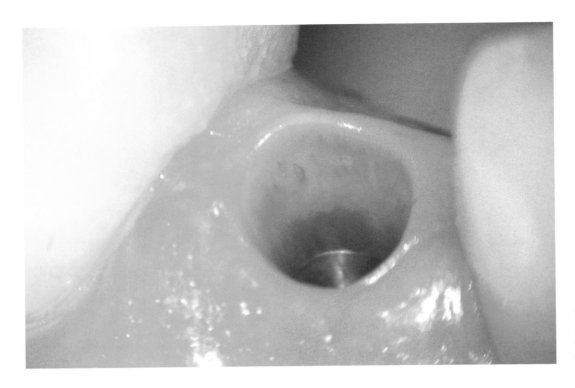

图 9-3-40
显微镜下可见种
植体周软组织愈
合状况非常健康

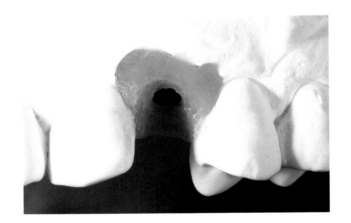

图 9-3-41
在模型上直接修整人工牙龈,获得良好的牙龈曲线

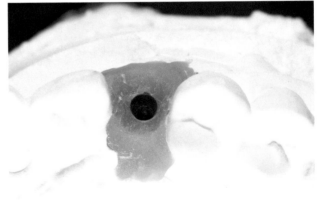

图 9-3-42
在模型上直接修整人工牙龈,获得良好的穿龈轮廓

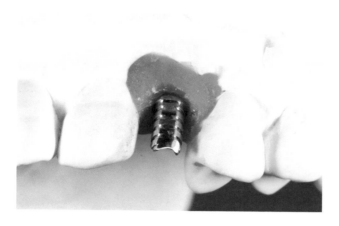

图 9-3-43
安放临时基台,调整形态

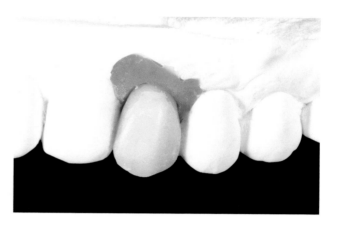

图 9-3-44
根据修整好的穿龈轮廓和牙龈曲线完成临时修复体

图 9-3-45
口内逐步戴入临时修复体,如无法就位则对软组织进行微量调整;观察修复体对软组织维持一定的压力,但压力不能过大,逐渐加压直至完全就位

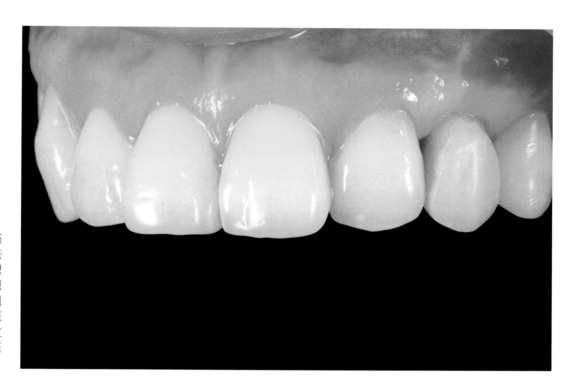

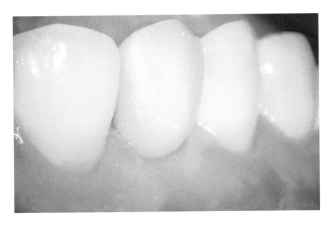

图 9-3-46
显微镜下观察修复体就位情况和对软组织的压力

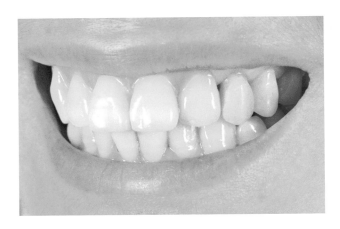

图 9-3-47
戴入临时修复体后侧面微笑

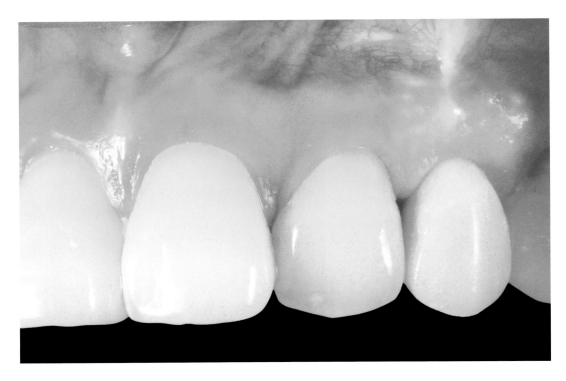

图 9-3-48
临时修复体戴用
2 周后，软组织完
全适应，牙龈曲线
非常协调

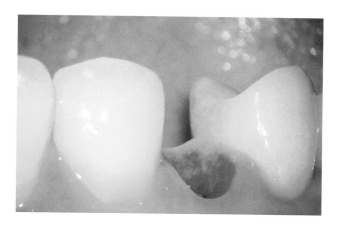

图 9-3-49
取下临时修复体,显微镜下可见软组织穿龈袖口健康、成熟

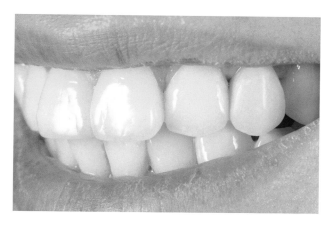

图 9-3-50
侧面微笑美学效果

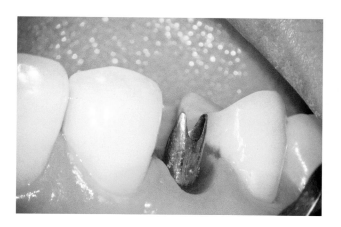

图 9-3-51
复制临时修复体穿龈形态,制作永久修复体,试戴基台,可见明显的穿龈轮廓

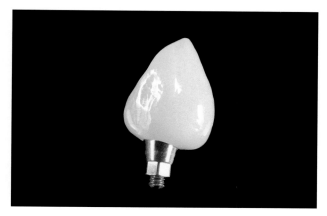

图 9-3-52
口外粘接基台和永久修复体,形成螺丝固位一体冠修复体

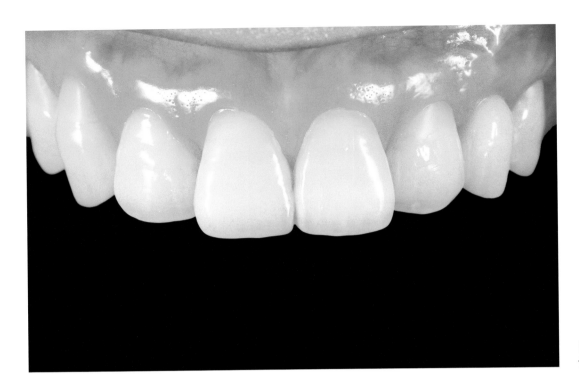

图 9-3-53
修复后正面牙列像

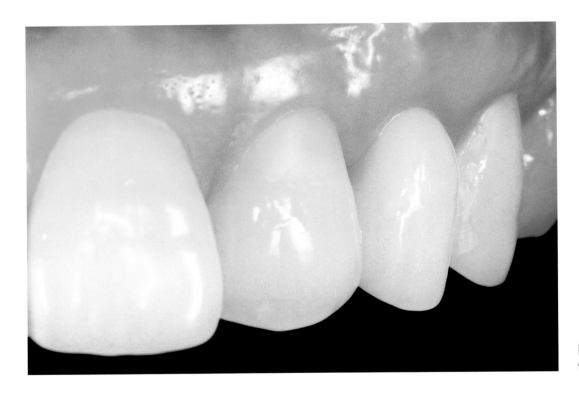

图 9-3-54
修复后牙列局部像

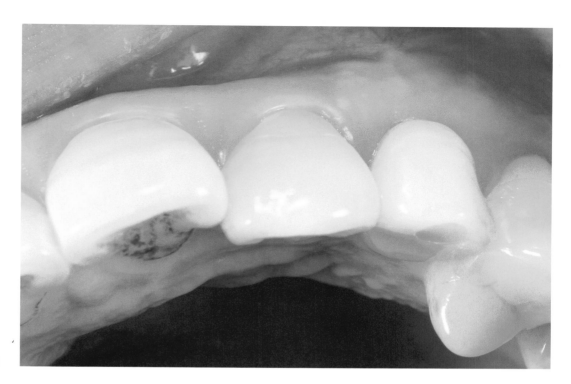

图 9-3-55
修复后牙弓殆面像

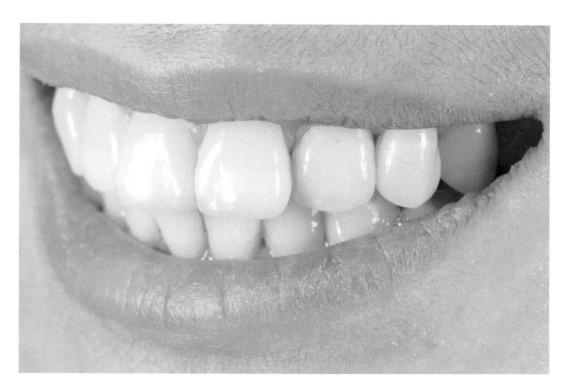

图 9-3-56
修复后 45°微笑像

（三）病例三

患者，女。延期种植术后4个月，可以进行正式修复。前期未进行修复体制作。

口内检查见12种植术后，戴用小直径愈合基台，软组织高度、丰满度良好，有机会通过过渡义齿塑形，获得良好的美学效果（图9-3-57，图9-3-58）。

制作过渡义齿，口内戴入，对软组织进行引导、塑形（图9-3-59，图9-3-60）。

通过过渡修复体对软组织塑形，获得良好的穿龈袖口（图9-3-61）。

完成正式修复，获得良好美学效果（图9-3-62，图9-3-63）。

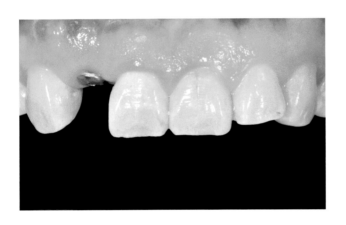

图 9-3-57
二期手术后，软组织高度良好

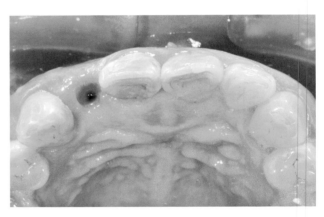

图 9-3-58
二期手术后，软组织丰满度良好

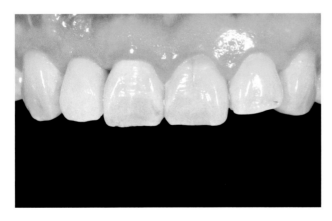

图 9-3-59
戴入过渡修复体，对软组织塑形

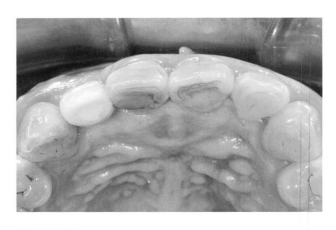

图 9-3-60
戴入过渡修复体，对软组织塑形

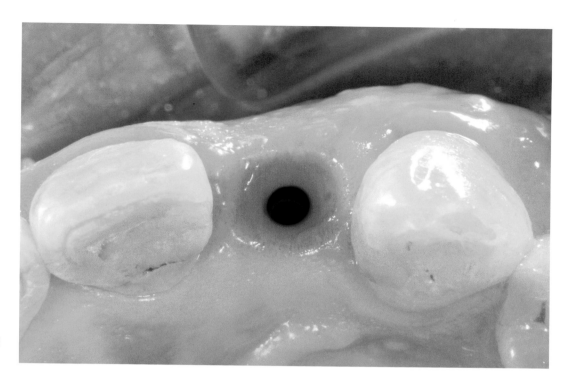

图 9-3-61
通过过渡修复体对软组织塑形,获得良好的穿龈袖口

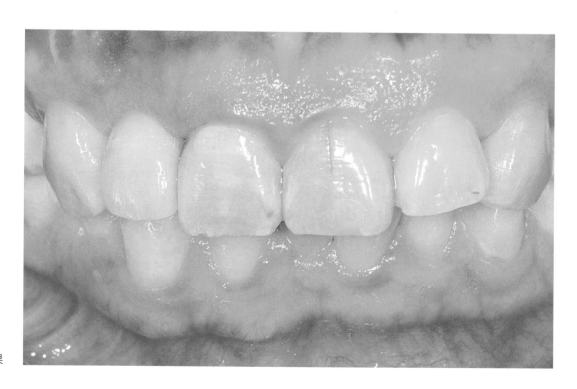

图 9-3-62
完成正式修复,获得良好美学效果

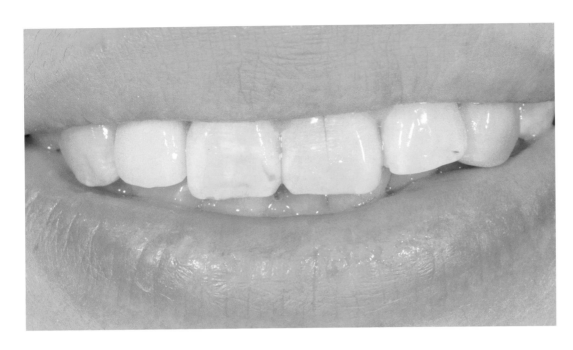

图 9-3-63
完成正式修复,获
得良好美学效果

(四)病例四

患者,女。因双侧上颌前牙缺失种植修复。

接诊时可见因修复空间较小,只在 11 位点植入 1 个种植体,未进行过渡修复体修复。口内检查软组织高度和轮廓丰满度尚可,但 11、21 软组织美学状态不良,没有正常的穿龈轮廓,需要通过过渡修复体进行塑形(图 9-3-64,图 9-3-65)。

制取模型,在模型上修整人工牙龈达到良好的穿龈形态,制作过渡单端桥修复体(图 9-3-66,图 9-3-67)。

试戴过渡单端桥修复体,初戴发现种植体穿龈形态尚可,桥体部分对软组织压力不足;树脂增加桥底龈端形态,增加软组织压力(图 9-3-68~图 9-3-70)。

2 周后可见软组织形态获得改善,11、21 牙龈曲线良好。取下临时修复体,种植体和桥体部分具有良好的外形轮廓,这为完成最终修复体创造了很好的美学条件(图 9-3-71~图 9-3-73)。

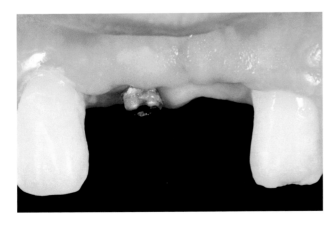

图 9-3-64
修复前,种植体和桥体均无良好的穿龈形态,软组织高度尚可

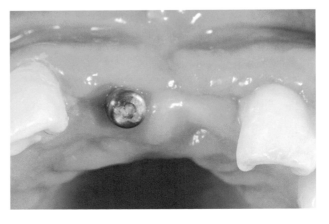

图 9-3-65
不良的软组织状态,唇侧轮廓丰满度尚可

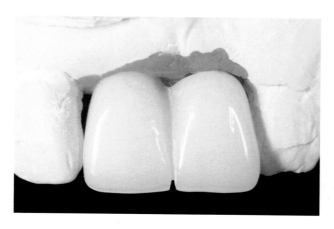

图 9-3-66
模型上制作过渡单端桥修复体

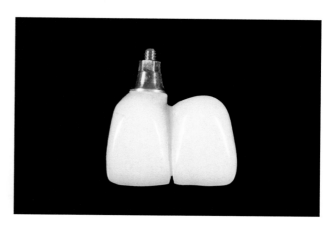

图 9-3-67
过渡单端桥修复体

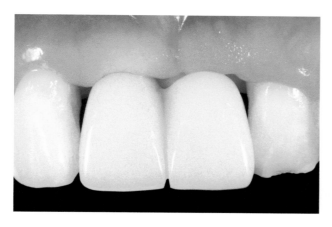

图 9-3-68
试戴过渡单端桥修复体，种植体穿龈形态尚可，桥体部分对软组织压力不足

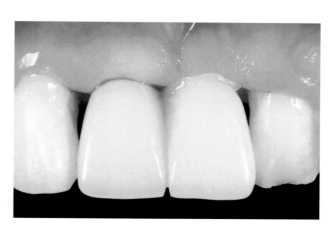

图 9-3-69
树脂增加桥底龈端形态，增加软组织压力

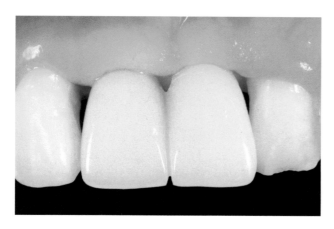

图 9-3-70
桥体龈端对软组织施加一定的压力

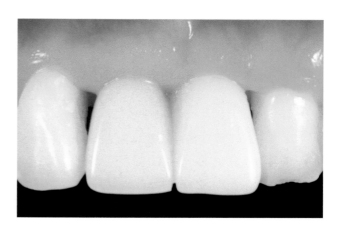

图 9-3-71
2 周后，软组织形态获得改善，11、21 牙龈曲线良好

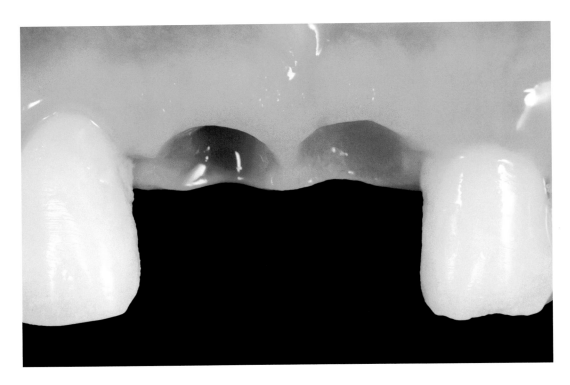

图 9-3-72
取下临时修复体,种植体和桥体部分具有良好的外形轮廓

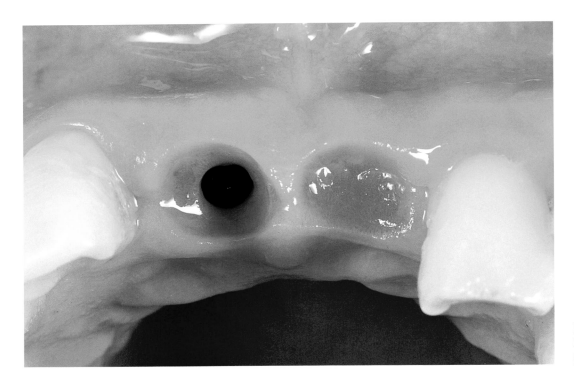

图 9-3-73
取下临时修复体,种植体和桥体部分具有良好的穿龈轮廓

（五）病例五

患者,女。3周前因意外晕厥造成前牙区外伤、冠根折、松动、脱落,经全身检查、治疗,已排除全身重大疾病,要求上颌前牙区种植修复,对美观和功能要求较高。

口内检查可见11脱落;12、21冠根折至龈下3~5mm,折断片未脱落,松动Ⅲ度;22冠折脱落,残根齐龈,余牙尚可(图9-3-74~图9-3-77)。

术中拔除12、21、22,早期种植11,即刻种植22,GBR植骨(图9-3-78,图9-3-79)。

在过渡期设计制作活动过渡义齿,一方面为患者解决过渡期美观问题;另一方面可以作为后期修复的美学参考(图9-3-80~图9-3-84)。

经过4个月的生长,种植体周软硬组织量获得很好的保持,具有良好的丰满度,这为上部修复提供了充分的基础(图9-3-85~图9-3-87)。

取下愈合基台,可见种植袖口非常健康,但无理想穿龈轮廓(图9-3-88)。

良好的软组织形态,可以通过临时修复体逐步调整压迫塑形;也可以设计出未来软组织的形态,直接制作符合美学要求的临时修复体,然后进行软组织的修整,与临时修复体匹配。本病例采用了后一种软组织处理方式。

在照片上进行未来修复体设计、龈缘形态设计,并将含有设计信息的照片转给技师,以此为参考指导技师加工过渡修复体(图9-3-89,图9-3-90)。

采用常规印模转移杆,树脂连接后,制取模型(图9-3-91~图9-3-94)。

技师在模型人工牙龈进行形态调整,形成良好的牙龈曲线和穿龈轮廓,制作临时基台、临时桥修复体(图9-3-95~图9-3-97)。

临床试戴临时基台;采用金刚砂球钻调整牙龈形态,进行软组织美学调整,与事先设计、制作好的过渡修复体匹配;调整到修复体可以完全就位,但软组织仍保持一定的阻力时,即可稳定粘接过渡修复体,保证其固位良好,且不会脱落(图9-3-98~图9-3-101)。

确认过渡修复效果,轻微调整13牙尖(图9-3-102,图9-3-103)。

过渡修复体戴用4周,患者完全接受美学效果,开始正式修复。首先基于过渡修复体进行面弓转移,并转移过渡修复体个性化前导关系(图9-3-104,图9-3-105)。

接着取下过渡修复体,可见种植体和桥体区域的软组织均塑形出典型的穿龈袖口形态(图9-3-106)。

复制过渡修复体穿龈轮廓(图9-3-107,图9-3-108)。

具体复制过程将在下一节中详述。

制取正式模型,上𬌗架(图9-3-109~图9-3-111)。

分步扫描模型,形成数字化模型,进行模型匹配,并导入𬌗架相关参数,再现临时修复体前导,进行运动模拟;CAD设计修复体,CAM切削氧化锆个性化基台和全氧化锆桥修复体,染色修饰,上釉,完成正式修复体(图9-3-112~图9-3-118)。

修复后,获得良好的美学效果和功能效果(图9-3-119~图9-3-123)。

2年后复查,软组织健康状态非常好,美学效果良好(图9-3-124,图9-3-125)。

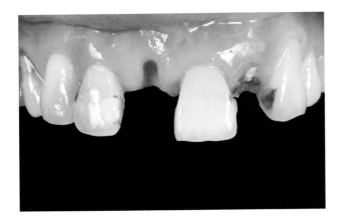

图 9-3-74
治疗前上颌前牙正面像

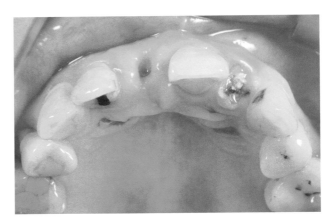

图 9-3-75
治疗前上颌前牙牙弓殆面像

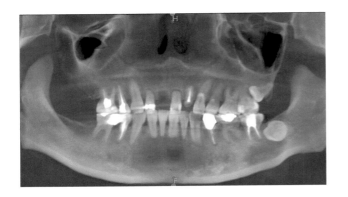

图 9-3-76
术前全景片

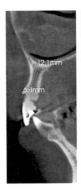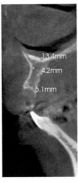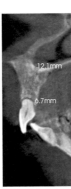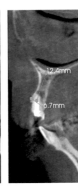

图 9-3-77
术前 CBCT 测量

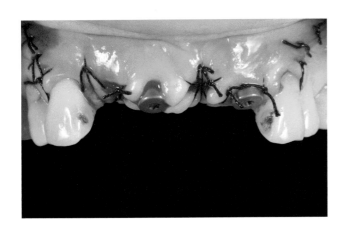

图 9-3-78
种植手术后正面像

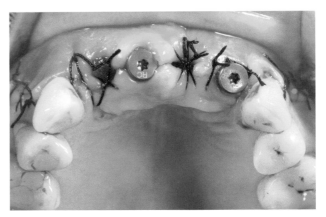

图 9-3-79
种植手术后牙弓殆面像

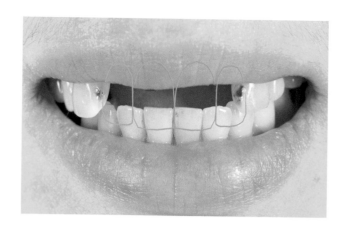

图 9-3-80
过渡义齿美学设计

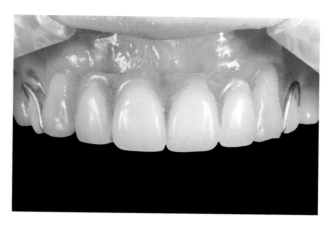

图 9-3-81
按要求完成的过渡活动义齿

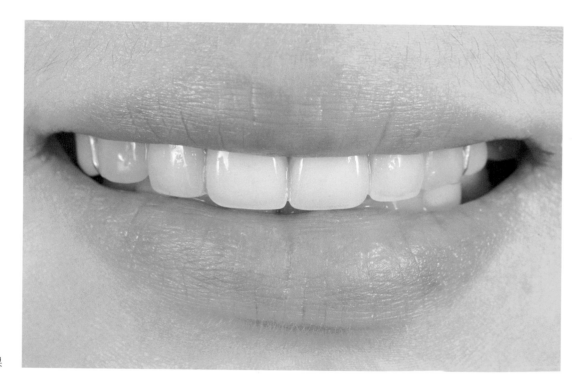

图 9-3-82
过渡期美学效果

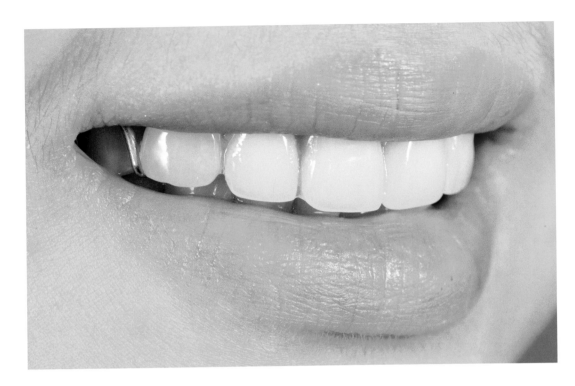

图 9-3-83
过渡期美学效果

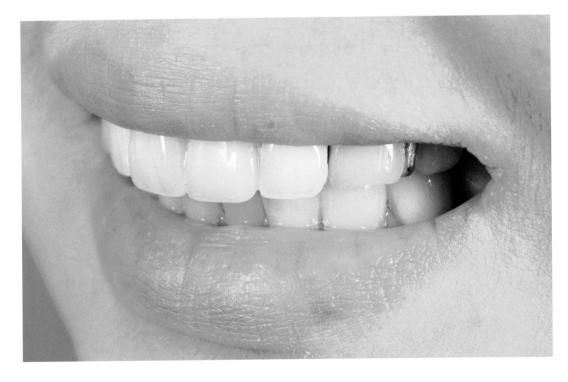

图 9-3-84
过渡期美学效果

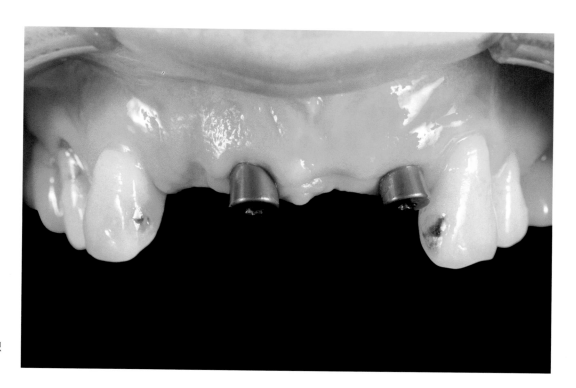

图 9-3-85
种植术后 4 个月正面像,软组织
高度良好

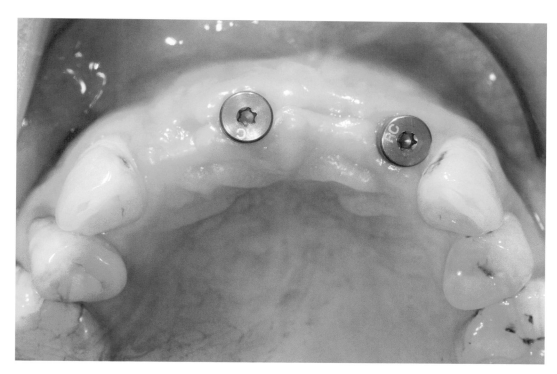

图 9-3-86
种植术后 4 个月牙弓骀面像,软
组织轮廓良好

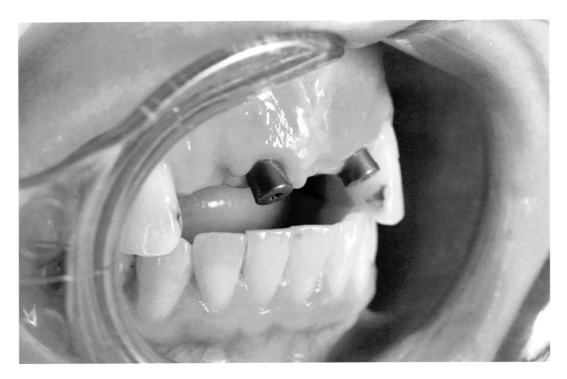

图 9-3-87
软组织健康、轮廓良好

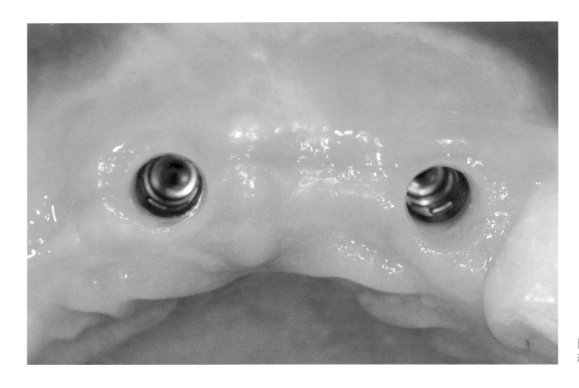

图 9-3-88
种植袖口健康,无理想穿龈轮廓

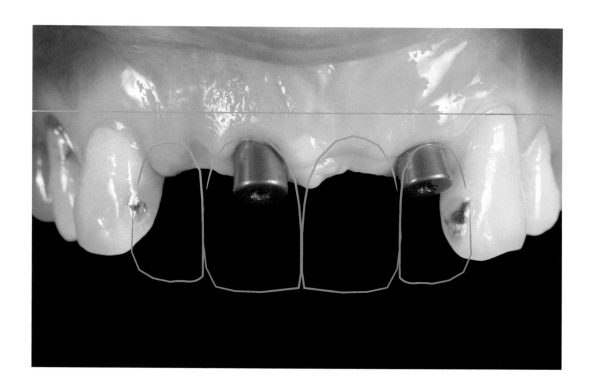

图 9-3-89
确定美学设计

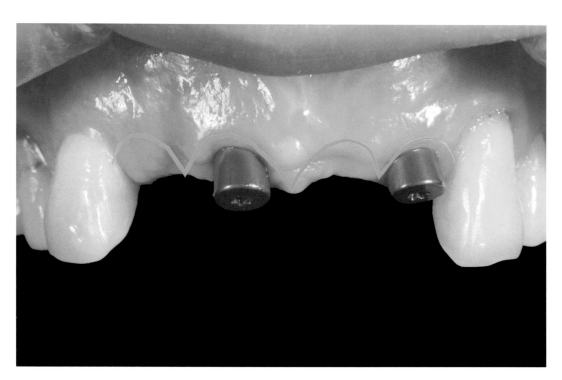

图 9-3-90
确定龈缘曲线,将美学设计转给
技师

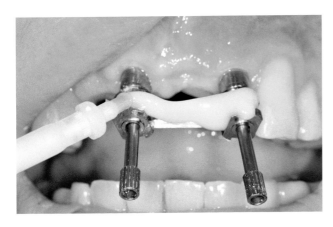

图 9-3-91
安放印模转移杆

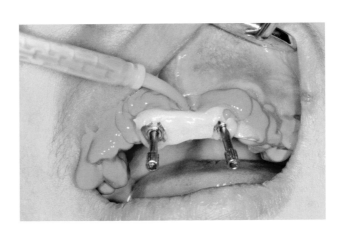

图 9-3-92
连接印模转移杆，制取印模

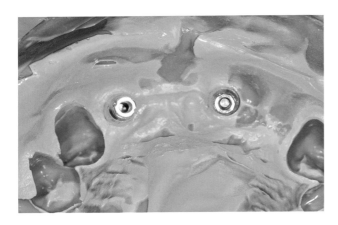

图 9-3-93
制取出的印模

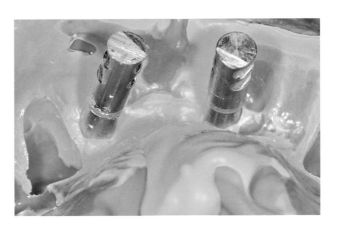

图 9-3-94
安放种植体代型

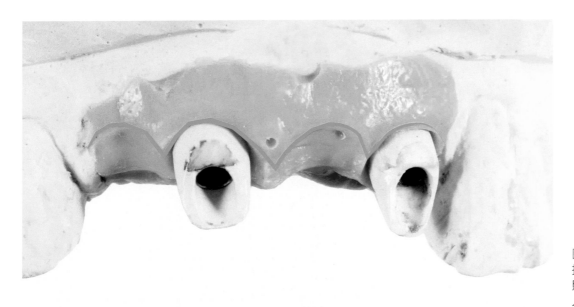

图 9-3-95
技师在模型上按
照美学设计修整
人工牙龈形态，制
作临时基台

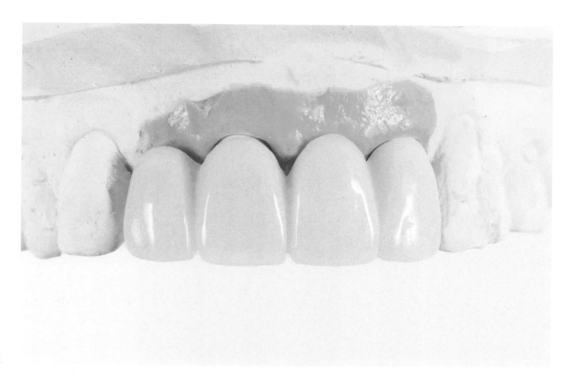

图 9-3-96
完成临时修复体

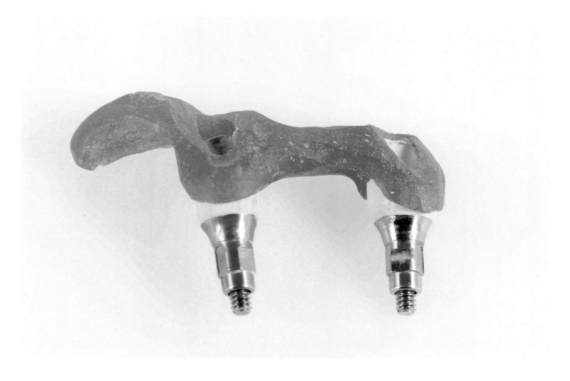

图 9-3-97
临时基台就位 Key

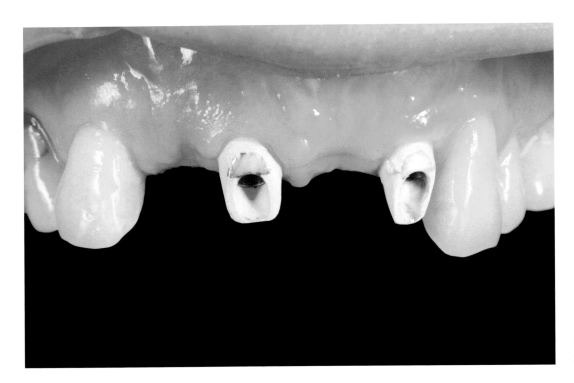

图 9-3-98
临时基台口内就位

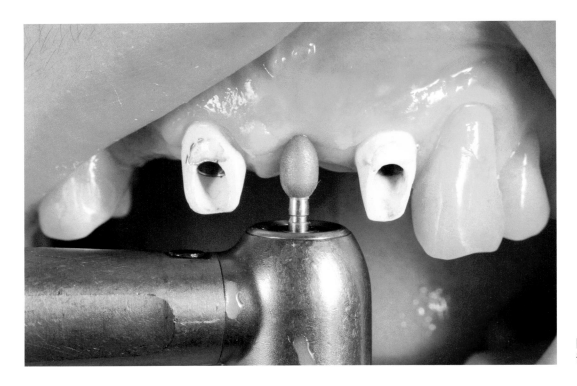

图 9-3-99
调磨桥体龈端牙龈形态

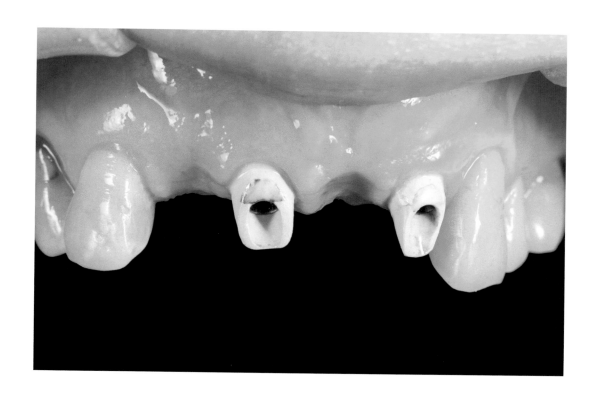

图 9-3-100
软组织修整完成后

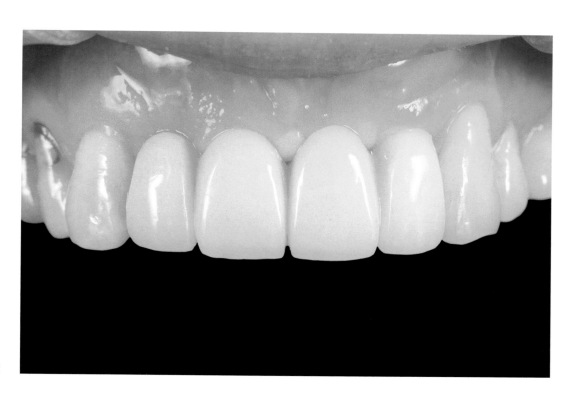

图 9-3-101
临时修复体就位后即刻正面像

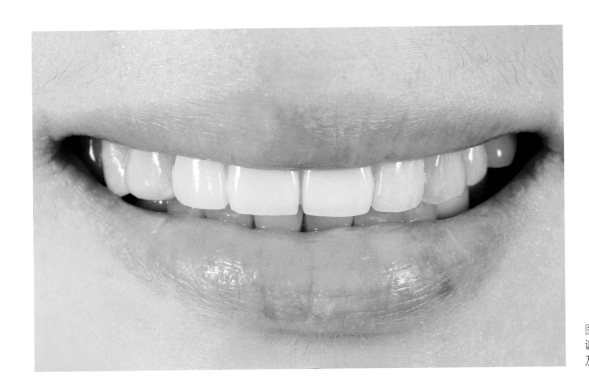

图 9-3-102
调整 13 牙尖位置
及外形后的微笑像

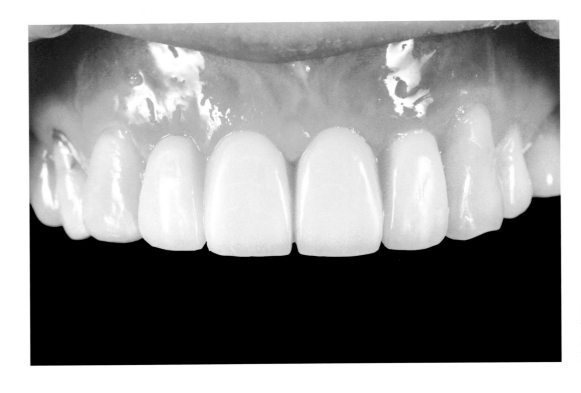

图 9-3-103
调整 13 牙尖位置
及外形后的上颌
前牙正面像

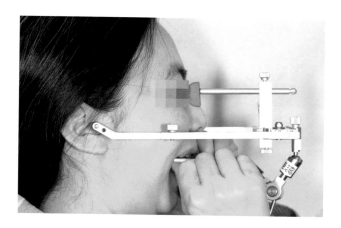

图 9-3-104
基于临时修复体的面弓转移（Artex®）

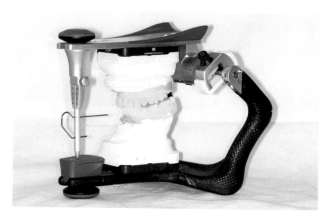

图 9-3-105
对颌模型通过 ICP 颌位关系记录上𬌗架

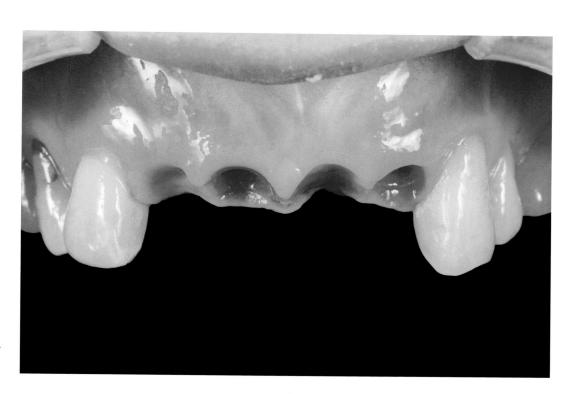

图 9-3-106
临时修复体取下
后的穿龈轮廓

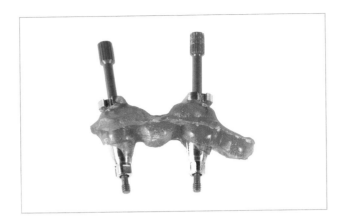

图 9-3-107
制作个性化转移杆

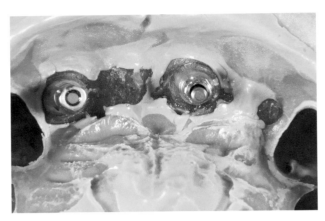

图 9-3-108
制取种植体水平印模

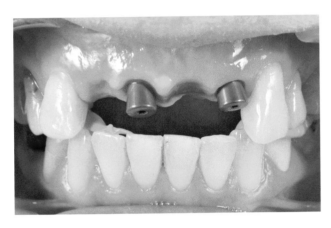

图 9-3-109
安放 5mm 愈合基台制取颌位关系记录。后牙区使用临时修复体的 ICP 颌位关系记录,以保证两次颌位的一致性

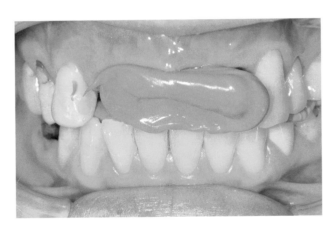

图 9-3-110
基于种植体愈合基台的 ICP 颌位关系记录

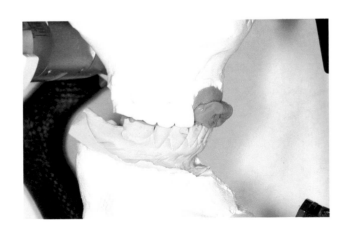

图 9-3-111
上颌工作模型通过颌位关系记录交叉上𬌗架

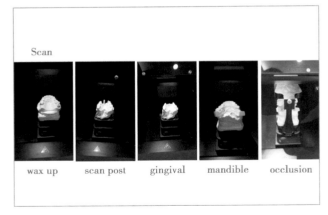

图 9-3-112
分步扫描,实现模型数字化

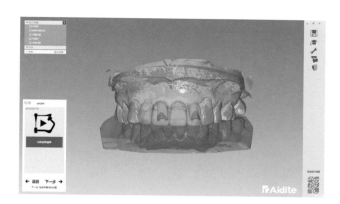

图 9-3-113
虚拟模型匹配

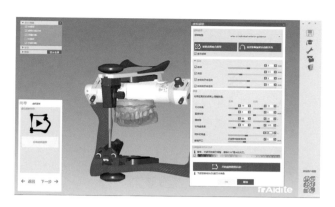

图 9-3-114
CAD 软件中设置虚拟殆架个性化切导盘,再现临时修复体
前导,进行运动模拟

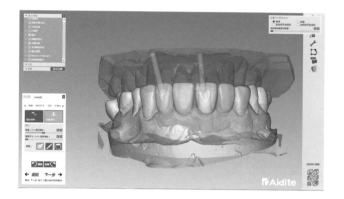

图 9-3-115
虚拟修复体设计

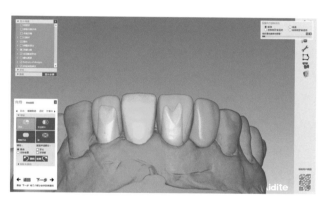

图 9-3-116
虚拟修复体设计

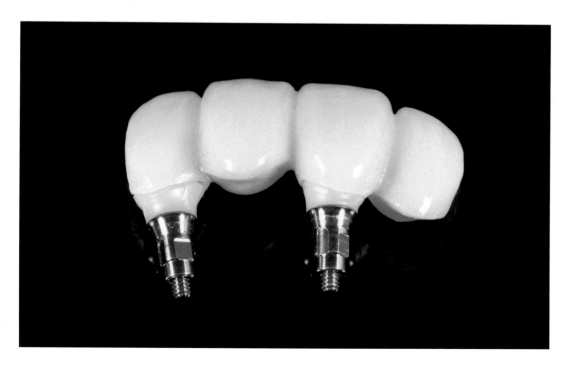

图 9-3-117
CAD/CAM 加工完
成的正式修复体

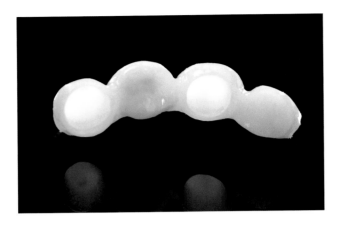

图 9-3-118
全氧化锆无饰瓷修复体

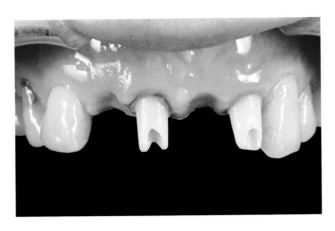

图 9-3-119
修复基台于口内就位

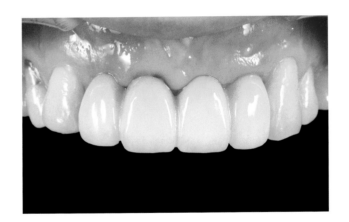

图 9-3-120
戴牙即刻正面像

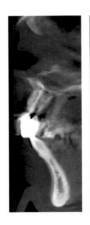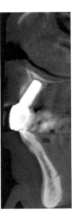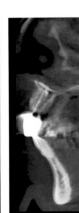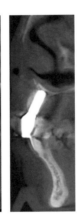

图 9-3-121
术后 CBCT

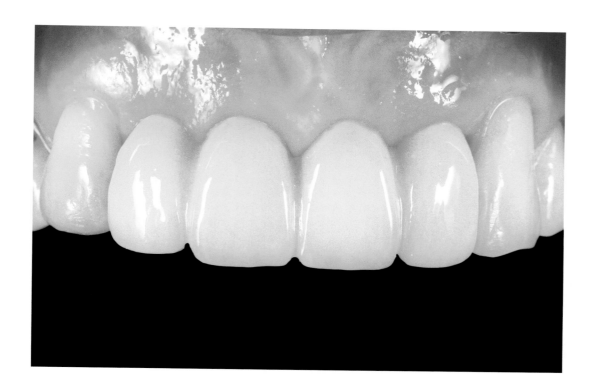

图 9-3-122
2 周后复查正面像

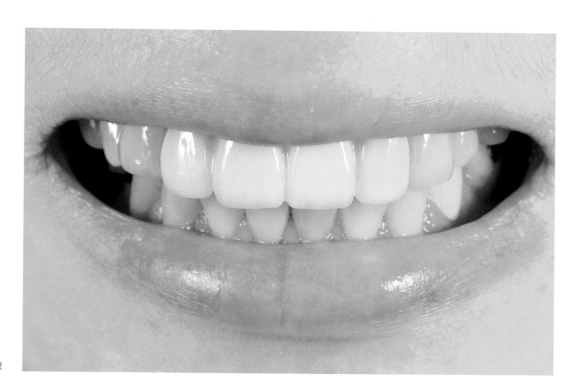

图 9-3-123
2 周后复查正面微笑像

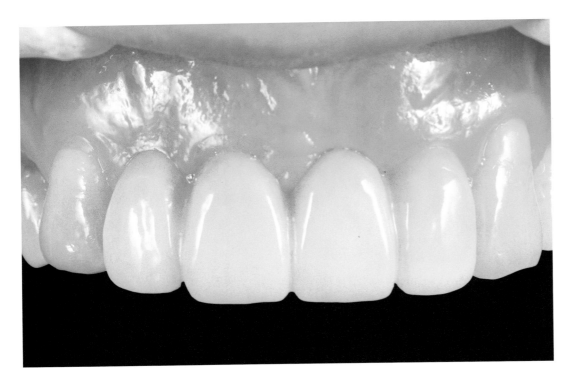

图 9-3-124
2 年后复查,软组织健康状态非常好,软组织美学效果良好

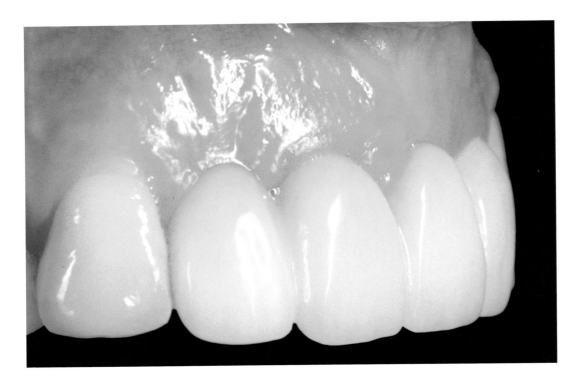

图 9-3-125
2 年后复查,软组织健康状态非常好,软组织美学效果良好

（六）病例六

患者,女。上颌前牙冠修复体,龋坏折断,不能保留。

患者为高位微笑,微笑时暴露大量软组织,美学风险很高(图 9-3-126)。

取下折断的牙冠,软组织状态良好,龈缘高度良好,软组织丰满度好(图 9-3-127~图 9-3-129)。

但是 CBCT 显示唇侧骨壁缺失,即刻种植风险高,尤其是对于高位笑线的患者,即刻种植美学风险非常高,因此决定采用软组织愈合的早期种植策略,首先拔除牙根(图 9-3-130,图 9-3-131)。

拔牙后 6 周,行软组织愈合的早期种植,软组织丰满度良好(图 9-3-132,图 9-3-133)。

数字化导板辅助下种植,可见唇侧骨开裂,植入种植体后,GBR 骨增量处理(图 9-3-134,图 9-3-135)。

本病例以上治疗已在第八章中详述。

术后 4 个月,软组织高度良好,软组织丰满度良好,二期手术考虑采取牙槽嵴顶软组织卷入唇侧术式(图 9-3-136,图 9-3-137)。

行牙槽嵴顶切口,保留唇侧不切开;软组织瓣去上皮;将去上皮的软组织瓣推向唇侧,以进一步加强唇侧软组织厚度(图 9-3-138~ 图 9-3-141)。

取下覆盖螺丝,直接安放临时基台,椅旁制作完成过渡修复体;戴用过渡修复体后,唇侧轮廓进一步丰满(图 9-3-142~ 图 9-3-145)。

永久修复前,软组织轮廓非常理想(图 9-3-146)。

永久修复后,软组织丰满度非常理想,获得满意的美学效果(图 9-3-147,图 9-3-148)。

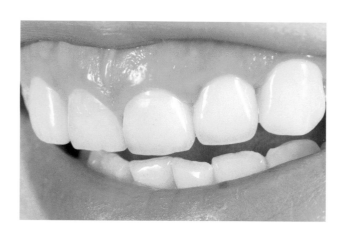

图 9-3-126
23 冠折不能保留,患者高位微笑,美学风险高

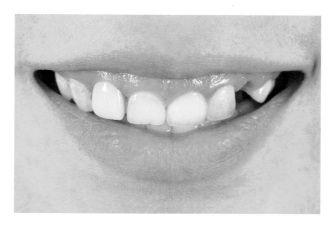

图 9-3-127
取下折断的牙冠,软组织状态良好

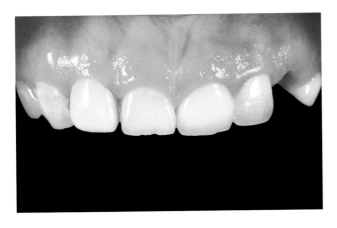

图 9-3-128
龈缘高度良好

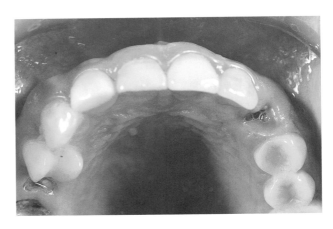

图 9-3-129
软组织丰满度好

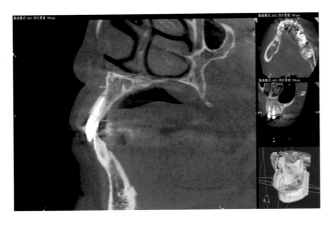

图 9-3-130
CBCT 显示唇侧骨壁缺失，即刻种植风险高

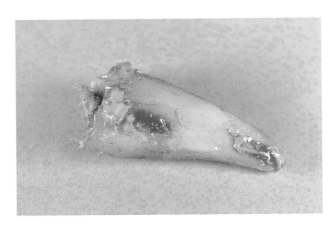

图 9-3-131
拔除 23，建议患者早期种植

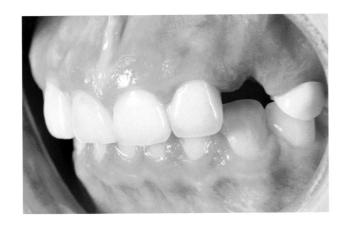

图 9-3-132
拔牙后 6 周，行软组织愈合的早期种植

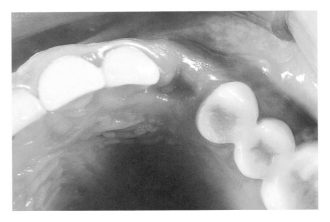

图 9-3-133
拔牙后 6 周，软组织丰满度良好

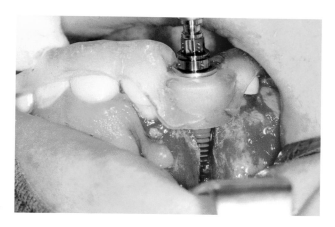

图 9-3-134
数字化导板辅助下种植,可见唇侧骨开裂

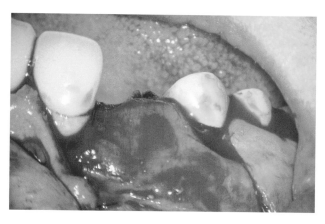

图 9-3-135
植入种植体后,GBR 骨增量处理

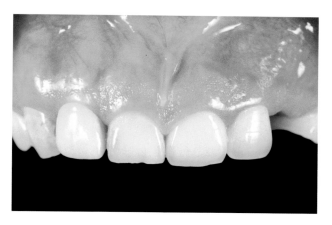

图 9-3-136
术后 4 个月,软组织高度良好

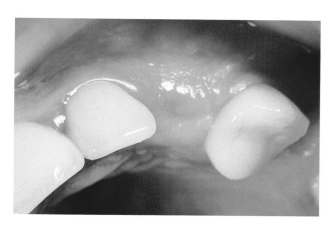

图 9-3-137
术后 4 个月,软组织丰满度良好

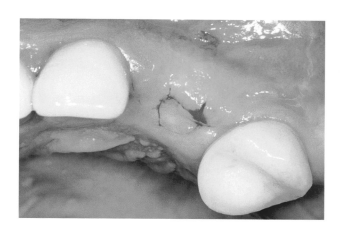

图 9-3-138
二期手术采取牙槽嵴顶软组织卷入唇侧术式

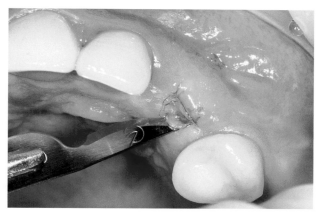

图 9-3-139
软组织瓣去上皮

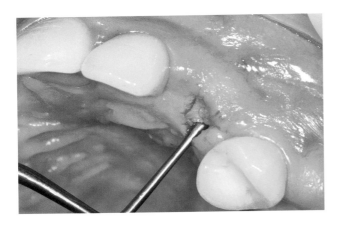

图 9-3-140
推开牙槽嵴顶软组织瓣

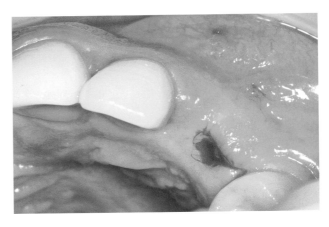

图 9-3-141
将牙槽嵴顶软组织瓣卷入唇侧

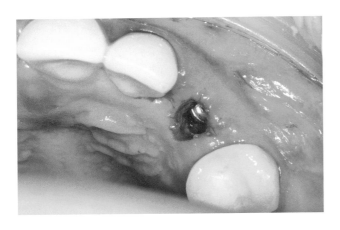

图 9-3-142
取下覆盖螺丝

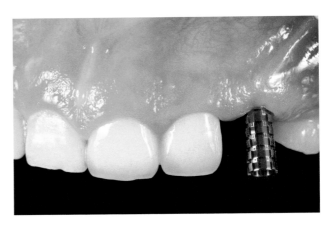

图 9-3-143
直接安放临时基台

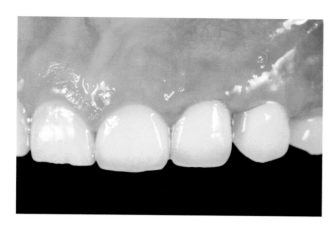

图 9-3-144
椅旁制作完成过渡修复体

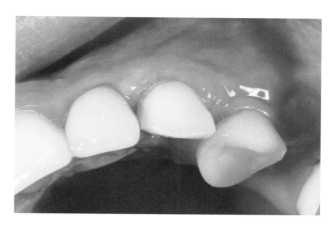

图 9-3-145
戴用过渡修复体,唇侧轮廓进一步丰满

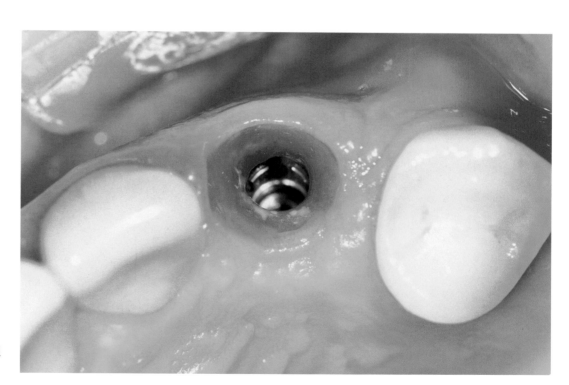

图 9-3-146
永久修复前,软组
织轮廓非常理想

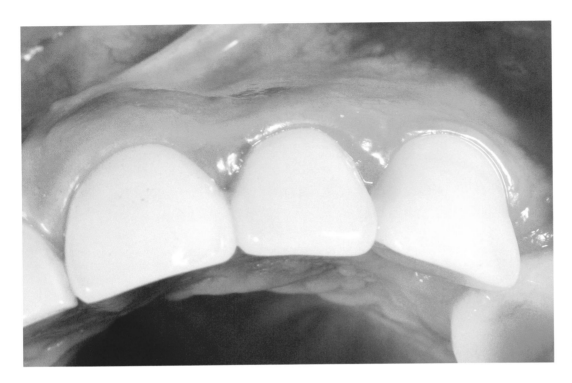

图 9-3-147
永久修复后,软组织丰满度非常
理想

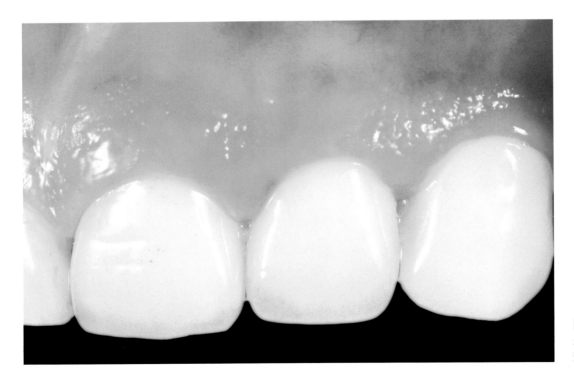

图 9-3-148
永久修复后,获得满意的美学
效果

（七）病例七

患者,女。上颌前牙缺失,经过种植、软硬组织增量处理4个月后,软组织状态良好,丰满度良好,准备进行二期手术(图9-3-149,图9-3-150)。

本病例前期治疗已在第八章中详述。

二期手术采用常规切口,取出覆盖螺丝,换愈合基台;拆线时可见软组织愈合完善(图9-3-151,图9-3-152)。

拆线同时制作过渡修复体,戴入后可见对软组织有一定压力,同时龈乳头部分有少量空隙(图9-3-153)。

由于牙槽嵴顶到接触点的高度不超过5mm,因此制作过渡修复体后,龈乳头部分小间隙有机会自行生长,充满牙间隙。

2周复查,可见软组织已经适应过渡修复体的形态,龈乳头完全充满间隙;软组织塑形后唇侧软组织轮廓良好,美学效果良好,为后续最终修复奠定了基础(图9-3-154~图9-3-156)。

本病例最终修复将在下一节详述。

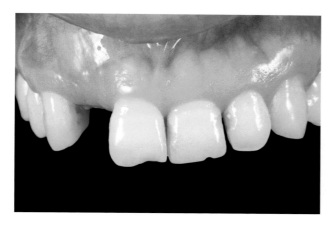

图9-3-149
一期手术后4个月,软组织状态良好

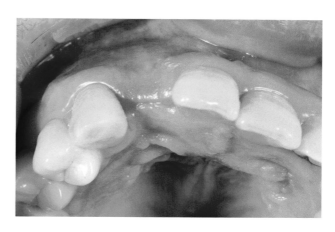

图9-3-150
一期手术后4个月,软组织丰满度良好

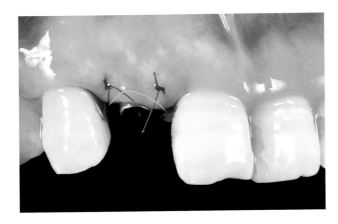

图 9-3-151
二期手术,戴用小直径愈合基台

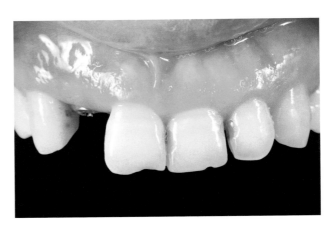

图 9-3-152
二期手术拆线,软组织愈合完善

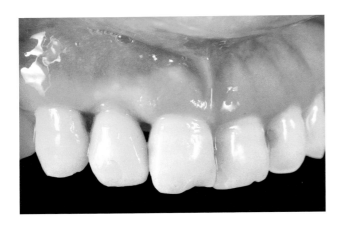

图 9-3-153
制作临时修复体,戴入后可见对软组织有一定压力,同时龈乳头部分有少量空隙

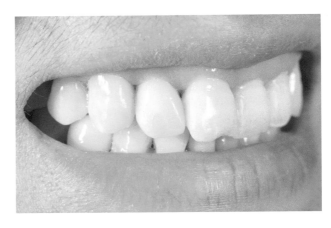

图 9-3-154
2 周复查,可见软组织已经适应过渡修复体的形态,龈乳头完全充满间隙

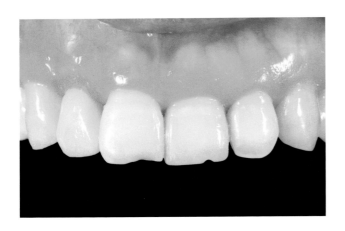

图 9-3-155
软组织塑形后美学效果良好

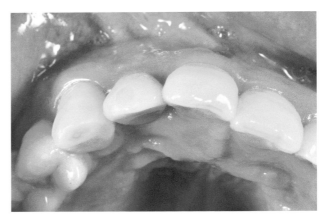

图 9-3-156
软组织塑形后唇侧轮廓良好

（八）病例八

患者,男。右侧上颌中切牙外伤致冠根折4周,左侧上颌中切牙原有冠修复体脱落,松动Ⅱ度,根尖存在病变,牙体医师不建议保留,建议拔除进行种植修复。患者希望采用拔除后种植的治疗方案,获得比较确切的治疗效果(图9-3-157)。

口内检查见11牙冠缺失,软组织创口已经基本闭合,牙槽骨存在吸收,唇侧丰满度不足;21牙体预备后基牙外观尚可,松动Ⅱ度。CBCT显示11残存牙根唇侧骨吸收明显,骨缺损明显;11颈部低密度影像,根尖病变不明显(图9-3-158~图9-3-162)。

按照常规治疗策略,因11存在比较明显的骨吸收,应在拔牙后6~8周进行软组织愈合的早期种植;而21位点骨条件比较良好,可以进行即刻种植。结合本患者实际情况,11已经外伤致冠部脱落4周,就诊时软组织状态已经接近早期种植时机。同时,患者因长期在国外生活,希望尽快实施手术。因此决定同时进行11、21即刻种植。

切开翻瓣可见11唇侧明显骨缺损,大量肉芽;彻底拔除11残存牙根,搔刮去除11位点肉芽组织(图9-3-163,图9-3-164)。

植入11、21,尽量扩大种植体间距,以保证正中龈乳头的恢复(图9-3-165)。

自体骨覆盖种植体螺纹暴露部分,混合骨进行骨增量处理,胶原膜覆盖,减张、无张力关闭伤口(图9-3-166~图9-3-170)。

10天后拆线,获得一期愈合(图9-3-171,图9-3-172)。

6个月后,患者回国进行二期手术,软组织状态良好(图9-3-173)。

二期手术中直接制取印模,根据术中印模制作穿龈轮廓理想的过渡修复体(图9-3-174~图9-3-177)。

二期手术拆线时,软组织愈合良好;取下愈合基台,可见较为窄小的穿龈袖口;试戴过渡修复体,压迫、引导软组织改建(图9-3-178~图9-3-181)。

过渡修复体白色美学效果良好,患者微笑时获得良好改善(图9-3-182~图9-3-184)。

又过了6个月后,患者再次回国继续治疗。可见软组织引导效果良好,龈乳头丰满;微笑暴露龈乳头和软组织边缘,美学效果良好(图9-3-185~图9-3-187)。

口内检查见软组织塑形美学效果良好,龈乳头充盈效果良好,患者对软组织引导效果非常满意(图9-3-188~图9-3-192)。

取下过渡修复体,可见良好、健康的软组织袖口(图9-3-193)。

复制穿龈轮廓,制作个性化转移杆,采用个性化转移杆制取印模(图9-3-194~图9-3-196)。

修复完成后获得良好的美学效果(图9-3-197~图9-3-204)。

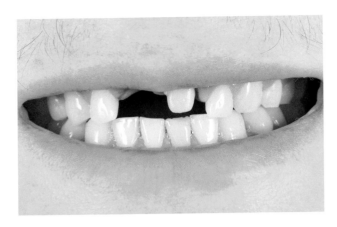

图 9-3-157
患者上颌前牙外伤折断,要求种植修复

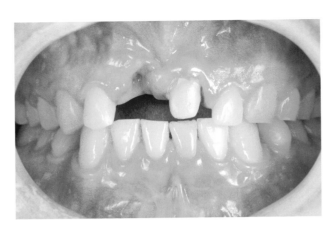

图 9-3-158
11 牙冠缺失,21 松动 II 度

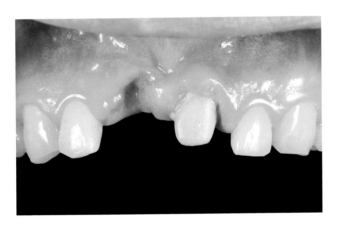

图 9-3-159
经过 4 周愈合,11 软组织袖口已经基本闭合

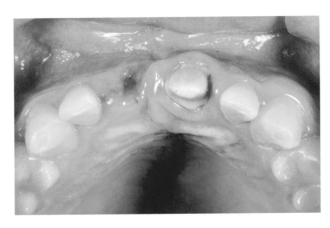

图 9-3-160
11 唇侧丰满度明显缺陷

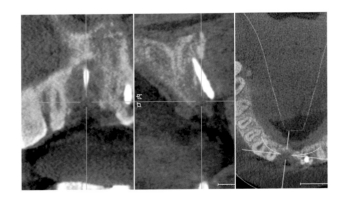

图 9-3-161
CBCT 显示 11 唇侧骨吸收明显

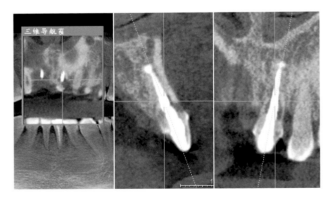

图 9-3-162
CBCT 显示 21 具备即刻种植条件

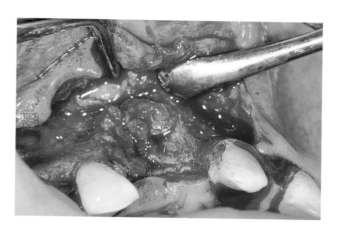

图 9-3-163
切开翻瓣可见 11 唇侧明显骨缺损,大量肉芽

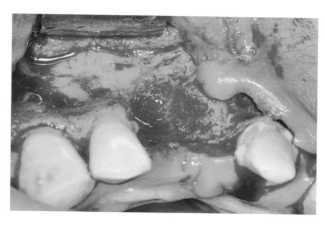

图 9-3-164
彻底拔除 11 残存牙根,搔刮去除 11 位点肉芽组织

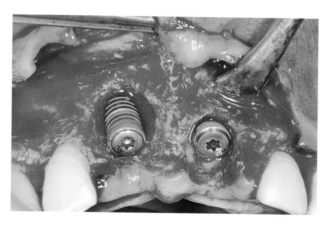

图 9-3-165
植入 11、21,尽量扩大种植体间距

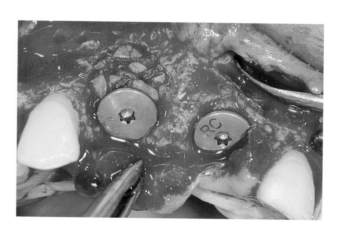

图 9-3-166
自体骨覆盖种植体螺纹暴露部分

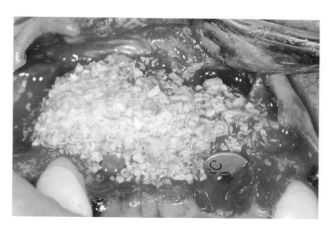

图 9-3-167
混合骨进行骨增量处理

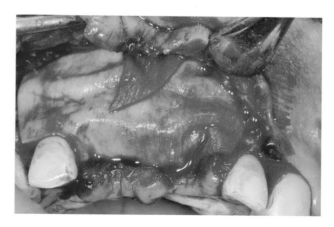

图 9-3-168
胶原膜覆盖

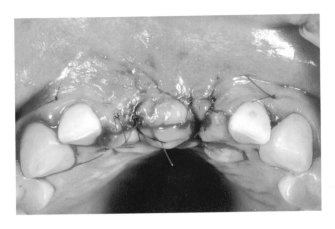

图 9-3-169
减张、无张力关闭伤口

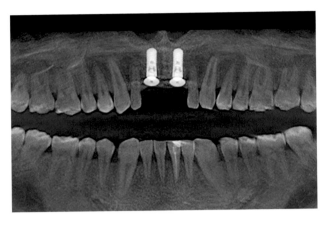

图 9-3-170
术后 CBCT

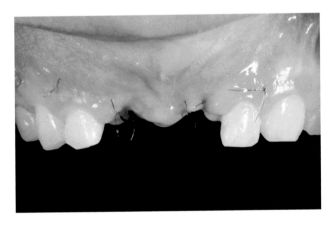

图 9-3-171
10 天后拆线,获得一期愈合

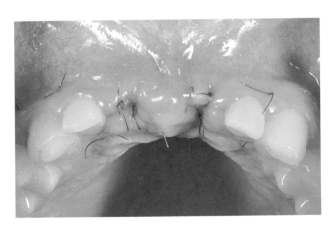

图 9-3-172
10 天后拆线,获得一期愈合

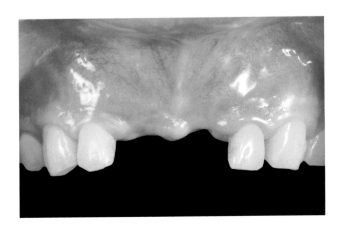

图 9-3-173
6 个月后,二期手术前,软组织状态良好

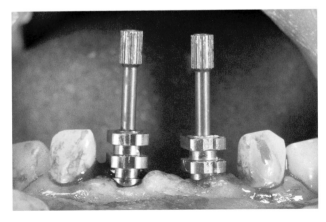

图 9-3-174
二期手术过程中直接制取印模

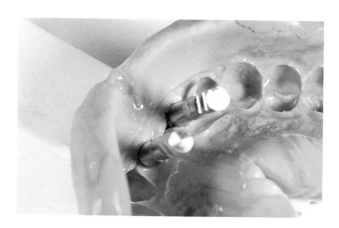

图 9-3-175
二期手术中直接制取印模

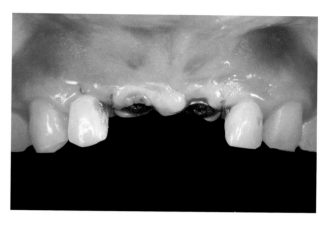

图 9-3-176
二期手术后

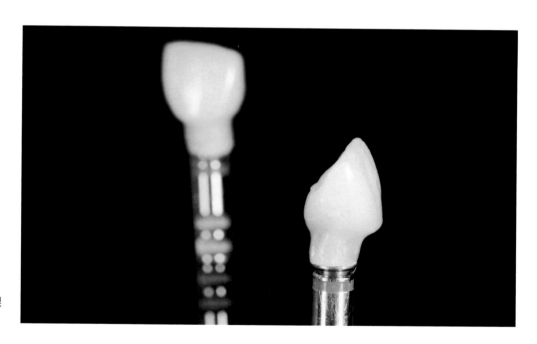

图 9-3-177
根据术中印模制作穿龈
轮廓理想的过渡修复体

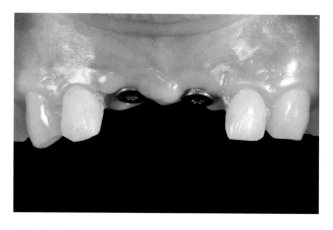

图 9-3-178
二期手术拆线,软组织愈合良好

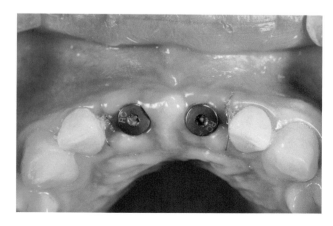

图 9-3-179
二期手术拆线,软组织愈合良好

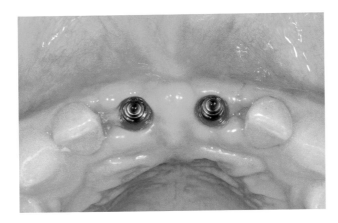

图 9-3-180
取下愈合基台,可见较为窄小的穿龈袖口

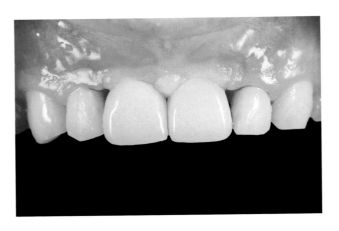

图 9-3-181
试戴过渡修复体,压迫、引导软组织改建

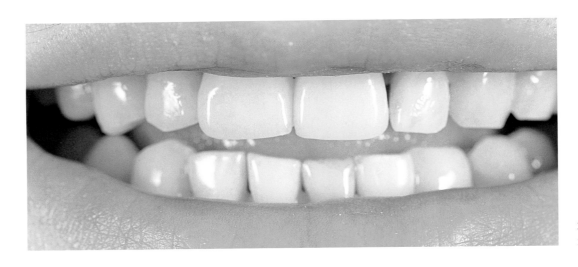

图 9-3-182
过渡修复体白色
美学效果良好

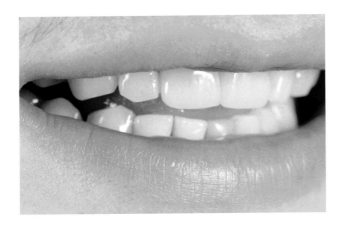

图 9-3-183
患者微笑时获得良好改善

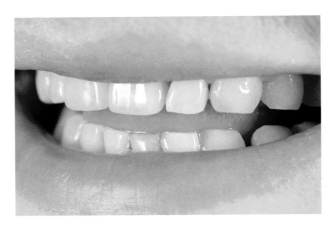

图 9-3-184
患者微笑时获得良好改善

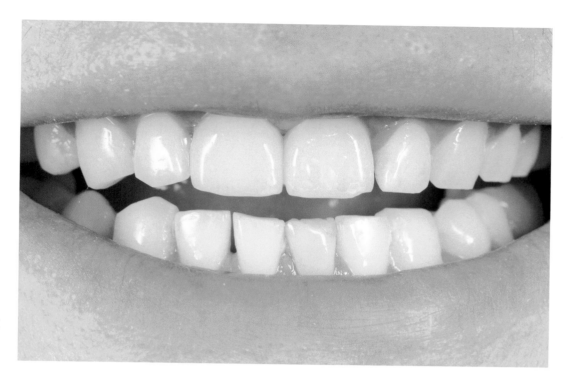

图 9-3-185
6 个月后,可见软组织引导效果良好,龈乳头丰满

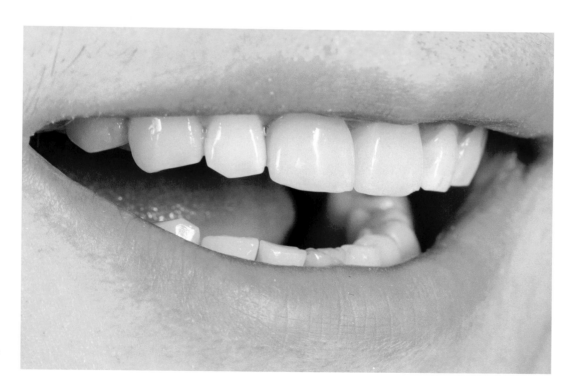

图 9-3-186
微笑暴露龈乳头,美学效果良好

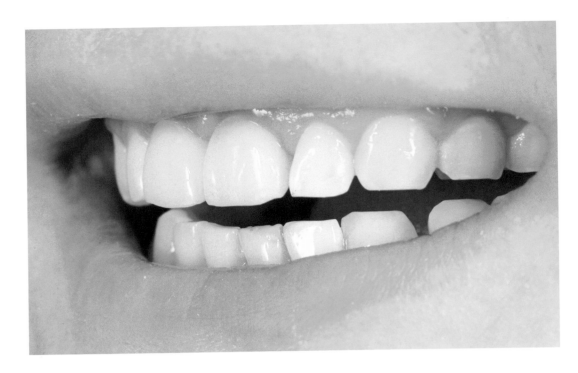

图 9-3-187
微笑暴露龈乳头
和软组织边缘,美
学效果良好

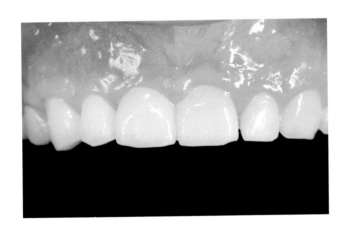

图 9-3-188
软组织塑形 6 个月后,美学效果良好

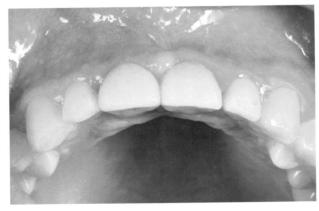

图 9-3-189
软组织塑形 6 个月后,美学效果良好

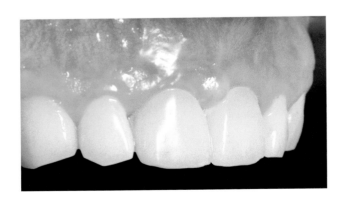

图 9-3-190
软组织塑形 6 个月后,龈乳头充盈效果良好

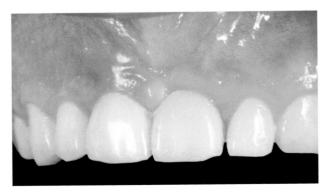

图 9-3-191
软组织塑形 6 个月后,龈乳头充盈效果良好

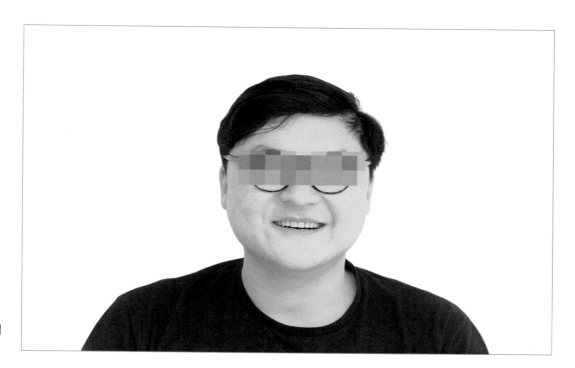

图 9-3-192
患者对软组织引导效果非常满意

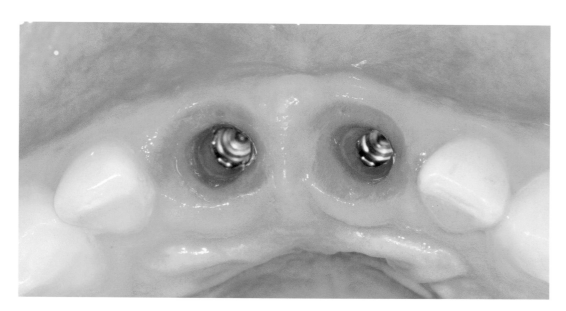

图 9-3-193
取下过渡修复体，可见良好、健康的软组织袖口

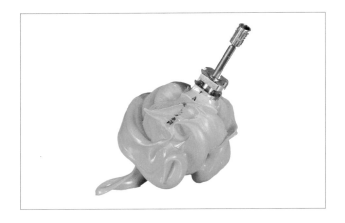

图 9-3-194
复制穿龈轮廓，制作个性化转移杆

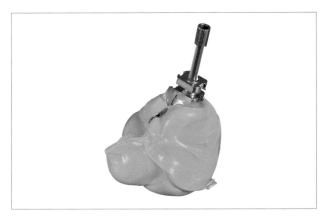

图 9-3-195
复制穿龈轮廓，制作个性化转移杆

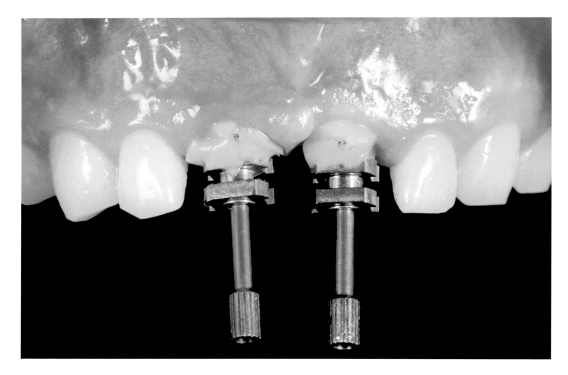

图 9-3-196
采用个性化转移杆
制取印模

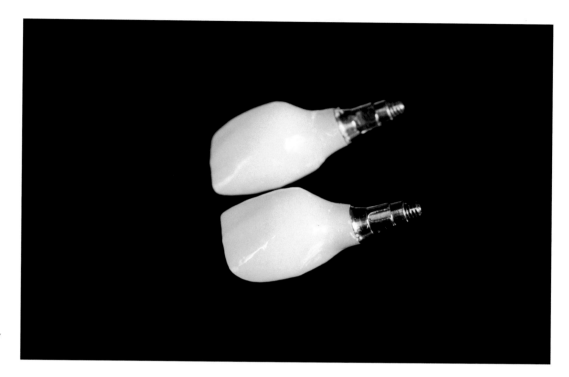

图 9-3-197
永久修复体

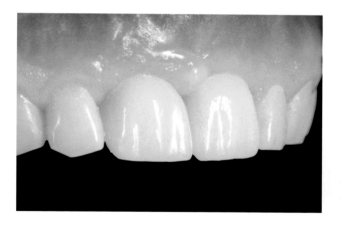

图 9-3-198
修复后良好的美学效果

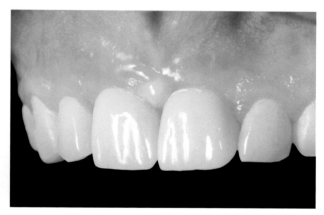

图 9-3-199
修复后良好的美学效果

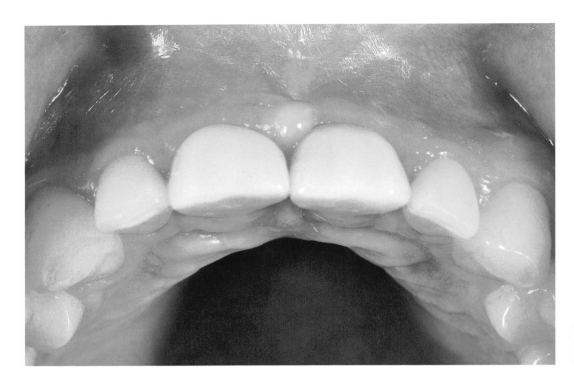

图 9-3-200
修复后良好的美
学效果

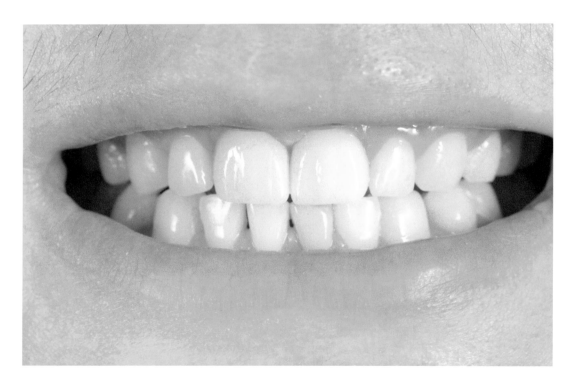

图 9-3-201
修复后良好的美
学效果

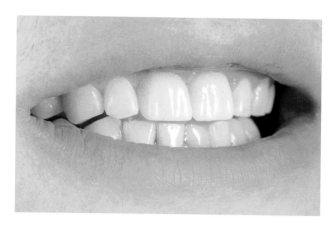

图 9-3-202
修复后良好的美学效果

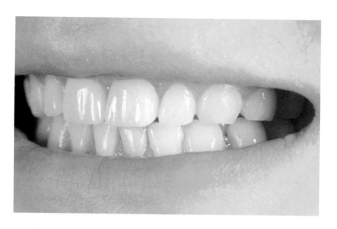

图 9-3-203
修复后良好的美学效果

图 9-3-204
修复后良好的美
学效果

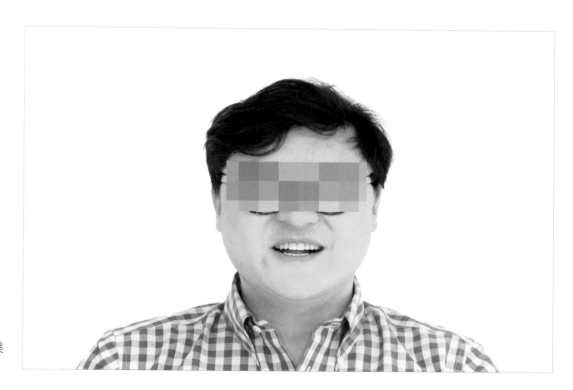

小结

1. 过渡修复体软组织塑形的方法 调整穿龈轮廓双曲度最凸点——a 区、b 区基本保持不变。

(1) 最凸点向根方移动,软组织受压向根方改建。

(2) 最凸点向唇侧移动,软组织受压向唇侧、根方改建。

(3) 最凸点向冠方移动,具有足够厚度的软组织可以随之向冠方生长。

2. 软组织塑形技术理念的进步 在现代的临床工作中,我们的塑形原则是力争减少拆卸基台的次数、力争一次性获得塑形的成功;即使是在需要较大范围塑形的病例中,也争取做到一次塑形到位。

3. 二期手术后应用过渡修复体引导软组织成形 包括口内法和口外法两种制作方法。当种植体轴向理想,首选口内法;若不理想可选择口外法。此阶段不强求关闭所有三角间隙。

4. 软组织塑形效果的预判 如果修复体理想形态的颈部龈缘位置完全处于软组织轮廓内,则有机会通过软组织塑形获得良好的效果;否则需要软组织增量手术才能获得最佳美学效果。

第四节　永久修复的穿龈轮廓复制

当采用即刻修复体引导软组织获得良好的形态轮廓,或者采用过渡修复体对软组织塑形完成后,便可以进行永久修复。

如果患者对即刻修复体或者过渡修复体形成的软组织状态已经满意,永久修复体的穿龈轮廓部分就应该力争完全复制过渡修复体,只是更换为强度更高、美观性更好的永久性修复材料。这时,如何准确地复制修复体的穿龈轮廓就显得非常重要。如果永久修复体的穿龈轮廓没有完全复制过渡修复体,发生了形态改变,那么最终修复体戴入后周围软组织的形态就可能随之变化,之前所做的工作也就失去了意义。

穿龈轮廓的复制既可以采用传统手段,也可以通过数字化手段来实现。以下介绍几种临床上比较常用的复制技术。

一、制作个性化转移杆转移穿龈轮廓

当采用传统方法制作永久修复体时,需要制作一个个性化转移杆,记录已经完成塑形的软组织形态。这是一种最传统、最常用的复制穿龈轮廓的技术手段。

其具体操作流程包括:

1. 首先将过渡修复体从口内取出,连接带有底座的种植体代型(图9-4-1,图9-4-2)。

2. 将硅橡胶注射在过渡修复体的穿龈部分周围,准确记录穿龈轮廓形态(图9-4-3)。

3. 待硅橡胶凝固后,取出过渡修复体,更换为标准转移杆,在转移杆与硅橡胶之间的间隙内注入树脂并固化。

因化学固化成形树脂可以进入细微间隙并自行固化,故是这一步操作的首选材料;光固化流动树脂也可以应用,但需要注意分层充填,以利于穿龈袖口深部的树脂固化(图9-4-4~图9-4-6)。

4. 做好唇面正中标志,取下转移杆,打磨修整多余树脂,形成个性化转移杆(图9-4-7~图9-4-9)。

5. 将个性化转移杆插入穿龈袖口中,制取印模,翻制模型,模型上种植体周软组织形态便是患者口腔中的真实形态(图9-4-10~图9-4-13)。

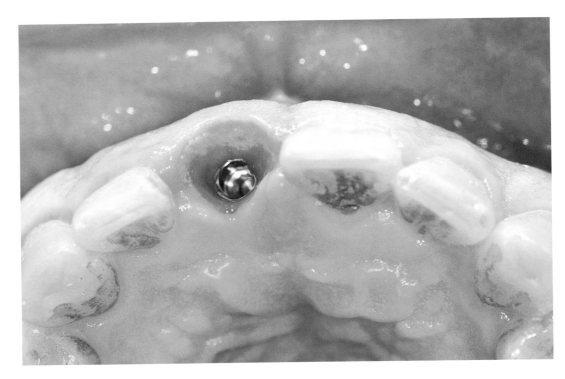

图 9-4-1
过渡修复体塑形
良好的穿龈袖口

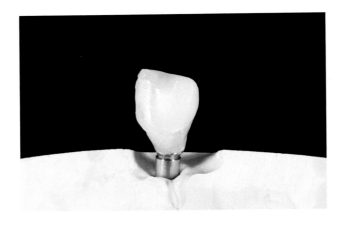

图 9-4-2
将过渡修复体连接于带底座的种植体替代体上

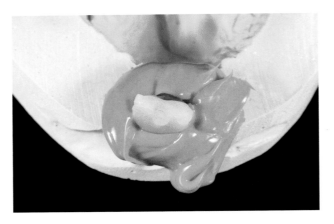

图 9-4-3
将硅橡胶注射在过渡修复体颈部,包绕所有穿龈部分

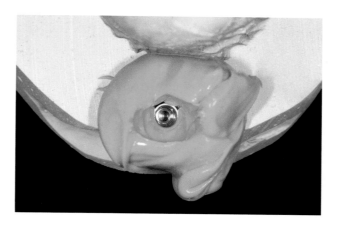

图 9-4-4
待硅橡胶硬固,取下过渡修复体

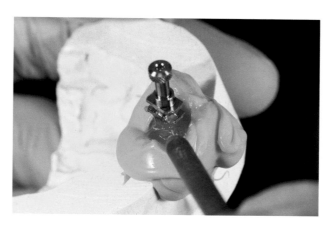

图 9-4-5
种植体替代体连接常规转移杆,采用化学固化成形树脂充填穿龈袖口

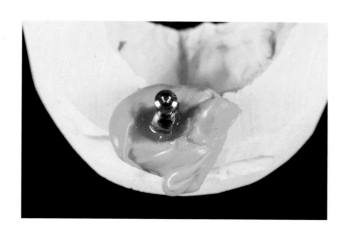

图 9-4-6
成形树脂填满穿龈袖口内空间

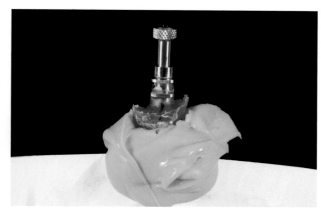

图 9-4-7
标记好唇侧正中方向,取出转移杆

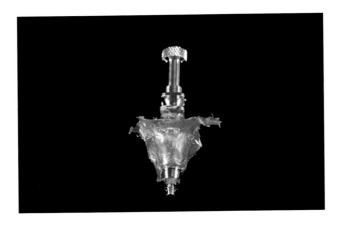

图 9-4-8
取下的个性化转移杆

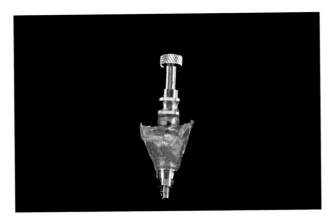

图 9-4-9
将菲边打磨修整去除后的个性化转移杆

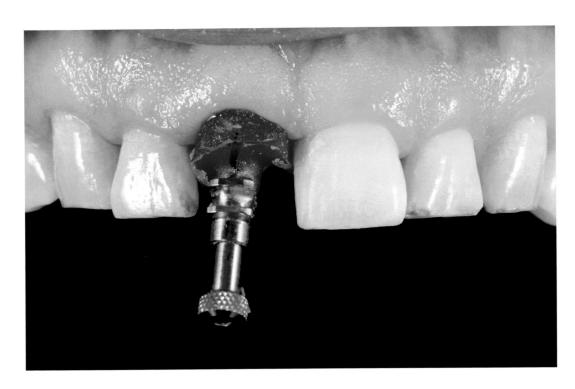

图 9-4-10
个性化转移杆在
口内就位,必要时
拍摄 X 线片检查
就位情况

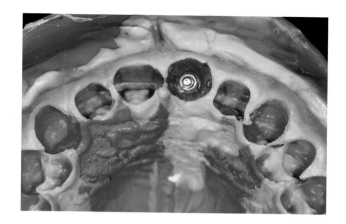

图 9-4-11
制取出的印模

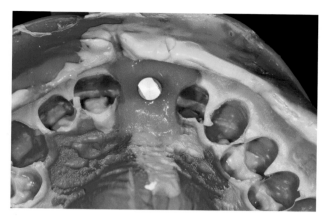

图 9-4-12
穿龈部分周围注射人工牙龈

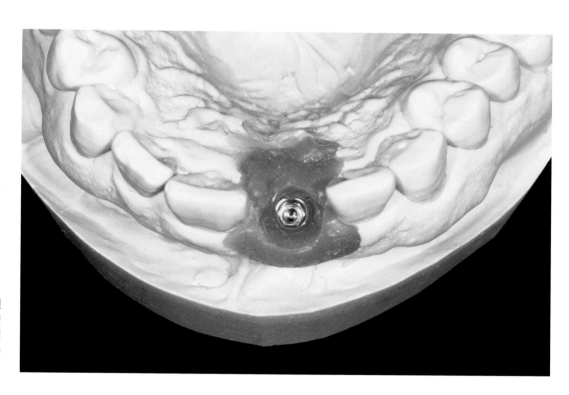

图 9-4-13
翻制出模型,穿龈
袖口形态准确转
移到模型上,为制
作准确的永久修
复体做好准备

二、口内制作简易个性化转移杆

当患者软组织厚度很大,并且过渡修复体在穿龈袖口深部并没有对软组织有明显挤压作用时,由于复制的重点是在接近龈缘的范围,而深部轮廓对于软组织影响不大,因此可以采用在口内制作简易个性化转移杆的方式,复制穿龈袖口的形态。

由于过渡修复体取下后,龈缘软组织形态会在很快的时间内发生挛缩、变化,因此这种技术的操作要点是在

取下过渡修复体后,以最快速度在穿龈袖口内注射流动树脂,尽快光固化(图9-4-14,图9-4-15),然后以此为个性化转移杆直接制取印模(图9-4-16,图9-4-17),此时翻制的印模,在重要的区域可以完全复制口内穿龈袖口的形态,在穿龈袖口深部的复制不一定非常准确,但对修复结果的影响并不明显(图9-4-18)。

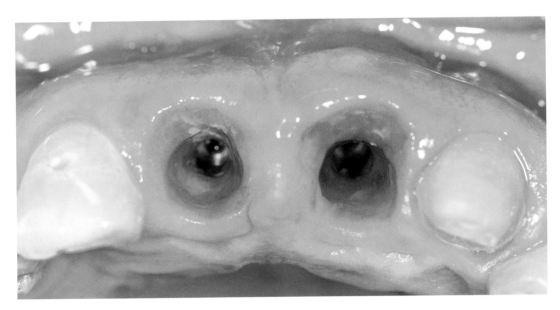

图 9-4-14
即刻修复体引导形成的良好穿龈袖口形态,软组织厚度大,唇侧丰满度好

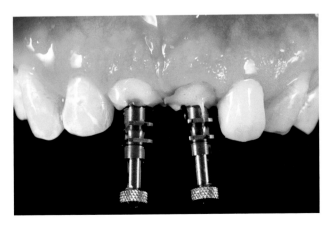

图 9-4-15
口内制作简易个性化转移杆

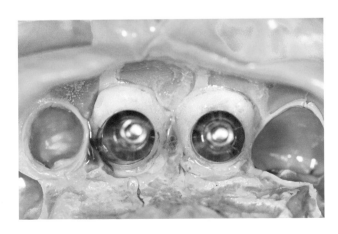

图 9-4-16
制取印模

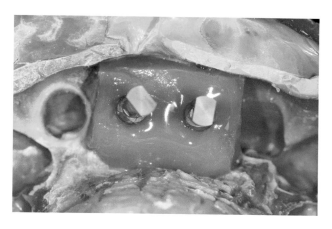

图 9-4-17
穿龈部分注射人工牙龈

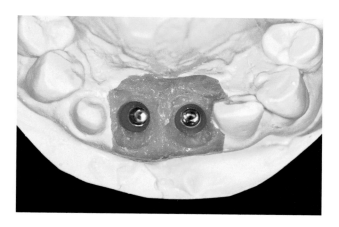

图 9-4-18
翻制的模型,穿龈袖口重要区域复制完善

三、应用过渡修复体制取闭口式印模

可以采用过渡修复体作为闭口式转移杆,直接制取闭口式印模。

具体操作方式如下(图 9-4-19~ 图 9-4-24):

1. 不取下过渡修复体,直接制取硅橡胶印模;

2. 之后取下过渡修复体,连接种植体替代体;

3. 将过渡修复体插入硅橡胶印模中,穿龈部分注射人工牙龈,翻制模型。

这种操作非常简便,但是由于制取的是闭口式印模,其精确度较开口式印模略低,并且患者需要等待模型翻制完成后,才能重新戴上过渡修复体。另外,由于翻制模型时戴着过渡修复体,灌制出的模型有可能在邻面部位清晰度不足,进而对技师加工有不良影响。如果过渡修复体与邻牙有小间隙则在这一个问题上没有影响。

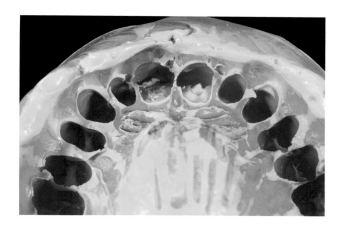

图 9-4-19
戴过渡修复体直接制取的硅橡胶印模

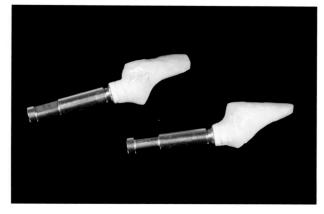

图 9-4-20
取下过渡修复体,连接种植体替代体

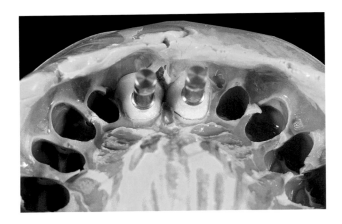

图 9-4-21
将过渡修复体插入到印模中

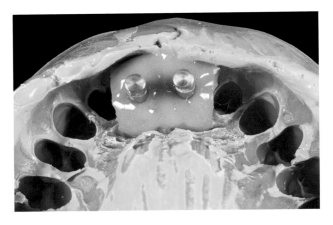

图 9-4-22
穿龈部分注射人工牙龈

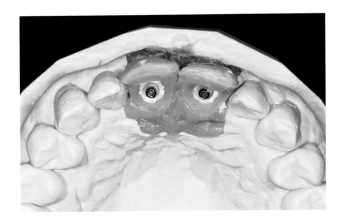

图 9-4-23
翻制出的模型

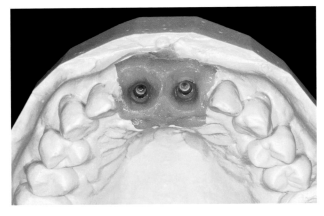

图 9-4-24
取下过渡修复体,成功转移穿龈袖口形态

四、制取数字印模

数字印模在目前的口腔修复领域应用已经非常广泛，其应用比例较五年前已经有了很大幅度的增加，预计在未来五到十年将逐渐普及，成为临床常规。

在种植修复领域，数字印模同样已经有了很多的应用，尤其是在美学区、少量牙齿修复的情况下，采用数字印模非常便利。对于复制穿龈轮廓，其操作较传统物理印模更简便、更节省时间，对患者来讲也更舒适，同时精确性也完全可以满足临床要求。

制取美学区种植数字化印模的流程包括：

1. 不拆除过渡修复体，扫描全牙列影像，作为后期扫描的基础模型，同时过渡修复体的外形轮廓也可以作为永久修复体外形设计的参考。

2. 复制一份基础模型，将工作牙齿区域的数字印模擦除，为下一步扫描做好准备。

3. 拆除过渡修复体，同时以最快速度补扫穿龈袖口形态。由于这一步扫描是在上一步印模的基础上进行的补扫，熟练的操作者可以在 5~10 秒内完成，在这样短的时间内，软组织不会发生明显的挛缩和变形，因此这样的复制流程可以做到非常准确。

4. 种植体上连接数字扫描专用扫描杆。

5. 再复制一份基础模型，同样将工作牙齿区域的数字印模擦除，然后补扫扫描杆。这一步操作只扫描扫描杆的信息，不涉及穿龈袖口信息，因此这一步操作不需要着急。软件可以根据扫描杆上的特异性信息，识别种植体所在的位置。

6. 所有信息融合，就获得了包含准确穿龈轮廓信息的种植数字印模。

目前临床上最常用的数字印模系统，包括 3shape、CEREC 等，在种植数字印模的制取方面，所采用的工作流程非常接近。

目前国内在售的设备，在制取美学区少数牙齿种植修复印模的精确性方面没有问题，但是对于跨黏膜较广大范围的种植修复，制取数字印模的能力和精度还都相对有限。各设备厂商在 2019 年 IDS 推出的更新一代产品，基本都可以满足更高的要求。

五、数字化同源基台

在即刻修复或者过渡修复阶段，如果是通过椅旁修复系统设计并制作了即刻修复体或过渡修复体，当软组织形态稳定后永久修复开始时，可以直接在椅旁修复系统中找到已保存的设计文件，更换修复体的材料，重新切削出形态完全一致的永久修复体。当然，如果修复体的龈上外形需要进行调整，只要不影响龈下部分的外形轮廓，仍然可以按照这一策略直接加工永久修复体。

这种做法可以充分发挥数字化修复的优势，适用于过渡修复体的穿龈部分没有经过人工调改，直接适用于永久修复体的情况。

六、不更换基台，基台水平预备、制作修复体

前文已经提到"one abutment"理念，有一些专家建议在种植体植入时，直接戴入永久基台，以后不再更换。

如果遵循这一理念，可以在种植手术过程中采用数字化方式加工全瓷一体冠，待骨结合完毕，在确认龈缘轮廓非常满意、不需要更换基台进行调整的情况下，将过渡修复体视为基牙，以此为基础进行"牙体预备"，然后制作外层修复体，获得最终修复。

通过临床观察，手术后不再拆卸基台，对于软组织的愈合和健康具有很好的促进作用。但是在这个过程中，也存在着"牙体预备"对全瓷材料强度的影响、全瓷材料"牙体预备"精确性的控制、粘接剂彻底清洁等诸多问题，因此这一治疗流程并不是我们的诊疗常规。

七、病例实战

（一）病例一

患者，女。上颌前牙种植、软硬组织增量，二期手术后戴过渡修复体，软组织引导成熟后，美学效果良好，准备开始永久修复程序（图9-4-25，图9-4-26）。

本病例种植手术、二期手术已分别在第八章、本章第二节中详述。

取下过渡修复体，可见引导成形的穿龈袖口非常健康（图9-4-27）。

过渡修复体连接种植体替代体，硅橡胶包裹穿龈部分；取下过渡修复体，连接常规转移杆；采用成形树脂填塞空隙，成为个性化转移杆（图9-4-28~图9-4-31）。

标记唇面正中位置，取下个性化转移杆；调磨菲边，完成个性化转移杆制作（图9-4-32，图9-4-33）。

应用个性化转移杆制取印模，转移穿龈袖口形态，复制过渡修复体穿龈轮廓，制作永久修复体（图9-4-34）。

永久修复体加工完成，戴入后，获得了非常好的粉白美学效果，患者获得了满意的微笑美学效果（图9-4-35~图9-4-37）。

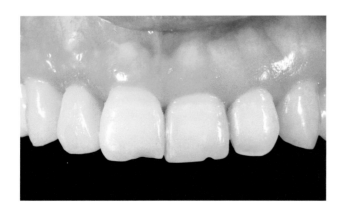

图9-4-25
二期手术后戴过渡修复体,软组织引导成熟

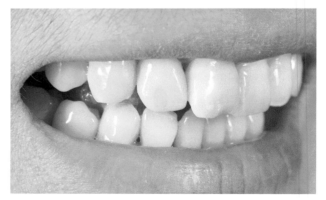

图9-4-26
45°微笑,美学效果良好

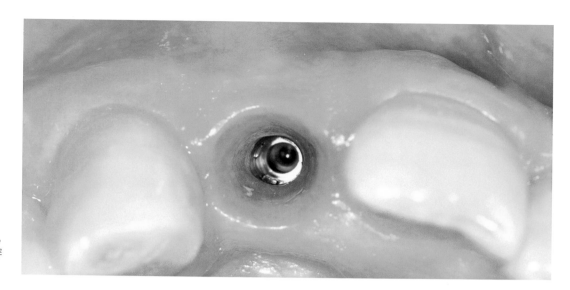

图 9-4-27
取下过渡修复体，可见引导成形的穿龈袖口非常健康

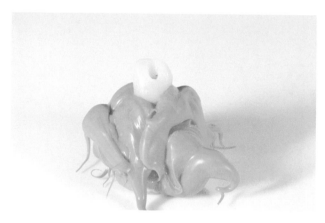

图 9-4-28
过渡修复体连接种植体替代体，硅橡胶包裹穿龈部分

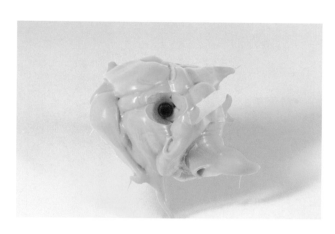

图 9-4-29
取下过渡修复体

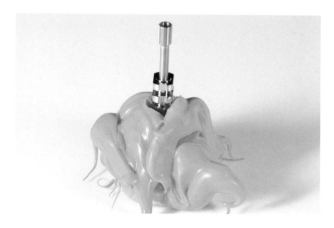

图 9-4-30
连接常规转移杆

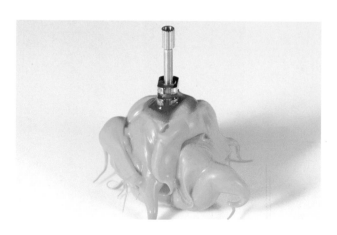

图 9-4-31
采用成形树脂填塞空隙，成为个性化转移杆

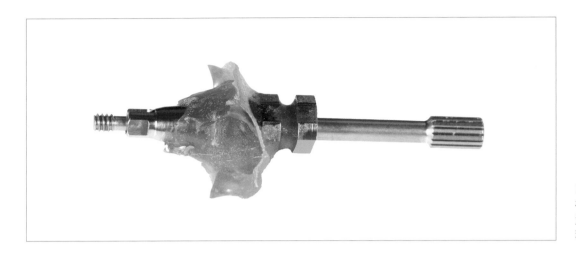

图 9-4-32
标记唇面正中位置，取下个性化转移杆

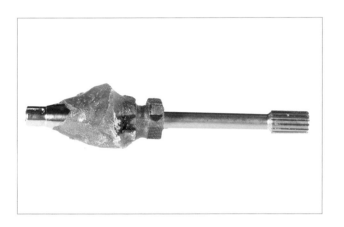

图 9-4-33
调磨菲边，完成个性化转移杆制作

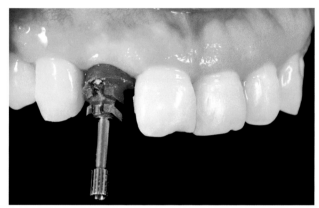

图 9-4-34
应用个性化转移杆制取印模

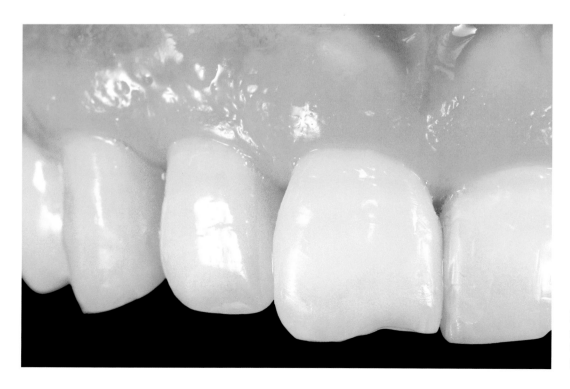

图 9-4-35
永久修复完成，获得非常好的粉白美学效果

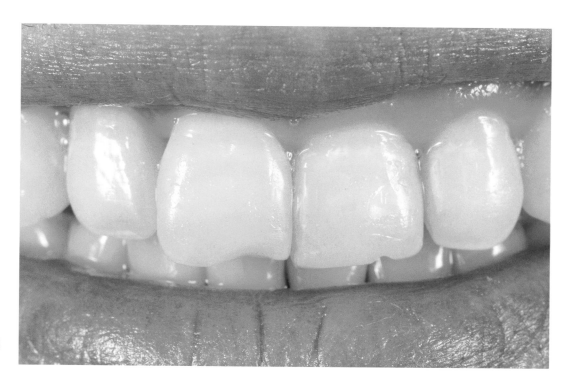

图 9-4-36
患者获得满意的
微笑美学效果

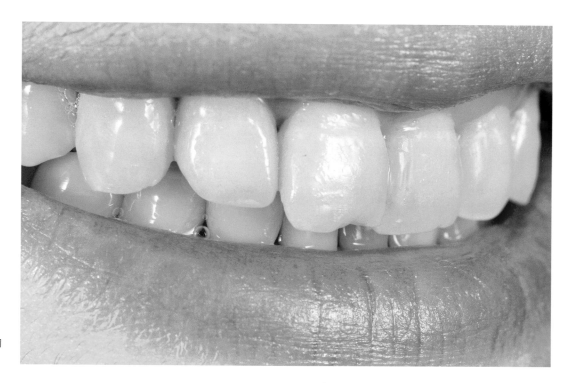

图 9-4-37
患者获得满意的
微笑美学效果

（二）病例二

患者，女。因外伤造成前牙多牙脱落、松动、折断，拔除后即刻种植，骨结合后戴用过渡修复体塑形牙龈，已获得良好的美学效果，开始正式修复（图9-4-38）。

病例前期手术、过渡修复制作已在本章第二节中介绍。

取下过渡修复体，可见种植体和桥体均获得了良好的穿龈袖口形态（图9-4-39）。

将过渡修复体连接于种植体替代体上，硅橡胶包裹穿龈部分；硅橡胶硬固后，分别取下桥体、临时基台；连接常规印模转移杆，成形树脂填塞所有间隙，形成包含种植体、桥体所有穿龈信息的个性化转移杆（图9-4-40~图9-4-45）。

桥体部位断开，安装到口内，在口内重新连接成为整体（图9-4-46，图9-4-47）。

制取印模，带着所有穿龈袖口信息，加工完成的最终修复体（图9-4-48，图9-4-49）。

修复完成后2年复查，软组织健康，粉白美学效果良好（图9-4-50）。

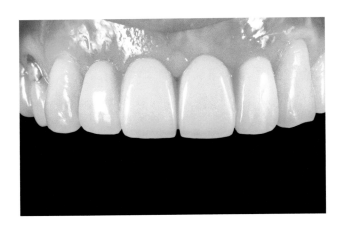

图9-4-38
过渡修复体塑形软组织

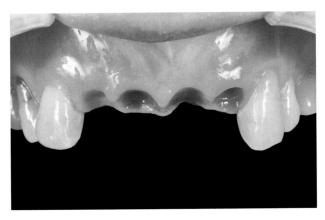

图9-4-39
种植体和桥体均获得良好的穿龈袖口形态

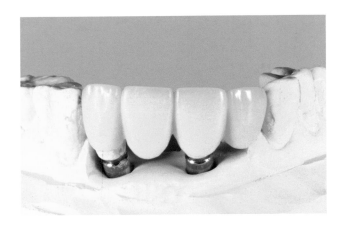

图9-4-40
将过渡修复体连接于种植体替代体上

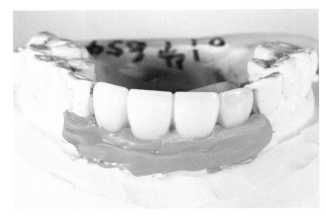

图9-4-41
硅橡胶包裹穿龈部分

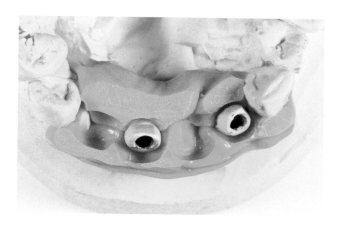

图 9-4-42
取下桥体

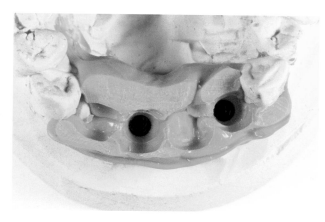

图 9-4-43
取下临时基台

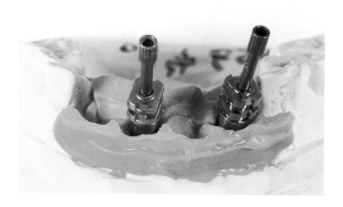

图 9-4-44
连接常规印模转移杆

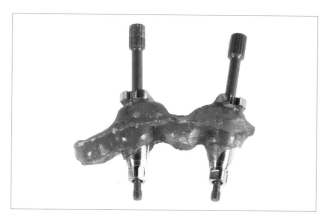

图 9-4-45
制作完成的桥体整体转移杆

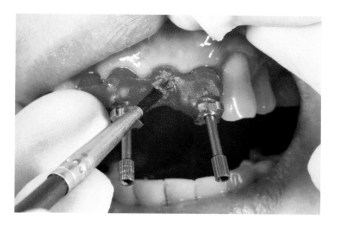

图 9-4-46
桥体断开,口内重新连接

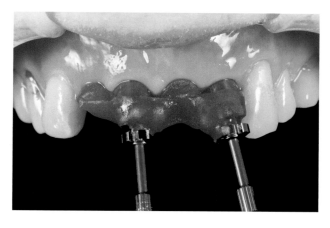

图 9-4-47
个性化转移杆连接完毕

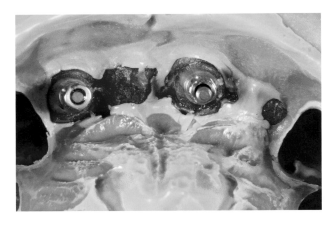

图 9-4-48
制取出的印模,带着所有穿龈袖口信息

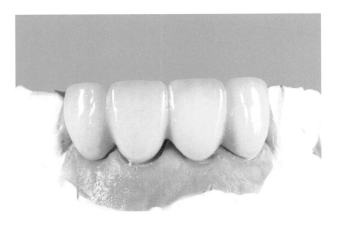

图 9-4-49
加工完成的最终修复体

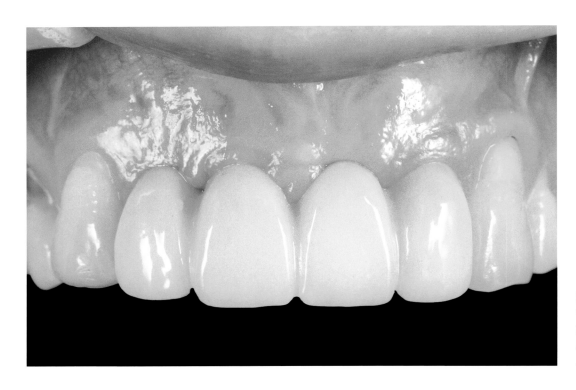

图 9-4-50
修复完成后 2 年复查,软组织健康,粉白美学效果良好

（三）病例三

患者，男。上颌前牙缺失，常规种植，骨结合后制作过渡修复体引导软组织成形，已获得良好的美学效果，要求开始永久修复（图9-4-51）。

本病例前期手术、过渡修复制作已在第六章中介绍。

本病例采用数字化印模复制过渡修复体穿龈轮廓。

首先扫描全牙列模型，作为修复体外形设计的参考，同时作为后续扫描的基础（图9-4-52）。

3shape软件可以将该数字印模的工作区域自动擦除，后续扫描只需要补扫工作区，操作可以非常迅速。

取下过渡修复体，可见完好、健康的穿龈袖口；以最快速度补扫穿龈袖口形态，避免穿龈袖口软组织挛缩变形（图9-4-53，图9-4-54）。

安放数字扫描专用扫描杆，扫描扫描杆，获取种植体位置信息（图9-4-55，图9-4-56）。

扫描对颌牙列及咬合信息，完成数字化印模（图9-4-57，图9-4-58）。

在设计软件中合成所有数字印模信息；标出龈缘线，原则上龈下部分不做修改，龈上部分可以根据需要进行调整；设定龈下部分接触、压迫软组织压力；设计冠部形态，完成修复体设计；加工完成氧化锆全瓷修复体（图9-4-59～图9-4-64）。

口内试戴，由于穿龈轮廓复制准确，软组织非常稳定，戴牙后获得了良好的美学效果（图9-4-65，图9-4-66）。

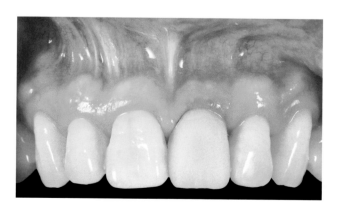

图9-4-51
过渡修复体塑形完成，开始永久修复

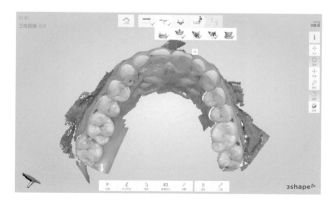

图9-4-52
扫描全牙列模型，作为后续扫描的基础，同时作为修复体外形的设计参考

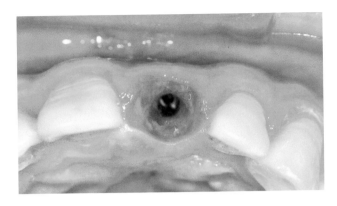

图 9-4-53
取下过渡修复体

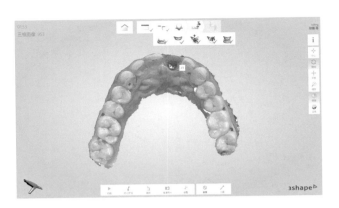

图 9-4-54
以最快速度补扫穿龈袖口形态

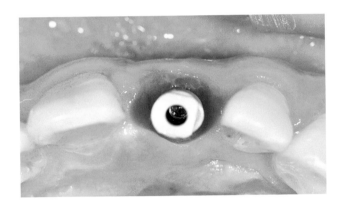

图 9-4-55
安放数字扫描专用扫描杆

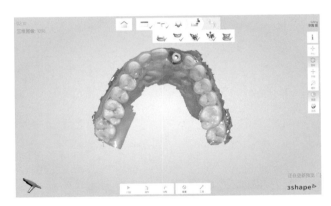

图 9-4-56
扫描扫描杆,确定种植体位置

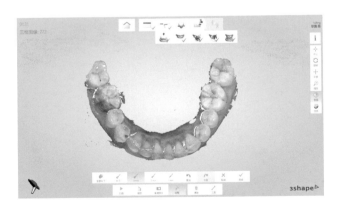

图 9-4-57
扫描对颌牙列

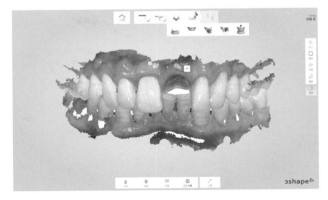

图 9-4-58
获取咬合信息

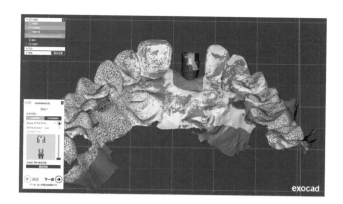

图 9-4-59
设计软件中合成所有数字印模信息

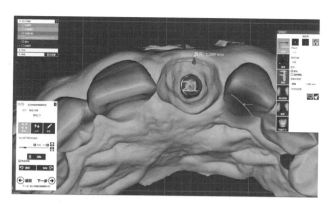

图 9-4-60
标出龈缘线,龈下部分不做修改

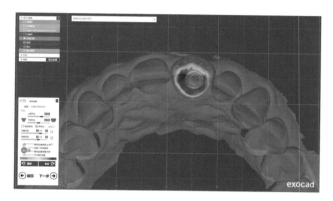

图 9-4-61
设定龈下部分接触、压迫软组织压力

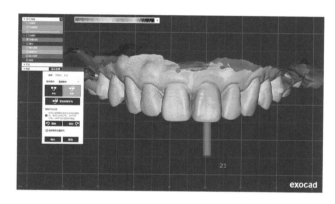

图 9-4-62
设计冠部形态

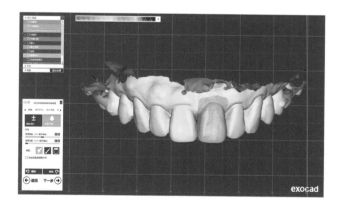

图 9-4-63
完成修复体设计

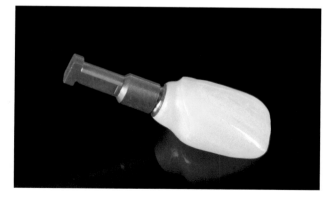

图 9-4-64
加工完成的修复体

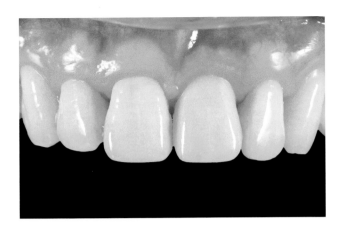

图 9-4-65
穿龈轮廓复制准确,软组织稳定

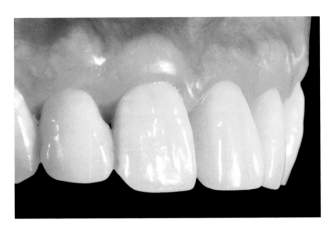

图 9-4-66
戴入后,获得良好的美学效果

(四) 病例四

患者,男。上颌前牙数字化导板下种植、GBR 骨增量;二期手术中直接戴用一期手术前制作的临时修复体,进行软组织塑形。软组织塑形达到了良好的美学效果,唇侧软组织丰满度良好,要求开始永久修复(图 9-4-67,图 9-4-68)。

本病例前期手术过程已在第七章中介绍。

拍摄比色照片(图 9-4-69),扫描全牙列模型,作为修复体外形设计的参考,同时作为后续扫描的基础(图 9-4-70)。

3shape 软件可以将该数字印模的工作区域自动擦除,后续扫描只需要补扫工作区即可,操作可以非常迅速。

取下过渡修复体,可见穿龈袖口良好;以最快速度补扫穿龈袖口(图 9-4-71,图 9-4-72)。

安放数字扫描专用扫描杆,扫描扫描杆,获取种植体位置信息(图 9-4-73,图 9-4-74)。

扫描对颌牙列及咬合信息,完成数字化印模(图 9-4-75,图 9-4-76)。

加工完成永久修复体,很好的复制了过渡修复体的穿龈部分形态(图 9-4-77)。

戴入永久修复体,穿龈轮廓复制准确,软组织没有任何变化;永久修复后唇侧软组织轮廓丰满度良好,患者获得了满意的微笑美学效果(图 9-4-78~ 图 9-4-80)。

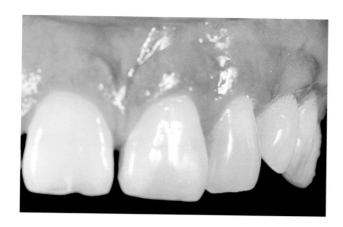

图 9-4-67

13 二期手术同时戴过渡修复体引导软组织成形,软组织塑形已达到良好的美学效果

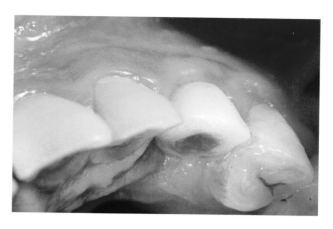

图 9-4-68

软组织塑形达到良好美学效果,唇侧软组织丰满度良好

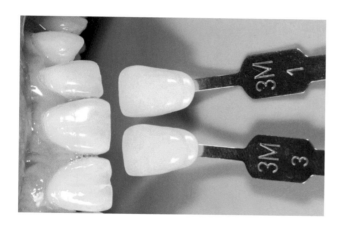

图 9-4-69

拍摄比色照片

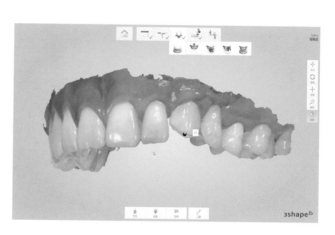

图 9-4-70

扫描上颌全牙列数字印模

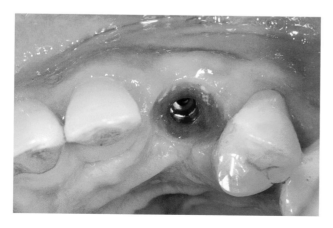

图 9-4-71

取下过渡修复体,可见穿龈袖口良好

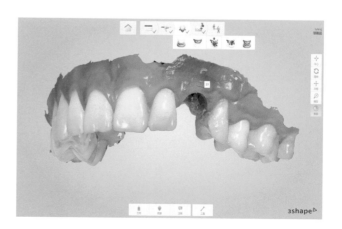

图 9-4-72

以最快速度补扫穿龈袖口

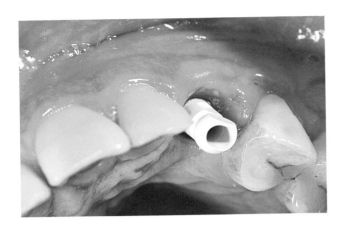

图 9-4-73
连接数字印模专用扫描杆

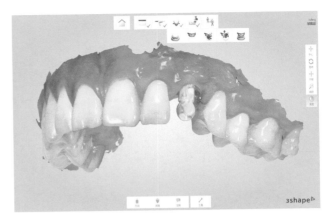

图 9-4-74
扫描扫描杆,获取种植体信息

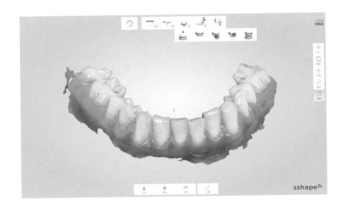

图 9-4-75
扫描对颌牙列

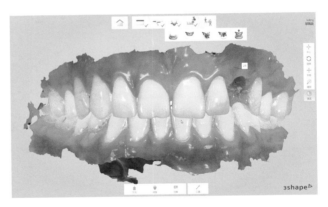

图 9-4-76
获取咬合信息

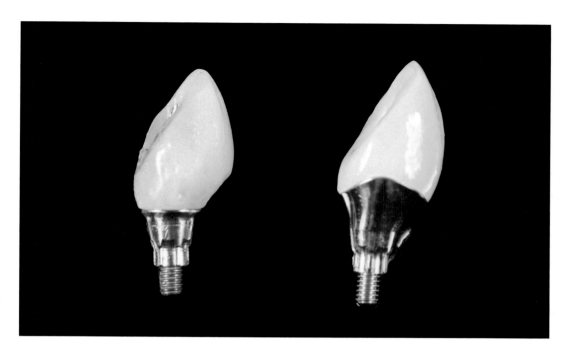

图 9-4-77
加工完成的永久修复体,很好地
复制了过渡修复体的穿龈部分
形态

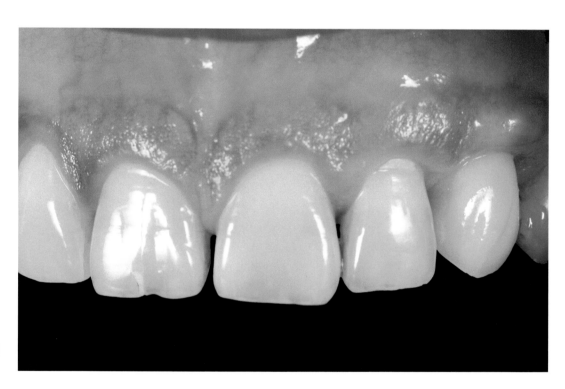

图 9-4-78
戴入永久修复体,穿龈轮廓复制
准确,软组织没有任何变化

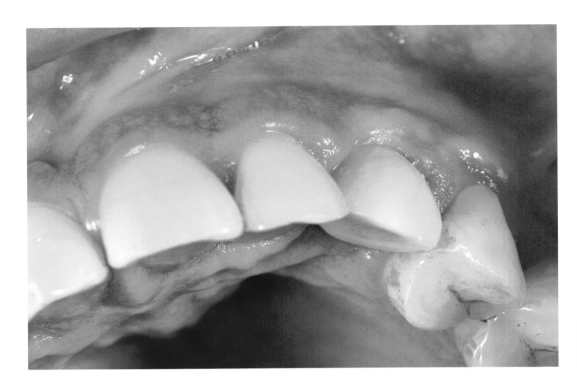

图 9-4-79
永久修复后唇侧软组织轮廓丰满
度良好

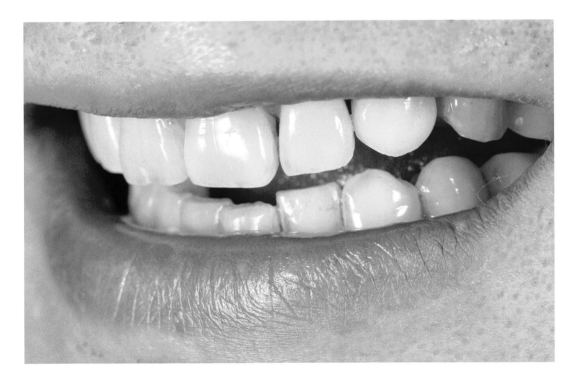

图 9-4-80
患者获得满意的微笑美学效果

（五）病例五

患者,女。上颌前牙缺失,要求种植修复。

术前可见 11 缺失,间隙大,微笑美学效果欠佳,建议患者考虑 11、21 修复(图 9-4-81,图 9-4-82)。

完成 11 种植、二期手术后,软组织高度尚可,唇侧软组织轮廓稍有欠缺,患者不接受进一步软组织移植(图 9-4-83,图 9-4-84)。

安装临时基台,树脂堆塑形成过渡修复体唇面;取下临时基台,口外继续堆塑、修整、调磨、抛光,完成过渡修复体的制作(图 9-4-85~ 图 9-4-87)。

戴入过渡修复体,软组织唇侧轮廓略有改善;11 过渡修复体占据 1/2 中切牙间隙,唇面较 21 唇面略唇倾,给 21 修复预留了外部空间(图 9-4-88~ 图 9-4-90)。

患者接受 21 贴面修复,微量备牙;CEREC 扫描,获取数字印模(图 9-4-91~ 图 9-4-94)。

在 CEREC 软件内设计 21 贴面,研磨出 21 贴面修复体(图 9-4-95,图 9-4-96)。

试戴、粘接 21 贴面修复,11、21 平分修复间隙,11、21 切缘和唇面均位于同一平面;过渡修复体帮助患者获得了微笑效果的明显改善(图 9-4-97~ 图 9-4-100)。

4 周后,过渡修复体引导软组织成熟稳定,开始永久修复体的制作(图 9-4-101)。

本病例继续应用 CEREC 系统完成数字化种植上部修复,复制过渡修复体的穿龈轮廓。

CEREC 系统用于制取数字印模的整体操作流程与 3shape 系统基本一致。

首先扫描上颌全牙列影像,作为修复体外形设计的参考,同时作为后续扫描的基础(图 9-4-102,图 9-4-103);复制一份全牙列数字印模,擦除工作区域,便于后续快速补扫;接着取下过渡修复体,可见良好的穿龈袖口,以最快速度补扫穿龈袖口信息(图 9-4-104,图 9-4-105);之后连接数字印模专用扫描杆和扫描帽,补扫扫描杆数字印模,获取种植体信息(图 9-4-106,图 9-4-107)。

CEREC 系统可以自动转换,获取种植体位置信息,并且和穿龈袖口信息结合在一起,便于进行修复体设计(图 9-4-108);复制穿龈轮廓,生成永久修复体设计(图 9-4-109,图 9-4-110);切削完成永久修复体(图 9-4-111)。

戴入永久修复体,穿龈轮廓复制准确,软组织没有变化;和术前相比,患者的微笑美学效果获得了非常明显的改善(图 9-4-112,图 9-4-113)。

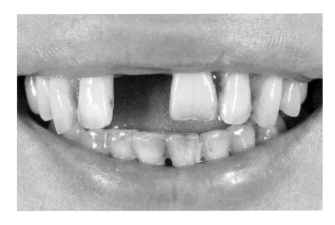

图 9-4-81
11 缺失,间隙大,建议患者考虑 11、21 修复

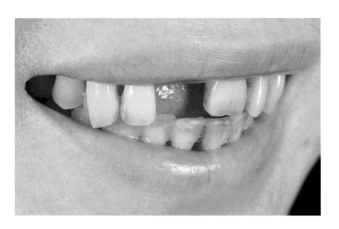

图 9-4-82
微笑美学效果欠佳

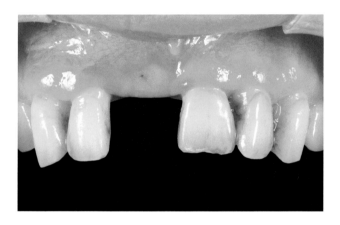

图 9-4-83
11 已经完成种植,软组织高度尚可

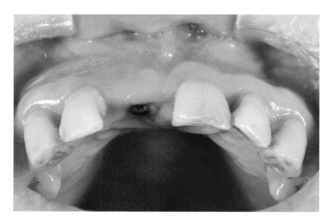

图 9-4-84
二期手术后唇侧软组织轮廓稍有欠缺

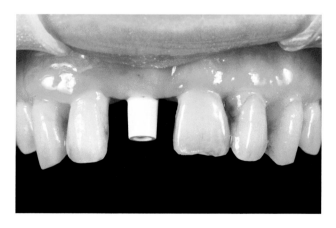

图 9-4-85
安装临时基台

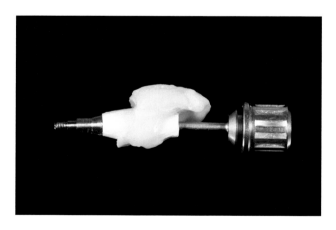

图 9-4-86
树脂堆塑形成过渡修复体唇面,取下临时基台

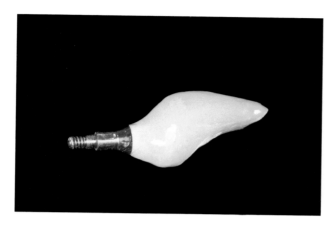

图 9-4-87
口外继续堆塑、修整、调磨、抛光,完成过渡修复体制作

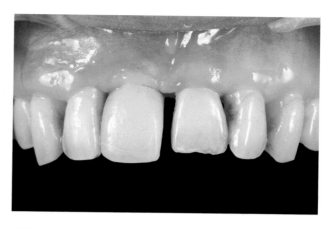

图 9-4-88
戴入过渡修复体,占据 1/2 中切牙间隙

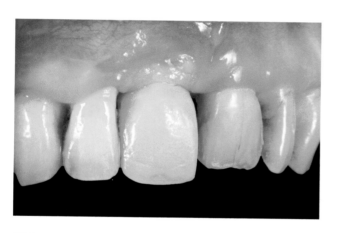

图 9-4-89
戴入过渡修复体后,软组织唇侧轮廓略有改善

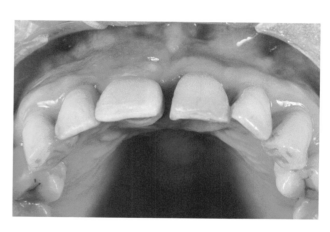

图 9-4-90
11 过渡修复体唇面较 21 唇面略唇倾,给 21 修复预留了外部空间

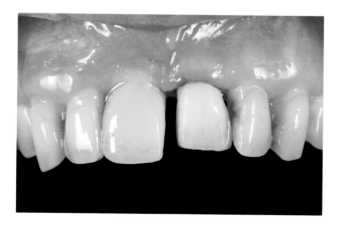

图 9-4-91
21 贴面修复,微量备牙

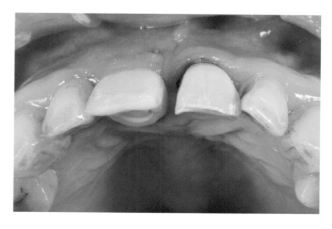

图 9-4-92
21 贴面牙体预备后

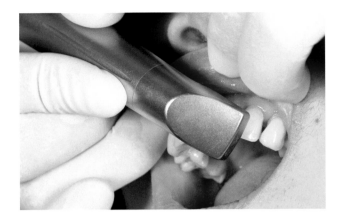

图 9-4-93
CEREC 扫描

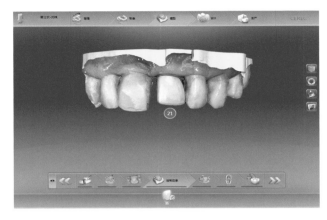

图 9-4-94
获得的数字印模

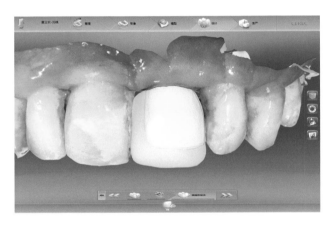

图 9-4-95
设计 21 贴面

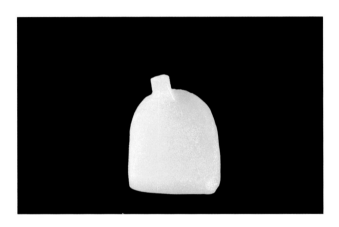

图 9-4-96
研磨出的 21 贴面修复体

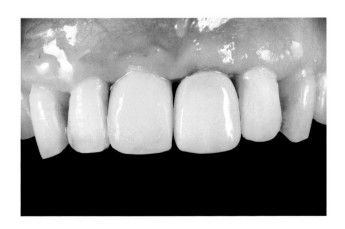

图 9-4-97
试戴、粘接 21 贴面修复，11、21 平分修复间隙

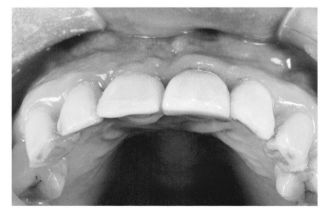

图 9-4-98
11、21 切缘和唇面均位于同一平面

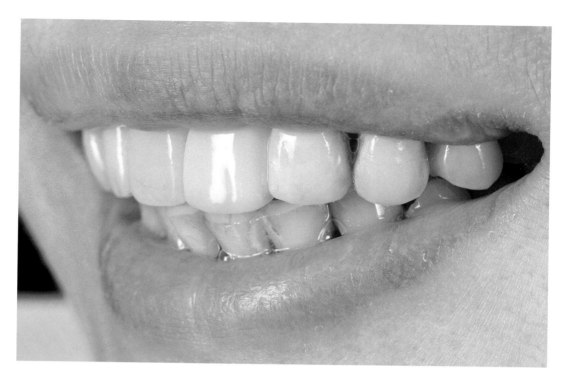

图 9-4-99
过渡修复体帮助
患者获得了微笑
效果的明显改善

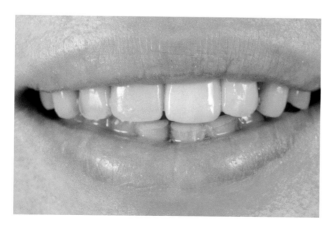

图 9-4-100
美观的微笑效果

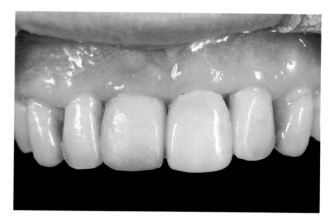

图 9-4-101
过渡修复体引导软组织成熟稳定后

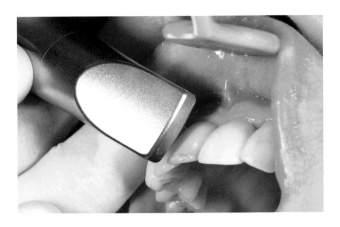

图 9-4-102
扫描上颌全牙列影像

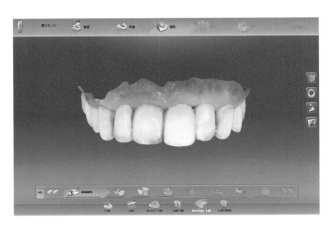

图 9-4-103
上颌全牙列数字印模

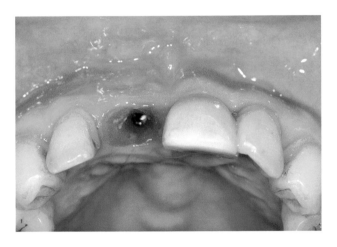

图 9-4-104
取下过渡修复体，可见良好的穿龈袖口

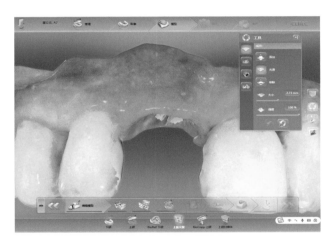

图 9-4-105
以最快速度补扫穿龈袖口信息

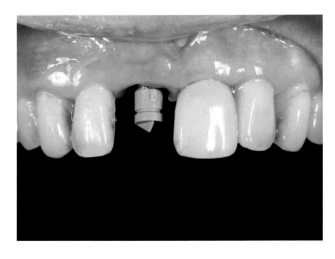

图 9-4-106
连接数字印模专用扫描杆和扫描帽

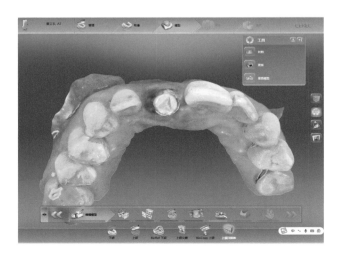

图 9-4-107
补扫扫描杆数字印模，获取种植体信息

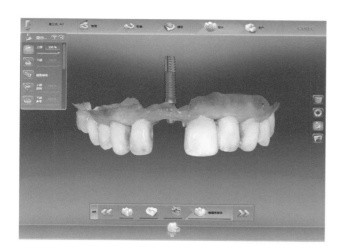

图 9-4-108
转换获得的种植体信息

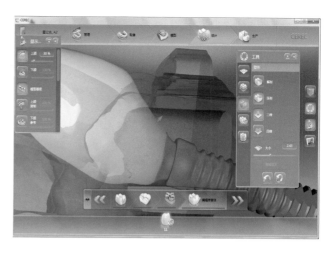

图 9-4-109
穿龈部分复制

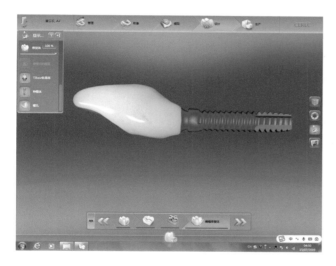

图 9-4-110
生成的永久修复体设计

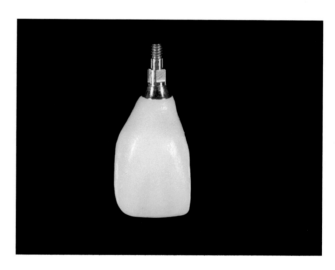

图 9-4-111
切削完成的永久修复体

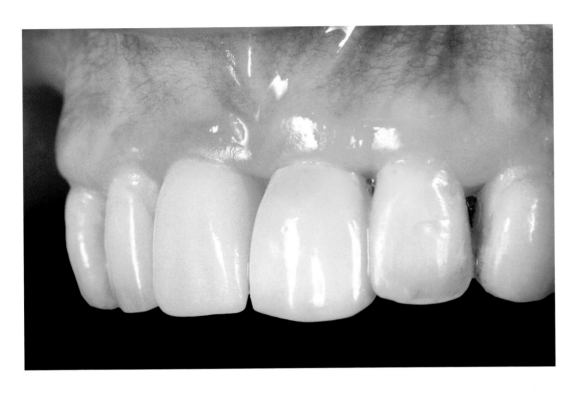

图 9-4-112
戴入永久修复体,穿龈轮廓复制
准确,软组织没有变化

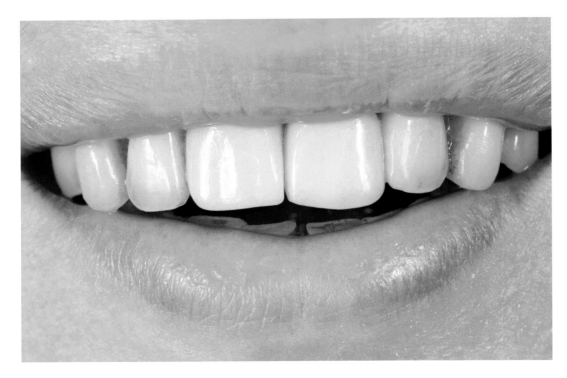

图 9-4-113
和术前相比,患者的微笑美学效
果获得了非常明显的改善

（六）病例六

患者,女。上颌前牙缺失,颈部微创切口植入种植体,唇侧根方EBF翻瓣局部植骨(图9-4-114,图9-4-115)。

本病例前期手术过程已在第七章中介绍。

一期手术术中采用CEREC数字扫描,选择过渡修复材料,椅旁设计、切削方式,获得树脂即刻修复体(图9-4-116,图9-4-117)。

手术后立即戴用即刻修复体,对软组织进行引导塑形(图9-4-118)。

4个月后,永久修复前,软组织状态良好,不需要调整即刻修复体穿龈轮廓,永久修复体只需要复制即刻修复体的穿龈轮廓(图9-4-119)。

由于即刻修复体是数字化设计、切削获得,此时就无需采用前文所述的多次扫描融合的方式。最简单的复制,就是采用同一数据再次切削,只需将加工材料调整为永久修复材料,可以直接获得永久修复体(图9-4-120)。

从美观效果考虑,冠部形态可以进行调整,只要不涉及穿龈部分即可。调整后直接切削获得永久修复体(图9-4-121)。

更换修复体,取下即刻修复体,可见穿龈袖口健康,唇侧软组织丰满度良好(图9-4-122)。

由于采用同一数据切削,永久修复体穿龈部分与软组织袖口密切吻合,获得完全可控的美学效果(图9-4-123)。

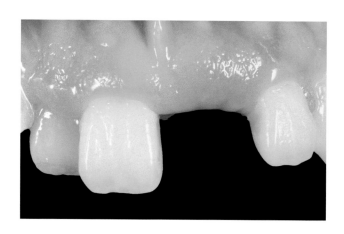

图9-4-114
21缺失,种植手术前

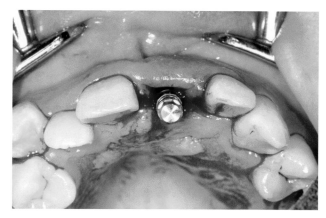

图9-4-115
微创植入21

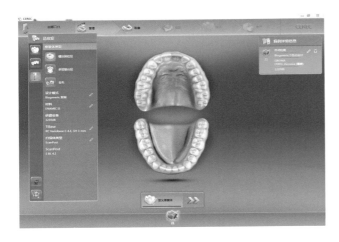

图 9-4-116
术中 CEREC 扫描,选择过渡修复材料制作即刻修复体

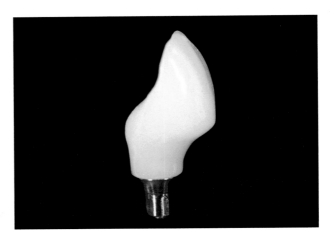

图 9-4-117
切削完成的树脂即刻修复体

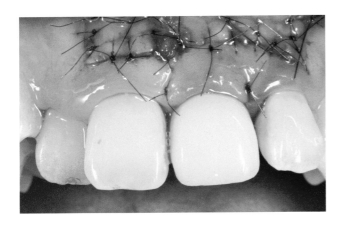

图 9-4-118
EBF 根尖部植骨,戴入即刻修复体

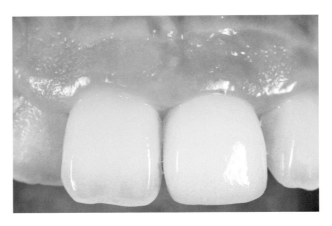

图 9-4-119
4 个月后,永久修复前,软组织状态良好

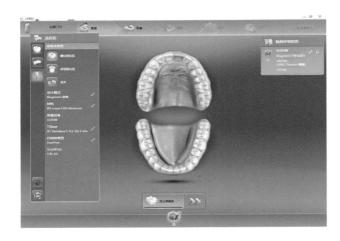

图 9-4-120
选择永久修复材料,应用即刻修复体

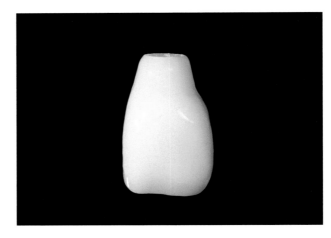

图 9-4-121
切削完的全瓷永久修复体

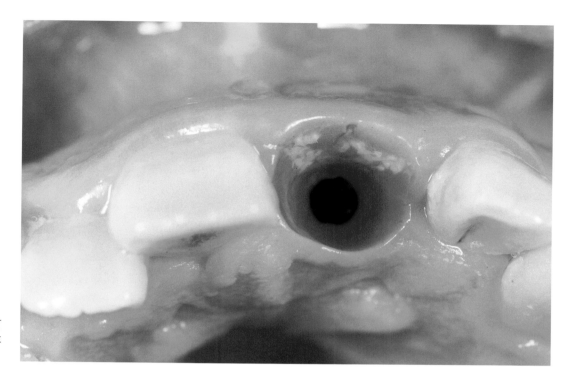

图 9-4-122
更换修复体，取下即刻修复体，可
见穿龈袖口健康，唇侧软组织丰
满度良好

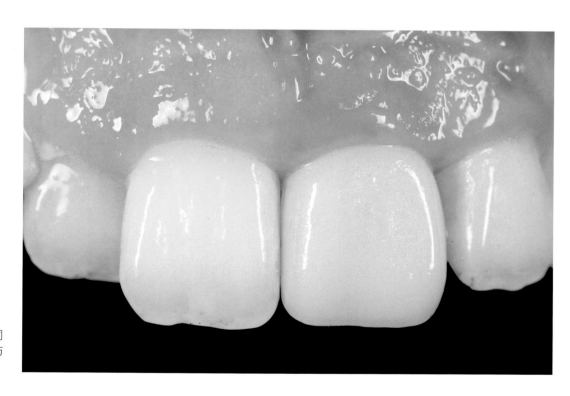

图 9-4-123
更换为永久修复体，由于采用同
一数据切削，修复体穿龈部分与
软组织袖口密切吻合

（七）病例七

患者，男。因右侧上颌中切牙牙根折裂，要求行上颌前牙种植修复。患者磨耗较重，前牙较短，无夜磨牙及吸烟习惯，曾于20年前行左侧上颌中切牙种植修复。

口内检查可见11全瓷冠修复体，叩痛（+），无松动，牙龈形态正常，未见明显炎症及肿胀；21多年前外院种植修复，磨损明显，盖嵴式牙冠设计，唇腭侧牙龈轮廓凹陷，修复体龈端存在间隙，不易清洁，但因系统不明，无法进行重新修复；22全瓷冠修复体基本正常；12、13天然牙磨损牙釉质崩缺明显，唇侧色素沉积，唇侧存在修复空间，叩痛（-），无松动，牙龈形态正常，未见明显炎症及肿胀（图9-4-124）。

CBCT检查：11为桩核冠修复体，腭侧可见桩核延伸方向牙根穿孔折裂点，唇侧骨壁存在，较薄有凹陷。根方骨组织较充足（图9-4-125）。

拟考虑采用CEREC系统，辅助进行11即刻拔牙、数字化即刻种植、数字化即刻修复；最终将增加12，13无预备贴面修复。整个治疗流程分为两次就诊。

（1）第一次就诊：术前CEREC口内扫描前牙牙列，拟合旧修复体，完成虚拟修复体设计，结合CBCT数据及修复体设计数字模型数据，进行种植体设计及导板设计与加工（图9-4-126～图9-4-138）。

微创拔牙，拔牙窝彻底搔刮（图9-4-139，图9-4-140）。

导板下植入种植体，初期稳定性超过35Ncm，可以按计划进行即刻修复（图9-4-141～图9-4-144）。

戴入扫描杆、扫描帽，口内扫描转移种植体位置信息（图9-4-145）。

根据术前数字印模的牙龈袖口形态信息、结合种植后数字印模的种植体信息，CEREC系统可以快速设计出能够实现保持软组织形态的即刻修复体；而这一修复体在骨结合后将被当作"基牙"进行"牙体预备"，最终成为永久修复体的基台。椅旁快速切削完成这一"即刻修复一体冠"兼"永久修复基台"（图9-4-146～图9-4-151）。

氧化锆材料切削，快速烧结，抛光至牙龈亲和的粗糙度。

口外将永久修复用Ti-Base与即刻修复一体冠粘接；口内跳跃间隙严密填塞骨代用材料；戴入即刻修复体，封闭拔牙窝，支撑软组织。临时充填封闭螺丝孔，完成第一次治疗（图9-4-152，图9-4-154）。

（2）第二次就诊：术后4个月，种植体已经形成骨结合，软组织轮廓丰满，较术前无明显改变，无炎症出血。

从美学和咬合角度出发，此时将为患者制作新的外层修复体。针对"即刻修复基台一体冠"进行"全冠牙体预备"，12、13清洁抛光牙面，CEREC口内扫描制取最终修复的数字印模。椅旁加工11全冠，12、13无预备贴面，烧结、上釉、染色，口内粘接完成修复（图9-4-155～图9-4-170）。

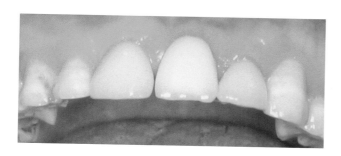

图 9-4-124
术前口内像

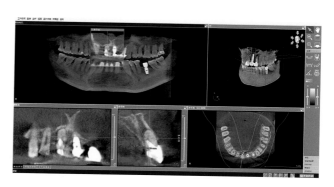

图 9-4-125
术前 CBCT 显示，11 桩核根方穿出处根折

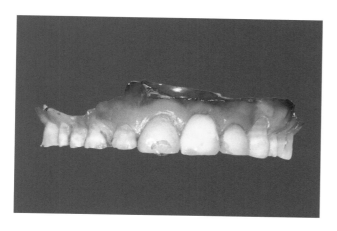

图 9-4-126
术前口内扫描唇面观，复制 11 旧牙冠形态（Biocopy）

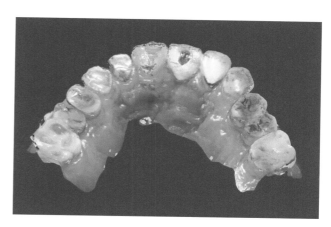

图 9-4-127
术前口内扫描腭面观

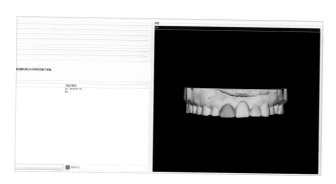

图 9-4-128
CEREC 导出戴虚拟修复体的数字模型数据

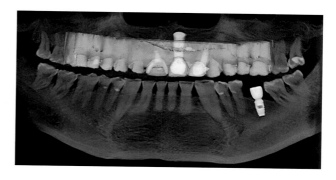

图 9-4-129
CBCT 与数字模型数据匹配

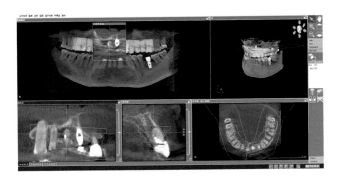

图 9-4-130
依据目标修复体及骨组织情况设计种植体

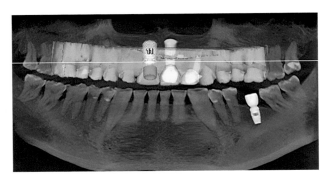

图 9-4-131
设置种植体及车针对应的参数后导出种植体设计文件

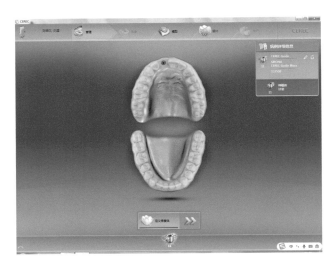

图 9-4-132
CEREC 中导入种植体设计文件

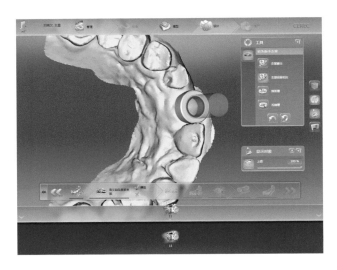

图 9-4-133
设置导环位置

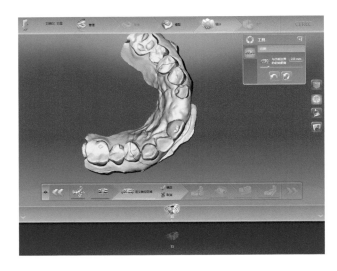

图 9-4-134
CEREC 中设定导板范围

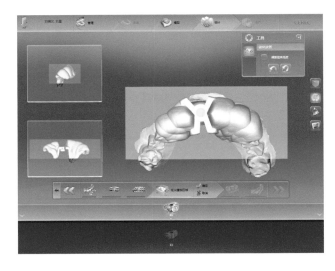

图 9-4-135
在切削材料中摆放导板

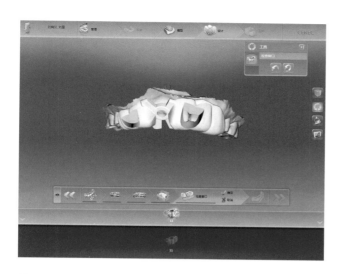

图 9-4-136
设计观察窗位置

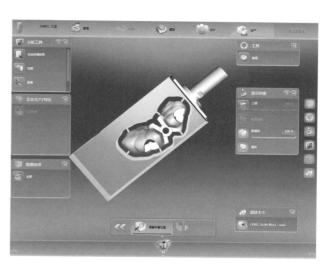

图 9-4-137
研磨预览及导板加工

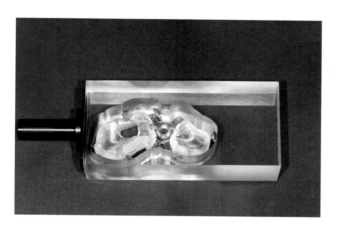

图 9-4-138
导板加工完成

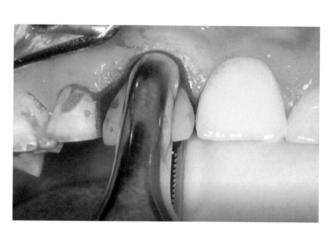

图 9-4-139
术中微创拔除 11

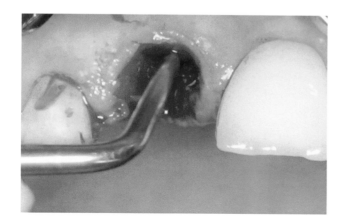

图 9-4-140
拔牙窝彻底清创

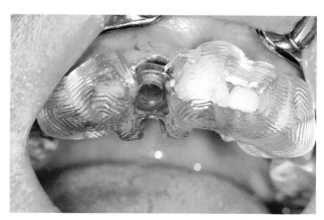

图 9-4-141
口内试戴数字化导板

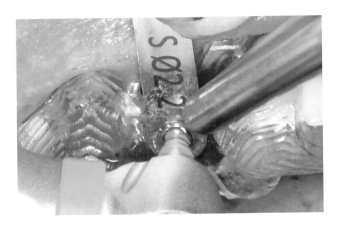

图 9-4-142
数字化导板引导下逐级备洞

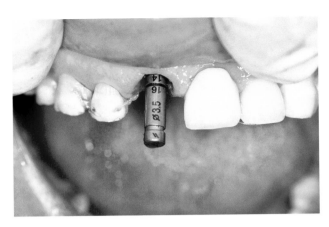

图 9-4-143
检查种植体拟植入位置

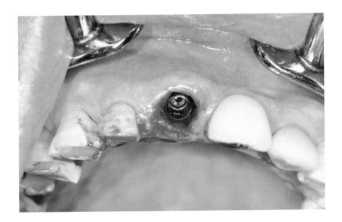

图 9-4-144
11 种植体植入

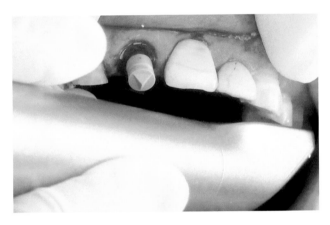

图 9-4-145
11 戴扫描杆和扫描帽,口内扫描获取种植体位置信息

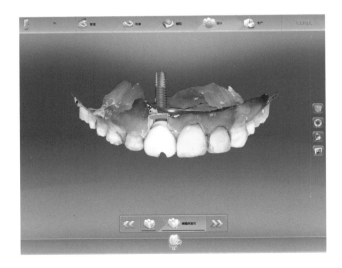

图 9-4-146
11 即刻基台一体冠设计

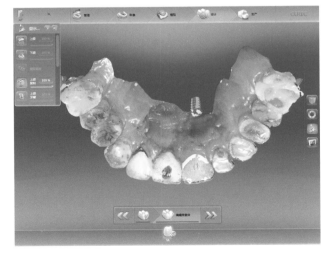

图 9-4-147
11 即刻基台一体冠,设计腭侧形态,解除咬合(在 Biocopy 基础上修改)

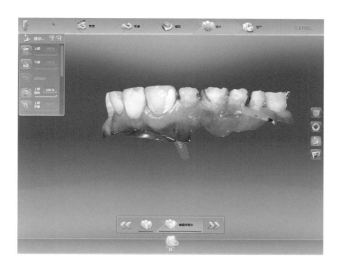

图 9-4-148

11 即刻基台一体冠设计，唇侧减径（在 Biocopy 基础上修改）

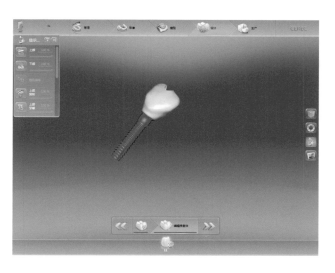

图 9-4-149

11 即刻基台一体冠设计，整体形态优化

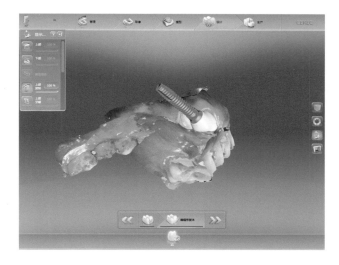

图 9-4-150

11 即刻基台一体冠设计，穿龈区细致调整

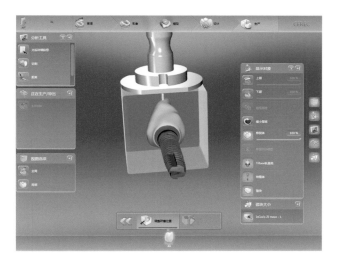

图 9-4-151

11 即刻基台一体冠研磨预览

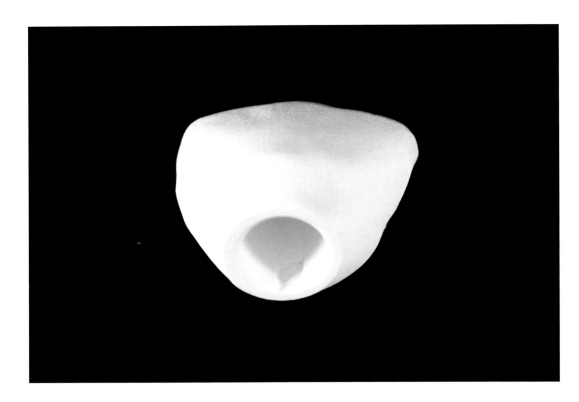

图 9-4-152
氧化锆修复体切削完成,烧结前

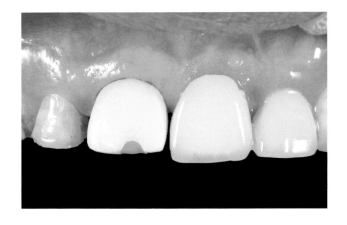

图 9-4-153
11 即刻基台一体冠戴入

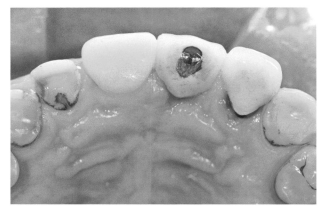

图 9-4-154
11 即刻基台一体冠戴入

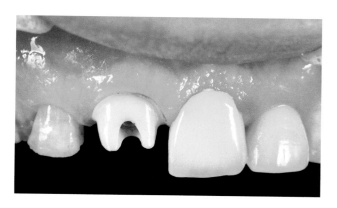

图 9-4-155
骨结合稳定后对 11 即刻基台一体冠进行全冠预备,形成永久修复基台

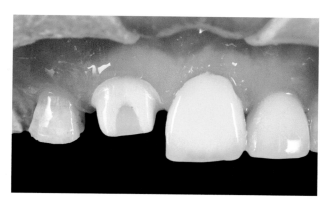

图 9-4-156
对永久修复基台中央螺丝孔进行树脂充填

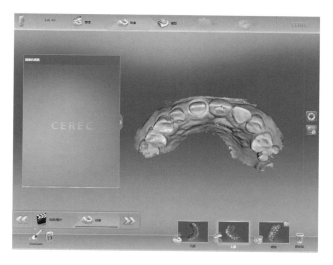

图 9-4-157
永久修复上颌数字印模

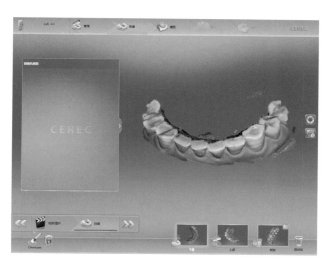

图 9-4-158
永久修复下颌数字印模

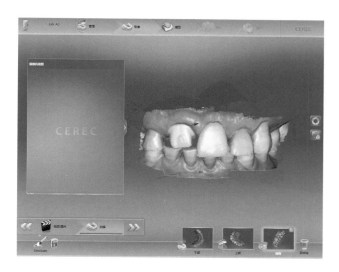

图 9-4-159
永久修复数字咬合印模

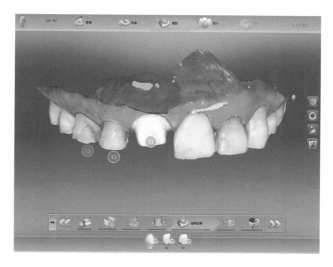

图 9-4-160
11-13 修复体设计

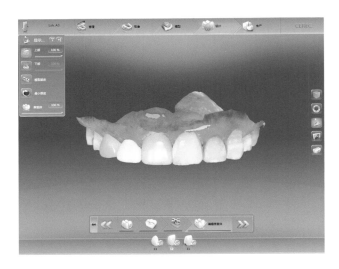

图 9-4-161
最终修复体设计完成唇面观

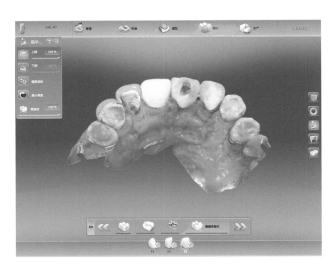

图 9-4-162
最终修复体设计完成腭面观

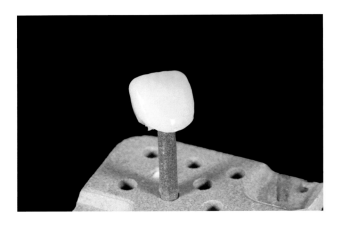

图 9-4-163
11 全冠切削、染色、上釉

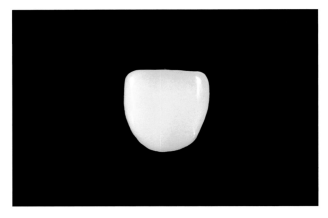

图 9-4-164
11 全冠加工完成

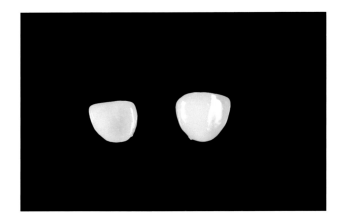

图 9-4-165
12、13 无预备贴面完成

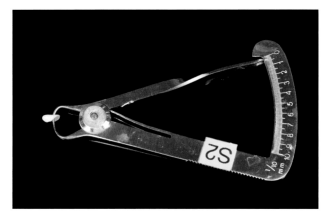

图 9-4-166
贴面厚度 0.3mm

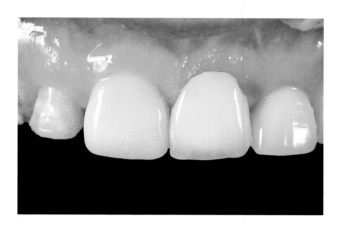

图 9-4-167
11 全冠戴牙后正面像

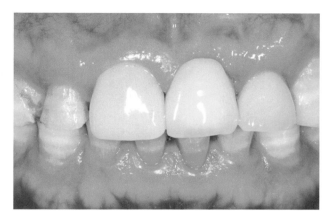

图 9-4-168
11 全冠戴牙后正面咬合像

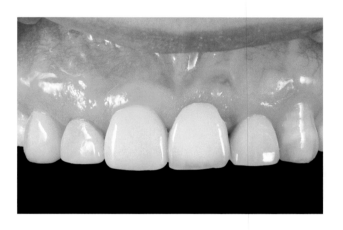

图 9-4-169
11—13 修复完成后正面像

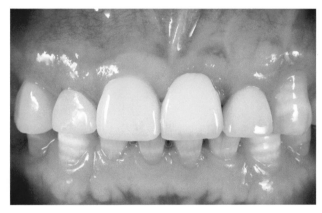

图 9-4-170
11—13 修复完成后正面咬合像

小结

永久修复穿龈轮廓的制作方法如下：

1. 标准个性化转移杆复制旧修复体。
2. 简易个性化转移杆复制旧修复体。
3. 应用过渡修复体制取闭口式印模。
4. 数字化印模采集口内软组织穿龈部分数据。
5. 数字化同源基台复制旧修复体穿龈。
6. 不更换基台，基台水平预备、制作修复体。

第五节 永久修复体修复形式和材料的选择

带有完善穿龈轮廓信息的印模交给技师后,就进入了永久修复体制作的阶段,此时需要确定永久修复体的形式和材料。

实际上,最终修复体的修复形式和材料选择问题,并不应该到最后的修复阶段才加以考虑。完善的术前设计实际上就应该包含这个问题,或者可以说,术前如果有比较准确、清晰的设计,则手术方案已经在很大程度上决定了大体的修复方案。当然,由于术中有可能存在各种特殊情况,有可能需要对术前计划进行调整,并且还有很多细节问题需要具体考虑,因此在永久修复前需要进行修复方案的最终确认。

本节将从修复体形式和材料两方面,对种植修复方案进行探讨。

一、修复体形式的选择

1. 螺丝固位还是粘接固位 在谈到修复体形式时,首先需要确定种植体是螺丝固位还是粘接固位,这是两类差异很大的修复形式。

总体来看,在可能的情况下,应首选螺丝固位形式。

(1) 螺丝固位修复体:螺丝固位形式在修复治疗过程中没有粘接剂溢出的风险,可以避免因为粘接剂问题而引起的种植体周炎;同时,螺丝固位形式的修复体在颈缘部位不存在两层修复体的粘接界面,因此也可以减少术后在颈缘部位的食物残渣、软垢和菌斑堆积的风险,有利于术后修复体的维护;第三,在修复体行使功能后,如果出现问题,打开螺丝就可以非常轻松地取下修复体进行维修、维护。另外,螺丝固位修复体也更容易加工出流畅的穿龈轮廓,获得自然的美学效果。

实现螺丝固位修复体的方式有很多种。

最标准的螺丝固位修复体是完全依靠螺丝固位,将修复体固位于种植体上,而在修复体部分不存在粘接界面。

在功能区,采用全金属材料形成这样的修复体,以保证足够的强度;但是在美学区,从美学角度考虑,如果加工这类修复体,则只能应用全瓷材料,但由于种植体连接部分需要非常精密,并且需要很大的强度和韧性,可以承受长期的咬合力而不发生崩裂折断,目前的全瓷材料还很难具有非常确切的长期使用效果——虽然以往曾有种植体系统应用这样的修复体形式,但因长期效果并不确切,故目前采用这种形式加工的修复体并不是主流。

因此,在美学区应用的"螺丝固位修复体",实际上就是可以在口外进行粘接、抛光处理后,再通过螺丝固位在种植体上的修复形式。

最基本的加工方式是应用螺丝固位修复体的专用

Ti-base基台,其穿龈部分的主体都是全瓷材料(图9-5-1);也可以应用成品基台或者个性化基台,在口外将冠修复体与基台粘接、抛光后,再通过螺丝固位与种植体相连接,这样的形式其穿龈部分有可能就包含金属和全瓷两种材料(图9-5-2,图9-5-3)。

近年来很多种植体公司推出了"角度螺丝基台",可以应用在轴向偏唇侧20度以内的情况下,通过基台内部的特殊结构设计,以及特殊的角度螺丝应用,实现螺丝固位形式。这在很大程度上解决了植体轴向轻微不佳情况下的修复体设计问题(图9-5-4)。

当然,采用螺丝固位也有一定的局限性,其中最重要的是对植入位点和轴向有较高的要求。

关于种植体的位点和轴向问题,在第四章中已详细探讨。

在美学区,最理想的位点和轴向是长轴平行于未来修复体唇面、从未来修复体的舌隆突穿出,延长线不超出未来修复体的切缘。满足这样的要求,才有机会加工螺丝固位修复体。也正因为如此,我们将这样的轴向称之为"美学轴向"。

在不能满足理想的美学轴向植入情况下,则无法应用螺丝固位修复体。

(2) 粘接固位修复体:相比螺丝固位修复体,粘接固位修复体的最大优势就是可以适应不同轴向的种植体。当种植体轴向并不是最佳的美学轴向,穿出点延长线并不在修复体切缘舌腭侧,无法应用螺丝固位修复体时,粘接固位就成了唯一的选择(图9-5-5,图9-5-6)。

与螺丝固位相对应的,粘接固位存在一定的先天不足,包括存在粘接剂溢出风险、修复体-基台粘接线未来存在菌斑堆积风险、难以拆卸修复体进行维修处理、穿龈轮廓有时不够顺畅自然等。

因此,从理论上讲,我们强调在可能的情况下,尽量选择美学轴向,创造螺丝固位修复体的可能性。当然,如果患者考虑更多的舒适、微创,选择妥协、微创的植入轴向,则意味着后期可能只能采用粘接形式的修复体。

需要强调几个概念:粘接固位修复体不是首选,在条件允许的情况下,应该首选螺丝修复体。如果在条件允许的情况下,由于术者的植入轴向错误,造成只能应用粘接固位修复体,应该属于一种治疗或者理念上的"错误";但是在条件不允许,或者患者的治疗选择令术者无法以美学轴向植入种植体,最终只能选择粘接固位修复体,则不属于"错误",而应属于一种"妥协"的治疗结果。

在采用粘接修复体的情况下,术者可以在修复阶段进行一些操作方式的改善,尽量减少术后出现上述可能存在的问题。

首先,要准确控制基台-冠修复体的粘接线位置。从美观考虑,粘接线通常需要设计在龈缘线以下,但是位置不能过深,以龈缘下0.5mm为宜,过深则基本无法彻底清除粘接剂。这就要求加工修复体的时候需要准确掌握龈缘位置,精确设计基台的肩台边缘(图9-5-7,图9-5-8)。

第二,需要充分保证基台和冠的边缘密合度。只有采用材料质量和加工精度都非常高的修复体,才有机会获得高质量的边缘效果(图9-5-9,图9-5-10)。

第三,在粘接阶段尽量控制避免粘接剂溢出到龈沟内,威胁种植体的软硬组织安全。

最基本的操作技术,是减少冠修复体内部涂抹粘接剂的量,只用非常薄层的粘接剂,以尽量减少粘接剂溢出。

也可以应用"预粘接技术",可以最大限度地减少粘接剂溢出:具体方法是在口外先采用硅橡胶或者人工牙龈等精细、速凝材料,注射于冠修复体内部,待硬固后即形成一个硅橡胶代型;修复体试戴、调整、抛光完成;进行粘接时,首先将修复体在硅橡胶代型上就位,多余粘接剂则会溢出;在口外清除溢出粘接剂后,随即在口内就位修复体,则可以基本消除粘接剂溢出(图9-5-11~图9-5-14)。

另一种办法,是在舌腭侧留粘接剂溢出小孔,这样可以促进粘接剂从舌腭侧溢出,方便清洁,而基本不从龈缘位置溢出(图9-5-15,图9-5-16)。

关于粘接固位修复体在粘接时是否需要进行排龈处理,目前学者们并没有完全一致的意见。有些学者建议在粘接前进行排龈,以阻隔粘接剂向根方溢出的路径;但是粘接后排龈线的取出并不非常容易,有时会对软组织造成额外的创伤,因此笔者并不非常建议在粘接前常规排龈。如果采用了前面所述的几种方法,减少,甚至避免粘接剂的溢出,就完全没有必要再进行排龈处理了。

另外再强调一下,基台穿龈形态设计和粘接剂之间的关系。如果基台的穿龈部分和软组织的袖口轮廓密切贴合,或者存在微微的压力,就非常有利于避免粘接剂向根方溢出;如果基台的穿龈部分和软组织的袖口轮廓没有做到密切贴合,存在轻微的间隙,就会成为粘接剂向根向溢出的薄弱环节,并且通常难以清除。

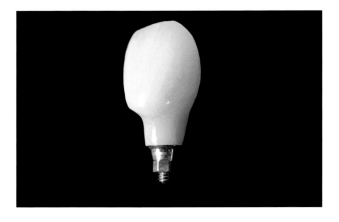

图 9-5-1
以专用 Ti-base 为基底的螺丝固位修复体

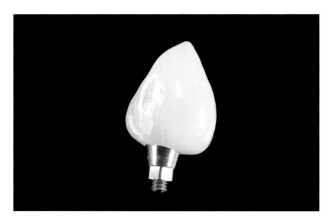

图 9-5-2
以成品基台为基底的螺丝固位修复体

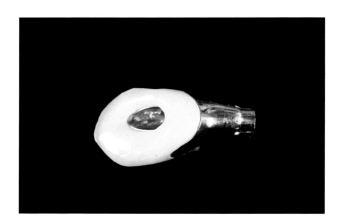

图 9-5-3
以个性化基台为基底的螺丝固位修复体

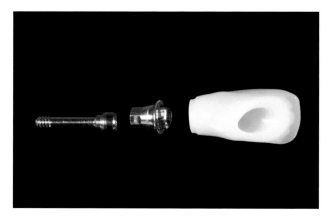

图 9-5-4
应用角度螺丝基台的螺丝固位修复体

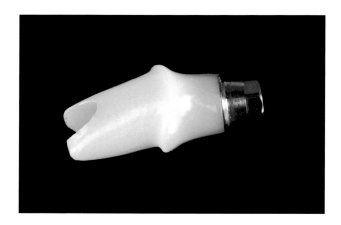

图 9-5-5
妥协轴向的修复体,螺丝孔位于切端

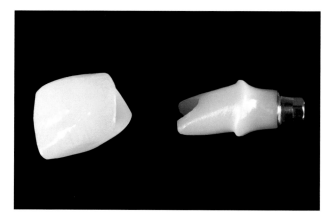

图 9-5-6
通过粘接修复体可以获得良好的美学效果

①扫描二维码
②下载 APP
③注册登录
④观看视频

视频 78 预粘接技术

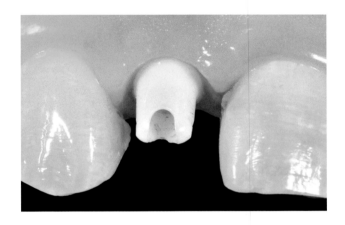

图 9-5-7
基台的肩台边缘位置设计适当

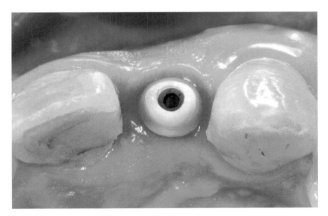

图 9-5-8
基台的肩台边缘位置设计适当

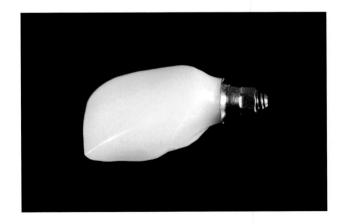

图 9-5-9
基台 - 冠边缘密合性良好的修复体

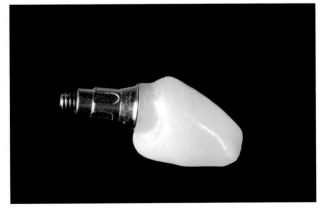

图 9-5-10
基台 - 冠边缘密合性欠理想的修复体

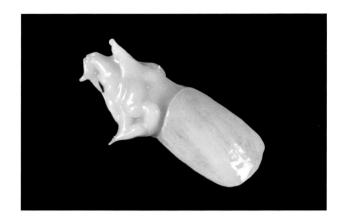

图 9-5-11
采用人工牙龈制作预粘接代型

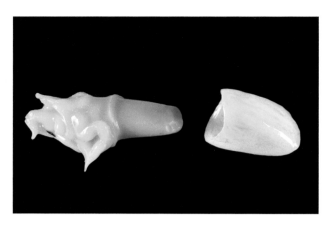

图 9-5-12
采用人工牙龈制作的预粘接代型

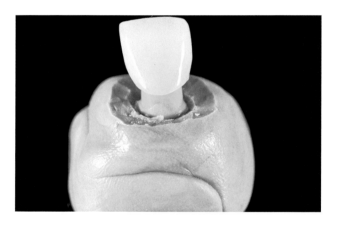

图 9-5-13
采用硅橡胶制作预粘接代型

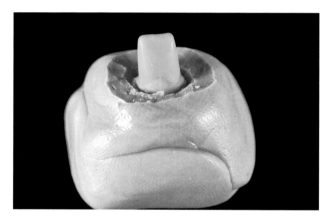

图 9-5-14
采用硅橡胶制作的预粘接代型

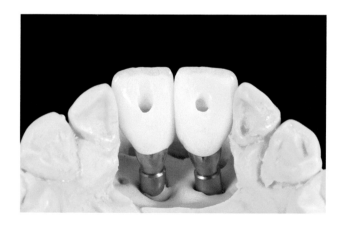

图 9-5-15
冠修复体舌腭侧预留排溢孔

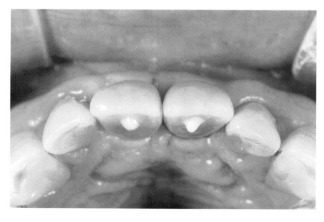

图 9-5-16
粘接时粘接剂主要从排溢孔溢出

这也再次提示,永久修复体制作中对过渡修复体穿龈轮廓的准确复制是非常重要的。如果没有采用前面章节所述的复制过渡修复体穿龈轮廓的有效方法,直接应用标准印模杆制取印模,所获的印模中的穿龈袖口形态,就会较实际轮廓小,加工出的永久基台的轮廓就会小于穿龈袖口,造成其间存在微小间隙的机会;如果是采用的粘接修复体,则出现粘接剂溢出、不容易清洁的风险就会明显提高。

从最终修复体的健康和维护角度,也可以说我们一直强调的最佳的"美学轴向",实际上也是保证最佳健康效果的"生物学轴向",这个轴向应该成为临床医师的首选轴向。

2. 成品基台还是个性化基台 在修复过程中,是应用生产厂家提供的成品基台;还是应用技工室提供的个性化基台,一直是很多临床医师考虑的问题。

成品基台是生产厂家利用大工业加工设备生产的标准化成品,其加工精确度通常极高,可以为修复体带来非常好的适配性,减少远期机械并发症;其缺点是形态设计单一,虽然很多品牌都具有"美学基台",但是很多时候仍然不能满足美学区的个性化需求。例如已经个性化塑形后的穿龈袖口,很难只应用成品基台来完全复制。

因此,一般来讲,在功能区,如果没有美学上的特殊考虑,从加工精度、长期使用的稳定性考虑,建议将成品基台作为首选;而在美学区,则需要更多地考虑穿龈轮廓的复制问题,如果成品基台配合数字化设计、加工的上部结构,就有机会获得穿龈轮廓的完美复制,则成品基台仍然是很好的选择;如果成品基台不能获得满意的穿龈轮廓复制效果,则需要考虑应用个性化基台。

从远期美学效果考虑,也有研究认为复制穿龈轮廓的个性化基台修复后软组织的稳定性更高。Sailer 等 2009年的系统综述中分析认为[8],种植修复后发生软组织退缩,更多见于预成钛基台,这可能有以下原因:①相比个性化基台,预成钛基台对软组织的支撑可能存在不足;②预成钛基台临床应用时间更长,在研究中更多地被报道;③相比于瓷基台,纯钛基台发生软组织退缩时更易被临床检出。

有可能需要考虑应用个性化基台的另一种情况,是

植入轴向不佳;或者支持固定桥的不同种植体轴向差异过大,需要通过基台的大角度转角,获得修复体轴向的调整。

当然,调整轴向的问题通过成品基台也是有可能解决的,但是各种种植系统均提供的成品角度基台的最大角度各不相同,有些系统仅提供 15° 的角度基台,也有些系统可以提供高达 37.5° 的角度基台,这些基台经过研磨后可以用于种植修复体的角度调整(图 9-5-17)。也有很多种植系统可以提供可铸基台,能够根据实际需要获得不同角度的改变(图 9-5-18)。

从加工精确性、连接精密性的角度考虑,在进行角度调整时,采用成品基台仍然是第一选择;但是这类基台通常为金属基台,因此从美学角度考虑,这类基台并不是首选,而个性化加工的氧化锆个性化角度基台则会获得相对更好的美学效果;如果需要调整的角度超出了标准角度基台所提供的转角范围,应用个性化基台则成为一种唯一的解决方案(图 9-5-19~ 图 9-5-20)。

针对这个问题,我们的认识应该有两个层次:

(1) 采用个性化基台,有机会将较大的植入轴向偏差修正到正确的轴向,帮助医师完成修复。但是由于不良的轴向,以及很可能伴随的植入位点偏唇侧,其美学效果也会受到不良影响;即使短期内获得良好的效果,其长期稳定性也不会非常乐观。

(2) 植入轴向大角度倾斜,是手术阶段留存的比较严重的美学问题,不能因为个性化基台有机会帮助医师改变修复角度,就认为植入轴向不重要,而轻易接受不佳植入轴向的设计和事实,在可能的情况下要努力向理想轴向调整。

在进行美学区种植桥修复时,不仅要求每一个种植体在最佳的美学轴向,还应该追求种植体之间获得尽量互相平行的轴向,则更容易获得最理想的修复效果。

当种植体平行度良好,或者仅有轻微的差异时,大部分种植系统的专用"桥基台"就可以满足修复体的就位道要求——这类基台减少了基台 - 种植体连接部分的一些精细结构,避免对就位角度的严格限制,使修复体可以顺利就位,但并不损失基台 - 种植体的精密适合性,此时仍然有机会应用螺丝固位形修复体,可以获得最佳的美学和修复体周软组织的长期健康效果。

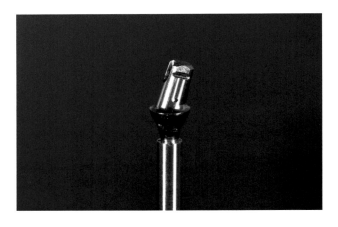

图 9-5-17
成品角度基台

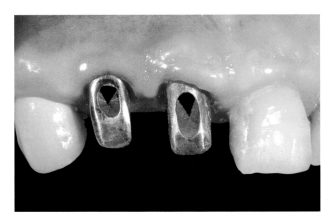

图 9-5-18
采用金属可铸基台获得角度调整

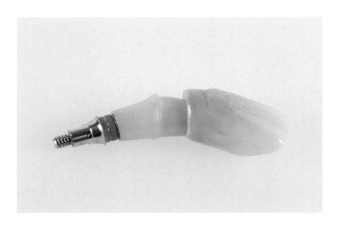

图 9-5-19
个性化角度基台大范围改变修复体长轴

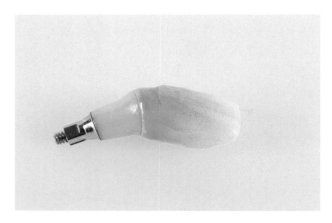

图 9-5-20
个性化角度基台大范围改变修复体长轴

如果种植体之间不能获得比较理想的平行效果,可以有以下几种解决方案:

1) 应用独立标准基台、粘接固定桥的形式进行修复:应用成品标准基台或者角度基台,通过选择适合的基台角度获得基本一致的就位道,再通过基台研磨获得上部固定桥修复体准确的共同就位道。这种方式加工简单,可以获得良好的修复效果。但由于是粘接修复形式,远期如果存在维修、维护的问题则比较难以处理。

2) 利用个性化基台,改善大角度的差异:当种植体的角度差异比较大时,如果成品基台所能提供的调整角度已经不能满足修复体的轴向要求,就只能应用个性化基台为外部修复体提供适合的就位道。同样的,这样的方案只能作为妥协性的治疗方案,不应该成为首选治疗方案。

3) 利用直立或者角度复合基台等结构,获得制作更大宽容度的螺丝固位上部修复体的机会。当修复体为涉及多个种植体,尤其是形成弧形,甚至是跨弓固定桥时,这种设计是非常合理的,可以作为首选修复形式,但是修复成本会有所提高;如果连接的种植体少,形成的是直线式、跨度较大的修复体时,则复合基台会承担比较大的机械并发症风险。

在应用个性化基台的时候,需要注意其连接部分的细节准确度、基台部分的设计水平、加工精度、材料强度,如果在这些方面存在问题,则可能在后期出现基台折断、变形、微动等问题,严重影响修复体后期的使用,甚至威胁到种植体的留存(图 9-5-21,图 9-5-22)。

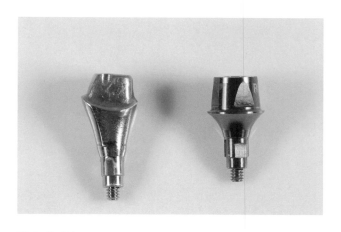

图 9-5-21
基台－种植体连接部分的细节准确性对于未来基台的稳定性有直接影响，需要和成品基台仔细对比，评价个性化基台的可信性

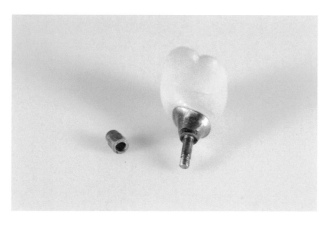

图 9-5-22
个性化基台材料或者设计、加工存在问题，导致修复体戴用后基台颈部折断

目前也有很多种植体品牌建立了加工中心，针对自己品牌的种植体，采用工业级高精度数字化加工设备，为临床医师提供个性化基台的制作服务。这一类加工中心掌握本品牌种植体的核心数据，并且加工精度通常更高，通常可以加工出质量更高的个性化基台。

总之，个性化基台的应用，是为了弥补成品化基台标准化设计上存在的个性化不足问题，可以满足美学区的高度个性化需求。使用质量良好的个性化基台，可以更轻松地获得最佳的美学效果；但是如果应用了设计或者质量不良的个性化基台，则有可能影响最终的效果。

3. 选择分层式修复还是一体式修复　分层式修复是指基台和冠修复体为不同结构、分别加工而成；一体式修复是指修复体的基台和冠合二为一、一体式设计加工完成。

分层式修复体的优势，有利于技师进行高度个性化的冠修复体制作；并且通过修复体分层，可以实现修复体轴向的调整。当种植体位点或者轴向无法满足加工螺丝固位一体式修复体的要求时，可以将修复体分为基台和冠两个层次，在基台层次进行角度调整，之后进行冠修复体的粘接。但是"口内粘接固位"的方式，由于存在粘接固位修复体固有的问题，通常只能作为次选形式。

在功能区，即使种植体不是最佳的轴向，很多时候也可以制作一体化螺丝固位修复体——即使螺丝开口在颊侧，对美学效果影响也很小（图 9-5-23，图 9-5-24）。

但是在美学区，如果种植体轴向未能达到最理想的美学轴向，就只能采取分层制作、粘接修复（图 9-5-25～图 9-5-28）；只有达到理想的美学轴向，才能够满足制作螺丝固位修复体的要求，这时就有机会加工成为一体式修复体。这类修复体的优势，实际上就是螺丝固位修复体的优势：螺丝固位、无粘接剂溢出风险、无术后粘接界面维护问题、必要时易于拆卸修理等。

一体式修复的加工有很多种方式，可以用同种材料一体化制作完成，也可以加工由不同材料结合在一起的一体化修复体。

在美学区，对于美学要求较高的，且存在邻近天然牙同时进行牙冠修复的病例，也可以首先制作分层修复体，然后口外粘接成为整体，再在口内进行螺丝固位。这种加工流程，可以首先保证基台颜色、形态和邻近基牙匹配，同时种植体上部修复体和天然牙修复体可以保持一致的形态、厚度、颜色和透光性，因此更容易获得最终整体上更加协调一致的修复效果。

这种情况虽然开始制作的是分层的修复体，但由于可以实现体外粘接，因此并没有粘接剂溢出在龈沟内无法清洁的问题，只需要注意体外粘接后将粘接界面进行仔细清洁、抛光，然后再在口内戴入修复体。

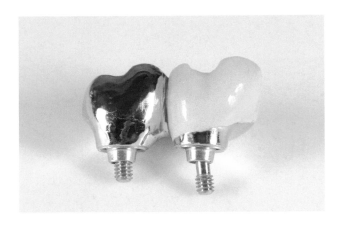

图 9-5-23
功能区的螺丝固位一体化修复体

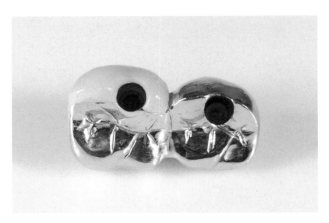

图 9-5-24
种植体并非理想轴向，但在功能区仍可实现螺丝固位一体式修复

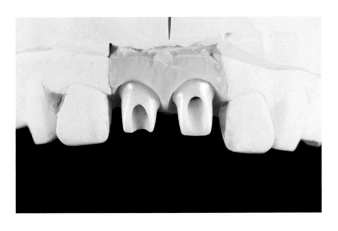

图 9-5-25
利用基台调整修复体轴向

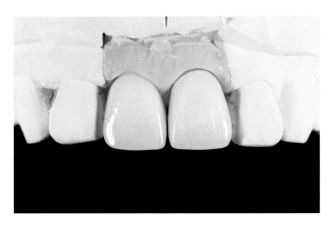

图 9-5-26
通过分层的冠修复体获得美学效果

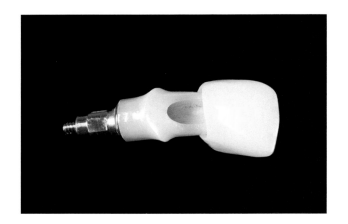

图 9-5-27
分层修复体

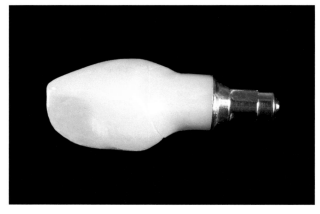

图 9-5-28
分层修复体结合在一起

二、修复材料的选择

目前已经是全瓷修复的时代,在冠桥修复的层面,如果具备适合的条件,通常全瓷修复材料已经成为首选。在种植修复中,基台部分的材料选择,尤其是在美学区,从美学效果考虑,目前也已经倾向于以全瓷材料作为首选。

在本部分内容中,我们分别探讨基台和冠修复体两部分的材料选择。

1. 金属基台还是全瓷基台　目前作为基台的修复材料,包括金属基台和全瓷基台两大类。

金属基台包括钛基台和金基台两大类;全瓷基台包括氧化锆陶瓷基台、氧化铝瓷基台和玻璃陶瓷基台几类,其中氧化铝瓷基台的美学效果与氧化锆全瓷材料接近,但是在机械性能和加工性能方面与氧化锆全瓷材料存在差异,所以被认为不如氧化锆陶瓷材料那样适合作为基台材料(Butz 等,2005)[9],因此已经很少应用于临床。目前临床上应用的全瓷基台包括氧化锆陶瓷基台和玻璃陶瓷基台。

(1) 金属基台:金属基台包括钛基台和金基台两大类。由于金合金基台成本较高,并且只能通过传统的铸造方式完成,因此目前在临床上应用的已经比较少。钛金属基台具有优秀的机械性能和生物相容性,而造价又低于贵金属基台,因此在临床上被更广泛的应用。

钛基台可以呈抛光的亮金属色,也可以经过喷砂呈现灰色,还可以通过阳极氧化或涂层的方法,获得金色或粉色表面颜色效果(图 9-5-29~ 图 9-5-32)。

其中进行喷砂处理是为了增强钛基台和冠修复体之间的粘接效果,通常应用在功能区,而在美学区,这种处理会降低最终修复体的美学效果,因此需要很谨慎的应用;而金色或粉色表面颜色效果的基台,对于最终的美学效果是有益的。

(2) 氧化锆基台:根据 2015 年欧洲骨整合学会(EAO)关于基台材料对软组织健康以及美学影响的共识,认为氧化锆基台与钛基台,具有相似的生物相容性,在种植体周骨水平、种植体周炎等方面没有显著性差异,而在美学方面氧化锆基台具有显著优势。也就是说,在美学区,穿龈部分基台材料的颜色能够一定程度地透过牙龈显现出来,钛基台尽管具有良好的机械强度和生物相容性,但其本身所呈现的银灰色将造成局部牙龈色暗,而使用白色的氧化锆基台则能使表面覆盖的软组织更好地呈现健康牙龈的颜色。

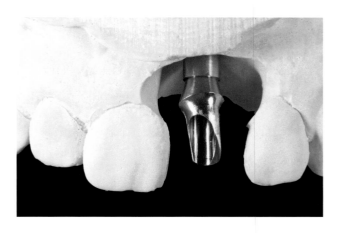

图 9-5-29
抛光的亮金属色钛基台

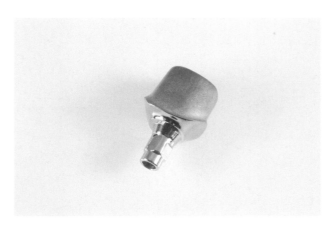

图 9-5-30
喷砂后呈灰色的钛基台

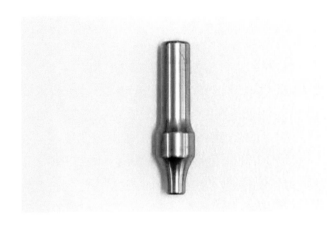

图 9-5-31
阳极氧化法获得的粉色钛金属表面

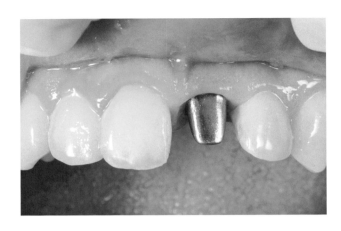

图 9-5-32
与金基台接近颜色效果的金色钛基台

因此,在美学区,氧化锆基台通常成为高美学要求病例的首选。以下回顾一些关于氧化锆基台的研究结果,可以令临床医师对氧化锆基台的临床应用具有更客观的认识。

1) 氧化锆瓷基台的生存率研究:Butz F 等 2005 年[9]和 Glauser R 等 2004 年[10] 的研究认为氧化锆瓷基台和钛基台具有相似的生存率和断裂强度;Sailer I 等 2009 年[8],Zembic A 等 2009 年[11] 的临床研究追踪了尖牙区和后牙区种植体支持的单牙修复体,发现在 1 年和 3 年的观察期,全瓷冠与氧化锆瓷基台的上部结构,和烤瓷熔附金属全冠与钛基台组成的上部结构相比,具有相似的生存率。

Bidra AS 等在 2013 年[12] 发表的一篇系统综述中,总结了有关前牙区单牙种植修复系统中不同基台的成功率和并发症,共纳入了 27 篇研究,得出了 1.15% 的失败率,发生失败的原因是瓷基台的断裂。断裂共 11 例,其中 8 例是氧化铝陶瓷基台,3 例是氧化锆瓷基台。另外,Kim 等 2010 年[13],Leutert CR 等 2012 年[14] 的研究也指出,与金属材料相比,氧化锆材料在长期临床观察中有可能发生低温水降解进而断裂,强度降低的风险。

因此,可以认为,氧化锆全瓷材料作为基台修复材料,其生存率与纯钛金属基本相似,可以满足临床使用需求。但是同时也需要清楚地认识到,氧化锆基台并不是万无一失的,也是存在折裂、断裂、老化的可能性。虽然临床上我

们从美学角度考虑,会更倾向于应用氧化锆基台,但是在应用时,一定要保证其具有足够的厚度,避免因过分追求形态而损失强度。

并且目前的氧化锆产品种类非常多,在进行种植基台制作时,应更多地考虑到强度,而非仅仅是美学效果,因此应该选择高强度、高加工精密度的氧化锆材料进行基台制作。

2) 氧化锆基台的生物学性能研究:氧化锆陶瓷材料在生物和医学领域应用广泛,既往已有大量研究证明其具有优秀的生物相容性(Jung RE 等,2008[15];Sailer I 等,2007[16];Abrahamsson I 等,1998[17]),这些优势在氧化锆陶瓷作为基台材料应用于临床后,也得到了很多临床研究的证实。

有一些研究认为氧化锆基台较钛基台的生物学性能更优。

Döring K 等 2004 年[18] 的研究中观察到氧化锆基台表面比钛基台表面的微生物附着水平低,并认为这可能具有预防种植体周炎症的作用;Lewis MB 等 2011 年[19] 的研究也报道了与氧化锆陶瓷基台表面接触的种植体周软组织表现出更好的生物学效果;Ekfeldt A 等 2011 年[20] 的 5 年临床观察显示在探诊深度(PD)和探诊出血(BOP)等观察指标上,氧化锆基台的表现非常优秀。

也有很多研究对于氧化锆基台表面和钛基台表面的生物学相容性未检出统计学差异。

Linkevicius J 等 2008 年[21] 和 van Brakelp R 等 2012 年[22]的研究中得出,氧化锆基台和钛基台相比,种植体周软组织在结构上、组织学上以及修复后软组织炎症水平上并无显著差异,软组织均能获得健康效果;Zembic A 等 2009 年[11],Nothdurft F 等 2010 年[23],van Brakelp R 等 2011 年[24]关于种植体周软组织的生物学效果的临床研究中,在基台表面的微生物聚集方面,氧化锆基台与钛基台无显著差异,表面性能接近;Sicilia A 等 2015 年[25]的临床研究发现,对比氧化锆基台和钛基台,探诊深度(PD)、探诊后出血(BOP)、颊侧骨边缘高度、软组织退缩等参数,在中期观察时未发现二者有统计学差异;Glauser R 等 2004 年[10]的临床研究中,发现氧化锆基台与钛基台相比,修复后发生生物学并发症的风险并无统计学差异,Linkevicius T 等在 2015 年[26]的研究也支持这一观点。

就目前已经掌握的文献证据来看,氧化锆本身良好的生物学性能,作为基台材料应用于种植体上部修复,产生生物学并发症的风险与纯钛基台基本是相当的。当然,在临床操作和技工室操作方面均应严格确保规范和精度,来充分发挥氧化锆材料本身的优良性能。

3) 氧化锆基台的美学性能研究:临床上采用全瓷材料作为种植体基台,很大程度上是出于美学考虑,尤其是对于种植体周软组织的美学表现。这一点得到了很多文献的证实。

Cosyn J[27]等在 2017 年的系统综述中分析指出,受到基台材料影响最为明显的因素,也是临床最大的挑战,就是种植体周软组织的色彩表现。有非常多的研究表明,氧化锆基台修复的种植体周软组织变色程度小于钛基台,且具有统计学差异(Jung RE 等,2007[28];Waktin E 等,2008[29];Bresson E 等,2011[30];Cosgarea R 等,2015[31];Sicilia A 等,2015[25];Linkevicius T 等,2015[26];Kim A 等,2016[32];Lops P 等,2016[33];Martínez-Rus F 等,2017[34])。在这些研究中除了常规的钛基台,有些研究也纳入了金色钛基台、粉色钛基台,但是所有的钛基台的色彩表现均不如氧化锆基台。

因此,采用氧化锆基台可以获得比金属基台更佳的软组织美学效果,这是一个可以确信的事实。当然,如果种植体唇侧软组织足够厚,通常认为厚度超过 2mm 以后,内部基台的颜色对于最终的软组织颜色效果的影响就可以忽略了。

但问题是,软组织在修复体周围是渐进变薄的,因此厚度很难准确描述,并且随着修复后时间的延长,软组织厚度也有可能发生变化。因此,在希望获得较高的、有保证的美学效果的情况下,氧化锆基台是目前的首选。

通过以上几方面的研究结果,可以看出氧化锆基台与钛基台具有相似的临床生存率、相似的生物相容性,而在美学方面氧化锆基台具有显著优势,因此在美学区可以成为首选。

(3) 玻璃陶瓷基台:玻璃陶瓷基台的材料是二硅酸锂加强型玻璃陶瓷。

随着椅旁数字化修复技术的逐渐成熟与普及,临床上制取种植体的数字印模,并在椅旁设计、制作个性化基台的技术流程已经越来越成熟。椅旁修复如果采用氧化锆材料,需要占用的椅旁时间通常较长,而采用二硅酸锂加强型玻璃陶瓷,则可以大量减少椅旁操作时间,因此也成为了一种修复体的选择(图 9-5-33,图 9-5-34)。

采用这种方式,可以制作一体式修复体,也可以加工分层修复体。但由于材料强度相对较低,因此对于修复体的厚度有比较高的要求,在修复体空间比较充足、穿龈袖口尺寸较大时获得比较理想的修复效果;在空间有限、修复体厚度有限的情况下,从强度考虑就会存在一定的风险。

这类基台的一个特殊优势,在于其可以实现化学粘接。当出现由于种植体植入角度而无法实现螺丝固位时,如果应用的是个性化玻璃陶瓷基台,可以在上部应用贴面修复体,粘接到玻璃陶瓷基台的唇颊侧,完成美学修复。

由于玻璃陶瓷基台的临床应用时间较短,目前还没有长期的应用结果,短期临床研究结果认为,玻璃陶瓷基台具有稳定可靠的临床表现、良好的生物相容性,并且基台折裂发生率并不高。

2. 一段式氧化锆基台还是钛基底氧化锆基台 瓷基台可以根据其设计结构不同,区分为一段式基台和钛基底基台。一段式基台是指插入种植体的连接部分和其他部分全部由氧化锆材料加工完成,是一个一体结构;钛基底基台是指插入种植体内部的连接部分为钛金属部件,上部结构是氧化锆材料加工而成,通过粘接方式将两部分连接成为整体,也可称为两段式基台(图 9-5-35,图 9-5-36)。

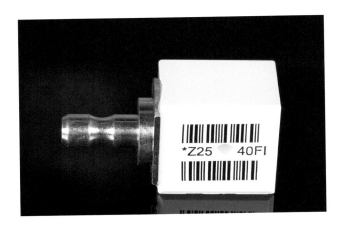

图 9-5-33
用于椅旁切削加工的氧化锆材料

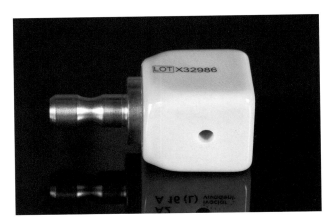

图 9-5-34
用于椅旁切削加工的玻璃陶瓷材料

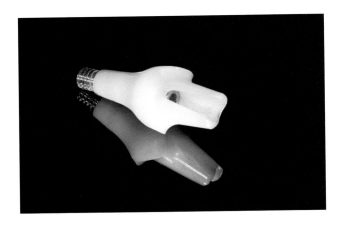

图 9-5-35
一段式氧化锆基台

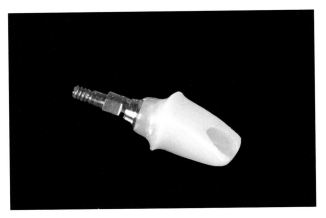

图 9-5-36
两段式氧化锆基台

尽管很多研究证实了氧化锆材料作为基台材料具有良好的机械性能,但氧化锆陶瓷材料与金属材料相比机械性能仍有差异,尤其在厚度受到限制的情况下。

Sailer I 等在 2018 年发表的研究中,研究了不同结构对氧化锆基台机械性能的影响,结果提示,同样形态的一段式基台互相比较时,钛基台比氧化锆基台强度明显更高;内连接的氧化锆基台比外连接的氧化锆基台强度高;采用氧化锆基台时,两段式内连接式树脂粘接于钛基底的混合氧化锆基台(2-piece zirconia abutment on titanium resin base)与一段式钛基台强度基本接近,但比一段式氧化锆基台更加稳定。

有一些种植系统在设计一段式氧化锆种植体时,为了增厚连接部分的材料厚度,将中央螺丝进行了特殊设计,其螺杆直径明显减小,将空间留给氧化锆连接体;固位螺丝部分变粗,采用激光焊接形式与螺杆相链接。这种设计方式虽然加强了氧化锆连接部分的强度,但螺丝的激光焊接部分却成了薄弱环节,存在折断的风险(图 9-5-37)。

事实上,目前一段式氧化锆基台并不是临床应用的主流方向,在种植体连接部分,建议应用与种植体材质、性能更接近的钛基底。一方面是处于前面提到的强度考虑;另一方面也是避免硬度过大的氧化锆基台增加种植体内部的磨损。

有文献证明如果氧化锆基台直接与种植体连接,由于二者硬度差异明显,会造成种植体内部的异常磨耗,进而有可能形成微间隙、微动度,影响种植修复体的预后。从以往有限的临床应用来看,确实可以清晰地看到一段式氧化锆基台在往复拆卸后,会在颈缘留下印记,这也是对种植体磨耗的明确体现(图9-5-38)。

3. 冠修复体材料的选择　美学区种植修复的上部结构可以选择全瓷材料和金属烤瓷材料。与天然牙修复相类似,全瓷材料由于具有比较好的强度,且美学效果更佳,也已经成为比较主流的种植上部修复材料。以下主要介绍目前常用的几类全瓷修复材料,包括二硅酸锂加强型玻璃陶瓷、立方相超透氧化锆(挠曲强度约700~900MPa)以及四方相超透氧化锆(挠曲强度>1 100MPa)。

近年来氧化锆陶瓷材料的发展非常迅速,其半透明性越来越高。根据晶体结构可以将氧化锆陶瓷材料分为四方相超透氧化锆陶瓷(挠曲强度>1 100MPa)和立方相超透氧化锆陶瓷(挠曲强度约700~900MPa)两大类。其中,立方相氧化锆陶瓷的强度虽然略低,但也明显高于二硅酸锂加强型玻璃陶瓷;而其半透明性与玻璃陶瓷十分接近,可以不加饰面瓷仅进行外染色,就能够获得接近天然牙的自然美学效果,兼具美学特性和高强度,因此是非常适合美学区种植上部修复的材料。

当进行常规的种植体上部单冠修复体时,无论是粘接固位全冠还是螺丝固位一体冠,修复材料都建议选择立方相氧化锆陶瓷或者二硅酸锂加强型玻璃陶瓷。

对于常规美学要求的病例,采用立方相氧化锆陶瓷全锆修复体,或者二硅酸锂加强型玻璃陶瓷单层修复体,经过一定的外染色修饰,就都可以获得非常好的美学修复效果;对于美学需求非常高的病例,可以进行回切、在唇颊侧加饰面瓷,模拟同名牙的颜色层次以及通透性等,就可以获得更高的仿真美学效果(图9-5-39,图9-5-40)。

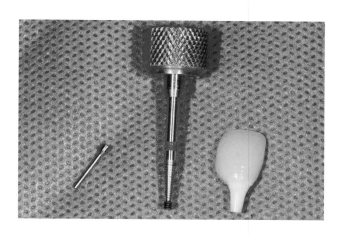

图 9-5-37
激光焊接的中央螺丝折断

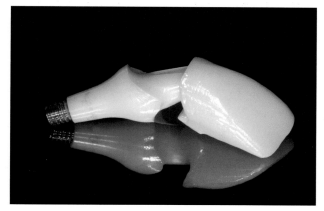

图 9-5-38
一段式氧化锆基台往复拆卸后的磨耗印记

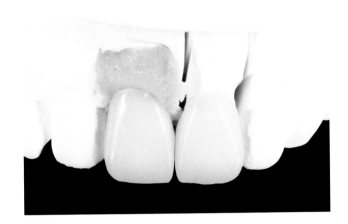

图 9-5-39
经过外染色修饰的全氧化锆单冠

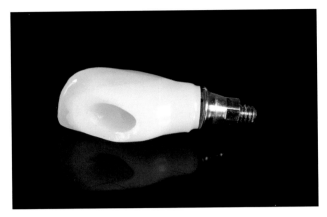

图 9-5-40
经过回切、饰面瓷修饰的氧化锆冠

当种植体上部为小跨度、多植体的固定桥修复时，仍然可以采用立方相氧化锆陶瓷材料，此时采用全锆修复体比较稳妥；如果希望获得更加仿真的美学效果，考虑进行饰面瓷修饰，则应采用四方相超透氧化锆陶瓷作为基底材料，以获得足够的强度(图 9-5-41)。

当种植体上部为大跨度、多单位固定桥修复体时，由于修复体所承担的力量更大，建议应用四方相超透氧化锆陶瓷材料，并且最好是全锆结构的修复体；如果是对于美观需求很高的病人，假如必须应用饰面瓷，则注意保证基底桥体连接体的截面面积，保证修复体的强度，并将饰面瓷严格限制应用在非咬合接触区，例如唇颊侧使用饰面瓷，但是需要避开前牙切端，或尖牙与前磨牙牙尖，以便在长期应用过程中始终保持修复体的完整性(图 9-5-42)。

总之，由于在实际的临床工作中，我们追求的是将种植体植入到理想的美学轴向，因此理想情况下修复体应该可以实现螺丝固位。从强度角度考虑，我们在种植体 -

基台连结部分选择应用钛基底，在上部结构选择基台 - 冠为同一整体的基台一体冠；从美学和强度角度综合考虑，我们选择应用立方相超透氧化锆材料。根据美学需求和强度需求的平衡，决定是否进行饰面瓷的修饰。

这样的修复体从机械、生物、美学多角度看，都是一种非常理想的选择(图 9-5-43)。

关于氧化锆材料对于对颌牙的磨耗早已不是问题，已经有非常多的文献证实，经过系统抛光的氧化锆材料，对于天然牙的磨耗是非常轻微的，低于传统的金属烤瓷修复体，是一种非常安全的，且有利于保护天然牙的修复材料。

目前还有很多新型修复材料在研发、临床试用阶段，比如树脂 - 陶瓷混合物材料，还比如一些高分子修复材料，但还不能达到机械强度、生物性能、美学性能整体上的成熟，因此都尚未在临床上普遍应用。

但是口腔材料学的发展非常快，相信在未来会有各方面性能都更加优越的修复材料，可以应用在美学区种植上部修复中。

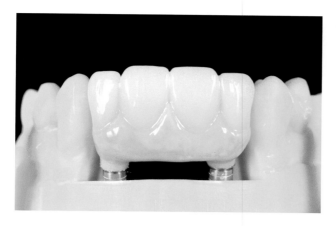

图 9-5-41
经过外染色修饰的全氧化锆固定桥

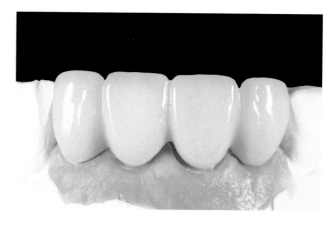

图 9-5-42
经过回切、饰面瓷修饰的氧化锆固定桥

图 9-5-43
理想的种植上部
修复体——螺丝
固位、钛基底、立
方相超透氧化锆
一体冠,根据美观
需要决定是否进
行饰面瓷修饰

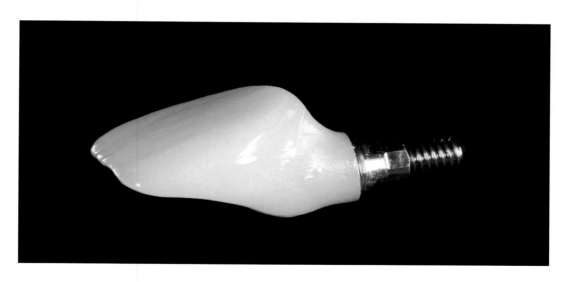

小结

1. 修复体形式选择 首选螺丝固位，基底可以是 Ti-base 基台、成品基台、个性化基台或者是角度螺丝基台。

2. 如果选择粘接固位，需要注意

(1) 准确控制基台－冠修复体的粘接线位置：龈缘下 0.5mm 以内。

(2) 基台和冠边缘密合。

(3) 减少粘接剂溢出：采用预粘接技术或修复体舌侧预留小排溢孔。

3. 单颗种植体基台的选择 成品基台或个性化基台。

(1) 如果植体轴向良好，且软组织厚度较厚，可以选择成品基台。成品基台的加工精度和长期使用的稳定性更佳。

(2) 如果软组织较薄，植体轴向偏差不大，或者轴向良好，可以选择氧化锆个性化角度基台。

(3) 如果植体轴向偏差大，考虑到机械强度，建议选择个性化金属基台；如果软组织较薄，可以辅助软组织移植遮盖金属色。

4. 连续多个种植体基台的选择

(1) 如果植体之间平行度良好，首选螺丝固位的桥基台。

(2) 如果植体之间平行度较差，则选择个性化角度基台，粘接固位。

(3) 如果涉及多个种植体，尤其是形成弧形甚至跨弓固定桥，首选复合基台。

5. 分层修复还是一体式修复

(1) 如果植体轴向不良，只能选择分层修复。

(2) 如果植体轴向良好，不需要复杂颜色处理，可以选择一体式修复。

(3) 如果植体轴向良好，需要复杂颜色处理，建议分层修复。

6. 金属基台还是全瓷基台

(1) 金属基台：包括钛基台和金基台，钛基台更常用。

(2) 氧化锆基台：氧化锆与钛基台具有相似的临床生存率、相似的生物相容性，而在美学方面氧化锆基台具有显著优势，因此在美学区可以成为首选（若植体轴向不良，导致基台某部分过薄，则建议选择金属基台）。

(3) 玻璃陶瓷基台：优势在于可实现化学粘接。在植体轴向不良，而修复体空间充足、穿龈袖口尺寸较大时可以考虑个性化玻璃陶瓷基台＋唇侧贴面粘接修复，完成美学修复。

7. 一段式氧化锆基台还是钛基底氧化锆基台 考虑到机械强度，推荐钛基底氧化锆基台。

8. 冠修复体材料的选择 首选全瓷材料，包括立方相超透氧化锆（挠曲强度约 700~900MPa）以及四方相超透氧化锆（挠曲强度 >1 100MPa），也可以选用二硅酸锂加强型玻璃陶瓷。

(1) 美学区单牙种植：立方相氧化锆陶瓷或者二硅酸锂加强型玻璃陶瓷，根据美观要求决定是否唇侧饰面瓷。

(2) 小跨度、多植体的固定桥修复：立方相氧化锆陶瓷无饰面瓷，或四方相超透氧化锆陶瓷＋唇面饰面瓷。

（3）大跨度、多单位固定桥修复体：四方相超透氧化锆陶瓷＋唇面饰面瓷，饰面瓷严格避开咬合接触区。

总之，由于在实际的临床工作中，我们追求的是将种植体植入到理想的美学轴向，因此理想情况下，修复体应该可以实现螺丝固位。从强度角度考虑，我们在种植体－基台连结部分选择应用钛基底，在上部结构选择基台－冠为同一整体的基台一体冠；从美学和强度角度综合考虑，我们选择应用立方相超透氧化锆材料。根据美学需求和强度需求的平衡，决定是否进行饰面瓷的修饰。

第六节　病例实战——种植修复同期天然邻牙修复

在进行种植上部修复的同时，如果邻近天然牙具有美学缺陷，修复医师应该有能力发现，并和患者沟通，在可能的情况下同时进行修复。针对邻近牙齿的美学缺陷，同期进行修复，可以提高整体美学效果，有时还能够在一定程度上降低美学治疗难度。

作为种植美学修复医师，不应该只看到种植体，而看不到邻近牙齿。

本书的第一章是从整体美学分析、美学设计入手，其中也谈到了针对整个美学区的整体方案设计，就包含了软组织分析、牙龈曲线整体调整等；在全书中也包含了很多涉及邻近牙齿美学调整、美学修复的技术和案例。

本节将结合几个病例实战，向读者介绍结合天然牙美学修复的临床处理技术。

（一）病例一

患者，男。上颌前牙缺失，种植手术后（图9-6-1）。

口内检查见13修复间隙较大，12牙体外形过小（图9-6-2）。

如果单独修复13、关闭间隙，则13牙体过大，一方面不美观，另一方面可能造成修复体承担殆力过大。建议患者同时修复13、12，13按照常规进行种植冠修复，12可以进行无预备贴面修复。患者接受治疗建议。

口内试戴13基台；戴入13冠修复体及12贴面，颜色、形态匹配良好（图9-6-3，图9-6-4）。

修复后3年复查，美学效果保持良好（图9-6-5，图9-6-6）。

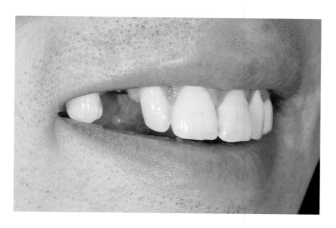

图9-6-1
13缺失，种植手术后

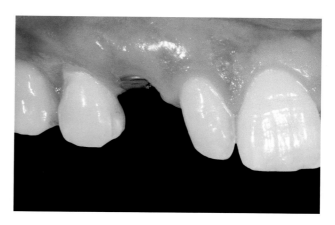

图9-6-2
修复间隙较大，12牙体外形过小

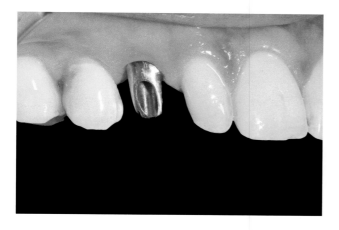

图9-6-3
戴入13基台

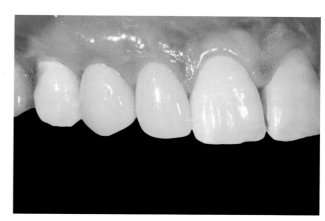

图9-6-4
戴入13冠、12瓷贴面

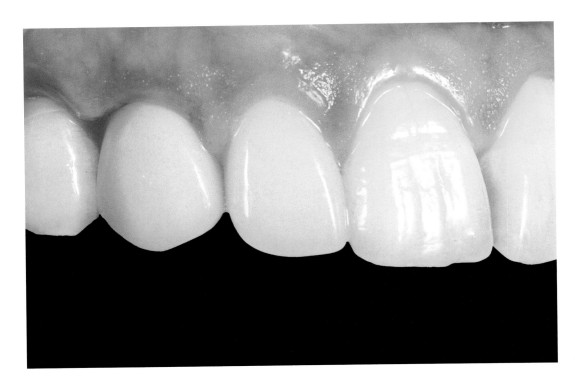

图 9-6-5
3 年复查,美学效果良好

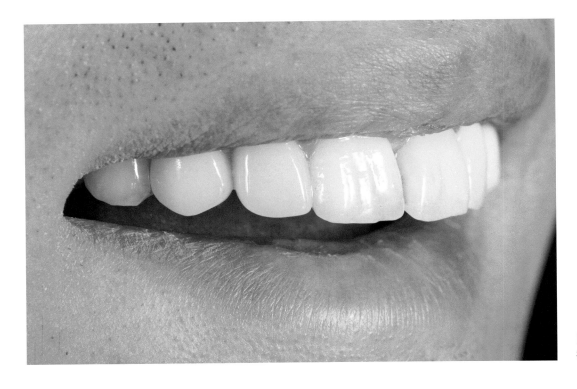

图 9-6-6
微笑美学效果良好

（二）病例二

患者,男。上颌前牙冠折不能保留,要求拔除即刻种植;口内检查见 21 根折、松动,牙龈曲线良好,11 死髓变色(图 9-6-7,图 9-6-8)。

建议患者对 11 进行内漂白,或者进行贴面修复,患者同意考虑,暂时不进行治疗。

本病例种植手术部分已在第四章中详述。

21 种植术中戴即刻修复体,维持软组织美学状态,4 个月后,软组织曲线与邻近牙齿的软组织曲线协调一致,可以进行永久修复(图 9-6-9,图 9-6-10)。

本病例采用 3shape 数字扫描,复制即刻修复体穿龈轮廓。首先制取上牙列数字印模;之后取下 21 即刻修复体,可见穿龈袖口健康、成熟;再以最快速度制取穿龈袖口数字印模(图 9-6-11,图 9-6-12)。

连接数字印模专用扫描杆,扫描扫描杆,获取种植体信息,形成完整的数字印模资料(图 9-6-13~图 9-6-15)。

设计、切削完成永久修复体(图 9-6-16)。

戴入永久修复体,可见 21 近中切角略短;11 变色明显,非常影响美观,再次建议患者进行内漂白治疗或者瓷贴面修复。患者考虑后决定接受瓷贴面修复(图 9-6-17)。

针对 11 进行微创瓷贴面预备(图 9-6-18)。

CEREC 数字印模、数字化设计后,现场切削完成瓷贴面修复体(图 9-6-19,图 9-6-20)。

11 试戴瓷贴面,遮色效果良好,颜色自然,21 形态调整后与 11 协调一致;牙弓粉面像可见 11、21 唇侧软组织轮廓丰满度协调一致。术后获得了良好的粉白美学效果(图 9-6-21~图 9-6-25)。

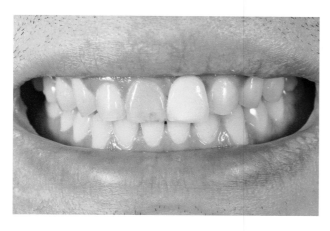

图 9-6-7
患者 21 牙根折断,不能保留

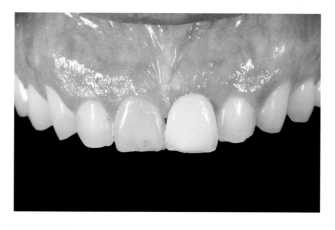

图 9-6-8
口内检查见 21 根折、松动,牙龈曲线良好,11 死髓变色

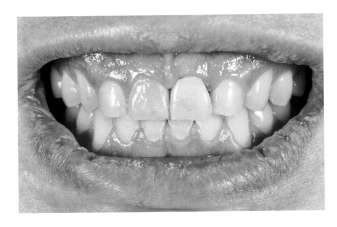

图 9-6-9
21 种植术中戴即刻修复体,保持软组织美学状态,4 个月后软组织状态良好

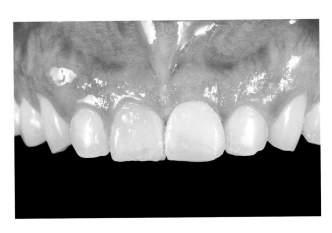

图 9-6-10
21 软组织曲线与邻近牙齿软组织曲线协调一致

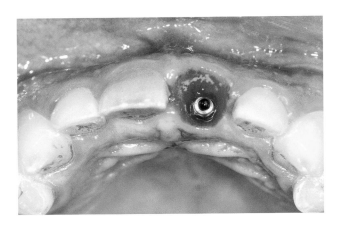

图 9-6-11
取下 21 即刻修复体,可见穿龈袖口健康、成熟

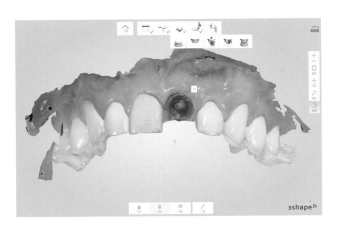

图 9-6-12
以最快速度制取穿龈袖口数字印模

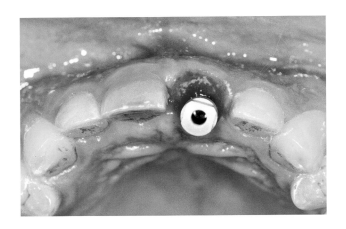

图 9-6-13
连接数字印模专用扫描杆

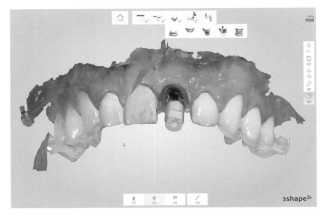

图 9-6-14
扫描扫描杆,获取种植体信息

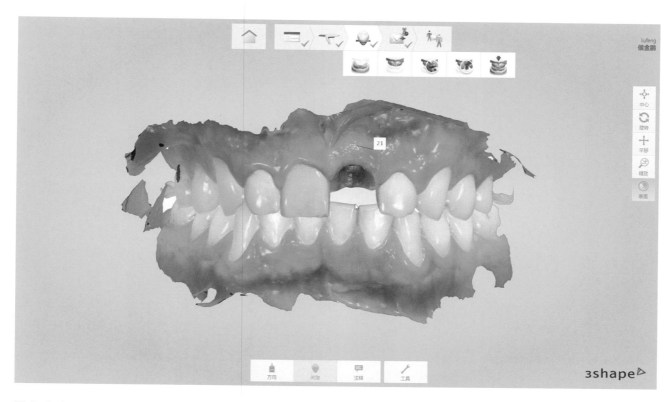

图 9-6-15
完成的数字印模资料

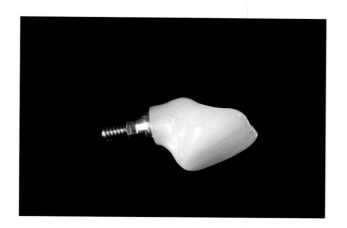

图 9-6-16
设计、切削完成的永久修复体

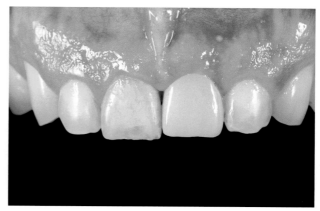

图 9-6-17
戴入永久修复体,可见 21 近中切角略短,11 变色明显

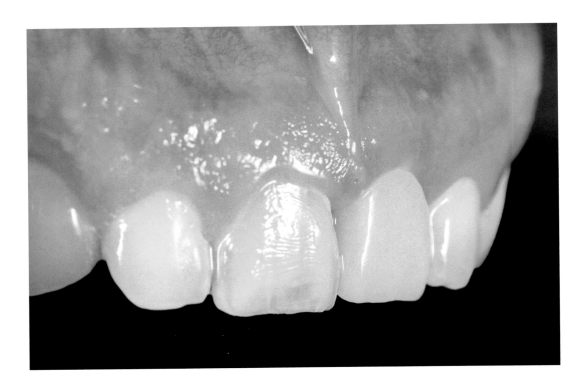

图 9-6-18
11 进行微创贴面
预备

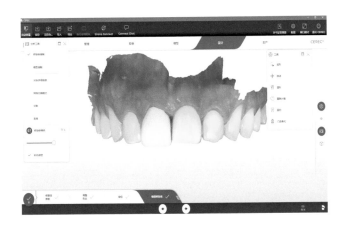

图 9-6-19
CEREC 扫描、设计 11 瓷贴面

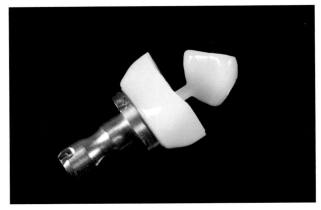

图 9-6-20
切削完成的瓷贴面

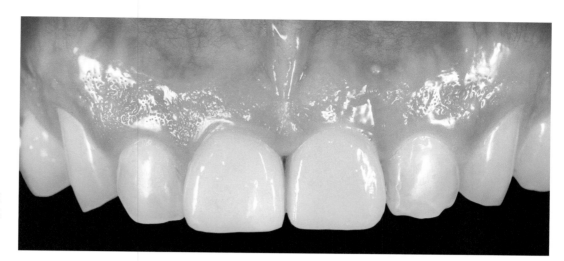

图 9-6-21
11 试戴瓷贴面,
遮色效果良好,颜
色自然,21 形态
调整后与 11 协调
一致

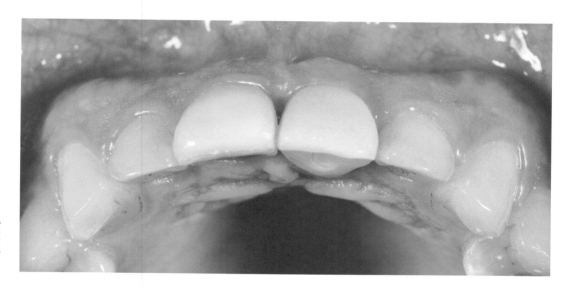

图 9-6-22
牙弓𬌗面像可见
11、21 唇侧软组
织轮廓丰满度协
调一致

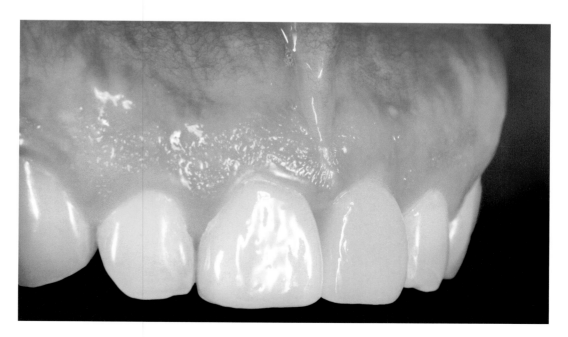

图 9-6-23
术后获得良好的
粉白美学效果

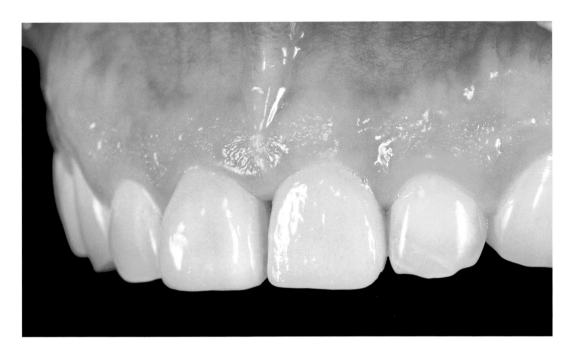

图 9-6-24
术后获得良好的粉白美学效果

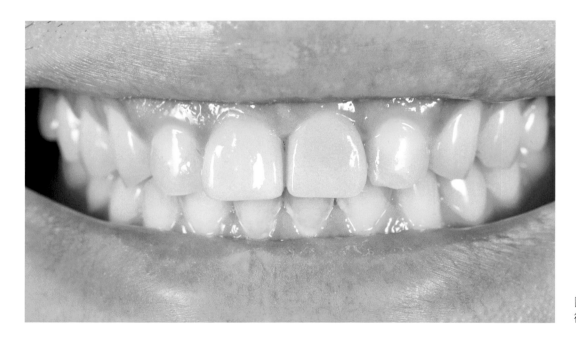

图 9-6-25
微笑美学效果获得大幅度提升

（三）病例三

患者,男。因外伤造成上颌前牙多牙折断;其中 11、21 冠根折,不能保留,要求拔除后即刻种植(图 9-6-26,图 9-6-27)。

本病例种植手术部分已在第四章中详述。

11、21 拔除、即刻种植后 4 个月,软组织状态良好;天然牙牙釉质发育不全,极易色素沉着,希望整体美观效果有所改善;软组织唇侧轮廓丰满度良好,邻近多颗牙牙尖折断。建议患者考虑同时进行上颌前牙牙列的美学修复(图 9-6-28,图 9-6-29)。

患者从经济角度考虑,要求采用尽量少的修复体,其他牙齿希望进行调磨、抛光处理。经与患者讨论,决定只针对牙齿折断至中 1/2 的 22 进行全冠修复,其他牙齿则进行调磨、抛光处理。

首先调磨 23 断面,抛光,处理后发现把牙齿表层牙釉质发育不良层调磨去除以后,内层牙釉质颜色、质地均有明显提升,患者接受这一效果,要求对其他上颌前牙也进行同样的处理(图 9-6-30)。

微量调磨 12 唇面,抛光,同时调磨 12 近中面形态、远中切角形态(图 9-6-31~图 9-6-33);微量调磨 13 唇面,抛光(图 9-6-34);22 无肩台全冠牙体预备(图 9-6-35);整个上颌前牙牙列牙体预备完成(图 9-6-36)。

设计、制作 22 临时修复体;前牙区美学设计,11、21、22 设计风格与 12 协调一致;将设计后照片转给技师,供技师参考、制作过渡修复体(图 9-6-37,图 9-6-38)。

应用常规印模转移杆直接制取印模,连接种植体替代体,穿龈区域注射人工牙龈,翻制出模型,可见模型穿龈袖口很窄、软组织曲线偏向冠方,与口内现状一致(图 9-6-39~图 9-6-44)。

技师参考美学设计,进行模型分析(图 9-6-45)。

技师在模型上调整人工牙龈形态,达到美学设计要求,依据调整后的模型制作的过渡修复体(图 9-6-46~图 9-6-49)。

戴用过渡修复体后,软组织塑形至理想状态,逐渐成熟稳定(图 9-6-50)。

试戴 11、21 种植永久修复体和 22 无肩台全锆冠,获得非常好的粉白美学和健康效果(图 9-6-51,图 9-6-52)。

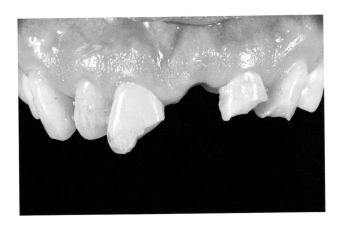

图 9-6-26
外伤后，11、21 冠根折，不能保留

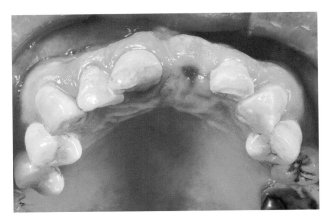

图 9-6-27
11、21 唇侧软组织丰满度良好

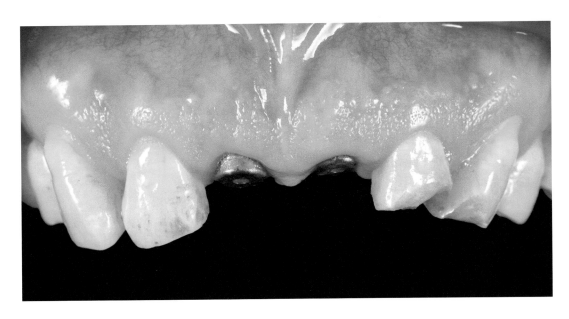

图 9-6-28
11、21 拔除、即刻种植后 4 个月，软组织状态良好，天然牙牙釉质发育不全，极易色素沉着，希望整体美观效果有所改善

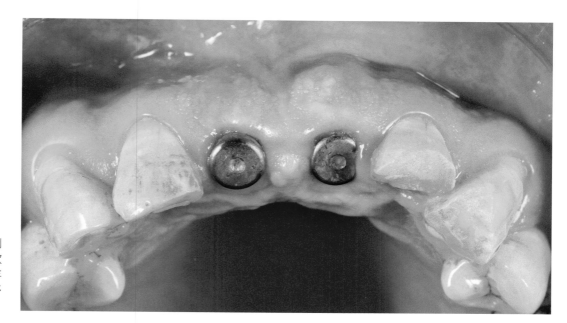

图 9-6-29
11、21 拔除、即刻种植后 4 个月,软组织唇侧轮廓丰满度良好,邻近多颗牙牙尖折断

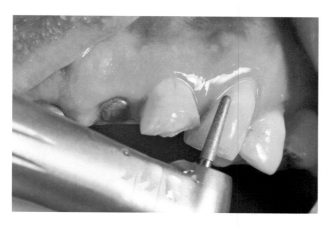

图 9-6-30
调磨 23 断面,抛光

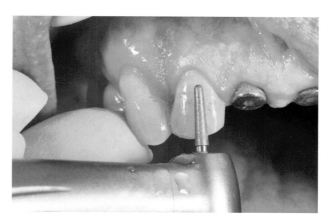

图 9-6-31
微量调磨 12 唇面,抛光

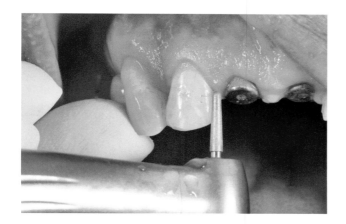

图 9-6-32
调磨 12 近中面形态

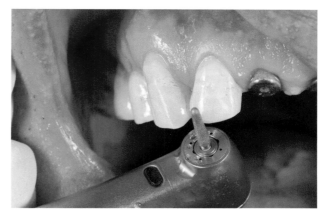

图 9-6-33
调磨 12 远中切角形态

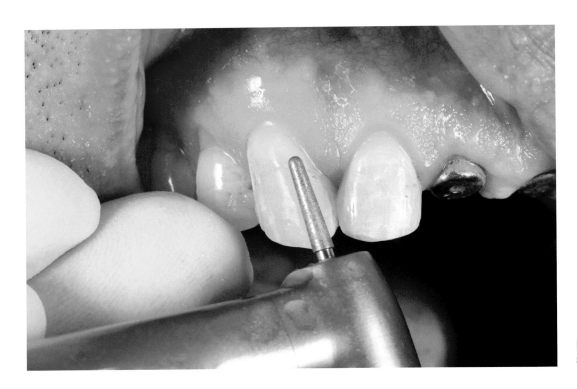

图 9-6-34
微量调磨 13 唇面,抛光

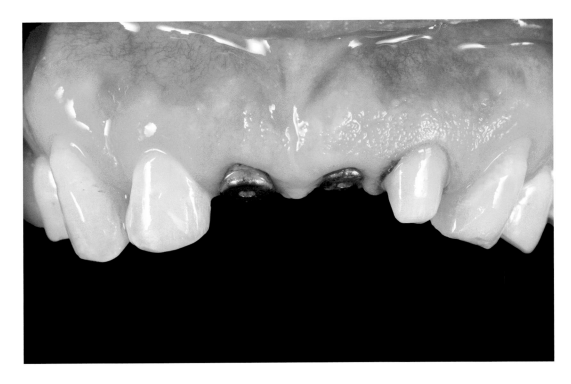

图 9-6-35
上颌前牙整体调磨,抛光,22 无
肩台全冠牙体预备后

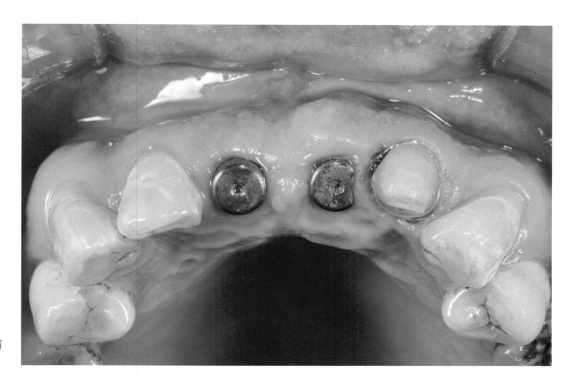

图 9-6-36
上颌前牙整体调磨、抛光;22 无肩
台全冠牙体预备后

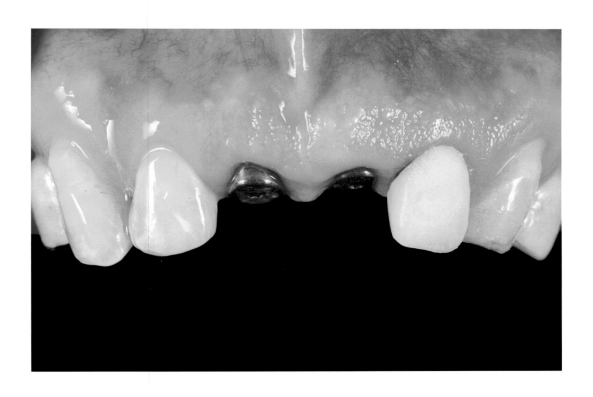

图 9-6-37
22 设计、制作临时修复体

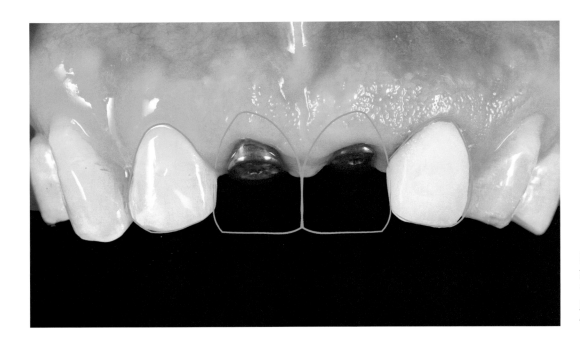

图 9-6-38
前牙区美学设计，11、21、22 设 计 风 格 与 12 协 调 一致

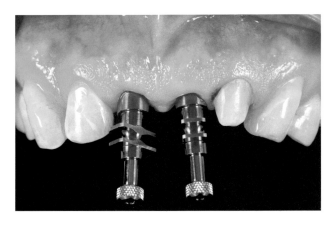

图 9-6-39
应用常规印模转移杆直接制取印模

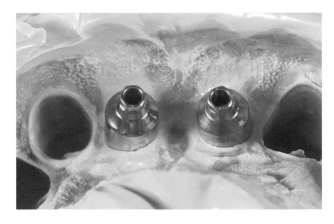

图 9-6-40
制取出的模型

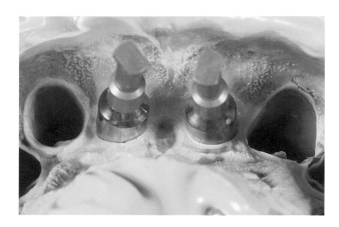

图 9-6-41
连接种植体替代体

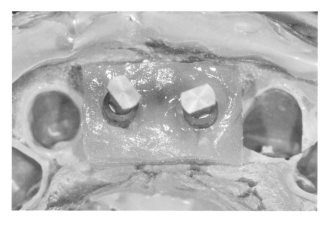

图 9-6-42
穿龈区域注射人工牙龈

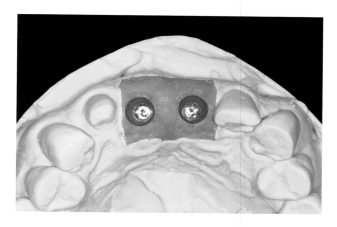

图 9-6-43
翻制的模型,穿龈袖口很窄

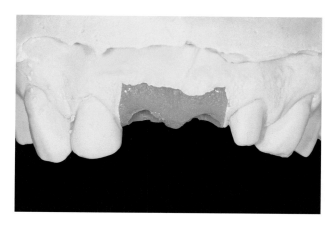

图 9-6-44
翻制的模型,软组织曲线偏向冠方

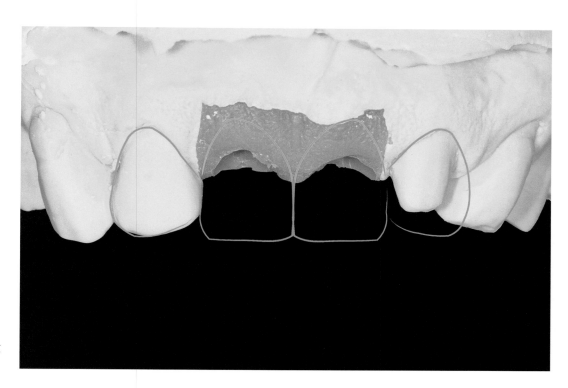

图 9-6-45
技师参考美学设
计,进行模型分析

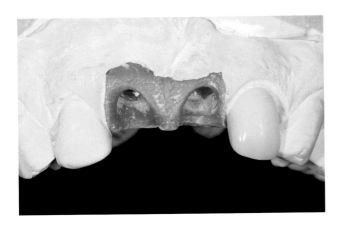

图 9-6-46
在模型上调整人工牙龈形态,达到美学设计要求

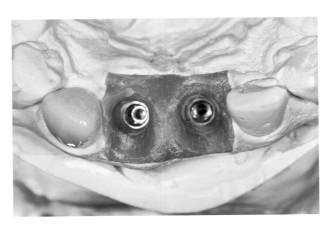

图 9-6-47
在模型上调整人工牙龈形态,达到美学设计要求

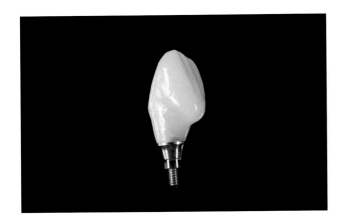

图 9-6-48
依据调整后的模型制作的过渡修复体

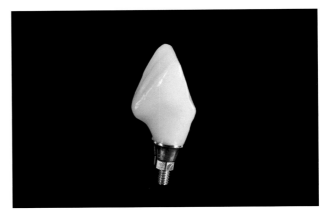

图 9-6-49
依据调整后的模型制作的过渡修复体

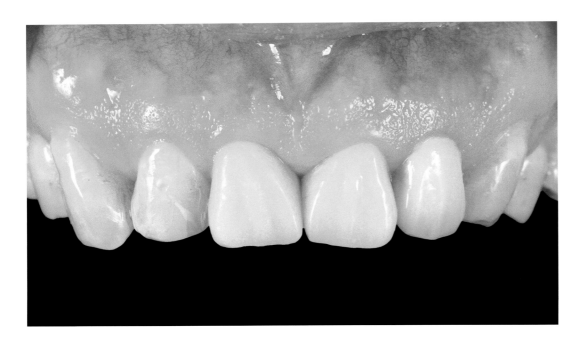

图 9-6-50
过渡修复体戴用2周后,软组织塑形至理想状态,逐渐成熟稳定

①扫描二维码
②下载 APP
③注册登录
④观看视频

视频 79 试戴过渡修复体

①扫描二维码
②下载 APP
③注册登录
④观看视频

视频 80 过渡修复体软组织塑形效果

图 9-6-51
试戴 11、21 种植永久修复体和 22 无肩台全锆冠，获得非常好的粉白美学和健康效果

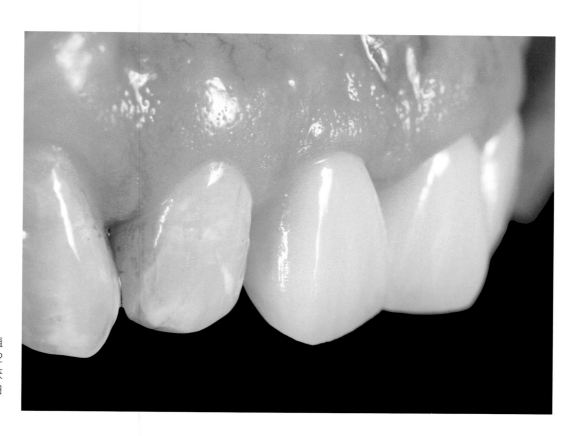

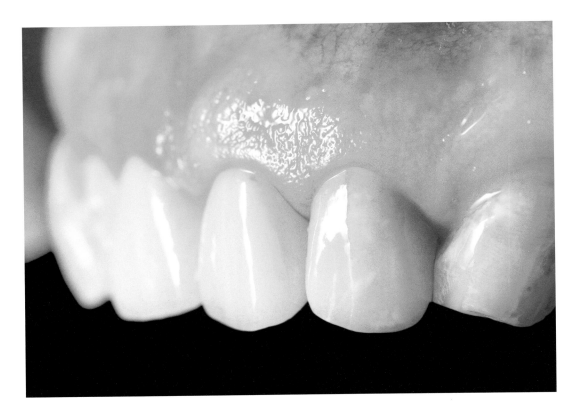

图 9-6-52
试戴 11、21 种植永久修复体和
22 无肩台全锆冠，获得非常好的
粉白美学和健康效果

小结

　　在进行种植上部修复体的同时，如果邻近天然牙具有美学缺陷，针对邻近牙齿的美学缺陷同期进行修复，可以提高整体美学效果，有时还能够在一定程度上降低美学治疗难度。本节结合几个病例实战，介绍结合天然牙美学修复的临床处理技术。

第七节　美学区种植修复的咬合控制与调整

修复体咬合的控制和调整看起来是美学区种植修复完成前的最后一个临床步骤,然而事实上,对于种植修复体的咬合控制应该贯穿于整个治疗过程始终。咬合设计与美学设计一样,直接影响种植体植入位置的确定、上部结构形式的选择以及未来种植修复的长期成功率。

以种植体支持单冠瓷修复体为例,系统综述发现与咬合相关的种植体并发症包括:崩瓷、修复体脱落、基台螺丝松动、种植体负重后早期失败以及种植体机械并发症[35]。

一、种植体咬合的生物力学特性

1. 种植体与天然牙的区别　天然牙借助牙周膜与牙槽骨结合,被固定于牙槽窝中。牙周膜主纤维一端埋入天然牙牙骨质中,一端埋入牙槽骨。种植体与牙槽骨之间不存在牙周膜,而与牙槽骨直接形成坚固固定。如果分别用一个字概括这两种情况咬合时的生物力学特性,天然牙可以被概括为"弹",种植体则可以被概括为"刚"(图9-7-1)。

当咬合力作用于天然牙时,力首先作用于牙冠,其次沿牙根、神经血管复合体传导,经牙周膜,最后才会传递到相应的支持骨。正因为牙周膜的存在,天然牙才有生理动度,来达到减轻咬合力的目的。

天然牙存在三个方向上的生理动度,分别是垂直向动度、水平向动度以及旋转动度。有研究[36,37]表明,在1.36~2.27kg垂直压力的作用下,天然牙的垂直向生理动度约为28μm;水平向生理动度前牙区约为70~108μm,后牙区约为56~75μm。当天然牙受到的咬合力不断增加,超出其生理动度可耐受的范围时,牙齿可能出现诸如疼痛或咬物不适等牙髓反应,以促使患者寻求治疗;也可能进一步产生病理性松动,甚至是牙齿的整体移位(图9-7-2),以通过"自行正畸"来躲避过大的咬合力。

当咬合力作用于种植体时,力首先作用于修复体,其次沿粘接或螺丝固位系统、基台螺丝、边缘骨、种植体-骨界面的方向传导,最后传递到种植体组成构件。这一力的传导顺序与前述咬合相关的种植体并发症的发生顺序相对应。

由于无牙周膜的存在,研究表明骨整合的种植体在各个方向的临床动度均很小。在1.36~2.27kg垂直压力的作用下,种植体垂直方向上的动度仅为2~3μm,数值为天然牙垂直向动度的1/10;水平向动度仅为10~50μm。因此当受到同等大小力时,天然牙可通过瞬间达到其生理动

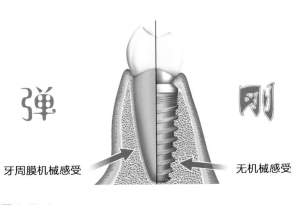

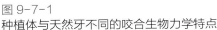

牙周膜机械感受　　无机械感受

图 9-7-1
种植体与天然牙不同的咬合生物力学特点

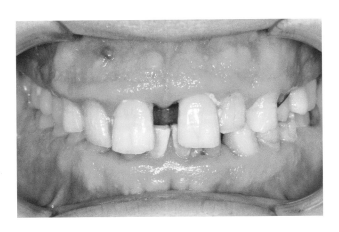

图 9-7-2
11、21 唇向移位

度并进行缓冲,而种植体类似的缓冲作用则大大减弱。

如果存在种植体咬合处理不当,就有可能引起种植体或修复体的机械并发症,比如修复体崩瓷、折裂,中央螺丝折断,甚至种植体折断(图 9-7-3,图 9-7-4)。

2. 种植体咬合接触阈值的不同考量　大量研究表明,种植体对于侧向力不耐受。因此在种植体植入的设计阶段、修复体的制作阶段均应该尽量使咬合力沿种植体长轴方向传导。而对于种植修复体的早接触,虽然有研究表明早接触并不会破坏已形成的骨整合,但在已经存在种植体周炎的情况下,即便是沿长轴方向传导的过大力,也会加重骨质破坏及吸收。

研究表明,健康天然牙所能感知的咬合变化阈值仅为 8μm(亚洲人头发丝直径的量级在 80~120μm)。种植体虽然存在骨感知,但由于缺乏牙周膜内的本体感受器,所能感知的咬合变化阈值会明显增加。从下表中可见不同情况下种植体可感知的咬合变化阈值。

不同情况下种植体可感知的咬合变化阈值

种植体固定修复对颌为天然牙的感知阈值	48μm
种植体固定修复对颌为种植体的感知阈值	64μm
种植体固位覆盖义齿对颌为天然牙的感知阈值	108μm

基于此,结合天然牙生理动度的相关数值,有学者[38-40]提出种植修复体“轻咬不接触,重咬轻接触”的理念。

该理论的目的是实现当牙尖交错位咬合时,天然牙首先接触,完成由垂直向生理动度形成的约 30μm 下沉后,种植修复体才会发生接触。这样可以为种植修复体形成“人为”的缓冲效果,避免种植修复系统受到过大的咬合力。

该理论的临床精准实现还存在一定的困难,目前被广泛应用的方式是在修复体调𬌗阶段,通过不同厚度的咬合纸来实现,即种植修复体在牙尖交错位咬合时,30μm 或更薄的咬合纸可以拉出,40μm 及以上厚度咬合纸不可拉出(图 9-7-5,图 9-7-6)。也有医师提出通过压电感应式咬合分析系统(如 T-Scan 等)对种植修复体接触的时相进行控制[41](图 9-7-7)。

另外一些学者[42]提出了对于前述“轻咬不接触,重咬轻接触”理念的其他看法,讨论主要集中于此种接触形式的长期稳定性。

一方面,对颌的天然牙存在主动萌出;另一方面,相邻的天然牙存在生理性磨耗,再加上临床通过控制咬合纸厚度的调𬌗方法,实施起来存在将咬合接触“调空”的风险。在这些因素作用下,经过长时间后,原有的“轻咬不接触,重咬轻接触”状态可能被打破。因此学者们提出,对于种植修复体牙尖交错位的咬合接触,可以按照与邻牙一致来进行调整,但需要注意避免侧向力(图 9-7-8)。

目前,学术界对于牙尖交错位种植体咬合接触设计的标准,尚没有统一结论或指南。医师与技师在实现过程中,可结合前述理论及临床实现过程自行选择。

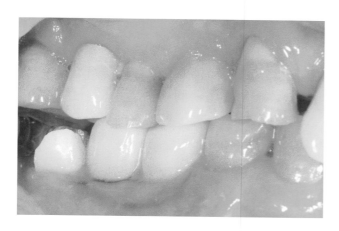

图 9-7-3
种植体修复后发生机械并发症——瓷层崩裂

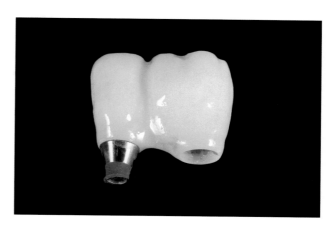

图 9-7-4
种植体修复后 2 年发生机械并发症——种植体折断

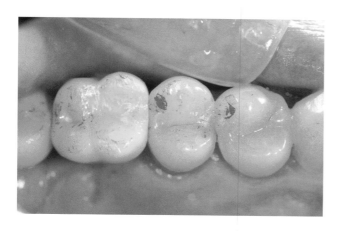

图 9-7-5
12μm 咬合纸——牙尖交错位接触时轻于邻牙（16 种植修复体）

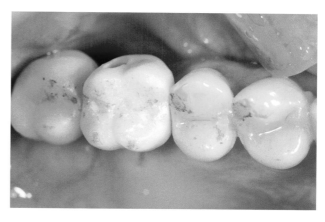

图 9-7-6
40μm 咬合纸——牙尖交错位接触时与邻牙接触一致（16 种植修复体）

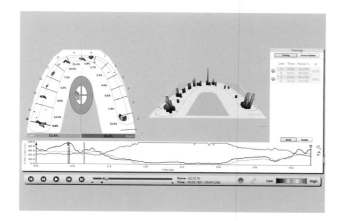

图 9-7-7
压电感应式咬合分析系统

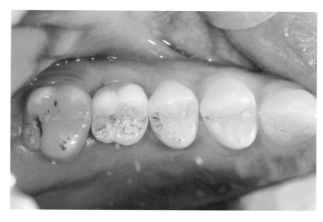

图 9-7-8
12μm 咬合纸——牙尖交错位接触时与邻牙接触一致（16 种植修复体）

二、美学区种植修复的咬合设计特点

1. 牙列的不同区域咬合接触功能分布　按照牙齿的解剖结构及生物力学特性,天然牙可以被分为三个区域:包括中切牙、侧切牙、尖牙在内的前牙区,前磨牙区及磨牙区。前牙区多为单根牙,牙周膜内有较丰富的本体感受器,存在相对较大的水平向生理动度;磨牙区均为多根牙,水平向生理动度较前牙略小,能够承担较大的咬合力;前磨牙区为单或双根牙,位于两者之间,既可以辅助前牙区的咬合功能,又可以辅助磨牙区的咬合功能。

咬合接触功能可以分为两大类:①支持功能,主要完成牙尖交错位的咬合接触及受力,维持咬合垂直距离;②引导功能,主要通过牙周膜内的本体感受器实现前伸、侧方运动过程中必要的牙齿咬合分离,从而降低口颌系统及肌肉的负荷。正是由于前述解剖结构及生物力学的特性,三个区域分别承担了这两类功能。前牙区主要完成引导功能,磨牙区域主要完成支持功能,而前磨牙区则可以分别辅助完成两种咬合接触功能[43,44](图9-7-9)。

两种咬合接触功能在牙列不同区域的分布形成了相互保护𬌗的接触形式[45],即最大牙尖交错位咬合时前磨牙及磨牙区域保护前牙,为前牙提供足够的后部支持,维持咬合垂直距离;前伸及侧方运动时前牙及前磨牙区域保护后牙,建立运动过程中后牙必要的咬合分离,避免𬌗干扰。

2. 美学区域牙尖交错位的咬合设计　美学区域通常指上下颌前牙区(即尖牙、侧切牙及中切牙),也有学者将其扩大至前磨牙区域。该区域在进行牙尖交错位咬合设计时必须注意一个前提,就是存在足够的后部支持。也就是说,当进行美学区域修复时,如果磨牙区域存在牙齿缺失或牙体组织缺损,需要同时考虑缺失磨牙的修复设计,并在进行修复体戴入时确保磨牙区的最大牙尖交错位咬合接触没有被"调空"。

临床多见的是两类情况:一类患者同时存在前牙及磨牙区域的牙齿缺失,但出于个人因素考虑,仅仅完成了前牙区域的种植修复。远期来看,一方面由于前牙区域长期承担主要咀嚼功能,承受的咬合力大大超出正常生理范围,种植修复发生咬合相关种植体并发症的概率增加;另一方面由于增加的咬合力可能引起余留天然牙的磨耗、移位,从而破坏了戴牙时形成的咬合接触平衡。

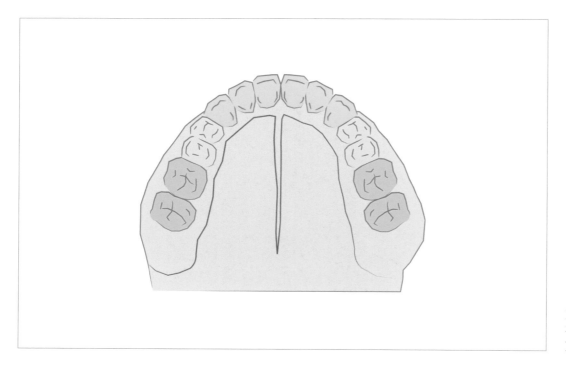

图9-7-9
牙列不同区域咬合接触功能分布:绿色——引导功能;橙色——支持功能;黄色——两者皆有

另一类患者虽然同时进行了磨牙区域的修复，但由于修复体设计不当或戴牙时操作不当，并没有充分实现最大牙尖交错位的支持。比如有些患者的前牙区完成种植修复后，同牙列磨牙区域进行了活动义齿修复，由于咬合接触时，义齿承托区黏膜的下沉及人工牙的磨损，故要实现稳定的后部支持是不可能的。再比如有些患者在进行游离端缺失种植修复的过程中，没有恰当制取颌位关系记录（图 9-7-10）或戴牙时调𬌗过于"豪放"，同样会缺乏稳定的后部支持，临床上有可能出现戴牙后余留天然牙或前牙区域咬合不适的症状。

确定具有足够的后部支持后，再讨论美学区域牙尖交错位的咬合设计。

按照广义的美学区域范围，天然牙列牙尖交错位时第一、第二前磨牙及尖牙均应存在紧密接触，最大牙尖交错位时侧切牙、中切牙也应存在接触，二者接触差异的量级大约在 8~10μm。如果用咬合纸进行检查，第一、第二前磨牙及尖牙 8~12μm 咬合纸紧密接触，不可拉出；同牙列侧切牙、中切牙 8~12μm 咬合纸可有阻力拉出[46,47]。

如果种植体位于第一、第二前磨牙或尖牙，按照"轻咬不接触，重咬轻接触"理论，在天然牙 30μm 左右的下沉量后种植修复体接触；按照"与天然牙一致"理论，种植修复体与天然牙咬合接触时机一致。在此基础上，侧切牙及中切牙种植修复体在第一、第二前磨牙或尖牙增加 8~10μm 下沉量后接触。注意，这里提到的下沉量仅仅在 30~40μm 左右，也就是说虽然从微米级别观察，切牙区与尖牙、前磨牙区接触时相存在先后，但在最大牙尖交错位时美学区域的牙齿均存在咬合接触。临床中常常出现美学区域，特别是切牙区域最大牙尖交错位空咬合的情况，这既不利于稳定咬合的建立，又影响恰当引导的形成。

3. 美学区域引导的咬合设计　美学区域的主要咬合接触功能即为引导功能，该区域上下颌前牙的咬合接触关系可以影响下颌运动路径，恰当的引导接触是实现非正中运动时后牙咬合分离的基础。种植修复体也应实现这一引导功能，但由于种植体骨整合的生物力学特性，对于水平侧向力并不耐受，故在引导的设计时需要结合缺牙具体情况，具体考虑。引导作用体现在前伸运动及侧方运动两个方面，下面分情况进行具体说明。

（1）前磨牙单牙或多牙缺失（图 9-7-11）：此情况包含第一、第二前磨牙单牙缺失，单侧第一、第二前磨牙同时缺失以及双侧第一、第二前磨牙同时缺失的情况。

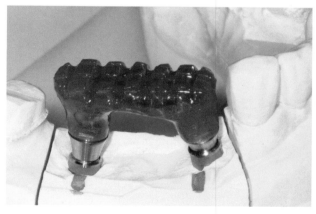
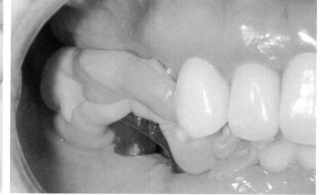

图 9-7-10
游离端种植修复需要注意制取稳定的颌位关系记录

此情况下咬合引导设计主要需要考虑的是侧方运动。按照天然牙侧方运动的引导情况,无外乎尖牙保护𬌗及组牙功能𬌗。尖牙保护𬌗,顾名思义是侧方运动时引导侧尖牙进行引导,前磨牙及后牙全部脱离咬合接触;组牙功能𬌗则指侧方运动时除尖牙外,第一、第二前磨牙个别或共同参与引导。

前磨牙单牙或多牙缺失选择建立上述哪类侧方运动引导,取决于缺牙区相邻近尖牙的情况。如果尖牙牙周状况良好,种植修复体可以不参与侧方引导,建立尖牙保护𬌗;但需注意控制修复体的颊尖斜度不大于尖牙牙尖斜度,以保证远期天然尖牙磨耗后可以转化为组牙功能𬌗。如果尖牙牙周状况一般或存在问题,则前磨牙种植修复体与相邻尖牙共同形成组牙功能𬌗;考虑到天然牙存在水平方向上的生理动度,有学者建议建立种植修复体的侧方引导时增加30~50μm覆盖,以此来减小种植修复体受到的水平侧向力[48]。

(2) 切牙区域单牙或多牙缺失(图 9-7-12):此情况包含中切牙、侧切牙的单牙缺失,单侧中切牙、侧切牙同时缺失以及双侧中切牙、侧切牙同时缺失的情况。

此情况下由于缺牙区域不包含尖牙,咬合引导设计主要需要考虑的是前伸运动。前伸运动需要实现共同引导接触,这样水平侧向力可以均匀分布在四颗切牙上,降低风险。特别是运动到切缘相对的位置,避免出现仅某一颗天然切牙或种植修复体存在接触的情况(图 9-7-13)。对于 12-22 切牙全部缺失的情况,则需要关注双侧尖牙腭面形态,是否可以在前伸运动时实现与切牙区的共同引导,如不能(如尖牙磨耗严重),则可以考虑粘接修复进行尖牙腭面形态的调整,或将切牙区相应种植修复体连接,进行联冠修复[49,50]。

(3) 尖牙缺失或含尖牙在内的多牙缺失:此情况下缺牙区域包含尖牙,主要对以下四种情况进行说明。

1) 单颗尖牙缺失(图 9-7-14):情况相对简单,重点需要控制种植修复体的侧方运动引导,与前磨牙区天然牙共同形成组牙功能𬌗。

2) 单侧切牙及尖牙缺失(图 9-7-15):侧方运动引导的设计与单颗尖牙缺失类似,需要注意控制前伸运动,形成与对侧天然牙均衡的引导。

3) 双侧前牙全部缺失即 13-23 六颗前牙全部缺失(图 9-7-16):侧方运动引导仍可以参考双侧前磨牙共同形成组牙功能𬌗,但前伸引导无法做到种植修复体与天然牙共同参与。

4) 单侧尖牙及前磨牙缺失(图 9-7-17):前伸运动引导可以参考余留切牙进行设计,但侧方运动引导只能全部由种植修复体承担。

以上在第三、第四的两种情况下,学者们仍建议将侧方引导设计为尖牙保护𬌗,前伸引导设计为前牙均匀引导接触。同时需要注意种植修复体引导角度不可过陡,上下颌牙齿之间形成恰当的覆𬌗覆盖,以减小种植体受到的侧向力。

综上列出了三类美学区种植修复体的引导设计,临床情况很难与所述情况完全一致,但基本原则是一致的,建议医师理解后在实际应用时综合分析。

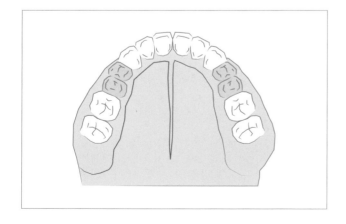

图 9-7-11
前磨牙单牙或多牙缺失

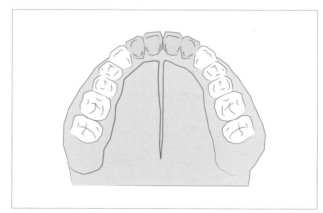

图 9-7-12
切牙区域单牙或多牙缺失

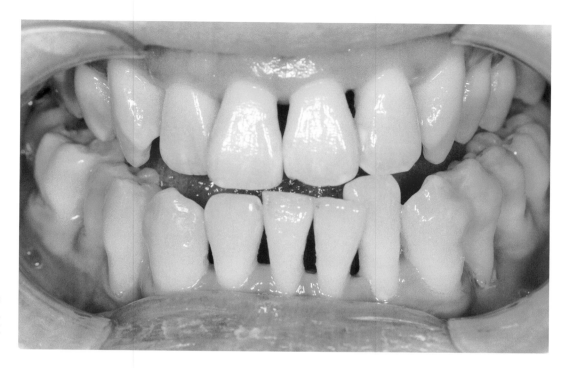

图 9-7-13
前伸运动到切缘相对的位置,仅左侧侧切牙存在接触

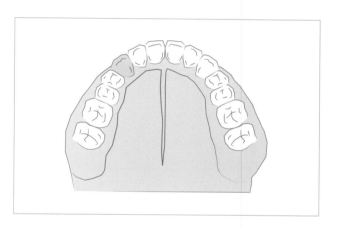

图 9-7-14
单颗尖牙缺失

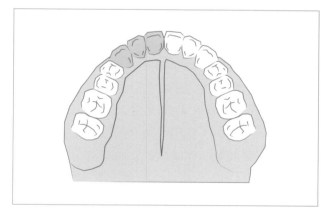

图 9-7-15
单侧切牙及尖牙缺失

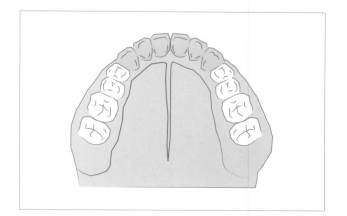

图 9-7-16
双侧前牙全部缺失

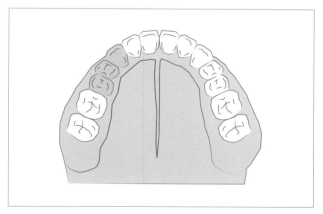

图 9-7-17
单侧尖牙及前磨牙缺失

三、美学区种植修复的咬合调整

1. 咬合纸在咬合调整过程中的应用　目前临床工作中最常用于修复体咬合调整检查的工具就是咬合纸。正确了解咬合纸的使用方法对于后续进行恰当的咬合调整有明显帮助。

按照材质分类，常用的咬合纸包括金属薄膜类、丝绢类及纸质类。不同材质的咬合纸在着色效果与使用频率上均存在一定差异(图 9-7-18)，纸质类和金属薄膜类临床使用频率更高。

按照形状分类，咬合纸包括全牙弓形和条形，无论临床选取哪种形状的咬合纸，最好搭配相应形状的咬合纸夹持器使用(图 9-7-19)。

按照颜色分类，不同颜色的咬合纸用于指示不同状态下的接触情况。市面上比较常见的咬合纸颜色共四类：红色、黑色、蓝色和绿色。通常情况下，红色咬合纸指示牙尖交错位咬合接触；蓝色咬合纸指示工作侧侧方运动咬合接触；绿色咬合纸指示非工作侧侧方运动咬合接触；黑色咬合纸指示前伸运动咬合接触。

不同颜色咬合纸相互搭配使用可以更好地指示接触情况。比如咬合纸使用常用的二相法。二相法通常指在检查牙尖交错位咬合接触时先使用厚一些的蓝色咬合纸，再使用薄一些的红色咬合纸，这样形成蓝色背景下的红色接触点。一方面颜色反差使得印记更加明显；另一方面薄厚不同的咬合纸搭配使用，可以相对更精确地确认接触高点位置(图 9-7-20)。

采用不同厚度咬合纸检查同一患者牙尖交错位咬合状态(图 9-7-21)，可以发现，不同厚度咬合纸在相同条件下可指示的接触范围不同，临床应按需选择。

前文已述，对于健康天然牙而言，其所能感知的咬合变化阈值仅为 8μm。故临床检查健康天然牙咬合接触时常常使用一种金属薄膜类咬合纸(Shimstock foil)，该咬合纸厚度即为 8μm。检查时将咬合纸放于欲检查的上下颌牙齿之间，嘱被检查者做最大牙尖交错位咬合，如果 Shimstock foil 不可拉出，那么表示上下颌牙齿存在紧密咬合接触；如果可以有阻力地拉出，那么表示上下颌牙齿存在咬合接触，但不十分紧密；如果可以自由拉出，则表示上下颌健康天然牙不存在咬合接触。

对于种植体而言，其所能感知的咬合变化阈值与天然牙不同(见本章第一部分)，在上部结构咬合调整过程中，需结合修复体及对颌牙齿的情况选择恰当厚度的咬合纸进行检查。

综上所述，在进行种植上部结构修复体咬合调整检查时，医师应选择厚度适合、弹性形变适中、不同颜色、具有一定抗撕裂强度及良好着色能力的咬合纸。在使用时应尽量双侧放置，及时更换，且注意牙面清洁干燥，以免影响着色效果。

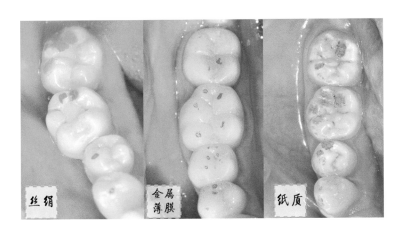

图 9-7-18
不同材质咬合纸着色效果

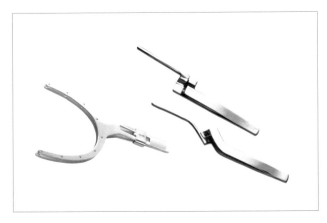

图 9-7-19
不同形状的咬合纸夹持器

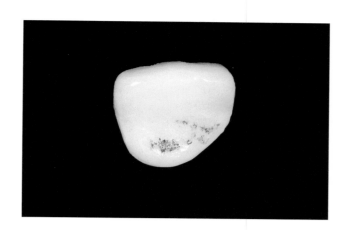

图 9-7-20
二相法检查修复体牙尖交错位接触

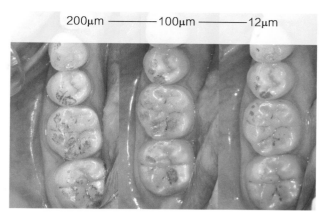

图 9-7-21
不同厚度咬合纸检查同一患者牙尖交错位咬合状态

2. 牙尖交错位咬合接触的调整　美学区域种植修复通常情况下不涉及颌位关系的重新确定,故进行修复体牙尖交错位咬合接触调整时,需要做到不影响原有天然牙的接触,同时实现前述对于种植修复体的咬合设计。

修复体就位后,需要首先观察咬合时天然牙的接触状态。注意观察角度,如果沿水平方向观察,可能由于颊尖的遮挡,造成天然牙牙尖交错位已经接触的假象(图 9-7-22),建议视角自下而上观察,可以使用口镜(图 9-7-23)。

牙尖交错位咬合调整时,首先可以选择厚度稍大的红色咬合纸(一般为 100μm 或 200μm),放置在修复体侧,嘱患者进行咬合,调整高点至修复体同侧天然牙基本接

触,此时对侧天然牙牙尖交错位仍存在间隙,但间隙减小(图 9-7-24,图 9-7-25)。下一步使用二相法咬合检查(通常 100μm 蓝色咬合纸 +40μm 红色咬合纸)(图 9-7-26),咬合纸双侧放置,调整高点至对侧天然牙牙尖交错位接触(图 9-7-27)。最后使用厚度较薄的红色咬合纸(一般为 12~40μm),双侧放置,按照种植修复体的牙尖交错位接触设计进行调整(图 9-7-28)。

3. 引导区域咬合接触的调整　美学区域种植修复体的引导调整需要按照原有引导的设计,未设计引导的牙位如检查时出现引导,需要消除;未均匀分布引导的牙位需要调整引导的角度,使引导均匀分布。

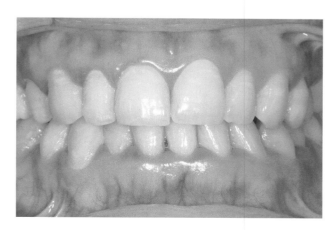

图 9-7-22
左侧上颌第二前磨牙修复体就位后,沿水平方向观察,天然牙似乎已经咬合接触

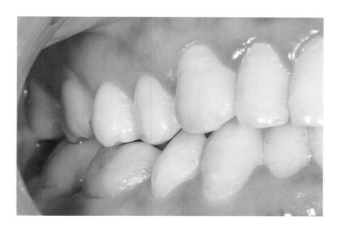

图 9-7-23
改变视角自下而上观察,可发现天然牙仍存在牙尖交错位咬合间隙

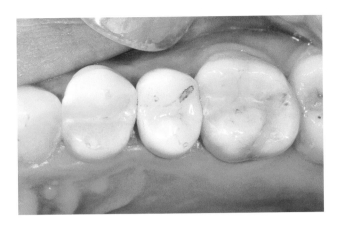

图 9-7-24
100μm 咬合纸放置修复体侧，调整高点

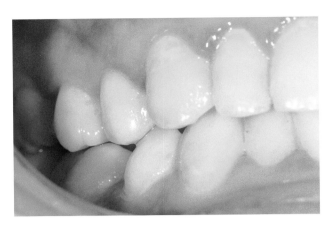

图 9-7-25
对侧天然牙牙尖交错位间隙减小

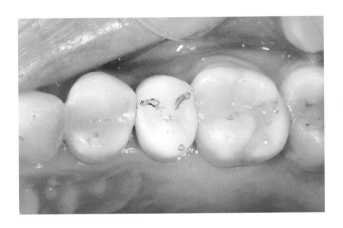

图 9-7-26
二相法咬合检查，调整高点

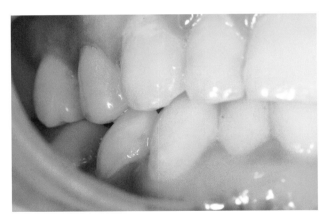

图 9-7-27
对侧天然牙牙尖交错位接触，间隙消失

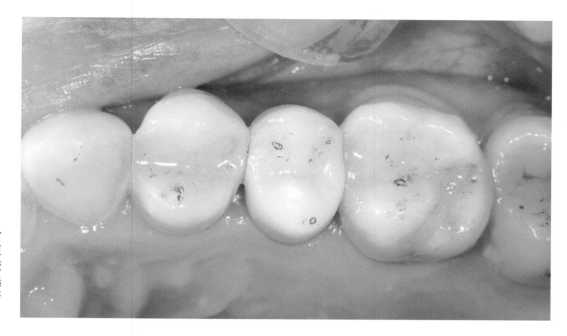

图 9-7-28
12μm 红色咬合纸调整种植修复体牙尖交错位咬合接触,本病例选择与相邻天然牙一致的设计

进行引导调整时建议分别使用同样厚度的红色及蓝色咬合纸,首先双侧放置蓝色咬合纸,嘱患者自牙尖交错位咬合状态起进行需检查的引导运动(侧方或前伸运动);其次双侧放置红色咬合纸,嘱患者进行叩齿运动。所得到的印记分成两个部分:仅蓝色的部分代表运动状况下的咬合接触,即引导;红色、蓝色重叠的部分为牙尖交错位咬合接触的位置(图 9-7-29)。

应注意在调整引导阶段不可对红蓝印记重叠位置进行调整,否则会造成正中咬合接触变空,影响牙尖交错位的稳定。设计为引导的修复体在侧方或前伸运动过程中的接触印记最好呈线状,如果多个修复体共同行使引导作用,则应注意几个修复体在运动中接触的均衡。若检查发现引导未按照设计而是集中于某个修复体(图 9-7-30),则建议选用非曲面的金刚砂车针对修复体引导斜面的斜度进行调整(图 9-7-31,图 9-7-32)。

4. 副功能的筛查与控制 当谈到副功能时,通常指的是夜磨牙与紧咬牙。两者分别代表了夜间与日间牙齿的额外接触,被统称为磨牙症。正常情况下牙齿每 24 小时发生接触的时间约 17 分钟,对于磨牙症患者,这一时间会增加至 60~90 分钟[51]。额外时长的接触,增加了口颌系统的负荷,存在更高发生修复体并发症的风险,故磨牙症的筛查与控制是美学区域种植修复体调𬌗完成后的重要环节。

磨牙症以往临床检出困难,多通过问诊进行,假阴性信息较多。可以通过戴牙后压制有颜色的、0.1mm 厚度的聚四氟乙烯膜形成夜磨牙检测𬌗垫(图 9-7-33),嘱患者戴用。通常分别压制上颌及下颌两副𬌗垫,戴用两个晚上。一方面如果患者不存在明显的夜磨牙活动,𬌗垫可以显示修复体在夜间无意识状态下的咬合接触,进一步验证戴牙时的调𬌗结果;另一方面如果患者存在明显的夜磨牙活动,则需要考虑制作夜磨牙保护𬌗垫降低修复体并发症的风险[52](图 9-7-34,图 9-7-35)。

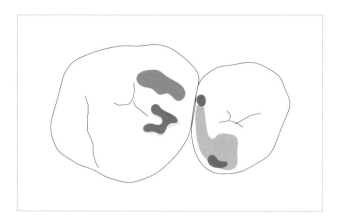

图 9-7-29
两种颜色咬合纸检查引导情况

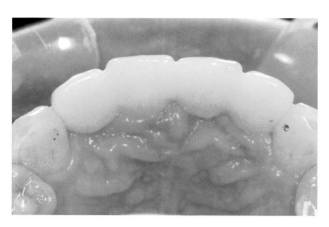

图 9-7-30
前伸运动时仅 11 种植修复体接触

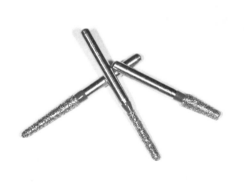

图 9-7-31
非曲面的金刚砂车针

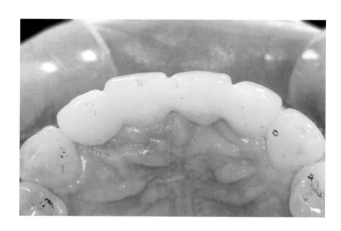

图 9-7-32
调整引导斜面斜度,12 至 22 种植修复体前伸运动时形成均衡引导

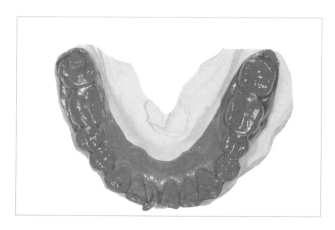

图 9-7-33
夜磨牙检测𬌗垫

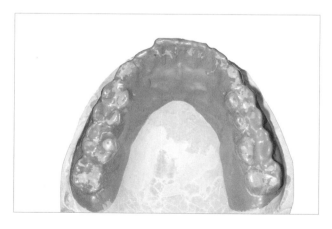

图 9-7-34
夜磨牙检测𬌗垫大量颜色消失,提示存在夜磨牙活动

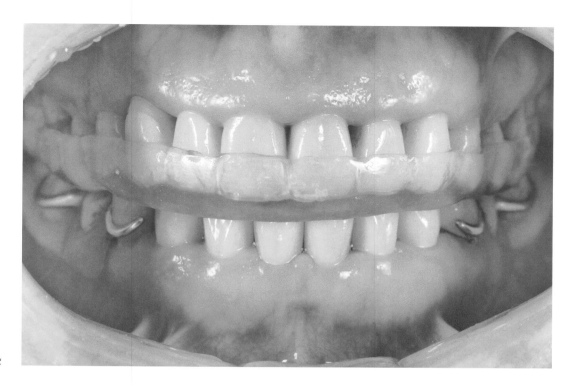

图 9-7-35
为患者制作的夜磨牙保护𬌗垫

小结

1. 牙尖交错位种植体咬合接触设计的标准尚没有统一结论。目前存在两种理念：

(1)"轻咬不接触，重咬轻接触"理念：种植修复体在牙尖交错位咬合时，30μm 或更薄的咬合纸可以拉出，40μm 及以上厚度咬合纸不可拉出。也有医师提出通过压电感应式咬合分析系统(如 T-Scan)对咬合进行控制。

(2)对于种植修复体牙尖交错位的咬合接触，可以按照与邻牙一致进行调整，但注意避免侧向力。

2. 牙齿的咬合分为支持和引导两大功能，前牙区主要完成引导功能，后牙区主要承担支持功能，前磨牙区可同时辅助两类功能。

3. 美学区牙尖交错位的咬合设计　狭义的美学区包括上下颌一侧尖牙到另一侧尖牙；广义的美学区包括上下颌一侧第二前磨牙到另一侧第二前磨牙。

在美学区进行牙尖交错位咬合设计时，需要保证后牙区有足够、稳定、合适的咬合支持。满足此前提，再讨论美学区牙尖交错位的设计。如果种植体位于第一、第二前磨牙或尖牙，按照"轻咬不接触，重咬轻接触"理论，在天然牙 30μm 左右的下沉量后种植修复体接触；按照"与天然牙一致"理论，种植修复体与天然牙咬合接触时机一致。在此基础上，侧切牙及中切牙种植修复体在第一、第二前磨牙或尖牙增加 8~10μm 下沉量后接触。需注意的是，虽然接触时机存在先后，但在最大牙尖交错位时美学区域的牙齿均存在咬合接触。

4. 美学区引导的咬合设计

(1) 前磨牙缺失：若尖牙牙周状况好，则调成尖牙保护𬌗，修复体的颊尖斜度不大于尖牙牙尖斜度；若尖牙牙周状况差，则调成组牙功能𬌗。

(2) 切牙缺失：前伸要实现共同引导接触。若为 12—22 缺失，要确保上颌双侧尖牙腭面可以与切牙形成共同引导。若不能满足共同引导条件，则可以考虑通过树脂或者贴面改形 13、23 腭侧，或者将切牙区种植体进行联冠修复。

(3) 尖牙缺失

1) 单颗尖牙缺失：侧方运动组牙功能𬌗。

2) 尖牙与前牙缺失：侧方运动组牙功能𬌗，前伸运动形成均衡的引导。

3) 单侧尖牙及前磨牙均缺失：侧方运动尖牙保护𬌗，前伸均衡的引导，修复体引导角度不可过陡，覆𬌗覆盖应适当。

5. 咬合纸在咬合调整过程中的应用　牙尖交错位咬合接触的调整。

(1) 100μm 咬合纸放置修复体侧，调整高点至修复体同侧天然牙基本接触，对侧天然牙牙尖交错位间隙变小。

(2) 二相法咬合检查(100μm 蓝色咬合纸 +40μm 红色咬合纸)，咬合纸双侧放置，调整高点至对侧天然牙牙尖交错位间隙消失。

(3) 薄红色咬合纸(12~40μm) 双侧放置，根据种植修复体牙尖交错位接触设计调至合适。

6. 引导区咬合接触的调整　两种颜色咬合纸检查引导情况，仅蓝色的部分代表引导；红色、蓝色重叠的部分为牙尖交错位咬合接触的位置。红蓝印记重叠位置不可调整。设计为引导的修复体在侧方或前伸运动过程中的接触印记最好呈线状。如果多个修复体共同行使引导作用，建议选用非曲面的金刚砂车针对修复体引导斜面的斜度进行调整，以保证几个修复体在运动中均衡接触。

参考文献

[1] ROMPEN E,RAEPSAET N,DOMKEN O,et al. Soft tissue stability at the facial aspect of gingivally converging abutments in the esthetic zone:a pilot clinical study. J Prosthet Dent,2007,97:119-125.

[2] REDEMAGNI M,CREMONESI S,GARLINI G,et al. Soft tissue stability with immediate implants and concave abutments. Eur J Esthet Dent,2009,4:328-337.

[3] SU H ,GONZÁLEZ-MARTÍN,OSCAR W A ,et al. Considerations of implant abutment and crown contour:critical contour and subcritical contour. In J Periodontics Restorative Dent,2010,30(4):335-343.

[4] SCHUBERT O,BEUER F.Two digital strategies in modern implantology-root-analogue implants and the digital one-abutment/one-time concept. Int J Comput Dent, 2018,21(2):115-131.

[5] 宿玉成.口腔种植学.北京:人民卫生出版社,2014.

[6] ATIEH M A,TAWSE-SMITH A,ALSABEEHA N H M. One abutment - one time protocol:a systematic review and Meta analysis. A Periodontol,2017,88(11):1173-1185.

[7] DEGIDI M,NARDI D,PIATTELLI A. One abutment at one time:non-removal of an immediate abutment and its effect on bone healing around subcrestal tapered implants. Clin. Oral Impl Res,2011,22:1303-1307.

[8] SAILER I,PHILLIP A,ZEMBIC A,et al. A systematic review of the performance of ceramic and metal implant abutments supporting fixed implant reconstructions. Clin Oral Implants Res,2009,20 :4-31.

[9] BUTZ F,HEYDECKE G,OKUTAN M,et al.Survival rate,fracture strength and failure mode of ceramic implant abutments after chewing stimulation. Journal of Oral Rehabilitation, 2005,32:838-843.

[10] GLAUSER,R.,SAILER,I.,WOHLWEND,A.,et al. Experimental zirconia abutments for implant-supported single-tooth restorations in esthetically demanding regions:4-year results of a prospective clinical study. International Journal of Prosthodontics,2004,17:285-290.

[11] ZEMBIC A,SAILER I,JUNG R E, et al. Randomized-controlled clinical trial of customized zirconia and titanium implant abutments for single-tooth implants in canine and posterior regions:3-year results. Clin Oral Implants Res,2009,20:802-808.

[12] BIDRA A S,PATCHANEE R. Clinical outcomes of implant abutments in the anterior region:a systematic review. Journal of Esthetic and Restorative Dentistry,2013,25(3):159-176.

[13] KIM J W,COVEL N S,GUESS P C,et al.Concers of hydrothermal degradation in CAD/CAM zirconia. J Dent Res,2010,89:91-95.

[14] LEUTERT C R,STAWARCZYK B,TRUNINGER T C,et al. Bending moments and types of failure of zirconia and titanium abutments with internal implant-abutment connections:a laboratory study. Int J Oral Maxillofac Implants,2012,27:505-512.

[15] JUNG R E,HOLDEREGGER C,SAILER I,et al. The effect of all-ceramic and porcelain-fused-to-metal restorations on marginal peri-implant soft tissue color:a randomized controlled clinical trial. The International Journal of Periodontics & Restorative Dentistry,2008,28(4):357-365.

[16] SAILER I,ZEMBIC A,JUNG R E,et al. Single-tooth implant reconstructions: esthetic factors influencing the decision between titanium and zirconia abutments in anterior regions. Eur J Esthet Dent,2007,2:296-310.

[17] ABRAHAMSSON I,BERGLUNDH T,GLANTZ P O,et al. The mucosal attachment at different abutments. An experimental study in dogs. J Clin Peridontol,1998,25:721-727.

[18] DÖRING K,EISENMANN E,STILLER M. Functional and esthetic considerations for single-tooth Ankylos implant-crowns:8 years of clinical performance. J Oral Implantol,2004, 30(3):198-209.

[19] LEWIS M B,KLINEBERG I. Prosthodontic considerations designed to optimize outcomes for single-tooth implants. A review of the literature. Aust Dent J,2011,56(2):181-192.

[20] EKFELDT A,FÜRST B,CARLSSON G E. Zirconia abutments for single-tooth implant restorations:a retrospective and clinical follow-up study. Clin Oral Implants Res, 2011,22(11):1308-1314.

[21] LINKEVICIUS T,APSE P. Influence of abutment material on stability of peri-implant tissues:a systematic review. Int J Oral Maxillofac Implants,2008,23(3):449-456.

[22] VAN B R,MEIJER G J,VERHOEVEN J W,et al. Soft tissue response to zirconia and titanium implant abutments:an in vivo within-subject comparison. J Clin Periodontol, 2012,39(10):995-1001.

[23] NOTHDURFT F,POSPIECH P. Prefabricated zirconium dioxide implant abutments for single-tooth replacement in the posterior region:evaluation of peri-implant tissues and superstructures after 12 months of function. Clin Oral Implants Res,2010,21(8):857-865.

[24] VAN B R,NOORDMANS H J,FRENKEN J,et al. The effect of zirconia and titanium implant abutments on light reflection of the supporting soft tissues. Clin Oral Implants Res, 2011,22:1172-1178.

[25] SICILIA A,QUIRYNEN M,FONTOLLIET A,et al. Long-term stability of peri-implant tissues after bone or soft tissue augmentation. Effect of zirconia or titanium abutments on peri-implant soft tissues. Summary and consensus statements. The 4th EAO Consensus Conference 2015. Clinical Oral Implants Research,2015,26:148-152.

[26] TOMAS L,JULIUS V. The effect of zirconia or titanium as abutment material on soft peri-implant tissues:a systematic review and Meta-analysis. Clinical Oral Implants Research,2015,26(11):139-147.

[27] COSYN J,THOMA D S,HAMMERLE C H,et al. Esthetic assessments in implant dentistry:objective and subjective criteria for clinicians and patients. Periodontology 2000, 2017,73:193-202.

[28] JUNG R E,SAILER I,HAMMERLE C H,et al. In vitro color changes of soft tissues caused by restorative materials. The International Journal of Periodontics & Restorative Dentistry,2007,27(3):251-257.

[29] WATKIN A,KERSTEIN R B. Improving darkened anterior peri-implant tissue color with zirconia custom implant abutments. Compend Contin Educ Dent,2008,29(4):238-240, 242.

[30] BRESSAN E,PANIZ G,LOPS D,et al. Influence of abutment material on the gingival color of implant-supported all-ceramic restorations:a prospective multicenter study. Clinical Oral Implants Research,2011,22:631-637.

[31] COSGAREA R,GASPARIK C,DUDEA D,et al. Peri-implant soft tissue colour around titanium and zirconia abutments:a prospective randomized controlled clinical study. Clinical Oral Implants Research,2015,26:537-152.

[32] KIM A,CAMPBELL S D,VIANA M A,et al. Abutment material effect on peri-implant soft tissue color and perceived esthetics. Journal of Prosthodontics,2016,25:634-640.

[33] LOPS D,STELLINI E,SBRICOLI L,et al. Influence of abutment material on peri-implant soft tissues in anterior areas with thin gingival biotype:a multicentric prospective study. Clinical Oral Implants Research,2016,10:1-6.

[34] MARTINEZ-RUS F,PRIETO M,SALIDO M P,et al. A clinical study assessing the influence of anodized titanium and zirconium dioxide abutments and peri-implant soft tissue thickness on the optical outcome of implant-supported lithium disilicate single crowns. The International Journal of Oral & Maxillofacial Implants,2017,32:156-163.

[35] HOSOKAWA R. Significance of occlusion for dental implant treatment. Clinical evidence of occlusion as a risk factor. Nihon Hotetsu Shika Gakkai Zasshi,2008,52(1):25-30.

[36] PARFITT G J. Measurement of the physiological mobility of individual teeth in an axial direction. J Dent Res,1960. 39:608-618.

[37] MUEHLEMANN H R,SAVDIR S,RATEITSCHAK K H.Tooth mobility—its causes and significance. J Periodontol,1965,36:148-153.

[38] SEATON P,Mechanics of tensile and shear stress generation in fixed partial denture retainers. J Prosthet Dent,1994,71(3):237-244.

[39] KIM Y,OH T J,MISCH C E,et al. Occlusal considerations in implant therapy:clinical guidelines with biomechanical rationale. Clin Oral Implants Res,2005,16(1):26-35.

[40] KERSTEIN R B.Nonsimultaneous tooth contact in combined implant and natural tooth occlusal schemes. Pract Proced Aesthet Dent,2001,13(9):751-755.

[41] MADANI A S. Post-insertion posterior single-implant occlusion changes at different intervals:a T-scan computerized occlusal analysis. J Contemp Dent Pract,2017,18(10):927-932.

[42] GROSS M D. Occlusion in implant dentistry. A review of the literature of prosthetic determinants and current concepts. Aust Dent J,2008,531(1):60-68.

[43] BEN-GAL G.Existing concepts and a search for evidence:a review on implant occlusion. Compend Contin Educ Dent,2013,34:26-31.

[44] CARLSSON G E.Dental occlusion:modern concepts and their application in implant prosthodontics. Odontology,2009,97(1):8-17.

[45] MISCH C E,BIDEZ M W. Implant-protected occlusion. Pract Periodontics Aesthet Dent,1995,7(5):25-29.

[46] KATONA T R,ECKERT G J. The mechanics of dental occlusion and disclusion. Clin Biomech,2017,50:84-91.

[47] KOYANO K,ESAKI D. Occlusion on oral implants:current clinical guidelines. J Oral Rehabil,2015,42(2):153-161.

[48] WISKOTT H W,BELSER U C. A rationale for a simplified occlusal design in restorative dentistry:historical review and clinical guidelines. J Prosthet Dent,1995,73(2):169-183.

[49] SHERIDAN R A. The role of occlusion in implant therapy:a comprehensive updated review. Implant Dent,2016,25(6):829-838.

[50] STANFORD C M. Issues and considerations in dental implant occlusion:what do we know,and what do we need to find out？ J Calif Dent Assoc,2005,33(4):329-336.

[51] WRIGHT S P. Factors affecting the complexity of dental implant restoration－what is the current evidence and guidance？ Br Dent J,2016,221(10):615-622.

[52] ZHANG X Y,HUANG Y H,CHEN P,et al. Occlusion design of edentulous implant prosthesis. Hua Xi Kou Qiang Yi Xue Za Zhi,2018,36(1):1-3.

图书在版编目（CIP）数据

美学区种植：从设计理念到临床实战 / 刘峰主编
. —北京：人民卫生出版社，2020.10
ISBN 978-7-117-30589-1

Ⅰ.①美… Ⅱ.①刘… Ⅲ.①种植牙－口腔外科学－
图解 Ⅳ.①R782.12-64

中国版本图书馆 CIP 数据核字（2020）第 186468 号

人卫智网　www.ipmph.com　医学教育、学术、考试、健康，
　　　　　　　　　　　　　购书智慧智能综合服务平台
人卫官网　www.pmph.com　人卫官方资讯发布平台

书　　名　美学区种植——从设计理念到临床实战
　　　　　Meixuequ Zhongzhi：cong Sheji Linian dao Linchuang Shizhan
主　　编　刘　峰
出版发行　人民卫生出版社（中继线 010-59780011）
地　　址　北京市朝阳区潘家园南里 19 号
邮　　编　100021
E - mail　pmph @ pmph.com
购书热线　010-59787592　010-59787584　010-65264830
印　　刷　北京盛通印刷股份有限公司
经　　销　新华书店
开　　本　787×1092　　1/8
印　　张　120
字　　数　1797 千字
版　　次　2020 年 10 月第 1 版
印　　次　2020 年 10 月第 1 次印刷
标准书号　ISBN 978-7-117-30589-1
定　　价　1180.00 元

打击盗版举报电话：010-59787491　E-mail：WQ @ pmph.com
质量问题联系电话：010-59787234　E-mail：zhiliang @ pmph.com

52检